Innere Medizin

Innere Medizin

Verstehen – Lernen – Anwenden

Herausgegeben von

Gotthard Schettler
Heiner Greten

Mit Beiträgen von

K. Andrassy
D. Barckow
M. Borggrefe
S. R. Bornstein
G. Breithardt
T. Budde
M. Caselitz
W. F. Caspary
C. Diehm
H. J. Diesfeld
P. Drings
G. Eger
K. Grasedyck
H. Greten
R. Herrmann
J. R. Kalden
G. Kanzow
G. Krause
H.-P. Kruse
H. Magnussen
J. Mann
M. P. Manns
G. Müller-Berghaus
R. Paschke
E. Rambusch
F. Rinninger
E. Ritz
W. A. Scherbaum
W.-H. Schmiegel
J. Schmielau
G. H. Scholz
E. Schwammenthal
P. M. Shah
T. Wehrmann
T. Wichter
E. Windler

9., komplett überarbeitete und neu gestaltete Auflage

1998
Georg Thieme Verlag Stuttgart – New York

1. Auflage 1969
2. Auflage 1970
3. Auflage 1972
4. Auflage 1976
5. Auflage 1980
6. Auflage 1984
7. Auflage 1987
8. Auflage 1990
1. spanische Auflage 1975
2. spanische Auflage 1984
1. chinesische Auflage 1985
1. Nachdruck 1991
1. japanische Auflage 1988

Studentische Mitarbeiter:
Christopher Dedner, Tübingen
Ulrike Herkommer, Esslingen
Axel Hoos, Heidelberg
Maren Molkewehrum, Kiel
Barbara Sinner, Heidelberg

Zeichnungen: Karin Baum, Aichtal
Umschlaggestaltung: Martina Berg, Erbach-Ernsbach

Die Deutsche Bibliothek – CIP-Einheitsaufnahme

Innere Medizin : verstehen – lernen – anwenden / hrsg. von Gotthard Schettler ; Heiner Greten. Mit Beitr. von K. Andrassy ... [Zeichn.: Karin Baum ...]. – Stuttgart ; New York : Thieme
Bd. 1. – 9., komplett überarb. und neugestaltete Aufl. – 1998
Bd. 2. – 9., komplett überarb. und neugestaltete Aufl. – 1998

Innere Medizin : verstehen – lernen – anwenden / hrsg. von Gotthard Schettler ; Heiner Greten. Mit Beitr. von K. Andrassy ... – Gesamtausg., 9., komplett überarb. und neu gestaltete Aufl. – Stuttgart ; New York : Thieme, 1998

Printed in Germany
Satz: Gulde-Druck GmbH, Tübingen
Druck: Staudigl/Donauwörth

ISBN Band I 3-13-444309-0
ISBN Band II 3-13-444409-7
ISBN Gesamtausgabe 3-13-552209-1

1 2 3 4 5 6

Wichtiger Hinweis:

Wie jede Wissenschaft ist die Medizin ständigen Entwicklungen unterworfen. Forschung und klinische Erfahrung erweitern unsere Erkenntnisse, insbesondere was Behandlung und medikamentöse Therapie anbelangt. Soweit in diesem Werk eine Dosierung oder eine Applikation erwähnt wird, darf der Leser zwar darauf vertrauen, daß Autoren, Herausgeber und Verlag große Sorgfalt darauf verwandt haben, daß diese Angabe dem Wissensstand bei Fertigstellung des Werkes entspricht.

Für Angaben über Dosierungsanweisungen und Applikationsformen kann vom Verlag jedoch keine Gewähr übernommen werden. Jeder Benutzer ist angehalten, durch sorgfältige Prüfung der Beipackzettel der verwendeten Präparate und gegebenenfalls nach Konsultation eines Spezialisten festzustellen, ob die dort gegebene Empfehlung für Dosierungen oder die Beachtung von Kontraindikationen gegenüber der Angabe in diesem Buch abweicht. Eine solche Prüfung ist besonders wichtig bei selten verwendeten Präparaten oder solchen, die neu auf den Markt gebracht worden sind. Jede Dosierung oder Applikation erfolgt auf eigene Gefahr des Benutzers. Autoren und Verlag appellieren an jeden Benutzer, ihm etwa auffallende Ungenauigkeiten dem Verlag mitzuteilen.

Das Konzept in Kürze ...

Das Farbleitsystem gliedert das Buch in Kapitelblöcke. Es wird unterstützt durch Logos, welche die Teilgebiete der Inneren Medizin symbolisieren. Die Logos finden sich auf Titelseite und Buchrücken wieder: Sie sehen auf einen Blick, welche Kapitel in welchem Band stehen.
Auf dieser Seite werden Ihnen die wichtigsten didaktischen Elemente dieses Lehrbuches vorgestellt. Die Kapitel sind – soweit sinnvoll – in ihrer Grundstruktur nach diesem Schema aufgebaut.

Definition

Verweise auf Abbildungen und Tabellen haben Blickfangpunkte, die ein schnelles Auffinden im Text ermöglichen:
Tabellen: ▣, Abbildungen: ▣; Abbildungsüberschriften erschließen Ihnen auch ohne Lesen der Legende das Thema der Abbildung.

- *Synonyme:* die Vielfalt der in der Klinik synonym verwendeten Begriffe ist zuweilen beeindruckend, für den „Anfänger" aber oft verwirrend;
- *engl.:* English translation of important terms for foreign clinical work and bibliographical research (e. g., Medline, DIMDI)

Epidemiologie, Ätiologie und Pathogenese, Symptomatik,

Diagnostisches Vorgehen: Die Betonung liegt auf „Vorgehen". Die diagnostischen Maßnahmen werden in einer sinnvollen Reihenfolge genannt und einschließlich der zu erwartenden Befunde genau beschrieben. Untersuchungen, die bei vielen verschiedenen Krankheitsbildern indiziert sind, werden oft in einem allgemeinen Teil am Anfang eines Kapitels erläutert (das gleiche gilt auch für spezielle Therapiemethoden).

! Merksätze, Praxistips und Hinweise auf mögliche Stolpersteine sind besonders hervorgehoben.

Differentialdiagnose:

Erkrankung	Bedeutung	Kommentar
Aufzählung möglicher Differentialdiagnosen	+++	wichtige Unterscheidungsmerkmale (charakteristische Symptome, Untersuchungsbefunde usw.)

Therapie: Angaben zur medikamentösen Therapie enthalten:

- Dosierungsangaben (→ hierzu auch „Wichtiger Hinweis" im Impressum),
- *Beispiele* für Handelsnamen: die Aufzählung der genannten Präparate erhebt keinen Anspruch auf Vollständigkeit, sondern soll lediglich den Einstieg in die klinische Tätigkeit erleichtern.

Prognose und Verlauf: Die weitere Entwicklung des Buches hängt nicht zuletzt von Ihrer Kritik ab. Wir freuen uns über Verbesserungsvorschläge, damit wir die nächste Auflage noch besser auf Ihre Bedürfnisse zuschneiden können. Unsere Adresse finden Sie auf der beiliegenden Postkarte.

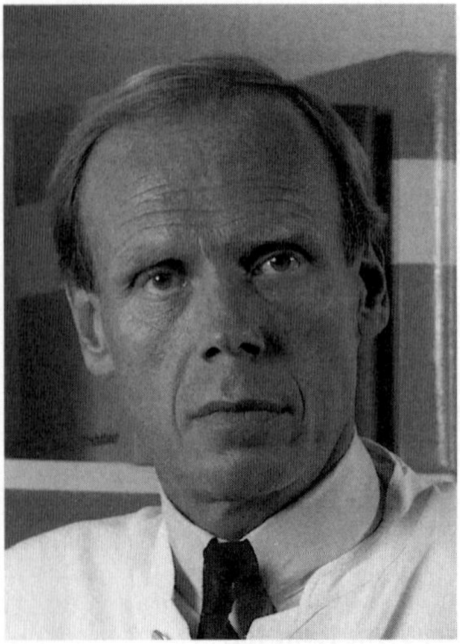

Prof. Dr. med. Heiner Greten, Direktor der Medizinischen Kernklinik und Poliklinik am Universitätskrankenhaus Eppendorf in Hamburg. Nach einer Ausbildung in Biochemie in Köln folgten mehrjährige Forschungsaufenthalte an den National Institutes of Health und der University of California San Diego in den USA. Forschungsinteressen sind Arteriosklerose- und Herzinfarktforschung. Klinische Schwerpunkte der Hamburger Klinik sind Stoffwechselerkrankungen, Gastroenterologie und Infektionskrankheiten. H. Greten ist Mitglied der Deutschen Akademie der Naturforscher und Ärzte Leopoldina. 1996 war er Präsident der Deutschen Gesellschaft für Innere Medizin.

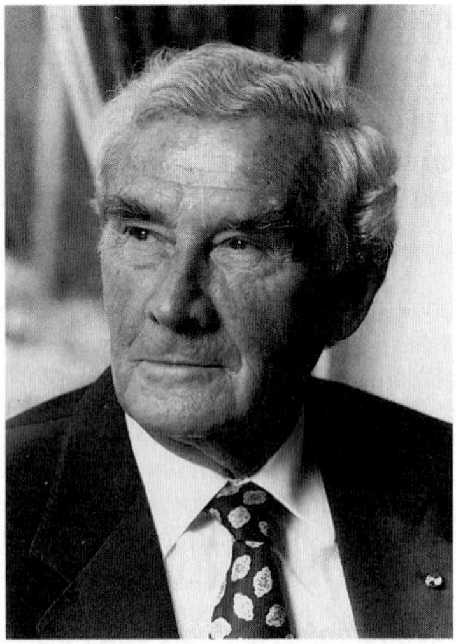

Prof. Dr. med. Dr. h.c. mult. Gotthard Schettler (†) war 25 Jahre Direktor der Ludolf-Krehl-Klinik in Heidelberg. In dieser traditionsreichen Klinik schuf er die Grundlagen moderner Lipidforschung in Deutschland. Diese Arbeiten waren die Voraussetzung für moderne Präventivmedizin. G. Schettler war Träger hoher Auszeichnungen. Er erhielt die Ehrendoktorwürde von sieben Universitäten, war Präsident der Internationalen Arteriosklerosegesellschaft und Präsident der Deutschen Gesellschaft für Innere Medizin. Nach seiner Emeritierung war er Präsident der Heidelberger Akademie der Wissenschaften.
G. Schettler starb 1996 in Heidelberg.

Vorwort

Der Ausgangspunkt für dieses Buch war die Idee, die umfangreiche Innere Medizin überschaubar in einem zweibändigen Taschenlehrbuch zusammenzufassen, das sich primär an Medizinstudenten im klinischen Studium wendet. Dabei mußte der rasante klinische und wissenschaftliche Fortschritt der Inneren Medizin besonders beachtet werden. Konzept, Layout, die überwiegende Mehrheit der Autoren und somit auch viele Inhalte der 9. Auflage „Innere Medizin“ sind neu.
Bei der Vorbereitung dieser 9. Auflage war uns bewußt, daß der heutige Klinik- und Praxisalltag an Medizinerinnen und Mediziner im Studium, im Praktischen Jahr und als Ärzte im Praktikum mehr denn je besondere Anforderungen stellt; zum einen wird die „Innere“ immer umfangreicher und komplexer, zum anderen die Zeit immer knapper. Dieser Entwicklung wollten wir mit der neukonzipierten Auflage gerecht werden. Sicher ist dies ein ehrgeiziges Vorhaben bei der großen Zahl bereits vorhandener Lehrbücher. Erfreulicherweise konnten wir zahlreiche namhafte Autoren gewinnen, die heute die Innere Medizin in Deutschland entscheidend prägen. Neben aktueller medizinischer Information haben letztere in Zusammenarbeit mit dem Verlag der didaktischen Aufbereitung der Inhalte besondere Aufmerksamkeit gewidmet. Das Ergebnis ist ein Lehrbuch, das mehr sein soll als eine Stoffsammlung, ein Repetitorium oder ein Skriptum. Es ist ganz bewußt auf die Studentinnen und Studenten ausgerichtet, die sich mit der Inneren Medizin erst vertraut machen müssen, die Zusammenhänge verstehen wollen und die Krankheitsbilder bildhaft und realitätsnah vor Augen haben möchten. Deshalb ist es umfangreicher als ein Kurzlehrbuch – gemessen an dem Raum, den die Innere Medizin im Studium einnimmt, aber dennoch ein kurzes Lehrbuch. Gleichzeitig ist es so konzipiert (erstmals durchgehend farbig), daß diejenigen, die in ihrer Ausbildung schon weiter fortgeschritten sind, medizinisches Wissen zeitsparend nachlesen können.
Herr Professor Dr. med. Dr. h.c. mult. Gotthard Schettler konnte das Erscheinen dieser Lehrbuchauflage nicht mehr erleben. Die Fortführung seiner Idee, wenn auch in ganz neuer Gestalt, hat uns bewogen, das Buch zunächst weiterhin unter seinem Namen herauszugeben.
Die Liste der Mitarbeiter, die Beiträge zu diesem Lehrbuch geleistet haben, ist lang. Herrn Albrecht Hauff und Herrn Dr. med. habil. Jürgen Lüthje vom Georg Thieme Verlag danke ich, daß meine Ideen realisiert werden konnten. Die redaktionelle und formale Gestaltung lag kompetent in Händen von Frau Sabine Bartl und Frau Antje-Karen Dittrich. Ganz besonders gilt mein großer Dank Herrn Priv.-Doz. Dr. med. Franz Rinninger in meiner Hamburger Klinik für seine hervorragende Unterstützung bei der Organisation und Durchführung dieser Neuauflage.

Hamburg, im September 1997 Heiner Greten

Autorenverzeichnis

Andrassy, K., Prof. Dr. med.
Innere Medizin I
Medizinische Universitätsklinik
Bergheimer Straße 58
69115 Heidelberg

Barckow, D., Prof. Dr. med.
Medizinische Klinik und Poliklinik
Virchow-Klinikum der Humboldt-Universität
Augustenburger Platz
13353 Berlin

Borggrefe, M., Priv.-Doz. Dr. med.
Medizinische Klinik u. Poliklinik der Universität
Innere Medizin C
Albert-Schweitzer-Straße 33
48149 Münster

Bornstein, S. R., Dr. med. habil.
Zentrum für Innere Medizin der Universität
Medizinische Klinik III
Ph.-Rosenthal-Straße 27
04103 Leipzig

Breithardt, G., Prof. Dr. med.
Medizinische Klinik u. Poliklinik der Universität
Innere Medizin C
Albert-Schweitzer-Straße 33
48149 Münster

Budde, T., Dr. med.
Medizinische Klinik u. Poliklinik der Universität
Innere Medizin C
Albert-Schweitzer-Straße 33
48149 Münster

Caselitz, M., Dr. med.
Zentrum für Innere Medizin u. Dermatologie an der Medizinischen Hochschule
Abt. Gastroenterologie und Hepatologie
Carl-Neuberg-Straße 1
30625 Hannover

Caspary, W. F., Prof. Dr. med.
Zentrum der Inneren Medizin am Universitätsklinikum
Abt. Gastroenterologie
Theodor-Stern-Kai 7
60590 Frankfurt

Diehm, C., Prof. Dr. med.
Klinikum Karlsbad-Langensteinbach
Guttmannstraße 1
76307 Karlsbad

Diesfeld, H. J., Prof. Dr. med.
Intitut für Tropenhygiene und öffentl. Gesundheitswesen an der Universität
Im Neuenheimer Feld 324
69120 Heidelberg

Drings, P., Prof. Dr. med.
Thoraxklinik Rohrbach
Amalienstraße 5
69126 Heidelberg

Eger, G., Dr. med.
Medizinische Klinik III der Universität
Institut für Immunologie
Krankenhausstraße 12
91054 Erlangen

Grasedyck, K., Prof. Dr. med.
Medizinische Kernklinik u. Poliklinik
Universitäts-Krankenhaus Eppendorf
Martinistraße 52
20246 Hamburg

Greten, H., Prof. Dr. med.
Medizinische Kernklinik u. Poliklinik
Universitäts-Krankenhaus Eppendorf
Martinistraße 52
20246 Hamburg

Herrmann, R., Prof. Dr. med.
Department für Innere Medizin
Abt. für Onkologie
Kantonsspital (Universitätskliniken)
Petersgraben 4
CH-4031 Basel

Kalden, J. R., Prof. Dr. med.
Medizinische Klinik III der Universität
Institut für Immunologie
Krankenhausstraße 12
91054 Erlangen

Kanzow, G., Dr. med.
Zentrum für Pneumologie
Krankenhaus Großhansdorf
Wöhrendamm 80
22927 Großhansdorf

Krause, G., Dr. med.
Institut für Tropenhygiene und öffentl.
Gesundheitswesen an der Universität
Im Neuenheimer Feld 324
69120 Heidelberg

Kruse, H.-P., Prof. Dr. med.
Medizinische Klinik, Abt. Nephrologie
und Osteologie
Universitäts-Krankenhaus Eppendorf
Martinistraße 52
20246 Hamburg

Magnussen, H., Prof. Dr. med.
Zentrum für Pneumologie
Krankenhaus Großhansdorf
Wöhrendamm 80
22927 Großhansdorf

Mann, J., Prof. Dr. med.
6. Medizinische Abteilung
Städtisches Krankenhaus Schwabing
Kölner Platz 1
80804 München

Manns, M. P., Prof. Dr. med.
Zentrum für Innere Medizin u. Dermatologie an der Medizinischen Hochschule
Abt. Gastroenterologie und Hepatologie
Carl-Neuberg-Straße 1
30625 Hannover

Müller-Berghaus, G., Prof. Dr. med.
Abt. Hämostaseologie und Transfusionsmedizin
Kerckhoff-Klinik
Sprudelhof 11
61231 Bad Nauheim

Paschke, R., Prof. Dr. med.
Zentrum für Innere Medizin der Universität
Medizinische Klinik III
Ph.-Rosenthal-Straße 27
04103 Leipzig

Rambusch, E., Dr. med.
Zentrum für Innere Medizin u. Dermatologie an der Medizinischen Hochschule
Abt. Gastroenterologie und Hepatologie
Carl-Neuberg-Straße 1
30625 Hannover

Rinninger, F., Priv.-Doz. Dr. med.
Medizinische Kernklinik u. Poliklinik
Universitäts-Krankenhaus Eppendorf
Martinistraße 52
20246 Hamburg

Ritz, E., Prof. Dr. med. Dr. h.c. mult.
Rehabilitationszentrum für chronisch Nierenkranke
Medizinische Klinik der Universität
Bergheimer Straße 56a
69115 Heidelberg

Scherbaum, W. A., Prof. Dr. med.
Diabetes-Forschungsinstitut an der Universität
Klinische Abteilung
Auf'm Hennekamp 65
40225 Düsseldorf

Schmiegel, W.-H., Prof. Dr. med.
Medizinische Klinik der Universität
Knappschaftskrankenhaus
In der Schornau 23–25
44892 Bochum

Schmielau, J., Dr. med.
Medizinische Klinik der Universität
Knappschaftskrankenhaus
In der Schornau 23–25
44892 Bochum

Scholz, G. H., Priv.-Doz. Dr. med.
Zentrum für Innere Medizin der Universität
Medizinische Klinik III
Ph.-Rosenthal-Straße 27
04103 Leipzig

Schwammenthal, E., Dr. med.
Medizinische Klinik u. Poliklinik der Universität
Innere Medizin C
Albert-Schweitzer-Straße 33
48149 Münster

Shah, P. M., Prof. Dr. med.
Klinikum der Universität
Schwerpunkt Infektiologie
Theodor-Stern-Kai 7
60590 Frankfurt

Wehrmann, T., Dr. med.
Zentrum der Inneren Medizin am Universitätsklinikum
Abt. Gastroenterologie
Theodor-Stern-Kai 7
60590 Frankfurt

Wichter, T., Dr. med.
Medizinische Klinik u. Poliklinik der Universität
Innere Medizin C
Albert-Schweitzer-Straße 33
48149 Münster

Windler, E., Prof. Dr. med.
Medizinische Kernklinik u. Poliklinik
Universitäts-Krankenhaus Eppendorf
Martinistraße 52
20246 Hamburg

Inhaltsverzeichnis

Arterielle Hypertonie

Nephrologie

Angiologie

Hämostaseologie

Pneumonologie

Stoffwechsel

Gastroenterologie und Hepatologie

Hämatologie und Onkologie

Infektiologie

Tropenmedizin

Immunologie und Allergologie

Rheumatologie

Referenzbereiche klinisch wichtiger Laborwerte

Kardiologie

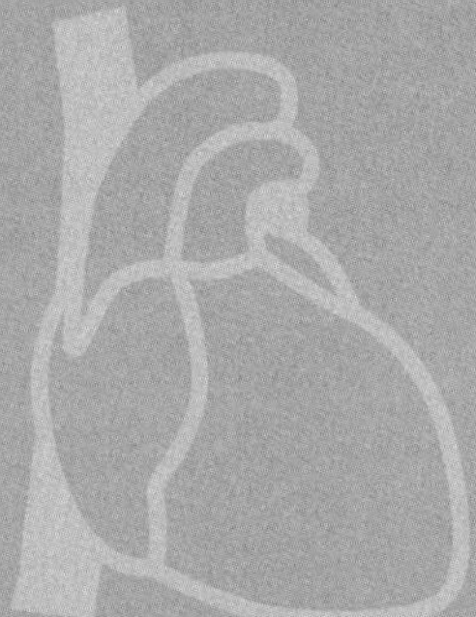

1 Herz

Günter Breithardt, Martin Borggrefe, Thomas Budde,
Ehud Schwammenthal, Thomas Wichter

1.1 Grundlagen

Physiologie des Herzens

Frank-Starling-Mechanismus: Stärke und Geschwindigkeit der Kontraktion nehmen mit steigender Vorspannung (preload) zu, dagegen mit steigender Nachlast (afterload) ab. Im gesunden Herzen verbessert daher eine Vordehnung der Herzmuskelfasern die Kraft-Geschwindigkeits-Beziehung der Kontraktion (Frank-Starling-Mechanismus), eine Erhöhung des enddiastolischen Volumens führt somit zu einer Zunahme der Schlagarbeit (Aortendruck × Schlagvolumen).

Das Leitungssystem des Herzens: Die elektrische Erregung beginnt im Sinusknoten. Die P-Welle im EKG entspricht dem Beginn der nachfolgenden Erregung des Vorhofmyokards; Depolarisation des linken Vorhofes etwa 20–30 ms nach derjenigen des rechten. Die Kammererregung erfolgt nach Ablauf der PQ-Dauer: der AV-Knoten leitet die Erregung verzögert zum His-Bündel, von dort über den rechten und linken Tawara-Schenkel und das Purkinje-System zur Kammermuskulatur. Initialer Anteil des QRS-Komplexes = Septumaktivierung, für kurze Zeit von links nach rechts erfolgend (R-Zacke in V_1), anschließend überwiegend nach links gerichtet (R-Zacken in $V_{5/6}$).
Im Sinus- und AV-Knoten wird die Depolarisation von Calciumionen-leitenden Kanälen, im Vorhofmyokard, im His-Bündel und den Tawara-Schenkeln sowie in der Arbeitsmuskulatur dagegen von Natriumionen-leitenden Kanälen getragen. Die Repolarisation erfolgt im wesentlichen durch Aktivierung auswärts gerichteter Kaliumkanäle.

Das normale EKG: Der Erregungsablauf und die sich hieraus ergebenden EKG-Intervalle sind in ▣ **1.1** wiedergegeben.

Mechanischer Herzzyklus (▣ 1.1): Bei Überschreiten der Drücke in den Vorhöfen durch die Ventrikeldrücke Schluß der Mitral- und Trikuspidalklappen *(erster Herzton)*. Nach der isovolämischen Kontraktion Öffnung von Aorten- und Pulmonalklappen, Beginn der Ejektionsphase. Mit Beginn der Relaxation der Kammermuskulatur fallen die Drücke unter diejenigen von Aorta und A. pulmonalis, deren Klappen sich schließen *(zweiter Herzton)*. Bei weiterem Druckabfall in den Ventrikeln öffnen sich die Atrioventrikularklappen (Mitralis und Trikuspidalis), wenn der Ventrikeldruck den Vorhofdruck unterschreitet.

1.1 Erregungsablauf und Normalwerte des EKG

EKG	Erregungsablauf	Dauer	Amplitude
P-Welle	Aktivierung des rechten (initialer Teil) und des linken Vorhofes (terminaler Anteil der P-Welle)	0,05–0,1 Sek.	< 0,2 mV
PQ-Dauer	atrioventrikuläre (AV-) Überleitung (Leitungszeit vom rechten Vorhof zum AV-Knoten, dem His-Bündel und den beiden Tawara-Schenkeln)	0,12–0,20 Sek.	-
QRS-Komplex	Aktivierung der Kammern	0,06–0,10 Sek.	< 1–2 mV
T-Welle und QT-Dauer	Repolarisation sowie Gesamtdauer von De- und Repolarisation; mit steigender Herzfrequenz Abnahme der QT-Dauer, Frequenzkorrektur (nach *Bazett*): $QT_c = QT/RR^{1/2}$ (Werte in Sek.; RR = Abstand zwischen zwei R-Zacken)	Normalwert für QT_c: < 0,39 für Männer, < 0,44 für Frauen	
U-Welle	Mechanismus umstritten, Repolarisation von Purkinje-Fasern oder Folge von Nachdepolarisation		

Kardiale Leitsymptome

Anamnese und körperliche Untersuchung stellen die Grundlage für das diagnostische und therapeutische Vorgehen dar; invasive Befunde sollten nur unter Berücksichtigung des „klinischen Bildes“ bewertet werden.

Angina pectoris: Typischerweise belastungsabhängiges ischämiebedingtes Enge- oder Schweregefühl retrosternal (1.**6**, S. 34), oft ausstrahlend. Formen der Angina pectoris: → „Koronare Herzkrankheit“, S. 30ff. Angina pectoris ist nicht synonym mit Ischämie des Herzens, sondern lediglich ein deskriptiver Begriff.

Andere Ursachen thorakaler Schmerzen:

- *Myokardinfarkt:* mehr als 30 Minuten anhaltender Schmerz, oft rezidivierend, in Ruhe auftretend, oft nicht auf Nitroglycerin reagierend.
- *Perikardschmerz:* retrosternal oder epigastrisch, länger als Angina pectoris anhaltend, oft stechender Charakter, atem- und lageabhängig.
- *Aortenbedingter Schmerz:* Ruptur eines Aortenaneurysmas: plötzlicher, stechender, schneidender Schmerz retrosternal, in den Rücken ausstrah-

Druckkurve, Phonokardiogramm und EKG

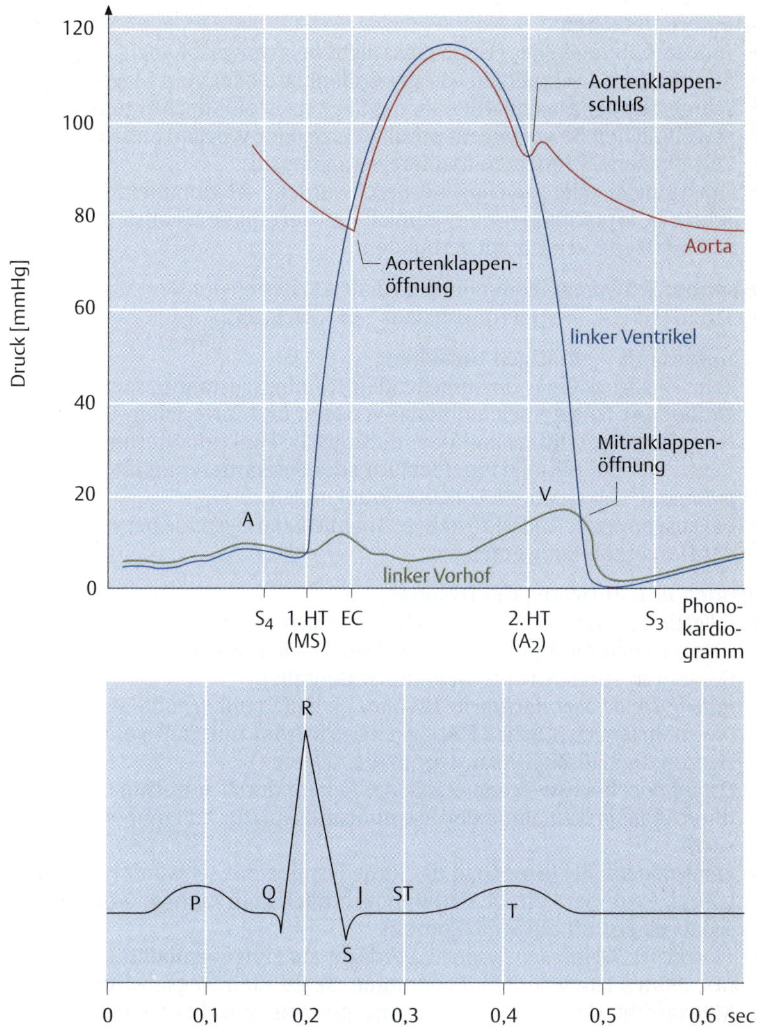

1.1 Beschreibung im Text (S. 3f)
S_4 = 4. Herzton, 1. HT = 1. Herzton, EC = Ejektionsklick, 2. HT = 2. Herzton, S_3 = 3. Herzton

lend. Bei chronischem Aneurysma mit Arrosion der Rippen oder Wirbelsäule oft anhaltender Schmerz.

Seltenere Ursachen:
- Tonuserhöhungen des Ösophagus: nicht belastungsabhängig.
- Ausstrahlende Schmerzen von der Gallenblase oder vom Magen.
- Schmerzen der Muskulatur oder des Skelettsystems nach Trauma oder ungewöhnlichen Bewegungen: oft über Tage oder Wochen anhaltend.
- Vertebragene Schmerzen und Interkostalneuritis.
- Funktionelle oder psychogene Beschwerden: oft dumpfer, anhaltender Schmerz, typischerweise im Bereich der Herzspitze lokalisiert; gelegentlich mit Hyperventilation verbunden.

Dyspnoe: Schweregradeinteilung nach den Kriterien der New York Heart Association (NYHA; → „Herzinsuffizienz“, 1.**22**, S. 93).

Symptom mit vielfältigen Ursachen:
- kann Ausdruck eines unzureichenden Trainingszustandes sein,
- *kardial:* oft Folge einer pulmonal-venösen und -arteriellen Drucksteigerung durch systolische und/oder diastolische Funktionsstörung des linken Ventrikels, bei Mitralklappenfehlern oder Perikarderkrankungen,
- *pulmonal:* verschiedene Lungenerkrankungen,
- bei ausgeprägter Anämie (mäßige Anämie kann Dyspnoe bei vorbestehender Herzerkrankung erzeugen).

Formen und Auftreten der Dyspnoe:
- *Belastungsdyspnoe:* belastungsabhängig auftretend; kann selten auch ein Angina-pectoris-Äquivalent sein (Dauer: kurz wie bei Angina pectoris; Besserung durch Nitrate, nicht durch Digitalis).
- *Ruhedyspnoe oder nächtliche Dyspnoe:* Schlafen mit erhöhtem Oberkörper (vermehrter nächtlicher Flüssigkeitsrückstrom mit Stau vor dem linken Herzen und Flüssigkeitsaustritt in die Alveolen).
- *Orthopnoe:* höchste Atemnot, die der Patient durch aufrechte Haltung und unter Inanspruchnahme der Atemhilfsmuskulatur zu kompensieren versucht.
- *Lungenödem:* höchster Grad der Ruhedyspnoe mit schwerem Krankheitsgefühl, extremer Luftnot, Orthopnoe, brodelndem Atemgeräusch, Husten, schaumigem, oft blutigem Sputum.
- *Plötzlicher Beginn der Dyspnoe:* Verdacht auf Lungenembolie, Pneumothorax, akutes Lungenödem, Pneumonie, akute Atemwegsobstruktion, oder Myokardinfarkt (auch ohne Angina pectoris, z. B. bei Langzeit-Diabetikern).
- *Plötzliche, oft wiederholte, nicht vorhersagbare Dyspnoe:* kann auf Rhythmusstörungen hinweisen (z. B. Bigeminus, intermittierender höhergradiger AV-Block, paroxysmales Vorhofflimmern oder Kammertachykardie).
- *Bei Lagewechsel auftretend:* Verdacht auf Vorhofmyxom.

Palpitationen: als störend empfundenes Gefühl des normalen (schlanke Individuen in Linksseitenlage; stark vergrößertes Herz; hohes Herzminutenvolumen) oder abnormen Herzschlags (unregelmäßig; schnell; kräftig) als Folge von Angst oder Rhythmusstörungen. Verstärkter Herzschlag bei Thyreotoxikose oder Anämie.

Beschwerden bei Extrasystolie (Angaben oft erst auf ausdrückliches Befragen):

- Herzstolpern,
- unregelmäßiger Puls, Pausen,
- trockene Hustenstöße (bei *ventrikulärer* Extrasystolie simultane Kontraktion des linken Vorhofes gegen geschlossene Mitralklappe; Nachbarschaft des linken Vorhofes zur Bifurkation der Trachea).

Typisch für rhythmusbedingte Beschwerden ist das plötzliche und unerwartete Auftreten, oft in unregelmäßigen Abständen, in der Regel in Ruhe, seltener unter Belastung. Bei paroxysmalen Tachykardien häufig (jedoch nicht immer) typische Beschreibung mit plötzlichem Beginn von Herzrasen, oft auch plötzlich terminierend. Auftreten in der Regel ohne unmittelbar vorhergehende provozierende Faktoren, gelegentlich beim Bücken oder bei plötzlichen Körperbewegungen. Bei supraventrikulären Tachykardien nicht selten anschließende Polyurie. *Begleitsymptome:* Schwächegefühl, Benommenheit, Schweißausbruch oder (seltener) Synkope.

Nykturie: Vermehrtes nächtliches Wasserlassen, häufig bei latenter oder manifester Herzinsuffizienz.

Husten und Hämoptysen: Ruptur einer Pulmonal- oder Bronchialvene bei pulmonalvenöser Stauung, bei fortgeschrittener pulmonaler Hypertonie oder bei Lungeninfarkten. Kurzer, trockener Husten bei sonst Gesunden: Folge von Extrasystolen.

Heiserkeit > 3–4 Wochen: Verdacht auf Neoplasma, oft mit Husten verbunden. Kompression des Nervus recurrens durch Aortenaneurysma, einen großen linken Vorhof oder eine stark dilatierte Pulmonalarterie.

Atypische Beschwerden: Abgeschlagenheit, Antriebsminderung sowie die Neigung, schwierigen Situationen aus dem Weg zu gehen, können als Folge verminderter Herzleistung, z. B. einem Herzinfarkt, vorausgehen. Belastungsdyspnoe als Äquivalent für Ischämie (Angina pectoris) wird häufig verkannt.

Synkope (→ S. 88): Kurze Bewußtlosigkeit. Typisch sind plötzlicher Beginn ohne Aura und rasches Wiedererwachen ohne Zungenbiß oder Einnässen. Hypoxisch bedingtes Krampfen kommt selten vor (Fehldiagnose „Epilepsie").

Körperliche Untersuchung

Allgemein: Allgemein- und Ernährungszustand (Übergewicht; Kachexie, z. B. bei schwerer Herzinsuffizienz), Hautfarbe (Ikterus, Blässe, Zyanose), Luftnot (Ruhedyspnoe, Orthopnoe), Atmungstyp und Atemfrequenz, Schmerzen.
Zyanose: Folge eines vermehrten Anteils reduzierten Hämoglobins (ab 5 g/dl deoxygeniertes Hb, selten abnormes Hb).

! Zyanose selten bei Anämie.

- *Zentrale Zyanose:* arterielle Untersättigung (Rechts-Links-Shunt, inadäquate Oxygenierung in den Lungen). Oft Trommelschlegelfinger und -zehen. Zyanose von Zunge und Schleimhäuten. O_2-Atmung vermindert oder beseitigt zentrale Zyanose bei Lungenerkrankungen, nicht jedoch bei Shuntvitien.
- *Periphere Zyanose:* vermehrte O_2-Ausschöpfung in der Peripherie durch niedriges Herzminutenvolumen bei Herzerkrankungen. Schleimhäute sind nicht zyanotisch.

Polyglobulie: Vermehrung der Erythrozyten (Hämoglobin und Hämatokrit erhöht) als Folge chronischer Hypoxie (chronische Lungenerkrankung, zyanotischer Herzfehler) oder bei hämatologischer Systemerkrankung (= Polyzythämie).
Zeichen der Anämie: blasse Haut und Schleimhäute.
Ikterus: als Folge einer Rechtsherzinsuffizienz meistens leichtgradig. Massive Bilirubinerhöhung als Folge dekompensierter mechanischer Hämolyse möglich (z. B. kleines Randleck bei künstlichen Herzklappen).
Ödeme: Als Zeichen der Rechtsherzinsuffizienz üblicherweise symmetrisch im Bereich der Knöchel, des Fußrückens und/oder prätibial, bei starker Ausprägung im Sakralbereich (Anasarka).
- *symmetrisch:* kardial, jedoch auch bei beidseitiger venöser Insuffizienz,
- *generalisiert:* Anasarka (bei schwerer Herzinsuffizienz, nephrotischem Syndrom, Leberzirrhose),
- *bei oberer Einflußstauung:* z. B. durch Obstruktion der V. cava superior,
- *Ödem einer Extremität:* Folge venöser Thrombose, chronisch-venöser Insuffizienz (Varikosis) oder Lymphabflußstörung,

Halsvenenstauung (obere Einflußstauung): bei Rechtsherzinsuffizienz infolge
- Trikuspidalinsuffizienz: positiver systolischer Venenpuls, v-Welle,
- Perikardtamponade: Kußmaul-Zeichen (inspiratorische Venenfüllung),
- Pericarditis constrictiva,
- Trikuspidalstenose (selten): betonte präsystolische a-Welle (bei Sinusrhythmus).

Lebergröße: bei Rechtsherzinsuffizienz ist die Leber vergrößert, Rand abgerundet (stumpf), Oberfläche glatt, oft mäßig druckempfindlich (Kapselspannung). Bei schwerer akuter Stauung Spontanschmerz; bei chronischer Stauung Leber oft derb und induriert.
Milzgröße: normalerweise nicht tastbar, bei Rechtsherzinsuffizienz vergrößert und daher tastbar. Größenbestimmung sonographisch sicherer als palpatorisch.
Untersuchung der Arterienpulse auf Rhythmus, Füllung, Anstiegsgeschwindigkeit, Pulsdefizit, Pulsus paradoxus, Pulsus alternans, Seitengleichheit, Differenz zwischen oberer und unterer Extremität.
Teleangiektasien: Erweiterung kleiner oberflächlicher Hautgefäße. An den Unterschenkeln bei chronisch-venöser Insuffizienz, entlang dem Rippenbogen bei Lungen- und Herzerkrankungen.
Osler-Knötchen: kurz bestehende Knötchen, meist an Fingerkuppen und Zehen als Folge pathognomonisch bedeutsamer Mikroembolien bei Endocarditis lenta.
Untersuchungen der Lungen:
- Inspektion und Palpation des Thorax: Trichterbrust, Voussure (Herzbukkel), Atembewegungen, Atemfrequenz, Atemtypus, Stimmfremitus,
- Perkussion: vergleichende Perkussion, hypersonor, gedämpft,
- Auskultation: fein-, mittel- oder grobblasige Rasselgeräusche, klingend oder nicht-klingend, abgeschwächtes oder fehlendes Atemgeräusch.

Palpation des Herzens:
- Herzspitzenstoß: Im 5. ICR innerhalb der Medioklavikularlinie lokalisiert. Unterscheidung von Druck- und Volumenbelastung.
- Schwirren: Systolisches Schwirren bei Ventrikelseptumdefekt oder Aortenstenose. Diastolisches Schwirren: extrem selten (angeborene Mitralstenose).

Auskultation des Herzens:

! Hochfrequente Töne und Geräusche sowie systolische Klicks sind am besten mit der Membran, niedrige Frequenzen dagegen besser mit dem Trichter hörbar (locker aufsetzen, um die Haut nicht wie eine Membran zu spannen).

Herztöne: Entstehung in zeitlicher Beziehung zu Klappenschluß (1.1).
- *1. Herzton:* Mitral- und Trikuspidalklappenschluß,
- *2. Herzton:* Aorten- und Pulmonalklappenschluß,
- *3. Herzton:* Folge der raschen passiven Ventrikelfüllung, bei Jugendlichen hörbar, ansonsten Ausdruck eines vermehrten diastolischen Einstromes (z. B. bei Mitralinsuffizienz) oder eines erhöhten Füllungsdrucks.
- *4. Herzton:* Folge der aktiven, durch die Vorhofkontraktion ausgelösten Phase der Ventrikelfüllung (daher unmittelbar nach Vorhoferregung auftretend),

- *Auswurftöne* (ejection click) als Folge der Öffnung der Aorten- und Pulmonalklappen (z. B. bei Klappenstenosen),
- *Öffnungstöne* der Mitral- und Trikuspidalklappe sind hörbar bei Stenosen der Klappen und treten in Abhängigkeit vom Schweregrad des Vitiums bis zu 0,12 Sek. nach dem zweiten Herzton auf (vor dem dritten Herzton).

Herzgeräusche: längere Schallphänomene, bestehend aus Frequenzgemischen mit unterschiedlichen Amplituden (aber: musikalische Geräusche haben regelmäßige Sinusschwingungen). Entstehung durch Turbulenz der Blutströmung.

- *Lautstärke* eines Geräusches ist kein Maß für die Schwere eines Klappenfehlers. Lautstärkeneinteilung üblicherweise nach Sechser-Skala.
- *Funktionelle Geräusche:* Folge eines vergrößerten Flußvolumens.
- *Akzidentelle Geräusche:* Ohne pathognomonische Bedeutung, Entstehungsmechanismus und -ort nicht genauer bestimmbar.
- *Frequenzgehalt:*
  - bei hohem Druckgradient: hochfrequent, gießend,
  - bei niedrigem Druckgradient: tieffrequent, rauh.
- *Systolische Geräusche:*
  - Spindelförmig: Aorten- oder Pulmonalklappenstenose, physiologisch: funktionell oder akzidentell.
  - Frühsystolische oder holosystolische Geräusche: Mitral- oder Trikuspidalinsuffizienz (früh-/holosystolisch), Ventrikelseptumdefekt (holosystolisch), muskulärer Ventrikelseptumdefekt (frühsystolisch), großer Ventrikelseptumdefekt mit bidirektionalem oder vorwiegendem Rechts-links-Shunt mit Zeichen der pulmonalen Hypertonie (frühsystolisch).
  - Spätsystolische Geräusche: Mitralklappenprolaps.
- *Diastolische Geräusche:*
  - Regurgitation an Taschenklappen: Aorten- oder Pulmonalinsuffizienz,
  - Ventrikuläre Füllungsgeräusche: Mitral- oder Trikuspidalstenose,
  - Funktionell: vermehrter Fluß über Mitral- oder Trikuspidalostium durch Regurgitation oder Shunt.
- *Kontinuierliche Geräusche (systolisch-diastolisch):* offener Ductus arteriosus Botalli, operativ angelegte arterio-pulmonalarterielle Anastomose bei zyanotischem Vitium, arteriovenöse Fisteln, veränderter Fluß in Arterien oder Venen (Stenosierung).

Literatur

Holldack, K., Gahl, K.: Auskultation und Perkussion. Inspektion und Palpation. 11. neubearb. Aufl. Stuttgart: Thieme: 1991.

Spezielle kardiologische Untersuchungsmethoden

Elektrokardiogramm (EKG)

→ auch 1.1, S. 4

Ableitungen (1.2): *Extremitätenableitungen* (Frontalebene) nach Einthoven (bipolare Abl.: I, II, III) und Goldberger (unipolare Abl.: aV_R, aV_L, aV_F). *Brustwandableitungen* nach Wilson (unipolare Abl. V_1–V_6; Horizontalebene). Im folgenden sollen einige **EKG-Befunde** dargestellt werden; ansonsten sei auf die speziellen Abschnitte und die Literatur verwiesen.

Veränderungen der AV-Überleitung:
Verkürzte PQ-Dauer: bei Sinustachykardie, Kindern, Präexzitationssyndrom,
verlängerte PQ-Dauer: AV-Block I. Grades,
AV-Block I.–III. Grades: → „Herzrhythmusstörungen", S. 77,
AV-Dissoziation: Vorhöfe und Kammern schlagen (vorübergehend) unabhängig (kurzfristiges Absinken der Sinusknotenfrequenz, Einspringen eines AV-junktionalen oder ventrikulären Ersatzrhythmus; gelegentlich Interferenz durch übergeleitete Vorhoferregung).

EKG-Ableitungen

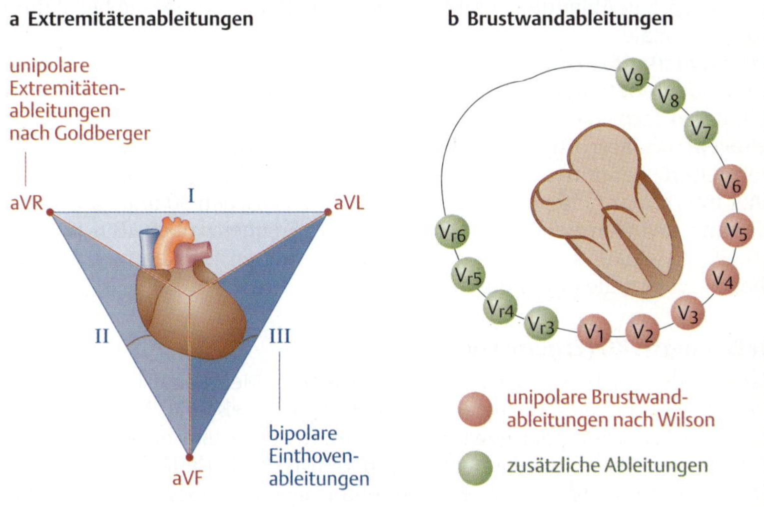

1.2 Extremitätenableitungen (**a**) in der Frontalebene und Brustwandableitungen (**b**) in der Horizontalebene in bezug auf die Lage des Herzens.

Zur Diagnostik von Rhythmusstörungen immer einen langen kontinuierlichen EKG-Streifen (möglichst Ableitungen I, II, III, V1, V4, V6) schreiben.

QRS-Komplex:

Niederspannung/-voltage: Verminderte Amplituden von R und S. QRS in Extremitätenableitungen ≤0,5 mV, in Brustwandableitung ≤0,7 mV. *Vorkommen:* Perikarderguß, ausgeprägte Ödeme, Hypothyreose, Kachexie, Emphysem, ausgeprägte Adipositas.

Lagetypen: mit zunehmendem Alter Drehung des Hauptvektors nach links.

Hypertrophiezeichen: Amplitudenzunahme von R und/oder S.

- Widerstandshypertrophie: in der Regel normale QRS-Breite,
- Volumenhypertrophie: QRS verbreitert (Dilatation des linken Ventrikels = LV).

Häufig benutzter Index für Hypertrophie: *Sokolow-Lyon-Index.*

- Verdacht auf Linksherzhypertrophie: S in $V_{1\ \text{oder}\ 2}$ + R in $V_{5\ \text{oder}\ 6}$ > 3,5 mV. Sensitivität und Spezifität des EKG für Erkennung der Linksherzhypertrophie begrenzt. Klinischer Standard: Echokardiographie.
- Verdacht auf Rechtsherzhypertrophie: R in V_1 + S in V_5 > 1,05 mV. EKG wenig sensitiv, beste Übereinstimmung zum Hypertrophiegrad bei angeborenen Vitien, pulmonaler Hypertonie und chronischem Cor pulmonale.
- Hypertrophieindizes nicht verwertbar bei Jugendlichen, mageren Personen, Sportlern und Schenkelblock.

S_I-Q_{III}-Typ: S in Ableitung I und Q in Ableitung III; neu auftretend bei akutem Cor pulmonale.

Intraventrikuläre Leitungsstörungen: → „Rhythmusstörungen", S. 78. Organisch oder funktionell (z. B. frequenzabhängiger Schenkelblock bei supraventrikulären Tachykardien).

Idioventrikulärer Rhythmus: beschleunigter ventrikulärer Rhythmus (QRS verbreitert) bei in der Regel normaler Sinusknotenfrequenz mit gelegentlicher Interferenz (antegrade Leitung), Frequenz zwischen 50 und 120/min.

Kammertachykardie: breite QRS-Komplexe, Frequenz über 100–120/min, oft VA-Dissoziation. Weitere diagnostische Kriterien für Kammertachykardien: → „Spezielle Rhythmusstörungen", S. 87.

Belastungs-EKG (Ergometrie)

Technische Voraussetzung: Fahrradergometer, Mehrkanal-EKG-Schreiber (möglichst 6 Kanäle), Oszilloskop, Uhr, Blutdruckmeßgerät, EKG-Lineal, Tabelle zur Ermittlung der gewünschten Herzfrequenz und des tolerierbaren Blutdruckes, Notfallmedikamente, Intubationsbesteck, Defibrillator.

Belastungsprotokoll: Ziel ist eine stufenförmige, mindestens submaximale Belastung, entsprechend 85 % der maximalen Herzfrequenz.

Faustregel: maximale Herzfrequenz = 220 minus Lebensalter

Indikationen:
- Nachweis von Ischämiereaktionen,
- Erfassung belastungsinduzierter Rhythmus- oder Leitungsstörungen,
- Verhalten der QT-Dauer unter Belastung bei Verdacht auf QT-Syndrom oder unter repolarisationsverlängernden Antiarrhythmika,
- Beurteilung der kardiopulmonalen Belastbarkeit,
- Verdacht auf belastungsabhängige Hypertonie,
- Beurteilung therapeutischer Maßnahmen (antianginöse Therapie, Zustand nach Bypassoperation, antiarrhythmische Therapie).

Kontraindikationen:
- akuter Infarkt, instabile Angina pectoris, Crescendo-Angina,
- manifeste Herzinsuffizienz,
- akute Myo- oder Perikarditis, Endokarditis,
- schwere Aortenstenose bzw. hypertrophisch-obstruktive Kardiomyopathie,
- schwere pulmonale Hypertonie,
- Aneurysma dissecans,
- ausgeprägte Ruhehypertonie (Werte > 220/120 mmHg).

Besondere Sorgfalt ist erforderlich bei Patienten
- mit Angina pectoris bereits bei geringer Belastung,
- in der frühen Postinfarktphase: bei sorgfältigem Vorgehen risikoarm (symptomlimitiert abbrechen!),
- mit intraventrikulären Leitungsstörungen: per se keine Kontraindikation, Art und Schweregrad der Grunderkrankung sind bestimmend,
- mit implantierten Kardioverter-Defibrillatoren: Belastung nur in Kenntnis der programmierten Interventionsfrequenz,
- mit Schrittmachern (keine grundsätzliche Kontraindikation, aber ST-T-Veränderungen nicht verwertbar),
- mit linksventrikulärem Aneurysma: keine grundsätzliche Kontraindikation.

> **!** Grundsätzlich die Belastbarkeit des Patienten im täglichen Leben als Maßstab berücksichtigen.

Endpunkte und Abbruchkriterien:
- Erreichen der Soll-Herzfrequenz,
- Auftreten einer Ischämiereaktion oder Angina pectoris:
  - horizontale oder deszendierende ST-Streckensenkung,
  - langsam aszendierende ST-Senkung, 60–80 ms nach dem J-Punkt > 0,1 mV unter der isoelektrischen Linie,
  - ST-Hebung > 0,1 mV (in rechtspräkordialen Ableitungen): Verdacht auf hochgradige proximale RIVA-Stenose. Bei Zustand nach Infarkt: Ausdruck der Wandbewegungsstörung.

  - ventrikuläre Arrhythmien unter Belastung verbunden mit ST-Senkung und/oder Angina pectoris: Verdacht auf ischämische Genese,
- muskuläre, oder allgemeine körperliche Erschöpfung, starke Dyspnoe, Blässe, Zyanose, Kaltschweißigkeit,
- komplexe ventrikuläre Arrhythmien (häufige ventrikuläre Paare, Salven, anhaltende Kammertachykardie),
- neu auftretender Linksschenkelblock oder bifaszikulärer Block (relativer Grund zur Beendigung),
- Blutdruckanstieg systolisch über 250 mmHg (bei älteren Patienten über 220 mmHg), diastolisch über 120 mmHg.

! Unauffälliges Belastungs-EKG schließt Koronarinsuffizienz nicht aus.

Falsch-negative Befunde bei:
- zu geringer Belastung,
- unzureichendem Frequenz- und Blutdruckanstieg unter β-Blockern,
- Verhinderung der Ischämiereaktion durch Nitropräparate,
- schwer erfaßbarer Ischämieregion (niedrige Sensitivität im Bereich der Lateralwand).

Falsch-positive Befunde (ST-T-Veränderungen) bei:
- Digitalis,
- Hypokaliämie,
- Frauen (insbesondere jüngeren) häufig,
- Cave: Reaktion der Kammerendteile nicht verwertbar bei WPW-Syndrom oder Linksschenkelblock. Bei Rechtsschenkelblock Beurteilung der linkspräkordialen Ableitung dagegen möglich.

! Der prädiktive Wert eines Testes wird durch die Wahrscheinlichkeit bestimmt, mit der ein Individuum die vermutete Krankheit hat (Bayes' Theorem). Ein *pathologisches* Testergebnis bedeutet in einer Population mit hohem Vorkommen einer KHK (Risikogruppe) eine hohe Wahrscheinlichkeit, in einer Population mit geringem Vorkommen einer KHK (asymptomatische Personen ohne Risikofaktoren) eine geringe Wahrscheinlichkeit einer KHK.

Komplikationen: Bei Beachtung der Sicherheitsmaßnahmen und Kontraindikationen sichere Methode. Sterblichkeit durch Infarkt, therapieresistenten Herzstillstand etc. ca. 1 : 30 000–40 000.

Prognostische Bedeutung:
- Belastungs-EKG erfaßt funktionelle Störungen (Ischämie), nicht die Koronaranatomie.
- Risikostratifizierung: nach Infarkt erhöhtes Langzeitrisiko bei Patienten mit Ischämiereaktion, fehlender Belastbarkeit und solchen, die als zu krank zur Durchführung einer Ergometrie angesehen werden.
- Bei asymptomatischen Personen weist ein pathologisches Belastungs-EKG

auf ein erhöhtes Risiko hin, es gibt jedoch viele falsch-positive Befunde! Daher keine routinemäßigen Belastungs-EKG bei asymptomatischen Personen.

Langzeit-Elektrokardiogramm

Prinzip: EKG-Registrierung auf Band oder elektronischem Speicher, typischerweise über 24 Stunden unter alltäglicher Belastung (Phasen der Anstrengung wechseln ab mit Ruhephasen etc.). Auswertung zeitgerafft visuell oder halb- bzw. vollautomatisch mit visueller Kontrolle.

Hauptindikationen:
- Klärung von Symptomen (Schwindelanfälle, Synkopen, atypische Herzsensationen, Palpitationen),
- Risikostratifizierung nach Infarkt oder bei Kardiomyopathien,
- Erfassung der Wirkungen und Nebenwirkungen (rhythmogene Effekte) einer antiarrhythmischen Therapie.

Weitere Anwendungen des Langzeit-EKGs:
- Erfassung passagerer ST-Strecken-Veränderungen („stumme Ischämien"): technisch problematisch, prognostische Bedeutung umstritten;
- Analyse der Schwankungen der RR-Intervalle („Herzfrequenzvariabilität"): eine verminderte Variabilität geht mit schlechterer Prognose einher.

Normalbefunde: Sinusbradykardie mit Frequenzen von 35–40/min, Sinusarrhythmien mit Pausen bis zu 2 Sek., sinuatrialer Block und AV-Block 2. Grades Typ I (Wenckebach) kommen vor allem bei jüngeren Personen verhältnismäßig häufig während des Schlafes vor und sind nicht zwangsläufig abnorm. AV-Blockierungen 2. Grades Typ II (Mobitz) sind dagegen praktisch immer pathologisch.

Limitationen:
- Sehr seltene Ereignisse (z. B. paroxysmale Tachykardien) sind schwer erfaßbar.
- Bei Patienten mit rezidivierenden Kammertachykardien oder früherem Herzstillstand finden sich oft wenig auffällige Befunde im Intervall.
- Nicht geeignet zur Beurteilung der Wirksamkeit (im Sinne der Prognoseverbesserung) einer antiarrhythmischen Medikation.

Invasive elektrophysiologische Untersuchungen

→ „Herzrhythmusstörungen - allgemeiner Teil", S. 55.

Literatur

Börger, H. H., von Olshausen, K.: EKG-Information. 6. Aufl. Darmstadt: Steinkopff: 1994.
Bezüglich Didaktik und Bebilderung gutes Lehrbuch.

Löllgen, H., Winter, U. J., Erdmann, E.: Ergometrie. Belastungsuntersuchungen in Klinik und Praxis. Berlin: Springer: 1995.
Umfassende Darstellung zur Pathophysiologie, Indikation, Durchführung und Interpretation von Belastungsuntersuchungen.

Buchwalsky, R.: Einschwemmkatheter: Technik, Auswertung und praktische Konsequenzen. Erlangen: Perimed: 1985.
Ausführliche Darstellung.

Struktur- und Funktionsdiagnostik

Einschwemm-(Swan-Ganz-)Katheter-Untersuchung (mit Belastung)

In Verbindung mit ergometrischer Belastung geeignet zur Beurteilung der kardialen Leistungsfähigkeit. Unentbehrlich im Rahmen des hämodynamischen Monitorings auf der Intensivstation.

Ziele: Funktionsbeurteilung des Herzens; Bestimmung des Herzminutenvolumens, der pulmonalarteriellen und -kapillaren Drücke und des rechtsatrialen Druckes (Multilumenkatheter) in Ruhe und unter Belastung. Üblicherweise stufenweise Belastung am Fahrradergometer im Liegen.

Normalwerte bei submaximaler Belastung: Anstieg des Pulmonalarterien-Mitteldruckes nicht über 30 mmHg, des Pulmonalkapillar-Mitteldruckes nicht über 20–22 mmHg.

Komplikationen: An der Einführungsstelle des Katheters Hämatome und lokale Phlebitis (ca. 5%), Venenspasmus (5–10‰), Knoten- und Schleifenbildung (1–2‰), Kammerflimmern (ca. 1‰). Todesfälle: nahezu 0%.

^{201}Tl-Myokard-Szintigraphie/^{99m}Tc-MIBI-Szintigraphie

Differenzierung von narbigem und reversibel ischämisch geschädigtem Myokard (Vitalitätsnachweis).
Indikationen: Beurteilung der funktionellen Auswirkungen angiographisch dokumentierter Koronargefäßstenosen; zur Beurteilung der Prognose nach Infarkt; in Einzelfällen zur Diagnostik der koronaren Herzkrankheit (bei vorbestehendem Linksschenkelblock, Schrittmachern, WPW-Syndrom). Bei niedriger Erkrankungswahrscheinlichkeit (Bayes' Theorem) häufigere falsch-positive Befunde, die dann zwangsläufig zur Koronarangiographie führen. Für diese Prävalenzgruppe gilt nur der Normalbefund im Perfusions-Myokardszintigramm als verläßlich, ein pathologischer Befund muß im Rahmen der

übrigen Befunde (Beschwerden, Belastungs-EKG, Risikofaktoren) bewertet werden.

Radionuklidventrikulographie (RNV): Herzbinnenraum-Szintigraphie

Beurteilung der Auswurffraktion und regionalen Pumpfunktion des LV in Ruhe und unter Belastung nach Injektion von ^{99m}Technetium-markierten patienteneigenen Erythrozyten mit intravasaler Gleichverteilung (Äquilibrium) und Messung des Blutpools des Herzens.
Indikationen: Beurteilung der Prognose nach Infarkt; Verlaufskontrolle bei potentiell kardiotoxischer Chemotherapie und grenzwertiger Aorten- oder Mitralinsuffizienz. Differenzierung zwischen normaler und abnormer LV-Funktion im Grenzbereich.
Normale Reaktion: Anstieg der Ejektionsfraktion (EF) unter Belastung; **abnorme Reaktion:** Abfall oder Konstanz der EF.

^{111}In-Antimyosin-Szintigraphie

Diagnostik von Herzinfarkt, Myokarditis (bisher nur geringe Erfahrungen) und Abstoßungsreaktion nach Herztransplantation.

Positronen-Emissionstomographie (PET)

Beurteilung von Myokardperfusion, Myokardstoffwechsel und Neurorezeptoren.

Literatur

Büll, U., Schicha, H., Biersack, H.-J., Knapp, W. H., Reiners, Chr., Schober, O. (Hrsg.): Nuklearmedizin. Stuttgart: Thieme: 1994

Echokardiographie

Die Echokardiographie hat als nicht-invasives bildgebendes Verfahren in der Struktur- und Funktionsdiagnostik des Herzens in den letzten Jahren eine zentrale Stellung erlangt. Der diagnostische Stellenwert der Echokardiographie bei einzelnen Herzerkrankungen ist in ▣ **1.2** wiedergegeben.

Physikalisches Prinzip: Der Ultraschallstrahl wird an akustischen Grenzflächen (Blut/Gewebe) reflektiert. Anhand der Laufzeit des Schallsignals kann der Ort der reflektierenden Struktur bestimmt werden (▣ **1.3**), worauf die Bildrekonstruktion beruht. Da Luft (Lungen!) für Schall undurchlässig ist, kann die transthorakale Untersuchung nur von bestimmten Positionen erfolgen (parasternal, Herzspitze, Jugulum, subxiphoidal).

1.2 Diagnostischer Stellenwert der Echokardiographie bei einzelnen Herzerkrankungen

Erkrankung	Diagnose	Kommentar
koronare Herzkrankheit (KHK)	*Größe und Funktion* des linken Ventrikels (LV) ➤ globale Pumpfunktion (Ejektionsfraktion = EF) ➤ regionale Wandbewegungsstörung (Hypokinesie, Akinesie, Dyskinesie)	Globale LV-Funktion insbesondere nach Infarkt bedeutsam für Prognose und Therapie. Bei schlechter Beschallbarkeit alternativ Radionuklidventrikulographie (RNV) oder Kontrastmittelangiokardiographie
	Infarktkomplikationen: ➤ Ventrikelaneurysma mit/ohne Thrombus ➤ Papillarmuskelabriß mit akuter Mitralinsuffizienz ➤ Ventrikelseptumruptur mit Links-Rechts-Shunt ➤ Perikardtamponade durch Ventrikelruptur ➤ Perikarderguß bei Dressler-Syndrom	Methode der Wahl (zuverlässig, sofort verfügbar)
arterielle Hypertonie/ hypertensive Herzkrankheit	Größe, Wanddicken und Funktion des LV, Aortenektasie, Aortenaneurysma	LV-Hypertrophie: unabhängige prognostische Bedeutung
Kardiomyopathien		
➤ dilatative (DCM)	Größe und Funktion des LV, funktionelle Mitralregurgitation, Beteiligung des rechten Ventrikels	Bei Myokarditis und DCM auch regionale, bei KHK auch diffuse LV-Kontraktionsstörungen möglich (Muster erlaubt daher keine ätiologische Zuordnung)
➤ hypertrophische (HCM)	Hypertrophiemuster (asymmetrisch septal, diffus, apikal). *Obstruktive Form:* systolische Vorwärtsbewegung des vorderen Mitralsegels (SAM), Ausflußtraktobstruktion (Druckgradient quantifizierbar) und Mitralregurgitation. *Nichtobstruktive Form:* apikale Hypertrophie, diastolische Ventrikelfunktion (Doppler),	Methode der Wahl. *Zu beachten:* apikale Hypertrophie kann übersehen werden (Alternative: MRT); bei Kindern und Jugendlichen hypertrophische Kardiomyopathie „ohne Hypertrophie“ vorkommend

1.2 (Fortsetzung)

Erkrankung	Diagnose	Kommentar
➤ restriktive	Ausschluß von DCM und HCM, Nachweis der „restriktiven Physiologie" (Doppler: diastolische Ventrikelfunktion, DD zur Pericarditis constrictiva)	Wesentliches Element bei der Diagnosefindung
Perikarderguß, Perikardtamponade, Pericarditis constrictiva	Nachweis eines Ergusses (Größe, hämodynamische Beeinträchtigung?), Tamponade, Kompression des rechten Vorhofs und Ventrikels, respiratorische Variation der Ventrikelfüllung (Doppler)	Methode der Wahl. Ergußgröße ist für hämodynamische Auswirkung nicht entscheidend (kleiner Erguß kann zu Tamponade führen, großer Erguß kann asymptomatisch sein)
Herzklappenerkrankungen	Klappenmorphologie und Hämodynamik	Methode der Wahl. Feststellung der Ätiologie (morphologische Kriterien).
➤ Endokarditis	Vegetationen, destruierende Veränderungen, Klappenlecks, Klappenringabszesse	Derzeit einziges klinisches Verfahren zur Darstellung von Vegetationen.
➤ Klappenstenosen	Druckgradienten und Öffnungsflächen	Beurteilung der Auswirkungen auf die druck-/volumenbelastete Herzkammer.
➤ Klappeninsuffizienzen	Abschätzung des Schweregrades der Regurgitation	Bei diskrepanten Befunden: Herzkatheter.
➤ Klappenprothesen	Beurteilung der Prothesenfunktion	Methode der Wahl, ergänzend Durchleuchtung.
angeborene Herzfehler	Lagebeziehung von Vorhöfen, Kammern und großen Gefäßen zueinander, Nachweis von Septumdefekten, Klappenfehlern (inkl. Quantifizierung) und Fehlanlagen	Methode der Wahl. Bei diskrepanten Befunden (selten) und wenn präoperativ Messung des Lungengefäßwiderstandes erforderlich: Herzkatheteruntersuchung.
Aortenerkrankungen	Diagnose von Aortenaneurysmen oder (akuten) Dissektionen (Darstellung der Dissektionsmembran)	Methode der Wahl bei akuter Dissektion; bei chronischer Dissektion alternativ MRT/CT

Zweidimensionale (2D-, Schnittbild-) Echokardiographie: Der Ultraschallstrahl wird mehr als 30mal pro Sek. durch einen Sektor von bis zu 90° gesteuert. Dadurch entstehen anatomische Schnittbilder in „Echtzeit", so daß die Aktion der Herzstrukturen direkt beurteilt und Messungen vorgenommen werden können. Sehr gutes räumliches Auflösungsvermögen (1.3a).
M-mode (eindimensionale) Echokardiographie: Bei konstanter Position des

Echokardiographie

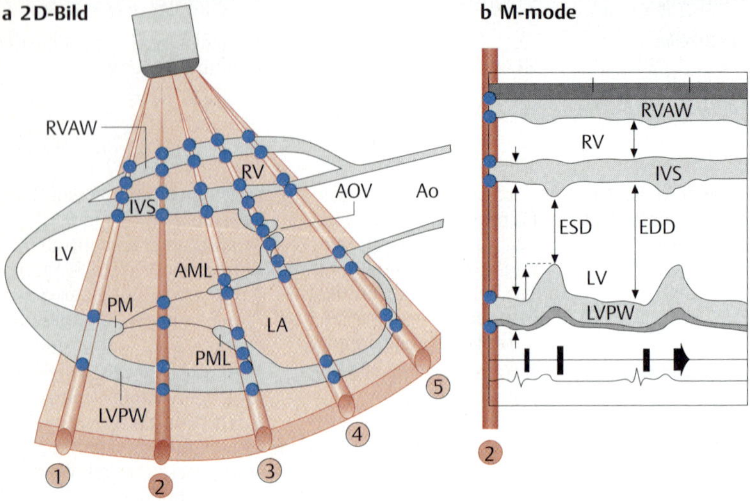

1.3 **a** Sektorschnitt durch die Längsachse des Herzens im 2D-Bild. Abkürzungen: LV = linker Ventrikel, LA = linker Vorhof, AOV = Aortenklappe, Ao = Aorta, IVS = interventrikuläres Septum, LVPW = linksventrikuläre posteriore Wand, AML = anteriores Mitralsegel, PML = posteriores Mitralsegel, RV = rechter Ventrikel, RVAW = rechtsventrikuläre anteriore Wand.
b Entlang des Strahls 2 abgeleitete M-Mode-Aufzeichnung mit Vermessung von enddiastolischem Durchmesser des linken Ventrikels (EDD), des endsystolischen Durchmessers (ESD), der enddiastolischen Dicke von IVS und LVPW.

Ultraschallstrahls werden Bewegungen der Strukturen in der Achse des Strahls (y-Achse) in Abhängigkeit von der Zeit (x-Achse) dargestellt. Dadurch ist die standardisierte Vermessung von Herzhöhlen, Wanddicken und Klappenbewegungen möglich (1.3**b**). Sehr hohe zeitliche Auflösung.

Prinzip der Doppler-Echokardiographie: Wird Ultraschall von sich bewegenden Strukturen (wie den im Blut strömenden Erythrozyten) reflektiert, so verändert sich dessen Frequenz. Die Frequenzverschiebung ist proportional zur Flußgeschwindigkeit, die daher korrekt bestimmt werden kann, wenn der Ultraschallstrahl annähernd parallel zur Strömungsrichtung liegt.

Pulsed-wave-(PW-)Doppler: *Vorteil:* Lokale, selektive Messung der Geschwindigkeit in einem bestimmten Meßfenster möglich. *Nachteil:* Hohe Geschwindigkeiten können nicht erfaßt werden. *Einsatz:* Abschätzung von Volumenfluß durch Herzklappen, daher prinzipiell Bestimmung von HZV, Shuntvolumen, Regurgitationsfraktion und diastolischer Funktion möglich.

Bestimmung der Klappenöffnungsfläche

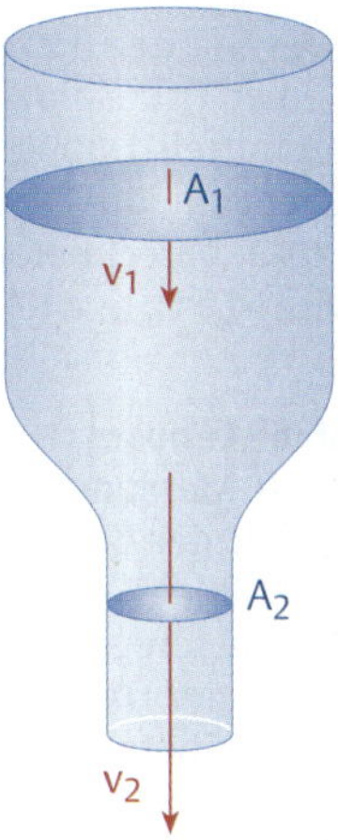

$$A_1 \times \bar{v}_1 = A_2 \times \bar{v}_2$$

$$A_{AV} = A_{LVOT} \times \frac{v_{LVOT}\ (PW)}{v_{MAX}\ (CW)}$$

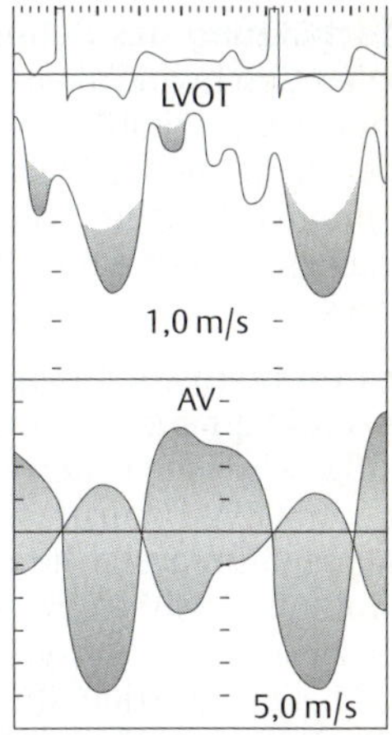

1.4 Bestimmung der Klappenöffnungsfläche nach der Kontinuitätsgleichung. Ganz rechts oben: Systolisches Geschwindigkeitssignal im Ausflußtrakt (v_{LVOT}) von maximal 1,0 m/s, gemessen mittels PW-Doppler. Ganz rechts unten: Systolisches Geschwindigkeitssignal in der Stenose von 5,0 m/s (v_{MAX}), gemessen mittels CW-Doppler. Da die Strömungsrichtung bei beiden Messungen vom Schallkopf weg gerichtet ist, weisen beide Kurven „nach unten". Setzt man die Meßwerte in die Formel (A_{LVOT} war in diesem Fall 3,5 cm^2), so ergibt sich eine Klappenöffnungsfläche von 0,7 cm^2. (Genaue Erklärung s. Text.)

Continuous-wave-(CW-)Doppler: *Vorteil:* Erfassung auch hoher Geschwindigkeiten. *Nachteil:* Die Lokalisation eines Geschwindigkeitssignals auf dem Strahl ist nicht möglich. *Einsatz:* Bestimmung der Flußgeschwindigkeit an verengten Herzklappen mit Abschätzung von Druckgradienten und Klappenöffnungsflächen.

Farbkodierte Doppler-Echokardiographie („Farbdoppler"): Durch Farbkodierung der Strömungsrichtung (blau vom Schallkopf weg, rot auf ihn zu, hohe Geschwindigkeiten heller, Turbulenzen als mosaikartiges Muster) zweidimensionale Darstellung des intrakardialen Flusses. *Einsatz:* Nachweis und Abschätzung des Schweregrades von Klappenregurgitationen und Shunts.

Bestimmung von Druckgradienten: An einer Klappenstenose kommt es zur Zunahme der poststenotischen Strömungsgeschwindigkeit. Eine Messung derselben mittels CW-Doppler erlaubt eine zuverlässige, nicht-invasive Berechnung des maximalen und mittleren Druckgradienten nach der vereinfachten **Bernoulli-Gleichung:** Druckgradient = 4 × v_{max}^2 (v_{max} = maximale Flußgeschwindigkeit (Beispiel in **1.4** ganz rechts unten: v_{max} = 5 m/s, Gradient = 100 mmHg). *Voraussetzung:* parallele Lage des Ultraschallstrahls zur Strömungsrichtung, ansonsten Unterschätzung des Gradienten!

Abschätzung des Pulmonalarteriendrucks: Über die Messung der maximalen Geschwindigkeit im systolischen Regurgitationsjet einer Trikuspidalklappenregurgitation (häufig auch bei Herzgesunden) kann mittels Doppler über die Bernoulli-Gleichung (s. o.) der systolische rechtsventrikuläre bzw. pulmonalarterielle Druck abgeschätzt werden, indem zum berechneten Druckgradienten der rechtsatriale Druck hinzugerechnet wird ($4 \times v_{max}^2$ + RA-Druck).

Bestimmung von Klappenöffnungsflächen (Aorten-/Mitralstenose)

Aortenklappenöffnungsfläche: *Kontinuitätsgleichung:* Durch Messung der Flußgeschwindigkeiten vor (v_{LVOT} mit PW-Doppler) und nach der Stenose (v_{max} mit CW-Doppler) sowie der Fläche des Aufflußtraktes (2 D-Bild) kann die Klappenöffnungsfläche berechnet werden (▣ **1.4**). *Vorteil:* Schweregradbestimmung unabhängig vom Schlagvolumen möglich, während der Gradient bei zusätzlicher Aorteninsuffizienz die Stenosekomponente „überschätzt" und bei LV-Funktionsstörung „unterschätzt".

Mitralklappenöffnungsfläche: *Planimetrie* der Klappenöffnungsfläche aus dem 2 D-Bild (Querschnitt) ergibt verläßliche Ergebnisse, sofern die Mitralsegel nicht schwerst verkalkt und destruiert sind. Die *Druckhalbwertszeit-Methode* ist in ▣ **1.5** dargestellt.

Transösophageale Echokardiographie (TEE; ▣ **1.6**): Durch die Lage des Ösophagus unmittelbar hinter dem Herzen entstehen mit einem Ultraschallwandler an der Spitze eines (modifizierten) Gastroskops hochaufgelöste Bilder ohne Beeinträchtigung durch Luft oder Knochen. *Hauptindikationen:*

- Aortendissektion,
- Endokarditis (v.a. bei Klappenprothesen und Klappenringabszeß),
- Suche nach kardialer Emboliequelle (Thromben im linken Vorhofohr praktisch nur transösophageal darstellbar),
- schwer von transthorakal beschallbarer Patient (intubiert/beatmet, nach Thorakotomie/Thoraxtrauma, Emphysem, Adipositas, Thoraxdeformität).

Röntgen des Herzens und der Thoraxorgane

Aufnahmetechnik bei konventioneller Aufnahme:

Herzfernaufnahme in Hartstrahltechnik in 2 Ebenen (2 m Fokus-Film-Abstand mit parallelem (posterior-anteriorem) Strahlengang, 1 : 1-Abbildung).

Weichstrahltechnik unter Durchleuchtung mit Bildverstärker zur Beurteilung

- des Bewegungsablaufes: Zuordnung von Befunden zu Herzstrukturen,
- von Klappenkalk,
- der Beweglichkeit von künstlichen Klappen,

Berechnung der Mitralöffnungsfläche

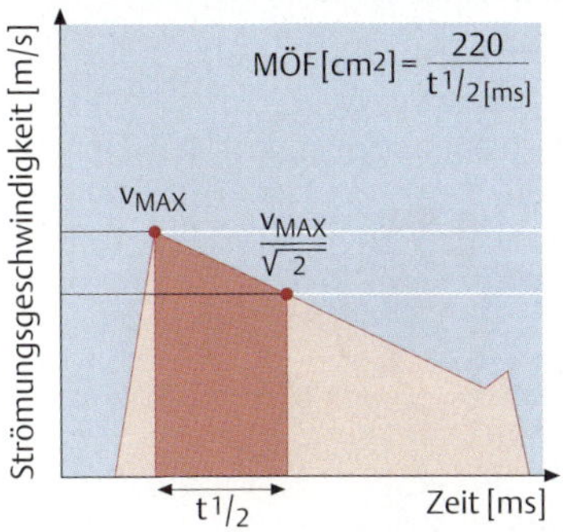

1.5 Druckhalbwertszeitmethode (CW-Doppler): Je höhergradiger die Mitralstenose, desto träger der Abfall des Druckgradienten während des diastolischen Einstroms in den linken Ventrikel und damit der Fließgeschwindigkeit in der Stenose. Die Druckhalbwertszeit (t ½) ist dabei die Zeit, in der die Flußgeschwindigkeit auf den Wert Vmax/√2 abfällt. Für t ½ = 200 ms ergäbe sich eine MÖF von 1,2 cm^2.

- von Veränderungen implantierter Schrittmacher- und Defibrillatorelektroden,
- von Pulsationen der Lungengefäße (bei Links-Rechts-Shunt) und
- Abgrenzung von Fremdkörpern.

Aufnahmen im Liegen (z.B. auf Intensivstation) mit anterior-posteriorem (a.-p.) Strahlengang. Hierbei Strahlenquelle körpernah (Rücken auf der Röntgenplatte liegend), somit Verzerrung der Größenverhältnisse. Wegen gleichmäßigerer Blutverteilung in den einzelnen Lungenabschnitten (West-Zonen): Erweiterung der Oberlappenvenen (somit nicht als stauungsbedingt fehldeuten, s. u.).

Herzgröße und -form: Die konventionelle Röntgenaufnahme stellt nur die Konturen des Herzens (1.7) dar; eine Beurteilung der Größenverhältnisse der einzelnen Herzabschnitte ist nur bedingt möglich.
Einengung des Retrosternalraumes: Vergrößerung des rechten Herzens,
Einengung des Retrokardialraumes (Ösophagusbreischluck zur besseren Abgrenzung): Vergrößerung des linken Vorhofes oder des linken Ventrikels,
Vergrößerung des linken Vorhofes: Verstärkte Vorwölbung in Höhe des linken Herzohres, Aufspreizung des Bifurkationswinkels der Trachea, sichtbarer „Kernschatten", Doppelkontur im Bereich des rechten Herzrandes (wobei der linke Vorhof über die Kontur des rechten Vorhofes hinausragen kann), Einengung des Retrokardialraumes in Höhe des linken Vorhofs.
Vergrößerung des linken Ventrikels: Linksverlagerung des linken Herzrandes, vermehrte Vorwölbung der linken Herzkontur, Einengung retrokardial in Höhe des linken Ventrikels. Unzuverlässige Beurteilbarkeit.

! Hinter einem normal großen Herzschatten kann sich ein deutlich vergrößerter und kontraktionsgestörter linker Ventrikel verbergen. Beurteilung: Domäne der Echokardiographie.

Transösophageale Echokardiographie (TEE)

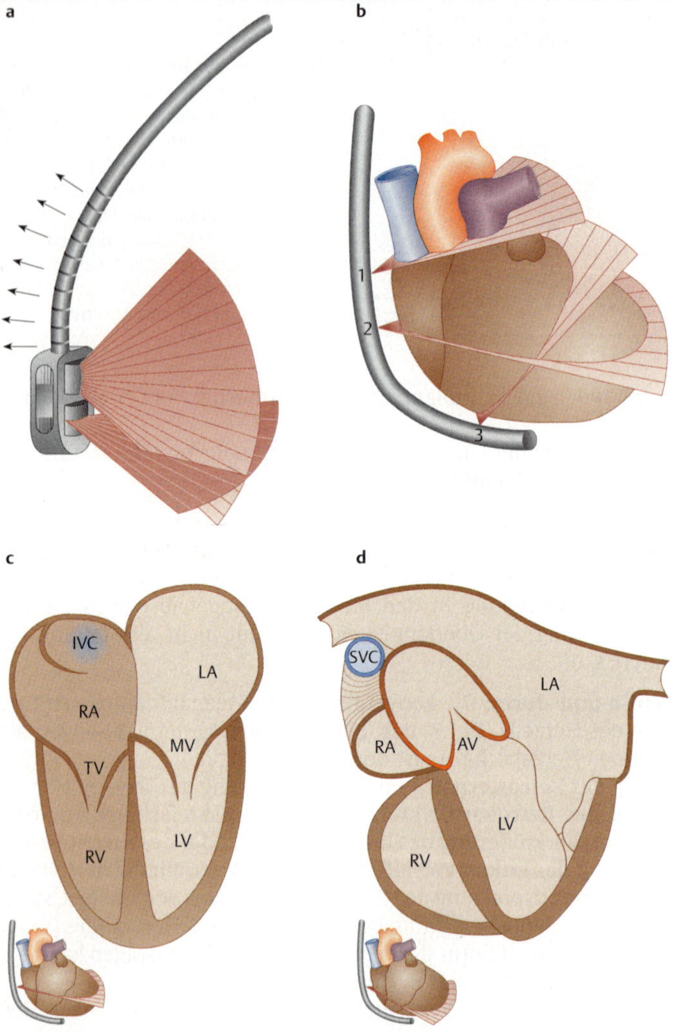

1.6 **a** Transösophageale biplane Ultraschallsonde; **b** von drei verschiedenen Positionen mögliche Horizontalschnitte; **c**, **d** typische Schnittbilder aus Position 2. *Abkürzungen:* RA = rechter Vorhof, LA = linker Vorhof, RV = rechter Ventrikel, LV = linker Ventrikel, AV = Aortenklappe, MV = Mitralklappe, TV = Trikuspidalklappe, IVC = Vena cava inferior, SVC = Vena cava superior.

Normale Herzsilhouette

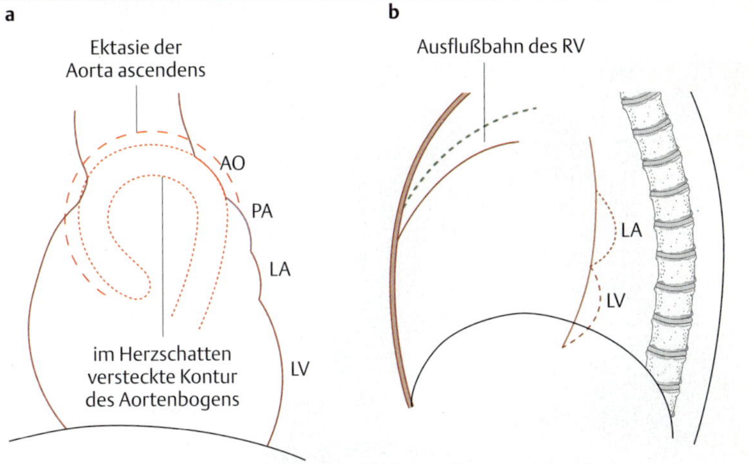

1.7 **a** Normale Herzkontur in der konventionellen Röntgenaufnahme. AO = Aorta, PA = Pulmonalarterie, LA = Linker Vorhof, LV = Linker Ventrikel. **b** Die Vergrößerung des linken Vorhofs (LA), der linken Kammer (LV) und der Ausflußbahn des rechten Ventrikels sind gestrichelt eingezeichnet.

Erweiterung der Aorta ascendens: z.B. bei Aortenstenose, Hypertonie. Die Aorta ascendens versteckt sich im Herzschatten. Jedoch oft bereits erkennbar anhand einer kleinen Vorwölbung nach rechts über die Herzkontur hinaus (1.7**a**).

! Für die klinische Verlaufsbeurteilung sollten möglichst immer Vor*aufnahmen* herangezogen werden. Vor*befunde* sind oft nicht ausreichend.

Die Kenntnis der Position der einzelnen Herzklappen und der Koronararterien (1.**8**) ist wichtig zur Beurteilung von Verkalkungen oder für die Zuordnung prothetischer Klappen.

! Bei geringem Thoraxtiefendurchmesser (Trichterbrust; steilgestellte Wirbelsäule) erscheint das Herz in p.-a. Projektion vergrößert (daher *Seitenaufnahme*).

Zeichen der Lungenstauung: Pulmonalvenöse Druckerhöhung und Blutfülle führen mit steigendem Ausmaß zu charakteristischen Veränderungen der Lungengefäßstrukturen.

- *Basoapikale Umverteilung* (Frühzeichen für erhöhten pulmonalvenösen Druck): im Stehen herrschen in den Lungenvenen auf Grund des hydrosta-

Position der einzelnen Herzklappen

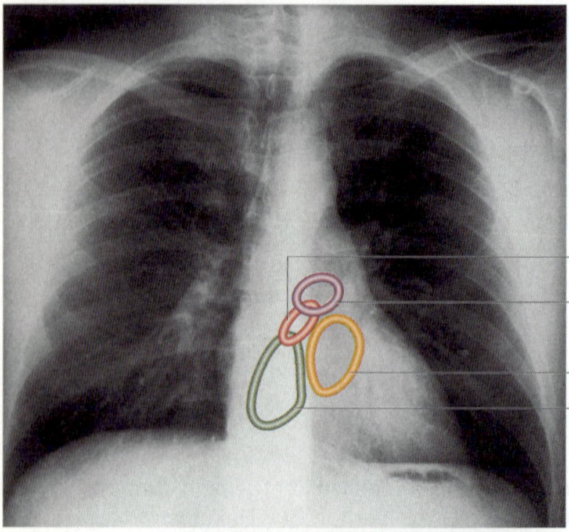

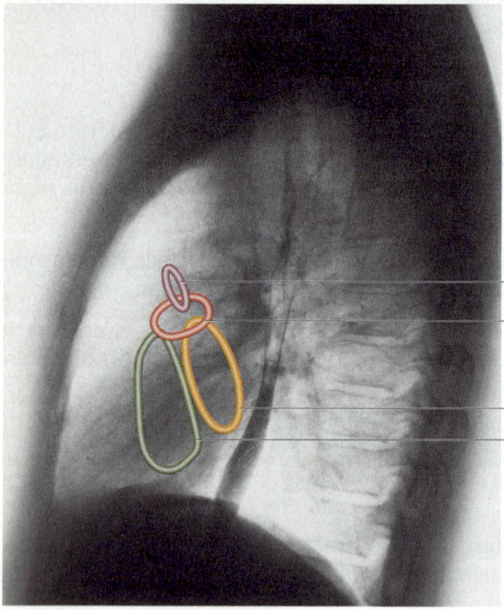

1.8

Perfusion der Lungengefäße

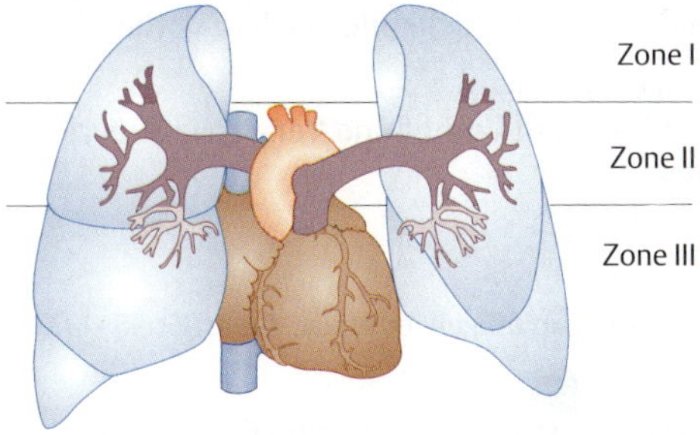

1.9 Bei einer Lungenstauung kommt es zu einer basoapikalen Umverteilung mit Erweiterung der Oberlappenvenen (kraniale Zone I) (Einzelheiten → Text).

tischen Druckes deutliche Druckunterschiede (1.9). *Kraniale Zone:* Unterdruck (daher kollabiert); *mittlere Zone:* Druck um 0 mmHg; *kaudale Zone:* positiver Druck. Bei Erhöhung des Druckes im linken Vorhof (Mitralvitien; linksventrikuläre Insuffizienz) steigt der Druck in allen Zonen proportional an, so daß die Pulmonalvenen in der kranialen Zone (Oberlappenvenen) zunehmend erweitert werden. (Gilt nicht für Aufnahmen im Liegen: durch Gleichverteilung des Druckes in allen 3 Zonen sind die Oberlappenvenen bereits bei normalem Druck erweitert und somit kein Zeichen der Herzinsuffizienz!!)

- Mit weiter steigendem Druck im kleinen Kreislauf kommt es zu
  - Erweiterung der Lungenhili, zunächst noch scharf begrenzt,
  - unscharfer Begrenzung der Hili; bei weiterer Zunahme ⇒ Übergang in interstitielles Ödem (z. B. Kerley-Linien, die als Ausdruck des Ödems der subpleuralen Lymphgefäße verdickten Interlobärsepten entsprechen), ⇒ alveoläres Ödem (milchglasartige Zeichnung des Lungenparenchyms),
  - Pleuraergüssen,
  - Lungenödem: im allgemeinen beidseits gleichmäßig; bei längerer Lagerung auf einer Seite evtl. einseitig stärker ausgeprägt. Gelegentlich herdförmig betontes Ödem („Pseudo-Tumor"): im Gegensatz zu echten Tumoren Befundänderung bei kurzfristiger Kontrolle.

Zeichen der Hyperzirkulation bei Links-Rechts-Shunt:

- Erweiterung der zentralen und peripheren Lungenarterien (Durchmesser der rechtsabsteigenden Pulmonalarterie > 12–15 mm),
- vermehrte Pulsationen der Hili bei Durchleuchtung,
- Erweiterung des RV, insbesondere der Ausflußbahn, mit Einengung des Retrosternalraumes, Steilstellung der linken Herzkontur und deutlicher Prominenz des Pulmonalbogens,
- Vergrößerung des rechten Vorhofes.

Bei anderen Formen eines Links-Rechts-Shunts (Ventrikelseptumdefekt; offener Ductus arteriosus Botalli; periphere arterio-venöse Fistel) sind in Abhängigkeit von der Lokalisation des Shunts nicht alle Zeichen vorhanden.

Zeichen der Rechtsherzinsuffizienz:

- Verbreiterung der Kontur von rechtem Vorhof und Vena cava superior.
- Erweiterung der Vena azygos.

Literatur

Eichstädt, H.: Röntgenbefunde bei Herzerkrankungen. Internist. 1994: 35: 95–133.

Herzkatheterismus, Angiokardiographie, Koronarangiographie

Prinzip: Untersuchung mit Hilfe von vorgeformten, röntgenkontrastgebenden, dreh- und formstabilen Kathetern, die nach Punktion eines arteriellen oder venösen Gefäßes durch Schleusen eingeführt werden.

Koronargefäßsysteme

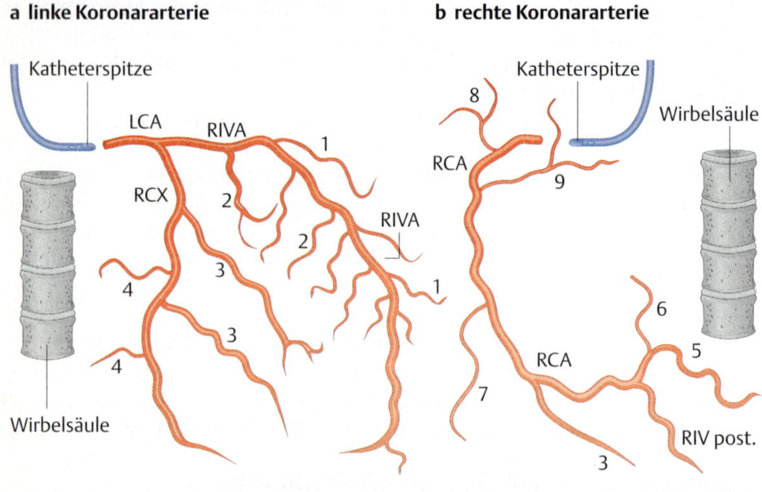

1.10a In der 30° RAO-Projektion stellen sich dar: **LCA** = Stamm der linken Koronararterie, **RIVA** = Ramus interventricularis anterior, **RCX** = Ramus circumflexus, **1** = diagonale Äste, **2** = septale Äste, **3** = Ramus marginalis, **4** = atriale Äste.
b In der 60° LAO-Projektion stellen sich dar: **RCA** = proximales Drittel der rechten Koronararterie, **RIV post** = Ramus interventricularis posterior, **3** = Ramus marginalis, **5** = Ramus posterolateralis, **6** = AV-Knotenarterie, **7** = Ramus ventricularis, **8** = Sinusknotenarterie, **9** Conus-Pulmonalis-Ast.

Koronargefäßsystem (1.10): Bei der Koronarangiographie werden rechte Koronararterie (RCA) sowie Ramus interventricularis anterior (RIVA) und Ramus circumflexus (RCX) der linken Koronararterie (LCA) als 3 Gefäße (z.B. sog. Dreigefäßerkrankung) gezählt. Der größte Teil des linken Ventrikels wird von der LCA versorgt, so daß Stenosen des LCA-Stammes besonders gefährlich sind. Versorgungstypen: Versorgung der inferioren Wand durch RCA = Normversorgungstyp, durch RCX der LCA = Linksversorgungstyp, der lateralen Wand des LV durch die RCA = Rechtsversorgungstyp.

Durchführung:

Zugänge zum Herzen: Punktion einer Arterie und/oder Vene: bei der Koronarangiographie in der Regel über die rechte Arteria femoralis.

Druckmessung: Messung der Drücke im Herzen und den herznahen Gefäßen; zur Bestimmung von Druckgradienten an Herzklappen entweder durch konsekutive Messungen (Rückzugskurve) oder simultan (über 2 Katheter).

Angiographische Darstellung des Herzens, der herznahen Gefäße und der Koronararterien durch Injektion von Röntgenkontrastmittel mittels motorgesteuerter Injektionsspritze (Angiographie) oder von Hand (Koronararterien).

Röntgen-Kontrastmittel (KM): Jod absorbiert Röntgenstrahlen und ist somit wichtigster Bestandteil eines angiographischen Kontrastmittels (*Cave:* jodinduzierte Hyperthyreose, Allergie). Ausscheidung über glomeruläre Filtration (*Cave:* eingeschränkte Nierenfunktion).

! Vor jeder Applikation jodhaltiger Kontrastmittel Schilddrüsenautonomie ausschließen. Geplante Schilddrüsendiagnostik immer vor einer Angiographie durchführen, da die Jodexposition z.B. eine Schilddrüsenszintigraphie für mehrere Monate unmöglich macht.

Ventrikelfunktion: Nach Kontrastmittelinjektion Bestimmung der enddiastolischen und endsystolischen Volumina sowie der Ejektionsfraktion; Analyse der regionalen Wandbewegung.

Bestimmung des Herzminutenvolumens (HMV) mittels Indikator-Verdünnungsmethode nach dem Fick-Prinzip. Normalwerte des HMV = 6–8 l/min; Cardiac Index (CI) = 2,7–4,5 $l/min/m^2$ KO. (Ermittlung der Körperoberfläche aus Nomogrammen).

Shuntvolumenbestimmung: Bestimmung anhand der Sauerstoffsättigungswerte in den verschiedenen Herzabschnitten. Bei Vorhandensein eines Shunts Nachweis eines Sättigungssprungs.

Berechnung hämodynamischer Größen: Kreislaufwiderstände, Klappenöffnungsflächen, Parameter der linksventrikulären Kontraktilität, Schlagarbeit, Herzarbeit, Schlagleistung, Regurgitationsvolumina.

Interventionen: Koronardilatation (→ S. 49), Ballonvalvotomie/-plastie (→ S. 142).

Komplikationen der elektiven Koronarangiographie (**1.3)** als Folge von

1.3 Komplikationen der Koronarangiographie

Komplikation	Häufigkeit
Todesfälle	< 0,1 %
Infarkt	0,05 %
Gefäßkomplikationen	0,5 %
Apoplex/TIA	0,07 %
Kontrastmittelreaktion	0,4 %
hämodynamische Verschlechterung	0,3 %

- arterieller Punktion und Einführung der Katheter,
- katheterinduzierten Dissektionen,
- Embolisation der Aortenwand oder wandständiger Thromben im LV,
- Arrhythmien,
- allergischen und toxischen Reaktionen auf das jodhaltige Kontrastmittel (u.a. selten Übelkeit, Verschlechterung vorbestehender Niereninsuffizienz). Extrem selten: anaphylaktische Reaktionen.
- Spätreaktionen auf Kontrastmittel (jodinduzierte Hyperthyreose).

Insgesamt sichere Methode. Risiko abhängig von Schweregrad der KHK und LV-Funktionsstörung, Alter und begleitenden Gefäß- bzw. Herzklappenerkrankungen. Sorgfältige Aufklärung des Patienten ist erforderlich. Abwägen von Risiko der Erkrankung und Interventionsmöglichkeiten gegenüber Untersuchungsrisiko.

1.2 Koronare Herzkrankheit (KHK)

Definition

Unter einer **koronaren Herzkrankheit (KHK)** versteht man stenosierende Veränderungen des Herzkranzgefäßsystems auf dem Boden einer Arteriosklerose, die zu einem Mißverhältnis zwischen Sauerstoffbedarf und Sauerstoffangebot im abhängigen Herzmuskelareal führen können.

→ *Synonym:* ischämische Herzkrankheit, Koronarinsuffizienz;
engl.: ischemic heart disease, coronary artery disease (CAD)

Klinische Symptome und zeitlicher Verlauf der KHK können sehr variabel sein und reichen von asymptomatischen Verlaufsformen bis zum Auftreten akuter koronarer Syndrome (instabile Angina pectoris, Myokardinfarkt).

Epidemiologie:
- bei Frauen Zunahme nach der Menopause,
- größte Häufigkeit des Auftretens ab dem 5. Lebensjahrzehnt,
- häufigste Todesursache in den zivilisierten Ländern.

1.4 Risikofaktoren einer koronaren Herzkrankheit

Beeinflußbare Risikofaktoren	Weitere Risikofaktoren
Plasmalipide und Lipoproteine Bluthochdruck Zigarettenrauchen Diabetes mellitus Übergewicht erhöhtes Fibrinogen	positive Familienanamnese Alter Geschlecht

Risikofaktoren: Das Konzept der Risikofaktoren wurde erstmals während der *Framingham-Studie* entwickelt, um Gruppen mit einer erhöhten KHK-Inzidenz zu charakterisieren. Das Risiko einer koronaren Herzkrankheit steigt bei mehreren gleichzeitigen Risikofaktoren und mit dem Ausmaß ihrer Ausprägung an. Durch Verhaltensmodifikation und medikamentöse Therapie beeinflußbare Risikofaktoren können von unbeeinflußbaren unterschieden werden (1.4). Bei bereits manifester KHK kann das Risiko eines zukünftigen koronaren Ereignisses durch eine Modifikation der Risikofaktoren gesenkt werden. Dies wurde z.B. durch die 1994 publizierte „4S-Studie" („Scandinavian Simvastatin Survival Study") eindrucksvoll belegt, die eine Reduktion der kardialen Mortalität (um 42% !) und Morbidität (um 31%) bei KHK-Patienten mit (teilweise sogar nur gering ausgeprägter) Hypercholesterinämie durch eine diätetische und medikamentöse Lipidsenkung für 5 Jahre zeigen konnte.
Neben „klassischen" Risikofaktoren wurden in den letzten Jahren neue *Risikokonditionen oder -prädiktoren* wie z.B. Lipoprotein (a) (Lp(a)), Fibrinogen und Faktor VII, Plasminogen-Aktivator-Inhibitor (PAI), Östrogenmangel (postmenopausal) sowie Hyperinsulinämie identifiziert und *genetisch determinierte Risikofaktoren* wie z.B. familiäre Hypercholesterinämie (FH, LDL-Rezeptordefizienz) charakterisiert.

Ermittlung des individuellen Risikoprofils:

- *Anamnese:* Familienanamnese, (frühere) kardiovaskuläre Erkrankungen, Rauchen, Sport, Hochdruck, Diabetes, Hyperlipoproteinämie,
- *Untersuchung:* Größe, Gewicht, arterieller Blutdruck,
- *Labor:* Lipidstatus (Gesamt-, LDL-, HDL-Cholesterin, Triglyceride, evtl. Chylomikronen, Lp(a), Gerinnungsstatus.

Geringes Risiko: Gesamt-Cholesterin 200–300 mg/dl (5,2-7,8 mmol/l), sofern Gesamt-/HDL-Cholesterin < 4,0–5,0 und keine weiteren Risikofaktoren.

Mäßiges Risiko: Gesamt-Cholesterin 200–300 mg/dl (5,2–7,8 mmol/l) und *ein weiterer* Risikofaktor *oder* HDL-Cholesterin < 39 mg/dl.

Hohes Risiko: Koronare *oder* periphere vaskuläre Erkrankung *oder* familiäre Hypercholesterinämie *oder* Gesamt-Cholesterin > 300 mg/dl (> 7,8 mmol/l) *oder* Gesamt-Cholesterin 200–300 mg/dl (5,2–7,8 mmol/l) *und zwei oder mehr weitere* Risikofaktoren *oder* Gesamt-/HDL-Cholesterin > 5,0.

1.5 Zielwerte der Lipidsenkung

Risikoprofil	Gesamt-Cholesterin	LDL-Cholesterin
geringes Risiko:	195–230 mg/dl	155–175 mg/dl
mäßiges Risiko:	195 mg/dl	135–155 mg/dl
hohes Risiko:	175–195 mg/dl	115-135 mg/dl
manifeste KHK:	< 175 mg/dl	95–115 mg/dl

Spezielle Präventionsmaßnahmen:

- *Veränderung des Lebensstils:* Rauchen einstellen! Körperliche Aktivität oder Sport (Laufen, Schwimmen, Radfahren, Gymnastik).
- *Ernährungsumstellung:* Energiereduzierte, lipidsenkende Kost (verminderte Aufnahme gesättigter Fette und Ersatz durch ungesättigte Fette, partieller Ersatz durch Lebensmittel mit hohem Gehalt an komplexen Kohlenhydraten und löslichen Ballaststoffen, Reduktion des Nahrungscholesterins).
- *Medikamentöse Behandlung* (bei ineffektiver Basistherapie) zur Blutdrucksenkung, Diabeteseinstellung, Lipidsenkung (**1.5**).

Ätiologie und Pathogenese der Manifestation der KHK: Entstehen und Verlauf einer KHK werden durch das Ausmaß und Verhalten der *Koronarstenosen* bestimmt, die zu einer Reduktion des arteriellen Blutflusses und damit der O_2-Zufuhr im abhängigen Myokardareal führen. Eine Koronarstenose entsteht initial durch eine Schädigung des Koronarendothels auf dem Boden bestimmter, durch die oben genannten Risikofaktoren bedingter Noxen. Es kommt unter Mitwirkung von Adhäsions-Glykoproteinen zum Anhaften von Monozyten bzw. Makrophagen und T-Lymphozyten, die in die Intima einwandern (**1.11a**). Durch Akkumulation von Lipiden werden die Makrophagen zu Schaumzellen und bilden zusammen mit T-Zellen und glatten Muskelzellen die arteriosklerotischen **Frühläsionen** (**1.11b**) die sog. **„fatty streaks"** innerhalb der Intima. Nachfolgend tritt eine weitere Zelleinwanderung und eine Proliferation und Veränderung der glatten Muskelzellen unter Bildung einer fibrösen Matrix mit Kollagen und bestimmten Proteoglykanen ein. Es bildet sich eine **fibrös-fettige Plaque („Intermediärläsion")**. Die Schädigung des Endothels führt zu einer Regulationsstörung der koronaren Vasodilatation bzw. -konstriktion: während normale Koronararterien sich bei körperlicher Belastung erweitern, zeigen erkrankte Koronararterien eine Konstriktion und somit eine Zunahme der Einengung. Als Ursache werden erhöhte Plasma-Katecholaminspiegel und eine unzureichende Produktion von EDRF („Endothelium-derived relaxing factor") diskutiert. Die unregelmäßige Oberfläche der Gefäßinnenwand führt zu einer Thrombozytenanlagerung und -aktivierung mit Freisetzung von Thromboxan (TXA_2) und Serotonin. Unter Mitwirkung einer Vielzahl weiterer aus Thrombozyten, Endothel, Makrophagen und glatten Muskelzellen freigesetzter Wachstumsfaktoren entsteht

Gefäßläsionen bei koronarer Herzkrankheit (KHK)

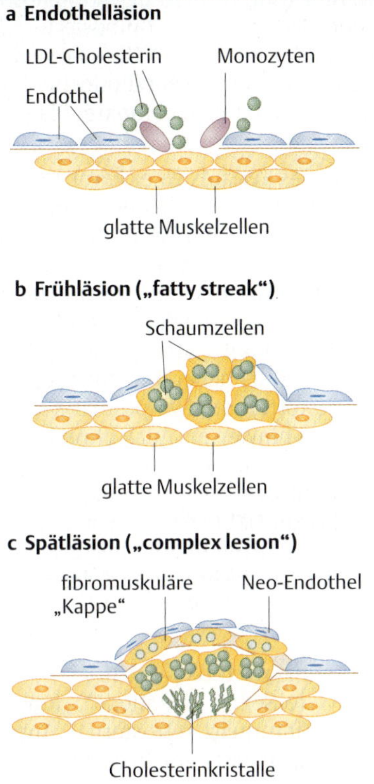

1.11 Im Gegensatz zur Endothelläsion ist die Spätläsion nicht mehr reversibel. Im Verlauf der Erkrankung kann die fibromuskuläre Klappe aufbrechen und das Gefäß plötzlich verschließen. Nähere Erläuterungen finden sich im Text gegenüber.

Koronare Herzkrankheit

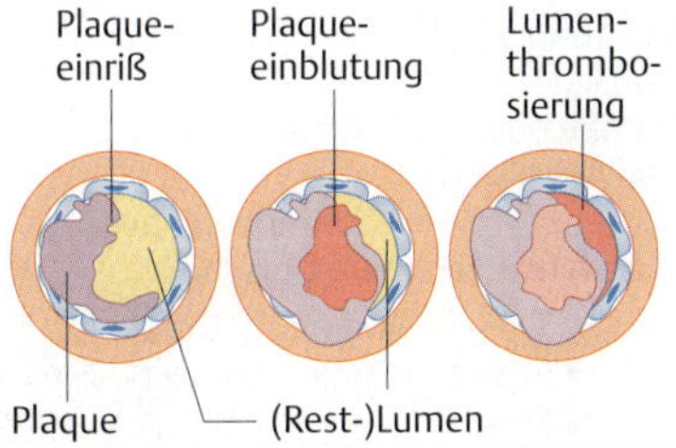

1.12 Koronarverschluß durch Plaque-Einblutung und Lumen-Thrombosierung.

eine **„fibromuskuläre Plaque"**, die **komplexe Spätläsion** (1.11c), die das Lumen stenosiert. Durch Intimaeinriß und „Aufbrechen" der komplexen Läsion und konsekutive Unterblutung der Plaques mit Thrombosierung kann ein partieller (instabile Angina pectoris) oder kompletter Koronarverschluß (Myokardinfarkt) entstehen (**1.12**). Ein Überwiegen „entzündlicher" Zellen (Makrophagen, T-Lymphozyten) an Entstehungsstellen koronarer Plaquerupturen wurde nachgewiesen.

Verlaufsformen einer KHK: Die Dynamik des Verlaufs einer koronaren Herzerkrankung hängt davon ab, in welchem Ausmaß bestehende Koronarstenosen zu einer Reduktion des arteriellen Blutflusses und damit der Sauerstoffzufuhr im nachgeschalteten Myokardareal führen. Über Jahre hinweg **asymptomatische Verlaufsformen** oder lange Phasen einer gleichbleibenden Symptomatik sind ebenso möglich wie eine langsame Progression der Symptomatik. Auch können durch Aufbrechen instabiler atheromatöser Plaques oder Thrombusablagerungen bedingte Phasen schneller Beschwerdeprogression mit „Stillständen" abwechseln. Eine „stotternde" Symptomatik kann auf den **Übergang in einen instabilen Zustand** hinweisen. Auch ohne vorausgehende „Warnsymptome" (Angina pectoris, Dyspnoe, „Leistungsknick" etc.) kann ein **akutes koronares Ischämiesyndrom** (instabile Angina pectoris oder akuter Myokardinfarkt) auftreten: Bis zur Hälfte der Patienten, die ihren ersten **Myokardinfarkt** erleiden, haben nie zuvor Angina pectoris gehabt! Frühes Erkennen von Warnsymptomen ist das wichtigste Ziel der KHK-Diagnostik:

Symptomatik (1.6):
Haupt-(warn-)symptom einer KHK ist Angina pectoris (→ S. 35).
Typischer Angina-Schmerz: „drückend", „reißend", „brennend", „krampfartig" (meist nicht atemabhängig), Lokalisation meist retrosternal, Ausstrahlung häufig in linke Thoraxseite, linken Arm, Epigastrium, Jugulum, Hals oder Zahn-/Mund-/Kieferbereich. Lokalisation in der rechten Körperhälfte seltener (aber häufig genug!).
Atypische Angina: thorakale „Stiche", Belastungs-Dyspnoe, Übelkeit, „Leistungsknick", „Unwohlsein" (Symptome werden häufig nicht erkannt!).

1.6 Thoraxschmerz: Angina pectoris?

Thoraxschmerz:	1. ....durch Belastung auslösbar?
	2. ...von kurzer Dauer?
	3. ...sistiert in Ruhe oder nach Nitratgabe?
	4. ...retrosternal lokalisiert?
	5. ...strahlt in linken Arm, Hals, Unterkiefer aus?
	6. ...hat keine andere erkennbare Ursache?
1.–3. oder 4 Kriterien positiv:	→ *Typische* Angina pectoris
2 Kriterien oder nur 4.–6. Kriterium positiv:	→ *Unsichere* Angina pectoris
nur 1 Kriterium positiv:	→ *Keine* Angina pectoris

Diagnostisches Vorgehen: Bei positiver Anamnese oder pathologischem Befund: Koronarangiographie erwägen!
Anamnese (!): Typische/untypische Angina, Belastungsdyspnoe?
Klinische Untersuchung: Andere Thoraxschmerz-Ursachen, Herzinsuffizienz?
Ruhe-EKG: Pathologische Q-Zacken, T-Negativierung, ST-Senkungen?
Belastungs-EKG: Belastungsangina, pathologische ST-Strecken-Senkung?
Evtl. (Streß-)Echokardiographie: Wandbewegungsstörungen (bei Belastung?)
Evtl. Myokardszintigraphie: regionale Ischämie bei Belastung.

! Definitiver Ausschluß oder Diagnose einer stenosierenden KHK sind nur durch eine Koronarangiographie möglich!

Differentialdiagnose: → „Leitsymptome“ → S. 4f).

Stabile Angina pectoris

Definition, Symptomatik: Vorwiegend oder nur bei körperlicher/psychischer Belastung auftretend (Belastungs-EKG!); Symptomatik sistiert rasch nach Belastungsende.

Pathophysiologie: Relativer myokardialer Sauerstoffmangel (Ischämie) bei Belastung durch unzureichenden koronararteriellen Blutfluß auf dem Boden mittel- bis höhergradiger Koronarstenose(n), evtl. durch belastungsabhängige Tonuserhöhung noch verstärkt.

Diagnostik (elektiv): s. o.

Therapie:
Prinzip: Senkung des O_2-Bedarfs, Erhöhung der O_2-Zufuhr (**1.7**).

1.7 Wirkungsprofil antianginöser Substanzen

Medikament	Kontraktilität	Herzfrequenz	Vor-/Nachlast	Hauptwirkung
Nitrate	(↑)	↑	↓/↓	venöses Pooling
Ca^{++}-Antagonisten				
– Diltiazem-Typ	↓	↓	–/↓	Nachlast ↓
– Verapamil-Typ	↓↓	↓	–/↓	
– Nifedipin-Typ	↓	↑	–/↓↓	
β-Blocker	↓	↓	/(↓)	Herzfrequenz ↓ Kontraktilität ↓

Zusätzlich: direkte Erweiterung der epikardialen Gefäße (Nitrate und β-Blocker)

Anfallstherapie: Glyceryltrinitrat sublingual (z. B. 1–3 Kapseln Nitrolingual, Wirkungseintritt nach wenigen Minuten oder 1–3 Hübe Nitratspray im Abstand von 30 Sek.), alternativ: Calciumantagonist (z. B. 10 mg Nifedipin).

! Patientenaufklärung: Falls ca. 15 Min. nach Medikamenteneinnahme keine Beschwerdefreiheit eintritt, Arzt verständigen!

Langzeittherapie, Anfallsprophylaxe:
Nitrate: Kurzwirksame Nitrate (Kapseln, Sprays) als bedarfsorientierte Monotherapie bei Patienten mit geringer Anfallshäufigkeit. Bei höherer Anfallshäufigkeit langwirksame Nitrate wie Isosorbidmononitrat (ISMN; 20–80 mg/Tag) oder Isosorbiddinitrat (ISDN; 10–120 mg/Tag). Wegen des möglichen Toleranzeffektes: Nitratpause von 10–12 Std. (z. B. nachts) empfehlen! Mögliche Nebenwirkungen: Hypotonie, Kopfschmerzen, Flush.
Calciumantagonisten: Antianginös wirksam, besonders bei Koronarspasmen (Prinzmetal-Angina, → S. 39). *Präparate:* z. B. Diltiazem (Dilzem, u. a.; 180 bis max. 360 mg/Tag), Nifedipin (z. B. Adalat, u. a.; 15–60 mg/Tag bei 1–4 × tägl. Gabe) oder Verapamil (z. B. Isoptin, u. a.; durchschnittliche Tagesdosis 240–480 mg). *Mögliche Nebenwirkungen:* Exanthem (selten), Schwindel, Müdigkeit, AV-Blockierung (Diltiazem und Verapamil); Palpitationen, Tachykardie, Hypotonie, Unterschenkelödem, Flush (Nifedipin). *Gegenanzeigen:* Schock, Hypotonie, bedeutsame Aortenstenose (alle); Reizleitungsstörungen, schwere Herzinsuffizienz (bes. Diltiazem und Verapamil). Nifedipin: besonders ausgeprägte antihypertensive Wirkung!
β-Blocker: Senkung des O_2-Bedarfs. *Präparate:* Atenolol (z. B. Tenormin; 50–100 mg/Tag), Metoprolol (z. B. Beloc, Lopresor, Prelis, 50–200 mg/Tag), Bisoprolol (z. B. Concor; 2,5–10 mg/Tag), Oxprenolol (z. B. Trasicor; 160–310 mg/Tag), Propranolol (z. B. Dociton, Indobloc, Propranolol; 120–140 mg/Tag), Pindolol (z. B. Visken; 5–15 mg/Tag) u. a. Bei Patienten mit relativen Kontraindikationen (chronische obstruktive Lungenerkrankung, Diabetes mellitus, AVK) kardioselektive β-Blocker bevorzugen! Niedrig dosieren, langsam steigern! Vorsicht bei Hypotonie/Bradykardie! Bei abruptem Therapieabbruch: Rebound-Phänomen!
Molsidomin (z. B. Corvaton; 2–16 mg/Tag): Alternative z. B. bei Nitratkopfschmerz. *Mögliche Nebenwirkung:* Hypotonie, Hautreaktion.
Acetylsalicylsäure (z. B. ASS, Aspirin, Colfarit): Thrombozytenaggregationshemmung. *Dosierung:* (evtl. 50–)100 mg/Tag. Bei Ulkus/Gastritis: magensaftresistente Präparate (Freisetzung/Resorption erst im Dünndarm).

Therapiekonzept:
- *wenige Angina-Anfälle:* sublinguales Nitrat,
- *häufige Anfälle:* zusätzlich Langzeitnitrat,
- *weiterhin Anfälle:* zusätzlich β-Blocker oder Calciumantagonist,
- *weiterhin Anfälle:* Nitrat + Calciumantagonist + β-Blocker,
- *alle Patienten* bei fehlenden Kontraindikationen: ASS.

Nichtmedikamentöse (interventionelle) Therapieverfahren: (→ S. 49)
- mechanische Beseitigung/Reduktion der Koronarstenosen durch perkutane Kathetertechniken.
- funktionelle „Stenoseausschaltung" durch revaskularisierende Operation.

! Wenn Angina pectoris besteht, ist das individuelle Risiko (z. B. drohender Myokardinfarkt, Mehrgefäßerkrankung) schwer abschätzbar! Eine Koronarangiographie kann risikoarm definitiven Aufschluß bringen; effektive interventionelle Therapieverfahren stehen zur Verfügung. Unter Berücksichtigung von Alter, Aktivitätsgrad, Begleiterkrankungen etc. sollten derartige Maßnahmen bei (wiederholter) Angina pectoris frühzeitig erwogen werden!

Instabile Angina pectoris, Ischämiesyndrom

Definition

Schwere, häufige oder neu auftretende Angina („New-Onset-Angina"). **„Crescendo"-Angina:** Zunahme von Anfallshäufigkeit, -intensität oder -dauer. Vermindertes Ansprechen auf sublinguale Nitratgabe, **Ruhe-Angina:** Spontanes Auftreten ohne Belastung. In kurzen Abständen, z. T. protrahierte Anfälle. Verminderte Wirkung sublingualer Nitrate.

Pathophysiologie: Passagerer, partieller oder kompletter Koronarverschluß durch spontanes Aufbrechen oder Unterbluten atheromatöser Plaques oder Thrombusablagerung (evtl. auch bei hochgradigen Stenosen allein durch Tonuserhöhung bzw. Vasokonstriktion unter Belastung). Bei ca. 20% der Fälle bei nachfolgender Angiographie unauffälliger (!) Koronarbefund. Die Rückbildung der instabilen Angina in eine stabile Angina oder die Progression zu einem Myokardinfarkt sind möglich.
Risiko-Prädiktoren für den Verlauf: Hohes Alter, pathologische EKG-Veränderungen bei Aufnahme und während der Schmerzattacken, erneute Angina unter (intravenöser) Therapie, gestörte Hämodynamik/Ventrikelfunktion, Mehrgefäßerkrankung, großes myokardiales Ischämiegebiet.

Diagnostik (eilig: Notfall!):
Anamnese!
EKG: (transiente) ST-Strecken-Veränderung (-Senkung/-Hebung) und/oder T-Negativierungen. Bei Persistenz für 6–12 Std.: beginnender Infarkt?
Labordiagnostik: Infarktausschluß: CK(-MB), GOT, LDH, evtl. Myoglobin, Troponin, Ausschluß von Begleiterkrankungen; vor invasiver Diagnostik: Blutbild, Na^+, K^+, Kreatinin, Gerinnungsstatus, TSH.
Röntgen: Thoraxübersicht (Stauung?, pulmonale Begleiterkrankung?).
Koronarangiographie: falls eine medikamentöse Stabilisierung möglich ist, im beschwerdefreien Intervall durchführen.

Therapie: Sofortige Krankenhauseinweisung (ärztliche Begleitung!), Bettruhe, O_2-Gabe bei fortbestehender Angina (4–6 l/Min., bei chronisch obstruktiver Bronchitis: 1–2 l/Min.).

Medikamentöser Stabilisierungsversuch: *Ziele:* Beschwerdefreiheit, Rückbildung akuter EKG-Veränderungen, Verhindern eines „Nicht-Q-Zacken"- oder „Q-Zacken"-Infarktes (S. 42).
Nitrate (z. B. Glyceroltrinitrat): Nach sofortiger Gabe von 1–2 Spraystößen oder Kapseln sublingual: 1–5 mg/Std. i.v. (bei Zeichen der Linksherzinsuffizienz unter hämodynamischer Kontrolle bis 8–10 mg/Std.). Anpassung der Nitratdosierung nach folgenden Kriterien: maximale Blutdrucksenkung bis 10%, bei Hypertonikern bis 30%, kein Absinken des systolischen Blutdrucks unter 90 mmHg. Orale Gabe nach 24–48 Std., falls keine erneuten Beschwerden oder Ischämiezeichen auftreten.
Acetylsalicylsäure (ASS): initial 100-500 mg oral (zerkauen) oder i. v., dann (evtl. 50-)100 mg/Tag p.o. (ggf. magensaftresistente Präparation).
β-Blocker: Als Ergänzung zu Nitrat sinnvoll. Bei Patienten mit chronischer β-Blocker-Behandlung: Fortführung, falls keine Kontraindikation besteht! Durch die gewählte Dosierung Herzfrequenz von ca. 70/min anstreben! *Tages*dosierung (orale Gabe, Beispiele): Propranolol 120–240 mg, Meoprolol 50–200 mg, Oxprenolol 160–320 mg, Pindolol 5–15 mg, Atenolol 100 mg, Bisoprolol 10 mg.
Calciumantagonisten: Nach großen Studien bei instabiler Angina kein sicher positiver Effekt im Hinblick auf Infarktvermeidung oder Überleben! Jedoch zusätzlich zu Nitraten und β-Blockern antianginös wirksam (p.o./i. v.). Bei der Differentialtherapie mit Calciumantagonisten ist die unterschiedlich ausgeprägte Wirkung auf den AV-Knoten und auf das Kontraktionsverhalten zu beachten! *Tages*dosierung (Beispiele): Verapamil 240–360 mg p.o. (bis zu 100 mg i. v.); Nifedipin 16–60 mg p.o. (5–15 mg i. v.); Diltiazem 180–360 mg p.o. (150–360 mg i. v.).
Heparin: 150 IE/kgKG i. v. (Bolus; meist 10 000–15 000 IE), dann 1000 IE/Std. über Infusomat, Einstellung auf die 2–3fache PTT. Interferenz mit Nitraten: Erhöhung/Senkung der Nitratdosis senkt/steigert die Heparinwirkung!

! Die instabile Angina pectoris beinhaltet ein erhebliches Risiko der kurzfristigen oder späteren Entwicklung eines akuten Myokardinfarktes. Unverzögerter Therapiebeginn und konsequente weitere Diagnostik und Therapie sind daher besonders wichtig!

Koronarangiographie (evtl. interventionelle Therapie oder Operation; → S. 28 ff u. S. 49 ff):
Die Koronarangiographie erfolgt in der Regel im Anschluß an die medikamentöse Stabilisierung (geringere Komplikationsgefahr). Wenn die medikamentöse Therapie erfolglos ist, muß die Angiographie umgehend erfolgen, da sie die Voraussetzung für eine operative oder interventionelle Therapie ist.

Nicht-medikamentöse Therapie:
Interventionskardiologische Therapie: PTCA, Stentimplantation, Rotablation, Atherektomie, Laser etc. (→ „interventionelle Techniken", S. 49).
Operative Therapie: (Notfall-)Bypassoperation (→ „revaskularisierende Operationen", S. 52ff).

! Interventionelle und chirurgische Maßnahmen sind bei instabiler Angina pectoris im Akutstadium durch schlechtere Ergebnisse und höhere Komplikationsraten im Vergleich zur stabilen (beschwerdefreien) Situation belastet. Eine medikamentöse Stabilisierung („abkühlen lassen") sollte daher zunächst immer versucht werden! Bei Persistieren der Beschwerden trotz medikamentöser Therapie sind interventionelle/chirurgische Maßnahmen dagegen dringend indiziert!

Prinzmetal-Angina

Definition

Eine manchmal sehr heftige Angina, die durch koronare Gefäßspasmen bedingt wird. Die Spasmen können sowohl mit als auch ohne das Vorliegen signifikanter morphologischer Koronarstenosen entstehen.

→ *Synonym:* „vasospastische"-/„Variant"-Angina;
engl.: Prinzmetal's angina, variant angina.

Epidemiologie: ♂ > ♀. Die Krankheit manifestiert sich vor allem im 3.–4. Lebensjahrzehnt.

Symptomatik: Zur Prinzmetal-Angina kommt es vor allem in den frühen Morgenstunden. Die Angina tritt fast nie während, manchmal nach, meist jedoch ohne vorausgegangene Belastung auf.

Diagnostik: Die Veränderungen im EKG gleichen oft denen beim akuten Myokardinfarkt (z. B. ST-Strecken-Hebungen!).

Therapie: Die akute Prinzmetal-Angina wird mit Nitraten und Calciumantagonisten behandelt. Bei der Langzeittherapie ebenso wie für die Anfalls- und Rezidivprophylaxe kann diese Therapie noch durch β-Blocker ergänzt werden.

Akuter Myokardinfarkt

Definition

Irreversibler Untergang von Herzmuskelanteilen (Myokardnekrose) bei längerem Koronargefäßverschluß durch persistierende oder rezidivierende Ischämie aufgrund unzureichender Durchblutung/Sauerstoffversorgung.
„Drohender“ bzw. entstehender Myokardinfarkt: Fließender Übergang aus der instabilen Angina pectoris: Übergangsphase von der Ischämie eines Myokardareals (partielle oder reversible Zellschädigung) bis hin zur Entstehung einer kompletten Nekrose (irreversible Zerstörung).
Nach Definition der Weltgesundheitsorganisation (WHO) liegt ein Infarkt vor, wenn 2 von 3 **sicheren Infarktkriterien** erfüllt sind:

- länger (> 15–20 Min.) anhaltende typische Angina pectoris,
- infarkttypische EKG-Veränderungen (S. 42f),
- infarkttypische Serumenzym-Veränderungen (S. 43f).

Pathophysiologie: Durch Thrombusbildung, Aufbrechen oder Unterbluten atheromatöser Plaques (fast immer auf dem Boden einer vorbestehenden signifikanten Koronarstenose) wird eine Herzkranzarterie längerfristig oder andauernd verschlossen. Daraus resultiert die Ischämie des Versorgungsgebietes. Von der instabilen Angina pectoris unterscheidet sich der Myokardinfarkt durch die Dauer der Verlegung des Gefäßlumens (1.**13**).

Untersuchungsbefunde und klinische Symptomatik in der Akutphase: Vor allem bei Infarkten ohne vorherige „Warnsymptome“ sind die Patienten unruhig, ängstlich, blaß und in Schweiß gebadet („kalter“ Schweiß aufgrund vermehrter (Nor-)Adrenalinausschüttung). Das Angstgefühl kann sich bis zur akuten Todesangst („Vernichtungsgefühl“) steigern. Beim typischen Verlauf besteht ein starker, häufig unerträglicher Thoraxschmerz mit Ausstrahlung in die linke oder rechte Körperhälfte, den Rücken oder das Epigastrium. Die Patienten versuchen, eine schmerzlindernde Körperhaltung einzunehmen. Dies gelingt jedoch, anders als bei z. B. vertebragenen Schmerzen, nicht.

> ! Bei ca. 15 % der Patienten kann der Myokardinfarkt asymptomatisch verlaufen (sog. „stummer“ Myokardinfarkt: z. B. bei langjährigen Diabetikern).

Weitere **mögliche Symptome** sind Übelkeit oder Erbrechen (vor allem bei Hinterwandinfarkt), Verwirrtheit und Schwindelgefühl. Hypertensive Reaktionen (insbesondere bei vorbestehender Hypertonie) sind möglich, meist ist der Blutdruck aber normal oder erniedrigt. Bradykarde oder tachykarde Herzrhythmusstörungen (Sinusbradykardie, AV-Überleitungsstörungen, (supra-) ventrikuläre Tachykardien, Kammerflimmern/-flattern) sind in der Akutphase häufig (→ „Herzrhythmusstörungen“, S. 74ff). Der Puls kann normal, erhöht oder erniedrigt sein und hat somit keinen sicheren diagnostischen Aussagewert. Spezifischere Symptome oder Befunde treten auf, wenn sich in der

Zeitverlauf der Infarktentstehung

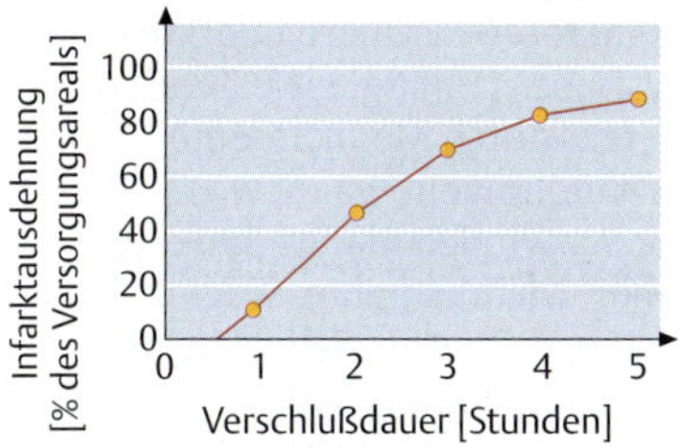

1.13 Infarktausdehnung in Abhängigkeit von der Verschlußdauer der betroffenen Koronararterie bei fehlender Kollateralisierung (modifiziert nach Hugenholtz, Schaper; 1986).

Akutphase **Komplikationen** einstellen: Tachypnoe, Dyspnoe oder Orthopnoe, feuchte Rasselgeräusche (die in den basalen Lungenabschnitten beginnen) oder ein 3. Herzton („ventrikulärer Galopp") weisen auf eine (beginnende) Linksherzinsuffizienz oder ein Lungenödem hin und können einen kardiogenen Schock ankündigen. Eine vermehrte Halsvenenfüllung kann Zeichen einer Rechtsherzinsuffizienz sein (rechtsventrikulärer Infarkt?, sekundär bei schwerer Linksherzinsuffizienz?). Pathologische Herzgeräusche müssen protokolliert werden (neu aufgetreten? akuter Ventrikelseptumdefekt oder akute Mitralinsuffizienz?). Ein 3. Herzton ist mit einer schlechteren **Prognose** verbunden, ein *4. Herzton* („atrialer Galopp") oder Perikardreiben (ca. 25% der Patienten) haben keine gesicherte prognostische Bedeutung. Die Abschätzung der Prognose erfolgt durch klinische Klassifizierung nach Killip (**1.8**).

Diagnostisches Vorgehen:

Anamnese: Eine schnelle und prägnante Anamneseerhebung ist von entscheidender Bedeutung. Unnötige Zeitverluste vor Therapiebeginn müssen vermieden werden! Wichtige Informationen zur Prognose- und Risikobeurteilung sind aber einzuholen, um sich Klarheit über Dynamik des Infarktge-

1.8 Infarktprognose nach klinischen Kriterien (nach Killip)

Klasse	Kriterien	Häufigkeit	Letalität
I	keine pulmonalen Rasselgeräusche (RG), kein 3. Herzton	30–40%	8%
II	RG über ≤ 50% der Lunge oder 3. Herzton	30–50%	30%
III	RG über > 50% der Lunge (oft Lungenödem)	5–10%	44%
IV	Schockzeichen	10%	80–100%

schehens und therapeutische Optionen im einzelnen Fall (z.B. Lyse oder PTCA) zu verschaffen:

- Herzerkrankung (KHK) bekannt? Risikofaktoren? Frühere Infarkte?
- Vorausgegangene Angina pectoris/Dyspnoe (Häufigkeit? Tendenzielle Verbesserung/Verschlechterung/kein Effekt durch Medikamente?)
- Kardiologische Voruntersuchungen/-behandlungen (wann, wo)?
- Herzinsuffizienz? Rhythmusstörungen? Schwindelanfälle? Synkopen?
- Medikamentenanamnese: bereits früher Medikamente wegen Angina pectoris (z.B. Nitrate, Calciumantagonisten, β-Blocker, Salicylate)?
- Symptome bezüglich wichtiger Differentialdiagnosen (z.B. Pleuritis, Lungenembolie, Aortendissektion, Interkostalneuralgie) vorhanden?
- Beginn des aktuellen Schmerzereignisses? Ununterbrochener Schmerz?
- Kontraindikationen für evtl. Thrombolyse-Therapie (z.B. Magen-/Darmulzera, Apoplexie, erfolgte Operationen etc., → 1.**12**, S.45 u. S.428f)?

EKG: Die Diagnosestellung anhand des EKG ist bei ca. 60% der Patienten möglich. Bis zu 15% der Patienten haben ein „normales" EKG!

Prognostisch wichtige Unterscheidungen:

- ***„Q-Zacken-Infarkt"*** (früher: „transmuraler" Infarkt): schlechtere Akutprognose, relativ gute Langzeitprognose; *EKG-Veränderungen:* ST-Hebungen/-Senkungen, T-Abflachung/-Negativierung, R-Reduktion/-Verlust.
- ***„Nicht-Q-Zacken-Infarkt"*** (früher: „nicht-transmuraler" Infarkt): relativ gute Akutprognose, jedoch schlechtere Langzeitprognose (durch Möglichkeit eines späteren großen „transmuralen" Infarktes belastet). *EKG-Veränderungen:* keine Veränderungen des QRS-Komplexes, ST-*Senkungen* mit präterminaler T-Negativierung.

! Die Bezeichnung (nicht-)transmural ist weitgehend verlassen: Die Infarktgröße, nicht die Ausbreitungsart ist prognostisch entscheidend!

Stadieneinteilung nach EKG-Kriterien (1.**14**):

- ***Stadium I: Akuter Infarkt*** („frischer Infarkt", **a, b**): Die QRS-Veränderungen bleiben meist dauerhaft bestehen, während die ST-Strecken-Veränderungen teilweise nur kurzfristig vorhanden sind.
  - *„Erstickungs-T":* initial kurzfristige ST-Strecken-Hebung, wegen kurzer Dauer dem EKG-Nachweis häufig entgehend,
  - *„monophasische Deformierung":* ST-Strecken-Hebung mit unmittelbarem Übergang in T-Welle (**a**),
  - *„R-Verlust/-Reduktion":* R-Zacken-Amplitude nimmt ab oder geht verloren,
  - *vergrößerte Q-Zacken* (tief und breit): eintretende Myokardnekrose (**b**).
- ***Stadium II: Zwischenstadium*** („subakuter Infarkt", **c**). Tage bis Wochen andauernd. Rückbildung der ST-Strecken-Elevation. Ausnahme: Ventrikel-

EKG-Veränderungen bei Myokardinfarkt

a Initialstadium **b akuter Infarkt** **c Zwischenstadium** **d Endstadium**

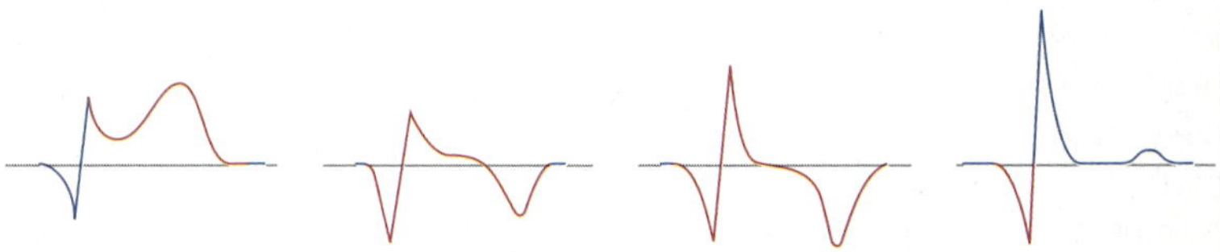

1.14 Das in **a** dargestellte Erstickungs-T und die monophasische Deformierung (ST-Strecken-Hebung mit unmittelbarem Übergang in die T-Welle) ist nur selten nachweisbar; **b** Reduktion oder Verlust der R-Zacke, vergrößerte Q-Zacken; **c** Rückbildung der ST-Streckenhebung; **d** persistierende QRS-Veränderungen und weitere Rückbildung der ST-Streckenveränderung.

aneurysma mit persistierender ST-Strecken-Hebung (oft verbunden mit R-Verlust und breiten Q-Zacken oder QS-Komplexen).

- ***Stadium III: Endstadium*** („chronischer Infarkt", **d**): Wochen bis Monate dauernd. Meist vollständige Rückbildung der ST-Strecken-Veränderungen, Persistenz der QRS-Veränderungen. Das Ausmaß („Tiefe") der Q-Zacken kann im Verlauf erheblich abnehmen.

Infarktlokalisation (**1.9**): Anhand des EKG ist eine grobe Zuordnung der Infarktlokalisation zum Versorgungsgebiet der einzelnen Koronargefäße möglich, wird jedoch durch verschiedene Einflußfaktoren (Versorgungstyp, Kollateralen etc.) erschwert. Rückschlüsse auf die vom Infarkt betroffenen Myokardareale sind für die klinische Beurteilung mit ausreichender Zuverlässigkeit möglich.

Labordiagnostik (Serum):

Orientierende Laboruntersuchung: Blutbild, BSG, Na^+, K^+, Kreatinin, Blutzucker, Gerinnungsstatus (mit Fibrinogen und Antithrombin).

Spezifische Enzymdiagnostik (**1.10**):

- *CK und CK-MB:* Sensitivität etwa 50% nach 7,5 Std., etwa 90% nach 12 Std.; Spezifität 90%. Falsch-positive CK-/CK-MB-Anstiege z. B. bei Rhabdomyolyse, Stromunfällen, Muskelquetschungen, hohen Muskelbelastungen z. B. durch Leistungssport, neuromuskulären Erkrankungen, ZNS-Tumoren, Prostatakarzinom, Darmkarzinom. Bei CK-MB > 5% der Gesamt-CK: Infarktverdacht!
- *CK-MB-Isoformen:* Sensitivität 50% (2 Std.) bis 95% (6 Std.). Spezifität ca. 98% (4 Std.). Quotient CK-MB-2 ÷ CK-MB-1 = > 1,5: Infarktverdacht!
- *GOT, HBDH, LDH:* Nicht für Akutdiagnose geeignet, aber nützlich zur Verlaufsbeurteilung. Nachteil: niedrige Sensitivität und Spezifität (bei Leber-, Muskel- oder Zellzerfall ebenfalls erhöht).

1.9 EKG-Infarktlokalisationen

Lokalisation	I	II	III	aVR	aVL	aVF	V_1	V_2	V_3	V_4	V_5	V_6
Vorderwand	+	+			+			+	+	+	(+)	(+)
anterolateral	+		(+)*						+	+	+	
anteroseptal								+	+			
anteroapikal	+	(+)					(+)	+	+	+	(+)	
apikal	+			+					+	+		
anterobasal	+		(+)*									+
Hinterwand inf.		+	+			+						
posteroseptal			+						(+)	(+)		
posterolateral		+	+		+							+

* = Diskordanz zu Abl. I (ST-Hebung in I, ST-Senkung in III)
Rechtsherzinfarkt: QRS-Veränderung in rechtsthorakalen Ableitungen V_3R, V_4R, V_5R

1.10 Serumenzymverlauf bei/nach Infarkt

Enzym	Anstieg nach	Maximum nach	Normalisierung nach
CK	2-6 Std.	16–36 Std.	4–6 Tagen
CK-MB	2–6 Std.	12–36 Std.	4–6 Tagen
GOT	4–6 Std.	24–36 Std.	3–6 Tagen
LHD	6–12 Std.	24–60 Std.	10–14 Tagen
HBDH	6–12 Std.	36–96 Std.	10–20 Tagen
Myoglobin	1–2 Std.	4–6 Std.	12–24 Std.
Troponin T	2–6 Std.	8–16 Std.	10–15 Tagen

- *Myoglobin:* Sensitivität ca. 50% (2 Std.) bzw. 90% (4 Std.). Spezifität 92% (0,5 Std.) bzw. 96% (6 Std.). Niedrige Spezifität bei Polytrauma. Vorteil: „Früher“ Marker. Bester „Reperfusions“-Marker bei Lyseerfolg.
- *Troponin-T:* Sensitivität ca. 50% (3 Std.) bzw. 90% (6 Std.). Spezifität nahezu 100%. Steht als Bedside-Test zur Verfügung (kann vor Ort durch den behandelnden Arzt ausgeführt werden).

Echokardiographie: kann regionale und globale LV-Kontraktionsstörungen identifizieren und somit bei der Einschätzung der hämodynamischen Situation hilfreich sein. Darüber hinaus kann sie das Auftreten typischer Infarktkomplikationen (endokavitäre Thrombusbildung, Mitralinsuffizienz, Perforation, Ventrikelseptumdefekt) nachweisen. Nachteil: fehlende Möglichkeit, das „Alter“ der Kontraktionsstörung zu beurteilen.

Röntgen: Der Röntgenbefund bei Patienten mit unkompliziertem Myokardinfarkt ohne Begleiterkrankung ist normal. Bei komplizierender Linksherzinsuffizienz tritt eine (zunächst interstitielle) Zeichnungszunahme, bei Peri-

1.11 Differentialdiagnose des Myokardinfarkts

Erkrankung	Kommentar
stabile/instabile Angina, Prinzmetal-Angina	→ S. 35
Perikarditis, Myokarditis	→ S. 119 und S. 123
Pleuritis	atem- oder bewegungsabhängig
Lungenembolie	Anamnese, Blutgasanalyse, Echokardiographie
Aortendissektion	(transösophageale) Echokardiographie, Röntgen
Hiatushernie	Zunahme der Beschwerden im Liegen, Röntgen
Magen-/Duodenalulkus, akutes Abdomen	Anamnese, Druckschmerz
vertebragene Schmerzen	bewegungsabhängig, „auslösbar"

karderguß eine Vergrößerung der Herzsilhouette auf. (Röntgenbefund bei Herzinsuffizienz: → „Herzinsuffizienz", S. 90; Normalbefund: S. 25).

Therapie: Die Akut- und Langzeitbehandlung des Myokardinfarkts sind auf folgende **Therapieziele** hin ausgerichtet:

1. Infarktverkleinerung/Verbesserung der myokardialen O_2-Bilanz,
2. Schmerzbekämpfung und Sedierung,
3. Vermeidung/Behandlung von Akut- und Spät-Komplikationen,
4. Abschätzung des Langzeit-Risikos gegenüber einer Langzeittherapie,
5. Rehabilitation.

1. Infarktverkleinerung/Verbesserung der myokardialen O_2-Bilanz:

Systemische (intravenöse) Thrombolyse: bestgeeignetes Verfahren zur schnellstmöglichen Rekanalisation des Gefäßes nach Sicherung der Diagnose (→ S. 41 ff) und Beachtung der Kontraindikationen (1.12, S. 428 f und „PTCA

1.12 Lyse-Kontraindikationen (AHA/ACC-Guidelines, 1990)

Absolute Lyse-Kontraindikationen	Relative Lyse-Kontraindikationen
aktive Blutung Verdacht auf Aortendissektion ausgedehnte Reanimation Kopfverletzung, intrakranielles Neoplasma hämorrhagische Retinopathien Schwangerschaft Hypertonus (>200/120 mmHg) Zustand nach Apoplex	Verletzungen/Operationen > 2 Wochen (< 2 Wochen evtl. absolute Kontraindikation) Chron. schwere arterielle Hypertonie aktives Magen-/Duodenalulkus Schlaganfall in der Anamnese bekannte hämorrhagische Diathese Einnahme von Antikoagulantien ausgeprägte Leberfunktionsstörung

bei akutem Myokardinfarkt“, s.u.). Bei chronischer Salicylatmedikation ist die Blutungsneigung erhöht!
Die organisatorischen Voraussetzungen in der Klinik (Aufnahmestation, Intensivstation, qualifiziertes Personal zur Indikationsstellung und Durchführung) müssen eine Minimierung der Zeitverluste zwischen Aufnahme und Lysebeginn („Door-to-needle-time“) sicherstellen. Je nach erwarteter Transportzeit zum Krankenhaus und Erfahrung der Notärzte kann eine „Prähospital-Lyse“ (Einsatzort des Notarztes) sinnvoll sein.
Die Erfolgsaussichten einer Thrombolyse sind *in den ersten 4–6 Stunden* nach Infarkteintritt am höchsten. In begründeten Ausnahmefällen kann auch eine spätere Thrombolyse sinnvoll sein: z.B. Phasen vorübergehender Beschwerdefreiheit als Zeichen passagerer spontaner Rekanalisation, erhaltene R-Zacken im EKG, erhaltene Kontraktionen des Infarktareals (Echo, Angiographie).
Meistverwendete Thrombolytika sind „rt-PA“ („recombinant tissue Plasminogen Activator“), Streptokinase, Urokinase, APSAC („anisolated plasminogen streptokinase activator complex“).

Begleitende Antikoagulation/Thrombozytenaggregationshemmung:

- *Heparin:* 150 IE/kgKG i.v. (Bolus, meist 10000–15000 IE) bei Lysebeginn, dann 1000 IE/Std., Einstellung auf 2–3fache PTT. (Wichtig: Erhöhung/Senkung der Nitratdosis senkt/steigert die Heparinwirkung!)
- *Acetylsalicylsäure (ASS):* initial 500 mg oral oder i.v., dann 50–100 mg/Tag p.o. (evtl. magensaftresistente Präparationen wählen).

! In der GUSTO-Studie wurde ein beschleunigtes t-PA-Lyse-Schema mit einem konventionellen t-PA-Lyse-Schema oder einer Lyse mit Streptokinase verglichen. Die beschleunigte t-PA-Lyse zusammen mit intravenöser Heparingabe führte zu einer Senkung der Todesfälle um bis zu 10 pro 1000 behandelte Patienten. Der positive Effekt war bei Patienten mit Vorderwandinfarkt und bei frühzeitigem Lysebeginn besonders ausgeprägt.

PTCA bei akutem Myokardinfarkt (S. 49ff): Bei Vorliegen der organisatorischen Voraussetzungen und einer herzchirurgischen Bereitschaft kann eine Akut-PTCA sinnvoll sein. Neuere Untersuchungen (primäre PTCA vs. Thrombolyse) belegen eine häufigere, schnellere und vollständigere Rekanalisation, weniger Restenosen oder Blutungen und kürzere Krankenhausaufenthalte. Der Nutzen einer PTCA direkt nach/bei Thrombolyse ist nur für persistierende Ischämie bzw. Re-Ischämie belegt. Ein Schockzustand bei Infarkt ist eine PTCA-Indikation.

Adjuvante medikamentöse Therapie: Eine infarktverkleinernde Wirkung durch Senkung des O_2-Verbrauchs und eine Verbesserung der Akut- und Langzeitprognose wurden für β-Blocker ohne partielle agonistische Aktivität (PAA; früher: „ISA“ = intrinsische sympathische Aktivität) wie Atenolol, Timolol, Metoprolol oder Propranolol in großen Studien nachgewiesen. Diese Studien, bei denen teilweise eine frühe intravenöse Gabe erfolgte, wurden jedoch überwiegend in der „Prä-Thrombolyse-Ära" durchgeführt. Größere Studien über eine intravenöse β-Blockergabe zusammen mit Thrombolytika stehen aus. Eine infarktverkleinernde oder prognoseverbessernde Wirkung von *Nitraten* ist umstritten.

2. Schmerzbekämpfung und Sedierung: Analgesie und Sedierung senken den O_2-Verbrauch. Sie sollten dennoch maßvoll eingesetzt werden, um die Kontrolle der kausalen Therapie (Angina-Rückgang z.B. nach Thrombolyse?) und die Beurteilung des Bewußtseinszustands nicht zu behindern. Neben i.v.-Nitraten (evtl. auch Calciumantagonisten; Dosierung: S.38) zur Angina-Therapie kann Morphin verwendet werden (2–4 mg langsam i.v., evtl. zunächst alle 30 Min., *keine* i.m.-Injektionen, da Kontraindikation für Lyse und CK-Erhöhungen!). Bei erheblicher Unruhe des Patienten kann eine an der klinischen Wirkung orientierte, fraktionierte i.v.-Gabe von Diazepam(-Derivaten) erfolgen.

! Auch Patienten ohne klinische Hypoxiezeichen (Blutgasanalyse) sollten mit O_2 (4–6 l/Min., bei chronisch obstruktiver Bronchitis, 1–2 l/Min.) behandelt werden!

3. Vermeidung/Behandlung von Akut- und Spätkomplikationen: Zur Vermeidung/Erkennung von Komplikationen ist eine lückenlose klinische, elektrokardiographische (Monitor) und hämodynamische Überwachung auf der Intensiv- bzw. Überwachungsstation obligat (bei Instabilität: invasives Monitoring, Einschwemmkatheter [Swan-Ganz]). Ein Infarktpatient ist konsequent als potentiell lebensgefährdet anzusehen! Die Verlegung auf die Normalstation kann bei Beschwerdefreiheit und klinischer Stabilität meist nach Normalisierung der Infarktenzyme erfolgen.
Vorwiegend in der Frühphase, aber auch zu jedem späteren Zeitpunkt (z.B. Rezidivischämien) können bradykarde oder tachykarde *Herzrhythmusstörungen* (Sinusbradykardie, AV-Überleitungsstörungen, (supra-)ventrikuläre Tachykardien, Kammerflimmern/-flattern; S.87) oder eine *Herzinsuffizienz* (S.90), bzw. ein Lungenödem oder Schock auftreten. Infarktbedingte *Ventrikelseptumdefekte* (Verifizierung während der Koronarangiographie u.a. durch O_2-„Sättigungssprung" zwischen rechtem Vorhof und Ventrikel; Echokardiographie) oder durch Papillarmuskelabriß/-schädigung bedingte *Mitralinsuffizienz* treten meist gegen Ende der 1. Woche auf (Maximum: 5.-7. Tag). **1.13** zeigt typische Komplikationen und entsprechende Diagnosetechniken.

4. Abschätzung des Langzeit-Risikos/Langzeittherapie: Die Langzeitprognose nach einem Myokardinfarkt hängt außer von möglichen letalen Arrhythmien entscheidend von der (verbliebenen) LV-Funktion bzw. der drohenden Entwicklung einer Herzinsuffizienz ab. Diese Komplikationen werden durch den Prozeß des „Remodelling" (S.101) und evtl. auftretende In-

1.13 Infarktkomplikationen

Komplikation	Diagnosestellung
➤ Herzrhythmusstörungen	EKG/Monitor/Langzeit-EKG
➤ Herzinsuffizienz, Lungenödem	Klinisch/Röntgen/Echokardiogramm
➤ Schock	Klinisch/Hämodynamisches Monitoring
➤ Rezidivinfarkt/-ischämie	Beschwerden/EKG/Enzyme
➤ Ventrikelseptumdefekt	Auskultation/Echokardiogramm
➤ Akute Mitralinsuffizienz	Auskultation/Echokardiogramm
➤ Ventrikelaneurysma	EKG-Echokardiogramm/Angiographie
➤ Ventrikelruptur, Perikardtamponade	Echokardiographie/Hämodynamisches Monitoring
➤ Kardiogene Embolien	Klinisch/Echokardiogramm
➤ Perikarditis	Klinisch/Echokardiogramm

farktrezidive determiniert. Als *prädiktive Faktoren* wurden u. a. Infarktgröße, LV-Ejektionsfraktion, Ventrikelvolumen und Anzahl der erkrankten Koronargefäße (1–3-Gefäß-Erkrankung) identifiziert. Neben der konsequenten Ausschaltung koronarer Risikofaktoren kann die medikamentöse Langzeittherapie Symptomatik und Prognose beeinflussen. Die folgende Aufzählung gibt eine Übersicht über gesicherte (+) nicht gesicherte (?) Auswirkungen auf die Prognose:

+ **Acetylsalicylsäure** senkt die Infarkthäufigkeit bei KHK-Patienten und damit die Häufigkeit von (Re-)Infarkten.
+ **β-Blocker** ohne intrinsische sympathomimetische Aktivität reduzieren die Mortalität nach Infarkt und bewirken eine Verbesserung der Langzeitprognose (falls nach Therapiebeginn keine Verschlechterung der Ventrikelfunktion eintritt, insbesondere bei initial starker LV-Funktionsstörung).
+ **ACE-Hemmer** verbessern den Remodelling-Prozeß des Ventrikels und reduzieren das Ventrikelvolumen. Patienten mit Ejektionsfraktionen ≤ 40% profitieren von einer Dauertherapie.

(+) **Antikoagulation:** dauerhaft angezeigt bei sehr schlechter Ventrikelfunktion und/oder („gestielten“) endokavitären Thromben.

(+) **Diuretika** können bei manifester Herzinsuffizienz nach Infarkt die Wasser- und Natriumretention kompensieren.

? **Nitrate oder Calciumantagonisten:** prognostisch positiver Effekt nicht belegt, zur symptomatischen Therapie bei Postinfarkt-Angina sinnvoll.

± **Antiarrhythmika:** Routinemäßiger Einsatz nach Infarkt (z. B. zur Extrasystolen-Suppression) nicht indiziert, da evtl. Verschlechterung der Prognose durch proarrhythmische Effekte (CAST-Studie)! Jede Antiarrhythmikagabe ist streng zu indizieren und ggf. durch invasive elektrophysiologische Diagnostik zu kontrollieren (→ „Herzrhythmusstörungen“, S. 59).

5. Rehabilitation: Die *Rehabilitation* in der Akutphase soll unter krankengymnastischer Betreuung die Remobilisation des Patienten ermöglichen, während eine *Anschlußheilbehandlung* die weitere Rekonvaleszenz unterstützt und neben der Ausschaltung von Risikofaktoren (Sekundärprävention) die Wiedereingliederung in das Alltags-(und Berufs-)leben vorbereitet.
Die Abhandlung individueller Rehabilitationsprogramme muß umfassenderer Spezialliteratur vorbehalten bleiben. Eine Beratung des Patienten und seiner Familie durch Krankengymnasten, Sozialarbeiter, Psychologen, Berufsberater und andere kann im Einzelfall erforderlich sein.

1.2.1 Interventionelle Techniken zur Behandlung signifikanter Koronarstenosen ($\geq$ 50% Lumenreduktion)

Katheterverfahren

PTCA („percutaneous transluminal coronary anginoplasty", **1.15**)

Technisches Prinzip: Aufdehnung der Stenose nach Einführung eines Ballonkatheters über einen Führungsdraht durch Ballonentfaltung (2–20 atm!) mit Verdrängung/Kompression des Plaque-Materials in die Koronargefäßwand. Die Dilatationsdauer (im Regelfall 1–3 Min.) kann durch Auftreten von Angina, Ischämiezeichen oder Arrhythmien limitiert werden.

PTCA-Ballonkatheter

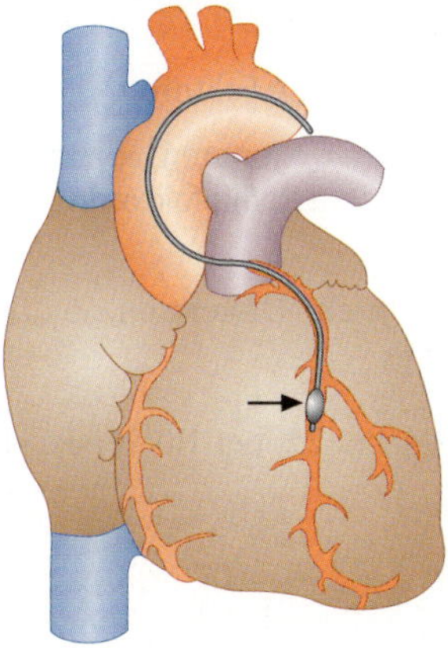

1.15 Der Katheter wird über eine in die A. femoralis eingebrachte Schleuse eingeführt und durch die Aorta in der Koronararterie plaziert.

Indikationen

- *bei asymptomatischen oder leicht symptomatischen Patienten:* Bedeutsames ischämiegefährdetes Myokardareal *und*
  - Belastungsischämie trotz medikamentöser Therapie *oder*
  - ischämisch bedingte Kontraktionsstörung im „stenoseabhängigen" Myokardareal *oder*
  - geplante andere Operation mit Ischämie-/Hypotonie-Risiko *oder*
  - durch Ischämie „getriggerte" Herzrhythmusstörungen *oder*
  - verbleibende (Rest-)Ischämie nach abgelaufenem Myokardinfarkt;
- *bei deutlich symptomatischen Patienten:* zusätzlich zu den oben genannten Kriterien:
  - Mißerfolg/Unverträglichkeit einer medikamentösen Therapie,
  - Bypass-Operation kontraindiziert (→ S. 52 ff).

Relative Kontraindikationen:

- hohes Risiko oder Gefahr eines Schocks bei evtl. auftretendem Gefäßverschluß (z. B. linker Hauptstamm, „letztes verbleibendes" Gefäß),
- schwere, diffuse Gefäßveränderungen bei Mehrgefäß-Erkrankung (Ausnahme: Kontraindikationen gegen operative Verfahren),
- aufgrund der Stenosemorphologie absehbar geringe Erfolgsaussichten (falls operative Revaskularisation als Alternative möglich),
- keine objektivierbaren Zeichen einer Myokardischämie,
- Fehlen einer herzchirurgischen Hintergrundbereitschaft (im Hause?).

Primäre Erfolgsquote: ca. 85–90%; bei Rekanalisation von Koronarverschlüssen niedriger: 50–80%. Abhängig von

- Komplexität der Stenose,
- bestehenden KHK-Risikofaktoren,
- PTCA-Indikation (stabile/instabile Angina, akuter Infarkt),
- betroffene(m/n) Gefäß(en),
- Ventrikelfunktion,
- Alter, Geschlecht, Begleiterkrankungen und anderen Faktoren.

Restenoserate: 30–45% (vorwiegend in den ersten 6 Monaten, abhängig von oben genannten Faktoren). Wichtig: Beseitigung von Risikofaktoren!

Mögliche Komplikationen:

- reversibler/irreversibler Gefäßverschluß durch Dissektion, Spasmus, Thrombus, Embolisation (zusammen 2–10%),
- Notfall-(Bypass-)Operation (1–2%),
- Tod (von 0,1% bei elektiver Eingefäß-PTCA bis 2% bei Hochrisiko-PTCA oder Mehrgefäß-PTCA),
- (Nicht-)Q-Zacken-Infarkt (jeweils 1–2%),
- asymptomatische Dissektion (25–60%).

! Erfolgsquote, Risiko und Komplikationsrate von PTCA sind von Erfahrung des Untersuchers, Patientenselektion und Vermeidung bzw. Begrenzung kalkulierbarer Risiken abhängig. Eine herzchirurgische Notfall-Operations-Bereitschaft ist erforderlich.

Begleitende medikamentöse Therapie bei/nach PTCA:
vor (elektiver) PTCA: Acetylsalicylsäure, Nitrat/Calciumantagonisten (Dosis wie bei instabiler Angina pectoris; → S. 38), akut: Sedativum;
bei Beginn: Heparin: 150 IE/kgKG i.v. (Bolus: meist 10 000–15 000 IE); Acetylsalicylsäure: (bei oraler Vorbehandlung) 100 mg, bis 500 mg i. v.;
während des Eingriffs: Nitrat intrakoronar (repetitive Bolusgabe, Einzeldosis 0,2 mg) oder intravenös (Perfusor, 1–2 mg/Std., Blutdruck-gesteuert);
Langzeittherapie nach PTCA:

- Acetylsalicylsäure: 100 mg/Tag (Dauertherapie, falls keine Kontraindikationen vorliegen);
- diätetische/medikamentöse Therapie behandelbarer Risikofaktoren;
- fakultativ: β-Blocker und/oder Calciumantagonisten für 1–6 Monate (prognostischer Nutzen nicht belegt!). Neue Untersuchungsergebnisse: evtl. Senkung der Restenoserate durch Trapidil (2–3 × 200 mg/Tag).

Stentimplantation (Implantation koronarer „Gefäßstützen“, 1.**16**)

Technisches Prinzip: Implantation (mittels Ballonkatheter) von aus Drahtgeflechten bestehenden Gefäßstützen („Stents“), die als „Stützgerüste“ im ehemals stenosierten Gefäßabschnitt verbleiben. Expansion des Stents mit Hochdruckballen (16–18 atü).

Spezielle Indikationen: unbefriedigendes PTCA-Resultat (insbesondere Dissektionen: „Wiederanheftung“), „elastische“ Stenosen. „Bail-Out“ (Notfalltechnik) zur Wiedereröffnung akuter Verschlüsse. Gegenüber PTCA geringere Restenoserate (15–20% !), daher zunehmender Primäreinsatz.

Nachbehandlung: Acetylsalicylsäure 100 mg/Tag (dauernd) und Ticlopidin 250–500 mg/Tag (für 4 Wochen; *Cave:* Neutropenie; Thrombozytopenie).

Rotablation („rotational burr atherectomy“, 1.**17**).

Technisches Prinzip: ellipsoider „Bohrkopf“ aus Metall, der über eine Welle mit 175 000 U/min rotiert und mit feinsten Diamantsplittern besetzt ist. „Abfräsen“ und „Pulverisieren“ des Stenosematerials auf ≤ 5 μm Partikeldurchmesser.

Spezielle Indikationen: verkalkte Stenosen, Ostiumstenosen, Restenosen, lange Stenosen, für Ballonkatheter nicht passierbare Stenosen.

Stentimplantation

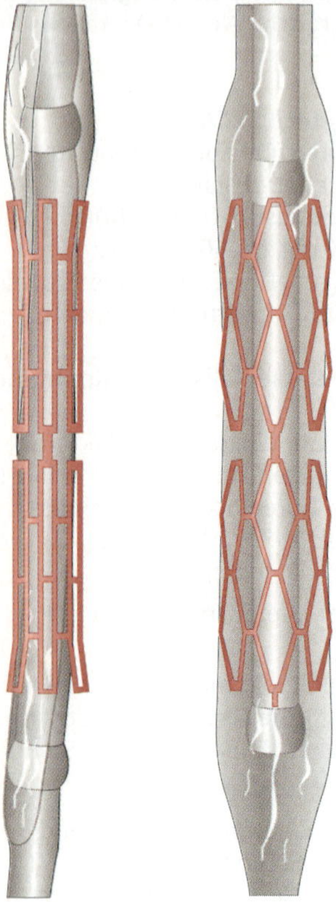

1.16 Nach der Plazierung im Gefäß kann der Stent aufgedehnt werden. Das Metallgeflecht hält das Lumen dann offen.

Seltener verwendete Interventionsverfahren

Perfusionskatheter, gerichtete Atherektomie, Laserangioplastie, Ultraschallangioplastie.

Operationsverfahren

Aortokoronarer Venenbypass (ACVB, 1.18)

Operationsverfahren: Anlegen eines oder mehrerer Veneninterponate (meist aus der V. saphena des Patienten gewonnen) zwischen Aorta ascendens und poststenotischem Koronargefäß. *„Sequentieller (Jump-)Bypass“:* an

Rotablations-„Bohrkopf“

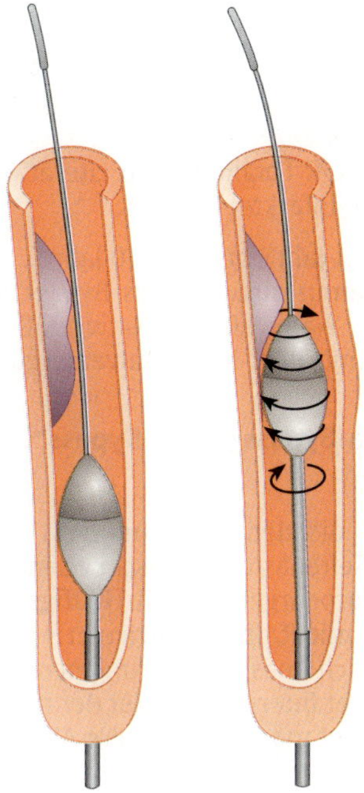

1.17 Beim Vorschieben des Bohrkopfes „fräst“ das rotierende Vorderteil das Stenosematerial weg.

Aortokoronarer Venenbypass

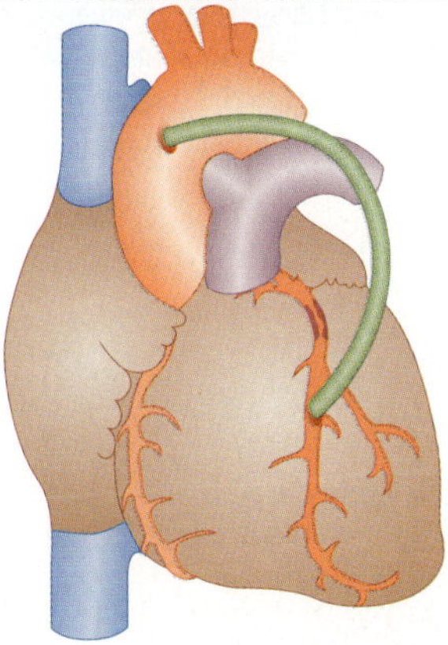

1.18 Über ein Veneninterponat wird das Koronargefäß distal der Stenose mit der Aorta verbunden.

ein mit der Aorta verbundenes Bypassgefäß werden weitere Veneninterponate angeschlossen, durch die mehrere Koronargefäße versorgt werden.

Komplikationen:

- *bei elektiver Operation (stabile Angina):* Letalität: 1–2%, perioperative Infarkte (meist klein): 2–5%,
- *bei instabiler Angina pectoris:* Letalität 2–4%,
- *bei Notfall-Operation nach erfolgloser PTCA:* Letalität nach Literaturangaben von 2% bis zu ca. 15%! Perioperative Infarkte: 20–50%.

Verschlußrate: 8–18% (1 Monat), 16–26% (1 Jahr), bis 50% (10 Jahre).
Prädiktive Faktoren für Bypassverschluß: Ramus-circumflexus-Bypass, Mehrfachbypass-Gefäße, endarteriektomierte Nativgefäße, Nativgefäße mit schlechtem Abfluß, kleinem Gefäßquerschnitt oder Kollateralversorgung.

Arteria-mammaria-(thoracica-)-interna-Bypass („IMA-Bypass", 1.19)

Operationsverfahren: Mobilisation der distalen A. mammaria interna („IMA"), Ligatur oder Clip-Verschluß ihrer Seitenäste und anschließende Anastomosierung mit dem poststenotischen Koronargefäßanteil. Häufigstes Vorgehen: Anastomosierung der linken IMA mit R. interventricularis anterior (RIVA) der linken Herzkranzarterie (aber auch Anastomosierungen mit anderen Koronargefäßen unter Verwendung freier Interponate oder der rechtsseitigen IMA, z. B. für rechte Koronararterie sind möglich). Weitere Alternative: A. gastroepiploica-Bypass.
Vorteil: geringere Verschlußrate als nach ACVB (ca. 10% nach 10 Jahren)!
Nachteil: längere Präparationsdauer als bei ACVB (Venen können während

Arteria-mammaria-Bypass

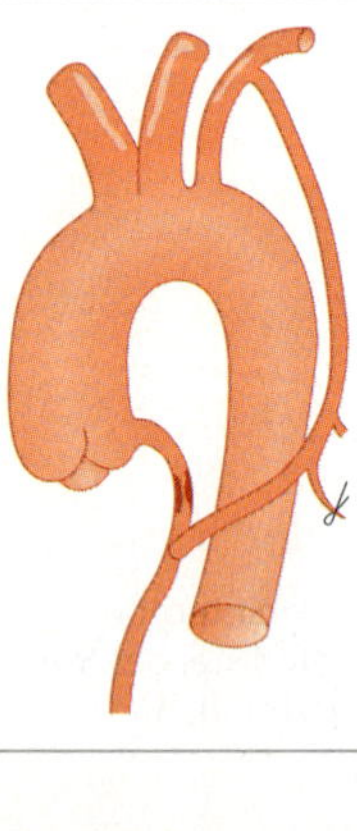

1.19 Das distale Ende der A. mammaria wird in die Koronararterie eingepflanzt.

der Freilegung des Herzens präpariert werden). Somit bei Not-Operation (PTCA-Komplikation) mit IMA-Bypass längere Ischämiezeit!

1.3 Herzrhythmusstörungen – allgemeiner Teil

Definition

Der Begriff Herzrhythmusstörungen faßt alle Rhythmen, die vom normalen Sinusrhythmus abweichen, zusammen. Arrhythmien werden in Bradykardien und Tachykardien unterteilt (▣ 1.14).
Bradykardie: weniger als 60 Schläge pro Minute.
Tachykardie: mehr als 100 Schläge pro Minute (≥ 3 aufeinanderfolgende QRS-Komplexe).
Darüber hinaus führen **Extrasystolen** zu einer Arrhythmie. Als Extrasystolen werden Herzschläge bezeichnet, die außerhalb des regulären Grundrhythmus auftreten. Es handelt sich um eine vorzeitige Erregung, die mit einem verkürzten Zeitintervall an die vorausgegangene Erregung des Grundrhythmus angekoppelt ist.
Je nach Lokalisation des Ursprungs einer Arrhythmie unterscheidet man:
supraventrikuläre Arrhythmien: der Ursprung der Arrhythmie liegt oberhalb des His-Bündels, und
ventrikuläre Arrhythmien: der Ursprung der Arrhythmie liegt distal des His-Bündels.

→ *Synonym:* Arrhythmien, *engl.:* cardiac arrhythmias

! Die häufigsten Arrhythmien sind Extrasystolen. Sie können bei Herzgesunden vorkommen oder Folge einer kardialen oder extrakardialen Erkrankung sein.

Ätiologie: Die Ätiologie von Herzrhythmusstörungen ist vielfältig (▣ **1.15**) und läßt sich nicht immer klären. Prinzipiell können Rhythmusstörungen auch physiologisch sein (z. B. Sinusbradykardie bei Sportlern, Sinustachykardie bei physischer Belastung).

Pathophysiologie: Es gibt verschiedene Mechanismen, die zu einer Herzrhythmusstörung führen können. Man unterscheidet:

- Störungen der Erregungsbildung und
- Störungen der Erregungsleitung.

Störungen der Erregungsbildung: Als **Automatie** bezeichnet man die Eigenschaft von Fasern, spontan Impulse zu bilden (Spontandepolarisation ohne vorausgehenden Impuls). Zwei Formen sind zu unterscheiden:

- *Beschleunigte normale Automatie:* Hierbei führt eine Veränderung im autonomen Nervensystem, z. B. eine Erhöhung des Sympathikotonus, zum Frequenzanstieg eines Automatiezentrums. Klinische Beispiele: Sinustachykardie, ektope atriale Tachykardie, idioventrikuläre Rhythmen.

1.14 Klassifikation von Herzrhythmusstörungen

Typ	Störung
bradykard	Sinusknotenfunktionsstörungen ➤ Sinusbradykardie ➤ sinuatriale Blockierungen ➤ Sinusknotenstillstand
	AV-Überleitungsstörungen ➤ AV-Block I° ➤ AV-Block II° ➤ AV-Block III°
	intraventrikuläre Blockierungen
tachykard	Vorhofflimmern/-flattern ektope atriale Tachykardien
	AV-Knoten-Reentry-Tachykardien WPW-Syndrom ➤ AV-Reentry-Tachykardien ➤ Vorhofflimmern mit schneller Leitung
	ventrikuläre Tachykardien Kammerflimmern

- *Abnorme Automatie:* Diese kommt vor, wenn pathologische Bedingungen die partielle Depolarisation einer Zelle verursachen (z.B. Ischämie). Klinische Beispiele: ventrikuläre Tachyarrhythmien bei akutem Myokardinfarkt, ektope atriale Tachykardien.

Getriggerte Aktivität ist ein durch einen vorausgehenden Reiz ausgelöster Impuls. Es handelt sich dabei um Nachdepolarisationen vor oder nach der vollen Repolarisation der Fasern.

- *Frühe Nachdepolarisationen* entstehen während der Repolarisationsphase (Phase 2 und 3 des Aktionspotentials) von einem niedrigen Membranpotential aus. Klinisches Beispiel: Torsades-de-pointes-Tachykardie bei erworbenem QT-Syndrom.
- *Späte Nachdepolarisationen* treten nach vollständiger Repolarisation während Phase 4 (Diastole) im allgemeinen bei negativem Membranpotential auf. Klinisches Beispiel: Digitalisintoxikation, Ischämie, Reperfusionsarrhythmien.

! In der Klinik ist eine Automatiestörung schwer zu beweisen. Man kann lediglich auf Grund von Analogien zu experimentellen Befunden auf eine solche Störung schließen.

Störungen der Erregungsleitung: Ein Leitungsblock besteht, wenn eine Erregung das vor ihr liegende Gewebe nicht depolarisieren kann oder – im Vergleich zu anderen Arealen – sehr verzögert weitergeleitet wird.

1.15 Mögliche Ursachen von Herzrhythmusstörungen

Ursache	Beispiele
akute Ischämie	➤ Angina pectoris ➤ Koronarspasmus ➤ akuter Infarkt
Narbenstadium nach Ischämie	➤ disseminierte Vernarbung ➤ Infarktnarben
primäre Herzmuskelerkrankungen	➤ hypertrophische oder dilatative Kardiomyopathien ➤ arrhythmogene rechtsventrikuläre Erkrankung
degenerative und entzündliche Herzmuskelerkrankungen	➤ koronare Herzkrankheiten ➤ Myokarditis
akute/chronische Druck- und/oder Volumenbelastung bei Hypertonie oder angeborenen/erworbenen Herzfehlern	➤ Vorhofflimmern bei Mitralklappenfehlern ➤ ventrikuläre Arrhythmien bei Aortenklappenfehlern
endokrine und metabolische Störungen	Hyperthyreose
Toxine	Diphtherie
Medikamente	➤ Antiarrhythmika (können einen proarrhythmischen Effekt haben) ➤ Intoxikation mit trizyklischen Neuroleptika ➤ Digitalisintoxikation
elektrische Anomalien	➤ akzessorische Bahnen bei WPW-Syndrom ➤ funktionelle Längsdissoziation des AV-Knotens ➤ schnell leitender AV-Knoten ➤ QT-Syndrom
Elektrolytstörungen	isoliert oder kombiniert z. B. mit Hypoxie/Azidose

Austritts-(exit-)Block: Ein Impuls eines Automatiezentrums kann das umliegende Gewebe nicht depolarisieren (z. B. SA-Block).
Eintritts-(entrance-)Block: Eine Erregung kann ein Automatiezentrum nicht depolarisieren. Je nach Ausmaß werden die Blockierungen wie folgt eingeteilt:
Grad I: Leitungsverzögerung,
Grad II: intermittierende Blockierung
Typ I nach zunehmender Leitungsverzögerung,
Typ II ohne Leitungsverzögerung, plötzlicher Leitungsausfall,
Grad III: komplette Blockierung (keine Leitung).
Prinzipiell können Blockierungen funktionell (z. B. Tachykardie-induzierter

Linksschenkelblock, physiologischer AV-Block 1. Grades bei Sinustachykardie) oder strukturell bedingt sein.
Tachykardien entstehen häufig auf Grund einer Kreiserregung (Reentry). Voraussetzung für die Entstehung eines **Reentry** sind:
- eine Zone unidirektionaler Blockierung als Folge einer regionalen Inhomogenität der Leitungsgeschwindigkeit oder der Refraktärzeiten,
- eine Zone langsamer Erregungsleitung,
- eine Wiederholung der ursprünglich blockierten Zone mit der Möglichkeit des retrograden Wiedereintritts der Erregung.

Der experimentelle und klinische Beweis für das Vorliegen einer kreisenden Erregung ist die Beseitigung der Arrhythmie nach Durchtrennung der Erregungsbahn.

> ! Klassisches Beispiel für eine Kreiserregung ist die regelmäßige atrioventrikuläre Tachykardie bei WPW-Syndrom (→ S. 84ff).

Symptomatik: Sie hängt wesentlich von den hämodynamischen Auswirkungen der Arrhythmien ab. Folgende Symptome können bei Rhythmusstörungen auftreten:
- Herzstolpern (Palpitationen),
- Herzrasen,
- Schwindel,
- Adams-Stokes-Anfall bzw. Synkope,
- plötzlicher Herz-Kreislauf-Stillstand (akuter Herztod).

> ! Es ist wichtig, eine Korrelation zwischen den Beschwerden und der Art und Schwere der Herzrhythmusstörungen herzustellen (Langzeit-EKG und Protokollierung der Beschwerden). Eine Synkope bei regelmäßigem Sinusrhythmus schließt eine rhythmusbedingte Ursache aus.

Diagnostisches Vorgehen:

Anamnese: Grundsätzliche anamnestische Fragen zur Klärung einer tachykarden Rhythmusstörung:
- Wie häufig treten die Arrhythmien auf?
- Wie lange dauern sie an?
- Wann sind sie zuletzt aufgetreten?
- Wie schnell war die Schlagfolge?
- Welche Medikamente nimmt der Patient ein (**1.15**)?
- Welche Symptome hat der Patient?
- Welche Grunderkrankung liegt vor?

Einfache Grundregeln zur Differenzierung supraventrikulärer (SVT) versus ventrikulärer Tachykardien (VT):
Für eine SVT sprechen:
- spontaner, schlagartiger Beginn und abruptes Ende einer Tachykardie bei

sonst Herzgesunden (AV-Knoten-Reentry-Tachykardie, AV-Reentry-Tachykardie),
- Alter des Patienten unter 35 Jahren.

Für eine VT sprechen:
- ein vorausgegangener Infarkt,
- Synkopen nach Infarkt bzw. bei kardialer Grunderkrankung,
- dokumentierter Schenkelblock, insbesondere bei überdrehtem Linkstyp.

! Die 12-Kanal-EKG-Dokumentation ist der wichtigste Schritt bei der Diagnostik und prognostischen Beurteilung einer Rhythmusstörung, da hierdurch in über 90% die definitive Diagnose (VT versus SVT) gestellt werden kann.
Praktischer Tip zur Erfassung einer Rhythmusstörung im Intervall: EKG-Ableitungen I, II, III und V_2 (V_1), V_4 und V_6 simultan auf einem 6-Kanal-Schreiber dokumentieren, Papiergeschwindigkeit 25–50 mm/s.

Invasive elektrophysiologische Untersuchung (EPU): Mit der EPU ist es möglich, den Mechanismus der Arrhythmie festzustellen, indem man mit Elektrodenkathetern während Sinusrhythmus und spontan auftretenden Arrhythmien die Aktivierungszeit an mehreren Stellen des Herzens mißt. Es erfolgt eine exakte Lokalisation (Mapping)
- der leitenden Strukturen des AV-Knotens (langsame versus schnelle Leitungsbahn),
- akzessorischer Leitungsbahnen und
- der Abschnitte eines Reentry-Kreises bei Kammertachykardien.

Darüber hinaus dient die EPU zur Kontrolle der Wirksamkeit einer medikamentösen oder abladierenden antiarrhythmischen Therapie (serielle elektrophysiologische Testung). Dazu wird mittels programmierter Kammerstimulation vor Therapiebeginn festgelegt, ob eine Tachyarrhythmie auslösbar ist. Nach Einleitung einer intravenösen oder oralen antiarrhythmischen Therapie erlaubt die erneute Durchführung einer programmierten Stimulation die Beurteilung des Therapieerfolgs (im Idealfall ist keine anhaltende ventrikuläre Tachyarrhythmie mehr provozierbar = effektive antiarrhythmische Einstellung).
Indikationen: Bei Bradykardien ist eine EPU in der Regel nicht erforderlich. Von entscheidender Bedeutung sind hier Langzeit-EKG und/oder Monitorüberwachung zur Dokumentation einer Arrhythmie. Bei Tachykardien dient die EPU zur Beantwortung folgender Fragen:
- Welche Form der Tachykardie liegt vor?
- Wie ist sie auszulösen?
- Wie kann eine Tachykardie verhindert werden (Therapiekontrolle)?
- Wo ist sie lokalisiert (Mapping)?

1.3.1 Prinzipielle antiarrhythmische Therapiemöglichkeiten

Es gibt akute Interventionsmöglichkeiten sowie Maßnahmen der Prophylaxe und der kurativen/kausalen Therapie.
Akute Intervention: Behebung der Rhythmusstörung (z. B. Kardioversion bei Tachykardie) oder Verbesserung der hämodynamischen Situation bei Fortbestehen der Arrhythmie (z. B. Verlangsamung der AV-Überleitung bei tachyarrhythmischem Vorhofflimmern).
Prophylaktische Behandlung: Prävention einer erneuten Arrhythmie oder Verbesserung der hämodynamischen Situation bei Auftreten/Fortbestehen einer Arrhythmie (medikamentöse Prophylaxe: Langzeitinterventionen wie z. B. Schrittmacher oder implantierbarer Kardioverter-Defibrillator).
Kurative Behandlung: Behebung der Ursache einer Rhythmusstörung (z. B. Ablation, antitachykarde Operation)
Kausale Behandlung: Oberstes Ziel der therapeutischen Bemühungen (**1.16**).

Vor einer antiarrhythmischen Therapie sind verschiedene wichtige Grundfragen zu klären:
- Wird die subjektive Symptomatik von Arrhythmien verursacht (Dokumentation)?
- Welche Rhythmusstörungen liegen vor (klinische Bedeutung, Prognose)?
- Liegt eine (kardiale) Grunderkrankung vor?
- Ist eine Therapie erforderlich?
- Welche ist die sicherste Therapie (Nutzen/Risikoabschätzung)?

Vagus-Manöver

Karotissinusdruck, Valsalvamanöver oder Auslösen eines Würgereflexes sind bei der Diagnostik und Therapie von Tachykardien von Bedeutung:

1.16 Kausale Therapiemöglichkeiten

- Ausgleich von Elektrolytstörungen;
  - ! Nach Kammerflimmern/Reanimation werden häufig Kaliumkonzentrationen um 2,7–3,4 mmol/l beobachtet; diese Hypokaliämie ist meist nicht Ursache, sondern Folge von hypoxisch bedingten Elektrolytverschiebungen.
- Absetzen einer proarrhythmisch wirkenden Substanz (z. B. Antiarrhythmika, Digitalis);
- bradykardieinduzierte Arrhythmien: passagere/permanente Stimulation;
- Angstzustände/Agitiertheit: Sedation, evtl. Narkose;
- ischämieinduzierte Arrhythmien: sofortige Koronarangiographie, ggf. Akut-PTCA oder Bypassversorgung, Gabe eines β-Blockers oder bei Koronarspasmen Gabe eines Calciumantagonisten.

- Angriffspunkte des Vagus sind: Sinusknoten, Vorhof, AV-Knoten.
- Durch Vagus-Manöver zu beeinflussen sind: AV-Knoten-Tachykardien, AV-Reentry-Tachykardien,

Karotissinusdruckversuch (Grundregeln zur Durchführung):

- einseitige Massage,
- Puls auf der Gegenseite (Karotis) noch palpabel,
- Dauer ca. 5 Sekunden,
- kontinuierliche EKG-Überwachung.

Komplikationen: Hypotension, passagere/permanente Hemiplegie, Induktion ventrikulärer Tachykardien.

Kontraindikationen: bekannte oder vermutete Karotisstenose.

! Eine routinemäßige Durchführung eines Karotisdrucks, z. B. bei Synkopenabklärung, ist nicht sinnvoll.

Medikamentöse antiarrhythmische Therapie

Aus pharmakologischer, elektrophysiologischer und klinischer Sicht gibt es keine befriedigende Einteilung der Antiarrhythmika. Jede Substanz hat unterschiedliche Wirkungen auf Erregungsbildung und -leitung in den einzelnen Abschnitten und beeinflußt zudem das autonome Nervensystem. Die von Vaughan Williams vorgeschlagene und später erweiterte Klassifikation wird trotz mancher Mängel noch häufig benutzt. Sie bezieht sich einerseits auf direkte elektrophysiologische Membranwirkungen und andererseits auf rezeptorvermittelte Wirkungen. Eine antiarrhythmische Therapie setzt die Kenntnis der Angriffsschwerpunkte sowie der kardialen und extrakardialen Nebenwirkungen voraus. Die wichtigsten Antiarrhythmika sind in ■ 1.**17** + 1.**18** zusammengestellt.

! Eine antiarrhythmische Therapie muß bei lebensbedrohlichen Herzrhythmusstörungen unter stationärer Beobachtung und Monitorkontrolle erfolgen. Bei häufigen spontanen Arrhythmien wird die Wirksamkeit der Therapie an Hand wiederholter Langzeit-EKG oder – bei bedrohlichen ventrikulären Tachyarrhythmien – mit Hilfe serieller elektrophysiologischer Tests kontrolliert (→ S. 59).

Allgemeines zu Nebenwirkungen von Antiarrhythmika: Bei einer antiarrhythmischen Therapie muß mit Komplikationen gerechnet werden, die in ■ 1.**19** zusammengefaßt sind.

Darüber hinaus können extrakardiale Nebenwirkungen auftreten: zentrales und vegetatives Nervensystem, Hämatopoese, Leber, Gastrointestinaltrakt, Haut.

1.17 Einteilung der Antiarrhythmika nach Wirkungsschwerpunkten

Klasse	Prototyp	Vorhof	AV-Knoten	Ventrikel	akzessorische Bahn
Natriumkanalantagonisten:					
1a:	leitungsverzögernd, ERP- und APD-Zunahme, QRS-Verbreiterung				
1b:	Leitungsgeschwindigkeit unverändert (im normalen Myokard!): QRS- und HV-konstant, ERP-Zunahme				
1c:	QRS- und HV-Zunahme, ERP unbeeinflußt				
1a§	Chinidin	+++	+/–*	+++	++
1c§	Propafenon	++	++	+++	+++
1b	Lidocain	–	–	+++	(?)
β-Rezeptorenblocker: antiadrenerg					
2	Propranolol**	+	++	+	+
Kaliumkanalantagonisten: refraktärzeitverlängernd					
3	Amiodaron***	+++	+++	+++	+++
Calciumkanalantagonisten: leitungsverzögernd und refraktärzeitverlängernd in calciumkanalabhängigen Strukturen (Sinus- und AV-Knoten)					
4	Verapamil	+	++++	–	–****
Digitalisglykoside: vagomimetisch, evtl. auch direkte Wirkungen; bei toxischen Spiegeln: adrenerge Stimulation					
5§	Digitalis	(+)	++++	–	–*****

§ Die Zuordnung der einzelnen Substanzen zur Klasse 1a (Leitungsverzögerung und Refraktärzeitverlängerung) und 1c (Leitungsverzögerung, keine Verlängerung der Refraktärzeit) ist umstritten. Die Klasse 5 entspricht nicht der Originalklassifikation von Vaughan Williams.

* Chinidin und Disopyramid besitzen eine vagolytische Wirkung, die der direkten natriumantagonistischen Wirkung am Sinus- und AV-Knoten entgegenwirkt. In Abhängigkeit von der Vorschädigung des AV-Knotens kann einer der Komponenten überwiegen (Folge: z. B. vermehrte Überleitung auf die Kammern bei Vorhofflimmern).

** β-Blocker wirken nur bei Sympathikusaktivierung antiarrhythmisch. Die natriumantagonistische Wirkung von z. B. Propranolol hat bei üblicher Dosierung keinen Anteil an der antiarrhythmischen Wirkung.

*** Sotalol wirkt bereits in niedrigen Dosierungen (80–160 mg/Tag) β-blockierend, während bei höheren Dosierungen (320–480 mg/Tag) die Klasse-3-Aktivität ohne weitere Zunahme der β-Blockade deutlich zunimmt.

**** Verapamil kann bei intravenöser Gabe, Digitalis bei oraler und intravenöser Gabe die Refraktärzeit der akzessorischen Bahn verkürzen.

Abkürzungen: ERP= effektive Refraktärperiode; APD = Aktionspotentialdauer; HV = H-V-Invervall von Beginn der Aktivierung des His-Bündels bis zum Beginn der Ventrikelerregung.

Literatur:

Vaughan Williams, EM. Handbook of Experimental Pharmacology. Antiarrhythmic Drugs, Vol. 89, Berlin: 1988 Springer.

1.18 Charakteristika von Antiarrhythmika (alle Angaben sind ohne Gewähr; es empfiehlt sich, die jeweils aktuellen wissenschaftlichen Dokumentationen der Hersteller zu Rate zu ziehen (aus: Breithard, G.; Borggrefe, M.: Praxis der Intensivbehandlung, Stuttgart: Lawin, Peter: 1994)

Generic, Handelsname(n)	**Klasse**	**Nebenwirkungen**	**Besonderheiten, Kontraindikationen**
Chinidin, z. B. Chinidinum sulfuricum „Buchler" Galactoquin *Retardpräparationen:* Chinidin-Durlies, Optochinidin retard *Kombinationspräparat mit Verapamil:* Cordichin	1a	*extrakardiale NW:* in ca. 20–30% der Patienten gastrointestinale NW (Diarrhö, Übelkeit, Brechreiz), zerebrale NW (Cinchonismus), Hautreaktionen, Thrombozytopenie, Leukopenie und Agranulozytose, hämolytische Anämien, granulomatöse Hepatitiden (regelmäßige Blutbild- u. Leberwertkontrollen unter Therapie); *kardiale NW:* arrhythmogene Wirkungen[2] (Chinidinsynkopen): nicht abhängig vom Plasmaspiegel. Tachyarrhythmie durch rasche Überleitung bei Konversion von Vorhofflimmern/-flattern. *Hämodynamik:* bei oraler Applikation nur geringe negativ-inotrope Wirkungen, u.U. Verminderung der Nachlast	*absolute Kontraindikation:* QT-Syndrom. Cave (wie bei anderen Antiarrhythmika): höhergradige AV-Blockierung, intraventrikuläre Blockierungen, Sinusknotenfunktionsstörungen. Bei der Behandlung von Patienten mit Vorhofflimmern, insbesondere vor einer elektrischen Kardioversion, ist zu bedenken, daß es sich um einen Patienten mit (bisher nicht bekannter) Sinusknotenfunktionsstörung handeln kann, wobei es nach Beseitigung des Vorhofflimmerns zu bedrohlichen Pausen kommen kann; bei Verdacht vorher u.U. passagerer Stimulationskatheter. *Cave:*[3] Hypokaliämie
Ajmalin, z. B.: Gilurytmal Tachmalin	1a 1a/c	*anticholinerge Wirkungen:* Mundtrockenheit, Miktionsbeschwerden, Obstipation, Akkommodationsstörungen, negative Inotropie; *arrhythmogene Wirkungen:* Torsade des pointes; bei schneller Injektion sind gelegentlich Blutdruckabfall, und negativinotrope Wirkung (vor allem bei manifester Herzinsuffizienz) zu erwarten	Plasmaeiweißbindung: konzentrationsabhängig, *Kontraindikationen:* Prostatahypertrophie, Glaukom *Absolute Kontraindikation:* QT-Syndrom. *Cave*[2]: Hypokaliämie Sollte wegen der schlechten Bioverfügbarkeit nur intravenös angewandt werden; für orale Anwendung Prajmalin benutzen. Ein Problem bei der Anwendung bei Intensivpa-

1.18 (Fortsetzung)

Generic, Handelsname(n)	**Klasse**	**Nebenwirkungen**	**Besonderheiten, Kontraindikationen**
			tienten sind die unzureichenden Kenntnisse der Pharmakokinetik der Substanz *Kontraindikation:* QT-Syndrom
Propafenon, z. B.: Rytmonorm Prorynorm Rytmogenat	1a/c	gelegentlich gastrointestinale Störungen, bitterer Geschmack u. Taubheitsgefühl im Mund, unscharfes Sehen, Schwindel, Kopfschmerzen, Unruhe, Schlafstörungen, psychische Störungen, allergische Hautveränderungen, sehr selten Cholestase; arrhythmogene Effekte	geringe β-adrenerge Wirkung, die normalerweise therapeutisch keine große Rolle spielt; sehr selten aber hierdurch ausgelöster (verstärkter) Bronchospasmus. Verstärkung einer Herzinsuffizienz. *Cave:*[2]
Flecainid, z. B. Tambocor	1a/c	Schwindel, Kopfschmerzen, Sehstörungen, Übelkeit, Nervosität, Müdigkeit, Hautrötung, vermehrtes Schwitzen; sehr selten: Erhöhung der Leberenzyme mit/ohne Ikterus; Leukozytopenien	Wegen der langen Halbwertzeit Gefahr der Kumulation; daher Dosiserhöhung im allg. in Abständen von 4–6 Tagen; regelmäßige EKG-Kontrollen (PQ, QRS) vor allem während der ersten 2–3 Wochen; QRS sollte nicht > 20–25% zunehmen. *Cave:* arrhythmogene Wirkungen.[2] Plasmaspiegelbestimmungen (am Ende des Dosierungsintervalls) indiziert bei eingeschränkter Elimination, bei zu erwartenden Interaktionen und bei eingeschränkter Herzleistung
Lidocain Xylocain Xylocitin	1b	*überwiegend zentralnervöse NW:* Benommenheit, Lethargie, Schwindel, Sprachstörungen, Parästhesien, Muskelkontraktionen, Doppelsehen, Euphorie, Psychose, Ko-	Die zentralnervösen NW treten im allg. erst im oberen therapeutischen Bereich oder darüber auf (ab 5 µg/ml). *Cave:* erschwerte Beurteilbarkeit der NW beim bewußtlosen, beat-

1.18 (Fortsetzung)

Generic, Handelsname(n)	**Klasse**	**Nebenwirkungen**	**Besonderheiten, Kontraindikationen**
		ma, Krämpfe, Atemstillstand. Nur geringe negativ-inotrope Wirkung	meten Patienten (regelmäßige Plasmaspiegelbestimmungen!!) *Cave:*[1] Nur für die Behandlung ventrikulärer Arrhythmien
Amiodaron, z. B. Cordarex	1b	*Insbesondere akut* (selten): Übelkeit, Erbrechen, Völlegefühl, Obstipation, Kopfschmerzen, Schlafstörungen, Alpträume, Schwindel, Muskelschwäche, Tremor, Parästhesien, periphere Neuropathie, Ataxie; *bei längerer Anwendung:* Hyper- oder Hypothyreose (enthält Jod!), Lungenfibrose, Sonnenbrandneigung, Hyperpigmentierung der Haut, Anstieg der Transaminasen, korneale Mikroablagerungen (regelhaft bei Langzeittherapie, Fehlen weist auf mangelnde Compliance des Patienten hin), selten Grund für Beendigung der Therapie. Als Ausdruck der elektrophysiol. Eigenschaften: Sinusbradykardie, AV-Block 1. Grades, Verlängerung u. Deformierung der T-Welle, Auftreten einer U-Welle, QT-Verlängerung	hochwirksames Antiarrhythmikum mit problematischer Pharmakokinetik, regelmäßige Laborkontrollen (Schilddrüse, Transaminasen). *Cave:* Lungenfibrose. Anwendung bei sonst intraktablem Vorhofflimmern; Hypokaliämien vermeiden (Gefahr von Torsade de pointes). Entscheidung für Amiodaron beinhaltet Entscheidung für eine Dauertherapie; u.U. voher nichtpharmakologische Maßnahmen erwägen; wenn Therapie, dann konsequent (nicht unterdosieren)
Sotalol, z. B.: Sotalex Gilucor Darob Sotahexal Bonpro	3/2	selten außer den üblichen NW der β-Blockade Psoriasis Aggravation von Asthma	Sotalol ist ein β-Blocker mit gleichzeitiger ausgeprägter Klasse-3-Wirkung. Die β-blockierende Wirkung wird oft bereits bei 2–3 × 80 mg/Tag erreicht; Dosissteigerung führt dann im allg. nicht zu weiterer Hypotonie und Bra-

1.18 (Fortsetzung)

Generic, Handelsname(n)	**Klasse**	**Nebenwirkungen**	**Besonderheiten, Kontraindikationen**
			dykardie (nicht immer zu beobachten), aber zur Zunahme der Klasse-3-Wirkung (= Refraktärzeitverlängerung). Hypokaliämien vermeiden (Gefahr der Torsade de pointes): *Cave:* Diuretika, Laxantien, Lakritz
Verapamil, z. B. Isoptin	4	*bei i.v. Gabe* aufgrund der Vasodilatation: Hypotonie. Selten Lungenödem. Über das therapeutisch erwünschte Maß hinausgehende Bradykardie (Sinusknoten, AV-Blockierung). *Orale Gabe:* Obstipation, selten Übelkeit, Schwindel, Müdigkeit, Knöchelödeme, Parästhesien, Kopfschmerz, Flush	*Cave:* bei i.v. Gabe Verkürzung der Refraktärzeit bei WPW. Nicht bei ventrikulärer Tachykardie injizieren. Verstärkung kardiodepressorischer Wirkungen anderer Substanzen

[1] Lidocain, Tocainid, Mexiletin u. Aprindin haben ausgeprägte lokalanästhetische Wirkungen. Kombination der Substanzen kann zu schweren zentralnervösen Nebenwirkungen führen. (Krämpfe, Psychosen, Atemstillstand; diagnostisch problematisch bei beatmeten Patienten).

[2] Arrhythmogene (proarrhythmische) Wirkungen können in unterschiedlicher Art unter Klasse-1a- und -1c-Substanzen, selten bei 1b-Substanzen auftreten.

1.19 Proarrhythmische Effekte von Antiarrhythmika

- Entstehung *neuer*, bisher nicht dokumentierter Arrhythmien,
- *Aggravation* einer bestehenden Arrhythmie,
  - Zunahme der Häufigkeit von Tachykardieepisoden,
  - Verlängerung der Arrhythmieepisoden,
  - stärkere hämodynamische Beeinträchtigung durch die Rhythmusstörung,
  - Begünstigung von Bradykardien,
- *Intoxikation* mit einem Antiarrhythmikum, insbesondere bei Störung des Metabolismus, Änderungen der individuellen Reaktionslage, begleitende Elektrolytstörungen,
- *hämodynamische Nebenwirkungen* (negative Inotropie, verzögerter Kontraktionsablauf während einer Tachykardie, periphere Vasodilatation).

Elektrische antiarrhythmische Therapie

Passagere transvenöse Maßnahmen

Antibradykarde Stimulation: Eine atriale und/oder ventrikuläre transvenöse Stimulation erfolgt über einen perkutan eingeführten Elektrodenkatheter (Zugänge: V. jugularis, V. femoralis bzw. brachialis oder V. subclavia), der nur unter Röntgenkontrolle plaziert werden sollte. Nach korrekter Plazierung (bei Vorhofstimulation im Bereich des Herzohres, bei Kammerstimulation im Bereich der rechtsventrikulären Spitze) wird der Elektrodenkatheter an einen externen, batteriebetriebenen Impulsgenerator angeschlossen.

Indikation:

- symptomatische, vorübergehende Bradykardie,
- Überbrückungsmaßnahme bis zur Implantation eines endgültigen Schrittmachersystems.

Antitachykarde Stimulation: Sie kann bei Vorhofflattern, AV-Knoten-Reentry- bzw. AV-Reentry-Tachykardien sowie bei monomorphen Kammertachykardien durchgeführt werden.

! Vorhofflimmern, Kammerflimmern oder polymorphe Kammertachykardien sind einer antitachykarden Stimulation nicht zugänglich. Externe Defibrillation bzw. Kardiovision sind erforderlich!

Komplikationen transvenöser Stimulation und Sofortmaßnahmen sind in **1.20** dargestellt.

1.20 Sofortmaßnahmen bei Komplikationen der transvenösen Stimulation

Komplikation	Maßnahme
Akzeleration der Rhythmusstörung	Defibrillation
Sondendislokation mit möglicher Induktion von häufigen Extrasystolen oder anhaltenden Rhythmusstörungen	Sonde replazieren bzw. entfernen
Schrittmachersondenperforation (Anstieg der Stimulationsschwelle, Zwerchfellzukken, Hämoperikard)	– Sonde replazieren, nicht zu steife Stimulationselektroden verwenden, – bei Hämoperikard mögliche Antikoagulation antagonisieren, allgemeine Maßnahmen wie bei Behandlung einer Tamponade
Infektion	– Sonde entfernen, – Erreger sichern
Thrombose	Heparin, Antikoagulation

Permanente antibradykarde Stimulation – Schrittmachertherapie

Indikation:

- Adams-Stokes-Anfall (bradykarde Form),
- pathologische Bradykardie,
- sinuatriale Blockierungen,
- Bradyarrhythmia absoluta,
- atrioventrikuläre Blockierungen II. und III. Grades,
- faszikuläre Leitungsstörung,
- bradykarde Rhythmusstörung bei Myokardinfarkt,
- Karotissinussyndrom,
- Sinusknotensyndrom.

Prinzip: Moderne Schrittmacher sind programmierbar: transkutan (somit nicht invasiv) können Frequenz, Amplitude, Impulsdauer, Empfindlichkeit, Refraktärität und unter Umständen das Intervall von Vorhoferregung bis zum Beginn der Kammererregung sowie die AV-Zeit verändert werden. Die Programmiermöglichkeiten wechseln von Modell zu Modell und müssen der Spezialliteratur entnommen werden. Für die verschiedenen Stimulationsorte, Steuerungssignale und Betriebsarten wird ein *Schrittmachercode* benutzt. Als Code-Buchstaben werden verwendet: V = Ventrikel, A = Atrium (Vorhof), D = doppelt (sowohl V als auch A), I = inhibiert, T = getriggert, 0 = keine Steuerung, R = rate responsive (frequenzadaptiert).

1. Buchstabe = stimulierte Kammer,
2. Buchstabe = steuernde Kammer,
3. Buchstabe = Betriebsart,
4. Buchstabe = Variationsmöglichkeiten.

Beispiel: VVI-Stimulation: ventrikulär stimulierendes, über die Kammer gesteuertes, inhibiert arbeitendes Schrittmachersystem auf Kammerebene; DDD-R Stimulation stimuliert sowohl Vorhof als auch Herzkammer, Steuerung von Vorhof als auch Ventrikel aus, Betriebsart auf Vorhofebene und Ventrikelebene mit der Möglichkeit der Frequenzanpassung (R).

Betriebsarten: Ein Bedarfsschrittmacher (Demand-Schrittmacher) aktiviert, wenn eine eingestellte Minimalfrequenz unterschritten wird. Bei inhibierter Betriebsart wird die Impulsabgabe des Schrittmachers bei Spontanerregung verhindert (inhibiert; häufigste Betriebsart). Bei getriggerter Arbeitsweise fällt die Impulsabgabe bei Spontanerregung des Herzens in die Refraktärphase der R-Zacke bzw. P-Welle.

Schrittmachersysteme:

Einkammerschrittmacher (VVI): Der häufigste Schrittmacher ist ein Einkammerschrittmacher mit oder ohne Frequenzadaptation (VVI- bzw. VVI-R-Stimulation). *Vorteil:* einfach zu implantierendes System, einfache Nachkontrolle, Langlebigkeit, geringe Störanfälligkeit im Vergleich zu bifokalen Systemen. *Nachteil:* Bei Kammerstimulation mit retrograder Vorhoferregung kommt es bei Vorhofkontraktionen gegen die geschlossene AV-Klappe zu einem plötzlichen Druckanstieg im Vorhof verbunden mit einem reflektorischen Blutdruckabfall und Schwindelerscheinungen („*Schrittmachersyndrom*"). Häufigkeit ca. 10–20% aller VVI-Schrittmacherpatienten mit Sinusrhythmus.

Vorhofschrittmacher (AAI): Bei permanenten oder intermittierenden Sinusknotenfunktionsstörungen und intakter AV-Überleitung kann ein Einkammersystem auf Vorhofebene implantiert werden. Der Vorhof wird bei Unterschreiten der Interventionsfrequenz stimuliert, Vorhofeigenaktionen inhibieren den Schrittmacher. *Vorteil:* Erhaltung der physiologischen Stimulationsfrequenz, Verbesserung des Herzzeitvolumens im Vergleich zur reinen VVI-Stimulation (ca. 20%). *Nachteil:* Stabilität der Vorhofsonde im Vergleich zur Ventrikelsonde geringer, bei sich entwickelnder zusätzlicher AV-Leitungsstörung über die Jahre Notwendigkeit der Erweiterung des Schrittmachersystems (DDD-Stimulation).

Zweikammerschrittmacher: Die AV-sequentielle Stimulation (DDD-Schrittmacher) kommt bei Patienten mit AV-Leitungsblockierung zum Einsatz. Bei Unterschreiten der Interventionsfrequenz werden Vorhof oder Herzkammer in physiologischer Sequenz stimuliert. Die klassische Indikation zur AV-sequentiellen Stimulation stellt der AV-Block II.–III. Grades dar sowie die gleichzeitige Störung von Sinus- und AV-Knoten („Zwei-Knoten-Erkrankung").

Frequenzadaptive Schrittmacher: Frequenzadaptive Schrittmacher (z.B. AAI-R, VVI-R, DDD-R) ermöglichen die Anpassung der Stimulationsfrequenz an physiologische Belastungen. Zur Adaptation der Herzfrequenz werden verschiedene biologische Parameter alleine oder in Kombination verwendet: Muskelaktivität, Atemfrequenz, QT-Zeit, Temperatur, Sauerstoffgehalt bzw. pH-Wert des Blutes, etc. *Vorteil:* häufig nur Einkammersystem, relativ einfache Nachsorge, belastungsgerechte hämodynamische Anpassung. *Nachteil:* fehlendes ideales Frequenzadaptationssystem, mangelnde Synchronität zwischen Belastung und Frequenz, teilweise problematische Programmierung.

Komplikationen der Schrittmacherimplantation:
Die **Letalität** einer Implantation ist niedrig (0,1–0,25%). Häufige intraoperative Komplikationen sind Asystolie, Kammerflimmern, Pneumonie, Lungenembolie, Vorhofperforation, Perikardtamponade.

Akutkomplikationen: Auslösung von Herzrhythmusstörungen, Myokardperforation, primäre Infektion, Pneumothorax.

Postoperative und Spätkomplikationen: Wundheilungsstörungen, Drucknekrosen (Schrittmachertasche, Sondenverlauf), Sekundärinfektionen, Sepsis, allergische Reaktionen.

Elektrodenbedingte Komplikationen: Dislokation, Reizschwellenerhöhung, Sondenfraktur, Isolationsdefekt, Adapterdiskonnektion, Skelettmuskel- und Nervenstimulation, Venenthrombose und Thrombembolie.

Schrittmachersystembedingte Komplikationen: vorzeitige Batterieerschöpfung, elektromagnetische Interferenzen (Diathermie, Elektrokautern, defekte Haushaltsgeräte, etc.).

! Bipolare Elektroden sind gegen Interferenzeinflüsse unempfindlicher im Vergleich zu unipolaren Elektroden.

Implantierbare antitachykarde Schrittmacher

Sie sind heute bei stabilen supraventrikulären Reentry-Tachykardien kaum noch indiziert, da die Katheterablation zur Behandlung therapierefraktärer supraventrikulärer Tachykardien zur Verfügung steht. Bei ventrikulären Tachykardien besteht prinzipiell die Gefahr der Akzeleration durch die antitachykarden Stimulationstechniken, weshalb heute die antitachykarde Stimulation nur noch in Verbindung mit einem integrierten Kardioversions-Defibrillationssystem (ICD) verwendet wird.

Externe Elektrokonversion/Defibrillation

Indikationen:

- *dringend (notfallmäßig) indiziert:* Kammerflimmern, hämodynamisch instabile Kammertachykardie, Vorhofflimmern mit schneller Überleitung und mit hämodynamischer Instabilität,
- *elektive Kardioversion:* Vorhofflattern, Vorhofflimmern, medikamentöstherapiefraktäre, hämodynamisch tolerierte Kammertachykardie,
- *unwirksam:* permanente („incessant") supraventrikuläre bzw. ventrikuläre Tachykardie, Automatierhythmus, Torsade de pointes, außer bei Degeneration in anhaltende Kammertachykardie bzw. Kammerflimmern.

Technik: Bei der Elektrokardioversion oder -defibrillation wird ein kurzer, hochgespannter Gleichstromimpuls (1000-2000 V) entweder QRS-synchron (Kardioversion) in den QRS-Komplex einer Tachykardie oder nicht-QRS-synchron (Defibrillation) über großflächige externe Elektroden und Verwendung von Elektrodenpaste (Verbesserung der Leitfähigkeit, Vermeidung von Hautschäden) appliziert. Die Synchronisation mit dem QRS-Komplex erfolgt, um eine Akzeleration durch Einfall des Schocks in die T-Welle mit der Gefahr von Kammerflimmern zu vermeiden.

! Polymorphe Kammertachykardien oder Kammerflimmern werden nicht-QRS-synchron defibrilliert, während regelmäßige Tachykardien QRS-synchron kardiovertiert werden sollten. Bei Kardioversion bzw. Defibrillation sollten die Möglichkeiten einer temporären Schrittmachertherapie sowie die Voraussetzungen für eine kardiopulmonale Reanimation gegeben sein.

Zur Kardioversion erforderliche Energie: Bei Kindern sollten 1–5 J/kgKG kardiovertiert/defibrilliert werden, bei Erwachsenen betragen die Dosen bei Vorhofflimmern 200–400 J, bei Kammertachykardien 50–200 J und bei Kammerflimmern 200-400 J.

Implantierbarer Kardioverter-Defibrillator (ICD)

Er erkennt und terminiert eine Kammertachykardie bzw. Kammerflimmern automatisch. In den letzten Jahren wird der ICD mit einer sehr geringen Morbidität und Mortalität transvenös subkutan implantiert (operative Mortalität <1% bei alleiniger ICD-Implantation).

Indikationen:

- Kammerflimmern außerhalb eines akuten Infarktes,
- lebensbedrohliche rezidivierende ventrikuläre Tachykardien, die nicht mit Medikamenten beherrscht werden können und bei denen eine antitachykarde Operation nicht indiziert ist,
- ventrikuläre Tachykardien oder Kammerflimmern, insbesondere wenn keine koronare Herzerkrankung besteht und die Effektivität einer medikamentösen antiarrhythmischen Therapie nicht sicher ist.

! Die Implantation eines ICD setzt eine eingehende elektrophysiologische und angiographische Diagnostik voraus.

Der ICD hat die Prognose ventrikulärer Tachyarrhythmien deutlich verbessert. Nach 1 Jahr kommt bei 98% der Patienten kein akuter Herztod mehr vor. Die Gesamtüberlebensrate nach 1 Jahr beträgt 92%, nach 5 Jahren 76%.

Katheterablation

Ziel dieses Verfahrens ist das Ausschalten der Strukturen, die für die Arrhythmie verantwortlich sind. Voraussetzung hierfür ist eine exakte Lokalisation der beteiligten Strukturen, z. B. die Lokalisation des Ursprungs einer ventrikulären Tachykardie, die genaue Lage einer akzessorischen Bahn bei WPW-Syndrom oder des AV-Knotens. Die Strukturen werden durch Energie zerstört, die über einen Elektrodenkatheter zugeführt wird. Die Katheterablation ist insbesondere seit der Verwendung von Hochfrequenzstrom (früher Gleichstrom) zunehmend weit verbreitet und ersetzt vor allem bei supraventrikulären Tachykardien herzchirurgische Maßnahmen.

Indikationen:

- Ablation akzessorischer Leitungsbahnen,
  - bei symptomatischen Patienten mit rezidivierenden AV-Reentry-Tachykardien und/oder
  - tachykardiebedingter Symptomatik.

❗ **Komplikationen:** zerebrale Embolien, Herztamponade in Folge von Myokardperforation, Koronararterienspasmus, Myokardinfarkt, zerebrovaskuläre Insulte, periphere Embolien oder AV-Block.

- Modulation der AV-Knotenüberleitung bei AV-Knoten-Tachykardien bei
  - medikamentös-therapiefraktären oder
  - deutlich symptomatischen Patienten.

❗ **Gefahr:** Induktion eines totalen AV-Blocks (ca. 1–2%)

- Ablation des AV-Knotens bei medikamentös-refraktärem Vorhofflimmern/-flattern, wenn deren Ursprungsorte nicht direkt durch eine Ablation zu beseitigen sind.

❗ Da Vorhofflimmern durch die AV-Knoten-Ablation nicht beseitigt wird, bleibt das Risiko thrombembolischer Komplikationen (Notwendigkeit einer oralen Antikoagulationstherapie). Nach der Ablation ist die Implantation eines frequenzadaptiven Ein- oder Zweikammersystems erforderlich (S. 69).

- Ablation von Vorhofflattern und atrialen Tachykardien.
- Ablation bei Kammertachykardien.

Antitachykarde Operation

Die Hochfrequenzstrom-Katheterablation hat operative Eingriffe bei supraventrikulären Tachykardien in den Hintergrund gedrängt. Ziel einer antitachykarden Operation bei ventrikulären Tachykardien, insbesondere bei Patienten mit koronarer Herzerkrankung und zusätzlich bestehender Operationsindikation wie Klappenersatz, Revaskularisation bzw. Aneurysmektomie, ist es, den Ursprungsort der ventrikulären Tachykardie zu lokalisieren und gezielt auszuschalten (partielle Ventrikulotomie, subendokardiale Resektion, Kryo-Chirurgie, Laserapplikation oder eine Kombination dieser Verfahren). In bis zu 80–90% kann die Neigung zu ventrikulären Tachykardien durch den operativen Eingriff ausgeschaltet werden, jedoch liegt die perioperative Sterblichkeit eines solchen herzchirurgischen Eingriffs zwischen 4% und 12%. Alternativ kommt oft die Implantation eines ICD in Frage.

Kardiopulmonale Reanimation

→ auch 47.2, S. 1290.
Kammerflimmern ist die häufigste Arrhythmie beim plötzlichen Herztod und damit auch die am einfachsten therapeutisch zu beeinflussende Form des funktionellen Herzstillstandes. Jede Zeitverzögerung bis zur Defibrillation senkt entscheidend die Überlebenswahrscheinlichkeit.

❗ 3 Minuten Verzögerung bedeutet einen Mortalitätsanstieg um 50%!

Basisreanimationsmaßnahmen können eine zwar geringe, aber zunächst meist ausreichende Aufrechterhaltung lebenswichtiger Organfunktionen sicherstellen. Die dabei anzustrebenden Zeiten sind 4 Min. für den Beginn der Herzlungenwiederbelebung und 8 Min. für das Einsetzen von **erweiterten Reanimationsmaßnahmen** (advanced cardiac life support).

! Wird ein Patient in einer hochfrequenten Kammertachykardie oder mit grob- oder mittelschlägigem Kammerflimmern aufgefunden, so ist dies als eine vergleichsweise günstige Ausgangssituation anzusehen. Die große Amplitude des EKG-Signals spricht für eine wahrscheinlich kürzere Zeitdauer des Stillstandes und ermöglicht noch während der Tachyarrhythmie eine myokardiale Oxygenierung und Perfusion. Bei Vorliegen von Kammerflimmern ist also unabhängig davon, ob es sich dabei um grobschlägiges oder feinschlägiges Flimmern handelt, die sofortige Defibrillation die Maßnahme höchster Priorität.

Algorithmus für die Behandlung von Kammerflimmern bzw. hypotensiver ventrikulärer Tachykardien:

- Defibrillation bis zu 3 × (200 J., 300 J., 360 J.),
- bei Ineffektivität Adrenalin 1 mg i.v. bzw. 2–3 mg endobronchial,
- erneute Defibrillation (360 J.),
- bei therapierefraktärem, rezidivierendem Kammerflimmern: Lidocain 1–1,5 mg/kgKG i. v.
- weitere Defibrillation mit 360 J., ggf. erneut 3 mg Adrenalin i. v.
- Bei Resistenz von Kammerflimmern: Magnesiumsulfat 1(–2)g, Natriumbicarbonat 1 mg/kgKG, Ajmalin 1 mg/kgKG, Amiodaron 5 mg/kgKG. Nach jeder Medikation 10 Zyklen bzw. 1 Min. Basisreanimation,
- Ablauf der erweiterten Reanimation: Medikament, Schock..., Medikament, Schock..., Medikament, Schock...

Ultima ratio: Metoprolol 0,1–0,2 mg/kgKG, alternativ Esmolol 0,5–1 mg/kgKG als Bolus über 1 Min. i. v., Kaliumchlorid 10(–20)mg.

!

1. Im Falle eines Herzstillstandes außerhalb der Klinik ist sofort der Notarzt zu aktivieren!
2. Jeder Herzstillstand in der Klinik sollte vorrangig mittels Defibrillation behandelt werden! Falls ein Defibrillator sofort verfügbar ist, hat die **Defibrillation die uneingeschränkte höchste Priorität:** Daher keine Herzlungenwiederbelebung vor der ersten Defibrillation oder zwischen der Dreierschockserie! Erste EKG-Ableitung über Defibrillationselektroden! Bei technischen Schwierigkeiten oder Nichtverfügbarkeit des Defibrillators Zeit bis zur Defibrillation mit Basisreanimation überbrücken! Gegenüber einer medikamentösen Intervention hat die dreimalige Defibrillation zu diesem Zeitpunkt eindeutig die höhere Priorität.

1.4 Herzrhythmusstörungen – spezieller Teil

1.4.1 Bradykarde Herzrhythmusstörungen

Sinusbradykardie

Definition

Von Sinusbradykardie spricht man, wenn die Sinusschlagfolge auf weniger als 60 Schläge pro Minute sinkt

→ *engl.:* sinus bradycardia

Ätiopathogenese: Physiologisch kommt die Sinusbradykardie, insbesondere bei Herzgesunden und Sportlern bei erhöhtem Vagotonus vor (z. B. Frequenzabfall im Schlaf auf 40 Schläge/Min.). Der pathologischen Sinusbradykardie liegt eine Störung der Sinusknotenfunktion zugrunde. Diese Störung kann unterschiedliche Ursachen haben.

Kardiale Ursachen: koronare Herzkrankheit, entzündliche Herzkrankheiten (Virusmyokarditis nach Scharlach oder Diphtherie), Operationsfolge nach Herzoperation.

Extrakardiale Ursachen: Hypothyreose, Hypothermie, Hypophyseninsuffizienz, erhöhter Hirndruck, Urämie, Ikterus, gramnegative Sepsis, Typhus abdominalis, Morbus Bang, verschiedene Medikamente wie negativ-chronotrop wirkende Antiarrhythmika (insbesondere β-Blocker), Calciumantagonisten, Antihypertensiva (z. B. Clonidin) und Digitalis.

! Medikamente (z. B. β-Blocker bzw. Digitalis) sind am häufigsten die Ursache einer Sinusbradykardie.

Symptomatik und Befunde: Bei der pathologischen Sinusbradykardie erhöht sich die Herzschlagfolge auch unter Belastung nicht (Diagnosesicherung durch Belastungs-EKG). Oft treten schon im Ruhezustand Symptome auf, die durch die bradykardieinduzierten hämodynamischen Veränderungen bedingt sind (Schwindel, Abgeschlagenheit, Schwächezustände).

Therapie: Sie besteht entweder in der Therapie der Grunderkrankung oder Absetzen der verantwortlichen Medikamente (s. o.). In der überwiegenden Zahl der Fälle ist eine spezifische Therapie also nicht erforderlich. Bei schwerer akuter Symptomatik kann man die Sinusfrequenz mit 0,5–1 mg Atropin i. v. oder 0,25–0,5 mg Orciprenalin i. v. (z. B. Alupent) anheben. Die Implantation eines Schrittmachers ist bei Sinusbradykardie nur indiziert, wenn der Zusammenhang zwischen klinischen Symptomen und Sinusbradykardie eindeutig nachgewiesen ist.

Sinusknotensyndrom

Definition

Unter dem Begriff **Sinusknotensyndrom** werden folgende Rhythmusstörungen zusammengefaßt:

- intermittierende oder permanente Sinusbradykardien,
- SA-Blockierungen (= sinuatriale Blockierungen: die Impulsleitung vom Sinusknoten zum umgebenden Gewebe ist gestört; dies kann z. B. durch Digitalistherapie hervorgerufen werden),
- Sinusknotenstillstand.

Wenn zusätzlich atriale Tachyarrhythmien (z. B. intermittierendes Vorhofflattern/-flimmern) vorliegen, spricht man von einem **Bradykardie-Tachykardie-Syndrom**.

→ *engl.:* sick sinus syndrome

Ätiologie: 40–70% ohne begleitende Herzerkrankung, koronare Herzkrankheit, Kardiomyopathien und Myokarditis sowie idiopathische Degeneration des Leitungssystems (Morbus Lenègre und Morbus Lev), Fibrose des Leitungssystems/AV-Knotenareals.

Symptome: Synkope oder Präsynkope im Wechsel mit Palpitationen (schnelle Herzfrequenz, Herzjagen). Bei Phasen von lang anhaltenden Tachykardien: Angina und Herzinsuffizienz. Bei intermittierendem Vorhofflimmern: Auftreten von Embolien.

Diagnostik: Die Diagnose erfolgt in der Regel durch Langzeit-EKG-Aufzeichnungen der Bradykardiephasen. In der Anamnese finden sich meist Hinweise für tachykarde Phasen (Palpitationen, Herzjagen), so daß die Diagnose klinisch gestellt wird. Eine EPU mit einer pathologisch verlängerten Sinusknotenerholungszeit stützt die Diagnose. Jedoch schließt ein Normalbefund die Diagnose nicht aus.

! Bei älteren Patienten mit Synkope und zerebralem Insult muß an das Vorliegen eines Bradykardie-Tachykardie-Syndroms gedacht werden.

Therapie (Sinusbradykardie): Beim Sinusknotensyndrom besteht anders als bei Sinusbradykardie nahezu immer eine Schrittmacherindikation, da die zusätzlich erforderliche medikamentöse Therapie risikobehaftet ist (medikamentös induzierte Bradykardie oder Asystolie).

! Die Prognose der Sinusknotenerkrankungen quoad vitam ist gut. Sie wird weniger durch die Arrhythmie als durch die evtl. zugrunde liegende Herzerkrankung bestimmt.

Hypersensitiver Karotissinus und Karotissinussyndrom

Definition

Der **hypersensitive Karotissinus** ist dadurch charakterisiert, daß bereits spontane Kopfdrehungen oder eine geringfügige äußere Kompression (z. B. durch einen zu engen Kragen) genügen, um den Karotissinusreflex (Bradykardie und Hypotonie) auszulösen.

→ *engl.:* carotid sinus syndrome

Die Überempfindlichkeit des Karotissinus ist in der Regel durch eine Arteriosklerose bedingt, die die Pressorezeptoren der Arteria carotis schädigt. Dies ist bei älteren Menschen relativ häufig der Fall (bis zu 25%) und bleibt oft asymptomatisch. Klinische Symptome, wie z.B. Synkopen, treten dagegen nur bei ca. 10% der Patienten mit einem hypersensitiven Karotissinus auf. Dann spricht man von einem **Karotissinussyndrom**.

! Man unterscheidet das klinische Karotissinussyndrom vom hypersensitiven Karotissinusreflex.

Beim Karotissinussyndrom werden 2 Formen unterschieden:
1. Der **kardioinhibitorische Typ** (Reizung des Nervus vagus mit nachfolgender Depression des Sinusknotens und der AV-Leitung mit einer Asystolie von mehr als 3 Sek. bei Karotissinusdruck). Er dominiert gegenüber dem
2. **vasodepressorischen Typ,** bei dem es in Folge einer Vasodilatation zu einem Blutdruckabfall (über 50 mmHg) ohne Beeinflussung der Herzfrequenz kommt. Mischformen sind häufig.

! Ein Schrittmacher ist demzufolge nur beim kardioinhibitorischen Typ indiziert.

Atrioventrikuläre Überleitungsstörungen

Einteilung

- Verlängerte PQ-Dauer: Bei AV-Block I. und II. Grades:
  - AV-Block I. Grades (▣ 1.**20a**): PQ-Dauer >0,20 s, Blockierung meist im AV-Knoten,
  - AV-Block II. Grades Typ I (Wenckebach; ▣ 1.**20b**) progressive Zunahme der PQ-Dauer bis zum Ausfall einer Überleitung. Bei typischer Wenckebach-Periodik Zunahme der PQ-Dauer beim 2. übergeleiteten Schlag stärker als bei den nachfolgenden,
  - AV-Block II. Grades Typ II (Mobitz; ▣ 1.**20c**) intermittierend Ausfall eines oder mehrerer QRS-Komplexe, PQ-Dauer sonst normal oder konstant verlängert. Blockierung meist im His-Bündel oder weiter distal.
- 2 : 1-Block: Sonderform der AV-Blockierung, entweder kürzeste Form einer Wenckebach-Periodik oder Typ II-Block. Lange EKG-Registrierung!

Formen der AV-Blockierungen

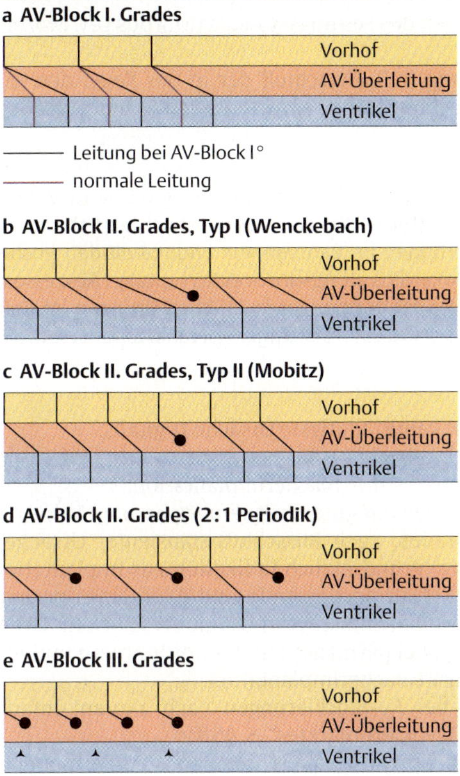

1.20 Die Leiterdiagramme veranschaulichen das Ausmaß der Blockierungen: beim AV-Block I. Grades wird die Überleitung nur zeitlich verzögert, während die Erregung die Kammer beim AV-Block II. Grades nur teilweise und beim AV-Block III. Grades gar nicht erreicht. Ein ventrikuläres Schrittmacherzentrum sorgt für einen (langsamen) Ersatzrhythmus.

- AV-Block III. Grades (**1.20d**): vollständige Unterbrechung der antegraden AV-Leitung, Dissoziation zwischen den normal schnellen Vorhöfen (P-Wellen) und einem langsamen Kammerersatzrhythmus. Ventrikulärer Ersatzrhythmus entweder hochgelegen (normal breite QRS-Komplexe, Kammerfrequenz 40–60/min) oder distal (QRS verbreitert, Kammerfrequenz <40/min). Vorboten: oft bifaszikulärer Block.

Ätiologie:

- *physiologisch* (z. B. Sinustachykardie bei Belastung, Erhöhung des Parasympathikotonus (im Schlaf, bei Athleten),
- *erworben*
  - medikamentös (Digitalis, β-Blocker, Calciumantagonisten),

  - entzündlich (Myokarditis, Erkrankungen des rheumatischen Formenkreises),
  - degenerative Erkrankungen des Leitungssystems (Morbus Lev, Morbus Lenègre),
  - Störung der Durchblutung (z. B. Verschluß der in der Regel den AV-Knoten versorgenden rechten Herzkranzarterie beim Hinterwandinfarkt),
- angeboren.

! Bei den erworbenen Ursachen einer AV-Leitungsstörung spielt heute zunehmend die Borreliose eine Rolle (Lyme disease). Prognostisch und therapeutisch wichtig sind AV-Blockierungen im Rahmen von Endokarditiden (insbesondere Staphylokokken-Endokarditis als Ausdruck eines septalen Abszesses). Bei Auftreten von transienten oder permanenten AV-Blockierungen im Rahmen einer akuten Endokarditis sollte ein frühzeitiger Aortenklappenersatz diskutiert werden.

Therapie:

- isolierter AV-Block I. Grades: keine, häufigste Ursache Digitalis,
- AV-Block II. Grades Typ Wenckebach: keine,
- AV-Block II. Grades Typ Mobitz: Schrittmacherimplantation,
- angeborener AV-Block III. Grades mit guter Frequenzanpassung: keine,
- erworbener AV-Block III. Grades: nach Ausschluß transienter Ursachen (z. B. Digitalis-Überdosierung) grundsätzlich Indikation zur Implantation zunächst einer passageren Schrittmachersonde und dann eines permanenten Schrittmachersystems. Bei Sinusrhythmus und AV-Block III° DDD-(R)-Schrittmacherversorgung, bei permanentem Vorhofflimmern und AV-Block III. Grades VVI-(R)-Schrittmacherimplantation.

Therapeutische Empfehlung bei AV-Blockierungen nach akutem Infarkt (→ auch „Therapie des akuten Myokardinfarktes“, S. 45 ff):

- Hinterwandinfarkt: günstige Prognose, meist nur passager. Permanente Schrittmacherimplantation in früher Infarktphase erst ab 10. Tag diskutieren.
- Vorderwandinfarkt: Neuauftreten eines Blockbildes, z. B. Linksschenkelblock, bifaszikulärer Block oder AV-Block III. Grades prognostisch ungünstig, Indikation zur prophylaktischen temporären Stimulation, permanente Schrittmacherimplantation bereits innerhalb der ersten 10 Tage.

Intraventrikuläre Blockierungen

Definition

Intraventrikuläre Leitungsstörungen lassen sich einteilen in:

- verzögerte Erregungsausbreitung im intraventrikulären Leitungssystem,
- vorübergehende Leitungsunterbrechung und
- vollständige Blockierung.

Formen der Blockierung:

Rechtsschenkelblock (RSB): Leitungsverzögerung oder Blockierung des rechten Schenkels. Die linke Kammer wird normal, die rechte verspätet erregt: Änderung des terminalen QRS-Anteils mit 2. R-Zacke in V_1 (M-förmige Aufsplitterung von QRS: rsR', RsR', rR'), S-Zacken in I und II.

- Kompletter Rechtsschenkelblock: QRS >0,10 Sek., rechtspräkordiale Repolarisationsstörungen. Vorkommen: nach Infarkt, bei Rechtsherzbelastung, chronischem Cor pulmonale, Kardiomyopathien, auch idiopathisch. Günstigere Prognose als bei Linksschenkelblock.
- Inkompletter Rechtsschenkelblock: QRS ≤ 0,10 Sek. Vorkommen: bei Kindern und Jugendlichen, Sportlern, Vagotonikern, Trichterbrust, seltener nach Infarkt.

Linksschenkelblock (LSB): Verzögerung der Erregungsausbreitung im linken Schenkel oder gleichzeitig im anterioren und posterioren Faszikel. Die rechte Kammer wird normal, die linke verspätet aktiviert (daher z. B. beim Belastungs-EKG keine Aussage über Ischämiereaktion möglich). Linkstyp oder überdrehter Linkstyp, QRS >0,11 Sek., deutliche Repolarisationsstörungen linkspräkordial. Vorkommen: nach Infarkt, bei dilatativer Kardiomyopathie (oft frühzeitig), gelegentlich idiopathisch. Prognose schlechter als beim Rechtsschenkelblock.

- Linksanteriorer Hemiblock (LAH): Verzögerung oder Unterbrechung des anterioren Faszikels, Summationsvektor nach links oben gerichtet (überdrehter Linkstyp). Vorkommen: KHK, Kardiomyopathien, typisch für Vorhofseptumdefekt vom Ostium-primum-Typ.
- Linksposteriorer Hemiblock (LPH): Verzögerung oder Blockierung im linksposterioren Faszikel, Drehung des frontalen Hauptvektors nach rechts. DD: Rechtsherzbelastung. Eindeutige Diagnose oft nur bei intermittierendem Auftreten.
- QRS-Dauer bei Hemiblöcken <0,11 Sek., da nur geringe Auswirkungen auf die Gesamterregung der linken Kammer.

Bifaszikuläre Blöcke: Kombination von Rechtsschenkelblock mit linksanteriorem Hemiblock (LAH, häufig) oder linksposteriorem Hemiblock (LPH, selten).

Schrittmacher-Indikation

Absolute Indikation:

- symptomfreier Patient: kompletter trifaszikulärer Block, bifaszikulärer Block mit AV-Block II. Grades Typ Mobitz unabhängig von der Beschwerdesymptomatik;
- symptomatischer Patient: bifaszikulärer Block mit AV-Block II. Grades Typ Mobitz oder Wenckebach oder mit AV-Block I. Grades, insbesondere bei verlängerter HV-Zeit (>70 ms) und bradykardiebedingten Beschwerden (Synkopen etc.).

Relative Indikation: bifaszikuläre Blockierung mit Symptomatik, insbesondere bei verlängerter HV-Zeit (hier sollten zusätzlich tachykarde Kammerrhythmusstörungen durch eine invasive elektrophysiologische Untersuchung ausgeschlossen werden).
Keine Indikation: asymptomatische, mono- oder bifaszikuläre Blockierungen mit oder ohne Nachweis eines AV-Blocks I. Grades oder AV-Blocks II. Grades Typ Wenckebach.

Akuttherapie bradykarder Herzrhythmusstörungen

Medikamentös

- Vagolytika:
  - Atropin 0,5-1,5 mg schnell i.v. (maximal 0,02 mg/kgKG); zu langsame intravenöse Applikation kann zu einem vorübergehenden paradoxen (bradykardisierenden) Effekt führen,
  - Ipratropium 0,5–2,0 mg i.v.,
- Sympathomimetika:
  - Orciprenalin (Alupent), Isoproterenol 0,25–0,5 mg langsam i.v.

Elektrisch

- temporäre antibradykarde Stimulation (transvenös, → S. 67),
- in Notfallsituationen passagere transthorakale Stimulation.

1.4.2 Tachykarde Herzrhythmusstörungen

Vorhofflattern

Definition

Sehr schnelle (200-350 Schläge/Min.) Vorhoferregung, die sich durch schnell wiederholende, verbreiterte P-Wellen repräsentiert. Dabei besteht ein regelmäßiger, schneller Vorhofrhythmus. Man unterscheidet 2 Formen des Vorhofflatterns:

- **gewöhnlicher Typ** (klassischer Typ, Typ I „common type"): sägezahnförmige Flatterwellen, Frequenz im Vorhof zwischen 200 und 300 Schlägen/Min., Flatterwellen sind am besten in den Ableitungen II, III und aVF zu erkennen,
- **ungewöhnlicher Typ** (Typ II „uncommon type"): Dies ist eine seltenere Form des Vorhofflatterns, höhere Flatterfrequenz (250-450/Min.), positive Flatterwellen ähnlich den normalen P-Wellen bei Sinusrhythmus.

  Vorhofflattern tritt ebenso wie Vorhofflimmern anfallsweise oder chronisch auf und ist im Gegensatz zum Vorhofflimmern eher selten.

→ *engl.:* atrial flutter

Ätiologie: Vorhofflattern tritt häufig idiopathisch auf. Als Ursachen kommen weiter in Frage: koronare Herzerkrankung, Mitral- oder Trikuspidalklappenfehler, Kardiomyopathie, Vorhofseptumdefekt (insbesondere langfristig nach Vorhofseptumoperation), Lungenerkrankung, Hyperthyreose oder Myo-/Perikarditis.

Pathophysiologie: Bei Vorhofflattern liegt eine kreisende Erregung im Bereich des rechten Vorhofes (Makro-Reentry) vor, wobei die Erregung den engen Bereich zwischen unterer Hohlvene und Koronarsinus einerseits und Trikuspidalring andererseits passieren muß. Durch elektrische Impulse kann man in den Reentry-Kreis eindringen und die Arrhythmie durch elektrische Überstimulation (transvenöse antitachykarde Stimulation) beenden.

Therapie: Bei Vorhofflattern gelingt durch eine medikamentöse Therapie oft nur eine Senkung der Vorhoffrequenz mit der Folge der Abnahme der Kammerfrequenz. Daher ist die elektrische Therapie (Kardioversion bzw. antitachykarde Stimulation) einer rein medikamentösen Therapie vorzuziehen. Sofern eine Konversion in Sinusrhythmus nicht gelingt, sollte lediglich versucht werden, die Kammerfrequenz durch Digitalis und unter Umständen in Kombination mit Verapamil oder einem β-Blocker in normfrequente Bereiche zu bringen. Bei therapiefraktärem Vorhofflattern oder Nebenwirkungen einer medikamentösen Therapie: Katheterablation (medikamentöse Konversionstherapie → „Vorhofflimmern").

Vorhofflimmern

Definition

Vorhofflimmern liegen kreisende Vorhoferregungen zugrunde, die jedoch nicht wie bei Vorhofflattern aus einer einzelnen, sondern aus einer Vielzahl unterschiedlicher Erregungsfronten bestehen. Im EKG kommt es somit zum Verlust der geordneten Vorhofaktivität (Fehlen von P-Wellen) und zu einer irregulären absolut arrhythmischen Kammeraktion. Man unterscheidet *intermittierendes* (paroxysmales) von *chronischem* Vorhofflimmern.

→ *engl.:* atrial fibrillation

! Vorhofflimmern ist die häufigste tachykarde Herzrhythmusstörung.

Ätiologie: In ca. 50% liegt keine Grunderkrankung vor (idiopathisch). Hauptursachen des Vorhofflimmerns sind Mitralklappenfehler, koronare Herzerkrankung, Aortenklappenfehler, Hyperthyreose, toxisch (z. B. Alkohol) und Kardiomyopathien. Vorhofflimmern tritt häufig in der perioperativen Periode nach Herzoperationen sowie im Zusammenhang mit Sinusknotenerkrankungen auf (→ S. 74f).

Prognose: Die Prognose hängt von der zugrundeliegenden Erkrankung ab. In seltenen Fällen kann Vorhofflimmern zu Kammerflimmern und akutem Herztod führen (hochfrequente Überleitung über die akzessorische Bahn bei

WPW-Syndrom; Induktion einer Ischämie bei schwerer koronarer Herzkrankheit: hypertrophische Kardiomyopathie). Die Prognose wird ferner durch die Gefahr von arteriellen Thromboembolien beeinflußt (insbesondere bei Mitralvitien oder Alloprothesen).

Therapie:

- Bei neu auftgetretenem Vorhofflimmern bei Vorliegen einer organischen Herzerkrankung (insbesondere Mitralvitium) sofortige Heparinisierung; bei Fortbestehen orale Antikoagulation.
- *Senkung der Kammerfrequenz:* Digoxin (0,4–0,5 mg i.v.) oder Verapamil (5–10 mg i.v.), anschließend orale Therapie. Im allgemeinen gelingt es, die Frequenz durch Gabe von Digitalis oder eines Calciumantagonisten, ggf. zusätzlich eines β-Rezeptorenblockers (bei oraler Therapie und Ausschluß einer bedeutsamen Linksherzinsuffizienz), zu senken. In sehr seltenen Fällen, in denen es nicht gelingt, die Kammerfrequenzen durch eine Kombinationsbehandlung im normfrequenten Bereich zu halten, kann eine Katheterablation der AV-Leitung erwogen werden.
- *Konversion in Sinusrhythmus:* Diese sollte immer dann erfolgen, wenn die berechtigte Hoffnung besteht, daß eine Konversion gelingt, z. B. bei erst seit kurzem bestehendem Vorhofflimmern (<6 Monate), bei verhältnismäßig gering vergrößertem linken Vorhof (echokardiographisch ermittelter Durchmesser weniger als 40–45 mm), oder bei Beseitigung der zugrundeliegenden Ursache (z. B. Hyperthyreose).

! Vor jeder Kardioversion sollte ein Echokardiogramm (ggf. transösophageale Echokardiographie) zum Ausschluß von Thromben durchgeführt werden.

Bei erhöhter Gefahr von thrombembolischen Komplikationen (z. B. Mitralvitien, Linksherzinsuffizienz) sollte die **Konversion** erst **nach** mindestens **dreiwöchiger effektiver oraler Antikoagulation** erfolgen. Bis zum Erreichen einer effektiven Antikoagulation sollte lediglich die Kammerfrequenz auf normfrequente Bereiche reduziert werden.

Die Konversion in Vorhofflimmern kann medikamentös oder elektrisch erfolgen. Von einer **elektiven Kardioversion** von Vorhofflimmern kann ein medikamentöser Kardioversionsversuch mit Klasse-I- bzw. Klasse-III-Antiarrhythmika stehen. Bei Symptomen, schneller Kammerfrequenz oder medikamentöser Therapie-Refraktärität sollte umgehend kardiovertiert werden. Der Versuch einer **medikamentösen Konversion** der Vorhoftachyarrhythmie sollte grundsätzlich erst erfolgen, nachdem die AV-Überleitung durch Digitalis, Verapamil oder β-Blocker gehemmt wurde, um eine unerwünschte, rasche Überleitung auf die Kammern zu verhindern.

Folgende Substanzen zur medikamentösen Regularisierung haben sich bewährt: Sotalol, Chinidin, Disopyramid, Propafenon, Flecainid. Bei Ineffektivität oder eingeschränkter LV-Funktion Amiodaron. Kombinationstherapie (z. B. Sotalol und Flecainid) selten erforderlich.

AV-Knoten-Reentry-Tachykardien

→ *engl.:* AV nodal reentrant tachycardia

Ätiologie: AV-Knoten-Reentry Tachykardien beruhen auf elektrophysiologischen Abnormitäten des AV-Knotens („Längsdissoziation" des AV-Knotens). Bei Tachykardien kommt es zu einer kreisenden Erregung mit in der Regel langsamer antegrader und rascher retrograder Erregungsleitung. Die Patienten sind ansonsten herzgesund.

Symptomatik: Schwerwiegende hämodynamische Folgen wie Synkopen sind selten. Häufig bestehen abrupt beginnendes Herzjagen, Palpitationen, Schwindel oder Präsynkopen.

Diagnostik und Befund: Bei der **typischen Form** ist die P-Welle des retrograd erregten Vorhofes innerhalb des normal konfigurierten QRS-Komplexes versteckt. Bei der **selteneren Form** erfolgt die antegrade Leitung rasch, während die retrograde Leitung langsam erfolgt: die retrograde P-Welle (negativ in Ableitung I und II) findet sich typischerweise kurz vor dem nachfolgenden QRS-Komplex (Differentialdiagnose: ektope atriale Tachykardie). Die Frequenzen der Tachykardie liegen zwischen 140–180/Min., selten höher.

Therapie:

Akutbehandlung: Terminierung durch Maßnahmen, die die Erregungsleitung und Refraktärität im AV-Knoten beeinflussen:

- vagale Manöver (Karotissinusdruck, Valsalva-Preßversuch, kaltes Wasser),
- Adenosin (6–12 (18) mg i. v. als Bolus-Injektion),
- Digitalis (z. B. 0,4–0,5 mg Digoxin i. v.),
- Verapamil (5-10 mg i. v.),
- bei Nichtansprechen: elektrische, transvenöse Überstimulation.

Nach Terminierung einer Tachykardie ist die Wahrscheinlichkeit eines kurzfristigen Rezidivs gering.

Rezidivprophylaxe:

- bei gering symptomatischen Patienten, die selbst durch Valsalva-Manöver die Tachykardien beherrschen können, keine Therapie;
- bei häufigen Rezidiven, schwerwiegenden Symptomen (Schwindel, Synkope) medikamentöse Dauertherapie: Digitalis, β-Blocker, Calciumantagonisten, Klasse-1 c-Antiarrhythmika (evtl. Kombinationstherapie, z. B. Digitalis + β-Blocker, Digitalis + 1 c-Antiarrhythmikum; → 1.**17** und 1.**18**).

Nur wenige Patienten haben sehr häufige Rezidive trotz antiarrhythmischer Dauertherapie. In diesen Fällen und bei jungen Patienten, die keine medikamentöse Dauertherapie akzeptieren wollen, hat sich in letzter Zeit die Modulation des AV-Knotens mittels Hochfrequenzablation bewährt (Erfolgsrate 90–96 %, Risiko AV-Block III. Grades <1 %). Zunehmend wird die AV-Modulation Therapie der ersten Wahl bei symptomatischen Patienten.

Präexzitationssyndrome

WPW-Syndrom

Definition

Unter dem 1930 von **W**olff, **P**arkinson und **W**hite beschriebenen Syndrom versteht man eine Anomalie des Erregungsleitungssystems: Zwischen Vorhöfen und Kammern besteht eine Kurzschlußverbindung, wobei der AV-Knoten umgangen wird. Das WPW-Syndrom ist charakterisiert durch eine kurze PQ-Zeit (Präexzitation, Antesystolie, Deltawelle) und Tachykardien.

→ *Synonym:* Präexzitationssyndrom; *engl.:* WPW-syndrome

Ätiologie: Das WPW-Syndrom ist eine kongenitale Anomalie. Pathologisch-anatomisch besteht eine zusätzliche muskuläre Verbindung (akzessorische Bahn) zwischen Vorhof und Ventrikel, wobei der AV-Knoten umgangen wird. Gelegentlich wird es familiär beobachtet. Ca. 90% aller Patienten haben einen normalen kardialen Befund. Ein gehäuftes Vorkommen akzessorischer Bahnen ist bei Morbus Ebstein, hypertrophischer Kardiomyopathie und Mitralklappenprolaps-Syndrom beschrieben.

Pathophysiologie und elektrokardiographische Kriterien: Bei Sinusrhythmus wird die normale Erregung gleichzeitig über die akzessorische Bahn und das normale AV-Überleitungssystem geleitet. Die kürzere Leitungszeit über die akzessorische Bahn bewirkt eine frühe Erregung der Kammermuskulatur, während die Erregungsleitung durch den AV-Knoten physiologischerweise etwas länger dauert. Der Kammerkomplex besteht daher aus zwei Komponenten (Fusionsschlag, Kombinationssystole): der Erregung über die akzessorische Bahn und der Erregung über den normalen Leitungsweg. Der initiale Anteil des QRS-Komplexes entspricht dabei der Erregung über die normale Bahn und die vorzeitige Erregung des Ventrikelanteils im Bereich der Insertion der akzessorischen Bahn (sog. Deltawelle, **1.21**). Es kommt zu einer Verkürzung des PQ-Intervalls ($\leq$0,12 Sek.) und zu einer Verbreiterung des QRS-Komplexes sowie zu ST-Veränderungen, wobei die Polarität der T-Welle gegensinnig zur Deltawelle gerichtet ist (eine abnorme Ventrikeldepolarisation führt zu einer abnormen Repolarisation).

! ST-Veränderungen bei manifester Präexzitation (WPW-Syndrom) sind physiologisch. Die Repolarisationsstörungen in Ruhe und bei Belastung sind daher für eine Ischämie-Diagnostik nicht verläßlich.

Bei einer Reentry-Tachykardie bei WPW-Syndrom erfolgt die Leitung antegrad über den AV-Knoten und geht mit einem normalen QRS-Komplex einher. Nach der Depolarisation der Herzkammer wird retrograd über die akzessorische Leitungsbahn der Vorhof erregt (retograde P-Welle, häufig im Beginn der ST-Strecke). Diese Tachykardie mit schmalem QRS-Komplex unter Beteili-

WPW-Syndrom

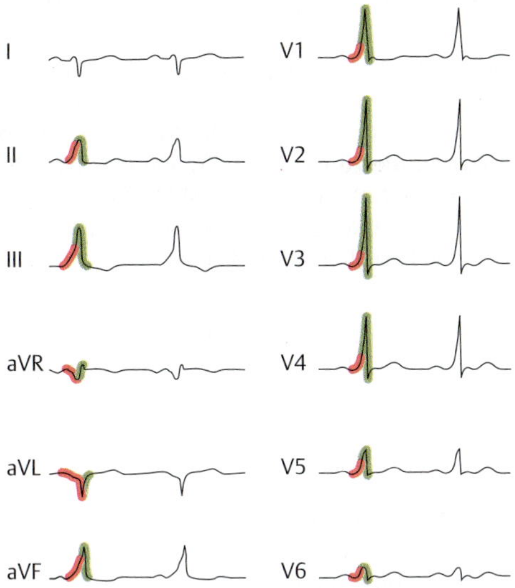

1.21 Beim WPW-Syndrom ist das PQ-Intervall verkürzt. Der QRS-Komplex besteht aus 2 Komponenten (Fusionsschlag): Der erste Teil (rot = Delta-Welle) entspricht der Erregung über die akzessorische Bahn (Präexzitation), während erst der zweite Anteil (grün) die Erregung über die normale und die akzessorische Bahn widerspiegelt.

gung von Vorhof und Kammer ist die häufigste Tachykardie bei WPW-Syndrom (*ortho*drome Form). In 3–4% erfolgt die Kreiserregung über eine antegrade Aktivierung über die akzessorische Bahn und rückleitend über den normalen AV-Knoten (sog. *anti*drome Form).

Symptome werden durch das paroxysmal auftretende Herzrasen verursacht: Anfälle von Herzjagen, Synkopen, selten Herzstillstand oder akuter Herztod (Vorhofflimmern mit schneller, irregulärer Überleitung über die akzessorische Leitungsbahn und Degeneration in Kammerflimmern).

Therapie:

Akute Anfälle von Reentry-Tachykardien:

- vagusstimulierende Maßnahmen (Valsalva, Preßdruckversuch, Karotismassage, etc.),
- intravenöse Gabe von
  - Verapamil (Blockierung der AV-Knoten-Leitung),
  - Ajmalin oder Flecainid oder Propafenon (Blockierung der akzessorischen Leitungsbahn).

Bei Fortbestehen der Tachykardie oder hämodynamischer Instabilität umgehende elektrische Kardioversion.

Akute Behandlung von Vorhofflimmern/-flattern mit Leitung über die akzessorische Leitungsbahn:

- Intravenöse Behandlung mit einem Klasse-Ic-Antiarrhythmikum (Ajmalin, Propafenon, Flecainid),
- Gleichstrom-Kardioversion.

! Substanzen der Klasse Ib (Lidocain, Mexiletin) sind wirkungslos. Bei einer nicht eindeutig geklärten Tachykardie sollte Verapamil nicht intravenös verabreicht werden (vasodilatierende Wirkung mit konsekutivem Blutdruckabfall, der reflektorisch über Sympathikusaktivierung zu einer Verkürzung der Refraktärzeit der akzessorischen Bahn führen kann). Bei offenem WPW-Syndrom und Vorhofflimmern sind **Digitalis** bzw. **Verapamil** wegen der Gefahr der Zunahme der Kammerfrequenz durch eine Beschleunigung der Leitung über die akzessorische Bahn **kontraindiziert**.

Zur oralen Rezidivprophylaxe von AV-Reentry-Tachykardien oder Vorhofflimmern eignen sich Substanzen der Klasse Ic oder Ia (Flecainid, Propafenon, Chinidin) sowie auch der Klasse III (Sotalol, Amiodaron).
Bei medikamentös therapieresistenten Fällen, nicht tolerablen Nebenwirkungen der antiarrhythmischen Therapie trotz Wirksamkeit, jungen Patienten und der Notwendigkeit einer u. U. lebenslangen Medikation, Frauen mit Kinderwunsch, besonderer beruflicher Situation (Pilot, Hochleistungssportler), Patienten mit besonderer Gefährdung durch einen akuten Herztod (Zustand nach erfolgreicher Reanimation, Synkopen, hochfrequenten Tachykardien mit starker hämodynamischer Beeinträchtigung bei kurzer Refraktärzeit der akzessorischen Bahn) sollte eine Katheterablation erwogen werden.

LGL-Syndrom

Definition

Hierunter wird eine heterogene Gruppe von supraventrikulären Tachykardien (Sinustachykardien, atriale Tachykardien, AV-Reentry-Tachykardien, AV-Knoten-Reentry-Tachykardien) zusammengefaßt, die bei Sinusrhythmus eine kurze PQ-Zeit ohne Deltawelle aufweist.

→ *engl.:* LGL-Syndrome

Pathophysiologie: Die antegrade Leitung erfolgt schnell über den AV-Knoten, der im Gegensatz zum normalen Befund nur eine geringe Leitungsverzögerung aufweist (funktionell „kleiner AV-Knoten"), wodurch schnelle Überleitungsfrequenzen auf die Kammern möglich sind.
Therapeutisch sind Verapamil, β-Blocker und gegebenenfalls Klasse-Ic-Antiarrhythmika (→ 1.**17** und 1.**18**) wirksam.

Kammertachykardien/Kammerflimmern

Definition

Kammertachykardien oder Kammerflimmern haben ihren Ursprung distal der Bifurkation des His-Bündels im spezifischen Leitungssystem oder im Myokard.

→ *engl.:* ventricular tachycardia/ventricular fibrillation

Pathophysiologie: Meist liegt eine kreisende Erregung (Reentry) oder seltener eine gesteigerte Automatie vor.

Ätiologie: Häufig liegt einer ventrikulären Tachykardie eine koronare Herzerkrankung, insbesondere bei Zustand nach Infarkt, zugrunde. Weitere häufige Ursachen sind dilatative oder hypertrophische Kardiomyopathie, rechtsventrikuläre arrhythmogene Erkrankungen, Mitralklappenprolaps, angeborenes oder erworbenes QT-Syndrom, angeborene oder erworbene Herzvitien (insbesondere nach Korrektur einer Fallot-Tetralogie) und antiarrhythmikainduziert (→ „arrhythmogene Wirkungen", S. 61 und 1.**19**). Bei ca. 5–10% der Patienten treten ventrikuläre Tachykardien ohne zugrundeliegende Herzerkrankung auf, wobei man idiopathische rechtsventrikuläre von idiopathischen linksventrikulären Tachykardien unterscheidet.

Symptome und Befunde: Bei monomorphen Kammertachykardien liegt die Frequenz häufig zwischen 160–240/Min. Bei Vorliegen einer zugrundeliegenden Herzerkrankung führt diese schnelle Schlagfolge häufig zu Herzinsuffizienz, Synkope oder Schock. Wenn die Kammerfrequenz zwischen 100 und 150/Min. liegt (insbesondere bei Zustand nach Hinterwandinfarkt), sind die Patienten häufig nur gering beeinträchtigt. Bei lang anhaltenden ventrikulären Tachykardien kommt es jedoch zu einer hämodynamischen Beeinträchtigung (Dyspnoe, Lungenödem, zunehmende Herzinsuffizienz).
Elektrokardiographisch besteht häufig zwischen Kammern und Vorhöfen eine Dissoziation (VA-Dissoziation) und/oder sog. „capture beats" (Einfangen der Kammern durch vorzeitige zur Kammer gelangende Vorhofaktionen während einer monomorphen Kammertachykardie). *Differentialdiagnostisch* kann die Abgrenzung zu einer supraventrikulären Tachykardie mit aberrierender Leitung schwierig sein.

! Jede ventrikuläre Tachykardie außerhalb von 48 Stunden nach einem Myokardinfarkt ohne Hinweis für Re-infarkt ist prognostisch ungünstig und eine Indikation zur frühen invasiven Diagnostik und konsequenten antiarrhythmischen Therapie.

Therapie: Bei hämodynamisch stabiler Kammertachykardie ist eine ventrikuläre (Über-)Stimulation einer medikamentösen Therapie vorzuziehen. Steht dieses Vorgehen nicht zur Verfügung, sollte eine Terminierung durch intravenöse Injektion von Lidocain (1 mg/kgKG innerhalb von 3-5 Min. i. v., bei

Unwirksamkeit Wiederholung nach ca. 5 Min., maximal 3 mg/kgKG; alternativ: in Abständen von 5 Min. je 50 mg i. v., max. 200 mg) versucht werden. Alternativ oder bei Unwirksamkeit kommt eine Substanz der Klasse Ia/c in Frage (Propafenon 1 mg/kgKg i. v., gegebenenfalls nach 10–15 Min. weitere 0,5 mg/kgKG oder Ajmalin 1 mg/kgKG langsam innerhalb von 5 Min. i. v., evtl. nach 20–30 Min. wiederholen). Mehr als zwei Antiarrhythmika sollten in der Regel nicht verabreicht werden, da es bei Ineffektivität zu einer zunehmenden hämodynamischen Verschlechterung aufgrund der negativ-inotropen Wirkung kommen kann. Die i. v. Gabe von Verapamil ist **kontraindiziert** (Blutdruckabfall, Induktion einer Ischämie und Übergang in Kammerflimmern). Bei initialer hämodynamischer Instabilität (systolischer Druck < 90 mmHg, Linksherzinsuffizienz und massiver Lungenstauung/Lungenödem, akuter Infarkt, schwere Angina pectoris) sollte umgehend kardiovertiert werden (initial 50 J, bei Ineffektivität 160–320 J). Dagegen sollte bei Bewußtlosigkeit oder bei schneller Kammertachykardie mit oft nicht eindeutig abgrenzbaren QRS-Komplexen und ST-T-Wellen ohne Synchronisation defibrilliert werden. Bei Fällen einer ischämisch bedingten bzw. unterhaltenden Kammertachykardie bzw. rezidivierendem Kammerflimmern kann durch die Gabe eines β-Blockers (6 mg Metoprolol verdünnt 1 : 10 innerhalb von 5 Min. oder 40 mg Satolol i. v.) trotz Hypotension erst die Stabilisierung erreicht werden.

Rezidivprophylaxe:

- antiarrhythmische Dauerbehandlung (Therapiekontrolle mittels serieller Testung,
- ICD-Implantation (S. 71),
- antitachykarde Operation (S. 72).

Synkopen

Synkopen (→ „Leitsymptome“, S. 7) sind ein häufiger Einweisungsgrund (ca. 5 % aller Krankenhauseinweisungen). Entscheidend für die Therapie und prognostische Einschätzung sind die Anamnese und der klinische Untersuchungsbefund. Es gilt vor allem, eine harmlose vaso-vagale Kreislaufreaktion beim sonst Gesunden von einer durch Brady- oder Tachykardien hervorgerufenen Synkope zu differenzieren.

! Bei Vorliegen einer kardialen Grunderkrankung ist das Auftreten einer Synkope prognostisch ungünstig.

Folgende Situationen sind wichtig, da prognostisch bedeutsame Arrhythmien vorliegen:

- Synkope **nach Infarkt:** Eine erstmalig nach Infarkt aufgetretene Synkope sollte immer an eine selbstterminierende Kammertachykardie denken lassen;
- Synkope bei **AV-Block II. Grades** oder **intraventrikulärer Leitungsstö-**

rung (kompletter Schenkelblock und bifaszikulärer Block): als Folge einer vorübergehenden höhergradigen AV-Blockierung, nicht selten sind auch tachykarde Arrhythmien im Rahmen der kardialen Grunderkrankung assoziiert;

- Synkope als Folge einer **Sinusknotenfunktionsstörung:** Sinusknotenstillstand oder verzögertes Ingangkommen des Sinusknotens nach atrialer Tachyarrhythmie (Bradykardie-Tachykardie-Syndrom). Im Intervall oft unauffälliges EKG;
- Synkope als Folge einer **supraventrikulären Tachykardie:** selten, aber gelegentlich kann auch beim sonst Gesunden eine supraventrikuläre Tachykardie zur Synkope führen;
- Synkope bei **WPW-Syndrom:** hochfrequente Überleitung auf die Kammern bei Vorhofflimmern/-flattern bei sehr kurzer Refraktärzeit der akzessorischen Bahn;
- Synkope unter **antiarrhythmischer Therapie:** Bradykardie als Folge einer höhergradigen Automatie- oder Leitungsstörung (Sinusknotenstillstand oder höhergradiger AV-Block); Tachykardie als Folge arrhythmogener Wirkung;
- Synkope bei **implantiertem Schrittmacher:** intermittierender Exit-Block bei fehlendem Kammereigenrhythmus; zusätzliche, u.U. schon vor Schrittmacherimplantation vorhandene Tachykardie.

Literatur

Rosen, M. R.: The concept of afterdepolarizations. In: Rosen, M. R., Janse, M. J., Witt, A. L., eds.: Cardiac Electrophysiology. Futura Publishing 1990: 267–271.
Grundlegende Darstellung des pathophysiologischen Konzepts von Nachdepolarisationen für die Genese von ventrikulären Tachyarrhythmien.

Seipel, L., Borggrefe, M., Breithardt, G., Ostermeyer, J.: Klinische Elektrophysiologie des Herzens. Thieme: 2. Aufl. Stuttgart: 1987.
Eine der wenigen deutschsprachigen elektrophysiologischen Darstellungen des Herzens, empfohlen für weitergehend Interessierte. Das Buch ist insbesondere durch ein ausführliches Literaturverzeichnis wertvoll.

Borggrefe, M., Podczeck, A., Ostermeyer, J., Breithardt, G., and the Surgical Ablation Registry. In: Breithardt, G., Borggrefe, M., Zipes, D. P. eds.: Nonpharmacological Therapy of tachyarrhythmias. Futura Publishing 1987: 109–132.
Grundlegende Darstellung nicht-pharmakologischer Therapieprinzipien von Tachyarrhythmien unter Berücksichtigung der antitachykarden Chirurgie.

Borggrefe, M., Hindricks, G., Haverkamp, W., Budde, T., Breithardt, G.: Radiofrequency ablation. In: Zipes, D. P., Jalife, J. eds.: Cardiac Elektrophysiology. From Cell to Beside. Saunders Company 1990: 997–1004.
Allgemeine Übersicht zur Biophysik und klinischen Erfahrung der Hochfrequenzstromablation. Das Werk von Zipes und Jalife ist in unseren Augen die umfassendste und übersichtlichste Darstellung der Pathophysiologie und Klinik bradykarder und tachykarder Rhythmusstörungen.

Breithardt, G., Lüderitz, B., Schlepper, M.: Empfehlungen für die Indikation zur permanenten Schrittmacherimplantation. Z. Kardiol 78: 1989: 212–217.
Empfehlungen der Klinischen Kommission zur Implantation von Schrittmachern. In kurzer, übersichtlicher Form werden hier die Prinzipien bradykarder Rhythmusstörungen und ihre Therapie dargestellt.

1.5 Herzinsuffizienz

Definition

Der Begriff Herzinsuffizienz bezeichnet eine Situation, in der das Herz aufgrund einer Störung der eigenen Funktion oder einer Störung seiner „Arbeitsbedingungen" innerhalb des Herz-Kreislauf-Systems nicht in der Lage ist, Blut in der Menge oder Geschwindigkeit durch den Körper zirkulieren zu lassen, die die Stoffwechsel- und Energiebedürfnisse der Organe und Körpergewebe befriedigt.

→ *engl.:* (congestive) heart failure

Die Herzinsuffizienz stellt somit *keine eigenständige Erkrankung* dar, sondern umfaßt einen durch pathologische hämodynamische Veränderungen hervorgerufenen *Symptomenkomplex,* der seine Ursache in allen Anteilen des Herz-Kreislauf-Systems (Herz, periphere arterielle und venöse Gefäße, zirkulierendes Blutvolumen) oder anderen körpereigenen Regelsystemen (z. B. neurohumorales System, Renin-Angiotensin-Aldosteron-System, vegetatives Nervensystem) haben kann. Die Diagnose „Herzinsuffizienz" ist daher erst der *Ausgangspunkt zur differentialdiagnostischen Klärung* zugrundeliegender Ursachen.

Epidemiologie:
- ♂ > ♀
- häufigstes kardiales Erkrankungsbild, weltweit mehrere Millionen Patienten,
- häufigster Krankenhausaufnahmegrund >65 Jahre,
- Letalität 20–40%/Jahr (NYHA-Klasse III und IV).

Ätiologie: Der Herzinsuffizienz können *primär myokardial bedingte Funktionsstörungen,* Druck- oder Volumenbelastung des Herzens oder *andere intra- oder extrakardiale organische oder funktionelle Veränderungen* zugrunde liegen. **1.21** beschreibt verschiedene Herzinsuffizienzformen anhand einer akuten oder chronischen Symptomatik und danach, ob eine primär myokardiale Funktionsstörung oder andere Ursachen vorliegen.

Bisher gesicherte molekular- bzw. zellbiologische Befunde:
- Gesteigerte Expression von „Myosin-Heavy-Chains",
- DNS-Einzelmutationen (z. B. Mitochondriopathien, familiäre hypertrophische Kardiomyopathien [HCM]),

1.21 Ursachen von akuter versus chronischer Herzinsuffizienz

Ursachen	akute Herzinsuffizienz	chronische Herzinsuffizienz
primär myokardiale Schädigung	akute Ischämie Myokardinfarkt Myokarditis Intoxikationen negativ inotrope Medikamente	koronare Herzkrankheit Hypertonie (chronisches Stadium) Herzklappenfehler (Spätstadium) dilatative Kardiomyopathie Zustand nach Peri-/Myokarditis negativ inotrope Medikamente
andere kardiale Ursachen	akute Klappeninsuffizienz postinfarzieller Septumdefekt oder Papillarmuskelabriß Herzrhythmusstörungen	Herzklappenfehler (Frühstadium) konstriktive Perikarditis Perikardtamponade Herzrhythmusstörungen
extrakardiale Ursachen	Hochdruckkrise Lungenembolie vasokonstriktive Medikamente hochpositive Flüssigkeitsbilanz	pulmonale Hypertonie Hypovolämie (relativ/absolut) schwere Anämie große arteriovenöse Fisteln thyreotoxische Krise

- Abnahme der myokardialen Ca^{++}-ATPase bei Herzinsuffizienz,
- Mutation mitochondrialer Genome im Alter/bei chronischer Ischämie.

Neurohumorale Veränderungen bei chronischer Herzinsuffizienz:
- Abnahme der β_1-Rezeptor-Empfindlichkeit (die „Downregulation" ist zunächst ein physiologischer Adaptationsmechanismus bei gesteigertem Sympathikotonus),
- Steigerung der Plasma-Katecholamine (Adrenalin, Noradrenalin),
- Steigerung vasokonstriktorischer Hormone (Angiotensin II, Vasopressin, ADH),
- Abnahme des intrazellulären cAMP durch Hemmung der Adenylatzyklase,
- erhöhte Aldosteron-Freisetzung (→ Natrium- und Wasser-Retention).

Pathophysiologie (1.22): Für die klinischen Symptome einer Herzinsuffizienz können sowohl ein verringertes Herzzeitvolumen mit verhindertem Blutauswurf in die arterielle Strombahn („*Vorwärtsversagen*", z.B. massive Lungenembolie) als auch ein „Blutrückstau" mit mangelhafter Entleerung einer oder beider Herzkammern („*Rückwärtsversagen*"; z.B. bei Aortenklappenstenose) verantwortlich sein. Beide Formen können auch gemeinsam auftreten. Neben einer (initialen) *Rechts- oder Linksherz*- oder einer *globalen Herzinsuffizienz* kann eine *systolische* Herzinsuffizienz (verminderte Auswurfleistung, z.B. dilatative Kardiomyopathie) von einer *diastolischen* Herzinsuffizienz (gestörte Ventrikelfüllung, z.B. bei Pericarditis constrictiva) unterschieden werden.

Herz-Kreislaufsystem bei Herzinsuffizienz

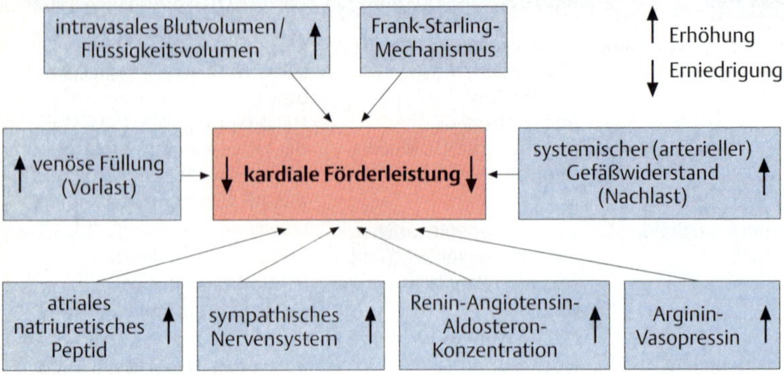

1.22 Dargestellt sind die Veränderungen bei chronischer Herzinsuffizienz.

Schweregradeinteilung: Die Schwere einer Herzinsuffizienz kann sowohl anhand des Ausmaßes der *subjektiven Beschwerden* (z.B. Dyspnoe nach NYHA-Klassifikation, **1.22**), als auch durch *objektivierbare Parameter* wie maximale Sauerstoffaufnahme, zentraler Venendruck, Pulmonalkapillardruck oder Herzzeitvolumen in Ruhe oder bei körperlicher Belastung beurteilt werden.

Symptomatik, klinische Befunde: Neben den spezifischen Symptomen ursächlicher Erkrankungen können je nach Schwere der Herzinsuffizienz in unterschiedlichem Maße Symptome auftreten, die (vorwiegend) einer Rechts-, Links- oder einer globalen (= Rechts- und Links-) Herzinsuffizienz entsprechen (**1.23**).

Beim *kardiogenen Schock* (**1.23**) kommt es aufgrund einer hochgradig reduzierten kardialen Pumpleistung zum akuten Kreislaufversagen. Die Prognose ist schlecht (>50% Letalität). Unter maximaler endogener Katecholaminstimulation werden Kompensationsmechanismen aktiviert (Herzfrequenzanstieg; vorwiegend Noradrenalin-vermittelte Vasokonstriktion), die jedoch im manifesten Schock nicht ausreichen.

Bei **akuter, schwerer Herzinsuffizienz** oder bei **Schockzuständen** kann es erforderlich sein, sich durch ein **invasives hämodynamisches Monitoring** (Intensivstation, Rechtsherzkatheter [Swan-Ganz]) Klarheit über die aktuelle hämodynamische Situation zu verschaffen. Arterieller Blutdruck, rechtsatrialer Druck (RA/ZVD), Pulmonalarteriendruck (PA) und Pulmonalkapillardruck (PC) werden „direkt" gemessen, die HZV-Bestimmung erfolgt durch Thermodilution, der Lungengefäßwiderstand und der systemische Gefäßwiderstand werden berechnet. Durch die Kenntnis dieser Größen können Rückschlüsse auf die Genese gezogen, aber auch eine differenzierte Therapie geplant werden.

1.22 Schweregrade der Herzinsuffizienz nach **N**ew **Y**ork **H**eart **A**ssociation *(NYHA)*

Grad	Symptome
I	keine subjektiven Beschwerden
II	Beschwerden bei stärkerer Belastung (z. B. Treppensteigen > 2 Etagen)
III	Beschwerden bei leichter Belastung (z. B. Treppensteigen < 2 Etagen)
IV	Beschwerden in Ruhe

1.23 Symptome bei Herzinsuffizienz

Symptome	Linksherz-insuffizienz	Rechtsherz-insuffizienz	Globale Herz-insuffizienz
Dyspnoe, Orthopnoe	+		+
Lungenstauung, Lungenödem	+		+
„Leistungsknick"	+	+	+
Konzentrationsschwäche	+	(+)	+
Organfunktionsstörungen	+	+	+
Zyanose	(+)	+	+
Pleuraergüsse	(+)	+	+
Schwindel, Synkopen	+	(+)	+
Tachykardie, Bradykardie	+	+	+
periphere Ödeme		+	+
(Jugular-)Venenstauung		+	+
Hepato-/Splenomegalie		+	+
Aszites		+	+
Stauungsgastritis/-enteritis		+	+

Hämodynamik bei kardiogenem Schock

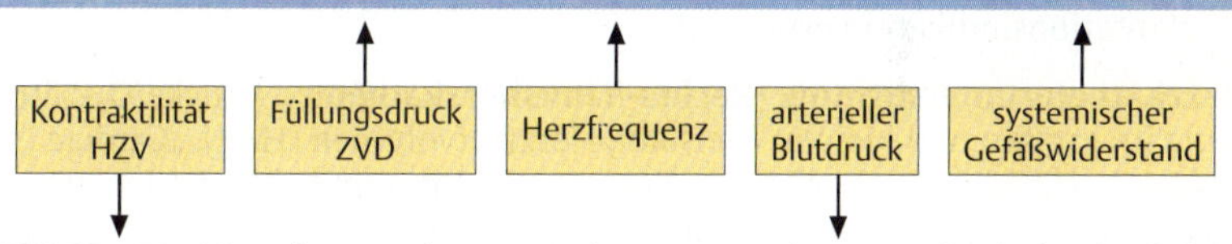

1.23 Die hämodynamischen Veränderungen sind z. T. Ausdruck des kardialen Pumpversagens und z. T. körpereigener Kompensationsbemühungen.

Diagnostisches Vorgehen:

Anamnese:

- Körperliche Belastbarkeit? „Leistungsknick"? Belastungs-/Ruhedyspnoe?
- Beschwerdebeginn/-zunahme sukzessive (z. B. Zunahme einer myokardialen Funktionsstörung) oder plötzlich (akute Ischämie oder paroxysmale Arrhythmien; z. B. Vorhofflimmern, Kammertachykardien)?

- Gewichtszunahme (Flüssigkeitsretention)? Ödeme? Nykturie? Nächtliche akute Dyspnoeanfälle (Lungenstauung, Arrhythmien, Ischämien)?
- Husten bei Belastung, häufige „Bronchitis/Lungenentzündung“ (Lungenstauung)?
- Bauchumfangs-Zunahme (Aszites)?
- Übelkeit, Inappetenz, Magenschmerzen (Stauungsgastritis? Portale Hypertension)?
- Bisherige Behandlung? Medikamente verändert/abgesetzt? Ergebnis?
- „Herzstolpern“? „Herzrasen“? Schwindel? Präsynkopen? Synkopen?
- Zeichen spezieller kardialer/pulmonaler Erkrankungen (z. B. Angina)?
- Beschwerde-beeinflussende Faktoren (z. B. psychische/physische Belastung, Alkohol)?

Körperliche Untersuchung: Blässe, Zyanose, Dyspnoe (im Liegen), pulmonale Rasselgeräusche, 3. Herzton (Galopp), Venenstauung, hepatojugulärer Reflux, Hepato-(Spleno-)megalie, Ödeme, Aszites, Zentralisationszeichen, „kalter“ Schweiß, Blutdruck, Puls?
EKG: Tachy-/Bradykardie, Schädigungs-/Infarktzeichen?
Echokardiographie: Ventrikelgröße/-funktion, Klappenfehler, Perikarderguß, Shunt-Vitien, Wandhypertrophie, Thromben?
Labordiagnostik (unspezifisch!): Blutgasanalyse, Blutbild, Na^+, K^+, Kreatinin, CK, CK-MB, GOT, LDH, evtl. ANP (= atriales natriuretisches Peptid; bedeutsamer Marker für die Langzeitprognose),
Röntgen-Thorax: Kardiomegalie, akute/chronische Stauungszeichen, Infiltrate, Pleuraerguß, Zwerchfellhochstand (bei Hepatomegalie)?
(Spiro-)Ergometrie: Belastbarkeit, maximale O_2-Aufnahme unter Belastung:
- 15–20 ml/min/kgKG = leichte Herzinsuffizienz
- 10–15 ml/min/kgKG = mäßige bis schwere Herzinsuffizienz
- <10 ml/min/kgKG = schwere bis sehr schwere Herzinsuffizienz (evtl. Transplantationsindikation erwägen!)

Herzkatheteruntersuchung (Rechts-/Linksherzkatheter): Drücke/O_2-Sättigung im großen und kleinen Kreislauf, Herzzeitvolumen (HZV), „Cardiac Index“ (CI = HZV/Körperoberfläche; Norm: $\geq 2{,}5\ l/min/m^2$ KO), LV-Ejektionsfraktion (EF; $\geq 60\%$), Koronarbefund.
Nuklearmedizinische Verfahren: Radionuklidventrikulographie (RNV).

Verlauf und Prognose:

Chronische Herzinsuffizienz: Die Prognose korreliert mit
- hämodynamischen Parametern (Ejektionsfraktion, Cardiac Index, ZVD),
- biochemischen Markern (z. B. ANP, Plasma-Katecholamine),
- dem Auftreten von Arrhythmien,
- der maximalen Sauerstoffaufnahme (Spiro(ergo)metrie),
- der Schwere der klinischen Symptomatik (▣ 1.24).

Letalität in Abhängigkeit vom Stadium der Herzinsuffizienz

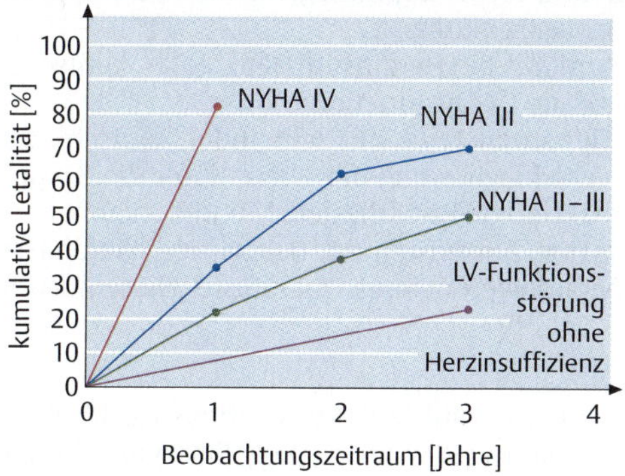

1.24 Die NYHA-Klasse als prädiktiver Faktor der kumulativen Letalität bei Herzinsuffizienz. Die Ergebnisse stammen aus den Placebogruppen der Studien „CONSENSUS", „Minnesota Heart" und „SOLVD-Treatment/-Prevention".

Akute Herzinsuffizienz: Verlauf und Prognose sind ganz entscheidend von der kausal zugrundeliegenden Erkrankung abhängig. So ist z. B. die Langzeitprognose durchaus gut nach erfolgreicher Operation einer hochgradigen Aortenklappenstenose, jedoch wesentlich schlechter bei einer dilatativen Kardiomyopathie mit ausgeprägter Herzinsuffizienz (ohne Option einer Herztransplantation 5-Jahres-Letalität: 25–62 %).

Therapie:

Allgemeine Maßnahmen:

- Vermeiden von körperlichen/physischen Spitzenbelastungen (aber: bei chronischer Herzinsuffizienz ist vorsichtiges Ausdauertraining positiv!), akute Dekompensation: Bettruhe, „Herzbett" (Beine tief/Oberkörper hoch),
- Thromboseprophylaxe bei Immobilität/Ödemen (insbesondere während Rekompensation mittels Diuretika kommt es zur Hämokonzentration),
- Gewichtsreduktion/-Normalisierung,
- salz*arme* Ernährung (salz*freie* Ernährung nicht praktikabel!),
- Kontrolle der Serum-Elektrolyte und des Kreatininspiegels,
- bei Hypoxie evtl. (intermittierende) O_2-Gabe (Nasensonde/Maske).

Medikamente:

ACE-Hemmer:

- *Wirkstoffe* (Präparate; Dosierung, jeweils Beginn mit niedrigster Dosierung): Captopril (z. B. Lopirin; 2 × 6,25 mg bis max. 3 × 50 mg/Tag), Enalapril (z. B. Xanef; 5–10, max. 40 mg/Tag), Ramipril (z. B. Delix; 2,5–5, max. 10 mg/Tag), Lisinopril (z. B. Acerbon; 2,5–10 mg/Tag) und andere.
- *Wirkung:* Hemmung des Angiotensin-Conversions-Enzyms (ACE, → 2.6, S. 197), verminderte Angiotensin-II-Bildung, Aktivierung des Kallikrein-

Kinin-Systems → Senkung des systemischen Gefäßwiderstands, Dämpfung der Sympathikus-Aktivität, Hypertrophieregression, Reduktion interstitieller Fibrose, Vor-/Nachlastsenkung,

- *Spezielle Indikation:* Symptomatische Herzinsuffizienz (alle klinischen Schweregrade), asymptomatische LV-Dysfunktion,
- *Mögliche Nebenwirkungen:* Hypotonie (evtl. mit Schwindel, Kopfschmerz, Müdigkeit, Palpitationen), Verschlechterung der Nierenfunktion, Hyperkaliämie, Reizhusten, Hautreaktionen, Parästhesien, Mundtrockenheit,
- *Kontraindikationen:* Bedeutsame Aortenstenose, beidseitige Nierenarterienstenose, Primärer Hyperaldosteronismus, manifeste Niereninsuffizienz.

Diuretika:

- *Wirkstoffe* (Präparate; Dosis): Furosemid (z. B. Lasix; 20 bis ca. 1000 mg/Tag), Hydrochlorothiazid (z. B. Esidrix; 25–150 mg/Tag), Etacrynsäure (z. B. Hydromedin; 50-200 mg/Tag), Spironolacton (z. B. Aldactone; 540–400 mg/Tag) oder Kombinationspräparate (z. B. Triamteren + Thiazid),
- *Wirkung:* Vorlast- (und Nachlast-)Senkung durch Flüssigkeitsentzug, Verringerung der Natriumchlorid- und Wasserretention,
- *Spezielle Indikation:* Bei symptomatischer Herzinsuffizienz aller Schweregrade zur Besserung der Symptome und der Belastbarkeit, insbesondere bei Stauungszeichen, Ödemen. Verbesserung der Prognose nicht bewiesen!
- *Mögliche Nebenwirkungen:* Elektrolytentgleisungen (z. B. Hypo-/Hyperkaliämie/-natriämie je nach Wirkstoff), Hypotonie, Muskelkrämpfe (Waden), Dehydratation, Gehörschädigungen (hohe Dosis),
- *Kontraindikationen:* Akutes Nierenversagen, Anurie, Hypovolämie, schwere Leberfunktionsstörungen (Thiazide, Schleifendiuretika).

Digitalis:

- *Wirkstoffe* (Präparate; Dosierung): Acetyl-Digoxin (z. B. Novodigal; Mittl. Erhalt.-Dosis: 0,2–0,3 mg/Tag), Methyl-Digoxin (z. B. Lanitop; Mittl. Erhalt.-Dosis: 0,1–0,2 mg/Tag), Digitoxin (z. B. Digimerck; Mittl. Erhalt.-Dosis: 0,07–0,1 mg/Tag) und andere.
- *Wirkung:* Zunahme der Kontraktilität und des Schlagvolumens, indirekt reflektorische vagal vermittelte Herzfrequenzsenkung, Verlangsamung der atrioventrikulären (AV)-Überleitung,
- *Spezielle Indikation:* Vorwiegend systolische Dysfunktion, vergrößerter LV, Vorhofflimmern/-flattern, supraventrikuläre Tachykardien.
- *Mögliche Nebenwirkungen:* Gestörtes Farbensehen, Übelkeit, Erbrechen, ventrikuläre Exotrasystolen und Tachykardien, AV-Blockierungen, Bradykardien.
- *Kontraindikationen:* Hyper-/Hypokaliämien, AV-Blockierungen II. und III. Grades, symptomatische Bradykardien, hypertrophische obstruktive Kardiomyopathien.

Medikamentöse Therapie der chronischen Herzinsuffizienz

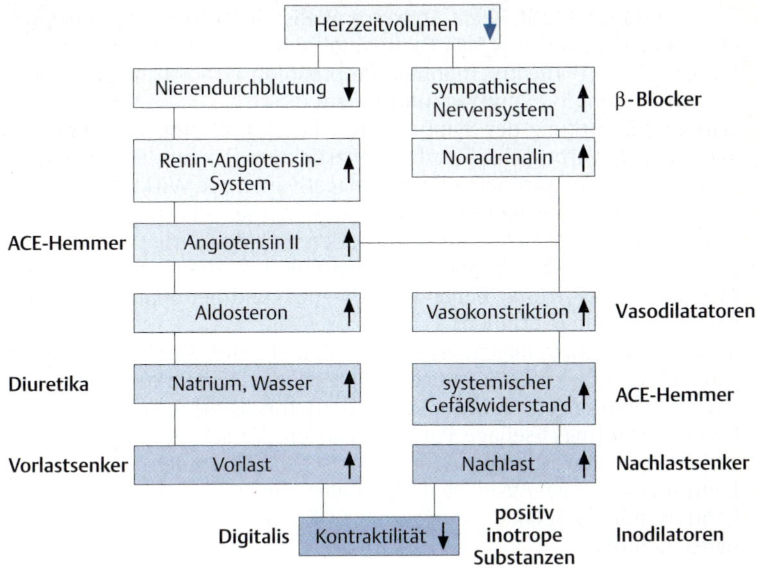

1.25 Angriffspunkte verschiedener Medikamentengruppen in Beziehung zum vorwiegend beeinflußten Pathomechanismus.

Vasodilatatoren, Vor-/Nachlastsenker (z. B. Nitrate u. a.):

- *Wirkstoffe* (Präparate; Dosierung): z. B. Isosorbidmononitrat (ISMN; 20–80 mg/Tag) oder Isosorbiddinitrat (ISND; 10-120 mg/Tag). Wegen eines möglichen Toleranzeffektes: Nitratpause von 10–12 Std. (z. B. nachts). Bei akuter, schwerer Herzinsuffizienz: 1–10 mg/Std. i. v. (unter hämodynamischer Kontrolle). Anpassung der Nitratdosierung nach folgenden Kriterien: maximale Blutdrucksenkung bis 10%, bei Hypertonikern bis 30%, kein Absenken des systolischen Blutdrucks unter 90 mmHg! Orale Gabe nach ca. 24 Std.
- *Wirkung:* Je nach Präparat Vor- und/oder Nachlastsenkung durch Weitstellung arterieller Gefäße und/oder venöser Kapazitätsgefäße → Senkung von Herzarbeit und myokardialem O_2-Verbrauch.
- *Spezielle Indikation:* Symptomatische Herzinsuffizienz. Akute, schwere Linksherzinsuffizienz (i. v.-Nitrat-Gabe bei akuter Lungenstauung/Lungenödem kommt es zu „unblutigem Aderlaß" durch „venöses Pooling").
- *Mögliche Nebenwirkungen:* (Orthostatische) Hypotension, Flush, Kollaps, Kopfschmerzen, Tachykardien, je nach Substanz spezifische Reaktionen.
- *Kontraindikationen:* Schock, Hypotonie, hyperthrophe Kardiomyopathien.

β-Blocker:

- *Wirkstoffe* (Präparate; Dosierung): Atenolol (z.B. Tenormin; 50–100 mg/Tag), Metoprolol (z.B. Beloc, Lopresor, Prelis; 50-200 mg/Tag), Bisoprolol (z.B. Concor; 2,5–10 mg/Tag), Oxprenolol (z.B. Trasicor; 160–320 mg/Tag), Propranolol (z.B. Dicotin, Indobloc, Propranolol; 120–240 mg/Tag), Pindolol (z.B. Visken; 5–15 mg/Tag) und andere.
- *Wirkung:* Dämpfung der Sympathikus-Aktivität, Verringerung des myokardialen O_2-Verbrauchs, Herzfrequenzsenkung (längere Diastolendauer → Steigerung der Koronarperfusion), negativ inotrope Wirkung (Verringerung der/des intramyokardialen Spannung/Drucks → Erhöhung des Perfusionsgradienten zwischen Koronararterien und Myokard.
- *Spezielle Indikation:* Prognoseverbesserung bei Herzinsuffizienz nach Myokardinfarkt (früher Behandlungsbeginn) und bei dilatativer Kardiomyopathie (neuere Studien).
- *Mögliche Nebenwirkungen:* Hypotonie, Bradykardie, AV-Überleitungsstörungen, zentralnervöse Störungen, Depressionen, Verstärkung einer PAVK, Verschlechterung obstruktiver Ventilationsstörungen oder einer (prä-)diabetischen Stoffwechsellage, Potenzstörungen, „Verschleierung" von Hypoglykämiezeichen, Müdigkeit, (orthostatischer) Schwindel.
- *Kontraindikationen:* AV-Block II./III. Grades, sinuatrialer (SA-)Block, Sinusknotensyndrom, Schock, Bradykardie, COPD, Asthma, schwere AVK, (Diabetes mellitus).

Positiv inotrope Substanzen (natürliche/synthetische Katecholamine):

- *Wirkstoffe* (Präparate; Dosierungen: → **1.26**, S. 99): Adrenalin (Suprarenin), Dopamin (Dopamin), Dobutamin (z.B. Dobutrex), Noradrenalin (z.B. Arterenol), Norfenefrin (Novadral).
- *Wirkung:* Gezielte Stimulation myokardialer oder vaskulärer α- oder β-Rezeptoren (Adrenalin: α, β_1, β_2; Noradrenalin: α (β_1); Dobutamin: β_1).
- Spezielles Wirkungsprofil von Dopamin (Niedrigdosisbereich: dopaminerge Rezeptoren in der Niere → Steigerung der glomerulären Filtrationsrate; mittlerer Dosisbereich: vorwiegend β-Stimulation; Hochdosisbereich: nahezu reine α-Stimulation),
- *Spezielle Indikation:* akute, schwere Herzinsuffizienz bzw. Schock (kontinuierliche intravenöse Gabe, evtl. invasives hämodynamisches Monitoring),
- *Nebenwirkungen/Kontraindikationen:* Jeweils gekennzeichnet durch die spezifische Aktivierung zentraler und peripherer α- und/oder β-Rezeptoren.

„Inodilatoren" (Phosphodiesterasehemmer):

- *Wirkstoffe* (Präparate; Dosierung): z.B. Enoximon (Perfan; intravenöse Aufsättigung nach Herstellerangabe, dann Erhaltungsdosis von 2,5–10 µg/kgKG/Min. i.v.) oder Amrinon (Wincoram; Erhaltungsdosis: 5–10 µg/kgKG/Min. i.v.; Tagesdosis: 10 mg/kgKG),

Medikamentöse Stufentherapie bei akuter Herzinsuffizienz

Schock (systolischer Blutdruck < 80 – 90 mmHg Cardiac Index < 1,8 l/min/m²)	Adrenalin (0,1 µg/kg KG/min und mehr) Dopamin (> 10 µg/kg KG/min), Dobutamin (5 – 10 µg/kg KG/min) (evtl. Phosphodiesterasehemmer)	
Hypotonie (systolischer Blutdruck < 100 mmHg)	Dopamin (6 – 10 µg/kg KG/min) (= mittlere/höhere Dosis) Dobutamin (5 – 10 µg/kg KG/min)	α- und β-Rezeptor-Stimulation
Rückgang der renalen Ausscheidungsfunktion	Dopamin (2 – 4 µg/kg KG/min) (= Niedrigdosis) Dobutamin (5 – 10 µg/kg KG/min)	β-Rezeptor-Stimulation, Stimulation renaler dopaminerger Rezeptoren
stabile Kreislaufsituation (z. B. bei akuter Linksherz-Dekompensation mit Lungenstauung)	Diuretika, Vasodilatatoren (z. B. Nitrate)	Vorlastsenkung, Nachlastsenkung,
	allgemeine Therapie (O_2-Gabe, Oberkörper-hochlagerung, etc.)	Verbesserung der Oxygenierung, Flüssigkeits-umverteilung

1.26 Die Dosierung der intravenös verabreichten Medikamente muß durch ein (kontinuierliches) hämodynamisches Monitoring überwacht werden.

- *Wirkung:* Selektive Hemmung der Phosphodiesterase-III → Steigerung der intrazellulären cAMP-Konzentration → positive inotrope und peripher vasodilatierende Wirkung, Herzfrequenzsteigerung.
- *Spezielle Indikation:* akute, schwere Herzinsuffizienz (i. v.-Applikation).
- *Mögliche Nebenwirkungen:* Leberenzymanstiege, evtl. Cholestase, supra-/ventrikuläre Herzrhythmusstörungen, Kopfschmerz, Übelkeit, Erbrechen, Tachykardien, Hypotonie, Thrombopenie, Fieber.
- *Kontraindikationen:* Schwere obstruktive Kardiomyopathien, schwere Hypovolämie, Hypotonie, Niereninsuffizienz, Ventrikelaneurysma.

Medikamentöse Therapie der chronischen Herzinsuffizienz: 1.25 zeigt die Angriffspunkte verschiedener Medikamentengruppen in Beziehung zum (vorwiegend) beeinflußten Pathomechanismus. Die Anzahl der verwendeten Medikamente richtet sich nach der klinischen Symptomatik. Für *ACE-Hemmer* wurde für die NYHA-Klassen II–IV eine Symptom- und Prognoseverbesserung und eine Häufigkeitsabnahme notwendiger Krankenhausaufenthalte (auch für bei Therapiebeginn asymptomatische LV-Funktionsstörung: SOLVD-Präventions-Studie) gezeigt. Sie stellen daher heute beim Fehlen von Kontraindikation einen „Grundpfeiler" der Therapie dar. In NYHA-Klasse II sollte evtl. ergänzend ein *Diuretikum* (besonders bei Ödemneigung) oder *Di-*

gitalis (besonders bei Tachykardie oder absoluter Arrhythmie) hinzugefügt werden. Ab Klasse III sind neben ACE-Hemmern beide Substanzen und evtl. weitere Vor-/Nachlastsenker einzusetzen. Eine Prognoseverbesserung durch *β-Blocker* ist (bei frühem Therapiebeginn) für die postinfarzielle Herzinsuffizienz und eingeschränkt für die dilatative Kardiomyopathie nachgewiesen worden. Eine Therapie mit Antiarrhythmika ist bei Herzinsuffizienz problematisch (→ „Herzrhythmusstörungen", 1.**19**, S. 66).

Medikamentöse Therapie bei akuter schwerer Herzinsuffizienz und Schock (1.**26**): Treten bei einer akuten Herzinsuffizienz oder der Dekompensation einer chronischen Herzinsuffizienz Zeichen einer hämodynamischen Instabilität auf, so kann eine durch hämodynamisches Monitoring (→ S. 16 u. S. 94) gesteuerte intravenöse Therapie erforderlich werden. 1.**26** zeigt die Stufentherapie bei der hämodynamischen Verschlechterung einer zunächst stabilen Herzinsuffizienz in Richtung auf einen kardiogenen Schock hin bzw. die Stufen der „De-Eskalation" im Umkehrfall.

Herzunterstützungssysteme: Ein funktionsfähiger dauerhafter mechanischer Ersatz für das menschliche Herz ist für den klinischen Einsatz bisher nicht verfügbar. Bei medikamentös therapierefraktärer Herzinsuffizienz können jedoch Herzunterstützungssysteme entweder bis zur „Erholung" des insuffizienten Herzens (z. B. IABP = **I**ntra**a**ortale **B**allon**p**ulsation; pulssynchrone Expansion eines Ballons in der deszendierenden Aorta zur Verbesserung der diastolischen Koronarperfusion) oder als Überbrückung (z. B. NOVACOR = Linksherzunterstützung durch ein implantierbares, elektromechanisches Pumpsystem mit extrakorporalem Steuerungsgerät) bis zu einer Herztransplantation verwendet werden.

Herztransplantation (→ auch „Grundzüge der Transplantationsimmunologie", S. 1231 ff): Die Herztransplantation steht als mittlerweile etablierte Langzeitoption für Patienten mit medikamentös therapierefraktärer Herzinsuffizienz zur Verfügung. Eine „breite" Verfügbarkeit der Herztransplantation ist durch die erheblich zu geringe Anzahl zur Verfügung stehender Spenderorgane limitiert.

Langzeitverlauf und Prognose: Im Vergleich zur konservativ behandelten schweren Herzinsuffizienz sehr gut: Überlebensraten von bis 90% (1 Jahr) bzw. bis 80% (5 Jahre).

Wesentliche Komplikationen:

- *Abstoßungsreaktion („Rejektion"):* wesentliche Frühkomplikation! Eine lebenslange Immunsuppression mit Corticoiden, Ciclosporin A oder anderen immunsuppressiven Medikamenten ist zur Prophylaxe bzw. Behandlung einer Rejektion erforderlich.
- *Transplantat-Arteriosklerose* („Graft-Arteriopathie"): bestimmt gegenwärtig wesentlich die Langzeitprognose nach Transplantation.

Herzinsuffizienz bei koronarer Herzkrankheit (KHK)

Pathophysiologie: Neben der durch akute Ischämien bedingten Links- oder Rechtsherzinsuffizienz kann durch den Eintritt eines oder mehrerer Infarkte eine chronische Herzinsuffizienz entstehen. **1.27** zeigt die pathophysiologische Kette der Herzinsuffizienzentwicklung bei KHK.
Durch ein *Infarktereignis* kommt es gegenüber der normalen Ventrikelfunktion (**1.28**) in den ersten Stunden zum *Kontraktionsausfall des Infarktareals* (**1.29a**). Die Pumpfunktion wird je nach Infarktgröße (mehr oder weniger vollständig) vom nicht betroffenen Myokardareal aufrechterhalten. Nach dem akuten Infarktereignis läuft ein Prozeß des sog. *„Remodelling"* ab: Als Anpassung an die vermehrte Belastung reagieren die „gesunden" Myokardanteile mit Hypertrophie, während noch eine Ausdehnung des Infarktgebietes eintritt (**1.29b**). In der Frühphase des Remodelling sind subakute Komplikationen (z.B. freie/gedeckte Ventrikelperforation oder Ventrikelseptumdefekt) möglich. Ohne Behandlung kann es danach im Verlauf von Monaten bis Jah-

Entwicklung einer chronischen Herzinsuffizienz bei KHK

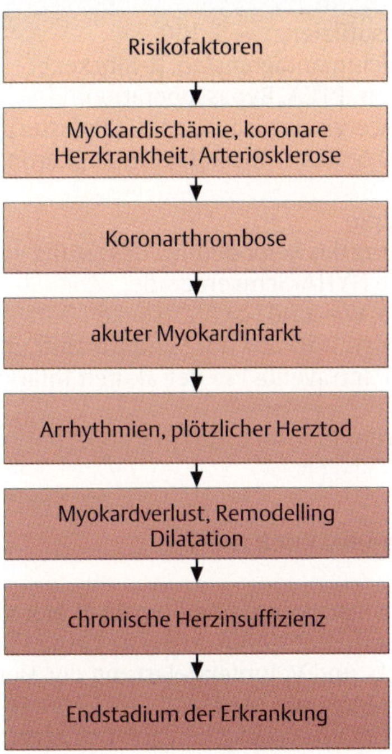

1.27 Ablauf der pathophysiologischen Kette der Herzinsuffizienzentwicklung bei koronarer Herzkrankheit (nach Braunwald).

Normale Ventrikelfunktion

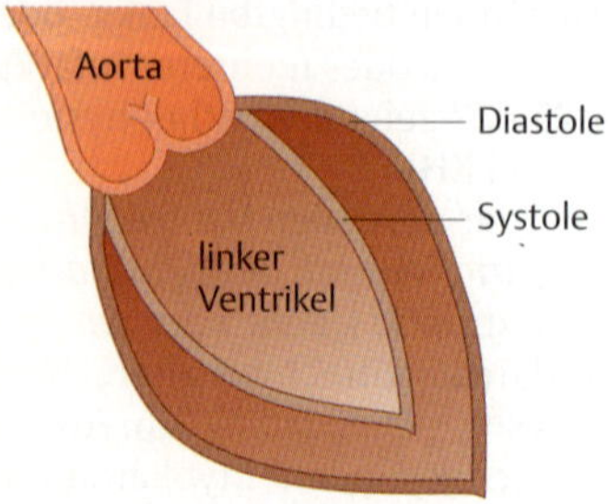

1.28 Bei der normalen Funktion des linken Ventrikels liegt eine gleichmäßige Kontraktion aller Kammeranteile vor.

ren durch *Dilatation des Ventrikels* (**1.29a–c**) im infarzierten und nicht-infarzierten Anteil zu einer manifesten Herzinsuffizienz kommen (5 Jahre: ca. 15%; 10 Jahre: ca. 20% der Patienten). Die Prognose wird durch Reinfarkte, letale Arrhythmien oder Pogression der Herzinsuffizienz bestimmt.

Therapiekonzept:
- Therapie der akuten, schweren Herzinsuffizienz: → S. 100.
- Antiischämische Therapie (Nitrate, Calciumantagonisten, β-Blocker),
- Behandlung relevanter Koronarstenosen: PTCA, Bypassoperation,
- Vermeidung einer KHK-Progression (Acetylsalicylsäure, evtl. Cholesterin-Synthese-Hemmer) bzw. Behandlung koronarer Risikofaktoren: „Koronare Herzkrankheit“ S. 30ff.
- Medikamentöse Herzinsuffizienztherapie:
  - ACE-Hemmer: positive Beeinflussung des Remodelling, Besserung von Symptomatik und Prognose für alle NYHA-Schweregrade,
  - Zusätzlich evtl.: Diuretika, Digitalis, Vor- und Nachlastsenker,
  - β-Blocker: in einigen Studien positive Wirkung auf Symptomatik und Prognose bei Therapiebeginn (evtl. intravenös) in der akuten Infarktphase.
- Vermeidung/Behandlung von Arrhythmien: → „Herzrhythmusstörungen“, S. 60ff.

Herzinsuffizienz bei Hypertonie („Hypertonieherz“)

Pathophysiologie: Durch periphere Vasokonstriktion (Angiotensin-II, Noradrenalin) und Flüssigkeits-/Natriumretention (Aldosteron, ADH) tritt eine Vor- und Nachlaststeigerung ein, die zur Druck- und Volumenbelastung des Herzens führt. Trotz neurohumoraler Gegenregulation (ANP, etc.) tritt eine Hypertrophie der Herzmuskel- und glatten Gefäßmuskelzellen auf. Gesteigerte Kollagenbildung und interstitielle Fibrose folgen; Entstehung und Progres-

Myokardinfarkt

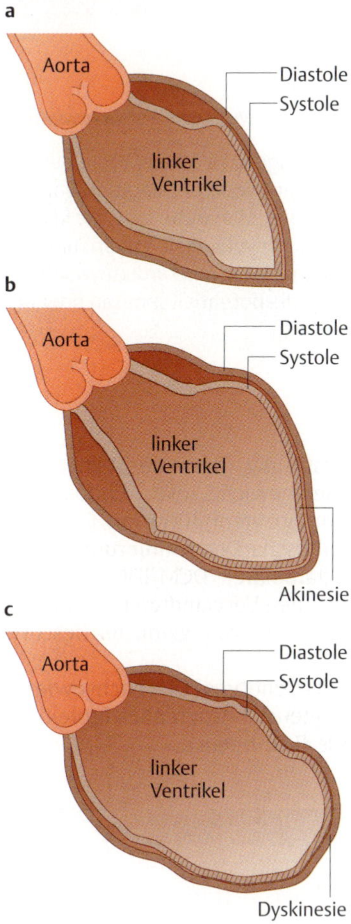

1.29a In den ersten Stunden nach einem Myokardinfarkt kommt es zu einem Kontraktionsausfall des Infarktareals (rot schraffiert).

b Während der Remodelling-Phase kommt es zur Ausdehnung des Infarktgebietes (rot schraffiert) und einer Hypertonie der nicht infarzierten Myokardanteile.

c Durch Dilatation des Ventrikels im infarzierten (rot schraffiert) und nichtinfarzierten Anteil sowie einer A- oder Dyskinesie der Myokardnarbe bildet sich eine manifeste Herzinsuffizienz aus.

sion von Koronarstenosen (Hypertonie = KHK-Risikofaktor 1. Ordnung) werden begünstigt. Konsekutiv tritt eine systolische und diastolische Pumpfunktionsstörung auf.

Therapiekonzept:

- Blutdruckeinstellung (→ S. 183ff), (Natrium-)salzarme Ernährung, Gewichtsnormalisierung, Ausschalten von Risikofaktoren, sportliche Betätigung (Ausdauersport, keine „Spitzenleistungen“),

- Medikamentöse Herzinsuffizienztherapie: Vor-/Nachlastsenkung: ACE-Hemmer (Hypertrophie-Regression!), andere Vasodilatatoren, Diuretika, (evtl. Calciumantagonisten, β-Blocker).

Dilatative Kardiomyopathien (DCM)

Definition

Primär oder sekundär myokardiale, nicht durch kongenitale Vitien, KHK oder Hypertonie bedingte Erkrankung mit links- oder biventrikulärer Dilatation und gestörter myokardialer Kontraktionsfunktion (1.30). Man unterscheidet idiopathische dilatative Kardiomyopathien (IDC); primär myokardiale Erkrankung unklarer Ursache; WHO-Definition) von sekundären dilatativen Kardiomyopathien (myokardiale Erkrankung extrakardialer Genese, die potentiell spontan oder unter Therapie reversibel ist).

Idiopathische DCM (IDC)

- Pathogenese unbekannt,
- (bi)ventrikuläre Dilatation/Kontraktionsstörung, normale Wanddicken, normale Koronararterien, erhöhtes Herzgewicht, evtl. endokavitäre Thromben, interstitielle Fibrose, evtl. Lymphozyteninfiltration.
- *„Familiäre" Kardiomyopathieformen* (genetische Determinierung): Molekularbiologisch/genetische Befunde bei „familiärer" DCM/IDC:
  - 20% der Patienten haben mindestens einen Verwandten mit DCM,
  - genetische Heterogenität: verschiedene Vererbungsmuster beschrieben,
  - erhöhte Frequenz eines speziellen ACE-Genotyps (DD) nachgewiesen,
  - Dystrophin-Gen-Mutationen (= myozytenstabilisierendes Protein),
  - vermehrtes Auftreten von HLA-Klasse-II-Antigenen.

Dilatative Kardiomyopathie (DCM)

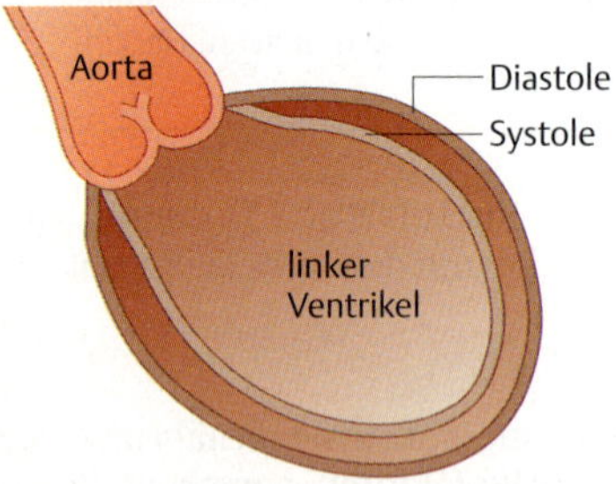

1.30 Durch die Myopathie kommt es zur diffusen Dilatation und Kontraktionsstörung.

Sekundäre DCM

Mögliche Ursachen:

- *Toxine:* z.B. Alkohol, Chemotherapeutika, Blei, Quecksilber, CO,
- *Stoffwechselstörungen:* z.B. Thiamin-, Selen-, Carnitinmangel,
- *endokrine Störungen:* z.B. Hyperthyreose, Cushing-Syndrom, Diabetes mellitus.
- *Entzündliche Erkrankungen:* z.B. Kollagenosen, Sarkoidose,
- *Infektionen:* z.B. Viren, Mykobakterien, Pilze, Parasiten,
- *Neuromuskuläre Erkrankungen:* z.B. Muskeldystrophien,
- *Schwangerschafts-Kardiomyopathie* (Manifestationszeitpunkt oder kausaler Faktor bisher nicht bekannt) → „Kardiale Erkrankung in der Schwangerschaft", S. 164.

Epidemiologie, Verlauf, Prognose:

- Jährliche Inzidenz 5–8/100000 Einwohner; 10000 Todesfälle pro Jahr (USA),
- Bei Diagnosestellung bereits 90% der Patienten in NYHA-Klassen III–IV,
- Besserung unabhängig von initialer Ejektionsfraktion (EF) auch nach Jahren möglich!,
- 5-Jahres-Letalität: ca. 20% (Besserung seit „Transplantations-Ära"),
- Todesursache: progressive Herzinsuffizienz oder plötzlicher Herztod.

Prognostisch negative Faktoren: Niedrige EF, RV-Beteiligung, globale (vs. regionale) Kontraktionsstörung, NYHA-Klasse IV, Alter >70 Jahre, 3.HT, AV-/Linksschenkelblock, erhöhte Noradrenalin-/ANP-/Renin-Spiegel, max. systemische O_2-Aufnahme <10–15 ml/kgKG, pulmonalkapillärer Druck >20 mmHg, Synkopen, häufige bzw. komplexe ventrikuläre Arrhythmien, anhaltende Kammertachykardien (asymptomatische nicht-anhaltende ventrikuläre Arrhythmien: bei 20–60% der Patienten, prädiktiver Wert noch unklar).

Therapie:

„Kausale" Therapie (bei sekundärer DCM):

- Alkoholkarenz, spurenelementbilanzierte Ernährung,
- Ersetzen/Vermeiden myokardtoxischer Stoffe oder Medikamente,
- Behandlung prädisponierender Krankheiten,
- Identifikation (noch) asymptomatischer Patienten (z.B. Verwandte).

Herzinsuffizienztherapie:

- Allgemeine Herzinsuffizienztherapie (S. 95 ff),
- *β-Blocker:* Erst kürzlich etablierte Therapie. Symptomatischer und prognostischer Nutzen besonders bei Patienten mit Ruhetachykardie oder erhöhtem Sympathikotonus (niedrige Dosis!). Positive Erfahrungen insbesondere mit Metoprolol und mit „neuen" β-Blockern (Carvedilol, Bucindolol) liegen vor.

- *Herztransplantation bei schwersten Formen* (NYHA [III-] IV): S. 100. DCM = Hauptindikation zur Herztransplantation bei Kindern und Erwachsenen. Bei mäßiger Symptomatik (trotz evtl. schwerer LV-Funktionsstörung) evtl. Transplantation „hinauszögern“, da spontane oder therapiebedingte Besserungen möglich sind (besonders bei kurzer Erkrankungsdauer).

Antikoagulation mit Cumarin (Marcumar): INR-(International-normalized-ratio-)Zielwert: 2,5–3,5:

- Bei Patienten mit schwerer LV-Funktionsstörung und/oder permanentem oder intermittierendem Vorhofflimmern.

Arrhythmieprophylaxe/-behandlung (→ „Herzrhythmusstörungen“, S. 60ff):

- Prophylaktische oder empirische Antiarrhythmikatherapie: Keine Prognoseverbesserung, wahrscheinlich Prognoseverschlechterung durch proarrhythmische Effekte und negativ inotrope Wirkung. Evtl. Ausnahme: Amiodaron 200–300 mg/Tag (Prognoseverbesserung besonders für Patienten mit Ejektionsfraktionen von ≥ 40 % gezeigt).
- Serielle elektrophysiologische Testung von Antiarrhythmika: Induktion monomorpher Kammerarrhythmien durch programmierte Kammerstimulation bei DCM selten, daher prädiktiver Wert relativ unsicher.
- Nach Reanimation oder bei symptomatischen und medikamentös therapierefraktären Arrhythmien: implantierbarer Kardioverter-Defibrillator (ICD) (gegebenenfalls Überbrückung bis zur Herztransplantation).

Hypertrophische Kardiomyopathien (HCM)

Definition

Linksventrikuläre (asymmetrische, septumbetonte) myokardiale Wandhypertrophie mit oder ohne Obstruktion des linksventrikulären Cavums (typisch: Ausflußtrakt), initial mit normalem oder hyperkinetischem Kontraktionsverhalten ohne Ventrikeldilatation. Man unterscheidet:

hypertrophisch-obstruktive Kardiomyopathien (HOCM, 1.31):

- „typische Form“: subaortale Obstruktion: früher als „**I**diopathische **h**ypertrophische **S**ubaorten**s**tenose“ (IHSS) bezeichnet,
- „atypische“ HOCM: mittventrikuläre Obstruktion,

hypertrophisch nicht-obstruktive Kardiomyopathie (HNCM, 1.32):

- mit asymmetrischer Septumhypertrophie (AS) oder
- apikal betonter Hypertrophie (AH).

Pathophysiologie: Bei HOCM und HNCM entsteht durch Wandhypertrophie, gestörte myokardiale Textur und zunehmende Fibrosierung eine erhöhte „Steifigkeit“ des Myokards, die eine diastolische ventrikuläre Füllungsbehinderung bedingt. Eine begleitende Mitralklappeninsuffizienz kann auftreten. Das Koronargefäßlumen ist durch Intimaverdickung reduziert, so daß bei der

Hypertrophisch-obstruktive Kardiomyopathie (HOCM)

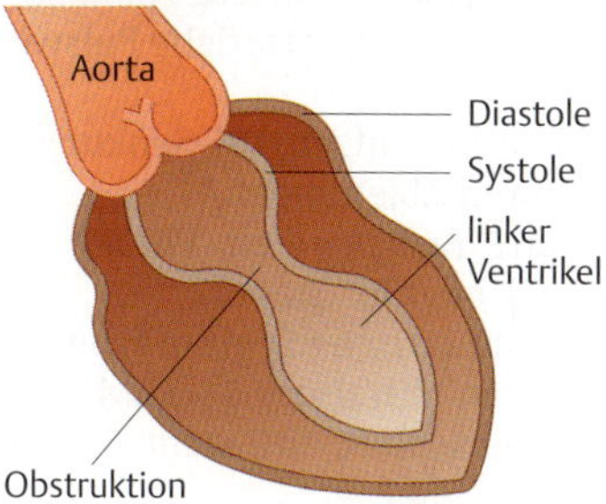

1.31 Die hypertrophisch obstruktive Kardiomyopathie kann mit einer subaortalen oder mittventrikulären Obstruktion einhergehen.

Hypertrophisch-nicht-obstruktive Kardiomyopathie (HNCM)

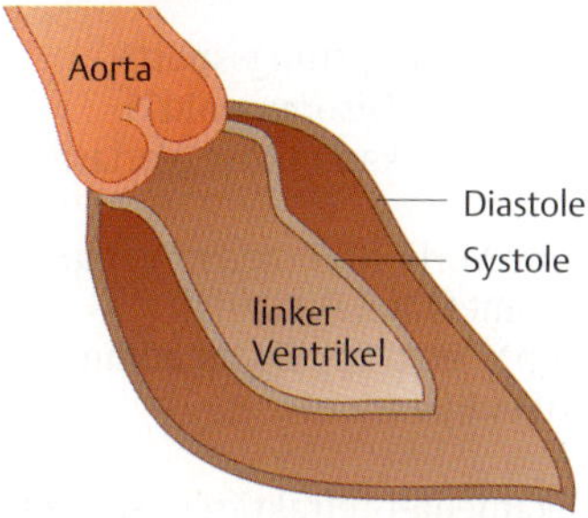

1.32 Die Hypertrophie kann apikal oder asymmetrisch ausgeprägt sein und durch zunehmende Steifigkeit des Myokards eine diastolische Füllungsbehinderung bewirken.

bestehenden Hypertrophie (Belastungs-)Ischämien entstehen können. Bei HOCM entsteht durch die Obstruktion systolisch ein intraventrikulärer Druckgradient, der bei Valsalva-Manöver oder postextrasystolisch noch zunimmt.

Epidemiologie, Pathogenese:

- Inzidenz: 2–3/100000 Einwohner; Prävalenz: 15–20/100000 Einwohner,
- *Molekularbiologie/Genetik* bei „familiärer" HCM (ca. 50% aller HCM sind „angeboren"): Nach bisheriger Kenntnis heterogene genetische Verankerung und klinische Expression. Externe Faktoren und Gen-Gen-Interaktionen bewirken variable Phänotyp-Expressionen (z.B. Hypertrophiemuster).

Diagnostisches Vorgehen:

Anamnese: Belastungsdyspnoe, Thoraxschmerz, (Prä-)Synkopen oder Schwindel (bei Belastung), Palpitationen, Herzrhythmusstörungen;
Klinische Untersuchung: Systolische Herzgeräusche durch Obstruktion

(p.m. [punctum maximum] über Erb, mittelfrequent, Zunahme bei Valsalva oder Belastung, z. B. durch „Kniebeugen") oder Mitralinsuffizienz (p.m. über Herzspitze, hochfrequent). Bei Obstruktion doppelgipflige arterielle Pulswelle in der Karotispulskurve.

EKG: Hypertrophiezeichen, terminale T-Negativierungen, ST-Senkungen, linksanteriorer Hemiblock (LAH), „Q" in inferioren Ableitungen?

Langzeit-EKG: (supra-)ventrikuläre Salven und Tachykardien, Phasen von Vorhofflimmern, passagere AV-Blockierungen II. oder III. Grades?

Echokardiographie: Verdickte LV-Wände, asymmetrische Septumhypertrophie, systolische Vorwärtsbewegung des vorderen Mitralsegels („SAM", evtl. mit Septumkontakt), verfrühter Aortenklappenschluß, intraventrikulärer Gradient (Doppler), Mitralinsuffizienz?

Herzkatheter: Verkleinertes endsystolisches Ventrikelvolumen bei normalen Kontraktionen, intraventrikuläre(r) Obstruktion/Druckgradient (Zunahme nach Valsalva-Manöver oder postextrasystolisch)?

Therapie:

- Vermeiden körperlicher Spitzenbelastungen, kein Leistungssport!
- Symptom-Besserung durch Verapamil, β-Blocker, (Disopyramid?).
- *Keine* positiv inotropen Medikamente oder medikamentöse Vorlastsenkung!
- Bei permanentem oder intermittierendem Vorhofflimmern: Verapamil zur Frequenzregulierung und nur in Ausnahmefällen Digitalis!
- Herzinsuffizienz-Therapie (Vasodilatatoren): erst im Spätstadium mit kongestiver Symptomatik und/oder Ventrikeldilatation!
- *Operative Therapie:*
  - Transaortale Myektomie: bei medikamentenrefraktärer schwerer Symptomatik, besonders bei hohem intraventrikulärem Druckgradienten,
  - Mitralklappenersatz: bei begleitender höhergradiger Mitralinsuffizienz,
  - implantierbarer Kardioverter-Defibrillator (ICD): nach Reanimation und bei anhaltenden, medikamentös therapierefraktären Tachyarrhythmien.
- Experimentelle Ansätze: Amiodaron (niedrig dosiert); DDD-Schrittmacher-Stimulation (Gradientenreduktion), Alkoholembolisation großer Septaläste (→ umschriebener Septuminfarkt mit Abnahme der Obstruktion).

! Bei kleinem, hypertrophiertem LV kann auch bei anderen Erkrankungen (Hypertonie, hochgradige Aortenstenose etc.) durch akute (relative) Hypovolämie oder Katecholamingabe eine der HOCM vergleichbare hämodynamische Situation entstehen: Vorsichtige Volumengabe und Vermeidung positiv inotroper Substanzen!

Prognose:

- Haupt-Todesursache: plötzlicher Herztod durch ventrikuläre (seltener auch supraventrikuläre) Arrhythmien, Kammerflimmern, begleitet von Ischämien und/oder plötzlicher inadäquater Vasodilatation.
- Das Risiko des plötzlichen Herztodes ist im Kinder- bzw. Jugendalter am höchsten: 4–6%/Jahr (≤25 Jahre) bzw. 1–2%/Jahr (>25 Jahre).
- Prognostisch ungünstige Faktoren: Synkope, Reanimation, Kammerflimmern (Ischämie? Belastungs-Hypotension?) des Patienten oder bei Familienangehörigen (Familienanamnese!), evtl. auch Höhe des Druckgradienten bei HOCM.

Restriktive Kardiomyopathien

Definition

Primäre oder sekundäre Myokarderkrankung mit diastolischer Dehnungsbehinderung des Herzens durch „Versteifung" des (Endo-)Myokards.

Ätiologie:

- *Myokardial:* idiopathisch, Sklerodermie, Amyloidose, Sarkoidose, Morbus Gaucher, Morbus Hurler, Hämochromatose/-siderose, Pseudoxanthoma elasticum, Morbus Fabry, Glykogen-Speicherkrankheiten;
- *Endomyokardial:* Endomyokardfibrose, hypereosinophile Syndrome, Endocarditis fibroplastica Löffler, Karzinoid, Tumormetastasen, Bestrahlungsfolgen, Chemotherpeutika.

Symptomatik, klinische Befunde: Bei zunächst diastolischer Funktionsstörung vergleichbar mit einer konstriktiven Perikarditis (wie Rechtsherzinsuffizienz), später kommt es zu einer globalen Herzinsuffizienz.

Therapie:

- Schutz vor Komplikationen (z.B. Schrittmacher- oder Defibrillator-Implantation bei spezieller Indikation),
- medikamentöse Therapie: nicht überzeugend! (evtl. vorsichtig Digitalis und Diuretika. Bei Sarkoidose und Morbus Löffler evtl. Cortison).
- operative Therapie: Endomyokardresektion in Einzelfällen erfolgreich. Die Transplantation ist wegen eines möglichen Spenderorganbefalls oft ausgeschlossen (Amyloidose, Sarkoidose).

Konstriktive Perikarditis

→ „Entzündliche Herzerkrankungen“, S. 121 f.

Herzbeuteltamponade (Perikardtamponade)

Definition

Plötzliche Drucksteigerung im Herzbeutel mit Füllungsbehinderung des Herzens durch Blutung oder Erguß. In der Regel global, selten umschrieben (bei Verwachsungen). Bedrohliches Krankheitsbild.

Ursachen:

- akute exsudative Perikarditis,
- akuter Infarkt: hämorrhagische Perikarditis, offene (in der Regel sofort tödliche) oder gedeckte Ruptur der Ventrikelwand,
- Perikardmetastasierung, primär maligne Tumoren,
- Urämie,
- Aortendissektion (Aorta ascendens mit Sinus-Valsalvae-Beteiligung),
- Perforation bei Herzkatheteruntersuchung (selten): insbesondere bei transseptaler Punktion oder Myokardbiopsie,
- Perforation von Schrittmacher-/Defibrillatorelektroden (selten massive Blutung),
- nach Operationen am offenen Herzen,
- bei Thoraxtrauma, insbesondere Messerstichverletzungen.

Verlauf (→ „Perikarderguß“, S. 119): Eine Herzbeuteltamponade kann innerhalb kurzer Zeit tödlich sein, erfordert daher sofortiges Handeln! Nach Herzoperationen muß jeder rasche oder allmähliche Blutdruckabfall an eine Tamponade denken lassen (in der Regel früh-, gelegentlich auch spät-postoperativ auftretend, oft fälschlich als „Postkardiotomie-Syndrom“ interpretiert).

! Eine Herzbeuteltamponade kann u. U. umschrieben auftreten und nicht im Echo sichtbar sein ⇒ sofortige Re-Thorakotomie! Fördernd: Thrombozytenaggregationshemmer oder Antikoagulantien (oft indiziert).

Diagnostisches Vorgehen:

Klinisch: Jugularvenenstauung (fast obligat), Tachypnoe, Tachykardie (70–80 %), paradoxer Puls (inspiratorisch Schwächung/Verschwinden des arteriellen Pulses), Hepatomegalie (ca. 50 %), leise Herztöne (ca. 30 %).

Echokardiogramm: Ergußausdehnung? Vorhof- oder Ventrikelkompression?

Therapie:

- Flüssigkeitsgabe (um den Füllungsdruck des Herzens gegen den hohen Druck im Herzbeutel zu erhöhen);

- positiv-inotrope Substanzen sind ohne Wirkung; u.U. zur Gewährleistung einer ausreichenden koronaren oder zerebralen Perfusion: Vasokonstriktoren;
- sofortige Entlastung durch Perikardpunktion: halbsitzende Position des Patienten (Herz schwimmt im Erguß), Punktion mit langer Nadel von subxyphoidal unter seitlicher Durchleuchtung oder Ultraschallkontrolle, Einführen eines Katheters (z.B. Pigtail) und Aspiration ⇒ hierunter meist rascher Anstieg des arteriellen Druckes, zunächst Belassen des Katheters, ZVD-Kontrollen;
- bei therapierefraktärer Blutung oder Erguß trotz liegender und fördernder Drainage: chirurgische Therapie mit Übernähung einer Perforation, Drainage oder Perikardfensterung;
- weiteres Vorgehen abhängig von Ätiologie und Verlauf;
- bei einem Erguß abpunktiertes Material immer zur weiteren Diagnostik verwenden: zytologisch (sofort verarbeiten lassen), mikrobiologisch (u.U. inkl. Tuberkulosediagnostik), Bestimmung von Hb und Eiweißgehalt;
- bei hämodynamisch nicht bedeutsamem Erguß gegebenenfalls diagnostische Punktion.

1.6 Entzündliche Erkrankungen des Herzens

Rheumatisches Fieber

Definition

Infektallergische Mitbeteiligung der Herzklappen nach Infektion mit β-hämolysierenden Streptokokken der Gruppe A als Folge einer Kreuzreaktion mit nachfolgender Polyserositis.

→ *Synonym:* rheumatische Endokarditis; *engl.:* rheumatic fever

Epidemiologie: Tritt in den letzten 30 Jahren nur noch selten auf. Die Häufigkeitsabnahme ist nur teilweise durch den häufigeren Einsatz von Antibiotika erklärbar. Möglicherweise familiäre oder genetische Prädisposition.

Ätiopathogenese und Pathophysiologie:
- *Ersterkrankung:* Infekt des oberen Respirationstraktes mit β-hämolysierenden Streptokokken der Gruppe A (z.B. Tonsillitis) mit Bildung von Antikörpern.
- *Zweiterkrankung* (10–20 Tage später): Kreuzreaktion zwischen antigenen Strukturen der Streptokokken (typenspezifische M-Proteine, gruppenspezifische C-Polysaccharide, Streptolysin O) und des Herzens (zirkulierende Immunkomplexe, Kreuzreaktion mit Glukoproteinen der Herzklappen, toxische Schädigung der Myofibrillen-Zellmembran). Es kommt zu einer *Polyserositis* mit Beteiligung von *Herz, Gelenken, Haut, subkutanem Gewebe und ZNS.*

Mit Beginn des rheumatischen Fiebers sind in der Regel keine Streptokokken mehr in Rachenkulturen nachweisbar, wohl aber ein Anstieg der Antikörpertiter gegen Antistreptolysin O. Eine Glomerulonephritis kann ebenfalls als Zweiterkrankung nach Infektion mit Streptokokken der Gruppe A auftreten. Es kommt aber nur selten gleichzeitig zu beiden Erkrankungen.

Manifestationen und Befunde:

- Allgemeinsymptome: Fieber, allgemeines Krankheitsgefühl, Mattigkeit, Kopfschmerzen, Gewichtsabnahme.
- Akute Polyarthritis: oft sprunghafte, schmerzhafte Schwellung, Überwärmung und Rötung der mittleren und großen Gelenke (→ S. 1253f).
- Pankarditis:
  - Endocarditis verrucosa rheumatica und als Folge rheumatische Klappenfehler,
  - Myokarditis: Rhythmusstörungen, uncharakteristische Repolarisationsstörungen, AV-Block I. Grades, selten Herzinsuffizienz,
  - Perikarditis: perikarditisches Reiben, ST-Hebung, spitz-negative T-Wellen.
- Chorea minor (Sydenham): sog. Veitstanz, extrapyramidales Syndrom mit Hyperkinesien und allgemeiner Hypotonie der Muskulatur. Rheumatische Spätmanifestation, die gelegentlich mit langer Latenz nach Streptokokkeninfekt auftritt.
- Erythema anulare rheumaticum und Erythema nodosum.
- Labor: Erhöhung von BSG, Leukozyten, C-reaktivem Protein, Antistreptolysintiter sowie leichte bis mittelgradige Anämie.

In der westlichen Welt nur noch selten in der typischen Form auftretend, in der Regel ist der Verlauf larviert. In der „Dritten Welt" ist das rheumatische Fieber auch heute noch eine häufige Ursache für eine Herzerkrankung. Die Diagnosestellung erfolgt anhand der revidierten **Jones-Kriterien**, die aber nicht beweisend sind (▣ **1.24**).
Rheumatisches Fieber ist wahrscheinlich, wenn 2 Haupt- oder 1 Haupt- und 2 Nebenkriterien zutreffen und ein Streptokokkeninfekt (Zusatzkriterium) vorausgegangen ist. Isolierte Chorea minor oder Karditis können einige Monate nach dem Streptokokkeninfekt auftreten, wenn die Antikörpertiter wieder normal sind.

Verlauf: Langer Krankheitsverlauf, bei Kindern und Jugendlichen bis zu 3 Monate, bei Erwachsenen kürzer. Gefahr des Rezidivs bei erneutem Streptokokkeninfekt. Eine rheumatische Myokarditis kann im Vordergrund stehen, Folgen der rheumatischen Endokarditis treten oft erst später in Form von Klappenfehlern in Erscheinung.

Therapie: Keine spezifische Therapie verfügbar; richtet sich nach der Schwere der Symptomatik. Therapie erst nach Sicherung der Diagnose.

- Bettruhe während der Akutphase.

1.24 Kriterien zur Diagnose des rheumatischen Fiebers (→ Literatur)

Hauptkriterien	Nebenkriterien	Zusatzkriterien
Karditis Arthritis Chorea minor subkutane Knötchen	früheres rheumatisches Fieber Fieber Entzündungsparameter (BSG, CRP) EKG: verlängertes PQ Gelenkschmerzen	Nachweis einer Gruppe A-Streptokokkeninfektion, früherer Scharlach, positive Rachenkultur, erhöhte oder steigende Streptokokken-Antikörper

- Therapie des Streptokokkeninfektes: 4 Mio. IE/Tag Penicillin G (Mittel der Wahl) bis zum Abklingen der Entzündungserscheinungen (Ziel: Verhinderung einer erneuten Exposition mit Streptokokken-Antigenen). Bei Penicillin-Allergie: Cephalosporine oder Erythromycin.
- Symptomatische Therapie bis zur Besserung der Entzündung (ohne Anhalt für Verkürzung der Krankheitsdauer oder Verhinderung von Klappenfehlern):
  - Salicylate (6–8 g/Tag) oder Phenylbutazon (400–600 mg/Tag),
  - ggf. auch Prednison (40–60 mg/Tag, evtl. auch mehr, absteigende Dosierung).

Prophylaxe: Das Rezidivrisiko ist abhängig von Alter und zeitlichem Abstand zum rheumatischen Fieber. Bei Kindern und Jugendlichen Penicillinprophylaxe bis zum 25. Lebensjahr oder für mindestens 5–10 Jahre: z. B. 1 Amp. Tardocillin 1200 (= 1,2 Mio. IE) alle 3–4 Wochen i.m. Orale Prophylaxe ist weniger zuverlässig.

Literatur: → „Infektiöse Endokarditis", S. 119.

Infektiöse Endokarditis

Definition

Septisches Krankheitsbild, verursacht durch infektiösen Streuherd im Bereich des Endokards oder der Herzklappen. Trotz des mißverständlichen Begriffs ist die Erkrankung nicht ansteckend (infektiös).

→ *Synonym:* bakterielle Endokarditis; *engl.:* infective endocarditis

Epidemiologie:
Inzidenz in Mitteleuropa etwa 3–4/100 000 Einwohner, entsprechend 2500 pro Jahr in der BRD. Tendenz zunehmend (Risikogruppen, steigendes Lebensalter).
Risikogruppen: angeborene und erworbene Herzfehler (prä- und postoperativ).

Prädisposition: i.v. Drogenabhängige, Diabetes mellitus, Leberzirrhose, Alkoholabusus, Niereninsuffizienz, Malignome, Immunsuppression, u.a.
Lokalisation: meist im linken Herzen (85%): Aortenklappe > Mitralklappe. Rechtes Herz selten betroffen (15%): meist i.v. Drogenabhängige.

Pathogenese und Pathophysiologie (1.33): Angeborene und erworbene Herzerkrankungen mit abnormen Blutströmungsbedingungen führen zu Endokardläsionen mit nachfolgender Ablagerung von Fibrin und Thrombozyten *(abakterielle thrombotische Vegetation).* Bei ausreichender Virulenz, Anzahl, Adhäsionsfähigkeit am Endokard und Resistenz gegenüber der Serumbakterizidie der Erreger führen transiente Bakteriämien zur Infektion dieser Thromben *(bakteriell infizierte Vegetation)*. Die Thromben bilden für die Erreger einen zusätzlichen Schutz vor der Serumbakterizidie und damit die Voraussetzung zur Vermehrung und zur Unterhaltung einer *konstanten Bakteri-*

Pathogenese der infektiösen Endokarditis

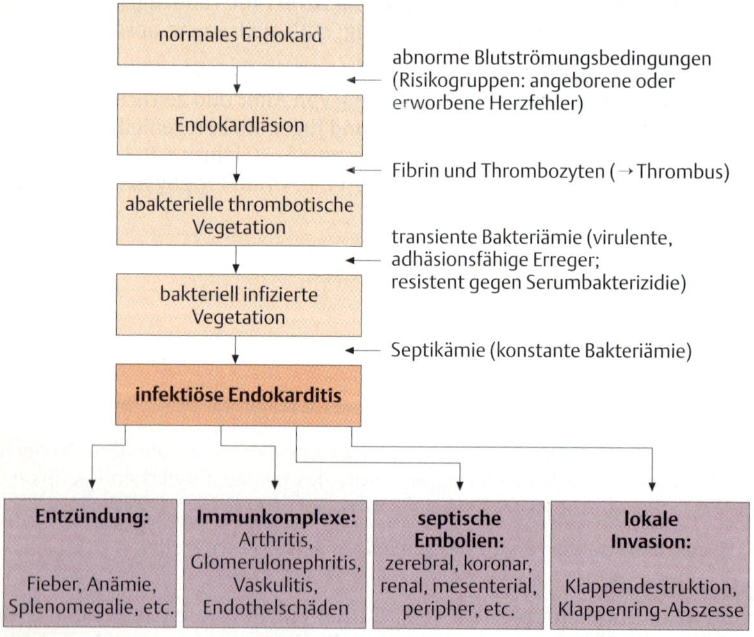

1.33 Die aufgelagerten Thromben bilden für die Erreger einen zusätzlichen Schutz vor der Serumbakterizidie und ermöglichen somit eine konstante Bakteriämie.

ämie. Diese äußert sich in Symptomen der Entzündung (Allgemeinsymptome, Fieber, Anämie, Splenomegalie, etc.) sowie der Bildung von Immunkomplexen mit typischen Organmanifestationen (Arthritis, Glomerulonephritis, Vaskulitis, Endothelschäden). Eine *lokale Invasion* der Erreger führt zu Klappendestruktionen und Sehnenfadenabrissen mit nachfolgender Klappeninsuffizienz, sowie zu Klappenringabszessen. *Septische Embolien* von Anteilen infizierter Vegetationen in praktisch alle Organe (zerebral, koronar, renal, mesenterial, peripher etc.) können zu schwerwiegenden Komplikationen führen.

Erreger: Bakterien (95%), Pilze (5%, v.a. bei Immunschwäche), selten Viren (im Gegensatz zur Myokarditis nur Ausnahmefälle). In den letzten Jahren Zunahme von Endokarditiden durch Staphylokokken, Enterokokken und seltenen Erregern.

- α-hämolysierende Streptokokken (Str. viridans) ca. 50%
- Enterokokken (D-Streptokokken) ca. 15%
- Staphylokokken ca. 25%
- Seltene Erreger (v.a. gramnegative Bakterien, Pilze) ca. 10%

Klinische Symptomatik und Verlauf:

Fieber (evtl. Schüttelfrost), Arthralgien, allgemeines Krankheitsgefühl;
Herzgeräusch: neu auftretend oder verändert durch Klappenbefall;
Herzinsuffizienz durch Klappeninsuffizienz, begleitende Myokarditis, Myokardabszesse (lokale Invasion) oder Myokardinfarkt (Koronarembolie);
systemische Embolien (erhöhtes Risiko bei Vegetationen >10 mm);
Nierenbeteiligung (Hämaturie, Proteinurie, Niereninsuffizienz) durch Glomerulonephritis oder septische Embolien;
Splenomegalie und Anämie v.a. bei subakutem Verlauf;
kutane Symptome:

- Petechien (vaskulitisch) an Konjunktiven, Mundschleimhaut, Körperstamm,
- Splinter-Hämorrhagien (embolisch): subungual,
- Osler-Knötchen (embolisch/vaskulitisch): stecknadelkopf- bis erbsgroße, schmerzhafte, rötlich-blaurote Knötchen an Fingerkuppen und Zehen,
- Jayneway-Läsionen (embolisch): 1–4 mm große, nicht schmerzhafte hämorrhagische Läsionen an Handflächen und Fußsohlen,

neurologische Manifestationen (33%) durch septische Embolien (Apoplex, Amaurosis fugax, Hirnabszeß), septische Meningitis, mykotische Aneurysmen (Kopfschmerz, Blutung) oder bakterielle Mikroembolien (Herdenzephalitis).

Verlaufsformen (Enterokokken und Pilze nehmen eine Mittelstellung ein):
subakut (Endokarditis lenta): Typischer Erreger: Streptococcus viridans. Schleichender Beginn, langsamer Verlauf mit subfebrilen Temperaturen (unklares Fieber!), oft verzögerte Diagnosestellung.
akut: Typische Erreger: Staphylococcus aureus, gramnegative Bakterien. Kur-

zer, manchmal dramatischer Verlauf, ausgeprägte Symptomatik, ernste Prognose.

Diagnostisches Vorgehen:

Anamnese: vorausgegangene diagnostische oder therapeutische Eingriffe bei Patienten mit angeborenen oder erworbenen Herzfehlern (Risikogruppen!).

Labordiagnostik: unspezifische Entzündungszeichen (BSG ↑, CRP ↑), Anämie, evtl. Leukozytose, immunologische Begleitbefunde (zirkulierende Immunkomplexe, antisarkolemnale und antiendokardiale Antikörper (AK).

! Bei normaler BSG ist eine Endokarditis sehr unwahrscheinlich.

Erregernachweis durch Blutkulturen: diagnosesichernder und therapieentscheidender Befund. Die Kenntnis des Erregers und seiner Empfindlichkeit gegenüber Antibiotika (Resistogramm) ermöglicht eine gezielte antibiotische Therapie und ist damit entscheidend für den Therapieerfolg und die Prognose. Daher sollten folgende Regeln beachtet werden:

- wiederholte (>10) Blutentnahmen (mind. 10 ml) für aerobe und anaerobe Blutkulturen (handelsfertige Kulturmedien), *vor* Beginn einer Antibiose:

  ! Belüftung der aeroben Kultur nicht vergessen,

  ein Erregernachweis gelingt bei >95% der Patienten innerhalb 48 Std., bei ungezielter Antibiose (selten wirksam) jedoch nur bei <30%,
- frische venöse Punktion für jede Blutentnahme (keine Abnahme aus liegenden Verweilkanülen oder Venenkathetern!),
- sterile Punktionsbedingungen:

  ! cave: Verunreinigung durch Hautkeime,

- sofortige Bebrütung und rasche Weitergabe der Blutkulturen an mikrobiologisches Institut, Kontaktaufnahme mit klinischen Mikrobiologen,
- bei Erregernachweis: Resistogramm mit Bestimmung der minimalen bakteriziden Konzentration (MBK) bzw. minimalen Hemmkonzentration (MHK).

EKG: Erregungsleitungsstörungen, ventrikuläre Arrhythmien, Zeichen einer begleitenden Myokarditis oder Perikarditis.

! cave: AV-Block durch Septumabszeß bei Aortenklappen-Endokarditis.

Echokardiographie:

- Vegetationen >5 mm werden sicher erkannt, <3 mm meist nicht erfaßt. Keine sichere Unterscheidung von frischen und alten Vegetationen möglich.
- Nachweis und Quantifizierung der Klappendestruktion/-insuffizienz sowie deren hämodynamische Konsequenzen (Verlaufskontrollen!).
- Nachweis von Myokard- oder Klappenring-Abszessen.

- Transösophageales Echo: Vorteile insbesondere bei Prothesen-Endokarditis.

Therapie:

Allgemeine Maßnahmen:
- Bettruhe, Fiebersenkung, Herzinsuffizienztherapie, Herdsanierung,
- engmaschige klinische Verlaufskontrolle (tägliche Auskultation!)
- Vermeidung venöser Verweilkanülen, insbesondere zentraler Venenkatheter. Notwendige Verweilkanülen (i.v. Antibiose) so peripher wie möglich plazieren und häufig (möglichst täglich) wechseln,
- Vermeidung von Blasenverweilkathetern,
- frühzeitige Kontaktaufnahme mit Mikrobiologen und Herzchirurgen.

Antibiotische Therapie: Wegen Prognoseverschlechterung bei verzögerter mikrobiologischer Diagnostik ist die Gabe von Antibiotika bis zum Erregernachweis kontraindiziert (Ausnahme: vitale Gefährdung durch Sepsis oder progrediente Klappendestruktion). Therapiebeginn daher erst nach Erregernachweis mit entsprechend geeigneten Antibiotika (intravenös). Anpassung der Substanzen und Dosierungen nach Resistogramm und MBK bzw. MHK.
Therapiedauer: 3–4 Wochen, mindestens 2 Wochen über die Entfieberung hinaus.
Streptokokken: Penicillin G (4 × 10 Mio. IE i.v.) plus Gentamicin (3 × 1 mg/kgKG i.v., max. 3 × 80 mg; Serumspiegel-Kontrollen). Bei Penicillinallergie: alternativ Cephalosporin, Lincomycin (3–4 × 3 g i.v.) oder Imipenem (4 × 0,5–1 g i.v.).
Enterokokken: Ampicillin (3–4 × 5 g i.v.) plus Gentamicin. Bei Penicillinallergie: alternativ Imipenem.
Staphylokokken: Penicillinasefeste Penicilline (z.B. Oxacillin 3 × 4 g i.v.) plus Gentamicin. Bei Penicillin-Resistenz oder -Allergie: Imipenem plus Vancomycin (4 × 0,5 g i.v., Spiegel-Kontrollen, Nephrotoxizität steigt in Kombination mit Gentamicin).
Candida albicans: Amphotericin B (1 mg/kgKG i.v.) + Flucytosin (3 × 50 mg/kgKG p.o.).

Operative Therapie: Die alleinige konservative Therapie ist insbesondere bei Infektion mit Pilzen, Staphylococcus aureus und gramnegativen Bakterien sowie bei einer Prothesenendokarditis mit geringeren Chancen und schlechterer Prognose behaftet, so daß häufig eine operative Therapie erforderlich wird. Indikationen für *frühzeitige* operative Intervention bei akuter Endokarditis:
- therapierefraktäre Herzinsuffizienz (Klappen-/Prothesendysfunktion),
- persistierende Sepsis (>72 Std.) oder wiederholte Rückfälle trotz angemessener und ausreichend dosierter Antibiotikagabe (MBK, MHK),
- myokardiale oder perivalvuläre Abszesse, instabile Klappenprothese,
- akutes Nierenversagen,

➤ rezidivierende septische Embolien.

Auch nach primär erfolgreicher antibiotischer Therapie wird häufig ein späterer operativer Klappenersatz wegen einer im Rahmen der Endokarditis entstandenen Klappeninsuffizienz erforderlich (→ „Erworbene Herzklappenfehler").

Endokarditisprophylaxe:
Erforderlich bei Risikogruppen (s.o.) bei diagnostischen oder therapeutischen Eingriffen mit transienten Bakteriämien. Hierzu gehören Zahnbehandlungen, Zahnextraktionen, Tonsillektomie, endoskopische Untersuchungen, Blasenkatheterisierung, urogenitale, enterale und gynäkologische Eingriffe etc.
Standardprophylaxe: einmalige *orale* Prophylaxe 1 Std. vor dem Eingriff (**1.25**). Bei besonders hohem Risiko (nach Herzklappenersatz, Konduit-Implantation, systemisch-pulmonalen Shunts, früherer Endokarditis) je nach Bakteriämierisiko *intravenöse Prophylaxe* mit Beginn des Eingriffs und einmaliger Wiederholung nach 8 Std.: Substanzen wie in **1.25**, zusätzlich Gentamicin (2 mg/kgKG, max. 80 mg). Bei Penicillin-Allergie: Vancomycin (20 mg/kgKG, max. 1 g).

! Patientenausweis ausstellen.

Prognose: Letalität unbehandelt nahe 100%, unter Antibiotikatherapie 20–30% in Abhängigkeit von
➤ Virulenz und Resistenz der Erreger (ungünstig: Pilze, gramnegative Keime),
➤ Zeitpunkt des Therapiebeginns mit gezielter antibiotischer Therapie nach mikrobiologischer Diagnostik (Erregernachweis, MHK, MBK),
➤ Beteiligung von prothetischen Materialien (Kunstklappen, Konduits),
➤ Auftreten von kardialen oder extrakardialen Komplikationen,
➤ Vorbestehende Schädigung des Herzens (Herzinsuffizienz),
➤ Alter und Immunkompetenz des Patienten.

1.25 Endokarditisprophylaxe bei Standard-Risiko (oral) nach Empfehlungen der Deutschen Gesellschaft für Herz- und Kreislaufforschung

Eingriffsort	Penicillin-Verträglichkeit	Penicillin-Allergie
Oropharynx Respirationstrakt	Penicillin V: 2 ME (50.000 E/kgKG)	Clindamycin: 600 mg (15 mg/kgKG)
Gastrointestinaltrakt Urogenitaltrakt	Amoxicillin: 2–3 g (50 mg/kgKG)	Ofloxazin: (> 16 Jahre) 400 mg (alternativ: Cephalosporin)
Haut	Flucloxacillin: 2–3 g (50 mg/kgKG)	Clindamycin: 600 mg (15 mg/kgKG)

Prothesenendokarditis

Im Vergleich zur Endokarditis nativer Klappen
- erschwerte echokardiographische Diagnostik (→ transösophageal!),
- schlechtere Prognose und höhere Letalität (hohe Virulenz der Erreger, antibiotische Sanierung selten erfolgreich), daher frühzeitig operative Therapie erwägen.

Frühendokarditis (perioperativ erworben): Symptombeginn früher als 60 Tage nach der Operation. Inzidenz 0,5%, häufig Staphylokokken (50%), gramnegative Erreger (20%) und Pilze (10%).

Spätendokarditis: Kumulative Häufigkeit: 2,5% nach 10 Jahren, 4% nach 15 Jahren. Erregerspektrum vergleichbar mit Endokarditis nativer Herzklappen.

Folgen: Prothesendysfunktionen mit Randlecks, Öffnungs- und Schlußbehinderung des Prothesenokkluders (Interferenz mit Vegetationen), Taschenperforationen von Bioprothesen, myokardiale und paravalvuläre Abszesse.

Literatur:

Committee on the Prevention of Rheumatic Fever and Bacterial Endocarditis of the American Heart Association: The Jones criteria (revised). Circulation. 1984: 70: 894-A.
Aktuelle Empfehlungen zu Diagnosekriterien des rheumatischen Fiebers.

Deutsche Gesellschaft für Herz- und Kreislaufforschung: Empfehlungen zur Prophylaxe bakterieller Endokarditiden. Z Kardiol. 1987: 76: 451–453.
Übersichtliche und praktisch orientierte Darstellung aktueller Empfehlungen zur Indikation und Durchführung der Endokarditisprophylaxe.

Perikarditis und (entzündlicher) Perikarderguß

Definition

Entzündliche Erkrankung des Perikards, teilweise einhergehend mit Ergußbildung, späterer Fibrosierung und Verkalkung und nachfolgender diastolischer Einflußbehinderung

→ *engl.:* pericarditis; pericardial effusion

Pathologie: Entzündung des Herzbeutels mit Beteiligung des Perikards (im engeren Sinne) und des Epikards. In der Regel Mitbeteiligung subepikardialen Myokards (EKG-Veränderungen) = Perimyokarditis.
- Pericarditis sicca/fibrinosa,
- Pericarditis exsudativa (häufig): serofibrinös, hämorrhagisch oder eitrig,
- Panzerherz: Verkalkung des Herzbeutels.

Ätiologie:
- oft unklar (idiopathisch),
- infektiös: viral, bakteriell (früher häufig tuberkulös),
- toxisch (urämisch),
- Postinfarkt- und Postkardiotomie-Syndrom,
- Medikamente (Hydralazin, Procainamid, Diphenylhydantoin, Isoniazid, Phenylbutazon etc.),
- andere Ursachen: Trauma, Myxödem, Kollagenosen, Chyloperikard.

Symptome und Befunde: präkordialer oder/und retrosternaler Schmerz, verstärkt im Liegen, nicht atemabhängig; u. U. Fieber, Tachypnoe, oft Perikardreiben (häufig auskultieren: systolisch-diastolisches Dampflokomotivgeräusch). Bei der Entwicklung eines *Perikardergusses* verschwindet dieses Geräusch.

Verlaufsformen: akut oder chronisch (-rezidivierend), früher oft bei Tuberkulose, heute dominieren ätiologisch unklare Formen:
- akut auftretend: progrediente Füllungsbehinderung mit *Perikardtamponade* (→ „Herzinsuffizienz", S. 90): Kußmaul-Zeichen (→ S. 122),
- chronisch: langsame Zunahme des Herzbeutelvolumens, oft nur geringe (oder keine) Zeichen der Einflußbehinderung (gestaute Jugularvenen, Pulsus paradoxus). Röntgen: großes Herz: „Bocksbeutelform".

Pathophysiologie: Bei rascher Flüssigkeitsansammlung im Herzbeutel (Erguß, Blut) kommt es zur mechanischen Behinderung des diastolischen Einstroms mit Einflußstauung und Abnahme des Schlagvolumens, Sinustachykardie, Blutdruckabfall, Zyanose, Pulsus paradoxus sowie in der Regel Lungenstauung.

Hämodynamik: Dip-Plateau-Phänomen (◘ 1.**34**).

Therapie:
- idiopathisch oder viral: Analgetika, evtl. Antiphlogistika, abwarten,
- bakteriell: Antibiotika oder Tuberkulostatika,
- bei Pericarditis purulenta: Punktion bzw. Drainage.

Ursachen eines Perikardergusses:
- im Rahmen einer Perikarditis (s. o.),
- idiopathisch,
- bei Infarkt (hämorrhagisch),
- bei Neoplasma,
- katheterbedingt (Wandperforation),
- toxisch (Urämie),
- bei Hypothyreose (kann einziges klinisches Symptom sein).

Vorgehen: Je nach hämodynamischer Auswirkung diagnostische und/oder therapeutische Punktion.

Dip-Plateau-Phänomen

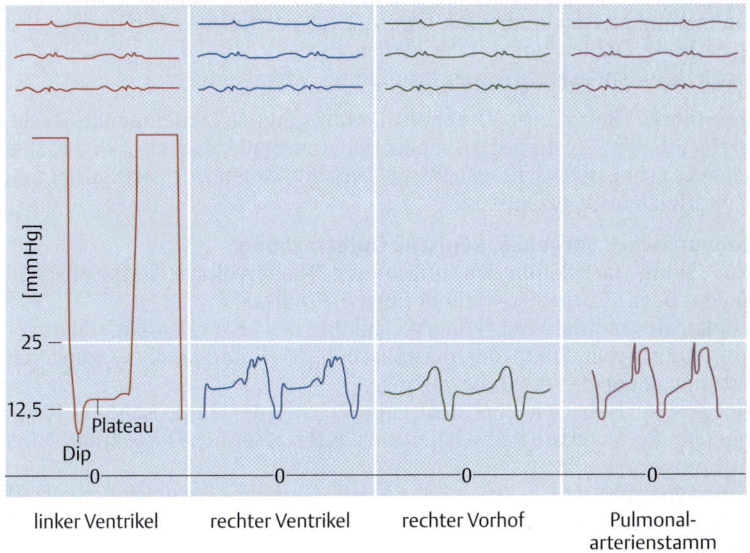

1.34 Schnelle frühdiastolische Füllung des rechten und linken Ventrikels („Dip"), nachfolgend Dehnungsbehinderung mit eingeschränkter Füllung durch Erguß oder Konstriktion („Plateau"). „Ventrikularisierte" Vorhofdruckkurve durch frühdiastolischen Druckausgleich.

Konstriktive Perikarditis

Definition

Chronisch-bindegewebige Verdickung des Herzbeutels mit konsekutiver diastolischer Füllungsbehinderung des Herzens. In der Regel mit Verkalkung des Herzbeutels einhergehend (Pericarditis calcarea), seltener nicht-verkalkte Perikardverdickung (Pericarditis non-calcarea).

→ *Synonym:* Panzerherz, Pericarditis constrictiva; *engl.:* constrictive pericarditis

Ätiologie: häufig ätiologisch unklar (früher häufig im Rahmen einer Tuberkulose). Kann nach jeder Erkrankung auftreten, die zu einer (sub)akuten Perikarditis führt. Nach Herzoperationen in 0,2–0,3%. Die Diagnose wird oft erst im fortgeschrittenen Stadium mit hämodynamischer Beeinträchtigung gestellt.

Stadien, Verlauf:
Frühphase: Entzündung, Erguß, Perikardadhäsion an Nachbarorganen;
Konkretionsphase: Resorption/fibröse Organisation des Perikardergusses, Vernarbung, Obliteration des Perikardspalts;
Konstriktionsphase: Perikardschrumpfung, Verkalkung.

Symptome: (Belastungs-)Dyspnoe, Einflußstauung, zunehmende Rechtsherzinsuffizienz (gestaute Halsvenen, Hepatomegalie, Aszites), Ödeme, allgemeine Leistungsschwäche, „*Kußmaul-Zeichen*": Venendruckanstieg bei tiefer Inspiration, Pulsus paradoxus.

Diagnostisches Vorgehen, klinische Untersuchung:
EKG: (Sinus-)Tachykardie/Vorhofflimmern, Niedervoltage, Unspezifische T-Wellen- oder ST-Strecken-Veränderungen, P-mitrale.
Echokardiographie: Verdickung/Verkalkung des viszeralen/parietalen Perikards, plötzlicher Stopp der diastolischen LV-Hinterwandbewegung nach posterior, abnorme Septumbewegung.
Röntgen: Herzschatten oft normal, keine Zeichen der Lungenstauung. Pleuraerguß häufig. Sichtbare Kalkschalen um das Herz (seitliche Projektion, Durchleuchtung).
Hämodynamik: HZV ↓, ZVD/Vorhofdruck ↑, erhöhte enddiastolische Drüke in RV und LV, frühdiastolisches „Dip-Plateau-Phänomen" (**1.34**): schnelle Füllung des RV und LV („Dip"), dann Dehnungsbehinderung und Volumenbegrenzung durch Konstriktion (meso- bis spätdiastolisches Druck-„Plateau"), „ventrikularisierte" Vorhofdruckkurve (frühdiastolischer Druckangleich).

Therapie:
Akut: Zur Verbesserung des HZV Füllungsdruck-/Vorlaststeigerung durch i. v. Volumenzufuhr. Diuretika nur bei akuter Stauung zur Vermeidung stauungsbedingter Beschwerden einsetzen.

! cave: geht oft mit Abnahme des HZV einher.

Chirurgisch: Im Stadium NYHA III oder IV teilweise oder komplette Dekortikation (= Entfernung von Kalk- und Narbengewebe) oder Perikardektomie (= Gesamt-Perikard). *Komplikationen:* Läsion der epikardialen Koronararterien (oft tiefreichende epikardiale Kalkplatten), Beeinträchtigung des AV-Klappenapparates (daher Belassen von Kalk im Bereich des AV-Ringes, um Dilatation zu verhindern).

Myokarditis

Definition

Vielfältige Formen der Entzündung des Herzmuskels, u. U. unter Mitbeteiligung von Endokard und/oder Epi- bzw. Perikard, diagnostisch oft schwer erfaßbar, pathologisch-anatomisch oft fokale Entzündungsherde, Nekrosen einzelner Zellen oder größerer Zellverbände, bei seltenem fulminantem Verlauf oft tödlicher Ausgang als Folge ausgedehnter, teilweise subtotaler Nekrose des Myokards.

→ *engl.:* myocarditis

Epidemiologie: Hohe Dunkelziffer. Kardiale Mitbeteiligung bei Virusinfektionen in 1–5% der Fälle.

Ätiologie:
Infektiös:
- Viren: Enteroviren, insbesondere Coxsackie-B-Viren, seltener Coxsackie-A- und Echo-Viren,
- Bakterien bei Sepsis oder Pyämie, Mykobakterien, Spirochäten (Leptospirose, Lyme-Erkrankung), Rickettsien (Q-Fieber),
- Pilze: bei Abwehrschwäche (Aspergillose, Aktinomykose, Candidiasis),
- Parasiten (Echinokokken, Trichinen), Trypanosoma cruzi (Erreger der in Südamerika häufigen Chagas-Krankheit),
- bei HIV-Infektion (s. u.).

Im Rahmen einer systemischen Virusinfektion kann es zu einer Begleitmyokarditis kommen, die oft symptomarm verläuft.

Nichtinfektiös:
- Kollagenosen und Immunkomplex-Vaskulopathien (Mitbeteiligung von Myokard und/oder Gefäßen),
- toxisch: Diphtherie, Kokain, hochdosierte Katecholamine, Anthrazykline,
- Hypersensivtivitätsreaktion auf Medikamente,
- Hypereosinophiles Syndrom: eosinophile Myokarditis,
- Sarkoidose,
- Abstoßungsreaktion nach Herztransplantation.

Pathogenese der Virusmyokarditis: Nachweis enteroviralen Genoms in Myokardbiopsien bei bis zu 45% der Patienten mit „aktiver" Myokarditis. Myokardiale Gewebeschädigung durch kardiotrope Viren. Inwieweit ein sekundärer, immunologisch vermittelter Prozeß zu einer Chronifizierung führen kann, ist umstritten.

Symptome: Die Mehrzahl der Infektionen verläuft asymptomatisch! Das Spektrum der Beschwerden ist breit, die Ausprägung sehr unterschiedlich:
- Leistungsminderung, Ermüdbarkeit, Schwäche,

- allgemeine Zeichen eines Virusinfektes (grippeähnliche Beschwerden, Fieber, Myalgien, Pharyngitis, Diarrhö, Lymphadenopathie,
- Palpitationen, Belastungsdyspnoe,
- atypische Angina pectoris (durch Perimyokarditis): gelegentlich dem akuten Myokardinfarkt ähnelndes Krankheitsbild (Beschwerden, umschriebene ST-Hebungen, Freisetzung von CK-MB als Folge einer fokalen Myokarditis),
- außerdem möglich: Hepatitis, Orchitis, Meningoenzephalitis.

Diagnostisches Vorgehen:

Klinische Untersuchung: Sehr variable Befunde. Ruhetachykardie (im Ausmaß über das evtl. vorhandene Fieber hinausgehend), Blässe, Zyanose, Perikardreiben, Galopprhythmus, Systolikum (Mitralinsuffizienz); diastolische Geräusche sind dagegen ungewöhnlich, Stauungs-RGs, Zeichen der Rechtsherzinsuffizienz, Herzvergrößerung und Zeichen der Lungenstauung.

Labor: erhöhte BSG (ca. 60%), abnormes weißes Blutbild (ca. 25%) als Ausdruck der vorangegangenen Virusinfektion. Als Beleg für eine akute Coxsackie-Infektion 4facher Anstieg der Titer erforderlich, jedoch nur bei wenigen Patienten mit Myokarditis nachweisbar.

EKG: Sinustyachykardie, AV-Block I. oder II. Grades, seltener III. Grades, wechselnde intraventrikuläre Leitungsstörungen, uncharakteristische Repolarisationsstörungen, verlängertes QT-Intervall, mäßige ST-Hebung, supraventrikuläre (atriale Extrasystolen, Vorhofflimmern) und ventrikuläre Arrhythmien (Extrasystolen, Salven, Kammertachykardien, Kammerflimmern).

Echokardiographie: Regionale Kontraktionsstörungen, evtl. Dilatation und diffuse Kontraktionsstörung des LV, u. U. auch Beteiligung der anderen Herzhöhlen. Störungen der diastolischen Funktion. Wandständige Thromben bei 15% der Patienten, Perikarderguß bei 10%.

^{111}In-Antimyosin-Szintigraphie: Sensitiv, aber nicht spezifisch.

> ! Die meisten Befunde sind nur bei sehr ausgeprägten Formen vorhanden, EKG-Veränderungen sind oft sehr flüchtig (wiederholte EKG), Rhythmusstörungen per se berechtigen nicht zur Diagnose „Myokarditis“. Bei älteren Patienten ist eine KHK, die sich hinter der vielgestaltigen Symptomatik verbergen kann, durch Koronarangiographie auszuschließen.

Verlaufsformen der Virusmyokarditis:

akuter Verlauf: oft im Rahmen einer allgemeinen Viruserkrankung auftretend. Meist gutartig, in der Regel voll ausheilend. Defektheilung mit residueller LV-Funktionsstörung und Übergang in chronische Form ist möglich (Häufigkeit umstritten),

fulminanter Verlauf (selten) mit therapieresistenter Herzinsuffizienz, innerhalb weniger Tage letal,

chronisch-rezidivierender Verlauf: fragliche Ursache für dilatative Kardiomyopathie (Häufigkeit umstritten).

Diagnosestellung: Diagnose oft unsicher; einen beweisenden Befund gibt es selten, am ehesten spricht ein fulminanter Verlauf dafür. Wichtig ist die synoptische Bewertung aller Befunde. Auch die **Myokardbiopsie** hilft oft nicht weiter, da histologisch faßbare Veränderungen oft nur über eine kurze Zeit nachweisbar sind. *Indikation* zur Biopsie: frisch aufgetretene Erkrankung mit rascher Progredienz. Immunhistochemische sowie molekularbiologische und -genetische Untersuchungen sind derzeit Gegenstand der Forschung. Die *Komplikationsrate* der Myokardbiopsie ist in erfahrenen Händen gering: Hauptkomplikationen: Perforation mit Herzbeuteltamponade, totaler AV-Block durch Schädigung des spezifischen AV-Leitungssystems beim Einführen des Bioptoms in den Ventrikel; tödliche Komplikationen: <0,03–0,4%.

Therapie:
akute Myokarditis: körperliche Schonung, Therapie der Herzinsuffizienz (falls ausgeprägt) sowie bradykarder oder tachykarder anhaltender Rhythmusstörungen (Vorhofflimmern, Kammertachyarrhythmien: Monitorüberwachung, eher „observieren als therapieren"). Kein Anhalt für Nutzen immunsuppressiver Therapie (eher schädlich);
fulminanter Verlauf: medikamentöse Therapie in der Regel unwirksam. Herzersatz-Systeme noch nicht ausreichend erprobt, wegen des oft tödlichen Verlaufs aber zu diskutieren,
chronische Myokarditis (unsichere Diagnose): bisher kein Beweis für den Nutzen einer immunsuppressiven Therapie, daher umstritten.

Prognose: Bei akuter Myokarditis in der Regel Spontanremissionen mit mehr oder weniger kompletter Ausheilung.

Diphtherie-bedingte Myokarditis

Heute sehr selten. Das Exotoxin des Corynebacterium diphtheriae führt zur Myozytolyse: Herzinsuffizienz, Leitungsstörungen. Corticoide sind offensichtlich nicht wirksam.

Lyme-Erkrankung (Borrelia burgdorferi)

→ auch „Infektionskrankheiten", S. 1087ff u. „Gelenke", S. 1255f.
Endemisch, Übertragung durch Zecken. Bei 10% der Patienten kommt es oft Wochen nach der akuten Erkrankung (Fieber, Myalgien, Lymphadenopathie, flüchtiges Exanthem; chronisch: Arthritis, neurologische Symptome) zur Herzbeteiligung, die sich häufig in spontan reversiblen AV-Blockierungen (in der Regel im Bereich des AV-Knotens lokalisiert) äußert. Ferner treten Veränderungen von ST-Strecken und T-Wellen auf.

Therapie: Penicillin, Cephalosporine oder Tetracycline, evtl. Corticosteroide.

Entzündungen der Herzkranzarterien

Definition

Prototyp für eine ausgedehnte, nekrotisierende Vaskulitis unklarer Ätiologie.

→ *Synonym:* Peri(Pan)arteriitis nodosa; *engl.:* polyarteriitis nodosa

Epidemiologie und Symptomatik: Typischerweise manifestiert sich die Erkrankung bei mittelalten, männlichen Patienten in Form von Herzinfarkt(en), Herzinsuffizienz oder Perikarditis. Zusätzlich treten oft Myalgien, Arthralgien, Gewichtsverlust, periphere Neuropathie, Hypertonie oder Niereninsuffizienz auf.

Diagnose: Labor: Anämie, Leukozytose, Thrombozytose, erhöhte BSG, Funktionsstörungen der Leber, sowie Nachweis von HBs-Ag. Bei Beteiligung der Koronararterien **angiographisch** Nachweis multipler, vielgestaltiger Veränderungen mit Stenosen und aneurysmatischen Aufweitungen.

1.7 Erworbene Herzklappenfehler – allgemeiner Teil

Definition

Erworbene Fehlfunktionen (Stenose oder Insuffizienz) der Herzklappen durch Veränderungen des Klappengewebes oder subvalvulären Apparates.

→ *Synonym:* erworbene Vitien; *engl.:* valvular heart disease

Ätiologie und Pathogenese (▣ 1.26):
immunologisch (rheumatisch): rheumatisches Fieber, Scharlach, gehäufte Tonsillitiden, rheumatische Äquivalente (mittlere Latenz bis zum Auftreten eines Mitralklappenfehlers 16 Jahre, bis zu Aortenklappenfehlern 23 Jahre),
degenerativ: Klappenverkalkung, Mitralklappenprolaps, Marfan-Syndrom,
infektiös: infektiöse Endokarditis, Endomyokarditis,
ischämisch: Papillarmuskeldysfunktion, -abriß, Ventrikelfunktionsstörung nach Myokardinfarkt (Hinterwand!),
traumatisch (selten): Thoraxtrauma, Aortendissektion,
funktionell: relative Insuffizienz durch Überdehnung des Klappenrings bei Ventrikelfunktionsstörungen, Aortenektasie oder pulmonaler Druckerhöhung; relative Stenose durch pathologisch erhöhtes Durchflußvolumen.

Erworbene Herzklappenfehler sind meist rheumatischer (immunologischer) oder degenerativer Genese und betreffen überwiegend die mechanisch stärker beanspruchten Klappen des linken Herzens. Beim rechten Herzen überwiegen Klappeninsuffizienz durch Überdehnung des Klappenrings der Pulmonal- bzw. Trikuspidalklappe, organische Klappenfehler sind dagegen selten und oft Folge einer infektiösen Endokarditis (i. v. Drogenabhängige!) oder einer Mitbeteiligung im Rahmen rheumatischer Vitien.

1.26 Ätiologie erworbener Herzklappenfehler

Genese	Aortenklappe Stenose	Aortenklappe Insuffizienz	Mitralklappe Stenose	Mitralklappe Insuffizienz	Trikuspidalklappe Stenose	Trikuspidalklappe Insuffizienz
rheumatisch	+	++	+++	++	++	+
degenerativ	+++	+	+	+	–	–
infektiös	–	++	–	++	–	+
ischämisch	–	–	–	++	–	–
traumatisch	–	++	–	+	–	–
funktionell	(+)	+	(+)	++	(+)	++

Epidemiologie: In den letzten 30 Jahren ist eine Änderung der Häufigkeitsverteilung und Altersstruktur von Herzklappenfehlern in der westlichen Welt durch Abnahme des rheumatischen Fiebers und Steigerung der Lebenserwartung zu verzeichnen (1.27):

- Abnahme rheumatischer Klappenfehler (Mitralklappenstenose!),
- Zunahme degenerativer Klappenfehler (Aortenklappenstenose!) und funktioneller/ischämischer Mitralinsuffizienz (bei Ventrikelfunktionsstörung) und
- Zunahme des mittleren Alters bei Erstdiagnose (5.-6. Lebensjahrzehnt).

Diagnostisches Vorgehen (1.28):
Schweregradbeurteilung nach

- klinischen Beschwerden oder Symptomen (z. B. NYHA-Klassifizierung),
- hämodynamischen Parametern: Druckgradient, Klappenöffnungsfläche, Regurgitationsvolumen, Pulmonalarterien- bzw. Pulmonalkapillardruck (in Verbindung mit Herzzeitvolumen in Ruhe oder bei Belastung).

Verlaufsformen:
akuter Verlauf: hämodynamisch meist schlecht toleriert, praktisch immer Klappeninsuffizienz; Genese endokarditisch, traumatisch oder ischämisch,
chronischer Verlauf: durch Anpassungsvorgänge hämodynamisch oft gut toleriert; reine Stenosen, Insuffizienzen und kombinierte Fehler sind möglich; Genese rheumatisch oder degenerativ, selten endokarditisch oder ischämisch,
Druckbelastung: bei Klappenstenosen, ungünstigere Prognose,
Volumenbelastung: bei Klappeninsuffizienzen, günstigere Prognose.

1.27 Häufigkeit erworbener Klappenfehler (Erstdiagnose)

Klappe	Gesamt	Stenose	Insuffizienz	Kombiniert
Aortenklappe	65%	32%	11%	22%
Mitralklappe	29%	9%	4%	16%
Aorten- + Mitralklappe	6%			

1.28 Wertigkeit der Untersuchungsmethoden bei Klappenfehlern

Untersuchungsmethoden	Mitralklappe *Stenose*	*Insuffizienz*	Aortenklappe *Stenose*	*Insuffizienz*
Symptomatik	++	+	+	+
Blutdruck/Puls	(+)	+	+	++(+)
Auskultation/Phonokardiogramm	+(+)	++	++	++
EKG	+	++	++	++
Röntgen-Thorax	++	++	+	++
Echokardiographie	+++	++	+++	++
Radionuklidventrikulographie	∅	++	∅	++
Druck-Fluß-Beziehung	++++	++	++++	++
Kammervolumina	+	+++	++	+++
Drücke in Ruhe				
Druckgradient	++(+)	∅	++(+)	∅
Druck LA (PC, diast. PA)	++	+	+	+
Drücke unter Belastung				
Druckgradient	+++	∅	++(+)	∅
Druck LA (PC, diast. PA)	+++	+(+)	+(+)	+(+)

LA = linksatrial, PC = pulmonalkapillar, PA = pulmonalarteriell

Therapie:

Allgemeine Maßnahmen und konservative Therapie:

- Meidung starker körperlicher Belastungen (Schonung je nach Schweregrad),
- Therapie der Herzinsuffizienz, → „Herzinsuffizienz“, S. 95ff,
- Frequenzregulierung oder Kardioversion bei Vorhofflimmern, (S. 82),
- Thromboembolieprophylaxe (Vorhofflimmern, mechanische Herzklappen),
- Endokarditisprophylaxe, → „Infektiöse Endokarditis“, S. 118,

! Der **Zeitpunkt der Operation** beeinflußt die Prognose: bei LV-Funktionsstörung oder pulmonaler Hypertonie ist das Operations-Risiko erhöht und die Langzeitprognose eingeschränkt, daher optimalen Operationszeitpunkt nicht verpassen!

Operative Therapie:

- *optimal:* orientiert am Schweregrad des Klappenfehlers, der präoperativen Myokardfunktion, dem Operationsrisiko, und dem zu erwartenden Operationsergebnis,
- *zu früh:* geringer hämodynamischer Nutzen, vorgezogenes Risiko durch Operation und Komplikationen des Klappenersatzes,
- *zu spät:* irreversible Myokardschädigung, kardiale Dekompensationen.

Klappenerhaltende Verfahren: bevorzugt, wenn technisch durchführbar und bezüglich des Langzeitergebnisses erfolgversprechend. Wesentliche Einflußgrößen sind die Art des Klappenfehlers und die Morphologie der erkrankten Herzklappe:

- perkutane Ballonkatheter-Valvotomie (Valvuloplastie) von Klappenstenosen,
- operative Kommissurotomie (offen oder geschlossen) von Klappenstenosen,
- Klappenrekonstruktion bei Klappeninsuffizienzen.

Operativer Herzklappenersatz (📷 1.35):

- **biologische** Herzklappen („Bioprothesen"): Homografts (humane Leichenklappen), Schweine-Aortenklappen, Rinderperikard-Prothesen.
  - *Vorteile:* Keine Langzeit-Antikoagulation (bei Kontraindikationen, z.B. älteren Patienten, Frauen mit Kinderwunsch).
  - *Nachteile:* Begrenzte Haltbarkeit (Reoperationsrisiko), geringere Öffnungsfläche bei gleichem Außendurchmesser;
- **mechanische** Herzklappen („Alloprothesen"):
  - *Vorteile:* lange Haltbarkeit (→ geringe Reoperationsrate),
  - *Nachteile:* hohe Thrombogenität (→ lebenslange Antikoagulation).

Komplikationen nach Herzklappenersatz: Alle künstlichen Herzklappen sind mit prothesenbedingten oder protheseninduzierten Komplikationen belastet. Art und Häufigkeit von Komplikationen ist je nach Prothesentyp verschieden. Prothesentypen der älteren Generation (Schweine-Aortenklappen, Kugelkäfig, Hubscheiben-, ältere Kippscheiben-Prothesen) zeigen eine schlechtere Hämodynamik durch Flußturbulenzen sowie höhere Komplikationsraten als Prothesen der neueren Generation (Carpentier-Edwards-Rinderperikard-, neuere Kippscheiben-, Doppelflügel-Prothesen).
Die kumulative *Malfunktionsrate* ist im ersten postoperativen Jahr mit ca. 4% erhöht, nachfolgend annähernd linearer Verlauf mit 7–8% nach 5 Jahren und 10–12% nach 10 Jahren. Kumulative *Reoperationsrate* aufgrund von Prothesendysfunktionen: ca. 6% nach 10 Jahren. Ursachen sind:

- paraprothetische Dehiszenz (Randleck),
- Degeneration von Bioprothesen: Reoperation im Mittel nach 10 Jahren,
- mechanische Dysfunktion bei Alloprothesen,
- Prothesenthrombose, Thromboembolie: Inzidenz: 1–2% pro Jahr, 0,2% letal:
  - Doppelklappenersatz > Trikuspidalklappe > Mitralklappe > Aortenklappe,
  - Risikofaktoren: Vorhofflimmern, Vorhofgröße >5,5 cm, Prothesentyp,
- Blutungen unter Antikoagulanzien: Inzidenz: 2,2% pro Jahr, 0,2% letal,
- Hämolyse (intravasal, mechanisch): abhängig von Prothesentyp und -funktion,
- Prothesenendokarditis: → „Infektiöse Endokarditis", S. 119.

Herzklappenprothesen

Prothesentyp	Beispiele	Fluß-Turbulenz
a Kugelkäfig 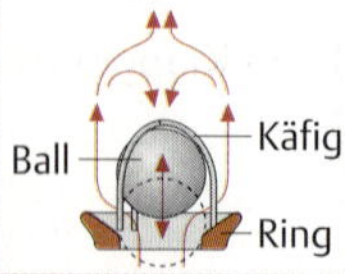	Starr-Edwards Smeloff-Cutter	+++
b Hubscheibe 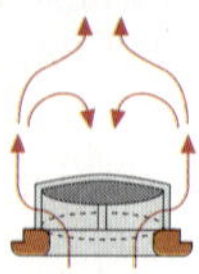	Starr-Edwards-Disc Kay-Shiley	+++
c Kippscheibe 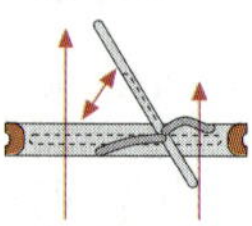	Lillehei-Kaster Omniscience Björk-Shiley Medtronic-Hall Omnicarbon	++
d Doppelflügel 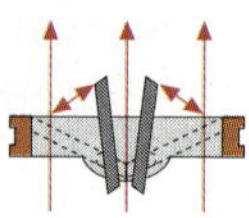	St. Jude Medical Duromedics Tekna	(+)
e Bioprothese 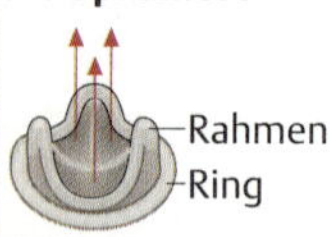	Carpentier-Edwards Hancock Ionecsu-Shiley	(+)

1.35 Funktionsprinzip verschiedener Herzklappenprothesen und Auswirkung auf die Hämodynamik.

Prophylaxe: Die Thrombembolieprophylaxe wird mit Cumarinderivaten (z. B. Marcumar) durchgeführt. Die Dosierung muß individuell angepaßt werden.

Überwachung der Cumarintherapie durch Thromboplastinzeit (Quick-Wert), angegeben als *International Normalized Ratio = INR* (→ „Diagnostik von Hämostasestörungen", S. 351).

Biologische Prothesen: Antikoagulation für 3 Monate postoperativ.
Mechanische Prothesen: lebenslang nach Klappenersatz (KE, 1.**29**).

1.8 Erworbene Herzklappenfehler – spezieller Teil

Auf eine detaillierte Darstellung von Detail-Befunden wird unter Verweis auf Lehrbücher der Kardiologie verzichtet. Die Pulmonalklappenstenose wird im Kapitel „Angeborene Herzfehler im Erwachsenenalter", S. 147 abgehandelt.

Aortenklappenstenose

→ *engl.:* aortic stenosis

Epidemiologie und Pathogenese: → allgemeiner Teil, S. 126f,
erworben: heute häufigster erworbener Klappenfehler (♂ > ♀), häufig degenerativ (bikuspidale oder trikuspidale Klappe),
kongenital: ca. 6% der angeborenen Herzfehler, ♂ : ♀ = 4 : 1,
- häufig: valvuläre Stenose durch bikuspidale Klappenanlage,
- selten: kritische Aortenstenose im Säuglingsalter (unikuspidale Klappe), supravalvuläre Stenose (fibröse Tunnelstenose) oder subvalvuläre Stenose (ringförmige Membran oder hypertrophisch obstruktive Kardiomyopathie).

Pathophysiologie: Die Obstruktion führt zu einer *Druckbelastung* mit konzentrischer Hypertrophie und diastolischer Dehnbarkeitsstörung des LV. Dies bewirkt eine Koronarinsuffizienz durch erhöhten O_2-Bedarf (Druckbelastung), reduzierte Koronarperfusion (erhöhter diastolischer Ventrikeldruck, erniedrigter diastolischer Aortendruck) und verlängerte O_2-Diffusionsstrecke (Hypertrophie).

1.29 Thromboembolieprophylaxe nach Herzklappenersatz mit Cumarinen

INR	Quick*	Indikation
3,0–4,5	15–25%	Trikuspidal-KE, Doppel-KE, Mitral-KE (Vorhofflimmern *oder* älterer Prothesentyp, frühere Thromboembolien)
3,0–3,5	20–25%	Mitral-KE (Sinusrhythmus), Aorten-KE (Vorhofflimmern *oder* älterer Prothesentyp)
2,5–3,0	30–35%	Aorten-KE (Sinusrhythmus *und* neuerer Prothesentyp)

* dem INR etwa entsprechender Quick-Wert-Bereich bei Verwendung der Thromboplastine Thromborel S (Behring) oder Thromboplastin FS (DADE/Baxter)

Klinische Symptomatik:

- Leistungsknick mit rascher Ermüdbarkeit,
- Schwindel, Präsynkopen und Synkopen (bei Belastung),
- Angina pectoris,
- ventrikuläre Arrhythmien, plötzlicher Herztod,
- Belastungsdyspnoe, linksventrikuläre Insuffizienz oder Dekompensation.

! Bei leichter und mittelschwerer Aortenklappenstenose meist keine Symptome. Auch hochgradige Stenosen können asymptomatisch sein. Bei Auftreten von Symptomen besteht in der Regel eine höhergradige Stenose.

Diagnostisches Vorgehen: Diagnosestellung und klinische Schweregradeinschätzung aus Auskultation (*Leitsymptom!*), EKG und Echokardiogramm.
Geräuschbefund (**1.36a**): Abgeschwächter 1. HT, frühsystolischer Klick, Systolikum: rauh, laut, vom 1. HT abgesetzt, spindelförmig, p.m. 2. ICR rechts, Fortleitung in Karotiden, evtl. palpables Schwirren. Mit zunehmender Stenose Verlagerung des Geräuschmaximums von der Früh- in die Spätsystole.
Puls, Blutdruck: niedrige Blutdruckamplitude (pulsus tardus et parvus); der systolische Blutdruck ist diagnostisch nicht verwertbar, da bei guter Ventrikelfunktion auch normale oder sogar erhöhte Blutdruckwerte möglich sind!
EKG (**1.37**): Linksherzhypertrophie, „Schädigungszeichen" (Gradient meist >50 mmHg).
Karotispulskurve: systolischer Steilanstieg verzögert (Halbgipfelzeit: >0,05 Sek.) und gezackt (‚Hahnenkamm-Phänomen'), Austreibungszeit verlängert.
Röntgen (**1.38**): poststenotische Dilatation der Aorta ascendens, evtl. Klappenkalk (Seitenbild, Durchleuchtung), Kardiomegalie erst im Spätstadium.
Echokardiographie: verdickte/verkalkte Aortenklappe mit verminderter Beweglichkeit und Öffnungsamplitude, Druckgradient und Öffnungsfläche (Doppler), konzentrische LV-Hypertrophie.
Invasive Diagnostik (Linksherzkatheter): Druckgradient, begleitende Regurgitation, LV-Funktion, Koronararterien.
Eine hämodynamisch relevante Aortenklappenstenose besteht bei einer *Öffnungsfläche* unter 1,5 cm² (normal ca. 3 cm²). Der resultierende *Druckgradient*

1.30 Hämodynamische Schweregrade der Aortenklappenstenose

Schweregrad	Öffnungsfläche [cm²]	Druckgradient* [mmHg]
Grad 1	> 1,5	< 40
Grad 2	1,5–0,8	40–80
Grad 3	0,8–0,4	80–120
Grad 4	< 0,4	> 120

* Angabe als ‚peak-to-peak'-Druckgradient unter der Bedingung eines normalen HZV

Auskultationsbefunde bei Herzklappenfehlern

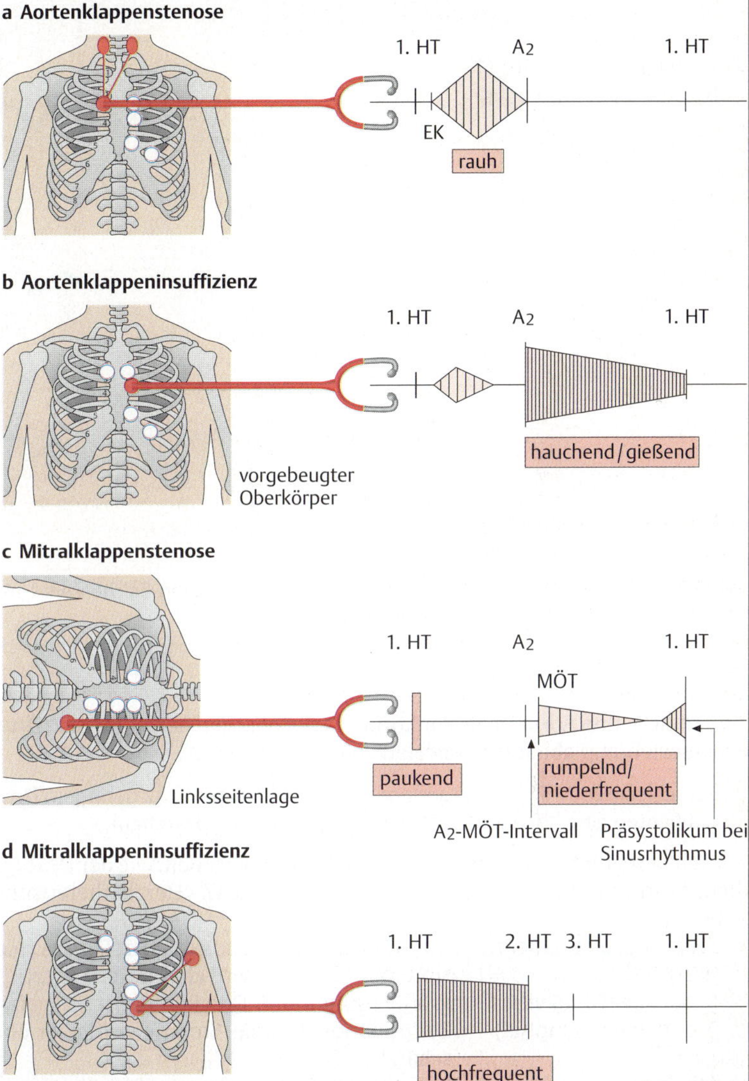

1.36a-d Dargestellt sind jeweils die typischen Geräuschphänomene und die Regionen, in denen das Geräusch am besten auskultiert werden kann. HT = Herzton, EK = Ejektionsklick, A_2 = Aortensegment des 2. HT, MÖT = Mitralöffnungston.

EKG bei höhergradiger Aortenklappenstenose

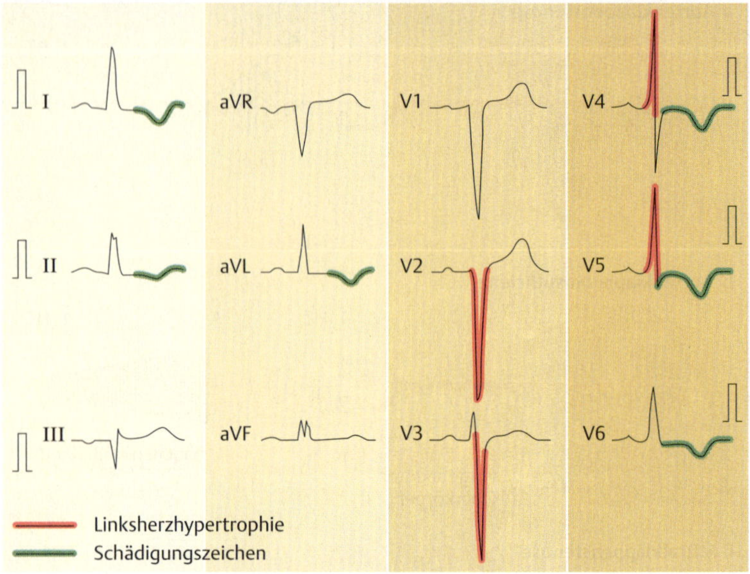

1.37 Bei einem Druckgradienten > 50 mmHg treten häufig Zeichen der Linksherzhypertrophie und Myokardschädigung auf.

zwischen LV und Aorta ist als Funktion des systolischen Aortenflusses (Druck-Fluß-Beziehung) abhängig vom Herzzeitvolumen (HZV).

! Bei schlechter LV-Funktion (geringes HZV) kann daher trotz geringem Druckgradienten eine hochgradige Aortenklappenstenose bestehen!

Zur Schweregradbeurteilung ist es unerläßlich, anzugeben, wie der Druckgradient bestimmt wurde (→ „Echokardiographie", S. 17, „Herzkatheterismus", S. 28).

- *Peak-to-peak Gradient:* (Herzkatheter) – Differenz des jeweils maximalen Drucks (nicht simultan). Stenose wird eher unterschätzt;
- *Maximaler Gradient:* (Dopplersonographie) – größte simultane Druckdifferenz zu einem Zeitpunkt der Systole. Stenose wird eher überschätzt.
- *Mittlerer Gradient:* (Dopplersonographie) – Integral der Druckdifferenz über die gesamte Auswurfzeit. Genaueste Messung.

Therapie: (→ auch „Allgemeiner Teil"): kein Leistungssport!

Aortenklappenstenose

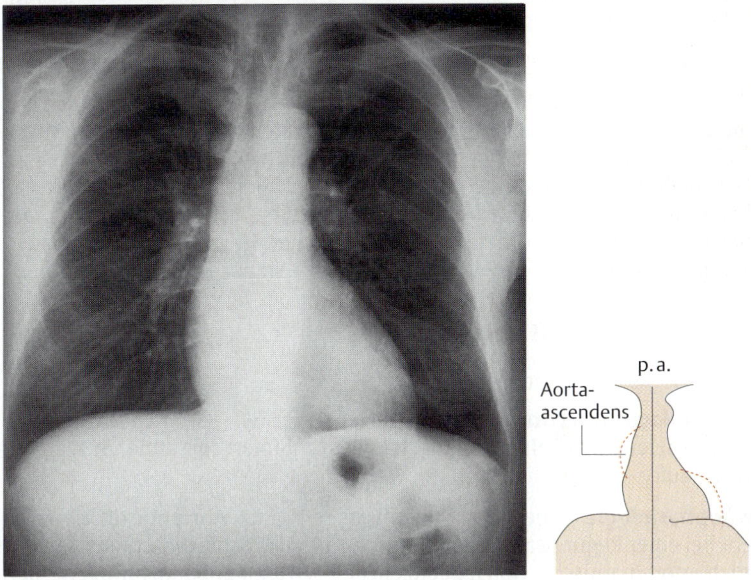

1.38 Der Aortenbogen (poststenotische Dilatation) und die linke Herzkontur treten verstärkt hervor.

Operationsindikation: bei Symptomen (Spätstadium!) oder Öffnungsfläche <1,2–0,8 cm^2 (der Druckgradient allein ist nicht entscheidend!). Entscheidungshilfe bei grenzwertigen Fällen: klinischer Verlauf mit Progredienz von EKG-Veränderungen (Linksschädigung), Klappenkalk oder Kardiomegalie.

Verfahren:

operative Rekonstruktion:

- bei kongenital unikuspidaler Klappe, supra- oder subvalvulärer Stenose;

operative Kommissurotomie:

- bei Kindern und Jugendlichen mit valvulärer Stenose ohne Verkalkung,
- Re-Operation (meist Klappenersatz): 20% nach 15 Jahren, 40% nach 20 Jahren;

perkutane Ballonkatheter-Valvotomie (Valvuloplastie):

- bei Kindern und Jugendlichen alternativ zur operativen Kommissurotomie,
- bei Erwachsenen schlechte Langzeitergebnisse (häufige, frühe Restenose),

daher nur palliativ bei Kontraindikation zur Operation, zur Überbrückung vor späterem Klappenersatz (Notintervention, Dekompensation, dringliche nicht-kardiale Operation);

Klappenersatz (perioperative Letalität ca. 2–3%): bei Erwachsenen Therapie der Wahl, gute Ergebnisse auch im hohen Alter (>70–80 Jahre).

Prognose: *Prognoseverschlechterung* nach Auftreten von Symptomen! Mittlere Lebenserwartung ohne Operation: 2 Jahre (nach erstmaliger Angina pectoris ca. 4 Jahre, nach Synkope 2–3 Jahre, nach Linksherz-Dekompensation ca. 1 Jahr). Deutliche *Prognoseverbesserung* durch zeitgerechte Operation! *Todesursachen:* Linksherzinsuffizienz und plötzlicher Herztod (auch bei zuvor asymptomatischen Patienten mit hochgradiger Stenose möglich!).

Aortenklappeninsuffizienz

→ *engl.:* aortic regurgitation

Epidemiologie und Pathogenese: → allgemeiner Teil (♂ > ♀). Die Aortenklappeninsuffizienz tritt selten isoliert, häufig kombiniert mit anderen Klappenfehlern auf.

Pathophysiologie: Eine hämodynamisch relevante Aorteninsuffizienz besteht bei einer Regurgitationsfraktion von >15% des Schlagvolumens. Ausmaß und hämodynamische Konsequenzen der Aortenklappeninsuffizienz nehmen zu bei:
- größerem Defekt der Klappe (Insuffizienzfläche),
- erhöhtem peripherem Widerstand (erhöhter frühdiastolischer Aortendruck),
- längerer Diastolendauer = Regurgitationsdauer (Bradykardie),
- hoher linksventrikulärer Dehnbarkeit (Compliance).

Chronische *Volumenbelastung* durch transaortale Regurgitation führt zu exzentrischer Hypertrophie und Gefügedilatation des LV. Erhöhter O_2-Bedarf (erhöhtes Schlagvolumen) und reduzierter Perfusionsdruck (erniedrigter diastolischer Aortendruck) bewirken sekundär eine relative Koronarinsuffizienz, die partiell durch Dilatation der Koronargefäße kompensiert wird. Bei akutem Verlauf stehen Zeichen der Linksherzinsuffizienz im Vordergrund (fehlende Anpassung).

Klinische Symptomatik: Symptome treten erst im Spätstadium auf und sind daher für die Festlegung von Schweregrad und Operationsindikation wenig hilfreich!
- Palpitationen, Pulsationen (s. u.),
- Leistungsknick mit rascher Ermüdbarkeit,
- Angina pectoris,
- Belastungsdyspnoe, Linksherzinsuffizienz oder Dekompensation.

Diagnostisches Vorgehen: Diagnosestellung und Schweregradeinschätzung aus Puls- und Blutdruck (Leitsymptom!), Auskultation und Echokardiogramm:
Blutdruck, Puls: große Amplitude, pulsus celer et altus, „Wasserhammer-Phänomen".

! Ein reduzierter diastolischer Blutdruck ist hilfreich als ein einfacher, jedoch wichtigster klinischer Parameter zur Schweregradbeurteilung!

Pulsationen großer Arterien (Karotiden), sichtbarer Kapillarpuls („Quincke-Zeichen"), pulssynchrones Kopfnicken („de Musset-Zeichen"), u. a.;
Geräuschbefund (1.35b): Decrescendo-Diastolikum sofort nach Aortensegment des 2. HT (A_2), hochfrequent („hauchend", „gießend"), p.m. über Erb (sitzend, Oberkörper vorgebeugt). Bei hochgradiger Insuffizienz ist das Geräusch durch den Druckausgleich nur kurz;
zusätzliche Geräusche: systolisches Strömungsgeräusch (erhöhtes Schlagvolumen), Austin-Flint-Geräusch: niederfrequentes Diastolikum wie bei Mitralstenose (ohne Mitralöffnungston) durch mechanische Öffnungsbehinderung des vorderen Mitralsegels (transaortaler Regurgitationsjet);

Aortenklappeninsuffizienz

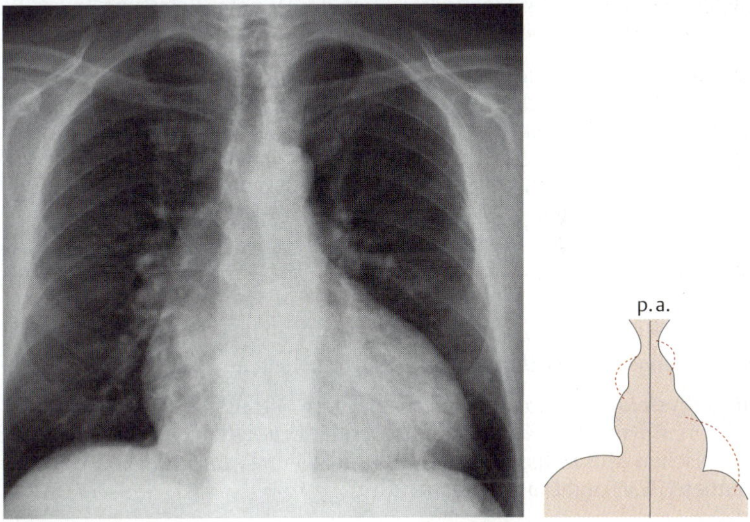

1.39 Die aortale Konfiguration des Herzschattens im p.a.-Röntgenbild äußert sich in einer Elongation und Ektasie der Aorta ascendens sowie in einer Linksverbreiterung.

Karotispulskurve: rascher Steilanstieg, abgeflachte oder verstrichene Inzisur;
EKG: Linkshypertrophie, betonte Q-Zacken, später „Linksschädigung";
Röntgen (1.39): aortale Konfiguration, Herz linksverbreitert in der p.a.-Thoraxaufnahme zeigt sich eine Elongation und Ektasie der Aorta ascendens. Durchleuchtung: Pulsationen von Aorta und LV.
Echokardiographie: Verdickung/Verkalkung der Aortenklappe, Lokalisation und Quantifizierung der Regurgitation (Doppler, Faber-Doppler). LV vergrößert, hyperkinetisch (bei Verschlechterung normo-/hypokinetisch);
Radionuklidventrikulographie (RNV): Volumina und Ejektionsfraktion des LV in Ruhe und bei Belastung (Verlaufskontrolle!);
invasive Diagnostik (Linksherzkatheter): Kontrastmittel-Injektion in die Aorta ascendens zur Quantifizierung der Insuffizienz, LV-Funktion (Ejektionsfraktion, enddiastolischer Druck), begleitendes Vitium, Koronararterien.

Therapie (→ „allgemeiner Teil"):
konservativ: Vasodilatatoren (z. B. ACE-Hemmer) zur Senkung des peripheren Widerstands;
operativer Klappenersatz (perioperative Letalität ca. 3–6%) bei Symptomen (Spätstadium!) oder beginnender Verschlechterung der LV-Funktion (Echo, RNV):

- Übergang hyperkinetischer in normokinetische LV-Kontraktionen in Ruhe,
- fehlender Anstieg der Ejektionsfraktion des LV unter Belastung,
- Zunahme des endsystolischen Diameters im Echo (>55 mm).

Prognose: *Prognoseverschlechterung* nach Auftreten von Symptomen. Mittlere Lebenserwartung nicht operierter Patienten nach gestellter Operationsindikation: ca. 4 Jahre. Nach erstmaliger Linksherz-Dekompensation versterben 90% der Patienten innerhalb von 2 Jahren. *Todesursachen:* Linksherzinsuffizienz und plötzlicher Herztod. Deutliche Prognoseverbesserung durch zeitgerechte Operation.

Mitralklappenstenose

→ *engl.:* mitral stenosis

Epidemiologie und Pathogenese: → „allgemeiner Teil" (♀>♂)

Pathophysiologie: Hämodynamisch relevante Mitralstenose bei *Öffnungsfläche* <2,5 cm² (normal >4 cm²). Resultierender *Druckgradient* als Funktion des diastolischen Mitralflusses (Druck-Fluß-Beziehung) abhängig von Herzzeitvolumen (HZV) und Diastolendauer.

! Bei langer Diastolendauer (Bradykardie) geringer Druckgradient trotz hochgradiger Mitralstenose, bei kurzer Diastolendauer (Tachykardie) hoher Druckgradient auch bei mittelgradiger Mitralstenose möglich.

Chronische Druckbelastung des linken Vorhofs mit konsekutiver pulmonaler Druckerhöhung führt über reflektorische Vasokonstriktion und sekundäre Umbauprozesse von Lungengefäßen und Lungengerüst zur pulmonalen Hypertonie (partiell reversibel). Folgen: Druckbelastung und Hypertrophie des rechten Ventrikels, Rechtsherzinsuffizienz und relative Trikuspidalinsuffizienz (Dilatation des Klappenrings).

Klinische Symptomatik und Komplikationen:

- Leistungsknick mit rascher Ermüdbarkeit,
- periphere Zyanose, Facies mitralis (rötlich-zyanotische Wangen),
- Vorhofflimmern mit (Tachy-)Arrhythmia absoluta,
- Belastungsdyspnoe, nächtlicher Husten („Asthma cardiale"), Hämoptysen,
- Dekompensation mit Lungenödem (z. B. kommt es bei paroxysmalem Vorhofflimmern zum plötzlichen Wegfall der Vorhofkontraktion und zur Verkürzung der Diastolendauer),
- arterielle Embolien durch linksatriale Thrombenbildung,
- Rechtsherzinsuffizienz und pulmonale Hypertonie.

Diagnostisches Vorgehen: Diagnosestellung und klinische Schweregradeinschätzung aus Symptomatik (NYHA-Klasse), Auskultation und Echokardiogramm:

Geräuschbefund (**1.36c**): Lauter, paukender 1. HT, Mitralöffnungston (MÖT), danach niederfrequentes Decrescendo-Diastolikum, p.m. über Herzspitze (Linksseitenlage). Bei Sinusrhythmus präsystolisches Crescendogeräusch.

Mitralöffnungszeit: Intervall zwischen Aortensegment des 2. HT (A_2) und MÖT: 0,04–0,12 Sek.

> ! Das MÖT-Intervall nimmt mit Zunahme der Mitralstenose ab (Maß des Schweregrades), da der erhöhte Vorhofdruck vom Ventrikeldruck frühzeitiger unterschritten wird (→ Klappenöffnung).

EKG (**1.40**): bei Sinusrhythmus P-mitrale, häufig Vorhofflimmern, Zeichen der Rechtsherzbelastung/-hypertrophie (→ „EKG", S. 11 f).

Röntgen (**1.41**): mitrale Konfiguration. Vergrößerter linker Vorhof (verstrichene Herztaille, Kernschatten, gespreizte Carina, Einengung des Retrokardialraums auf Vorhofebene, prominentes Pulmonalissegment, akute und chronische Lungenstauung (→ S. 25 u. 27), evtl. Klappenkalk (Durchleuchtung). Bei Rechtsherzdekompensation: Kardiomegalie, Pleuraerguß.

Echokardiographie: Verdickung/Verkalkung der Mitralklappe mit verminderter Beweglichkeit und Öffnungsamplitude. Druckgradient und Öffnungsfläche (Doppler; **1.31**). Vergrößerter linker Vorhof, linksatriale Thromben (transösophageal!), begleitende Regurgitation (Doppler, Farb-Doppler).

Invasive Diagnostik (Links-/Rechtsherzkatheter): Druckgradient (transseptale Punktion), begleitende Regurgitation. Herzzeitvolumen, Druckerhöhung

EKG bei Mitralklappenstenose

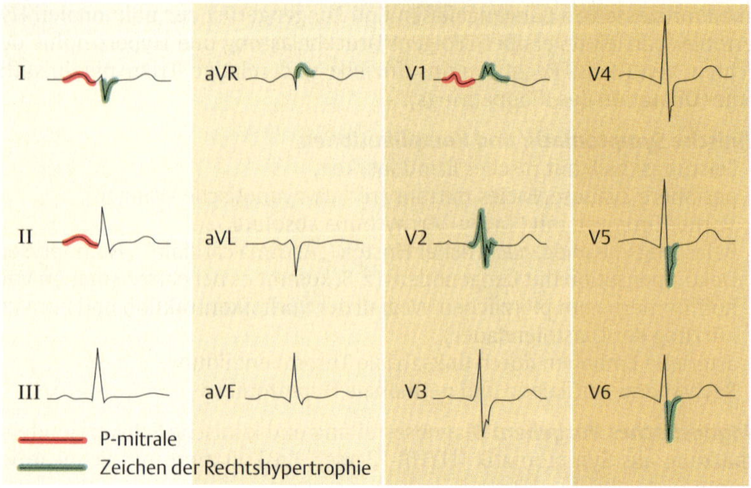

1.40 Besonders in Ableitung II ist das P-mitrale gut zu erkennen. Die Rechtshypertrophie ist erkennbar am Rechtstyp und dem Rechtsschenkelblock.

1.31 Hämodynamische Schweregradeinteilung der Mitralstenose

Schweregrad	Öffnungsfläche [cm²]	Druckgradient* [mmHg]
Grad 1	> 1,5	gering
Grad 2	2,5–1,5	> 5
Grad 3	1,5–1,0	> 10
Grad 4	< 1,0	> 15

* Angabe als mittlerer Druckgradient unter der Bedingung eines normalen HZV

und Widerstände im Lungenkreislauf in Ruhe/Belastung (Einschwemmkatheter).

Therapie: (→ „allgemeiner Teil“, S. 128 ff):
Konservativ: → Vermeidung von Tachykardien (Absinken der Diastolendauer)!

- *Vorhofflimmern:* Frequenzregulierung, Rhythmisierung, Antikoagulation.
- *Therapie des akuten Lungenödems:* Bettruhe, Flüssigkeitsrestriktion, Vorlastsenkung (Nitrate, Diuretika, Lagerung: Oberkörper ↑, Beine ↓), Frequenzsenkung bei Vorhofflimmern (Digitalis, β-Blocker, Verapamil), ggf. Fiebersenkung und Ausgleich einer Anämie (erhöhtes HZV!).

Mitralklappenstenose

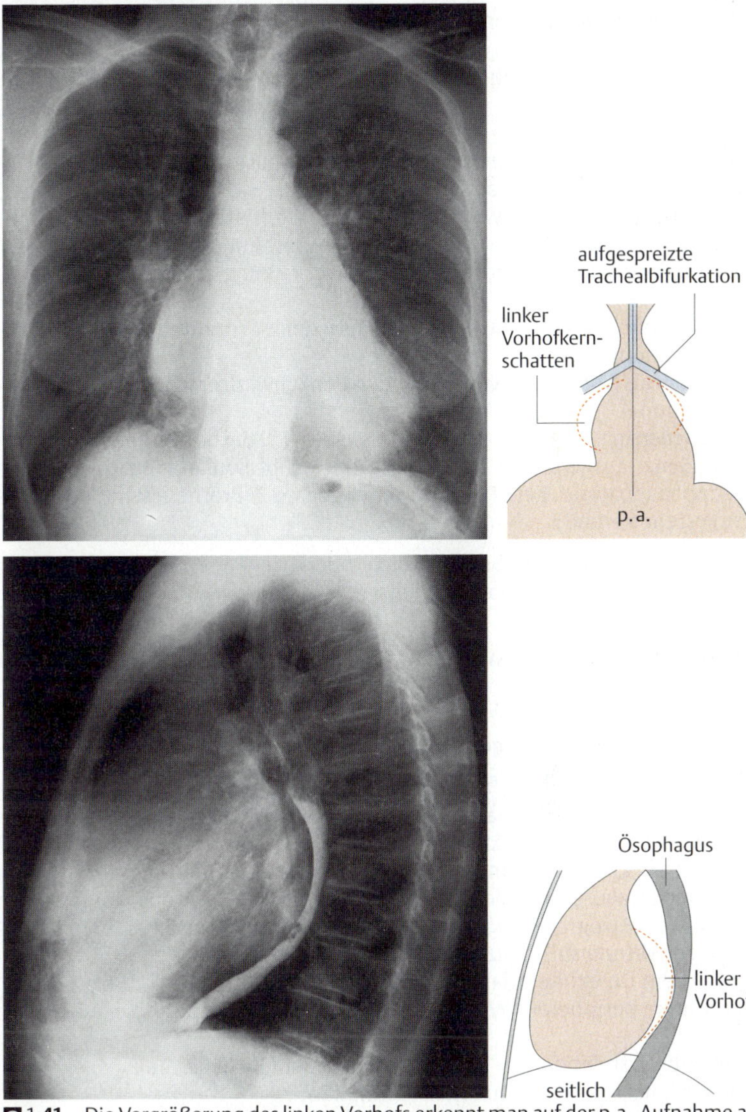

1.41 Die Vergrößerung des linken Vorhofs erkennt man auf der p.a.-Aufnahme an der verstrichenen Herztaille, dem Kernschatten und der gespreizten Carina. Das Pulmonalissegment ist prominent. Auf der seitlichen Aufnahme ist der Retrokardialraum auf Vorhofebene deutlich eingeengt und der Ösophagus nach hinten verdrängt.

Operativ: bei Schweregrad III+IV (NYHA-Klasse) und Öffnungsfläche <1,5 cm^2.

- *operative Kommissurotomie (offen/geschlossen;* (perioperative Letalität 1–2%):
  - bei reiner Stenose ohne wesentliche Verkalkung,
  - Re-Operation: 1–2% pro Jahr (5–10% nach 5 Jahren, 10–20% nach 10 Jahren).
- *perkutane Ballonkatheter-Valvotomie* (Valvuloplastie, **1.42**):
  - perioperative Letalität: <1 %, Restenoserate: ca. 10–15% nach 5 Jahren,
  - bei reiner oder überwiegender Stenose alternativ zur operativen Kommissurotomie mit vergleichbar guten Akut- und Langzeit-Ergebnissen,
  - ungünstiger bei deutlicher Klappenverkalkung und subvalvulärer Fibrose,
  - Komplikationen: akute Mitralinsuffizienz, Thromboembolien, Perikardtamponade,
  - auch als Notfallintervention und in der Schwangerschaft (strenge Indikation!).
- *Klappenersatz:* (perioperative Letalität ca. 2–4%) bei begleitender Mitralinsuffizienz, ausgeprägter Verkalkung oder subvalvulärer Beteiligung des Klappenapparates. Kein Profit im Schweregrad 2 (Prothese wirkt selbst gering stenosierend).

Prognose: Mittlere Überlebensrate nicht operierter Patienten nach gestellter Operationsindikation: 40% nach 5 Jahren.

Mitralklappeninsuffizienz

→ engl.: mitral regurgitation

Epidemiologie und Pathogenese: (→ „allgemeiner Teil“, S. 126) ♂ = ♀; Zunahme funktionell und ischämisch bedingter Mitralinsuffizienzen.

Pathophysiologie: Eine hämodynamisch relevante Mitralinsuffizienz besteht bei Regurgitationsfraktion von >15% des Schlagvolumens. Ausmaß und hämodynamische Bedeutung der Mitralinsuffizienz werden beeinflußt durch die Widerstände, gegen die das Blut in antegrader Richtung ausgeworfen wird bzw. in retrograder Richtung regurgitiert. Somit kommt es zu einer *Zunahme der Mitralinsuffizienz* bei:

- größerem Defekt der Klappe (Insuffizienzfläche),
- erhöhtem peripherem Widerstand (z. B. arterieller Hypertonie, Aortenstenose),
- längerer Systolendauer = Regurgitationsdauer (Tachykardie),
- hoher linksatrialer Dehnbarkeit (Compliance).

Die chronische *Volumenbelastung* führt zu exzentrischer Hypertrophie und Gefügedilatation des LV sowie Dilatation des linken Vorhofs (weitere Progres-

Perkutane Ballonkatheter-Valvotomie der Mitralklappenstenose

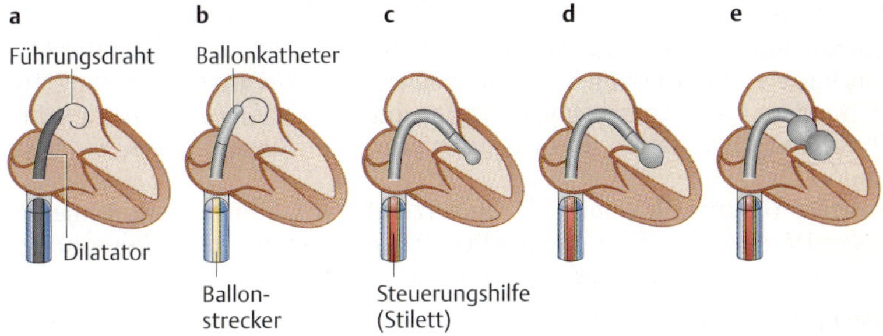

1.42 **Inoue-Technik der perkutanen Valvotomie**: **a** Nach transseptaler Punktion Einführen eines Führungsdrahtes in den linken Vorhof, Aufweitung der Punktionsstelle des Vorhofseptums mit Dilatator. **b** Einführen des Inoue-Ballonkatheters transseptal über den Führungsdraht in den linken Vorhof. **c** Vorführen des Ballonkatheters in den linken Ventrikel mit Steuerungshilfe (Stilett). **d** Inflation des distalen Ballonanteils durch beginnende Füllung des Ballons und Rückzug des Ballonkatheters in die Mitralklappenebene. **e** Dilatation der Mitralklappe durch komplette Inflation des Ballons.

sion der Mitralinsuffizienz durch Dilatation des Klappenrings). Durch pulmonale Druckerhöhung kommt es zu einer Druckbelastung des rechten Ventrikels mit terminaler Rechtsherzinsuffizienz. Bei akutem Verlauf stehen Zeichen der Linksherzinsuffizienz im Vordergrund (fehlende Anpassung).

Klinische Symptomatik und Komplikationen:
- Leistungsknick mit rascher Ermüdbarkeit, Palpitationen,
- Belastungsdyspnoe, nächtlicher Husten (Asthma cardiale),
- Dekompensation mit Lungenödem,
- Vorhofflimmern mit (Tachy-)Arrhythmia absoluta,
- arterielle Embolien durch linksatriale Thrombenbildung,
- chronische LV-Funktionsstörung,
- Rechtsherzinsuffizienz und pulmonale Hypertonie.

Diagnostisches Vorgehen: Diagnosestellung und Schweregradeinschätzung aus klinischer Symptomatik (NYHA-Klasse), Auskultation und Echokardiographie.
Herzspitzenstoß: hebend, verbreitert, nach links unten und außen verlagert.
Geräuschbefund (**1.36d**): Hochfrequentes bandförmiges Holosystolikum, p.m. Herzspitze, Fortleitung in Axilla. 1. HT abgeschwächt, Aortensegment des 2. HT (A_2) vorgezogen (verstärkte Spaltung A_2–P_2). 3. HT durch rasche und vermehrte frühdiastolische Ventrikelfüllung (0,12–0,14 Sek. nach A_2).
EKG: P-mitrale oder Vorhofflimmern; Linkshypertrophie/-Schädigung.

Röntgen (1.45): wie bei Mitralklappenstenose (S. 138), zusätzlich Vergrößerung des LV mit Einengung des Retrokardialraums auch auf Ventrikelebene (Seitenbild).
Echokardiographie: verdickte oder verkalkte Mitralklappe, dilatierter Klappenring, vergrößerter linker Vorhof und Ventrikel, LV-Funktionsstörung (Hinterwand), Papillarmuskeldysfunktion oder -abriß, Sehnenfadenabriß, Thromben. Lokalisation und Quantifizierung der Regurgitation (Farbdoppler).
Invasive Diagnostik (Links-/Rechtsherzkatheter): Kontrastmittel-Injektion in den LV mit Quantifizierung der Insuffizienz. Pulmonale Druckerhöhung in Ruhe und bei Belastung (Einschwemmkatheter).

Therapie (→ auch „allgemeiner Teil“, S. 128):
konservativ: Vasodilitatoren (z. B. ACE-Hemmer): Senkung des peripheren Widerstands.
Operativ: bei Schweregrad III + IV (NYHA-Klasse) oder Zunahme der Herzgröße bzw. Abnahme der LV-Funktion im Verlauf (Röntgen, Echokardiographie, Radionuklidventrikulographie):

- *Mitralklappenrekonstruktion:* bei geeigneter Morphologie gute Langzeit-Ergebnisse,
- *Klappenersatz* (perioperative Letalität ca. 3–5%) bei deutlichen Veränderungen von Klappensegeln und subvalvulärem Apparat (Kalk, Fibrose, Schrumpfung).

Prognose: Mittlere Überlebensrate nicht operierter Patienten nach gestellter Operationsindikation: ca. 2,5 Jahre.

Mitralklappenprolaps

→ *Synonym:* Barlow-Syndrom, Klick-Syndrom; *eng.:* mitral valve prolaps

Definition, Pathogenese und Pathophysiologie:

- Myxomatöse Klappenveränderung durch Kollagenvermehrung mit Anhäufung saurer Mukopolysaccharide unklarer Genese.
- Überdimensionierte und/oder unzureichend verankerte Mitralsegel mit holo- oder spätsystolischer Vorwölbung (→ auskultatorischer Klick!) in den linken Vorhof.
- Bei ausgeprägten Formen Mitralinsuffizienz durch mangelnde Adaptation der Schließungsränder der prolabierten Klappensegel.

Epidemiologie:

- Prävalenz: ca. 5% der Bevölkerung (♀ > ♂),
- familiäre Häufung: Assoziation mit Thoraxdeformitäten und Bindegewebserkrankungen (Marfan-Syndrom, Ehlers-Danlos-Syndrom, u. a.).

Symptomatik und diagnostisches Vorgehen:
Symptome fehlen oft oder sind uncharakteristisch (Unruhe- oder Angstgefühl),

- atypische Angina pectoris (thorakaler Druck, Schmerz, Stechen),
- Arrhythmien (Extrasystolie, paroxysmale Tachykardien, selten Synkopen);

Auskultation: mesosystolischer Klick; bei Mitralinsuffizienz: Holo-/Spätsystolikum,
EKG: meist normal, evtl. Repolarisationsstörungen oder Arrhythmien,
Echokardiographie: Myxomatöse Verdickung mit systolischem Prolaps eines oder beider Mitralsegel in den linken Vorhof („Hängematten-Form").

Therapie: bei Arrhythmien und atypischer Angina symptomatischer Therapieversuch mit β-Blockern. Spezifische Antiarrhythmika sind selten erforderlich.

Prognose: in aller Regel günstig. Selten hochgradige Mitralinsuffizienz, infektiöse Endokarditis, arterielle Thromboembolien. Sehr selten plötzlicher Herztod (Kausalzusammenhang unsicher, Risikofaktor: Mitralinsuffizienz).

Trikuspidalklappenfehler

→ *engl.:* tricuspid valve disease

Epidemiologie, Pathogenese, Pathophysiologie: tritt selten isoliert auf, meist in Kombination mit anderen Klappenfehlern.
Trikuspidalklappenstenose: meist rheumatische Genese. Eine Reduktion der Öffnungsfläche mit diastolischem Druckgradient von 5 mmHg (leises, niederfrequentes Diastolikum) bewirkt bereits eine symptomatische venöse Einflußstauung. Zunahme des Gradienten bei tiefer Inspiration und höherem HZV (Belastung, Infusion, Beinhochlagerung). Rechter Vorhof durch Druckbelastung vergrößert.
Trikuspidalklappeninsuffizienz: meist funktionell (Dilatation des Klappenrings), selten organisch (endokarditisch, kongenitale Vitien). Leicht- bis mittelgradige Regurgitationen (mittelfrequentes Systolikum) werden bei Fehlen einer pulmonalen Hypertonie meist gut toleriert. Rechter Vorhof und Ventrikel sind durch Volumenbelastung vergrößert.

Symptomatik und diagnostisches Vorgehen: Leistungsschwäche (erniedrigtes HZV), Zeichen der Rechtsherzinsuffizienz; Diagnosestellung und Schweregradeinschätzung aus klinischer Symptomatik, Auskultation, Röntgen (**1.44**) und Echokardiographie.

Therapie (→ „allgemeiner Teil): Natrium-/Flüssigkeitsrestriktion, Diuretika, Vorlastsenker (Nitrate).
Operativ: nur bei ausgeprägter Symptomatik
- *klappenerhaltende Operation* bevorzugt (Kommissurotomie, Rekonstruktion),
- *Klappenersatz:* hohes Risiko der Prothesenthrombose (strenge Antikoagulation! Bioprothesen sind evtl. günstiger).

Mitralklappeninsuffizienz

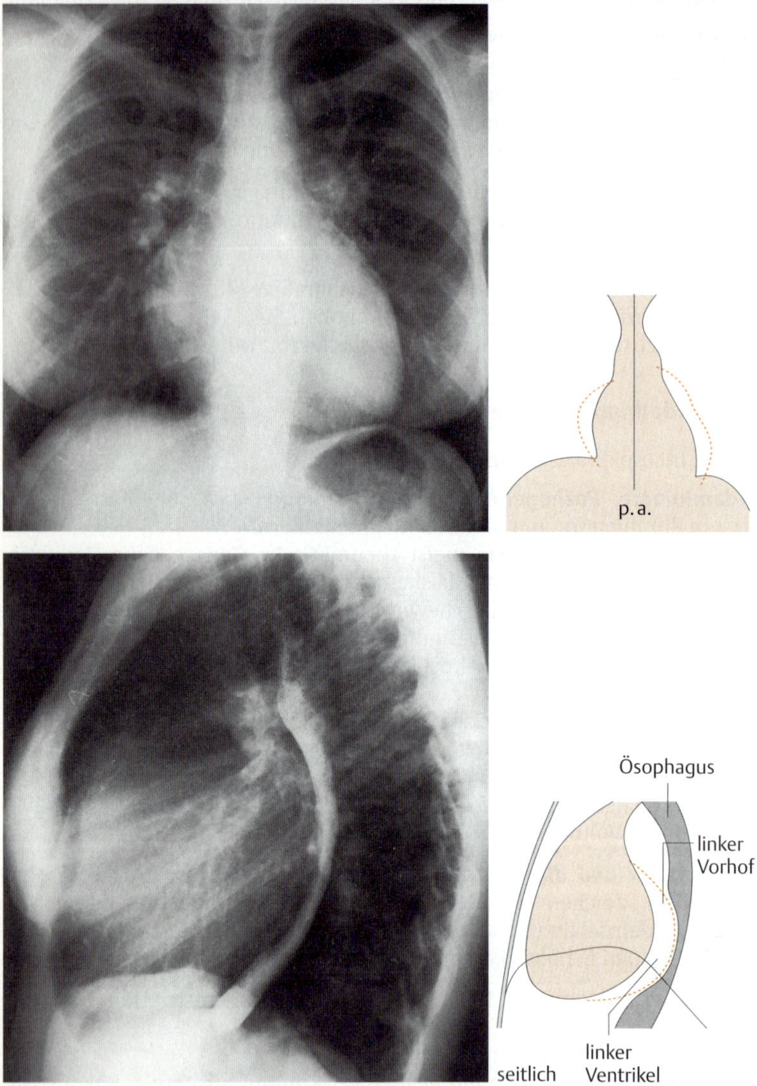

1.43 Zusätzlich zu den Veränderungen bei Mitralklappenstenose kommt es bei einer Mitralklappeninsuffizienz zu einer Vergrößerung des linken Ventrikels mit Einengung des Retrokardialraums auf Ventrikelebene (seitliche Aufnahme).

Trikuspidalklappenfehler

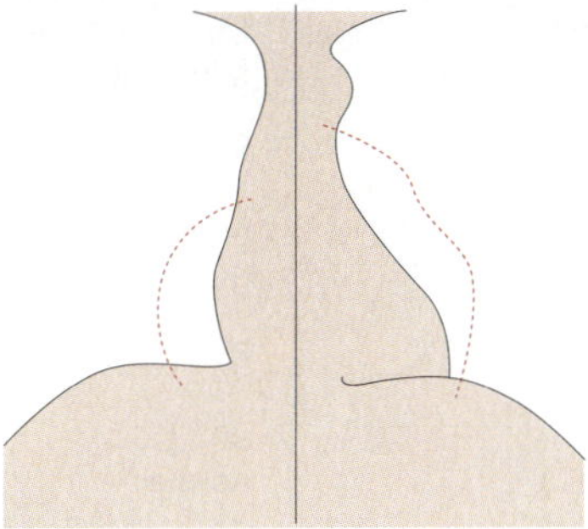

1.44 In der p.a.-Aufnahme ist der Herzschatten zu beiden Seiten verbreitert.

Literatur

Gohlke-Bärwolf, C., Ascar, J., Oakley, C., Butchart, E., Burckhardt, D., Delahaye, J. P., Horstkotte, D., Bodnar, E., Hall, R., Kremer, R., Krayenbühl, H. P., Krzeminska-Pakula, M., Samama, M.: Empfehlungen zur Thromboembolieprophylaxe bei Herzklappenerkrankungen. Z Kardiol. 1995: 84: 1018–1032.
Übersichtliche und praktisch orientierte Darstellung aktueller Empfehlungen zur Indikation und Durchführung der Antikoagulation bei Herzklappenfehlern und nach Herzklappenersatz.

Horstkotte, D., Loogen, F.: Erworbene Herzklappenfehler. München: Urban & Schwarzenberg: 1987.
Ausführliche Darstellung von Ätiologie, Diagnostik und Therapie erworbener Herzklappenfehler.

1.9 Angeborene Herzfehler im Erwachsenenalter – allgemeiner Teil

Definition

Strukturelle und funktionelle Anomalien des Herz-Kreislauf-Systems, die bereits bei Geburt bestehen (auch wenn sie später entdeckt werden) und Folgen oder Residuen bis in das Erwachsenenalter zeigen.

→ *Synonym:* kongenitale Vitien;
engl.: grown-up (adult) congenital heart disease (GUCH)

Epidemiologie (→ **1.32**):

- *Prävalenz: ca. 0,8 % der Lebendgeburten (ca. 10 000 Fälle/Jahr in Deutschland)*
  - ca. 70 % werden im Kindesalter operativ behandelt,

1.32 Häufigkeit bei Geburt, natürlicher Verlauf, operative Früh- und Spätletalität angeborener Herzfehler (Angaben als Anhaltswerte)

Herzfehler	Anteil bei Geburt	Natürlicher Verlauf*	Perioperative Letalität	Postoperative Langzeit-Überlebensrate**
Ventrikelseptumdefekt (VSD)	30%	20–40 J.	5–10%	98%
Vorhofseptumdefekt (ASD)	10%	40 J.	1%	normal
Persistierender Ductus arteriosus (PDA)	10%	30 J.	< 1%	normal
Isthmusstenose der Aorta (ISTA)	7%	35 J.	1%	80% (25 J.)
Aortenklappenstenose (AS)	6%	20 J.	2–5%	90% (15 J.)
Pulmonalklappenstenose (PS)	7%	20–30 J.	1%	normal
Fallot-Tetralogie	6%	10 J.	2–5%	85% (20 J.)
Transposition großer Arterien (TGA)	4%	< 1 J.	5–10%	80% (20 J.)
Truncus arteriosus	2%	< 1 J.	15–30%	95%
Trikuspidalatresie/Single Ventricle	je 1%	6 J.	10–20%	50% (15 J.)
Sonstige	16%			

* Natürlicher Verlauf ohne operative Intervention: mittleres Alter bei Tod (J. = Jahre) (hohe Schwankungsbreite, Angaben gelten für ausgeprägte Formen)

** Langzeit-Verlauf soweit bekannt bzw. wie angegeben

- ca. 85% erreichen das Erwachsenenalter,
- ca. 25% haben assoziierte extrakardiale Anomalien;

➤ zusätzlich: 1–2% der lebend geborenen Kinder haben bikuspidale Aortenklappen, ca. 5% einen Mitralklappenprolaps.

Ätiologie (in den meisten Fällen unbekannt):
genetische Faktoren (~ 10%): meist multifaktoriell, selten monogen (5–10%),
exogene Faktoren (teratogenetisch sensible Phase des Herzens: 4.–6. Woche):

➤ Virusinfekte: z. B. Röteln-Embryopathie (50% der angeborenen Herzfehler),
➤ teratogene Substanzen: Alkohol, Medikamente, Zytostatika etc.,
➤ ionisierende Strahlen.

Diagnostik:
Wesentliche Fragen:

➤ Ist der Patient zyanotisch oder azyanotisch?
➤ Ist der pulmonalarterielle Blutfluß erhöht?
➤ Ist der Ursprung der Anomalie im rechten oder im linken Herzen?

- Welcher ist der dominante Ventrikel?
- Besteht eine pulmonale Hypertonie?
- Welche Palliativ- oder Korrektur-Operation wurde durchgeführt (OP-Bericht)?

Echokardiographie: Darstellung der Anatomie und Flußverhältnisse von Klappen- oder Gefäßstenosen, Klappeninsuffizienz (Klappenmorphologie, Doppler), Prothesenfunktion und Septumdefekten (2D, Farbdoppler, Kontrast-Echo, ggf. transösophageal [ASD!]. Bestimmung von Druckgradienten und Klappenöffnungsflächen, Abschätzung des Pulmonalarteriendrucks (Doppler, → „Echokardiographie", S. 17).
Röntgen-Thorax: Zeichen der pulmonalen Hyperzirkulation: erhöhte Lungengefäßzeichnung (zentral + peripher), prominentes Pulmonalissegment, Kardiomegalie bei großem Shuntvolumen. Zeichen der pulmonalen Minderperfusion oder pulmonalen Hypertonie und Rechtsherzinsuffizienz. Verlaufskontrolle! (→ „Röntgenuntersuchung des Herzens", S. 22).
Magnetresonanz-Tomographie (MRT): hilfreich bei komplexen Fehlern.
Invasive Diagnostik: angiokardiographische Darstellung von herznahen Gefäßen und Herzhöhlen (Größe, Funktion, Klappenregurgitation). Messung von Drücken, Gradienten, Kreislaufwiderständen. Direkte Sondierung und angiographische Darstellung von Defekten und fehlmündenden Gefäßen. Bestimmung von Shuntvolumina (→ „Herzkatheterismus", S. 28).

Operative Interventionen können *palliativ* (z. B. systemisch-pulmonalarterieller Shunt, Bändelung der Pulmonalarterie, Ballon-Atrioseptostomie nach Rashkind) oder *korrigierend* sein. Dabei resultiert nur selten eine anatomische Korrektur des Herzfehlers (z. B. Verschluß eines PDA), häufiger dagegen ist eine hämodynamische Korrektur unter Verbleib anatomischer Anomalien (z. B. Vorhof-Switch-OP nach Mustard bei TGA). Bei komplexen Herzfehlern kann häufig nur eine Verbesserung der Hämodynamik unter Verbleib anatomischer und hämodynamischer Anomalien und Residuen erreicht werden (z. B. Fontan-Operation bei Trikuspidalatresie).

Allgemeine Probleme und Komplikationen:

Infektiöse Endokarditis (→ „Infektiöse Endokarditis", S. 113 ff): Letalität 13%, Notwendigkeit einer Operation innerhalb von 6 Monaten: 25%, sonstige Komplikationen: 13%.

Zyanotische Herzfehler (hämatologische Besonderheiten und Konsequenzen):
Polyglobulie durch Erythropoetin-Stimulation infolge Gewebehypoxie.
Therapie: Aderlaß (500 ml über 30–45 Min.; Ersatz durch isotonische NaCl-Lösung); *Indikation* (streng stellen; keine routinemäßigen Aderlässe):

- Hämatokrit >65% (steigende Tendenz, nach Ausschluß einer Dehydratation),

- deutliche Symptome der Hyperviskosität,
- zur präoperativen Verbesserung der Hämostase.

Hyperviskosität durch verringerte Erythrozyten-Verformbarkeit bei Eisenmangel (Aderlässe, Blutungen). *Symptome:* Kopfschmerz, Schwindel, Sehstörungen, Tinnitus, Muskelschwäche, Myalgien, akrale Schmerzen.
Indikation zur Eisensubstitution nur bei nachgewiesenem Eisenmangel! Niedrig dosieren: z. B. 325 mg Fe-Sulfat oder 65 mg Fe/Tag.

! Bei Hämatokrit-Anstieg (oft binnen 1 Woche) Substitution beenden.

Hämorrhagische Diathese: reduzierte Thrombozytenzahl und -funktion (verlängerte Blutungszeit), Koagulationsstörung (erhöhte PTT). *Symptome:* Petechien, Hämatome, Nasen-/Zahnfleischbluten, Hypermenorrhoe, Hämoptysen etc.

! *Antikoagulanzien und Thrombozyten-Aggregationshemmer* nur bei strenger Indikation einsetzen (Abwägen von Nutzen und Risiken).

Kontrazeption und Schwangerschaft: Betreuung durch erfahrenes Zentrum!
Kontrazeption: individuelle Entscheidung (Verhältnis Sicherheit/Risiko), meist ist eine orale Kontrazeption mit niedrig dosiertem Östrogen-Anteil adäquat.
Risiko des Kindes: Abort, Perinatal-Tod, Frühgeburt, kongenitales Vitium.
Risiko der Mutter: Letalität bei NYHA-Stadium I–II: 0,4%, NYHA-Stadium III–IV: 6,8%,

- *Kontraindikation zur Schwangerschaft:* schwere pulmonale Hypertonie, Eisenmenger-Reaktion (→ S. 155), Marfan-Syndrom (Aortadurchmesser 44 cm), Herzinsuffizienz NYHA-Stadium 3–4 (EF <30%), komplizierte Aortenisthmusstenose.

1.10 Angeborene Herzfehler im Erwachsenenalter – spezieller Teil

Auf eine detaillierte Darstellung von im Erwachsenenalter seltenen Herzfehlern wird unter Verweis auf Lehrbücher der Kardiologie und Kinderheilkunde verzichtet.

1.10.1 Herzfehler ohne Shunt (ca. 25%)

Hämodynamische Folgen: Druck- und/oder Volumenbelastung des RV oder LV mit Hypertrophie und/oder Dilatation. Spätfolge: Herzinsuffizienz.
Druckgradienten und Regurgitationsfraktionen bestimmt durch Öffnungs-/Regurgitationsfläche, Flußvolumen (HZV) und Kreislaufwiderstände.

Auskultationsbefunde bei angeborenen Herzfehlern

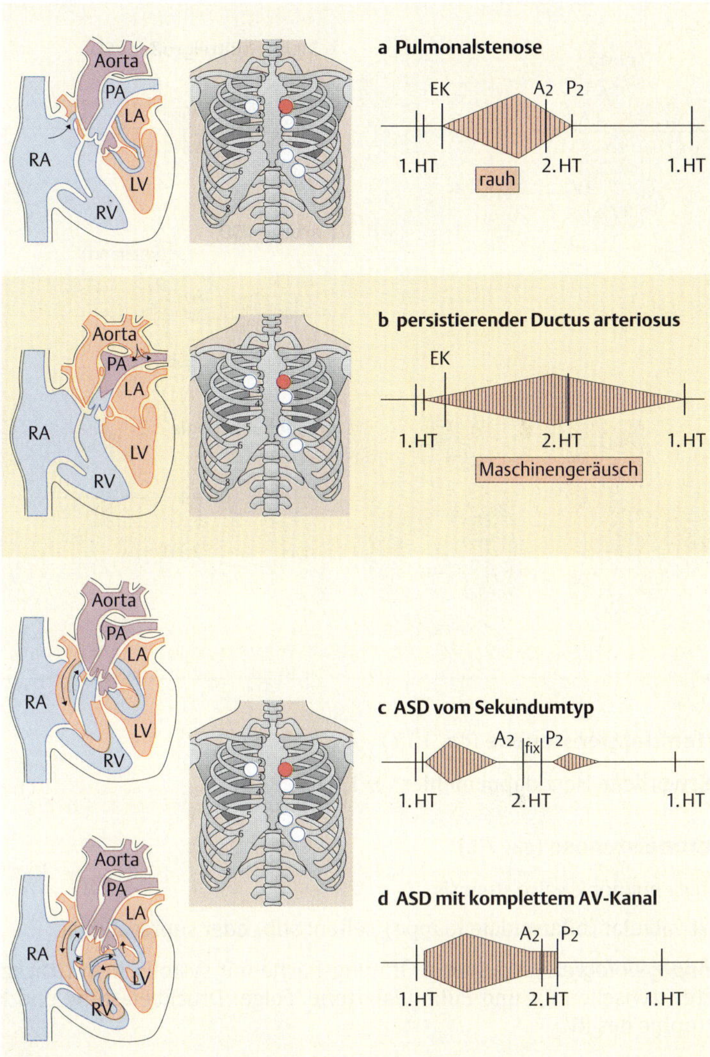

1.45a-g Dargestellt sind jeweils die typischen Geräuschphänomene und die Regionen, in denen das Geräusch am besten auskultiert werden kann. HT = Herzton, EK = Ejektionsklick.

1.45 (Fortsetzung)

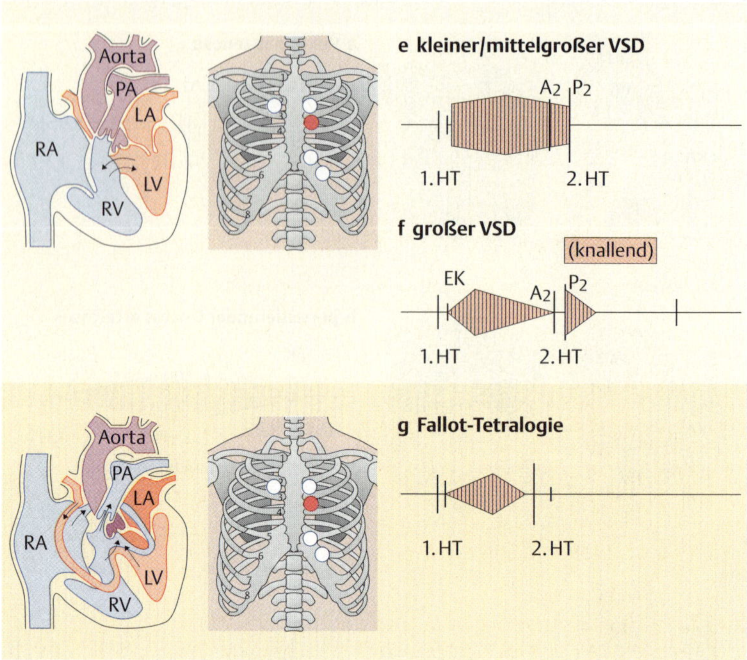

Aortenklappenstenose (ca. 10 %)

→ „Erworbene Herzklappenfehler“, S. 131 ff.

Pulmonalstenose (ca. 7 %)

→ *engl.:* pulmonic valve stenosis

Meist valvulär (bikuspidale Klappe), selten: sub- oder supravalvulär.

Pathophysiologie: Verkleinerte Öffnungsfläche mit systolischem Druckgradienten zwischen RV und Pulmonalarterie. Folge: Druckbelastung und Hypertrophie des RV.

Klinische Symptomatik und diagnostisches Vorgehen:
Symptome nur bei höherem Schweregrad: Belastungsdyspnoe, Zyanose; **Geräusch:** rauhes, mittelfrequentes Systolikum mit p.m. 2. ICR (Interkostalraum) links. 2. HT gespalten (Pulmonalsegment des 2. HT verzögert);

EKG: Zeichen der Rechtsherzbelastung/-hypertrophie (bei Schweregrad III–IV)!
Röntgen-Thorax: prominentes Pulmonalissegment (poststenotische Dilatation).

Operative Korrektur: ab Schweregrad II–III (Druckgradient >40–50 mmHg): **perkutane Ballonkatheter-Valvotomie** (Valvuloplastie) bei valvulärer Stenose oder
Infundibulum-Resektion (subvalvulär) oder Erweiterungsplastik (supravalvuläre Stenose).

Aortenisthmusstenose (Coarctation; ca. 70 %)

Definition

Stenose der Aorta descendens im Isthmusbereich direkt unterhalb der linken A. subclavia und des Ductus arteriosus Botalli (typische postduktale „Erwachsenen"-Form, 1.46).

→ *engl.:* coarctation

Epidemiologie:
- in 50 % der Fälle Assoziation mit bikuspidaler Aortenklappe (s. u.),
- in 50 % der Fälle Assoziation mit anderen kongenitalen Herzfehlern (persistierender Ductus arteriosus und Ventrikelseptumdefekt) und zerebralen Gefäßaneurysmen (Circulus arteriosus Willisii).

Klinische Symptomatik und diagnostisches Vorgehen:
Symptomatik: Zeichen und Folgen der Hypertonie der oberen Körperhälfte: Kopfschmerz, Epistaxis, später Linksherzinsuffizienz,

Aortenisthmusstenose

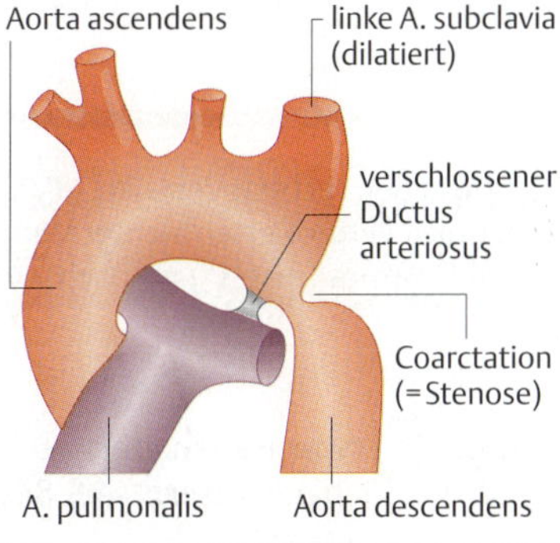

1.46 Die abgebildete postduktale Form der Aortenisthmusstenose wird häufig erst im Erwachsenenalter symptomatisch, während sich die präduktale Form durch den zyanotischen Rechts-Links-Shunt schon im Säuglingsalter manifestiert.

Blutdruck und Puls: *Leitsymptom:* Differenz zwischen oberer und unterer Extremität (schwache oder fehlende Femoralis- bzw. Fußpulse). Pulsationen oder Schwirren im Jugulum, palpable Kollateralgefäße (Interkostalarterien),
Geräuschbefund: Mesosystolikum, p.m. interskapulär (am Rücken),
Röntgen-Thorax: Rippenusuren 5.-8. Rippe (dilatierte Interkostalarterien),
EKG: Zeichen der Linkshypertrophie,
Magnetresonanz-Tomographie (MRT): Darstellung der Stenose und supraaortalen Gefäßabgänge, postoperative Kontrollen (lokales Aneurysma).

Natürlicher Verlauf: nach Überleben bis zum Jugendalter versterben 25% bis zum 20. Lebensjahr und 50% bis zum 30. Lebensjahr (Hypertoniefolge, Herzinsuffizienz).

Therapie:
Operative Korrektur: sollte im Vorschulalter erfolgen (Letalität ≤1%).
- End-zu-End-Anastomose (kurze Stenose): Langzeitprognose günstiger,
- Patch-Plastik oder Verschiebeplastik der A. subclavia: Spätkomplikationen häufiger.

Langzeit-Komplikationen (postoperativ):

! Auch nach operativer Korrektur ist eine lebenslange Überwachung erforderlich.

- *Restenose:* Therapie: Ballon-Dilatation (Letalität: 2%, Restenose: 25%),
- *arterielle Hypertonie:* 10% nach 5 J., 50% nach 20 J.; abhängig vom Alter bei Operation,
- *koronare Herzkrankheit:* vorzeitig durch langjährige arterielle Hypertonie,
- *lokales Aneursysma der Aorta* mit Rupturgefahr (bei Patch-Plastik MRT),
- *valvuläre Aortenstenose und Endokarditis* bei bikuspidaler Aortenklappe (→ S. 131),
- *zerebrale Blutung* durch Ruptur eines Aneurysmas (Circulus arteriosus Willisii).

Morbus Ebstein

Definition

Verlagerung der mißgebildeten Trikuspidalklappe in den rechten Ventrikel (RV). Dadurch verkleinerter (atrialisierter) RV und deutlich vergrößerter rechter Vorhof. Ausprägung sehr variabel, Minimalvarianten („formes frustes") möglich.

→ *engl.:* Ebstein's anomaly

Klinische Symptomatik:
Arrhythmien: häufigste klinische Manifestation im Erwachsenenalter:
- akzessorische Leitungsbahnen (WPW-Syndrom, Mahaim-Fasern, → S. 84),
- ventrikuläre Arrhythmien (seltener),

Trikuspidalklappeninsuffizienz,
evtl. **Rechts-Links-Shunt** (bei begleitendem Vorhofseptumdefekt kommt es zur Zyanose).

Diagnostisches Vorgehen:
EKG: Rechtsschenkelblock; bei WPW-Syndrom Präexzitation,
Echokardiographie: Nachweis und Quantifizierung der Anomalie,
Röntgen-Thorax: typische kugelförmige Konfiguration des Herzschattens.

Therapie:
- Operativ: Rekonstruktion oder Ersatz der Trikuspidalklappe bei massiver Insuffizienz.
- Antiarrhythmische Therapie: Antiarrhythmika oder Katheterablation.

1.10.2 Herzfehler mit Links-Rechts-Shunt (ca. 55%)

Hämodynamische Folgen: Kurzschlußverbindung mit Blutfluß vom arteriellen zum venösen Kreislaufsystem. Volumenbelastung der Lungenstrombahn und des linken Herzens. Später neben Volumenbelastung (außer PDA) auch Druckbelastung des RV mit Hypertrophie durch pulmonale Hypertonie (Vasokonstriktion, später irreversible Pulmonalsklerose).
Shuntgröße wird bestimmt durch Defektgröße, Druckgradienten und Widerstände im Lungen- und Systemkeislauf.
Leitsymptome: Geräuschbefund, Lungenperfusion ↑.
Spätkomplikationen: Durch Druckerhöhung im kleinen Kreislauf Shuntumkehr mit zentraler Zyanose (*Eisenmenger-Reaktion:* Kontraindikation zur operativen Korrektur), Rechtsherzdekompensation.

Persistierender Ductus arteriosus (PDA; ca. 10%)

→ *Synonym:* offener Ductus Botalli; *engl.:* patent ductus arteriosus

Pathophysiologie: Volumenbelastung des Lungenkreislaufs und linken Herzens durch persistierende Shuntverbindung zwischen Aorta und Pulmonalarterie.

Epidemiologie: ♂<♀. Häufig bei Frühgeborenen. Spontanverschluß innerhalb 1 Woche bei 75%, nach dem 3. Monat selten.

Klinische Symptomatik und diagnostisches Vorgehen:
Symptomatik: Belastungsdyspnoe, Zeichen der Linksherzinsuffizienz, Neigung zu pulmonalen Infekten, erhöhtes Endokarditis-Risiko,
Blutdruck und Puls: systolisches Schwirren (2. ICR links), große Blutdruck-Amplitude, niedriger diastolischer Wert (Pulsus celer et altus),
Geräuschbefund (**◘ 1.45b**): systolisch-diastolisches Maschinengeräusch (2. ICR links parasternal),

EKG: Linksherzhypertrophie, bei pulmonaler Hypertonie auch Zeichen der Rechtsherzbelastung.

Therapie: *Operative Korrektur:* unabhängig von der Größe (Endokarditis-Risiko):

- perkutaner Schirmverschluß: 95 % Erfolg, <3 % Komplikationen, <0,5 % Letalität,
- operative Ligatur: Letalität <1 %.

Prognose: Bei Verschluß vor Eintritt von Komplikationen (pulmonale Hypertonie, Linksherzinsuffizienz): normale Lebenserwartung.

Vorhofseptumdefekt (ASD; ca. 10 %)

→ *engl.:* atrial septal defect

Pathophysiologie: Volumenbelastung des RV und des Lungenkreislaufs durch Links-Rechts-Shunt auf Vorhofebene.

Epidemiologie, Pathogenese:
Ostium-primum-Defekt (ASD I): seltener Endokardkissendefekt mit tiefsitzendem ASD, der bis zur AV-Klappenebene reicht,

- partieller AV-Kanal: zusätzliche Anomalie oder Insuffizienz der AV-Klappen.
- kompletter AV-Kanal: zusätzlich dazu auch Ventrikelseptumdefekt;

Ostium-secundum-Defekt (ASD II): häufigste Form, im Bereich der Fossa ovalis,
Sinus-venosus-Defekt: seltener hochsitzender ASD an der Grenze zur oberen Hohlvene. Häufig zusätzlich partielle Lungenvenenfehlmündung,
Lutembacher-Syndrom: seltene Kombination von Mitralstenose und ASD.

Klinische Symptomatik und diagnostisches Vorgehen: Diagnostisch wegweisend: Geräuschbefund, inkompletter Rechtsschenkelblock im EKG, Lungenperfusion ↑;
Symptomatik: nur bei größerem Shunt eingeschränkte Leitungsfähigkeit und Belastungsdyspnoe,
Geräuschbefund (**◘ 1.45c, d**): Systolikum 2. ICR links (relative Pulmonalstenose), atemunabhängige (fixierte) Spaltung des 2. HT,
EKG: (inkompletter) Rechtsschenkelblock, Rechtsherzbelastung bzw. -hypertrophie; Steil-/Rechtslagetyp bei ASD II; (überdrehter) Linkstyp bei ASD I.

Therapie: Operative Korrektur im Vorschulalter: Indikation bei Shunt >30–50 % des HZV im großen Kreislauf,

- operativer Verschluß (Naht oder Patch): Letalität 1 % (ASD II) bis 5 % (ASDI),
- perkutaner Schirmverschluß bei kleinen und mittelgroßen ASD II.

Langzeitverlauf/-komplikationen:
- Bei frühzeitiger Operation normale Lebenserwartung,
- Arrhythmien: Vorhofflattern/-flimmern, atriale Tachykardien,
- pulmonale Hypertonie möglich, Shuntumkehr (Eisenmenger) selten.

Ventrikelseptumdefekt (VSD; ca. 30%)

→ *engl.:* ventricular septal defect

Pathophysiologie: Häufigster angeborener Herzfehler, etwa zur Hälfte kombiniert mit anderen Herzfehlern. Spontanverschluß in 30–50% innerhalb der ersten Lebensjahre. Selten ischämische (nach Infarkt) oder traumatische Genese.
Drucktrennender VSD (Shunt <30–50% des HZV): unbedeutend, asymptomatisch,
Druckreduzierender VSD (Shunt um 50%): nur geringer pulmonaler Druckanstieg, Belastungsdyspnoe,
Druckangleichender VSD (Shunt >50%): pulmonale Hypertonie, sekundäre Komplikationen (Shuntumkehr, Herzinsuffizienz).

Klinische Symptomatik und diagnostisches Vorgehen:
Geräuschbefund und Palpation (**1.45e, f**), systolisches Schwirren am unteren Sternalrand. Lautes Systolikum (‚Preßstrahl'), p.m. Erb, bei zunehmender Defektgröße leiser werdend,
EKG: Linksherzhypertrophie, später Rechtsherzbelastung.

Therapie: Operative Korrektur spätestens im Vorschulalter (je nach Shuntgröße) durch direkte Naht oder Patch-Verschluß (Letalität: 2–5%).

Prognose: Bei Verschluß vor Eintritt von Komplikationen (pulmonale Hypertonie, Shuntumkehr, Linksherzinsuffizienz) normale Lebenserwartung.

1.10.3 Herzfehler mit Rechts-Links-Shunt (und Zyanose; ca. 20%)

Hämodynamische Folgen: Kurzschlußverbindung zwischen pulmonalem und systemischem Kreislauf mit Beimischung von desoxygeniertem Blut zum oxygenierten Blut des großen Kreislaufs. Es kommt zur Untersättigung des arteriellen Bluts mit zentraler Zyanose und Volumenbelastung des linken Herzens. Die Lungenperfusionsrate ist je nach Fehler unterschiedlich:
Shuntgröße wird bestimmt durch Defektgröße, Druckgradienten und Widerstände im Lungen- und Systemkreislauf;
Leitsymptome: zentrale Zyanose (Polyglobulie, Uhrglasnägel, Trommelschlegelfinger/-zehen), Synkopen, körperliche Minderentwicklung;
Spätkomplikationen: pulmonale Hypertonie, Rechts- und/oder Linksherzinsuffizienz, Thromboembolien.

Fallot-Tetralogie (ca. 6 %)

→ *engl.:* Fallot's tetralogy

Pathophysiologie: Häufigster zyanotischer Herzfehler mit
- Pulmonalstenose: infundibulär (evtl. zusätzlich valvulär),
- Ventrikelseptumdefekt (VSD): großer, hochsitzender Defekt,
- ‚reitender' Aorta über dem VSD: durch Dextroposition der Aorta,
- rechtsventrikulärer Hypertrophie: durch Druckbelastung (Pulmonalstenose).

Die hochgradige Pulmonalstenose bewirkt neben der rechtsventrikulären Hypertrophie eine verminderte Lungenperfusion und einen Rechts-Links-Shunt über den großen, druckangleichenden VSD (zentrale Zyanose).
Komplikationen: Hypoxämische Anfälle (häufigste Todesursache), Rechtsherzinsuffizienz, arterielle Embolien, infektiöse Endokarditis.

Klinische Symptomatik und diagnostisches Vorgehen:
Symptomatik: zentrale Zyanose (Trommelschlegelfinger, Uhrglasnägel, Polyglobulie etc.), hypoxämische Anfälle, typische Hockstellung (ein erhöhter Systemwiderstand bewirkt eine verstärkte Lungenperfusion);
Geräuschbefund (**1.45 g**): Systolikum (Pulmonalstenose), p.m. Erb, systolisches Schwirren;
EKG: Rechtstyp, Rechtsherzhypertrophie. Postoperativ: Rechtsschenkelblock;
Röntgen-Thorax: ‚Holzschuh-Form': angehobene Herzspitze, eingesunkene Herztaille (hypoplastisches Pulmonalissegment); verminderte Lungenperfusion.

Operative Therapie: Normale Lebenserwartung bei frühzeitiger Operation:
Palliativ-Operation zur Verbesserung der Lungenperfusion: Anlage eines Shunts nach Blalock-Taussig (A. subclavia → A. pulmonalis),
Korrektur-Operation nach 2–5 Jahren: Patch-Verschluß des VSD, Resektion der infundibulären und ggf. Kommissurotomie einer valvulären Pulmonalstenose.

Postoperativer Langzeitverlauf: Komplikationen und Restdefekte sind
- Arrhythmien (Kammertachykardien) und Reizleitungsstörungen (Rechtsschenkelblock) durch Infundibulum-Resektion und Patch-Implantation,
- Rest-Gradient/-Shunt, Rechtsherzinsuffizienz, Pulmonal- und Aortenklappeninsuffizienz.

Transposition der großen Arterien (TGA; ca. 4%)

→ *engl.:* transposition of great arteries

Pathophysiologie: Die Aorta entspringt aus dem RV, die Pulmonalarterie aus dem LV (Trennung des großen und kleinen Kreislaufs). Lebensfähig nur durch Shuntverbindung (meist ASD oder PDA).

Symptome: zentrale Zyanose und Herzinsuffizienz in den ersten Lebenstagen.

Diagnosestellung: Echokardiographie, Röntgen und invasive Diagnostik.

Therapie: Erzeugung eines ausreichenden Shunts zwischen den Kreisläufen:
- **palliativ:**
  - Prostaglandin E_1 zur Verhinderung des spontanen Ductus-Verschlusses,
  - Ballon-Atrioseptostomie nach Rashkind: Einreißen des Vorhofseptums mit Ballonkatheter im Rahmen einer invasiven Herzkatheter-Diagnostik.
- **korrigierende Operation:**
  - *Arterien-Switch-Operation* (anatomische Korrektur, heute Therapie der Wahl in ersten Lebenstagen: Umstellung der großen Arterien auf zugehörige Ventrikel.
  - *Vorhof-Switch-Operation* im Vorschulalter (nach Mustard/Senning, frühere Therapieform): Umleitung des Blutes über einen Patch („Baffle") aus Lungenvenen in den rechten Vorhof (drainiert über RV in Aorta) und aus Hohlvenen in den linken Vorhof (drainiert über LV in Pulmonalarterie).

Trikuspidalatresie, Single ventricle (jeweils ca. 1%)

→ *engl.:* tricuspid atresia, single ventricle

Pathophysiologie: hypoplastischer bzw. fehlender RV. Überlebensfähigkeit nur durch zusätzliche ASD oder VSD. Auswurf des Mischblutes (zentrale Zyanose) aus dem großen Systemventrikel in Aorta und Pulmonalarterie. Bei begleitender Pulmonalstenose evtl. Minderperfusion der Lungen, ansonsten Lungenüberflutung.

Therapie:
Fontan-Operation: ab 4. Lebensjahr (strenge Indikationsstellung): Ausschaltung des RV aus dem kleinen Kreislauf, somit weitgehend passiver (nicht pulsatiler) Blutfluß durch die Lungen entlang eines Druckgefälles durch
- atriopulmonale Anastomose rechter Vorhof → A. pulmonalis,
- kavopulmonale Anastomose (günstiger): Vena cava → A. pulmonalis.

Voraussetzungen: ausreichender venöser Druck, gute LV-Funktion, geringer Lungengefäßwiderstand.

Postoperativer Langzeitverlauf nach Fontan-Operation: ca. 60–70% Überleben nach 10 Jahren.

- Herzminutenvolumen reduziert,
- Arrhythmien: Vorhofflattern/-flimmern, atriale Tachykardien,
- Thromboseneigung durch Hyperkoagulabilität (cave: Lungenembolien!),
- Leber- und Nieren-Funktionsstörung, Protein-Verlust-Enteropathie.

1.11 Pulmonale Hypertonie und Cor pulmonale

Definition

Pulmonale Hypertonie: für eine gegebene Situation pathologisch erhöhter Druck im Lungenkreislauf.
Akutes Cor pulmonale: Rechtsherzbelastung durch akute Widerstandserhöhung im kleinen Kreislauf, meist durch akute Lungenembolie.
Chronisches Cor pulmonale: Hypertrophie und/oder Dilatation des rechten Ventrikels als Folge einer primären Lungenerkrankung (Struktur, Funktion, Zirkulation) mit pulmonaler Hypertonie.

→ *engl.:* pulmonary hypertension, cor pulmonale

Akutes Cor pulmonale (→ auch „Lungenembolie" S. 482ff).

Ätiologie und Pathogenese: Ursache ist meist eine akute Lungenembolie, seltener akute Anfälle bei Asthma bronchiale.

Klinische Symptomatik: Dyspnoe, Thoraxschmerz (oft atemabhängig!), Hämoptysen, Tachykardie, Schock.

Diagnostisches Vorgehen:
Blutgasanalyse: typisch: respiratorische Partialinsuffizienz mit kompensatorischer alveolärer Hyperventilation (P_{aO2} ↓, P_{aCO2} ↓),
EKG: Wechsel des Lagetyps nach rechts (S_1-Q_{III}-Typ, Steil-/Rechtstyp), Rechtsschenkelblock, P-pumonale, T-Negativierungen rechtspräkordial;
Röntgen-Thorax: akut meist unauffällig; später evtl. Pleuraerguß, Infiltrate, Streifenatelektasen, einseitiger Zwerchfellhochstand;
Echokardiographie: Zeichen der Druckbelastung des rechten Ventrikels (Dilatation, paradoxe Septumbewegung, Trikuspidalinsuffizienz, Abschätzung der RV/PA-Drücke); evtl. direkter Nachweis thrombotischer Okklusion proximaler Pulmonalarterien (transösophageales Echo günstiger);
Perfusions-Ventilations-Szintigraphie: Segment- oder lappenbezogene Perfusionsdefekte der Lunge bei unaufälliger Ventilation.

Pulmonalis-Angiographie (invasives Verfahren!): Nachweis von Gefäßverschlüssen der Pulmonalisstrombahn, Pulmonalarteriendrücke.

Therapie der Lungenembolie:
Schweregrad I und II: Antikoagulation mit Heparin (initialer Bolus: 5000–10 000 IE i. v., Erhaltungsdosis: 2–3fache Verlängerung der PTT);
Schweregrad III und IV: Thrombolyse mit Streptokinase (initialer Bolus: 250 000 IE i. v., Erhaltungsdosis 100 000 IE/Std. i. v.) oder mit rt-PA (initialer Bolus: 10 mg i. v., danach 90 mg über 2 Std. i. v.); nachfolgend Antikoagulation gemäß der Empfehlungen bei tiefer Beinvenenthrombose (→ 10.**15**, S. 425);
Fulminante Lungenembolie: Mechanische Thrombusfragmentierung durch Katheterintervention oder chirurgische Embolektomie.

Chronisches Cor pulmonale

Ätiologie und Pathogenese:
Vaskulitis der pulmonalen Strombahn: primär pulmonale Hypertonie, „toxic oil Syndrom" (chemisch verunreinigtes Speiseöl: 1981 epidemieartig in Spanien), Aminorex (Appetitzügler, eingesetzt in den 70er Jahren), i. v. Drogenabhängige (verunreinigte Injektionen), systemische Vaskulitiden;
Euler-Liljestrand-Reflex: Vasokonstriktion durch alveoläre Hypoventilation bei Atemwegserkrankungen oder nicht-pulmonaler Hypoxie;
kardiogene Lungengefäß-Sklerose (Remodelling) bei chronischer Lungenstauung (z. B. Mitralstenose) oder Lungenüberflutung (z. B. Links-Rechts-Shunt);
Obliteration der Lungenstrombahn durch akute oder rezidivierende Embolien;
Parenchymverlust: Reduktion des Gesamtgefäßquerschnitts (Kapillarverlust).

Klinische Symptomatik:
Anfangsstadium: nur diskrete Beschwerden mit Belastungsdyspnoe, uncharakteristischen thorakalen Beschwerden (atypische Angina pectoris), Schwindel, Palpitationen (Arrhythmien) und leichter Zyanose.
Ausgeprägte pulmonale Hypertonie mit chronischem Cor pulmonale: Rechtsherzinsuffizienz (Ödeme, Einflußstauung, Pleuraerguß etc.).

Diagnostisches Vorgehen:
Auskultation: fixierte Spaltung des 2. HT; bei ausgeprägter pulmonaler Hypertonie mit rechtsventrikulärer Insuffizienz und Dilatation: hochfrequentes Diastolikum durch relative Pulmonalklappeninsuffizienz (Graham-Steel), mittelfrequentes Systolikum durch relative Trikuspidalklappeninsuffizienz.
EKG: Zeichen der Rechtsherzbelastung/-hypertrophie.
Echokardiographie: Hypertrophie und/oder Dilatation des RV, dilatierte Pulmonalarterie, paradoxe Septumbewegung, Pulmonal- und Trikuspidalklap-

peninsuffizienz, Abschätzung des PA-Drucks (→ „Echokardiographie", S. 17).
Röntgen-Thorax: prominentes Pulmonalissegment; erweiterte zentrale bei engen peripheren Lungenarterien (Kalibersprung!), dadurch abgeschwächte periphere Lungengefäßzeichnung.
Invasive Diagnostik (Rechtsherzkatheter): Messung/Berechnung von Drükken und pulmonal-vaskulärem Widerstand (PVR) in Ruhe und unter Belastung (Einschwemmkatheter).

Therapie:
kausal:
- bei rezidiverenden Lungenembolien: Antikoagulation,
- Therapie ursächlicher Lungenerkrankungen (z. B. chronische Obstruktion).

symptomatisch: Therapie der Herzinsuffizienz (→ S. 95 ff): körperliche Schonung, Diuretika, ACE-Hemmer, Digitalisglykoside,
- *Thromboembolieprophylaxe* (Langzeit-Antikoagulation umstritten),
- *Vasodilatatoren* (Nitrate, Theophylline, Calciumantagonisten) zur Senkung von Druck und Widerstand im Lungenkreislauf. Akutes Ansprechen bei primärer pulmonaler Hypertonie: ca. 50%; Langzeiterfolg umstritten.
- *Isovolämische Hämodilution* bei Polyglobulie mit Hämatokrit >60%: Aderlaß von 500 ml und Ersatz durch isotonische Kochsalz-Lösung.
- *Sauerstoff-Heimtherapie:* 1–2 l O_2/Min. über 12–18 Std./Tag bei chronisch hypoxämischen Patienten (arterieller Po_2 <55 mmHg). Strenge Indikationsstellung, Therapieeinleitung stationär (Fachabteilung!), engmaschige Überwachung.
- *Herz-Lungen-Transplantation* als ultima ratio.

Prognose: prognostisch wesentliche Faktoren:
- Höhe von mittlerem PA-Druck und Widerstand (5-Jahres-Überlebensrate: ca. 30% bei PA-Druck 30–50 mmHg, ca. 10% bei PA-Druck >50 mmHg),
- Ausmaß der Hypoxämie (Blutgasanalyse arteriell, gemischt-venös),
- Schweregrad der Rechtsherzinsuffizienz.

1.12 Herztumoren

Definition

Gutartige und bösartige primäre oder sekundäre (Metastasen) Geschwülste des Herzens.

→ *engl.:* cardiac tumors

Einteilung und Auswirkungen: Selten primäre, in der Mehrzahl gutartige Tumoren, die sich teilweise bereits im Kindesalter manifestieren. Häufiger Metastasen anderer Primärtumoren, die dann oft das Perikard miteinbeziehen. Die Auswirkungen hängen von der Lokalisation ab: Einengung des Ventrikelkavums oder Kompression des spezifischen Reizleitungssystems.

- Primäre gutartige Tumoren:
  - Rhabdomyom,
  - Fibrom,
  - Myxom: häufigster benigner Herztumor, häufiger bei Frauen; in >90% sporadisch auftretend, selten familiäre Häufung. 75% im linken Vorhof auftretend; aus bindegewebiger und schleimiger Grundsubstanz bestehend; *Symptome:* Gewichtsverlust, Müdigkeit, Anämie, Fieber, erhöhte BSG; arterielle Embolien; bei linksatrialem Myxom: Verlegung des Mitralostiums ⇒ wechselnde, oft lagerungsabhängige Dyspnoe; Schwindel, Synkope, akuter Herztod. *Diagnose:* auskultatorisch oft Verdacht auf Mitralstenose; transthorakale und transösophageale Echokardiographie;
  - Zystische Tumoren,
- primäre maligne Tumoren,
- sekundäre Herztumoren (Metastasen).

Diagnostisches Vorgehen:
- Echokardiographie;
- Magnetresonanztomographie (MRT);
- Koronarangiographie mit langer Filmszene zur Darstellung der kapillären Phase, hiermit Erfassung stark vaskularisierter Formen;
- Durchlaufangiographie (Vermeidung von Embolisationen) zur Erfassung lumeneinengender Tumoren (Kontrastmittelaussparung);
- Perikardpunktion bei begleitenden Ergüssen;
- bei tachykarden ventrikulären Rhythmusstörungen Versuch der elektrophysiologischen Lokalisationsdiagnostik (Mapping).

Therapie: Tumorexstirpation, ggf. vorher histologische Untersuchung z.B. von embolisiertem Material, Perikarderguß. Bei primär malignen Tumoren (Sarkome) ist eine kurative Operation oft nicht möglich, ggf. palliative Operation erwägen.

Prognose: Abhängig von Dignität, Lokalisation und Ausdehnung der Tumoren.

1.13 Das Herz bei anderen Erkrankungen

Das Herz im Alter

→ *engl.:* geriatric heart disease

Mit zunehmendem Alter der Bevölkerung spielen Erkrankungen des Herzens eine größere Rolle. Die kardiovaskuläre Funktion unterscheidet sich erheblich zwischen den einzelnen älteren Patienten, teils als Folge einer Zunahme einer manifesten oder okkulten KHK, teils wegen altersabhängiger Änderungen des Lebensstils (z.B. Fitness). Daher müssen immer Interaktionen zwischen Alter,

Erkrankung und Lebensstil berücksichtigt werden. Einige wichtige altersabhängige Veränderungen sind in 1.33 dargestellt.

Das Herz als Emboliequelle

Die Bildung von Thromben und ihre Embolisation in den arteriellen Kreislauf spielen eine größere Rolle als früher angenommen. Hier soll lediglich eine Synopsis gegeben werden (→ auch „Akuter Arterienverschluß", S. 309ff).

Vorkommen und Ausgangspunkt von Thromboembolien:
Klappenerkankungen: bei Mitralklappenfehlern (Stenose >> Insuffizienz) wird durch Dilatation des linken Vorhofes und Vorhofflimmern die Thrombenbildung gefördert; seltener bei Aortenklappenfehlern.
Endokarditis (überwiegend infektiöser, selten rheumatischer Genese): Eine Embolie ist gelegentlich die erste zur Diagnose führende Komplikation.
Offenes Foramen ovale: bei jugendlichen Patienten mit Apoplex muß an die Möglichkeit gekreuzter Embolien gedacht werden (Durchtritt eines venösen Embolus). Nachweis echokardiographisch, insbesondere in transösophagealer Technik.
Myokardinfarkt: Thrombenbildung auf dem frischen Infarktgebiet und Postinfarkt-Aneurysma.
Vorhofflimmern (selten bei -flattern): bei idiopathischem Vorhofflimmern bis etwa zum 60. Lebensjahr nur gering erhöhtes Risiko gegenüber altersglei-

1.33 Altersabhängige Veränderungen

Zunahme	Abnahme
➤ Wandsteifheit des Herzens ➤ Wanddicke des LV ➤ Breite der Herzmuskelzellen ➤ interstitielles Bindegewebe ➤ Impedanz der Aorta ➤ Pulswellengeschwindigkeit	➤ Skelettmuskelmasse
➤ Häufigkeit, Komplexität und hämodynamische Wirkung von Arrhythmien ➤ PQ-Dauer ➤ Linkstyp (QRS-Hauptvektor weicht nach links ab) ➤ Vorhofflimmern ➤ ventrikuläre Extrasystolen	➤ Herzfrequenz und LV-Schlagvolumen bei Belastung ➤ maximaler Cardiac Index ➤ Herzfrequenzvariabilität ➤ Amplitude von QRS und T
➤ isovolumetrische Relaxationszeit ➤ Vorhofkontraktion, LV-Füllung	➤ frühdiastolische Füllungsrate
➤ Plasmakatecholamine	➤ Barorezeptoraktivität ➤ postsynaptische β-Rezeptoraktivität
➤ Herzinsuffizienz	➤ maximale aerobe Belastbarkeit

chen Personen, danach bedeutsam ansteigend; dagegen bei Klappenerkrankungen und linksventrikulärer Funktionsstörung (Infarkt, dilatative Kardiomyopathie) erhöhtes Embolierisiko.
Bei linksatrialer Dysfunktion spontane echokardiographische Kontrastierung nachweisbar als Ausdruck einer Verlangsamung der Flußgeschwindigkeit mit „Geldrollenbildung" der Erythrozyten. Nach (elektrischer) Kardioversion oft erstmals im linken Vorhof nachweisbar; Hinweis auf die nach Konversion bestehende erhöhte Emboliegefahr.

! Vorhofflimmern ist die häufigste Rhythmusstörung bei älteren Patienten. Oft wird intermittierendes Vorhofflimmern als Ursache für eine flüchtige zerebrale Symptomatik nicht erkannt (zerebrale Minderversorgung oder Embolie).

Lokalisation der Embolien: Zerebral-, Viszeral-, Extremitäten-Arterien, selten Koronararterien.

Therapie: Behandlung der Grunderkrankung, Antikoagulation, evtl. akute invasive Gefäßintervention.

Kardiale Erkrankungen in der Schwangerschaft

→ auch S. 253.

Die Schwangerschaft verursacht deutliche Veränderungen des kardiovaskulären Systems. Das Blutvolumen nimmt erheblich zu, das Herzminutenvolumen steigt (bis 50%), die Uterusdurchblutung beträgt etwa 20% des Herzminutenvolumens. Herzklappenfehler werden am besten vor der Schwangerschaft behandelt. Operative Korrekturen mittels Herz-Lungen-Maschine sind während der Schwangerschaft möglich, jedoch mit erhöhtem Risiko behaftet. Alternativ bei hochgradiger Mitralstenose: Mitralvalvotomie in der 22–30. Schwangerschaftswoche unter Vermeidung unnötiger Röntgenexposition.
Schwerwiegende Erkrankungen während der Schwangerschaft:
pulmonale Hypertonie;
Schwangerschafts-Kardiomyopathie: Sehr seltene Form der dilatativen Kardiomyopathie mit peripartaler Manifestation unklarer Ätiologie (Schwangerschaft als fragliche Ursache oder Manifestationsfaktor). *Prognose:* Hohe Sterblichkeit von Mutter und Kind, in 50% der Fälle jedoch Ausheilung mit (nahezu) völliger Erholung der Herzfunktion. *Diagnose:* Ausschluß einer Myokarditis durch Biopsie. *Therapie:* wie bei Herzinsuffizienz anderer Genese;
Aorten- oder Koronararteriendissektion: selten.

Das Herz bei Schilddrüsenerkrankungen

Hyperthyreose (→ auch S. 551 f): Vorhofflimmern (bei älteren Patienten oft das einzige Symptom); bei schweren Formen sekundäre Kardiomyopathie

mit schwerer, oft nicht oder nach Therapie der Hyperthyreose nur gering reversibler linksventrikulärer Dilatation.
Hypothyreose (→ auch S. 549ff): chronischer Perikarderguß, koronare Herzkrankheit.

Beurteilung vor nicht-kardialen Operationen

Morbidität und Mortalität operativer Eingriffe hängen von kardiovaskulären Begleiterkrankungen ab. Die Feststellung der sog. ‚Operationsfähigkeit' sollte Vorhandensein und Schweregrad einer Ischämie (Angina? Belastungs-EKG?), Ausmaß einer linksventrikulären Funktionsstörung (Dyspnoe? Echokardiographie? Belastbarkeit auf dem Ergometer?) und Herzrhythmusstörungen berücksichtigen. Keine starre Festlegung auf Zeitgrenzen z. B. nach Infarkt!
Erhöhtes Risiko perioperativer kardialer Komplikationen bei
- akutem Myokardinfarkt,
- instabiler Angina pectoris,
- anhaltender Kammertachykardie,
- Herzinsuffizienz.

Begleitende Risikofaktoren umfassen Anämie, Nierenerkrankungen, Elektrolytstörungen, Thromboseneigung und schlecht eingestellter Diabetes mellitus sowie unbehandelter Hyper- und Hypothyreose. Patienten mit Atemwegserkrankungen benötigen präoperativ eine aktive Physiotherapie.

Medikamente: In der Regel ist das präoperative Absetzen von β-Blockern nicht notwendig. Eine antihypertensive Therapie sollte fortgeführt werden, Diuretika jedoch einen Tag vor dem Eingriff abgesetzt werden. Digitalis sollte bei Vorhofflimmern oder Herzinsuffizienz fortgeführt werden, ansonsten kurze Pause. Eine orale Antikoagulation sollte in der Regel einige Tage vorher abgesetzt werden, statt dessen Heparin i. v. oder s.c. Im Notfall gefrorenes Frischplasma zur raschen Normalisierung der Prothrombinzeit infundieren. Vitamin K sollte eher vermieden werden. Acetylsalicylsäure sollte 4–6 Tage präoperativ abgesetzt werden.
Das **Operationsrisiko** ist gewöhnlich proportional zur Einschränkung der Herzleistung (NYHA-Klassifikation, ▦ 1.**22**, S. 93). Patienten mit bekannter koronarer Herzkrankheit verlangen besondere Beachtung. In Einzelfällen kann eine Koronar-Revaskularisation (Bypassoperation oder PTCA) vor der Operation z. B. eines Bauchaortenaneurysmas oder einer peripheren arteriellen Verschlußkrankheit notwendig sein. Hohes Risiko bei Patienten mit schweren Aortenklappen- oder Mitralklappenfehlern für nicht-kardiale Eingriffe (vorherigen Klappenersatz diskutieren, evtl. Ballon-Valvotomie als Notfallmaßnahme). Bei hypertrophisch-obstruktiver Kardiomyopathie: Vermeidung von positiv-inotropen Substanzen und/oder Hypovolämie, da hierdurch der Druckgradient zunimmt.

Genetisch bedingte Herz- und Gefäßerkrankungen

Marfan-Syndrom

Definition

Autosomal-dominant vererbte, generalisierte Bindegewebserkrankung variabler Expressivität mit Beteiligung von Herz, Gefäßen, Augen und Skelettsystem.

→ *engl.:* marfan's syndrome

Epidemiologie: 1 : 10 000, 75 % der Fälle treten familiär gehäuft auf.

Manifestationen: Ohne operative Therapie mittlere Lebenserwartung 30–35 Jahre durch Dilatation und/oder Dissektion der Aorta ascendens mit Aneurysmabildung und Aortenklappeninsuffizienz. Zusätzlich bei 70–90 % der Patienten Mitralklappenprolaps; leichte Mitralklappeninsuffizienz bei 50 %, schwere Mitralklappeninsuffizienz dagegen nur bei 5 % der Patienten.
Weitere wichtige Manifestationen: Ektopie der kugelförmig gewölbten Linse, Myopie, Netzhautablösung. Daneben Skelettmanifestationen (Hochwuchs mit asthenischem Habitus, Grazilität der Extremitäten mit Arachnodaktylie, Überstreckbarkeit der Gelenke, Trichterbrust, Kyphose und Skoliose.

Ätiologie: Mutation im Fibrillin-1-Gen auf dem langen Arm von Chromosomen 15. Verschiedene Mutationen, dadurch große Vielgestaltigkeit der Erkrankung.

Diagnose:
Hauptkriterien: Aortenwurzeldilatation oder -dissektion (ohne arterielle Hypertonie), Linsendislokation, Erweiterung des lumbosakralen Spinalkanals.
Nebenkriterien: Symptome, die auch bei anderen Patienten mit Bindegewebserkrankung oder in der allgemeinen Bevölkerung vorkommen.
Definitive Diagnose: bei betroffenen Verwandten 1. Grades Nachweis einer Beteiligung von zwei Systemen, wovon eins zu den Hauptkriterien gehören muß. Falls kein betroffener Angehöriger 1. Grades bekannt ist, ist die Beteiligung von Skelett- und kardiovaskulärem System und Augen erforderlich.

Diagnostische Methoden: Transösophageale Echokardiographie, Angiographie, Magnetresonanz-Tomographie.

Differentialdiagnose: Homozystinurie, familiärer oder isolierter Mitralklappenprolaps, familiäre oder isolierte Aortendilatation oder -dissektion, kongenitale kontraktionsbedingte Arachnodaktylie, Ehlers-Danlos-Syndrom Typ IV.

Therapie: Prophylaktische Therapie mit β-Blockern. Vermeidung starker körperlicher Belastungen, isometrischer Übungen und Kontaktsportarten (z. B.

Fußball, Handball, Karate, Judo usw.). Operativer Ersatz der Aorta ascendens und der Aortenklappe.

Supravalvuläre Aortenstenose

Sanduhrförmige Verengung der Aorta ascendens unmittelbar oberhalb der Koronarostien, gelegentlich auch diffuse Hypoplasie der Aorta ascendens, selten Befall anderer Gefäße (Pulmonalarterie, Koronararterien, Karotiden). Oft Bestandteil des Williams-Beuren-Syndroms.

Ätiologie: Defekt im Elastin-Gen auf Chromosom 7.

Therapie: Operation (je nach hämodynamischer Beeinträchtigung).

Muskuläre Dystrophien mit Herzbeteiligung

Definition

Erbliche, auf genetischen Defekten beruhende Muskelerkrankungen. Einige typische Beispiele sind
- muskuläre Dystrophie Typ Emery-Dreifuss,
- muskuläre Dystrophie Typ Duchenne und Typ Becker,
- myotone Dystrophie,
- hypertrophische Kardiomyopathie.

→ *engl.*: muscular dystrophy

Herzbeteiligung bei AIDS

→ auch „Infektionskrankheiten", S. 1104ff.

In 5–20% der Fälle kardiovaskuläre Veränderungen. Selten klinisch manifeste Myokarditis mit Begleit-Perikarditis (z. B. durch Toxoplasmose, oft ist jedoch kein pathogener Keim nachweisbar) oder mit nicht-bakterieller thrombotischer Endokarditis und systemischer Embolisation. Herzbeteiligung durch Kaposi-Sarkom verläuft meistens klinisch inapparent. Todesfälle sind nur selten kardiovaskulär bedingt.

Literatur

Gerstenblith, G., Lakatta, E. G.: Aging and the Cardiovascular System. In: Willerson, J. T., Cohn J. N. (eds.): Cardiovascular Medicine. New York: Churchill Livingstone: 1995: 1539–49.

Arterielle Hypertonie

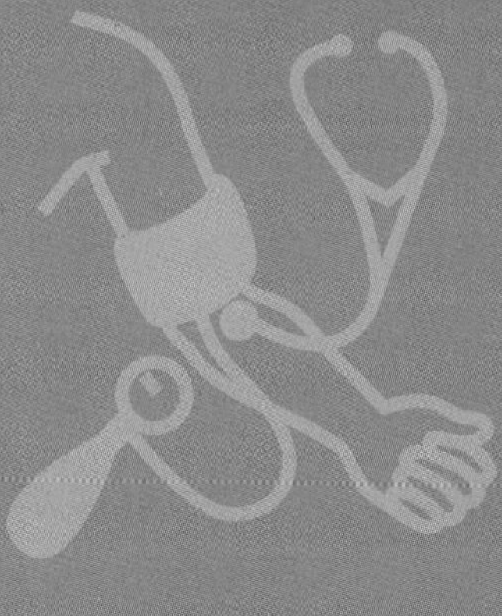

2 Arterielle Hypertonie

Johannes Mann und Eberhard Ritz

2.1 Allgemeines

Definition

Normotonie: systolisch < 140 mmHg und diastolisch < 90 mmHg.
Hypertonie: systolisch ≥ 160 mmHg und/oder diastolisch ≥ 95 mmHg.
Grenzwerthypertonie: systolisch 140 – 160 mmHg oder diastolisch 90 – 95 mmHg.
Isolierte systolische Hypertonie: systolisch ≥ 160 und diastolisch < 90 mmHg.

→ *Synonym:* arterieller Bluthochdruck; *engl.:* arterial hypertension

Grundsätzlich werden 2 Formen der Hypertonie unterschieden:

- die **primäre** oder **essentielle Hypertonie,** bei der sich keine Ursache des Bluthochdrucks nachweisen läßt,
- die **sekundäre Hypertonie,** die sich auf die Erkrankung eines Organs zurückführen läßt. Die Diagnose einer primären Hypertonie kann man demzufolge erst stellen, wenn eine sekundäre Hypertonie ausgeschlossen wurde.

Die Definition der Hypertonie muß willkürlich bleiben, da hier nicht eine qualitative Abweichung (wie z. B. bei einem Stoffwechseldefekt), sondern lediglich eine quantitative Abweichung der Kenngröße Blutdruck vorliegt. Die Blutdruckhöhe in der Bevölkerung ist nach Art einer Gaußschen Kurve eingipflig (unimodal) verteilt. Die willkürliche Festlegung eines oberen Normwertes erfolgt in der Überlegung, daß bei Blutdruckwerten oberhalb der oben angegebenen Grenze von 160/95 mmHg das kardiovaskuläre Risiko so hoch ist, daß eine therapeutische Intervention zu einem deutlichen Zuwachs der Lebenserwartung für die Patienten führt. Allerdings steigt das Risiko kardiovaskulärer Folgeerkrankungen über den gesamten normo- und hypertensiven Blutdruckbereich kontinuierlich an. Ein Beispiel dazu zeigt 2.1.
Die Hypertonie stellt nicht den einzigen Risikofaktor für kardiovaskuläre Komplikationen dar. Treten zur Hypertonie weitere Risikofaktoren wie Zigarettenrauchen, Hypercholesterinämie und Diabetes mellitus hinzu, so addieren sich die Risiken.
Bei der sog. **Grenzwerthypertonie** entwickelt sich langfristig bei etwa ⅓ der Patienten eine manifeste Hypertonie. Man muß derartige Patienten langfri-

Abhängigkeit der kardiovaskulären Morbidität vom systolischen Blutdruck

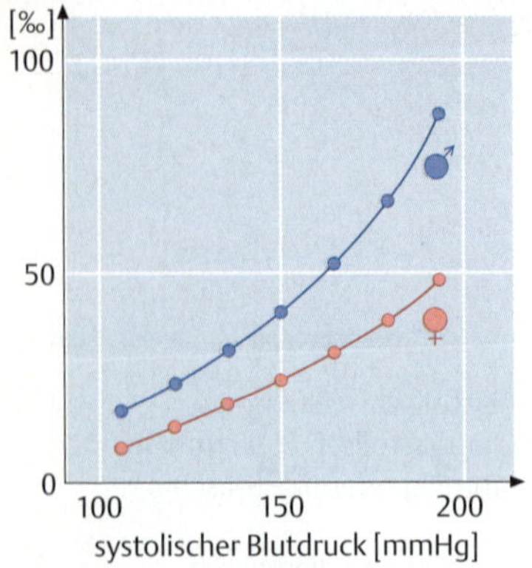

2.1 Die kardiovaskuläre Morbidität wird vor allem durch Linksherzinsuffizienz, Apoplexie und Herzinfarkt beeinflußt. Dargestellt ist als Beispiel eine Gruppe 45 Jahre alter Männer und Frauen ohne zusätzliche Risikofaktoren.

stig überwachen und über nichtmedikamentöse blutdrucksenkende Maßnahmen informieren.

Der Begriff **labile Hypertonie** wurde in der Annahme geprägt, daß in der Frühphase der essentiellen Hypertonie die Blutdruckhöhe ausgeprägte Schwankungen aufweise („labil"), während in der Spätphase der Blutdruck dauerhaft erhöht bleibe („stabile Hypertonie"). Fortlaufende Blutdruckmessungen haben allerdings gezeigt, daß die Schwankungsbreite des Blutdrucks in der Früh- und Spätphase der essentiellen Hypertonie gleich ist, so daß der Begriff labile Hypertonie heute nicht mehr verwendet werden sollte.

Epidemiologie:

- In Industrieländern haben etwa 10 – 15% der Erwachsenen eine Hypertonie, wenn als Grenze ein Druck von 160/95 mmHg gewählt wird. Ein etwa gleich großer Prozentsatz hat Blutdruckwerte im Bereich der sog. Grenzwerthypertonie.
- 90% aller Hypertonien sind primäre, 10% sekundäre Hypertonien.
- Die Prävalenz der Hypertonie steigt mit dem Lebensalter an.

Pathophysiologie der Hypertonieentstehung: Eine vollständige Beschreibung der Mechanismen, die für die Entstehung und Aufrechterhaltung einer primären oder sekundären Hypertonie verantwortlich sind, ist gegenwärtig noch nicht möglich. Dennoch sollen hier einige Mechanismen der Blutdruckregulation dargestellt werden, da sie das Verständnis der Hochdruckbehandlung erleichtern.

Es gilt: BD = TPW × HZW
(BD: Blutdruck; TPW: Totaler peripherer Gefäßwiderstand; HZV: Herzzeitvolumen).

Eine Hypertonie läßt sich also **physikalisch** als Störung des Verhältnisses von Herzzeitvolumen zu Gefäßwiderstand beschreiben und **pathophysiologisch** als Störung des Regelkreises, der den Blutdruck konstant hält. Bei etablierter Hypertonie ist in der Regel der TPW erhöht und das HZV unter Ruhebedingungen normal oder vermindert. In der Frühphase der essentiellen und der Mineralocorticoid-Hypertonie (→ „Conn-Syndrom", S. 595 ff) kann das HZV unter Ruhebedingungen gesteigert sein.

Pathophysiologie der etablierten Hypertonie: Langfristig paßt sich der Körper an einen dauerhaft erhöhten Blutdruck an. Eine Reihe von Mechanismen hält dann den Blutdruck auf einem erhöhten Niveau fest. Diese Sekundärveränderungen sind unter konsequenter, andauernder Blutdrucksenkung reversibel.

- Das **Herz** hypertrophiert unter der chronischen Druckbelastung und kann damit über Jahrzehnte zumindest unter üblichen Belastungsbedingungen **eine normale Pumpfunktion** aufrechterhalten.
- Die **Widerstandsgefäße** hypertrophieren. Eine gegebene Kontraktion führt also zu größerem Widerstandszuwachs, d. h., die Pressorantwort ist erhöht (2.**2**).
- Die Schwelle des **Barorezeptorreflexes** ist bei Hypertonikern verstellt („resetting"), d. h. der erhöhte Blutdruck wird als normal registriert.
- Die **Niere** hält bei steigendem Blutdruck den renalen Blutfluß und die glomeruläre Filtrationsrate über weite Bereiche konstant („renale Autoregulation" s. Lehrbücher der Physiologie). Aus noch ungeklärten Gründen steigt aber mit nur wenig erhöhtem Blutdruck die Natriurese steil an. Diese Druck-Natriurese wirkt der Tendenz zur Hypertonie entgegen. Es ergeben sich 2 Folgerungen:

Wand-Lumen-Relation und Wirkung eines Vasopressors

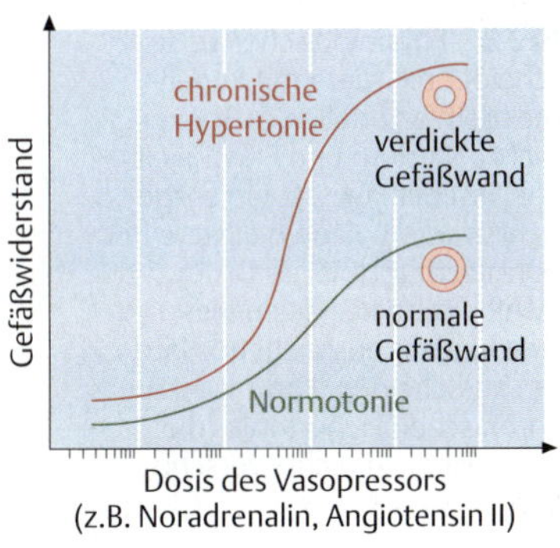

2.2 Bei gegebener Aktivität des sympathischen Nervensystems oder des Renin-Angiotensin-Systems ist das Ausmaß des Gefäßwiderstandes abhängig von der Dicke der Gefäßwand, genauer von der Wand-Lumen-Relation. Bei konstantem Herzzeitvolumen bedeutet dies, daß die blutdrucksteigernde Wirkung eines Vasopressors bei hypertrophierten Gefäßen wesentlich stärker ist als bei Gefäßen mit normaler Wandstärke.

1. Kann die Niere bei normalem arteriellen Druck nicht ausreichend Natrium ausscheiden, dann wird der Blutdruck ansteigen (intrinsischer renaler Defekt).
2. Eine chronische Erhöhung des Blutdrucks kann langfristig nur bestehen, wenn sich die Druck-Natriurese-Kurve nach rechts verschiebt (2.3).

Einteilung:

Nach der Ursache:

- *Primäre (essentielle) Hypertonie* (→ *engl.* primary/essential/idiopathic hypertension). Bei mehr als 90% der Hypertoniker läßt sich keine Erkrankung feststellen, die als Ursache der Hypertonie in Frage käme, d. h. die primäre oder essentielle Hypertonie ist eine Ausschlußdiagnose.
- *Sekundäre Hypertonien* (→ *engl.* secondary hypertension): renoparenchymatöse und renovaskuläre Hypertonie (etwa 5%), endokrine Hypertonie (hormonelle Antikonzeption, Phäochromozytom, Mineralo- und Glucocorticoidüberschuß, Hyperthyreose, Akromegalie; etwa 1%), sog. kardiovaskulärer Hochdruck (Aortenisthmusstenose, Aortenklappeninsuffizienz; < 1%).

Unter den zur Hypertonie führenden Erkrankungen sind diffuse Nierenerkrankungen wie Glomerulonephritis oder interstitielle Nephritis (renoparenchymatöser Hochdruck) häufiger als Erkrankungen, die mit einer Stenosierung der Nierenarterien einhergehen (renovaskulärer Hochdruck). Mit Ausnahme der Hypertonie bei Einnahme hormoneller Antikonzeptiva sind die übrigen Ursachen der sekundären Hypertonie selten.

Druck-Natriurese-Beziehung

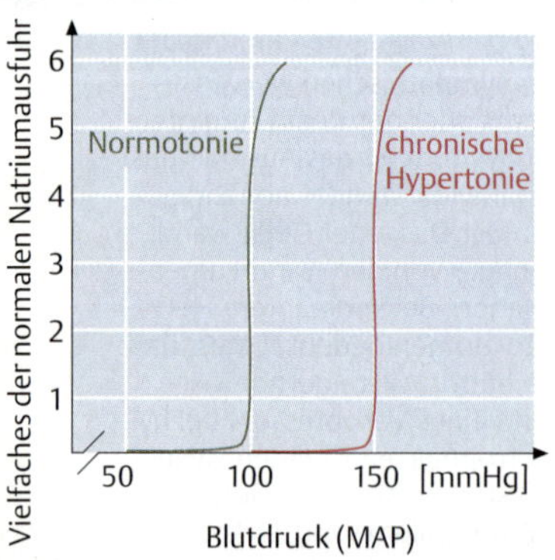

2.3 Physiologischerweise scheidet die Niere mit zunehmendem arteriellen Druck vermehrt Natrium und Flüssigkeit aus, um der Hypertonie entgegenzuwirken. Kann die Niere bei normalem arteriellen Druck (MAP = mittlerer arterieller Druck) nicht ausreichend Natrium ausscheiden, kommt es zur chronischen Hypertonie (die Kurve ist nach rechts verschoben).

Nach dem Schweregrad:

WHO-Stadium I – III
- WHO-Stadium I: *keine* Schäden der Endorgane.
- WHO-Stadium II: *leichte* Organschäden: linksventrikuläre Hypertrophie, Retinopathie Stadium I oder II (s. u.), Proteinurie;
- WHO-Stadium III: *schwere* Organschäden: Linksherzinsuffizienz, Retinopathie III oder IV, zerebrale Komplikationen, Niereninsuffizienz.

Einteilung in milde und mäßige bis schwere Hypertonie nach WHO (Cave: Diese Einteilung wird in der Literatur nicht einheitlich verwendet):
- Milde Hypertonie: systolisch 140 – 180 oder diastolisch 90 – 105 mmHg,
- mäßige bis schwere Hypertonie: systolisch > 180 oder diastolisch > 105 mmHg.

Nach Keith u. Wagener (1939) werden die hochdruckbedingten Veränderungen am **Augenhintergrund** in die Stadien I – IV eingeteilt:
- Stadium I: beginnende Sklerose und Verengung der Netzhautarteriolen
- Stadium II: mäßige Arteriosklerose, Kreuzungszeichen, allgemeine oder umschriebene Engstellung der Arteriolen
- Stadium III: „Retinitis angiospastica" mit Netzhautödem, baumwollflockigen („cotton wool") Exsudaten und Netzhautblutungen
- Stadium IV: Veränderungen wie im Stadium III, zusätzlich Papillenschwellung.

Stadien I und II nach Keith und Wagener korrelieren nur geringfügig mit dem früheren Ausmaß und der zukünftigen Prognose der Hypertonie. Hingegen beträgt die 5-Jahres-Überlebensrate in den Stadien III und IV (sog. neuroretinale Beteiligung) *ohne antihypertensive Behandlung* unter 5 % (s. u.: maligne Hypertonie).

Nach dem Verlauf:

Benigne Hypertonie (> 99 %): Alle Verläufe einer Hypertonie, die nicht maligne (s. u.) sind.
Bei diesen Patienten findet sich ein fibroelastischer Umbau der Widerstandsgefäße (Arteriolohyalinose). Der historische Begriff „benigne Hypertonie" ist völlig unberechtigt, da die Lebenserwartung ohne antihypertensive Behandlung gegenüber normotensiven Probanden in Abhängigkeit von der Blutdruckhöhe um Jahre bis Jahrzehnte verkürzt ist:
- Etwa ein Fünftel der Patienten erliegt einer Apoplexie.
- Etwa die Hälfte der Patienten stirbt an einer Herzerkrankung (Herzinsuffizienz und Myokardinfarkt).

Maligne Hypertonie (< 1 %):
- diastolischer Blutdruck > 120 mmHg *und*
- Augenhintergrund Stadium III oder IV *oder*

- Nierenbiopsie: fibrinoide Nekrosen der renalen Arteriolen.

> ! Die maligne Phase einer Hypertonie wird nie allein durch die Höhe des Blutdrucks bestimmt bzw. definiert. In der Regel sichert die Spiegelung des Augenhintergrundes, seltener die Nierenbiopsie, die Diagnose.

- Die Patienten klagen oft über Sehstörungen und ungewöhnlich schwere Kopfschmerzen. Weitere neurologische Symptome und Atemnot werden gelegentlich angegeben.
- Bei der körperlichen Untersuchung ist der Fundusbefund entscheidend.
- Die Laborwerte zeigen oft eine Niereninsuffizienz und Zeichen einer mikroangiopathischen hämolytischen Anämie (MAHA). Da fibrinoide Nekrosen in Arteriolen verschiedener Organe auftreten können, ist die Symptomatik variabel.
- Die maligne Hypertonie führt unbehandelt rasch zum Tode; nach 2 Jahren sind > 80% der Patienten gestorben (daher „maligne"). Jeweils die Hälfte der Patienten leidet an einer primären bzw. sekundären Hypertonie.
- Die antihypertensive Behandlung – die unbedingt sofort stationär eingeleitet werden sollte – verbessert die Prognose erheblich.

Hypertensive Krise: Vitale Bedrohung des hypertensiven Patienten durch Lungenödem (Symptomatik → S. 6, Röntgen → S. 25 u. 27, Therapie → S. 140), koronare Ischämie, Aortenaneurysma oder hypertensive Enzephalopathie (→ S. 205).

- Der diastolische Blutdruck liegt meist > 120 mmHg.
- Die hypertensive Krise darf nicht mit einer malignen Hypertonie (Augenhintergrund!) verwechselt werden.

> ! Ein besonders hoher Blutdruck beim asymptomatischen Patienten ist keine hypertensive Krise.

2.2 Diagnostisches Vorgehen (2.4)

> ! Es gibt keine typischen Symptome der Hypertonie, auch wenn unter „Laien" Nasenbluten und Kopfschmerzen als Zeichen eines erhöhten Blutdrucks angesehen werden!

Ziel der diagnostischen Abklärung ist die Erfassung von:

- sekundären Hypertonieformen,
- Organkomplikationen,
- weiteren Risikofaktoren.

Man fahndet also nach den Ursachen der Hypertonie und schätzt das hypertoniebedingte Risiko des Patienten ab. Letzteres ist entscheidend für die antihypertensive Therapie (→ S. 183 ff).

Diagnostisches Vorgehen bei arterieller Hypertonie

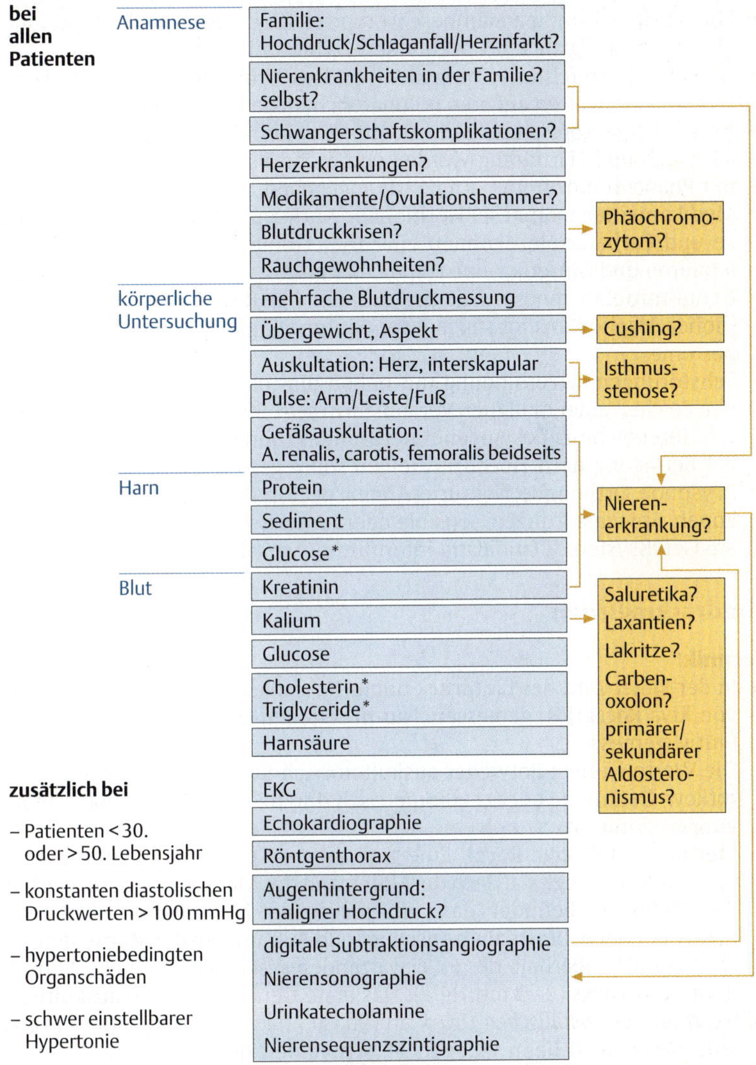

* zur Hochdruckdiagnostik nicht unbedingt erforderliche, aber zur Erfassung weiterer kardiovaskulärer Risikofaktoren empfehlenswerte Untersuchungen

2.4 Modifiziert nach einem Schema der Deutschen Liga zur Bekämpfung des hohen Blutdrucks.

Anamnese

- Eine positive Familienanamnese ist typisch für die essentielle Hypertonie, liegt aber häufig auch bei sekundärer Hypertonie vor.
- Hämaturie, Proteinurie mit schäumendem Urin oder fieberhafte Harnwegsinfekte weisen auf eine renoparenchymale Ursache (→ S. 210ff) hin.
- Anfallsartige Kopfschmerzen mit Herzklopfen, Gesichtsblässe, Schweißausbruch und Harndrang werden von mehr als der Hälfte der Patienten mit Phäochromozytom (→ S. 612ff) angegeben.
- Medikamentenanamnese: Hormonelle Antikonzeptiva, Corticoide, Lakritze und Carbenoxolon können eine Hypertonie verursachen, die beiden letzteren und Diuretika eine Hypokaliämie.
- Genußmittelanamnese: Nikotin (zusätzlicher Risikofaktor) und Alkohol (hoher Alkoholkonsum steigert den Blutdruck); Kaffee führt nicht zu Hypertonie.
- Sehstörungen in Verbindung mit hohen diastolischen Druckwerten können Zeichen einer malignen Verlaufsform sein. Sie müssen zur unmittelbaren Untersuchung des Augenhintergrundes führen.
- Bei Befragung nach Hochdruckfolgen sollte gezielt auf kardiale Schäden (Dyspnoe, Orthopnoe, Nykturie, Angina pectoris), zerebrale Schäden (Synkopen, Sprachstörungen, sensible oder motorische Ausfälle) und Schäden am Gefäßsystem (Claudicatio intermittens) geachtet werden.

Blutdruckmessung

Technik:

- In der Regel wird der Blutdruck unblutig, also indirekt nach der Methode von Riva Rocci (RR) gemessen. Nur in seltenen Fällen wird er direkt, also blutig, gemessen.
- Die Werte werden entweder auskultatorisch durch Abhören der sog. Korotkow-Geräusche oder oszillometrisch durch Erfassen der Gefäßschwingungen ermittelt.
- **Methode nach Riva Rocci:** Eine aufblasbare Gummimanschette wird so um den Arm gelegt, daß sich der Unterrand der Manschette 2 cm oberhalb der Ellenbeuge befindet (das Luftreservoir der Manschette befindet sich dann über der A. brachialis). Anschließend Aufpumpen der Manschette auf ca. 30 mmHg oberhalb des zu erwartenden systolischen Drucks. Vermindern des Drucks (2–3 mmHg/s): Das erste Geräusch, das zu auskultieren ist, zeigt den *systolischen Druck* an (Phase I nach Korotkow). Der *diastolische Druck* wird beim völligen Verschwinden der Geräusche gemessen (Phase V nach Korotkow).

Nur bei hyperzirkulatorischem Kreislauf (z. B. in der Schwangerschaft, bei Anämie und bei Fieber) werden die Geräusche in Phase IV (also wenn sie leiser geworden, aber noch nicht völlig verschwunden sind) gemessen, da Phase V in diesen Fällen falsch niedrige Werte ergibt. Cave: In der auskultatorischen Lücke zwischen Systole und Diastole die Geräusche verschwinden können; wird diese nicht beachtet, werden zu niedrige Werte gemessen.

! Bei Patienten mit Arteriosklerose ist manchmal nur der systolische Druck erfaßbar, weil die Strömungsgeräusche bei ausgeprägter Sklerose bis 0 mmHg auskultierbar sind.

Bei der Blutdruckmessung zu beachten:

- Der Arm ist in Herzhöhe zu lagern.
- Die Breite der Manschette muß dem Armumfang angepaßt werden. Bei einem Armumfang > 40 cm eine breitere Manschette (18 cm) verwenden, da sonst die Gefahr besteht, daß zu hohe Werte gemessen werden (eine zu schmale Manschette erzeugt bei einem großen Armumfang punktuell einen zu hohen Druck).

  ! Keine Messung an paretischen und lymphödematösen Armen (z. B. nach Mammakarzinom) und am Shunt-Arm eines Dialyse-Patienten.

- Bei der ersten Messung immer zusätzlich den Radialispuls kontrollieren und den systolischen Wert nicht nur anhand der Korotkow-Geräusche ermitteln (Grund s. o.: auskultatorische Lücke).
- Einmal an beiden Armen messen (der höhere Wert gilt; bei einem Unterschied > 20 mmHg: Verdacht auf Gefäßstenose oder Aortenisthmusstenose).
- Bei jungen Patienten einmal am Unterschenkel messen (Aortenkoarktation?).
- Pseudohypertonie: Bei ausgeprägter Verhärtung der Gefäßwand („Gänsegurgelarterien") läßt sich die Arterie nicht mit der Manschette komprimieren, so daß falsch hohe Werte gemessen werden.
- Die Diagnose einer Hypertonie erfordert mindestens 3 Messungen an 3 verschiedenen Tagen in sitzender Körperhaltung nach mindestens 5 Minuten Ruhe. Erfahrungsgemäß liegt der Blutdruck bei der ersten Untersuchung um 10 – 20 mmHg höher als bei den darauffolgenden Messungen.
- Als Gelegenheitsblutdruck werden die Werte bezeichnet, die bei der üblichen Messung durch das medizinische Personal erhalten werden. Diese Messungen erfolgen zu nicht festgelegten Zeitpunkten. Bei stark schwankenden Werten ist eine Selbstmessung durch den Patienten sinnvoll, was auch die Compliance verbessert.
- Wichtig: wiederholte Erfassung des Blutdrucks im Stehen (orthostatische Dysregulation?).

Ambulantes Blutdruck-Monitoring (ABDM; 24-Stunden-Blutdruckmessung):

- **Prinzip:** Mit einem automatischen, tragbaren Gerät wird der Blutdruck des Patienten alle 15–30 Minuten ambulant (möglichst unter Arbeitsbedingungen) registriert.

- **Normalwerte:** tagsüber < 135/85 mmHg, nachts mindestens 10% tiefer als tagsüber.
- **Vorteile:** Vermeiden des sog. „Weißkittel"-Hochdrucks: bei ca. 15% der Patienten steigt der Blutdruck vorübergehend an, wenn er durch medizinisches Personal ermittelt wird. ABDM-Werte korrelieren besser mit der Prognose als eine Gelegenheitsmessung durch medizinisches Personal; ein fehlender nächtlicher Blutdruckabfall wird erfaßt und erfordert die Anpassung der antihypertensiven Therapie.

Körperliche Untersuchung

Erkennen sekundärer Hochdruckformen:

- Morbus Cushing (→ S. 599ff) und Akromegalie (→ S. 536ff): typisches körperliches Erscheinungsbild.
- Aortenisthmusstenose: vom ersten Herzton abgesetztes systolisches Geräusch mit p. m. über 2.–6. ICR rechts und zwischen den Schulterblättern, Blutdruck am Unterschenkel erniedrigt.
- Nierenarterienstenose: Stenosegeräusch paraumbilikal und in der Flanke.

Erkennen der Hochdruckfolgen:

- Zur physikalischen Untersuchung des Herzens und zum Erkennen einer Herzinsuffizienz und der koronaren Herzkrankheit → S. 8ff, „Herzinsuffizienz", S. 93f u. „KHK", S. 34f;
- Arterielle Verschlußkrankheit: sorgfältige Auskultation und Palpation der Arterien (→ S. 303ff);
- Augenhintergrund: → S. 175.

Laboruntersuchungen

Um sekundäre Hypertonieformen zu erkennen und begleitende Risikofaktoren zu erfassen, sind folgende **laborchemische Bestimmungen** notwendig: Kalium (möglichst 3malige Messung), Lipide, Glucose (nüchtern oder postprandial), Kreatinin und Harnsäure.

Die Erfassung des **Urinstatus** (Proteinurie, Erythrozyturie, Leukozyturie, Zylindrurie) ist notwendig, um eine renoparenchymatöse Hypertonie zu erkennen.

Die Diagnose der endokrinen Hochdruckformen (→ S. 202ff), speziell des Mineralocorticoidhochdrucks (Morbus Conn, → S. 595ff), macht **Hormonanalysen** notwendig, auf die in den entsprechenden Kapiteln eingegangen wird. Trotz der Seltenheit des Phäochromozytoms (→ S. 612ff) sollte angesichts der schlechten Prognose des unbehandelten oder nicht erkannten Phäochromozytoms u. E. bei der Erstuntersuchung einer Hypertonie mit diastolischem Blutdruck >100 mmHg eine Untersuchung der Urinkatecholamine erfolgen.

Zusätzliche Untersuchungen

EKG: Es gibt Hinweise auf Linksherzhypertrophie, Linksherzschädigungszeichen und koronare Herzkrankheit (→ S. 11 ff). Die Prognose eines Patienten mit Hypertonie wird deutlich verschlechtert, wenn sich im EKG Hinweise finden auf:

- Linksherzhypertrophie (positiver Sokolow-Index: S in V_1 + R in V_5 oder R in $V_6 > 3{,}5$ mV oder R in aVL > 1,5 mV),
- Linksherzhypertrophie mit Zeichen der Innenschichtschädigung (abgeflachte oder diskordante Kammerendteile),
- Linksschenkelblockbilder.

Röntgenaufnahme des Thorax: Die Hypertonie führt erst spät und inkonstant zu typischen Hochdruckfolgen: Betonung oder Dilatation des linken Ventrikels, ggf. auch des linken Vorhofs oder aller Herzhöhlen (sog. Cor bovinum); Elongation und Sklerose der Aorta, besonders im Aszendensteil; Lungenstauung bei Herzinsuffizienz.

Echokardiographie: Mit dieser Methode können linksventrikulärer Durchmesser, Wanddicken und Pumpfunktion sehr genau erfaßt werden (→ S. 17 ff). Eine so erfaßte Herzhypertrophie oder gestörte Pumpfunktion zeigt (a) eine schlechte Prognose und (b) eine Indikation zu intensiver antihypertensiver Therapie an. Mit dem EKG (s. o.) wird im Gegensatz zur Echokardiographie nur etwa $^1/_3$ der Patienten mit Herzhypertrophie erfaßt.

Nierensonographie: Mit dieser nichtinvasiven Methode können Abweichungen der Nierengröße, der Nierenform sowie zusätzliche pathologische Befunde wie Nierentumoren, Nierenzysten und Harnwegsobstruktion erkannt werden.

Digitale Subtraktionsangiographie (DSA): Wenn ein normaler sonographischer Nierenbefund vorliegt, sollte eine intraarterielle DSA der Nierenarterien nur bei Patienten durchgeführt werden, die ständig diastolische Druckwerte > 100 mmHg aufweisen oder Anhaltspunkte für eine renovaskuläre Hypertonie bieten, wie z. B. paraumbilikale Strömungsgeräusche.

Isotopenuntersuchung: Die *Nierensequenzszintigraphie unter Captopril* gestattet, Seitenunterschiede und regionale Unterschiede der Durchblutung, des Transports und des Abflusses zu erkennen. Seitenunterschiede finden sich bei etwa 90 % der Patienten mit renovaskulärer Hypertonie. Allerdings finden sich auch bei etwa 5 % der Patienten falsch positive Befunde. Das einfache *Isotopennephrogramm*, bei welchem über rechter und linker Niere mit Hilfe je eines Detektors Einstrom, intrarenaler Transport und Abstrom eines nierengängigen Radionuklids erfaßt werden, ist heute abzulehnen.

2.3 Primäre (essentielle) Hypertonie

Ätiopathogenese

Die primäre (essentielle) Hypertonie wird sicher durch das Zusammenspiel mehrerer Faktoren ausgelöst. Der quantitative Einfluß der einzelnen Faktoren ist individuell unterschiedlich gewichtet, so daß in Zukunft die primäre Hypertonie möglicherweise in verschiedene Untergruppen unterteilt wird. Einige heute als wesentlich erkannte Teilfaktoren sind:

- Vererbung,
- Ernährung,
- Übergewicht,
- psychischer Streß.

Bei einer Reihe von Patienten treten primäre Hypertonie, Adipositas, gestörter Glucose- und Fettstoffwechsel gemeinsam auf. Dieser Symptomenkomplex wird als *metabolisches Syndrom* bezeichnet und geht mit einem sehr hohen kardiovaskulären Risiko einher. Es wird vermutet, daß die 4 Symptome des metabolischen Syndroms eine gemeinsame genetische Ursache haben. Möglicherweise spielt die Insulinresistenz eine Rolle. Das metabolische Syndrom wird aktuell aktiv beforscht. Konsequenzen für die Therapie – außer der überragenden Bedeutung der Gewichtsabnahme – sind nicht zureichend belegt.

Vererbung: Es wird angenommen, daß die Blutdruckhöhe durch mehrere Gene determiniert wird (polygene Vererbung). Bei gegebener genetischer Grundlage sind zur Manifestation der Hypertonie zusätzliche Umweltfaktoren notwendig, wobei insbesondere Natriumchloridzufuhr und Übergewicht eine Rolle spielen. Für die Rolle der Vererbung spricht:

- positive Familienanamnese,
- positive Korrelation zwischen Blutdruckhöhe der Eltern und Blutdruckhöhe ihrer leiblichen, nicht jedoch ihrer adoptierten Kinder,
- enge Korrelation des Blutdrucks eineiiger Zwillinge.

Ernährung:

- *Orale Natriumchloridzufuhr:* In weniger entwickelten Gesellschaften mit niedrigem Natriumchloridverbrauch, wie z. B. bei den Südseeinsulanern, ist die Hypertonie unbekannt. In der westlichen Zivilisationsgesellschaft liegt die diätetische Natriumchloridzufuhr (10 – 15 g NaCl/Tag) wesentlich über dem auf etwa 1 g pro Tag geschätzten Natriumchloridbedarf. Daß trotz hoher Natriumchloridzufuhr die Mehrzahl der Bevölkerung keine Hypertonie entwickelt, dürfte daran liegen, daß eine genetische Prädisposition Voraussetzung für die Entwicklung einer Hypertonie ist. Für die Rolle des Natriumchlorids spricht jedenfalls die Beobachtung, daß eine Reduktion der diätetischen Natriumchloridzufuhr den Blutdruck bei der Mehrzahl der Patienten senkt.

- *Weitere diätetische Faktoren:* Weniger gut gesichert als der Einfluß des Natriumchlorids auf den Blutdruck, ist gegenwärtig der Einfluß weiterer diätetischer Faktoren wie Kalium, Calcium, Fette und Alkohol. Nach derzeitigen Vorstellungen
  - senkt diätetisch zugeführtes Kalium und Calcium den Blutdruck,
  - steigert eine fettreiche Kost (Cholesterin, gesättigte Fettsäuren) den Blutdruck mäßig,
  - steigert starker Alkoholgenuß (Alkoholiker) den Blutdruck erheblich.

Übergewicht: Es besteht eine enge Beziehung zwischen Körpergewicht, genauer der Fettkörpermasse, und arteriellem Blutdruck. Die ursächliche Bedeutung des Übergewichts geht aus der Beobachtung hervor, daß Gewichtsreduktion regelmäßig zur Blutdrucksenkung führt.

Psychosoziale Faktoren: Es besteht kein Zweifel, daß psychischer Streß zu einem akuten Blutdruckanstieg führt. Unklar ist hingegen, inwieweit psychosozialer Streß eine Dauerhypertonie auslösen und unterhalten kann. Es ist bekannt, daß Entspannungsübungen und Biofeedback beim Menschen den Blutdruck geringfügig senken.

Therapie

Wer soll wie behandelt werden?

- *Nichtmedikamentöse Allgemeinmaßnahmen* (s.u.) bei Blutdruck > 140/90 mmHg.
- *Medikamente,* wenn mit Allgemeinmaßnahmen die diastolischen Werte > 100 mmHg bleiben. Diese Empfehlung geht von der Überlegung aus, daß bei diesen Patienten der therapeutische Nutzen die möglichen Nebenwirkungen der Medikamente übersteigt.
- *Medikamente,* wenn mit Allgemeinmaßnahmen die diastolischen Blutdruckwerte zwischen 90 und 100 mmHg bleiben und zusätzliche Risikofaktoren vorliegen, wie:
  - Alter unter 40 Jahren, insbesondere bei Männern (kardiovaskuläres Risiko ♂ > ♀),
  - Nikotinabusus,
  - Hypercholesterinämie,
  - Organschäden (z.B. Herzhypertrophie, Mikroalbuminurie, Proteinurie),
  - Diabetes mellitus,
  - familiäre Anamnese von Herz-Kreislauf-Erkrankungen.

Allgemeinmaßnahmen zur Blutdrucksenkung:
Es ist nötig, die Patienten über die Art ihres Leidens und dessen mögliche Folgen aufzuklären und darauf hinzuweisen, daß eine konsequent durchgeführte Behandlung nötig und erwiesenermaßen auch erfolgreich ist. Viele, besonders aktive und beschwerdefreie Patienten bagatellisieren ihren Hochdruck

und sind schwer zu einer konsequenten Behandlung zu motivieren, zumal diese oft mit Unannehmlichkeiten und Nebenwirkungen der Drucksenkung und der Medikamente verbunden ist. Die Lebensgestaltung ist eingehend zu besprechen, wobei ein Kompromiß zwischen dem medizinisch Wünschenswerten und dem praktisch Möglichen einzugehen ist, d.h.: ausreichend für Nachtruhe und Arbeitspausen sorgen, Zigarettenrauchen einstellen, ausreichende körperliche Bewegung sicherstellen.
In der **Diät** sind speziell zu beachten:

- Bei übergewichtigen Patienten hat eine *Reduktion auf das Normalgewicht* zu erfolgen (pro kg Gewichtsverlust sinkt der Blutdruck um etwa 2 mmHg).
- Eine streng natriumarme Kost ist nicht nötig. Dagegen ist eine *Beschränkung der Kochsalzzufuhr* auf 5 g/Tag (Diätberatung) eine wichtige und in ihrer Wirksamkeit (allein oder in Kombination mit Saluretika) erwiesenermaßen erfolgreiche Maßnahme. Die übliche Natriumzufuhr in der Bundesrepublik beträgt 10 – 15 g/Tag.
- Eine *kaliumreiche* Kost (Obst, Gemüse) hilft, den Blutdruck zu senken.
- Die *Alkoholzufuhr* soll 30 g/Tag nicht überschreiten.

Mit regelmäßigen **Entspannungsübungen** läßt sich bei geeigneten Patienten der Blutdruck um etwa 5 – 10 mmHg senken. Dies kann als zusätzliche Therapiemaßnahme empfohlen werden. Der langfristige Erfolg einer regulären **Psychotherapie** ist nicht gesichert. **Tranquilizer** sind sicher nicht antihypertensiv wirksam. Regelmäßiges **körperliches Training** mit dynamischen Übungen hilft bei der Gewichtskontrolle und ist jedem Patienten mit einer Hypertonie anzuraten. Es gibt sogar Hinweise, daß körperliches Training langfristig den Blutdruck reduziert. **Kontraindiziert** sind dagegen isometrische Übungen (z.B. Gewichtheben) und Hochleistungssport.

Praktisches Vorgehen bei der medikamentösen Blutdruckeinstellung:
Für die Mehrzahl der Patienten erfolgt die medikamentöse Behandlung *lebenslang;* deshalb muß sie sorgfältig geplant und gut überwacht werden. Dabei sind einige Grundregeln zu beachten:
Der **volle antihypertensive Effekt** einiger Substanzen tritt erst nach Wochen ein. Dies gilt für β-Blocker, Diuretika, Hemmer des Angiotensin-I-Konversionsenzyms und zentral wirksame Pharmaka, nicht jedoch für Dihydralazin (z.B. Nepresol, Dihyzin Henning) und Prazosin (z.B. Minipress, Prazosin-ratiopharm). Änderungen in der antihypertensiven Therapie sollte man daher erst nach einem entsprechenden zeitlichen Intervall erwägen.
Bei einer **medikamentösen Kombinationsbehandlung** wird man zunächst die Medikamente nacheinander in die Therapie einführen und dann zur Einnahmeerleichterung auf ein Kombinationspräparat umstellen. Bei Kombinationspräparaten ist darauf zu achten, daß die Medikamente sich hinsichtlich ihrer Blutdruckwirkung sinnvoll ergänzen. So wird man zu Vasodilatatoren immer Diuretika hinzunehmen, da Vasodilatatoren allein eine kompensatori-

sche Expansion des intravasalen Volumens mit sich bringen. Diuretika wiederum stimulieren durch den Natriumverlust das Renin-Angiotensin-System. Dies kann man durch β-Blocker (Hemmung der Reninsekretion) oder durch Konversionsenzymhemmer (Hemmung der Angiotensin-II-Bildung) vermeiden.

Wenn die *Plasmahalbwertszeit* zweier kombinierter Substanzen unterschiedlich ist, kann es trotzdem sinnvoll sein, ein solches Präparat zu rezeptieren, da die blutdrucksenkende Wirksamkeit in der Regel deutlich länger ist, als die Plasmahalbwertszeit.

Schließlich sollte man nicht Medikamente kombinieren, die am gleichen Wirkort angreifen (z. B. Clonidin und α-Methyldopa).

Die *Deutsche Liga zur Bekämpfung des hohen Blutdrucks* hat auf der Basis verfügbarer kontrollierter Untersuchungen ein Schema zur Hypertonietherapie angegeben, mit dem etwa 90% der Hypertoniker einstellbar sind (**2.5**). Als Monotherapie wird man ein Diuretikum, einen Calciumantagonisten (eher bei älteren Menschen), einen β-Blocker (eher bei jüngeren Menschen), einen ACE-Hemmer oder einen α_1-Blocker einsetzen.

Wenn der Blutdruck mit dem Stufenschema zur Hypertonietherapie (**2.5**) nicht in den normotensiven Bereich sinkt, sollten folgende Fehlerquellen ausgeschlossen werden:

- mangelnde Einnahmetreue (Compliance),
- Unterdosierung,
- Salz- und Wasserretention,
- falsche Kombination.

Medikamentöse Therapie der arteriellen Hypertonie

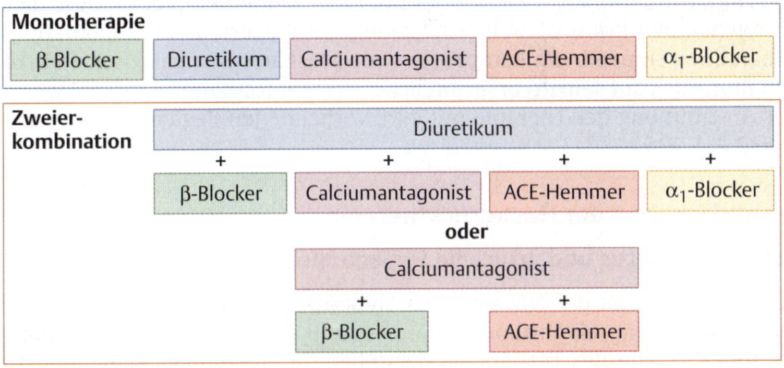

2.5 Stufenschema nach Empfehlungen der Deutschen Liga zur Bekämpfung des hohen Blutdrucks.

Sind diese Aspekte als Ursache für den nicht einstellbaren Blutdruck ausgeschlossen, liegt eine schwer einstellbare Hypertonie vor, bei der man besonders sorgfältig nach einer sekundären Hypertonie fahnden muß.
Eine Krankenhauseinweisung ist bei maligner Hypertonie, Hochdruckkrise, schwer einstellbarer Hypertonie und Niereninsuffizienz mit schwerer Hypertonie zu empfehlen.

Medikamente zur Blutdrucksenkung (▣ 2.1):
Die große Anzahl von Antihypertensiva kann in 5 Gruppen eingeteilt werden:
1. Diuretika,
2. Substanzen, die den Sympathikus beeinflussen,
3. direkte Vasodilatanzien,
4. Calciumantagonisten,
5. Hemmstoffe des Renin-Angiotensin-Systems.

Darüber hinaus gibt es noch Substanzen mit weniger gesicherter Indikation und weniger gesichertem Wirkungsmechanismus, die hier nicht besprochen werden. Bei den Hemmstoffen des Renin-Angiotensin-Systems sind kürzlich Angiotensinrezeptor-Antagonisten als Antihypertensiva eingeführt worden. Im Gegensatz zu den Hemmern des Angiotensin-Konversionsenzyms blokkieren diese Substanzen den Rezeptor von Angiotensin II (▣ 2.**6**, S. 197) und sind bei Patienten indiziert, die bei der Therapie mit ACE-Hemmern Husten oder andere Nebenwirkungen entwickeln.
Um die antihypertensiven Medikamente sinnvoll einsetzen und kombinieren zu können, muß man mit ihrem Wirkungsmechanismus vertraut sein. Es ist zu erwarten, daß mit der Blutdrucksenkung in der Regel auch die kardiovaskuläre Morbidität und Mortalität zurückgeht. Diese Prognoseverbesserung ist insbesondere für β-Blocker und Diuretika gut dokumentiert.
Generell sollte man Antihypertensiva einschleichend dosieren, abgesehen von Notfallsituationen. Man beginnt mit einer Monotherapie. Ist diese nicht ausreichend wirksam, dann ist eine baldige antihypertensive Kombinationsbehandlung sinnvoll, um kompensierende Mechanismen auszuschalten, die den Blutdruck auf seinem ursprünglichen Niveau festhalten.
Zur Abstimmung der Therapie mit evtl. vorhandenen Begleiterscheinungen → ▣ 2.**2**, S. 196.

Besonderheiten der Hochdrucktherapie

Diabetes mellitus und arterielle Hypertonie

Bei Diabetikern ist die Prävalenz der Hypertonie hoch. Sie ist insofern von großer Bedeutung, als kardiovaskuläre Komplikationen, die heute die häufigste Todesursache des Diabetikers darstellen, in eindeutiger Beziehung zur Blutdruckhöhe stehen. Außerdem ist gesichert, daß die Hypertonie die Entstehung einer diabetischen Nephropathie (→ „Niere", S. 245) erheblich fördert und ihre Progression hin zur Dialysepflicht enorm beschleunigt.

Pathogenese: Die Ursache der Hypertonie beim Diabetiker ist nicht einheitlich. Beim *übergewichtigen Altersdiabetiker (Typ II)* mit normaler Nierenfunktion dürfte es sich häufig um ein Zusammentreffen mit essentieller Hypertonie handeln. Diese Verknüpfung ist wahrscheinlich mehr als nur zufällig, da bei essentieller Hypertonie häufig Störungen der Glucosetoleranz gefunden werden. Man spricht daher auch vom metabolischen Syndrom (s. o.). Gute Argumente sprechen dafür, daß Insulinexzeß als permissiver Faktor wirkt. Insulin steigert die renale Natriumrückresorption und stimuliert den Sympathikus. Bei Typ-II-Diabetikern liegt wegen der Insulinresistenz ein endogener Hyperinsulinismus vor. Beim *insulinpflichtigen Typ-I-Diabetiker* tritt eine Hypertonie in der Regel erst dann auf, wenn eine Nierenschädigung, d. h. diabetische Nephropathie mit persistierender Proteinurie eingetreten ist.

Therapie:

- Gewichtsreduktion bei Übergewicht,
- ACE-Hemmer, Calciumantagonisten,
- kochsalzarme Diät und Diuretika bei beeinträchtigter Nierenfunktion.

Die Hypertonie sollte beim Diabetiker früher und auf ein deutlich niedrigeres Blutdruckniveau eingestellt werden als beim Nichtdiabetiker. Die Behandlung des Diabetikers mit Antihypertensiva wird durch einige diabetesspezifische Antihypertensiva-Nebenwirkungen kompliziert. Insbesondere sind unselektive β-Blocker vom Typ des Propranolols *kontraindiziert* wegen der Gefahr der Hypoglykämie, gestörter Hypoglykämiewahrnehmung durch den Patienten und krisenhaften Blutdruckanstiegs bei Hypoglykämie. Hingegen sind kardioselektive β-Blocker (sog. β_1-Blocker) diesbezüglich weitgehend sicher (▣ 2.**2**).
Sowohl Diuretika (allerdings nur Thiazide und Schleifendiuretika) als auch β-Blocker führen – in Monotherapie – zu einer Verschlechterung der Glucosetoleranz und zu einer Verschiebung des Lipidspektrums mit potentiell erhöhtem atherogenem Risiko. Metabolisch neutral sind beim Diabetiker Calciumantagonisten und ACE-Hemmer. ACE-Hemmer verzögern beim Diabetiker die Entstehung einer Nephropathie durch Senkung des glomerulären Kapillardrucks.

Hypertonie im Alter und isolierte systolische Hypertonie

Im Alter von über 65 Jahren haben 40 – 50 % der Bevölkerung eine arterielle Hypertonie, die das Morbiditätsrisiko für kardiovaskuläre Erkrankungen steigert. In den letzten Jahren wurde gezeigt, daß eine antihypertensive Therapie ab einem Blutdruck > 160/95 mmHg die Mortalität und die kardiovaskuläre Morbidität auch im Alter erheblich senkt. Dies gilt ebenfalls für die im Alter häufige isolierte systolische Hypertonie (> 180 mmHg). Das Risiko der antihypertensiven Therapie im Alter ist gering, wenn ein paar Hinweise beachtet werden:

2.1 Medikamente zur Blutdrucksenkung

Substanzgruppen mit Beispielen	Indikation	Wirkmechanismus
Diuretika: ➤ Thiazide und verwandte Substanzen, z. B.: – Hydrochlorothiazid (Esidrix, Disalunil) – Chlorthalidon (Hygroton, Hydrolong-Tablinen) – Indapamid (Natrilix, Indapamid-ratiopharm) – Xipamid (Aquaphor) ➤ Schleifendiuretika, z. B. – Furosemid (Lasix, durafurid) – Piretanid (Arelix) – Torasemid (Unat) ➤ Kaliumsparende Diuretika werden praktisch ausschließlich als Kombinationsmedikamente mit Thiaziden angeboten, z. B. Dytide H oder Moduretik.	*Diuretika generell:* – für die Kombinationstherapie mit fast allen anderen Antihypertensiva, aufgrund effektiven Entgegenwirkens gegen die Volumenretention, die andere Antihypertensiva oft begleitet – für die Monotherapie vor allem bei älteren Patienten	*akut:* Volumenverlust *langfristig:* Gefäßdilatation *Positive Zusatzeffekte:* – Ödemausschwemmung bei Herzinsuffizienz – Thiazide: Verminderung der osteoporosebedingten Knochenfrakturen
➤ Aldosteronantagonisten, z. B. Spironolacton (Aldactone, Aquareduct)	➤ *Aldosteronantagonisten:* vor allem zur Therapie des primären Hyperaldosteronismus	
β-Adrenorezeptor-Antagonisten (β-Blocker) ➤ kardioselektive β_1-Blocker, z. B. – Metoprolol (Beloc, Lopresor) – Atenolol (Tenormin, Jenatenol) ➤ nicht selektive β-Blocker, z. B. Propranolol (Dociton, Efektolol) In beiden Gruppen gibt es Substanzen, die zusätzlich membranstabilisierende oder agonistische *(intrinsische)* Eigenwirkungen besitzen.	Als Monotherapie bei: – koronarer Herzkrankheit – Herzrhythmusstörungen – tachykarden Patienten	*akut:* Verminderung des Herzzeitvolumens *langfristig:* Verminderung des peripheren Gefäßwiderstandes, Hemmung der Reninsekretion *Positive Zusatzeffekte:* – Sekundärprophylaxe nach Herzinfarkt – antianginös und antiarrhythmisch wirksam *Generell:* Die intrinsische Aktivität, die einige Substanzen aufweisen, ist bei Patienten mit Bradykardie manchmal von Vorteil.

Dosierung	Nebenwirkungen und Kontraindikationen
– Hydrochlorothiazid: 12,5 – 50 mg/Tag – Chlorthalidon: 25 – 100 mg/Tag – Triamteren: 25 – 100 mg/Tag – Amilorid: 5 – 10 mg/Tag – bei Niereninsuffizienz: Schleifendiuretika, z. B. Furosemid 20 – 80 mg/Tag *Generell:* geringe Dosen genügen oft; Dosissteigerung senkt Blutdruck nur unerheblich stärker; *Zusätzlich: kochsalzarme Diät* (spart Diuretika).	**Nebenwirkungen:** ➤ *Thiazide und Schleifendiuretika:* – Hypokaliämie (vermeidbar durch Kombination mit Kaliumsparern, z. B. Thiazid plus Amilorid oder Triamteren) – Hyperurikämie (therapiebedürftig nur bei manifester Gicht, Nierensteinen, Serumwerten > ca. 12 mg%) – verminderte Glucosetoleranz (verschlechtert sich unter längerer Therapie mit Thiaziden) – Impotentia coeundi – bei hoher Dosis oder Monotherapie Anstieg der Serumlipide (= Hyperlipidämie; Ausnahme: bei Indapamid; vermeidbar durch Kombination mit ACE-Hemmern oder β-Blockern) ➤ *Kaliumsparende Diuretika:* – Hyperkaliämie (bes. bei Patienten mit Diabetes mellitus oder Niereninsuffizienz, da diese wegen meist supprimierter Aldosteronsekretion zur Hyperkaliämie neigen) ➤ *Aldosteronantagonisten* (> 100 mg/Tag): – Hyperkaliämie *und* Gynäkomastie *Generell:* kochsalzarme Diät senkt Nebenwirkungen, besonders das Ausmaß der Hypokaliämie, da weniger Natrium am distal-tubulären Austauschort ankommt. **Kontraindikation:** Salzverlustsyndrome
– Propranolol: 30 – 240 mg/Tag – Atenolol: 25 – 100 mg/Tag – Metoprolol: 50 – 200 mg/Tag ! Richtige Dosis und Compliance können durch Absenken des Pulses verifiziert werden	**Nebenwirkungen:** – Bronchokonstriktion, – Verschlechterung der Glukosetoleranz, – Aggravierung der Hypoglykämie bei insulinbehandelten Diabetikern (keine unselektiven β-Blocker verwenden), – AV-Block, – Aggravierung einer Herzinsuffizienz, – Zunahme von Beschwerden bei peripherer arterieller Verschlußkrankheit, – selten Anstieg der Serumlipide, – Bradykardie. *Generell:* bei Diabetes mellitus und in der Schwangerschaft β_1-Blocker verwenden, um unerwünschte Effekte der β_2-Blockade zu vermeiden.

2.1 Medikamente zur Blutdrucksenkung *(Fortsetzung)*

Substanzgruppen mit Beispielen	Indikation	Wirkmechanismus
➤ Moleküle mit β-blockierenden und gefäßerweiternden Eigenschaften, z. B. Carvediol (Dilatrend, Querto)		*Im übrigen* spielt die pharmakologische Unterscheidung der β-Blocker nach ihrer relativen β_1-Selektivität, ihrer membranstabilisierenden Wirkung und ihrer intrinsischen Aktivität für die antihypertensive Wirkung keine Rolle.
Zentral wirksame Sympatholytika ➤ Clonidin (Catapresan, Dixarit) ➤ Guanfacin (Estulic-Wander) ➤ Guanabenz (Wytensin) ➤ α-Methyldopa (Presinol, Sembrina) ➤ Urapidil (Ebrantil, Alpha-Depressan) ➤ Moxonidin (Cynt, Physiotens) ➤ Reserpin (Adelphan-Esidrix, Bendigon) ! Hochdosiertes Reserpin sollte aufgrund häufiger und schwerer Nebenwirkungen nicht mehr eingesetzt werden. ➤ Guanethidin (Esimil, Suprexon)	– Mäßige bis schwere Hypertonie – In der Schwangerschaft vor allem *α-Methyldopa*	*Generell:* Gefäßdilatation, vor allem durch Hemmung zentralnervöser Kreislaufzentren mit teilweiser Absenkung des Herzzeitvolumens. ➤ *Clonidin und Guanfacin (längere Wirkdauer als Clonidin)* stimulieren zentralnervöse α_2-Adrenozeptoren *und* Imidazolinrezeptoren ➤ *Urapidil* ist zusätzlich ein peripherer α_1-Antagonist ➤ *Moxonidin* aktiviert Imidazolinrezeptoren, geringe α_2-adrenerge Wirkung; Wirkung und Wirksamkeit wie Clonidin, geringere Nebenwirkungen ➤ *Reserpin:* Entleerung zentraler und peripherer Speichergranula biogener Amine ➤ *Guanethidin:* hemmt nur das periphere sympathische Nervensystem; *die übrigen Substanzen* aktivieren zentrale α_2-Adrenorezeptoren.

Dosierung	Nebenwirkungen und Kontraindikationen
	Kontraindikationen – obstruktive Atemwegserkrankungen, – AV-Block I und II, – akute Herzinsuffizienz, – Bradykardie.
Beispiele: ➤ Clonidin: 0,15 – 0,3 mg/Tag, Die Dosis von Guanfacin und Clonidin darf nur begrenzt gesteigert werden, da bei höherer Dosierung der Blutdruck über eine Stimulation peripherer α-Adrenorezeptoren wieder steigt. ➤ α-Methyldopa: 500 – 1000 mg/Tag ➤ Monoxidin: 0,2 – 0,8 mg/Tag ➤ Reserpin: niedrig dosieren: ≤ 0,1 mg/Tag, dann nebenwirkungsarm	**Nebenwirkungen** ➤ *Clonidin, Guanfacin, Guanabenz, Moxonidin, Urapidil:* – Sedation, – Mundtrockenheit (beide Symptome generell dosisabhängig, treten seltener bei Moxonidin und Urapidil auf), – Impotentia coeundi. ➤ Besonderheiten bei Clonidin und Guanfacin: – gefährlich ist ein akuter Blutdruckanstieg bei plötzlicher Therapieunterbrechung (Rebound-Hochdruck), – nicht mit α-Methyldopa (Presinol) kombinieren, da dies genauso wirkt. ➤ *α-Methyldopa:* – Sedation, – orthostatische Dysregulation, – hämolytische Anämie, – Hepatitis, – Impotentia coeundi, – positiver Coombs-Test (sofern ohne Zeichen der Hämolyse, kein Grund zum Absetzen des Medikaments). ➤ *Moxonidin:* – anscheinend geringere Nebenwirkungen als Clonidin, Grund: geringere α_2-adrenerge Wirkung. ➤ *Reserpin:* Nebenwirkungen beginnen bereits bei mittleren Dosen, also > 0,1 mg/Tag: – Depression, – gastrointestinale Ulzera, – verstopfte Nase, – Gewichtszunahme. ➤ *Guanethidin* – vor allem orthostatische Dysregulation und – Ejakulationsstörungen.

2.1 Medikamente zur Blutdrucksenkung *(Fortsetzung)*

Substanzgruppen mit Beispielen	Indikation	Wirkmechanismus
α_1-Adrenorezeptor-Antagonisten (α_1-Blocker) – Bunazosin (Andante), – Doxazosin (Cardular, Diblocin), – Prazosin (Minipress, Prazosin-ratiopharm), – Terazosin (Heitrin, Flotrin).	Hypertonie bei zusätzlicher – Hyperlipidämie, – Prostatahypertrophie.	Gefäßdilatation durch selektive Hemmung von peripheren α-adrenergen Rezeptoren *Positive Zusatzeffekte:* Verminderung der Serumlipoproteine.
Direkte Vasodilatanzien – Dihydralazin (Nepresol, Depressan), – Minoxidil (Lonolox).	Sowohl Minoxidil als auch Dihydralazin bei mäßiger bis schwerer Hypertonie; fast immer zusammen mit β-Blockern und Diuretika.	*Direkte* Gefäßerweiterung, sie blockieren also keine Rezeptoren (wie z. B. Prazosin), greifen nicht in Ionenkanäle ein (wie z. B. Calciumantagonisten), hemmen keine Hormonsysteme (wie z. B. ACE-Hemmer); kompensatorisch bewirken sie eine Steigerung der Herzfrequenz und Volumenretention. ! Dihydralazin und Minoxidil deshalb nicht als Monotherapie einsetzen, sondern nur in Kombination mit β-Blockern und Diuretika (Minoxidil oft mit hohen Furosemiddosen). *Positive Zusatzeffekte:* Dihydralazin ist in Kombination mit Nitraten wirksam bei Herzinsuffizienz.

Dosierung	Nebenwirkungen und Kontraindikationen
z. B. Prazosin: 4 – 20 mg/Tag	**Nebenwirkungen** – bei Monotherapie Tachykardie und geringe Volumenretention, – bei Erstdosis (vor allem von Prazosin) Hypotonie.
– Dihydralazin: 50 – 150 mg/Tag – Minoxidil: 10 – 60 mg/Tag	**Nebenwirkungen** *Dihydralazin:* – Flüssigkeitsretention – Tachykardie, – Kopfschmerzen – Lupus erythematodes (bei $>$ 200 mg/Tag). *Minoxidil:* – Flüssigkeitsretention, – Tachykardie, – Kopfschmerzen, – Hypertrichose, – Perikarditis. Bei Monotherapie mit einem der beiden Medikamente: Angina pectoris. **Kontraindikation** Patienten mit koronarer Herzkrankheit ohne β-Blockade wegen Tachykardieneigung und damit verbundenem gesteigerten myokardialen O_2-Verbrauch.

2.1 Medikamente zur Blutdrucksenkung *(Fortsetzung)*

Substanzgruppen mit Beispielen	Indikation	Wirkmechanismus
Calciumantagonisten ➤ Dihydropyridine: – Amlodipin (Norvasc), – Felodipin (Modip, Munobal), – Nifedipin (Adalat retard), – Nitrendipin (Bayotensin). ➤ Diltiazem (Dilzem, dilzereal). ➤ Verapamil (Isoptin, Azupamil).	Besonders bei: – alten Patienten, – Diabetes mellitus.	Hemmung des langsamen Calciumeinstroms in die Zellen, dadurch Relaxation des Gefäßmuskels. *Positiver Zusatzeffekt:* antianginöse Wirkung.
Angiotensin-I-Konversions-enzymhemmer (ACE-Hemmer) – Benazepril (Cibacen), – Captopril (Lopirin, Acenorm), – Enalapril (Xanef, Pres), – Fosinopril (Fosinorm, Dynacil), – Lisinopril (Acerbon, Coric), – Perindopril (Coversum), – Quinapril (Accupro), – Ramipril (Delix, Vesdil).	Besonders bei – Diabetes mellitus, – Herzinsuffizienz, – früher Niereninsuffizienz.	Hemmung der Bildung von Angiotensin II aus Angiotensin I (2.**6**) und des Abbaus von Kininen. *Positive Zusatzeffekte:* ACE-Hemmer verbessern die Prognose bei Herzinsuffizienz und Niereninsuffizienz inklusive der diabetischen Nephropathie; wirksam in der Sekundärprophylaxe des Herzinfarktes.
Angiotensin-II-Rezeptor-Antagonisten – Losartan (Lorzaar), – Valsartan (Diovan).	– essentielle Hypertonie	Blockade der Angiotensin-II-Typ-1-Rezeptoren und damit praktisch aller bekannten Wirkungen von Angiotensin II.

Dosierung	Nebenwirkungen und Kontraindikationen
– Nitrendipin: 20 – 60 mg/Tag – Diltiazem: 60 – 240 mg/Tag – Verapamil: 120 – 480 mg/Tag (per os) – Felodipin: 10 mg/Tag – Amlodipin: 5 mg/Tag	**Nebenwirkungen** *Generell:* – Kopfschmerzen, – Flush, – Obstipation, – prätibiale Ödeme, – AV-Block (bei Diltiazem, Verapamil), – Knöchelödem ohne Volumenretention (bedingt durch präkapilläre Dilatation und kapilläre Drucksteigerung). **Kontraindikationen** *Cave* Einsatz bei Herzinsuffizienz (Verschlechterung der Prognose). Bei Diltiazem und Verapamil können AV-Block und kranker Sinusknoten auftreten. *Cave:* bei gleichzeitiger Therapie von Diltiazem und Verapamil mit β-Blockern kann AV-Block auftreten (nur Dihydropyridine können mit β-Blockern kombiniert werden!). *Cave:* Dihydropyridine nicht nach Myokardinfarkt oder bei instabiler Angina.
Beginn mit niedrigen Dosen (z. B. 3 – 6 mg Captopril [Lopirin] 2mal/Tag oder 2,5 mg Enalapril 1mal/Tag) *Generelle Dosierung:* – Captopril: 12,5 – 100 mg/Tag – Enalapril: 2,5 – 40 mg/Tag *Milde diuretische Zusatztherapie* (außer bei renovaskulärer Hypertonie!) stimuliert Renin-Angiotensin-System und steigert Wirkung der ACE-Hemmer deutlich; dadurch Dosisreduktion möglich.	**Nebenwirkungen** – trockener Husten, – Hyperkaliämie (bei Niereninsuffizienz Dosis reduzieren!), – angioneurotisches Ödem, – leichte Anämie, – reversibler Anstieg des Serumkreatinins bei bilateraler Nierenarterienstenose bis zum akuten Nierenversagen und bei Volumendepletion (starke Diurese, Diarrhöe, Erbrechen), – Leukopenie, Proteinurie, Geschmacksstörungen (nur bei hoher Dosierung von Captopril bei Niereninsuffizienz). **Kontraindikationen** – Nierenarterienstenose, – anamnestisch angioneurotisches Ödem (potentiell lebensbedrohlich), – hochgradige Niereninsuffizienz, – immunologische Systemerkrankungen, – Schwangerschaft.
50 mg 1 – 2mal pro Tag	**Nebenwirkungen und Kontraindikationen** s. ACE-Hemmer außer: trockener Husten, leichte Anämie, immunologische Systemerkrankung.

2.2 Auswahl der Antihypertonika unter Berücksichtigung der Begleiterkrankungen

Erkrankung	β-Blocker	ACE-Hemmer	Calcium-antagonisten	Diuretika
Koronare Herzkrankheit	✓			
Zustand nach Myokardinfarkt	✓	✓		
Tachykardie	✓			
Diabetes mellitus	nur β_1-Blocker	✓	✓	nicht hochdosiert
Herzinsuffizienz	nur bei besonderer Indikation	✓		✓
Niereninsuffizienz				nur Schleifen-, keine kaliumsparenden Diuretika
Gicht				meiden
Asthma bronchiale	auf keinen Fall			

- Besonders vorsichtige, langsame Blutdrucksenkung, bei der Werte von 140/90 mmHg nicht unterschritten werden sollten.
- Möglichst einfaches Therapieschema.
- Vermeidung von Antihypertensiva, die orthostatischen Blutdruckabfall bewirken.
- Beachtung von Nebenwirkungen, die im Alter gehäuft auftreten können.

! Vor allem bei älteren Patienten sollte der Blutdruck langsam gesenkt werden, um eine zerebrale Minderdurchblutung zu vermeiden. Aus diesem Grund ist auch bei der Therapie mit Diuretika Vorsicht geboten. Durch Messung des Blutdrucks im Stehen läßt sich eine orthostatische Dysregulation erkennen.

Zu Nebenwirkungen, die im Alter gehäuft auftreten, gehören eine herabgesetzte Glycosidtoleranz des Herzens infolge diuretikainduzierter Hypokaliämie, eine Verschlechterung einer bestehenden Herzinsuffizienz durch β-Blocker, Depression bei Reserpintherapie und eine vermehrte kardiale Belastung bei vasodilatatorischer Monotherapie. Eine Neigung zu orthostatischem Blutdruckabfall muß berücksichtigt und durch Messen des Blutdrucks im Stehen kontrolliert werden.

Renin-Angiotensin-System

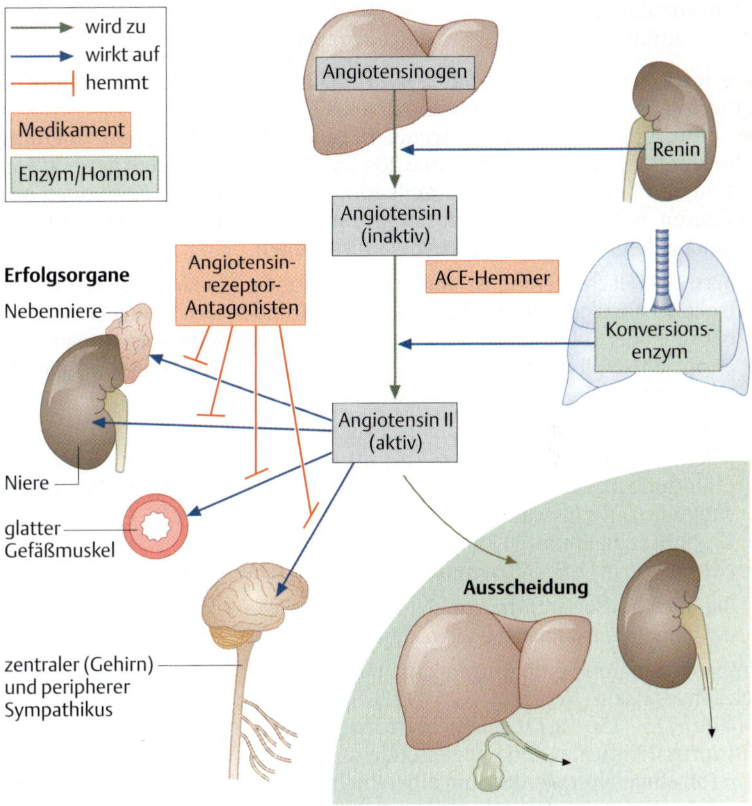

2.6 Synthese- und Ausscheidungsweg des Angiotensin II und seine wichtigsten Zielorgane. Die Angiotensin-II-Rezeptoren (AT1-Rezeptoren) können medikamentös blockiert werden (z. B. Losartan). Alle bekannten Wirkungen des Angiotensin II werden durch AT1-Rezeptoren vermittelt.

Therapie der hypertensiven Krise

Bei der hypertensiven Krise handelt es sich um einen Notfall, der möglichst *umgehend stationär* behandelt werden muß. Eine hypertensive Krise ist durch eine oder mehrere der folgenden Komplikationen charakterisiert:

- Lungenödem
- Myokardischämie
- Enzephalopathie
- Dissektion oder Ruptur eines Aortenaneurysmas.

Prognostisch ist nicht die absolute Blutdruckhöhe entscheidend, sondern das Auftreten der genannten Komplikationen.
Der Blutdruck muß innerhalb weniger Stunden gesenkt werden. Allerdings sollte der Druck initial um maximal 20 – 25 % über 1 – 2 Stunden gesenkt werden. Andernfalls können als Komplikationen Störungen der zerebralen oder koronaren Perfusion (z. B. Halbseitensymptomatik, Herzinfarkt) auftreten, besonders bei vaskulär vorgeschädigten Patienten.

! Bettruhe, Flachlagerung ist aber nicht notwendig. Zunächst Blutdruck-Kontrolle im Abstand von einer halben bis einer Stunde. Auch wenn der Blutdruck mit oral oder subkutan applizierbaren Medikamenten gesenkt werden kann, ist auf jeden Fall eine Verweilkanüle zu legen mit einer Infusion zum Offenhalten. Der Blutdruck kann jederzeit wieder ansteigen.

Mittel der 1. Wahl für die ambulante Therapie sind:
- Nifedipin-Kapsel (z. B. Adalat, Aprical), 5 – 10 mg zerbeißen.
- Clonidin (z. B. Catapresan, Clonidin-ratiopharm, Paracefan) 0,075 – 0,15 mg subkutan oder über mehrere Minuten i. v.
- Urapidil (z. B. Ebrantil) 25 – 50 mg langsam i. v.
- Nitroglycerin (z. B. Gilustenon, Nitrolingual) 0,6 – 1,2 mg langsam i. v.

! Bei intravenöser antihypertensiver Therapie sollte der Patient grundsätzlich auf einer Intensivstation überwacht werden.

Unter stationären Bedingungen kann man die o. a. Medikamente und zusätzlich Dihydralazin (Nepresol) 6,25 – 12,5 mg langsam i. v. oder Diazoxid (Hypertonalum) 75 – 150 mg i. v. geben; bei resistentem Blutdruck empfiehlt sich eine Nitroprussidinfusion. Eine begleitende diuretische Behandlung muß in diesem Fall eingeleitet werden, um einer Kochsalzretention entgegenzuwirken.

Therapieüberwachung

Zur Verbesserung der Einnahmetreue (Compliance) der Patienten hat sich eine Reihe von Maßnahmen bewährt:
- Blutdruckmessung durch den Patienten selbst,
- einfache Therapieschemata,
- feste Terminvereinbarungen,
- schriftliche Einbestellung bei Nichteinhaltung von Terminen,
- gute Instruktion des Patienten und ggf. seines Partners über seine Krankheit.

Bei einer Wiedervorstellung muß der Patient und seine Angehörigen sorgfältig nach Nebenwirkungen der Arzneimittel gefragt werden. Insbesondere bei

Medikamenten, die zu einer Sedation führen können, ist die Möglichkeit einer Beeinträchtigung der *Verkehrstüchtigkeit* oder einer Gefährdung am Arbeitsplatz gegeben. Hierauf ist der Patient vor Therapiebeginn hinzuweisen. Nach Störungen der *Sexualfunktion* muß speziell gefragt werden, da diese erfahrungsgemäß spontan selten angegeben werden, aber häufig Ursache mangelnder Einnahmetreue sind.
In der ersten Phase der Blutdruckeinstellung klagen die Patienten häufig über *Müdigkeit und Leistungseinbuße* als Folge der Blutdrucksenkung. Hier soll man den Patienten zur Therapiefortführung ermutigen, denn diese Symptome klingen meist spontan innerhalb von wenigen Wochen ab.

! Der Patient sollte zu Beginn der Therapie über eventuelle Nebenwirkungen und deren meist vorübergehenden Charakter aufgeklärt werden, nicht jedoch erst, wenn diese Nebenwirkungen bereits eingetreten sind.

Überprüfung der Einnahmetreue:

- Bei β-Blockern: Pulsfrequenz.
- Bei ACE-Hemmern: Messung des ACE (nur bei Captopril nicht möglich, da dieses in vitro vom ACE dissoziiert).
- Bei Triamteren: Spontanfluoreszenz des Urins im UV-Licht.

Kontrolluntersuchungen:

Serumkaliumwerte, Serumharnsäure und *Urinstatus* sollte man anfangs in vierteljährlichen, später in jährlichen Abständen kontrollieren, das *EKG* oder *Echo* bei fehlenden Zeichen der Linksherzhypertrophie alle 2–3 Jahre; wenn Zeichen der Linksherzhypertrophie anfangs vorliegen, in jährlichen Abständen.

Den Augenhintergrund sollte man bei unkomplizierten Fällen etwa alle 5 Jahre untersuchen.

2.4 Sekundäre Hypertonieformen

2.4.1 Renale Hypertonie

Renoparenchymatöse Hypertonie

→ *engl.:* renoparenchymatous hypertension

Häufigkeit: Häufigste sekundäre Hypertonie (etwa 2–5% aller Hypertonien).

Ätiologie und Pathogenese: Jede ein- oder beidseitige Nierenerkrankung kann zum Hochdruck führen, wenn die Erkrankung nicht mit einem renalen Salzverlust einhergeht. Im präterminalen Stadium der Niereninsuffizienz mit Serumkreatinin über 10 mg/100 ml wird bei mehr als 80% der Patienten eine Hypertonie gefunden.

Der Blutdruckanstieg bei Nierenkrankheiten ist im wesentlichen auf 2 Faktoren zurückzuführen: Die Fähigkeit der Niere, Natrium auszuscheiden, ist beeinträchtigt, so daß Natriumchlorid und Flüssigkeit retiniert werden. Weiterhin spielt vermutlich auch bei diffusen parenchymatösen Nierenerkrankungen das Renin-Angiotensin-System und der Sympathikus eine vasopressorische Rolle.

Klinik: Anamnestisch sollte nach den typischen Zeichen einer Nierenerkrankung gefragt werden (S. 218). Eine renoparenchymale Hypertonie ist zu vermuten, wenn einer der folgenden Faktoren pathologisch ist:

- Serumkreatinin,
- Urinstatus,
- Nierensonographie oder Urogramm.

Therapie: In der Regel wird ein Diuretikum eingesetzt. Bei stärker eingeschränkter Nierenfunktion mit Serumkreatinin über 2 – 3 mg/100 ml sollten statt Thiaziden die stärker wirksamen Schleifendiuretika, z. B. Furosemid, eingesetzt werden. Ansonsten können im Prinzip alle üblichen Antihypertensiva verwandt werden unter Beachtung der Pharmakokinetik. Nach Einleitung der antihypertensiven Therapie bei Niereninsuffizienz muß das Serumkreatinin regelmäßig kontrolliert werden. Bei mäßig eingeschränkter Nierenfunktion verlangsamt Benazepril das Voranschreiten der Niereninsuffizienz im allgemeinen und Captopril bei diabetischer Nephropathie. Blutdruckwerte von etwa 120/80 mmHg sollen angestrebt werden.

Renovaskuläre Hypertonie

→ *engl.:* renovascular hypertension

Vorkommen: Etwa 0,1 – 1 % aller Hypertonien.

Ätiologie und pathologische Anatomie:

- Arteriosklerotische Nierenarterienstenose (80 % der Fälle, gelegentlich bilateral). Die Stenosierung liegt oft aortanah und nimmt meist bis zum Verschluß progredient zu.
- Fibromuskuläre Dysplasie (15 %). Hierbei ist die Media verdickt und von fibrotischem Gewebe durchsetzt; gelegentlich sind auch Intima und Adventitia befallen. Angiographisch findet sich typischerweise ein *perlschnurartiges Bild,* bedingt durch abwechselnde Stenosen und Aneurysmata, wobei oft der distale Abschnitt der Nierenarterie oder die Segmentarterien befallen sind.

Pathogenese: In der **Frühphase** der renovaskulären Hypertonie setzt die durchblutungsgedrosselte Niere Renin frei. Das in der systemischen Zirkulation auftretende Angiotensin II (2.**6**, S. 197) steigert den Blutdruck über mehrere Mechanismen:

- arterioläre Vasokonstriktion,
- Aldosteronfreisetzung und gesteigerte tubuläre Natriumrückresorption,
- Stimulation zentraler Kreislaufzentren,
- Stimulation des sympathischen Nervensystems.

Durch Anstieg des systemischen Blutdrucks kann die Perfusion der stenosierten Niere normalisiert werden. In der **Spätphase** spielen zur Unterhaltung einer etablierten renovaskulären Hypertonie weitere Mechanismen eine Rolle. Die Plasmareninspiegel sind nur bei etwa der Hälfte der Patienten mit renovaskulärer Hypertonie erhöht, obwohl die Reninsekretion der gedrosselten Niere gesteigert ist. Gleichzeitig ist die Reninsekretion der nichtgedrosselten Niere vermindert. Die blutdrucksteigernde Wirkung von Angiotensin II ist aber in der chronischen Phase sehr viel ausgeprägter als in der Frühphase, so daß auch normale zirkulierende Konzentrationen von Angiotensin II die Hypertonie aufrechterhalten können.

Klinik: Von begrenzter klinischer Bedeutung sind folgende Hinweise auf eine renovaskuläre Hypertonie:
- Zeichen der allgemeinen Arteriosklerose,
- Niereninsuffizienz unklarer Ursache,
- Alter unter 30 oder über 50 Jahren,
- kurze Anamnese des Hochdrucks,
- maligne Hypertonie,
- abdominelle Strömungsgeräusche,
- Hypokaliämie,
- einseitig kleine Niere.

Diagnostische Maßnahmen: Der diagnostische Goldstandard ist die intraarterielle digitale Subtraktionsangiographie (i. a. DSA) oder die konventionelle Angiographie. Der aktuell beste Suchtest ist die Captopril-Nierensequenzszintigraphie. In spezialisierten Zentren werden gute Ergebnisse mit dem Captopriltest, mit der farbkodierten Duplexsonographie, mit dem Spiral-CT und mit der Magnetresonanz-Tomographie erzielt. Überholt sind i. v. Urogramm, Szintigraphie oder Isotopennephrogramm ohne Captopril, Plasmarenin und Nierenvenenrenin.

Therapie: Bei vertretbarem operativem Risiko sollte die Stenose **gefäßchirurgisch** oder durch **perkutane transluminale Arteriendilatation (PTA)** behandelt werden.

> ! Die Indikation sollte nicht allein von der Blutdruckhöhe abhängig gemacht werden, sondern berücksichtigen, daß bei zunehmender Stenosierung die Nierenfunktion beeinträchtigt werden kann.

Die **medikamentöse Therapie** weist folgende Besonderheiten auf: Die Blockade des Reninsystems mit Konversionsenzymhemmern ist meist gut wirksam, was aufgrund der Pathogenese nicht weiter verwunderlich ist. Allerdings können Konversionsenzymhemmer die Funktion einer stenosierten Niere verschlechtern (Verlust der angiotensinabhängigen Regulation des Filtrats). Bei unilateraler Stenose ist der primäre Einsatz von Diuretika nicht unbedenklich, da die nichtstenosierte Seite Natrium überschießend verliert und durch Natriumdefizit das Reninsystem weiter stimuliert wird.

2.4.2 Endokrine Hypertonie

Der primäre Hyperaldosteronismus (→ S. 595ff), das Phäochromozytom (→ S. 612ff), das Cushing-Syndrom (→ S. 599ff), die Akromegalie (→ S. 536ff) und die Hyperthyreose (→ S. 551 ff) werden im Kapitel Endokrinologie abgehandelt.

Hochdruck in der Gravidität

→ *engl.:* hypertension in pregnancy

→ auch „Niere“, S. 253ff.

Vorkommen: Das Vorkommen einer Hypertonie in der Schwangerschaft hängt von der Alterszusammensetzung des Kollektivs und der Häufigkeit der Spätgestose ab. Bei uns beträgt die Häufigkeit etwa 10%.

Ätiologie und Pathogenese: Einer Hypertonie in der Schwangerschaft kann zugrunde liegen:

- Präeklampsie (Synonyme: Spätgestose, EPH-Gestose), gekennzeichnet durch Hypertonie, Proteinurie oder Ödeme,
- Schwangerschaft bei vorbestehender oder sich während der Schwangerschaft erstmals manifestierender essentieller Hypertonie,
- Hypertonie bei Nierenerkrankung,
- transitorische Hypertonie in der Schwangerschaft.

Die Unterscheidung zwischen diesen Gruppen, speziell zwischen Präeklampsie und Schwangerschaftshypertonie bei Nierenkrankheit, ist aufgrund klinischer Untersuchung allein, ohne Kenntnis der glomerulären Histologie, nicht möglich. Die Hypertonie bei Präeklampsie tritt in der Regel nach der 20. Schwangerschaftswoche auf, betrifft vor allem Erstgebärende und verschwindet in den ersten Wochen nach der Geburt. Eine Hypertonie steigert mütterliches und fetales Risiko; eine gleichzeitige Proteinurie verschlechtert die Prognose weiter.

Es ist unbekannt, warum in der Schwangerschaft bei Präeklampsie und bei vorbestehender Hypertonie der Blutdruck ansteigt. Einige Argumente sprechen dafür, daß im Arteria-uterina-Kreislauf vasopressorische Substanzen freigesetzt werden, wenn die Plazenta minderdurchblutet ist. Patientinnen mit Schwangerschaftshypertonie sind kardiovaskulär gekennzeichnet durch eine vermehrte Vasokonstriktion und ein vermindertes zirkulierendes Blutvolumen.

Extrem selten, aber mit hohem mütterlichem Risiko behaftet sind Phäochromozytome in der Schwangerschaft.
Bei einem Blutdruckanstieg im 3. Trimenon, der wenige Tage nach der Geburt nicht mehr nachweisbar ist, spricht man von einer transitorischen Hypertonie, sofern keine Ödeme oder Proteinurie vorhanden sind. Patientinnen mit einer transitorischen Hypertonie in der Schwangerschaft leiden Jahre später oft an einer primären Hypertonie.

Klinik: Die Hypertonie in der Schwangerschaft ist symptomlos. Blutdruckmessungen in der Schwangerschaftsvorsorge sind unerläßlich. Man muß berücksichtigen, daß im ersten Trimenon der Blutdruck im allgemeinen um 15–20 mmHg abfällt. Die üblichen WHO-Kriterien der Hypertonie (→ S. 175) sind in dieser Situation nicht anwendbar.
Peripartale Anstiege des Blutdrucks sind prognostisch sehr bedenklich und können auf ein HELLP-Syndrom (Syndrom mit Hämolyse, erhöhten Leberwerten und erniedrigten Thrombozytenzahlen) oder hämolytisch-urämisches Syndrom hinweisen.

Therapie: Es besteht keine Einigkeit, ab welchen Werten medikamentös behandelt werden soll. Ab systolischen Werten von 160 und diastolisch 100 mmHg ist dies i. d. Regel indiziert. Wirksam und erprobt sind:

- Bettruhe in Linksseitenlage,
- α-Methyldopa,
- β_1-selektive β-Blocker,
- Dihydralazin.

Wenig sinnvoll ist der Einsatz von Diuretika, da die Patientinnen häufig volumenverarmt sind und bei weiterer Volumenkontraktion die Plazentadurchblutung abnimmt. In kontrollierten Studien wurde gezeigt, daß sowohl α-Methyldopa (Presinol) als auch der kardioselektive β-Blocker Metoprolol (Beloc) das mütterliche und kindliche Risiko senken. Nach α-Methyldopa-Behandlung der Mutter ist aufgrund katamnestischer Langzeituntersuchungen die geistige und körperliche Entwicklung des Kindes ungestört. Zu anderen Antihypertensiva liegen keine kontrollierten Untersuchungen bezüglich ihrer Sicherheit vor. Der Einsatz nichtkardioselektiver β-Blocker erscheint kontraindiziert, da eine β_2-Blockade wehenstimulierend wirken kann.
Bei Präeklampsie ist eine stationäre Behandlung angezeigt.

Hochdruck bei Einnahme hormonaler Kontrazeptiva

Vorkommen: Etwa 5 % der Frauen unter hormonaler Antikonzeption entwikkeln eine Hypertonie. Die Wahrscheinlichkeit steigt mit zunehmendem Lebensalter. Bei einem Teil dieser Patienten wird durch die oralen Antikonzeptiva eine essentielle Hypertonie „demaskiert".

Ätiologie und Pathogenese: Ursächlich scheint die Aktivierung des Renin-Angiotensin-Systems bei gleichzeitiger Natriumretention eine Rolle zu spielen. Östrogene stimulieren die Produktion von Angiotensinogen (Reninsubstrat) in der Leber (→ 2.6, S. 197).

Therapie:

- Absetzen der Antikonzeptiva (Normalisierung des Blutdrucks in > 50% der Fälle innerhalb von 3 – 9 Monaten).
- Übliche Hochdrucktherapie (→ 2.1, S. 188ff).

2.4.3 Sonstige Formen der sekundären Hypertonie

Aortenisthmusstenose

Leitsymptom: erhöhter Blutdruck an der oberen und normaler oder erniedrigter Blutdruck an der unteren Extremität. Systolicum über dem Herzen und zwischen den Schulterblättern. Röntgenbild des Thorax: typische bilaterale Rippenusuren als Folge der Kollateralzirkulation über die Interkostalarterien. Die Diagnose muß bei jedem jugendlichen Patienten mit Hypertonie sorgfältig ausgeschlossen werden, da eine operative Beseitigung der Stenose den Blutdruck in der Regel normalisiert und die Lebenserwartung verlängert.

Aorteninsuffizienz, totaler AV-Block

Bei Aorteninsuffizienz ist das Schlagvolumen erhöht. Es kommt zur Überhöhung des systolischen Drucks mit Erniedrigung des diastolischen Blutdrucks, wobei der mittlere arterielle Druck in der Regel normal bleibt.
In gleicher Weise ist bei totalem AV-Block als Folge des stark erhöhten Schlagvolumens bei verlängerter diastolischer Füllungszeit der systolische Druck überhöht, ohne daß der mittlere arterielle Druck verändert ist.

2.5 Folgeerkrankungen der Hypertonie

Auswirkungen auf das Herz

Etwa die Hälfte der Patienten mit Hypertonie stirbt an Herzerkrankungen. Folgende kardiale Störungen treten auf:

- Herzhypertrophie (im EKG bei 10 – 15%, im Echo bei etwa 50% der hypertensiven Patienten sichtbar),
- koronare Herzkrankheit (bei Hypertonie 2 – 3mal häufiger als bei Normotonie),
- Herzinsuffizienz.

Die **linksventrikuläre Hypertrophie** wurde in jüngster Zeit, selbst wenn keine koronaren Läsionen vorliegen, als unabhängiger Risikofaktor für das Auftreten kardialer Arrhythmien und den Sekundenherztod erkannt.
Der Hochdruck ist einer der wichtigsten Risikofaktoren für die Entwicklung einer **koronaren Herzkrankheit.** Weiterhin findet sich bei den Hypertoni-

kern eine eingeschränkte Koronarreserve, d.h., die Koronardurchblutung kann bei Bedarf nicht so stark wie bei Normotonikern gesteigert werden.
Eine **Herzinsuffizienz** ist in 30 – 60% der Fälle durch eine Hypertonie bedingt. Zu Beginn steht eine diastolische Compliance-(Dehnbarkeits-)störung, in späteren Stadien zusätzlich eine verminderte systolische Pumpfunktion des linken Ventrikels im Vordergrund.

Auswirkungen auf die Nieren

- Bei benigner Hypertonie werden nur wenige Patienten **terminal niereninsuffizient.**
- Nach längerem Verlauf tritt bei einigen Patienten (etwa 5%) eine Proteinurie > 1 g/d auf. Die Mortalität und das Risiko der späteren Dialysepflichtigkeit dieser Patienten ist mehrfach erhöht gegenüber Patienten ohne Proteinurie.
- Bei Hypertonikern ist wie bei Diabetikern gelegentlich eine Mikroalbuminurie zu beobachten. Die kardiale Mortalität dieser Patienten ist mehrfach gesteigert.
- Bei vorbestehender, auch nur *beginnender* Niereninsuffizienz beschleunigt eine Hypertonie den Verlauf in Richtung terminales Nierenversagen.

Auswirkungen auf das zentrale Nervensystem

- Die Prävalenz der Hypertonie bei **Apoplexie** beträgt bis zu 90%. Andererseits führt eine effektive antihypertensive Therapie zu einem besonders ausgeprägten Rückgang des Risikos für diese Erkrankung.
- Dem klinischen Bild des Apoplexes können folgende Ursachen zugrunde liegen: Massenblutung, Hirninfarkt und Embolie.
- **Transitorische ischämische Attacken (TIA)** treten ebenfalls bevorzugt bei Patienten mit arterieller Hypertonie auf. Es handelt sich um Minuten anhaltende reversible Herdsymptome, die sich hinsichtlich ihrer Symptomatik je nach dem bevorzugt befallenden Gefäßgebiet unterscheiden (sensible oder motorische Ausfälle, Sprachstörungen usw.).

> ! Es ist wichtig, derartige Zustände richtig zu deuten, da sie als Prodromi eines Hirninfarktes aufzufassen sind und entsprechende diagnostische Maßnahmen veranlaßt werden müssen.

- Selten kann es zu einer **akuten Hochdruckenzephalopathie** kommen. Das Zustandsbild ist häufig im Beginn gekennzeichnet durch schwere Kopfschmerzen, Übelkeit, Erbrechen und leichte Bewußtseinsstörungen. Im Vollbild finden sich Bewußtlosigkeit und generalisierte Krämpfe. Diesem bei Senkung des Blutdrucks reversiblen Syndrom liegt wohl ein Zusammenbruch der zerebrovaskulären Autoregulation zugrunde.

2.6 Prognose der behandelten Hypertonie

Generell gilt: Je höher der Blutdruck ohne Therapie ist, desto deutlicher verbessert sich die Prognose durch eine antihypertensive Behandlung. Bei Patienten mit einem diastolischen Blutdruck > 105 mmHg reduziert eine Therapie über einen Zeitraum von nur 5 Jahren die kardiovaskuläre Mortalität um mehr als die Hälfte. Besonders deutlich reduziert sich das Auftreten von Herzinsuffizienz und zerebrovaskulären Zwischenfällen. Im Vergleich mit diesen Komplikationen ist der Einfluß der antihypertensiven Therapie auf die koronare Herzkrankheit geringer. Selbstverständlich wird man nicht nur den Risikofaktor „arterielle Hypertonie" eines Patienten behandeln, sondern auch andere kardiovaskuläre Risikofaktoren wie Hypercholesterinämie, Diabetes mellitus, Nikotinabusus etc. (→ „Herz", S. 30f).
Untersuchungen in den 70er und 80er Jahren bei Patienten mit diastolischen Blutdruckwerten zwischen 90 und 105 mmHg ergaben eine 30%ige Verbesserung der Prognose bei der Einnahme von Antihypertonika im Gegensatz zu Plazebo, wobei sich die Verbesserung vor allem bei Patienten mit einem diastolischen Blutdruckwert > 100 mmHg bemerkbar machte. Besonders erfolgreich ist die antihypertensive Therapie bei älteren Patienten (65–84 Jahre), auch bei isolierter systolischer Hypertonie. Hier verringern sich durch eine Therapie mit Antihypertonika die Gesamtmortalität, die kardiovaskulären Erkrankungen, zerebrovaskuläre Zwischenfälle, Herzinsuffizienz und Herzinfarkte um 25–50% gegenüber einer nichttherapierten Hypertonie.

Literatur

Kaplan, N. K.: Clinical Hypertension. Williams und Wilkins, Baltimore, 6. Aufl. 1994.
Standardlehrbuch, sehr pragmatisch und klinisch orientiert.

Nephrologie

3 Niere

Eberhard Ritz, Konrad Andrassy

3.1 Leitsymptome und Untersuchungsmethoden

Bei Nierenkrankheiten können zahlreiche renale Partialfunktionen gestört sein. Für die klinische Beurteilung der Nierenfunktion werden im wesentlichen nur Glomerulumfiltrat und Permeabilitätseigenschaften des glomerulären Filters herangezogen.

Glomeruläre Filtrationsrate (GFR)

Definition

Unter glomerulärer Filtrationsrate [ml/min] wird die pro Zeiteinheit in den Glomerula beider Nieren filtrierte Menge an Plasmawasser verstanden. Sie kann entweder durch Clearance-Methoden direkt gemessen oder anhand der Plasmakonzentration harnpflichtiger Substanzen annäherungsweise abgeschätzt werden.

Klinische Bedeutung: Ein gesunder Erwachsener hat etwa 2 Mio. Nephrone. Bei chronischen, mit Parenchymverlust einhergehenden Nierenkrankheiten nimmt die Zahl der funktionstüchtigen Nephrone ab. Obwohl das Filtrat verbleibender Nephrone kompensatorisch gesteigert wird, vermittelt das Glomerulumfiltrat (rsp. als Schätzgröße die Serum-Kreatinin-Konzentration) ein klinisch nützliches Maß der verbleibenden Menge funktionstüchtigen Nierenparenchyms.

Indirekte Abschätzung: Sie erfolgt anhand der Serum-Kreatinin-Konzentration. Kreatinin fällt endogen im Muskelstoffwechsel als Anhydrid des Kreatins an. Die täglich gebildete und im Urin ausgeschiedene Kreatininmenge (1 g/24 h) ist weitgehend konstant und abhängig von der Muskelmasse (daher bei Männern größer als bei Frauen). **3.1** zeigt, daß die Höhe des Serumkreatininspiegels das Ausmaß der verbliebenen GFR widerspiegelt. Allerdings muß die GFR um ca. 50% eingeschränkt sein, bevor man einen eindeutigen Kreatininanstieg feststellen kann. Bei noch weiter eingeschränkter Nierenfunktion (GFR unter 30 ml/min) geht eine geringfügige Verschlechterung der GFR mit relativ großen Veränderungen des Kreatininspiegels einher.

Clearance-Messung (3.2): Zur Bestimmung der Clearance werden endogene Indikatorsubstanzen (Kreatinin) oder exogene Indikatorsubstanzen (Inulin, radioaktiv markierte Chelate) verwendet. Da die GFR von der Körpergröße

Beziehung zwischen Kreatininspiegel und GFR

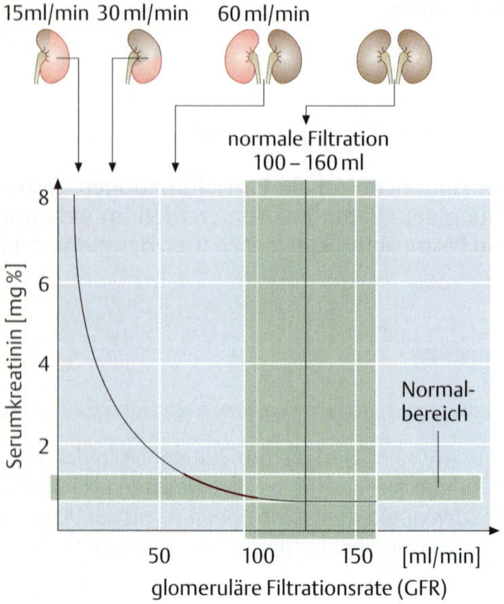

3.1 Das Serumkreatinin ist erst bei deutlich eingeschränkter Nierenfunktion im pathologischen Bereich.

abhängig ist, werden die Werte auf die Standardkörperoberfläche (1,73 m^2) bezogen.

Normwerte: Serum-Kreatinin 0,4–1,2 mg/ml (Autoanalyzer-Methode), endogene Kreatinin-Clearance etwa 80–160 ml/min/1,73 m^2 (nicht absolut konstant, Bereich um ± 15 % schwankend, in Abhängigkeit von Eiweiß- und Kochsalzzufuhr in der Ernährung usw., ungenaue Schätzung des Glomerulumfiltrates).

Permeabilitätseigenschaften des glomerulären Filters

Albuminurie/Proteinurie

Definition

Pathologisch: **Albuminurie:** Albuminausscheidung über 30 mg/24 h, **Proteinurie:** Proteinausscheidung über 150 mg/24 h. Eine Proteinurie über 3,5 g/24 h/1,73 m^2 wird aus (überholten) historischen Gründen als **„nephrotisches Syndrom"** bezeichnet (→ S. 218 ff).

→ *engl.:* albuminuria/proteinuria

Clearance

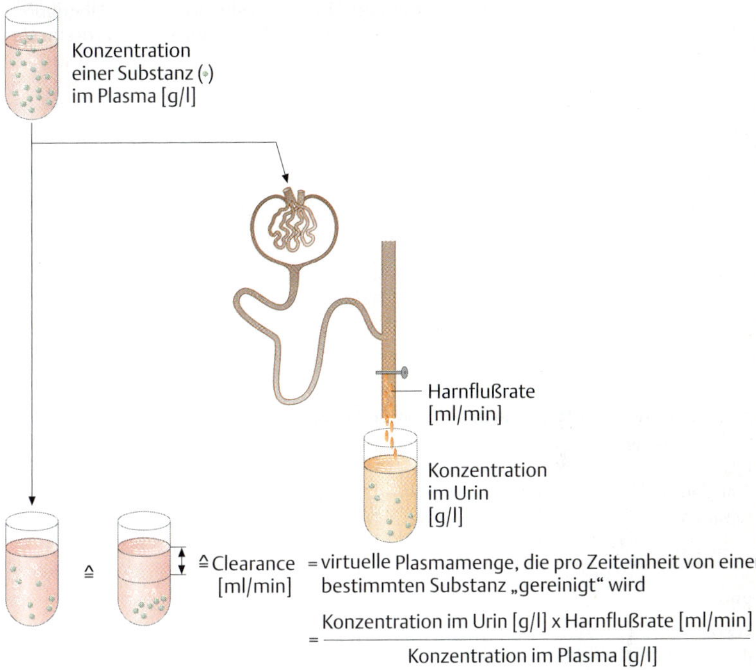

3.2 Die Substanz, für die die Clearance bestimmt wird, kann endogen produziert (z.B. Kreatinin, Harnstoff) oder als Testsubstanz (z.B. Inulin) oder Medikament appliziert werden.

Physiologie: Unter physiologischen Umständen werden geringe Mengen von Albumin glomerulär filtriert, ein Teil davon wird tubulär rückresorbiert. Bis zu 30 mg Albumin werden pro 24 Std. im Endharn ausgeschieden.
Außerdem enthält der Urin, vorwiegend durch postglomerulären Übertritt von Proteinen in den Harn, bis zu 150 mg Protein/24 h.
Eine Proteinurie über 1 g/24 h ist so gut wie immer glomerulären Ursprungs.

Pathophysiologie und Einteilung: Die Proteinurie kann nach verschiedenen Gesichtspunkten eingeteilt werden:

nach dem Pathomechanismus (**3.3**):
glomeruläre Proteinurie: gestörte glomeruläre Permeabilität durch einen defekten glomerulären Filter. Die glomeruläre Permeabilitätsschranke ist auf 2 Mechanismen zurückzuführen: auf eine elektrostatische Schranke (negati-

Pathomechanismus der Proteinurie

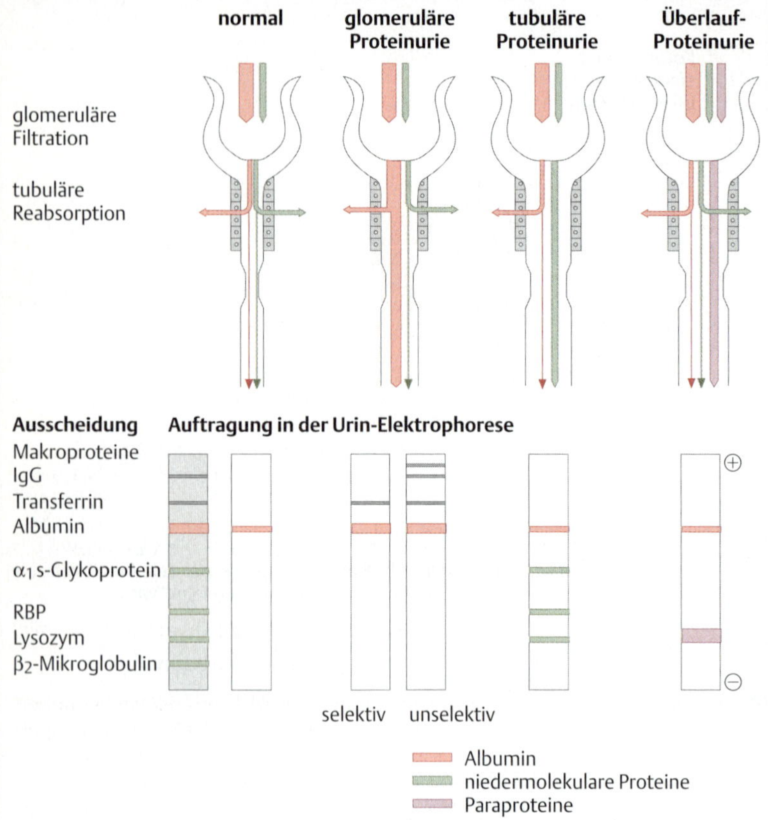

3.3 Dargestellt sind die verschiedenen Muster, die sich bei Proteinurie in der Urin-Elektrophorese ergeben können. Die Standardproteine sind grau unterlegt (links im Bild). Bei der glomerulären Proteinurie kann anhand der Elektrophorese eine selektive und eine unselektive Form unterschieden werden.

ve Fixladungen polyanionischer Glykosaminoglykane, die polyanionisches Albumin abstoßen) und eine sterische Schranke (hypothetische Poren in der Basalmembran, welche größere Moleküle zurückhalten). Man unterscheidet eine **selektive** und eine **nichtselektive** glomeruläre Proteinurie. Bei ersterer wird nur Albumin, bei letzterer Albumin zusammen mit höhermolekularen Plasmaproteinen im Urin ausgeschieden. Die selektive glomeruläre Proteinurie wird vorwiegend auf eine Störung der elektrostatischen Schranke, die

nichtselektive Proteinurie wird auf eine Störung der sterischen Schranke zurückgeführt.
tubuläre Proteinurie: verminderte tubuläre Rückresorption glomerulär filtrierter niedermolekularer Proteine mit Ausscheidung niedermolekularer Plasmaproteine mit einem Molekulargewicht unter 60000 Dalton (z.B. β_2-Mikroglobulin, α_1-Mikroglobulin, Leichtketten, Lysozym). Diese Form der Proteinurie weist auf eine Tubuluszellschädigung oder eine interstitielle Nierenerkrankung hin.
Überlaufproteinurie: Ausscheidung niedermolekularer Proteine, die in erhöhter Konzentration im Plasma vorliegen und bei ungestörter Permeabilität glomerulär filtriert werden (d.h. Auftreten pathologischer Proteine im Plasma und Urin, z.B. Hämoglobin, Myoglobin, Bence-Jones-Protein, d.h. L-Ketten monoklonaler Immunglobuline bei B-Zell-Malignomen). Die tubuläre Rückresorptionskapazität wird hierbei überschritten.

nach der Art der Auslösung:
nicht orthostatische Proteinurie: Die Proteinurie ist unabhängig von Tageszeit und Aktivität.
orthostatische Proteinurie: Sie ist bei etwa 70% aller Adoleszenten im Stehen im Urin nachweisbar. Dies ist prognostisch bedeutungslos, wenn im Liegen (Nachturin) der Urin eiweißfrei ist.

nach der Konstanz der Ausscheidung: kontinuierliche versus **intermittierende Proteinurie:** Diese Unterscheidung ist von prognostischer Wichtigkeit, da die intermittierende Proteinurie eine günstigere Prognose hat.

Diagnose: Häufig ist eine Proteinurie der erste Hinweis auf das Vorliegen einer Nierenerkrankung. Nach Ausschluß einer (prognostisch harmlosen) orthostatischen Proteinurie muß eine Proteinurie nephrologisch untersucht werden.
Sensitiver als die Erfassung der Proteinurie (Streifentest, Biuret-Methode) ist die Messung der Albuminurie mit spezifischen Methoden (RIA, ELISA), da hiermit die spezifisch glomeruläre Komponente der Urin-Eiweiß-Ausscheidung erfaßt wird. Dies ist speziell für die Früherkennung der diabetischen Nephropathie von Bedeutung (Mikroalbuminurie, → S.247). Fehlerquellen: gesteigerte Urin-Eiweiß-Ausscheidung bei Fieber (febrile Proteinurie) und körperlicher Anstrengung.
Die Höhe der Proteinurie ist bei glomerulären Nierenerkrankungen ein exzellenter Index der renalen Funktionsprognose. Je höher die Proteinurie, desto größer das Risiko des Fortschreitens der Niereninsuffizienz.
Bei der Kontrolle des Therapieverlaufs, sei es unter spezifischer (Immunsuppression) oder unspezifischer Therapie (diätetische Eiweißbeschränkung, Antihypertensiva, speziell ACE-Hemmer), gibt der Verlauf der Proteinurie Hinweise auf ein Ansprechen auf die Therapie und die renale Funktionsprognose.

Hämaturie

Definition

Der Normalurin enthält geringe Mengen an Erythrozyten. Unter Hämaturie wird eine vermehrte Beimengung von Erythrozyten im Harn verstanden, die mit dem bloßen Auge erkennbar (Makrohämaturie) oder nur mikroskopisch nachweisbar ist (Mikrohämaturie). Normgrenze: etwa 5 Erythrozyten/μl im Spontanharn.

→ *engl.:* hematuria

Pathophysiologie:
glomeruläre Hämaturie: Durchtritt von Erythrozyten durch (hypothetische) Lücken der Glomeruluskapillaren. Dies führt zu mechanischer Schädigung der Erythrozyten (dysmorphe Erythrozyten, → 3.4, S. 216);
postglomeruläre Hämaturie: Erythrozytenbeimengung in postglomerulären Abschnitten, speziell in den ableitenden Harnwegen; keine Änderung der Erythrozytenmorphologie (eumorphe Erythrozyten).

Diagnostisches Vorgehen: Nach Ausschluß einer hämorrhagischen Diathese (→ „Diagnostik von Hämostasestörungen", S. 351 ff) sind die wichtigsten Differentialdiagnosen:

- nephrologische Blutungsursache (meist glomeruläre Erkrankungen) oder
- urologische Blutungsursache (meist Nierentumor oder Pathologie der ableitenden Harnwege).

Dreigläserprobe: Hiermit erfolgt die Differenzierung von Blutungsquellen in oder oberhalb der Blase gegenüber Blutungsquellen unterhalb der Blase bei Patienten mit Makrohämaturie.

- Alle 3 Gläser gleichmäßig blutig: Blutungsquelle oberhalb und einschließlich Harnblase,
- erstes und drittes Glas ausgeprägt blutig: Blutungsquelle in Harnröhre und Prostata.

mikroskopische Untersuchung des Urins: glomeruläre Blutungen sind gekennzeichnet durch Zerreißformen der Erythrozyten (dysmorphe Erythrozyten), von denen speziell sog. Akanthozyten diagnostisch wegweisend sind (3.4). Die Hämaturie aus urologischer Ursache ist gekennzeichnet durch sog. eumorphe Erythrozyten. Der mikroskopische Nachweis von Erythrozyten schließt eine Pigmenturie (Hämoglobin, Myoglobin, rote Beete) aus.

! Bei Frauen muß als Ursache der Erythrozytenbeimengung im Harn immer eine Kontamination durch die Menstruation ausgeschlossen werden.

Differentialdiagnose: Bei postglomerulärer Hämaturie ist es nützlich, in der Differentialdiagnose die akute (schmerzlose vs. schmerzhafte Makrohämaturie) und die chronische Hämaturie zu unterscheiden.

Erkrankung	Bedeutung	Kommentar
renoparenchymatös		
– glomeruläre Erkrankungen: Glomerulonephritis, Systemerkrankungen mit glomerulärer Beteiligung, maligne Hypertonie, hämolytisch-urämisches Syndrom (HUS)	+++	**dysmorphe Erythrozyten** im Urin, eingehende nephrologische Diagnostik, bei HUS: akute hämolytische Anämie, Thrombozytopenie, akutes Nierenversagen
		eumorphe Erythrozyten im Urin
– vaskuläre Erkrankungen: Embolie in die A. renalis, Nierenvenenthrombose	+	Dopplersonographie, Angiographie der Nierengefäße
– Zystennieren	++	Sonographie der Nieren, tastbare Nieren
– Nierenzell-Karzinom	+++	Sonographie, evtl. Flankenschmerzen, unklares Fieber, Varikozele des linken Hodens, Metastasen
– Analgetika-Nephropathie (evtl. mit Papillennekrose)	+++	Medikamentenanamnese, Sonographie
postrenal		
– Nephrolithiasis	+++	Sonographie, Urographie, evtl. Flankenschmerzen, die in die Leiste ausstrahlen
– Papillom/Urothel-Karzinom	++	Sonographie, Urographie, Endoskopie der Harnwege und der Blase
– bakterieller Infekt	+++	Urinkultur, Schmerzen beim Wasserlassen
– Tuberkulose	+++	Nachweis säurefester Stäbchen im Urin
– Erkrankungen und Fehlbildungen der Blase, der Urethra und der Prostata	+	→ Lehrbücher der Urologie
extrarenal		
– Gerinnungsstörungen: kongenital, erworben (insbesondere bei Antikoagulation mit Marcumar)	+++	Anamnese, Thrombozytenzahl, Thromboplastinzeit, aktivierte partielle Thromboplastinzeit (APTT), Thrombinzeit (→ auch S. 351 ff)

Dysmorphe Erythrozyten

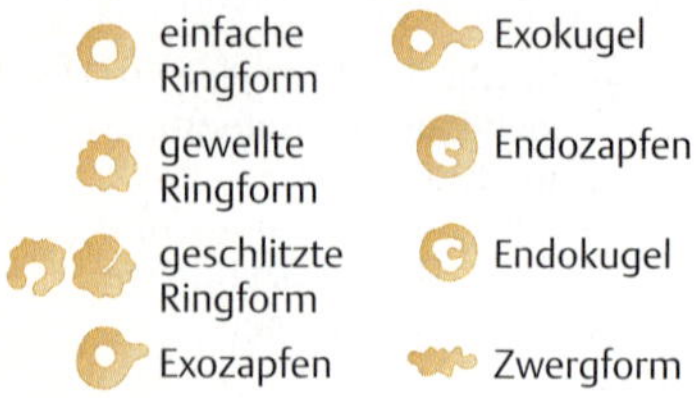

3.4 Bei glomerulärer Hämaturie kommt es zu einer Zerstörung der Erythrozytenstruktur. Die typische Morphologie im mikroskopischen Präparat gibt Hinweise auf die Lokalisation der Blutungsquelle (glomerulär vs. postglomerulär). Nach Thiel.

Leukozyturie

Definition

Der Normalharn enthält geringe Menge an Leukozyten. Unter Leukozyturie wird die vermehrte Beimengung von Leukozyten verstanden (Normgrenze etwa 5/µl im Spontanurin).

→ *engl.:* leukocyturia

Klinische Bedeutung: Die Anwesenheit von Leukozyten im Harn weist prinzipiell auf entzündliche Vorgänge in Nieren und ableitenden Harnwegen hin. Eine Leukozyturie darf nicht als Beweis für einen bakteriellen Infekt gewertet werden; auch bei sterilen Entzündungen (z. B. Lupus-Nephritis) tritt meist eine mäßiggradige Leukozyturie auf. Massive Leukozyturie ist allerdings fast immer auf bakterielle Infekte zurückzuführen. Leukozytenzylinder sind ein Hinweis auf renoparenchymatösen Ursprung der Leukozyturie.

Zylindrurie

Definition

Unter Zylindern werden Ausgüsse von Tubuli und Sammelrohren verstanden, die aus einer gelierten Matrix bestehen und in welche als weitere Bestandteile Serum-Eiweiß-Coazervate (granulierte Zylinder), mononukleäre Zellen (Zell- oder Leukozytenzylinder) oder Erythrozyten (Erythrozytenzylinder) eingelagert sein können. Diese weiteren Bestandteile liefern Informationen über die Art der im Nierenparenchym ablaufenden Vorgänge. Der Zylindernachweis ist ein wesentliches Element in der nephrologischen Diagnostik („downstream analysis of upstream events").

→ *engl.:* urinary casts

Formen der Zylinder:
Hyaline Zylinder bestehen aus einer Gelmatrix aus Tamm-Horsfall-Glykoprotein, welches in den Epithelzellen der aufsteigenden dicken Schleife syn-

thetisiert wird und im hochgestellten (hochkonzentrierten) und sauren Harn ausfällt. Im hochgestellten Harn sind diese durchsichtigen Ausgüsse der Sammelrohre ein Normalbefund.
Granulierte Zylinder sind Ausgüsse, in deren Innerem sich stark lichtbrechende, hochrefaktile Körnchen nachweisen lassen, die immunhistologisch Serum-Eiweißkörpern entsprechen. Ultrastrukturell handelt es sich um eiweißspeichernde Lysosomen der proximalen Tubuluszellen, die in das Tubuluslumen regurgitiert werden.
Leukozytenzylinder/Epithelzylinder: In scharf gezeichneten Zylindern mit klar erkennbaren Außenkonturen sind Einschlüsse gelapptkerniger Zellen (Leukozytenzylinder) oder rundkerniger Zellen (Epithelzylinder) erkennbar.
Erythrozytenzylinder/Hämoglobinzylinder: Im Inneren dieser Zylinder sind klar konturierte Erythrozyten, häufiger jedoch verblassende Erythrozytenschatten oder nur noch diffuse Hämoglobineinlagerungen nachweisbar.
Wachszylinder: Im Unterschied zu o. g. Zylindern handelt es sich um breite, durchsichtige Zylinder, deren Form scharf konturiert erscheint; sie zeigen in der Regel Einrisse an der Außenkontur. Wachszylinder weisen auf chronische renale Prozesse hin.

Interpretation: Wichtig ist die Beurteilung der Zylinderbreite. Zylinder gleicher Breite weisen auf relativ akute, Zylinder variablen Kalibers mit Beimengung stark verbreiterter Zylinder auf Umbau des Nierenparenchyms mit kompensatorischer Erweiterung einzelner Restnephrone hin. Bei Fieber (febrile Proteinurie) und körperlicher Anstrengung können unselektive glomeruläre Proteinurie und pathologische Zylindrurie auftreten. Bei afebrilen Patienten ohne vorangegangene körperliche Anstrengung sind jedoch alle Zylinderformen außer hyalinen Zylindern pathologisch.

Bakteriurie

→ *engl.:* bacteriuria

Die Harnwege von der Niere bis zur Blase sind unter physiologischen Bedingungen steril. Harnröhre und äußere Genitalia sind normalerweise keimbesiedelt. Häufig erfolgt die Besiedelung durch grampositive Keime der Hautflora. Bei genetisch zu rezidivierenden aszendierenden Harnwegsinfekten prädisponierten Individuen können gramnegative Keime der Kolonflora (vor allem E. coli) durch spezifische Adhärenzmechanismen die Harnröhre und die Genitalia besiedeln.
Der Nachweis von Bakterien im Urin erfolgt in **Mittelstrahlurin-Technik:** Reinigung des äußeren Genitales, Verwerfen der ersten Urinportion, Bakterienkultur in der Mittelstrahlportion. Ein mit Nährboden beschichteter Objektträger wird in den Urin eingetaucht und 24 Stunden inkubiert. *Interpretation* der semiquantitativen Keimzählung: 1000 Keime/ml unverdächtig, 10 000 Keime/ml kontrollbedürftig, 100 000 Keime/ml signifikante Bakteriurie. Dies gilt

nicht bei akut symptomatischen Patienten (Bakterizidie des Harns durch Entzündungsprodukte) und Anwesenheit von Problemkeimen (z. B. Pseudomonas aeruginosa). Bei Problemfällen erfolgt die Uringewinnung durch Blasenkatheter oder suprasymphysäre (suprapubische) Blasenpunktion.

Diagnostisches Vorgehen in der Nephrologie

Inspektion: Ödeme, Anämie, Hautkolorit, Inspektion und Palpation von Nierenlager und äußerem Genitale,
arterielle Blutdruckmessung,
Urinuntersuchung: Proteinurie, Erythrozyten bzw. Hämoglobinhämaturie, Leukozyturie, Bakteriurie, mikroskopische Sedimentuntersuchung,
Nierenuntersuchung mit bildgebenden Verfahren: Sonographie, Dopplersonographie der Nierengefäße, Ausscheidungsurographie, Szintigraphie, CT, MRT,
Abschätzung der Nierenfunktion: Serum-Kreatinin, übrige harnpflichtige Substanzen, ggf. Clearance,
bei spezieller Indikation: serologische Untersuchungen (z. B. bei Systemerkrankungen), Nierenbiopsie.

Akutes nephritisches Syndrom

→ *engl.:* acute nephritic syndrome

Es handelt sich um die klinischen Zeichen der entzündlich gestörten glomerulären Schrankenfunktion mit Proteinurie und Hämaturie sowie der tubulären Natriumretention mit arteriellem Hochdruck und Ödemen infolge gestörter intrarenaler Hämodynamik. Die Ursachen sind in ▤ 3.1 aufgeführt. Die Unterscheidung ist nur mit Serologie (ANF, Antibasalmembran-Antikörper, ANCA) und Nierenbiopsie möglich. Die Nierenbiopsie ist daher klinisch oft indiziert, insbesondere bei rasch steigendem Kreatinin zum Ausschluß der rasch progredienten Glomerulonephritis (RPGN, → S. 228 f).
Nephritisches Sediment: Mikro- oder Makrohämaturie, Hämoglobin- und Zellzylinder sowie dysmorphe Erythrozyten; Proteinurie.

Nephrotisches Syndrom

→ *engl.:* nephrotic syndrome

Eine große Proteinurie (über 3,5 g/24 h/1,73 m^2) als Folge vermehrter Durchlässigkeit des glomerulären Filters wird aus historischen Gründen als „nephrotisches Syndrom" bezeichnet. Es resultiert die typische Trias aus:
- Albuminurie mit Hypalbuminämie,
- Hyperlipidämie,
- Ödemen.

3.1 Ursachen des akuten nephritischen Syndroms

Einteilung	Erkrankung
primäre Glomerulonephritiden	rasch progrediente Glomerulonephritis (→ S. 228f) mesangiale IgA-Glomerulonephritis (Morbus Berger; → S. 227f) akute postinfektiöse Glomerulonephritis (→ S. 225ff) membranoproliferative Glomerulonephritis, Typ I und II (→ S. 231) familiäre Glomerulonephritis (Alport-Syndrom; → S. 231f)
Glomerulonephritis im Rahmen von Systemkrankheiten	systemischer Lupus erythematodes (→ S. 232f u. S. 261ff) Schoenlein-Henoch-Purpura (→ S. 233f) Goodpasture-Syndrom (→ S. 234 u. 503) Wegener-Granulomatose (→ S. 235) mikroskopische Polyarteritis (→ S. 235) Polychondritis mit Glomerulonephritis verschiedene Angiitis-Formen

Ein klinischer Hinweis auf eine große Proteinurie kann das Schäumen des Urins darstellen, welches die Folge der verminderten Oberflächenspannung des proteinreichen Harns ist. Im Urinsediment werden grobgranulierte Zylinder (Neutralfettkugeln in Zylindermatrix) und Fettspeicher-Makrophagen beobachtet. Bei polarisationsoptischer Urinuntersuchung sind Malteserkreuze typisch, die auf Doppelbrechung von Cholesterinkristallen zurückzuführen sind. Die verschiedenen Ursachen eines nephrotischen Syndroms sind in 3.2 zusammengefaßt.

Dysproteinämie

Eiweißverluste stimulieren die hepatische Synthese von Exportproteinen. Relativ niedermolekulare Serumproteine gehen durch glomeruläre Filtration verloren (Katabolismus nach tubulärer Rückresorption oder Ausscheidung im Endharn). Relativ hochmolekulare Proteine kumulieren. Im Plasma verschieben sich daher die Relationen zwischen den Plasma-Eiweißfraktionen (Abfall von Albumin und γ-Globulin, Anstieg von α_2-Makroglobulin und β-Lipoprotein). Neben der Dysproteinämie (Elektrophorese, 3.5) kommt es bei stärkerem renalem Eiweißverlust zur Hypoproteinämie (Plasma-Eiweißkonzentration unter 6 g/dl) und Hypalbuminämie (Plasmakonzentration unter 3 g/dl).

3.2 Ursachen des nephrotischen Syndroms

Einteilung	Erkrankung
primäre Glomerulonephritis	Minimalveränderungen („minimal change" GN), fokal-segmentale Glomerulosklerose (→ S. 229), membranöse Glomerulonephritis (→ S. 230), membranoproliferative Glomerulonephritis (→ S. 231), mesangiale IgA-Nephritis (→ S. 227)
sekundäre Glomerulonephritis	Lupus erythematodes (→ S. 232f u. S. 261ff) *paraneoplastisch:* Morbus Hodgkin (→ S. 1009ff), maligne Lymphome (→ S. 1009ff), Bronchialkarzinom (→ S. 503ff), *Medikamente:* Penicillamin, Gold
Amyloidose	*primär:* Typ AA, Typ AL (→ S. 274f) *sekundär:* Morbus Crohn (→ S. 798ff), primär chronische Polyarthritis (→ S. 1238ff), Bronchiektasen (→ S. 457ff)
Diabetes mellitus	Kimmelstiel-Wilson-Glomerulosklerose (→ S. 245)

Renale Ödeme

Durch vermehrte Rückresorption in den Tubuli wird die Natriumbilanz positiv. Wegen des verminderten kolloidosmotischen Drucks in den Kapillaren bei Hypalbuminämie wird die Nettoauswärtsfiltration begünstigt. Dies führt zu Ödembildung vor allem in den Geweben, die der Auswärtsfiltration wenig Widerstand entgegensetzen, d. h. den leicht verschieblichen Gleitbindegeweben (Augenlid, Gesicht, Skrotum, perimalleolär). So erklärt sich die Vorzugslokalisation renaler Ödeme. In fortgeschrittenen Fällen kommt es zu generali-

Elektrophoresediagramm

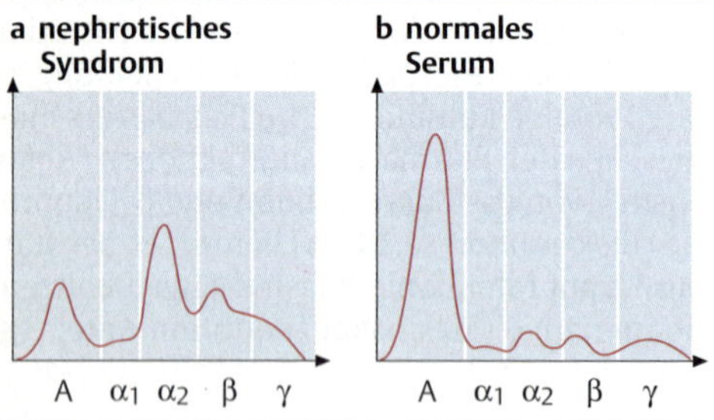

3.5 Niedermolekulare Serumproteine gehen beim nephrotischen Syndrom verloren, während die hochmolekularen kumulieren.

sierter Ödemeinlagerung mit Auftreten von Höhlenergüssen, d.h. Aszites, Hydrothorax (Hydrops anasarca). Selbst bei schwerem Eiweißverlust mit Hypoproteinämie und Hypovolämie wird, vermutlich wegen der positiven Natriumbilanz, ein Blutdruckanstieg beobachtet.

Weitere Folgen des renalen Proteinverlustes

Aus noch nicht ganz geklärten Gründen tritt regelmäßig eine Dyslipoproteinämie auf. Es liegt sowohl eine hepatische Überproduktion von Lipoproteinpartikeln (im Rahmen der generalisierten Steigerung der hepatischen Eiweißsynthese) als auch ein verminderter Abbau exogener (Chylomikronen) und endogener Lipoproteinpartikel (VLDL) zugrunde.
Infolge gesteigerter Plättchenfunktion, oft begleitet von Störungen des plasmatischen Gerinnungssystems (vermindertes Antithrombin III), kommt es häufig zu thromboembolischen Komplikationen (Lungenembolie, Nierenvenenthrombose, arterielle Thrombose).
Wegen des erworbenen Antikörpermangels (Verlust von IgG im Urin) besteht eine Abwehrschwäche mit häufigen Hautinfekten, Pneumonien, bei Mädchen Pneumokokken-Peritonitiden.

3.2 Erkrankungen der Niere

Glomerulonephritis (GN)

Definition

Abakterielle, beide Nieren symmetrisch befallende Entzündung der Nierenrinde mit primärem Befall der Glomeruli. Wahrscheinlich liegt allen Formen der Glomerulonephritis eine Immunpathogenese zugrunde.

→ *engl.:* glomerulonephritis

Epidemiologie: Klinisch unterschwellige, nicht zur Niereninsuffizienz führende Formen der Glomerulonephritis sind häufig. Bei Autopsien werden in etwa 2% der Fälle glomeruläre Immundepots gefunden. Mit einer Niereninsuffizienz infolge Glomerulonephritis ist bei etwa 30 Patienten/1 Mio. Einwohner/Jahr zu rechnen. Früher war die Glomerulonephritis als Folge infektiöser Erkrankungen (Streptokokken-Angina, Scharlach) eine Erkrankung des Jugendlichen. Heute werden Glomerulonephritiden in allen Lebensaltern gesehen. Auffällig ist die Häufigkeit der rasch progredienten Glomerulonephritis im hohen Lebensalter (→ S. 228f).

Ätiopathogenese: Experimentell sind im wesentlichen 3 Mechanismen von pathogenetischer Bedeutung, die zur Glomerulonephritis führen können; diese erklären allerdings nicht alle beim Menschen auftretenden Verlaufsvarianten:

Immunkomplex-Glomerulonephritis: Diese entsteht durch zirkulierende Immunkomplexe, die in den Glomeruli präzipitiert werden, oder durch Immunkomplexe, die auf glomerulären Strukturen durch Wechselwirkung zwischen lokalen Antigenen und zirkulierenden Antikörpern entstehen. Immunkomplexe aktivieren sekundäre Schädigungsmechanismen (Komplementsystem, neutrophile Granulozyten, Gerinnungssystem). Immunfluoreszenzmikroskopisch können sie als granuläre Depots nachgewiesen werden. Die Antigene in zirkulierenden Immunkomplexen sind nicht Strukturbestandteile der Niere, sondern extrarenale Antigene, z.B. Viren, Nukleosomen-DNS bei Lupus erythematodes usw. Die gebildeten Immunkomplexe werden in der Niere präzipitiert, die lediglich als „innocent bystander" fungiert. Bei Patienten mit Glomerulonephritis finden sich oft Defekte der Immunregulation, welche eine Immunkomplexbildung begünstigen und/oder die Immunkomplexelimination beeinträchtigen. Diese Defekte sind häufig immungenetisch determiniert.

Klinische Beispiele einer Immunkomplex-Glomerulonephritis sind:
- parainfektiöse und postinfektiöse Glomerulonephritis (Streptokokken, Malaria, Syphilis),
- Serumkrankheit (Injektion von Fremdeiweiß),
- Begleit-Glomerulonephritis bei Lupus erythematodes.

Antibasalmembran-Antikörper-Glomerulonephritis: Plasmazellen bilden Antikörper, die gegen Bestandteile der kapillären Basalmembran gerichtet sind. Die Antikörper können immunfluoreszenzmikroskopisch als lineare Immunglobulinablagerungen erkannt werden. Abgelagerte Immunglobuline aktivieren sekundäre Schädigungsmechanismen (s.o.).

Klinisches Beispiel: Goodpasture-Syndrom (→ S.234 u. „Lunge", S.503).

Begleit-Glomerulonephritis bei Vaskulitis: Die beteiligten Mechanismen sind komplex und im Detail noch nicht aufgeklärt. Eine Schlüsselrolle spielen Antikörper, welche gegen Zielantigene in zytoplasmatischen Granula polymorphkerniger Leukozyten gerichtet sind (ANCA = **a**nti**n**eutrophil **c**ytoplasmic **a**ntibodies). *Klinische Beispiele:* Wegener-Granulomatose/mikroskopische Polyarteritis (→ S.235).

Einteilung: Bei immunologischen Schädigungen sind die Reaktionsmöglichkeiten des Glomerulus limitiert und recht stereotyp. So können dem gleichen histologischen Bild (extrakapillär proliferierende Glomerulonephritis) unterschiedliche Ursachen zugrunde liegen (Poststreptokokken-Glomerulonephritis, mesangiale IgA-Glomerulonephritis, mikroskopische Polyarteritis/Wegener-Granulomatose). Andererseits kann ein und dieselbe Ursache (z.B. Immunkomplexe bei Lupus erythematodes) unterschiedliche histologische Bilder hervorrufen (fokal nekrotisierende, extramembranöse und membranoproliferative Glomerulonephritis). Eine befriedigende Klassifizierung ist gegenwärtig kaum möglich, weil die Ursache der meisten Nephritiden unbekannt ist. In jedem Fall sind folgende Fragen zu beantworten:

- Ursache (Ätiologie),
- histologisches Erscheinungsbild,
- klinischer Verlauf.

Die histologische Klassifizierung orientiert sich an folgenden Gesichtspunkten:
- Ausdehnung des Prozesses (3.**6**),
- Art des Befalls des Schlingenkonvoluts (3.**7**),
- Kapselbeteiligung.

Symptomatik und Verlauf (3.**8**): Das Vollbild umfaßt die Volhard-Trias: Makrohämaturie, Ödeme, Hypertonie mit oder ohne Erhöhung der Serum-Kreatinin-Konzentration.
Die Glomerulonephritis ist eine der häufigsten Ursachen einer Niereninsuffizienz.
Bei der primär chronischen Form der Glomerulonephritis, seltener nach Ausheilung eines akuten Schubs der Glomerulonephritis, sind die Patienten häufig asymptomatisch und weisen, abgesehen von einer arteriellen Hypertonie, lediglich einen abnormen Urinstatus auf, d.h. Proteinurie, Mikrohämaturie, Zylindrurie oder eine Kombination dieser Befunde. Dieses Stadium kann langfristig in eine Niereninsuffizienz übergehen. Prädiktoren schlechter renaler Funktionsprognose sind große Proteinurie und Hypertonie. Eine zuverlässige Differentialdiagnose ist nur durch Nierenbiopsie möglich.

Diagnostisches Vorgehen bei Verdacht auf GN:
Urinuntersuchung: Sediment (dysmorphe Erythrozyten, Erythrozyten-, Hämoglobin- und Zellzylinder), Proteinurie,
Nierenbiopsie: unerläßlich zur Einschätzung der Genese, Prognose sowie zur Therapieplanung vor allem bei rasch steigendem Kreatinin zum Ausschluß der rasch progredienten Glomerulonephritis (RPGN),
Serologie: ANF, Antibasalmembran-Antikörper, ANCA.

Befallsmuster bei Glomerulonephritis

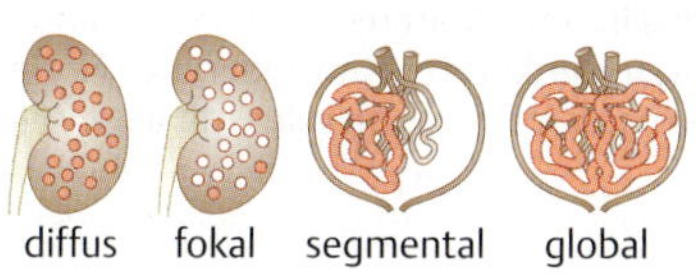

3.6 Die histologische Beurteilung des Pathologen muß neben der Art des Befalls (3.**7**) immer die Ausdehnung in der Niere bzw. im Glomerulus beinhalten. Elektronenoptisch und immunfluoreszenzmikroskopisch ist die ganze Niere bzw. der ganze Glomerulus befallen, auch wenn lichtoptisch der Prozeß fokal und segmental zu sein scheint.

Welche Zellen sind bei den verschiedenen GN-Formen verändert?

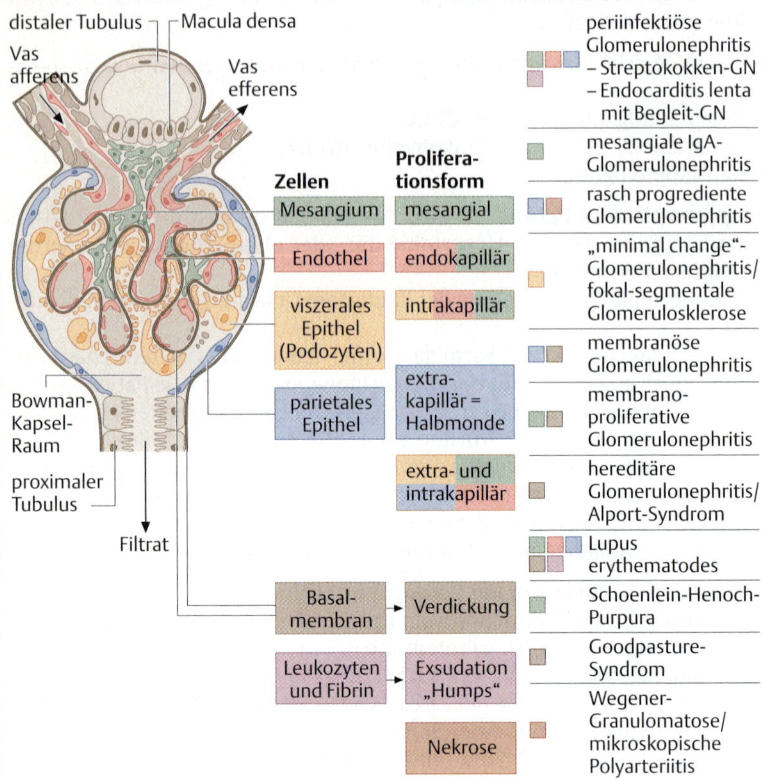

3.7 Die Abbildung gibt eine Übersicht über die pathologisch veränderten Zellpopulationen bei den verschiedenen Glomerulonephritiden. Links im Bild werden den verschiedenen Zelltypen des Glomerulus Farben zugeordnet. Rechts sind die Glomerulonephritiden aufgezählt. Die Farbkästen deuten den jeweils veränderten Zelltyp an. In der Bildmitte sind die verschiedenen Proliferationsformen verdeutlicht: bei einer endokapillären Proliferation sind nur Mesangium und Endothel betroffen, während bei intrakapillärer Proliferation zusätzlich die Podozyten Ziel der immunologischen Reaktionen sind. Eine extrakapilläre Proliferation des parietalen Epithels führt zu einer Halbmondbildung im Bowmann-Kapselraum. Weitere mögliche Veränderungen sind eine Verdickung der Basalmembran, Leukozyteneinwanderung, Fibrinablagerung und Nekrose. Die Nekrose kann den gesamten Glomerulus mit allen Zelltypen betreffen.

Klinische Verlaufsformen der Glomerulonephritiden

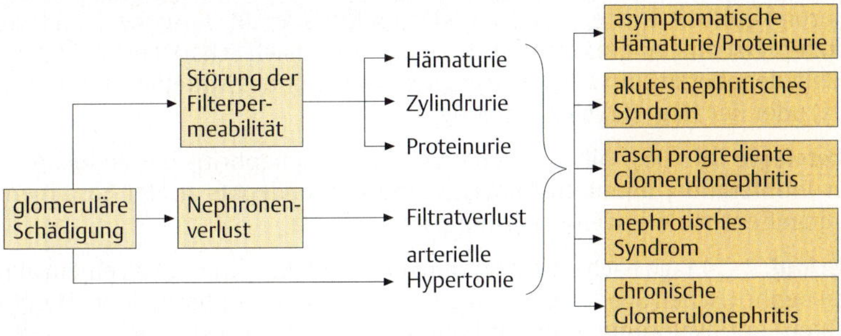

3.8 Die geringe Zahl klinisch erkennbarer Funktionsstörungen kombiniert sich zu verschiedenen Verlaufsformen. Sie können beim einzelnen Patienten isoliert, kombiniert oder nacheinander auftreten.

Formen der Glomerulonephritis:

Primäre Glomerulonephritis:

- periinfektiöse/postinfektiöse Glomerulonephritis,
  - Streptokokken-GN,
  - Endocarditis lenta mit Begleit-GN,
- mesangiale IgA-Glomerulonephritis,
- rasch progrediente Glomerulonephritis,
- „Minimal change"-Glomerulonephritis/fokal-segmentale Glomerulosklerose,
- membranöse Glomerulonephritis,
- membranproliferative Glomerulonephritis,
- hereditäre Glomerulonephritis/Alport-Syndrom,

Glomerulonephritis im Rahmen von Systemerkrankungen:

- Lupus erythematodes,
- Schoenlein-Henoch-Purpura,
- Goodpasture-Syndrom,
- Wegener-Granulomatose/mikroskopische Polyarteriitis.

Periinfektiöse/postinfektiöse Glomerulonephritis

Ursachen:

Nephritogene, hämolysierende Streptokokken der Gruppe A (Lancefield, s. u.) und andere bakterielle und protozoische Erreger (Malaria, Leishmania, Schistosoma), insbesondere die chronische Sepsis (z. B. Endocarditis lenta, sog.

Löhlein-Herdnephritis) und die Staphylococcus-albus-Sepsis bei ventrikuloatrialem Shunt sind gefürchtete Auslösefaktoren. Die Streptokokken-Glomerulonephritis tritt epidemisch oder endemisch auf. Ausgangspunkt von letzterer ist eine Angina tonsillaris (gelegentlich nach Scharlach-Angina), ein Infekt der oberen Luftwege (Pharyngitis, Sinusitis), des Mittelohrs (Otitis media) oder der Haut (Erysipel, Impetigo).

Histologie (**3.9b**): Diffus exsudative Glomerulonephritis mit endokapillärer Proliferation, immunhistologisch sind Immundepots an der Basalmembranaußenseite wegweisend („humps").

Verlauf: 7–14 Tage nach einem Streptokokkeninfekt kommt es zu einem akuten nephritischen Syndrom. Serologie: Antistreptolysintiter und (bei Hautinfekten) Antihyaluronidasetiter erhöht; oft Komplementverbrauch.

Therapie: Im akuten Stadium Penicillin. Falls vorhanden, Behandlung von Ödemen (Diuretika), Hypertonie (Antihypertensiva) und Niereninsuffizienz

Normaler Glomerulus und akute endokapilläre Glomerulonephritis

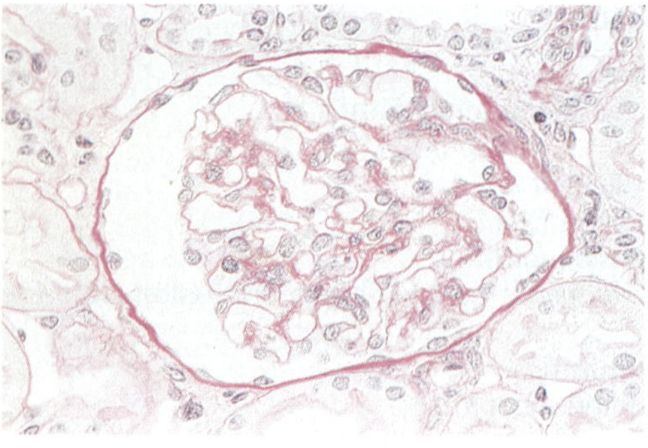

3.**9a** Lichtmikroskopisch normaler Glomerulus mit zarten Basalmembranen. PAS-Färbung, Vergrößerung × 100. Für die Überlassung der 3.**9**–3.**14** danken wir Herrn Prof. Dr. R. Waldherr, Universität Heidelberg.

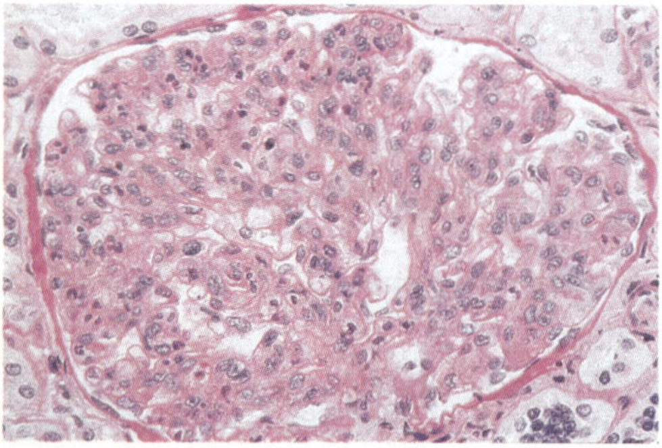

b Exsudatives Stadium einer Poststreptokokken-Glomerulonephritis. Proliferation von Mesangium- und Endothelzellen, Nachweis neutrophiler Granulozyten in den glomerulären Kapillarlumina. PAS-Färbung, Vergrößerung × 100.

(Dialyse). Bei Übergang in die chronische Niereninsuffizienz: Maßnahmen zur Verzögerung der Progression (→ „chronische Niereninsuffizienz“, S. 241 f).

Prognose: Übergang in Chronizität: im Kindesalter selten, im Erwachsenenalter häufig, besonders bei Alkoholikern.
Hinweise auf schlechte renale Funktionsprognose: Proteinurie und Hypertonie.

Mesangiale IgA-Glomerulonephritis

→ *engl.:* IgA nephropathy, Berger's disease

Dies ist die häufigste Form der Glomerulonephritis. Häufigster Verlauf: arterielle Hypertonie mit pathologischem Urinstatus (Mikrohämaturie, Proteinurie); seltener: rezidivierende Episoden schmerzloser Makrohämaturie bei respiratorischen Infekten.

Mesangiale Formen der Glomerulonephritis

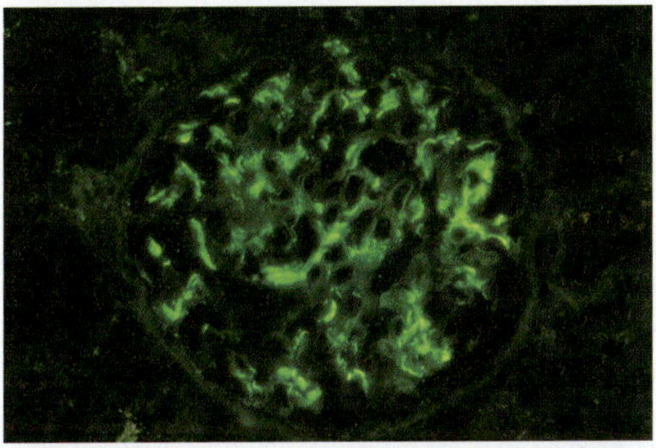

3.10a Mesangiale IgA-Glomerulonephritis („IgA-Nephropathie“). Immunfluoreszenzmikroskopischer Nachweis von IgA im glomerulären Mesangium. Vergrößerung × 100.

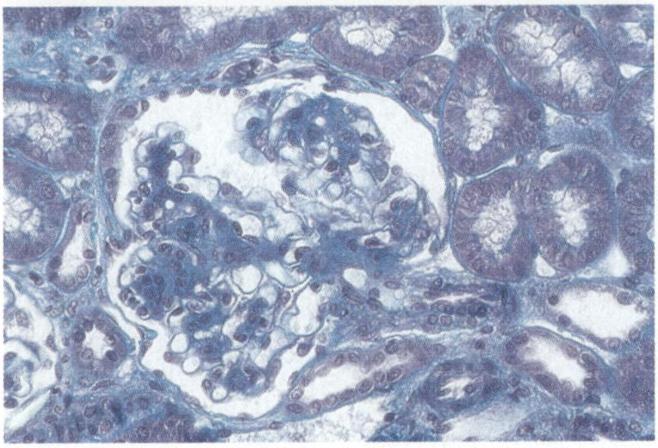

b Mesangial-proliferative Glomerulonephritis. Diffuse Verbreiterung der mesangialen Achsen mit Zell- und Matrixvermehrung. Masson Trichromfärbung, Originalvergrößerung × 100.

Histologie (3.10): Mesangiale Proliferation und Matrixablagerung, immunhistologisch mesangiale Depots von IgA, IgG und Komplementfaktoren.
Immunpathogenese: In Mesangium und (inkonstant) Kapillarwand Ablagerung oligoklonaler Depots von polymerem IgA-1 (Immunkomplexe? Aggregate?), die zur Komplementaktivierung führen.
Verlauf: Bei etwa 25–30% der Patienten erfolgt nach 10 Jahren der Übergang in eine terminale Niereninsuffizienz.

Therapie: In seltenen Fällen wurde bei Gliadin-Überempfindlichkeit ein Rückgang der Proteinurie unter Gliadin-Karenz beobachtet. Ansonsten ist keine spezifische Therapie möglich. Unspezifische Maßnahmen zur Verzögerung der Progredienz → S. 241 f.

Rasch progrediente Glomerulonephritis (RPGN)

Definition

Rasch zunehmende Erhöhung des Serum-Kreatinins mit Vorliegen eines nephritischen Urinbefundes.

→ *engl.:* rapidly progressive glomerulonephritis

Histologie (3.11): Extrakapilläre Proliferation und Schlingennekrose der Glomeruli (nekrotisierend-proliferierende Glomerulonephritis).

Pathogenese: Die RPGN tritt typischerweise im Rahmen von Systemkrankheiten (s. u.) auf; ob eine auf die Niere begrenzte Form der isoliert renalen RPGN existiert, ist gegenwärtig umstritten.
Immunhistologisch lassen sich 3 Formen unterscheiden:

- Immunkomplexablagerung (z. B. bei Lupus erythematodes, IgA-Glomerulonephritis und Schoenlein-Henoch-Purpura),

Extrakapillär-nekrotisierende Glomerulonephritis

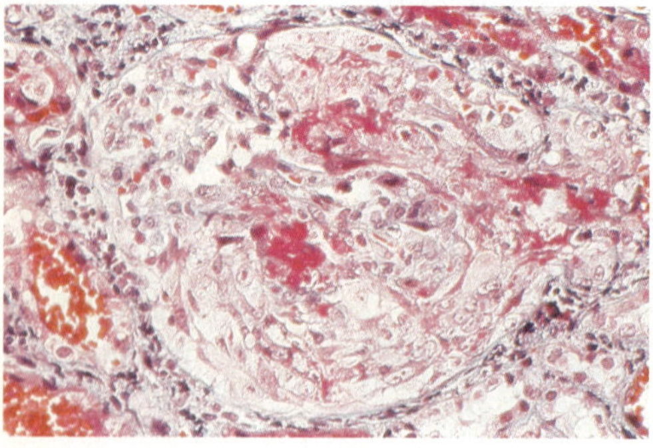

3.11 Zirkumferentielle Deckzellproliferation („extrakapilläres Proliferat", „Halbmond") im Kapselraum mit Kompression der Glomeruluskapillaren und fibrinoiden („rötlichen") Schlingennekrosen. Masson Trichromfärbung, Vergrößerung × 100.

- Ablagerung von Antibasalmembran-Antikörpern (z. B. Goodpasture-Syndrom),
- Fehlen von Immunablagerungen („pauciimmune“ RPGN bei Wegener-Granulomatose bzw. mikroskopischer Polyarteriitis).

Diagnostisches Vorgehen: Zur Differenzierung sind serologische Untersuchungen (ANF, dsDNS-Antikörper, Antibasalmembran-Antikörper, ANCA) und eine Nierenbiopsie unerläßlich.

! Ein Kreatininanstieg bei nephritischem Urinstatus ist ein nephrologischer Notfall, der eine rasche Nierenbiopsie notwendig macht. Ohne Diagnosesicherung kann unbehandelt ein rascher renaler Funktionsverlust erfolgen.

Therapie und Prognose: Zur Behandlung siehe bei den jeweiligen Krankheitsbildern. Die renale Funktionsprognose ist unbehandelt infaust, bei prompter Therapie jedoch durchaus nicht schlecht.

„Minimal change“-Glomerulonephritis und fokal-segmentale Glomerulosklerose (FSGS)

Definition

Mit ausgeprägtem renalen Eiweißverlust einhergehende Glomerulopathien (meist große Proteinurie mit „nephrotischem Syndrom“).

→ *engl.:* minimal change glomerulonephritis, focal and segmental glomerulosclerosis

Histologie: Bei „minimal change“-GN lichtoptisch unauffällige Glomeruli (daher „minimal change“), elektronenoptisch hingegen Verschmelzung der Fußfortsätze der Glomerulus-Epithelien (Podozyten). Immunhistologisch negativ. Der FSGS liegt eine in juxtamedullären Glomeruli beginnende Verödung einzelner Glomerulusschlingen (segmental) mit Sklerosierung des Mesangiums zugrunde. Wahrscheinlich sind beide Erkrankungen unterschiedliche Stadien eines einheitlichen Krankheitsbildes, wobei FSGS ein fortgeschrittenes und meist therapierefraktäres Stadium darstellt.

Pathogenese: Zirkulierende, offensichtlich von Lymphozyten synthetisierte Faktoren verursachen wahrscheinlich Störungen der glomerulären Permeabilität. Zirkulierende Faktoren erklären das häufige Rezidiv der Proteinurie nach Nierentransplantation bei Patienten mit FSGS.

Therapie: Steroide (Prednison 1 mg/kgKG/Tag) konstant über 8 Wochen oder Dosisreduktion bei Verminderung der Proteinurie. Bei „minimal change“ in 90%, bei FSGS in 25% Remission. Bei Nichtansprechen, häufigem Rezidiv („freuqent relapser“) oder Rezidiv nach Reduzierung der Steroiddosis („steroid-dependence“) sind Cyclophosphamid oder Ciclosporin A eine therapeutische Alternative.

Membranöse Glomerulonephritis

Definition

Meist mit großer Proteinurie („nephrotisches Syndrom") einhergehende, durch Immunkomplexe ausgelöste Form der Glomerulonephritis.

→ *engl.:* membranous glomerulonephritis

Histologie (3.12): Verdickung der Kapillaren durch Auflagerung von Immunkomplexen an der Außenseite der Basalmembran, gefolgt von reaktiv überschießender Ablagerung von Basalmembranmaterial.

Ätiologie: Idiopathisch oder Begleiterkrankung von Lupus erythematodes, Malignomen (paraneoplastisches Syndrom), nach Medikamenten (Penicillamin, Gold, Captopril, Quecksilber) sowie bei chronisch persistierenden Infektionen (Malaria, Lepra, Filiariasis, Schistosomiasis, Syphilis, HBV-Infektion).

Klinik und Verlauf: Meist große Proteinurie und alle Zeichen des nephrotischen Syndroms (→ S. 218ff). In 20% der Fälle Spontanremission, in 30–40% Niereninsuffizienz nach 10 Jahren.

Therapie: Steroide sind als Monotherapie unwirksam, jedoch spricht die Erkrankung auf eine Kombinationsbehandlung mit Steroiden und alkylierenden Substanzen, z. B. Cyclophosphamid oder Chlorambucil (sog. Ponticelli-Schema) an.

Membranöse Glomerulonephritis

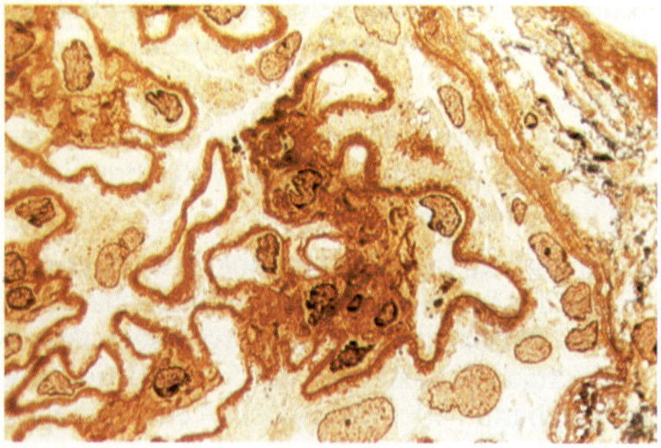

3.12 Diffuse Verdickung der glomerulären Basalmembranen durch („blasse") Immunkomplex-Depots (IgG, C3) an der Außenseite der Membranen, zwischen den Ablagerungen versilberbare („dunklere") Basalmembranvorsprünge („spikes") Silbermethenamin-Färbung, Vergrößerung × 250.

Membranoproliferative Glomerulonephritis

Definition

Charakteristisch für diese Form der Glomerulonephritis ist eine Verdickung und Aufsplitterung der Basalmembran und Proliferation mesangialer Zellen. Mikroskopisch können ein Typ I und ein Typ II unterschieden werden.

→ *engl.:* membranoproliferative glomerulonephritis

Histologie (3.13): Doppelkonturierung der Basalmembran („splitting" bei Silberfärbung) und Zellvermehrung im Mesangium. Komplementdepots im Mesangium (Typ I) und in der Basalmembran („dense deposits") bei Typ II. Häufig persistierende Komplementerniedrigung. Bei Typ II Auftreten eines die C-3-Spaltung begünstigenden Autoimmun-Antikörpers (C-3-Nephritis-Faktor). In neuerer Zeit häufig auch als Folge eines Hepatitis-C-Virus-Infekts (HCV) dokumentiert.

Therapie: Inkonsistentes Ansprechen auf Steroide. Bei HCV-Infekt Interferon-Behandlung möglich (→ „Chronische Hepatitis", S. 860f).

Hereditäre Glomerulonephritis/Alport-Syndrom

Definition

Nicht-immunologisch ausgelöste Nephropathie, die histologisch gewisse Ähnlichkeiten mit der Glomerulonephritis aufweist. Die häufigste Form ist das meist X-chromosomal-rezessiv vererbte **Alport-Syndrom**. Das Vollbild erfaßt familiäre Hämaturie mit Innenohrschwerhörigkeit und Niereninsuffizienz.

→ *engl.:* Alport syndrome

Mesangiokapilläre (membranoproliferative) Glomerulonephritis

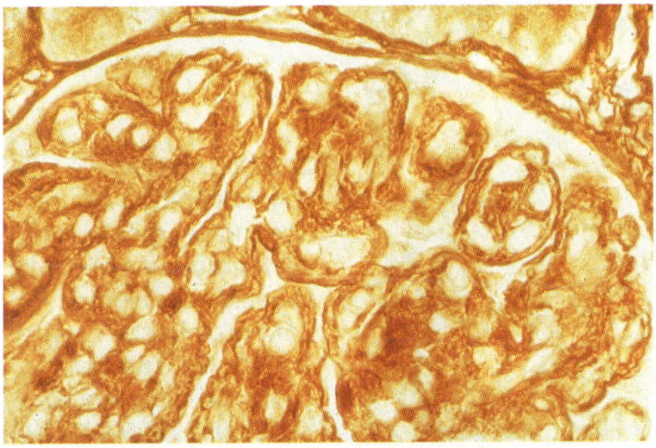

3.13 Doppelkonturierung der glomerulären Basalmembranen durch subendotheliale Ablagerungen und mesangiale Interposition. Silbermethenamin-Färbung, Vergrößerung × 250.

Histologie: Elektronenmikroskopisch sind deutliche Veränderungen der glomerulären Basalmembran (Rarefizierung und Aufsplitterung) nachweisbar. Die immunfluoreszenzmikroskopische Untersuchung ist stets negativ.

Verlauf: Persistierende Mikrohämaturie oder intermittierende Makrohämaturie-Episoden. Bei progredientem Verlauf Proteinurie, Hypertonie und Serum-Kreatinin-Erhöhung bis hin zum Nierenversagen.

Begleit-Glomerulonephritis bei Lupus erythematodes

Definition

Durch Immunkomplexablagerung bedingte Begleit-Glomerulonephritis bei systemischem Lupus erythematodes (→ auch „Rheumatologisch-immunologische Systemerkrankungen", S. 261 ff).

Histologie (3.14): Es können mehrere Formen differenziert werden: Mesangiale, segmental-proliferative, diffus-proliferative und membranöse Glomerulonephritis. Immunhistologisch erkennt man die Ablagerung von Immunglobulinen unterschiedlichen Isotyps und von Komplement im Mesangium sowie an der Kapillarwand.
Entscheidend für die renale Funktionsprognose ist das Verhältnis zwischen akut entzündlichen, potentiell rückbildungsfähigen Veränderungen, d. h. mononukleäre Infiltration, zelluläre Proliferation, Nekrose (Aktivitätsindex) und einer glomerulären, interstitiellen und vaskulären Fibrose (Chronizitätsindex).

Verlauf: Der Nierenbefall stellt für die Überlebensprognose der Patienten die gravierendste Komplikation dar. Bei aktiver Lupus-Nephritis können im Blut

Diffus proliferative Glomerulonephritis bei Lupus erythematodes

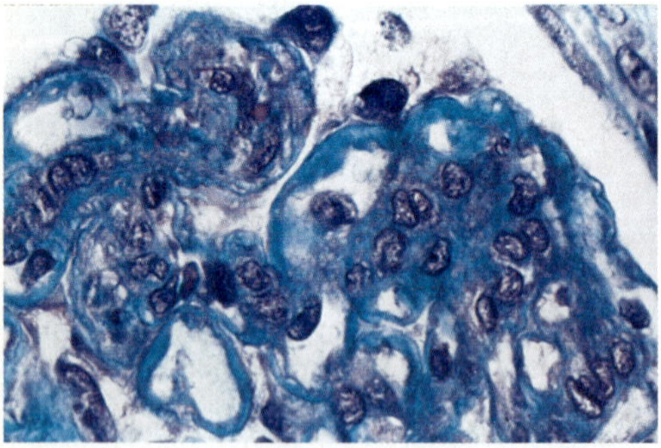

3.14 Mesangiale Zellproliferation mit Verdickung der glomerulären Membranen durch abgelagerte Depots („Drahtschlingen", „wire loops"). Masson Trichromfärbung, Vergrößerung × 250.

Antikörper gegen doppelsträngige DNS (ds-DNS) nachgewiesen werden (Farr-Test). Dies ist begleitet von einem positiven immunfluoreszenzmikroskopischen Nachweis von ANF (antinukleäre Faktoren) sowie von Komplementerniedrigung.
Abgesehen von Zeichen extrarenaler Aktivität des Lupus und positiver Serologie (Farr-Test) ist für die Lupus-Nephritis ein ausgeprägt nephritischer Sedimentbefund typisch. Da alle pathologischen Elemente (Erythrozyten-Zylinder, Zellzylinder, granulierte Zylinder, dysmorphe Erythrozyten, Leukozyten, Fettspeicher-Makrophagen) nebeneinander im Urin gefunden werden, spricht man auch von einem „Teleskop-Sediment“.

Therapie: Der akute Schub der proliferativen Lupus-Nephritis spricht auf hochdosierte Steroid-Behandlung an. Zur Verbesserung der langfristigen renalen Funktionsprognose ist jedoch die gleichzeitige Gabe alkylierender Substanzen notwendig (mehrere Infusionen von Ciclophosphamid in mehrwöchigem Abstand; anschließend Azathioprin p.o. mit niedrig dosierten Steroiden). Die korrekte Wahl der Dauertherapie, die einerseits die Krankheitsaktivität unterdrücken muß, andererseits jedoch keine Langzeitschäden setzen darf (Immunabwehr, Diabetes, Osteoporose) erfordert Fingerspitzengefühl. Hilfreich sind Monitoring von Serologie (Farr-Test, Komplement) und Urinbefund.

Schoenlein-Henoch-Purpura

Definition

Systemische allergische Vaskulitis, die mit Symptomen an Haut, Gelenken, Gastrointestinaltrakt und Nieren einhergehen kann.

→ *engl.:* Henoch-Schoenlein-purpura, anaphylactoid purpura

Epidemiologie: Die Erkrankung tritt vorzugsweise im Vorschulalter auf. Knaben sind häufiger betroffen als Mädchen. Das Auftreten im fortgeschrittenen Lebensalter wird in letzter Zeit immer häufiger beobachtet, besonders bei Alkoholikern.

Ätiologie: Es wird vermutet, daß IgA-haltige Immunkomplexe von pathogenetischer Bedeutung sind. Ein spezifisches Antigen wurde bisher nicht identifiziert.

Histologie: An der Niere gleichen die Befunde denen bei mesangialer IgA-Glomerulonephritis (→ 3.**10a**, S. 227).

Symptomatik:
Haut: Purpura vorzugsweise am Gesäß und an den unteren Extremitäten,
Gelenke: schmerzhafte Schwellung der Gelenke (insbesondere der Sprunggelenke),

Gastrointestinaltrakt: kolikartige Schmerzen, Erbrechen, gastrointestinale Blutungen,
Niere: akut häufig Beginn als schmerzloser makrohämaturischer Schub mit nephritischem Syndrom und Erythrozytenzylindern im Urinsediment.

Therapie: Steroide beherrschen die häufigen Arthralgien. Ihre Wirksamkeit bei Glomerulonephritis ist nicht gesichert, kann jedoch bei schwerem Verlauf mit extrakapillärer Halbmondbildung versucht werden.

Prognose: Im Kindesalter ist die Langzeitprognose meist gut, im Erwachsenenalter kommt es oft zum Fortschreiten ins Stadium der Niereninsuffizienz.

Goodpasture-Syndrom

→ auch „Erkrankungen der Atemwege und der Lunge", S. 503.

Definition

Kombination von Hämoptysen und rasch progredienter Glomerulonephritis.

→ *engl.:* Goodpasture's syndrome

Pathogenese: Glomerulonephritis und hämorrhagische Alveolitis werden durch Antibasalmembranantikörper hervorgerufen. Das Epitop, gegen welches die Antikörper gerichtet sind, sind carboxyterminale Extensionspeptide des Typ-IV-Kollagens der Basalmembran. Histologisch liegt eine nekrotisierende Glomerulonephritis, häufig mit extrakapillärer Proliferation (Halbmonde), vor (→ 3.**11**, S. 228). Immunhistologisch werden IgG- und Komplementablagerungen entlang der Basalmembran gefunden.

Verlauf: Die Erkrankung kann als isolierte rasch progrediente Glomerulonephritis auftreten. Vor allem bei Rauchern oder nach Inhalation von Lösungsmitteln kann die Glomerulonephritis von Hämoptysen begleitet sein.

Therapie: Unbehandelt ist die Prognose meist infaust. Die RPGN spricht auf hochdosierte Steroide und alkylierende Substanzen (Cyclophosphamid) an. Bei schweren Verläufen ist eine Plasmapherese indiziert. Zur Beherrschung der Hämoptysen ist neben Nikotinkarenz die sorgfältige Vermeidung einer Überwässerung notwendig.

Wegener-Granulomatose und mikroskopische Polyarteriitis

Definition

Die seltene klassische Wegener-Granulomatose ist durch eine generalisierte nekrotisierende Vaskulitis und Granulombildung der oberen und unteren Atemwege in Verbindung mit einer Glomerulonephritis gekennzeichnet. Es können jedoch in unterschiedlichem Ausmaß disseminiert Vaskulitisherde in allen kleinen Arterien und Venen auftreten. Die mikroskopische Polyarteriitis geht mit ähnlichen histologischen Veränderungen einher, befällt aber weniger häufig den HNO-Bereich.

→ *Synonym:* Wegener-Klinger-Granulomatose;
engl.: Wegener's granulomatosis

Immunologie und Histologie: Immunhistologisch werden in den Glomerula keine Ablagerungen beobachtet. Im Blut lassen sich jedoch Antikörper gegen zytoplasmatische Epitope in neutrophilen Granulozyten nachweisen (ANCA, **a**nti**n**eutrophilic **c**ytoplasmic **a**ntibodies). Bei der Wegener-Granulomatose (c-ANCA; Antiproteinase-3-Antikörper) und der mikroskopischen Polyarteriitis (p-ANCA; Antimyeloperoxydase-Antikörper) sind Fluoreszenzmuster und Zielepitope verschieden; in beiden Fällen handelt es sich jedoch um Antikörper gegen neutrophile Granulozyten. Die Immunpathogenese ist noch nicht voll aufgeklärt.

Symptomatik: Die Wegener-Granulomatose ist gekennzeichnet durch eine rasch fortschreitende, nekrotisierende extrakapilläre Glomerulonephritis mit schnellem Übergang in eine Niereninsuffizienz. Um Jahre der Nierenbeteiligung vorangehend oder zeitgleich mit ihr auftretend, werden Granulome der oberen und unteren Luftwege beobachtet (destruierende Sinusitis, Ulzera von Tonsillen und Mund, Otitis media und Lungeninfiltrate mit Einschmelzungstendenz). Außerdem bestehen die Allgemeinzeichen einer Systemerkrankung mit Fieber, Anämie, Gewichtsabnahme usw. sowie Gelenkbeschwerden (→ S. 1267).

Diagnostisches Vorgehen: Da die Chancen der Therapie vom rechtzeitigen Behandlungsbeginn abhängen, ist eine frühe Diagnosestellung durch Serologie (→ „Immunologie und Histologie") und Nierenbiopsie unerläßlich.

Therapie: Kombinierte Gabe von Steroiden und Cyclophosphamid als intermittierende Stoßbehandlung (1 g i.v. in 3- bis 4wöchigem Abstand) oder p.o. (1–2 mg/kgKG/Tag). Bei rechtzeitigem Therapiebeginn ist die renale Funktionsprognose relativ gut. Langfristige Dauerheilungen sind möglich.

Tubuläre Partialfunktionsstörungen

Renale tubuläre Partialfunktionsstörungen können angeboren oder im Rahmen anderer Grunderkrankungen (z. B. Myelom, Morbus Wilson, Intoxikationen) auftreten. Je nach Auslöser der Schädigung sind Sekretion oder Resorption einzelner Substanzen selektiv beeinträchtigt (3.3).

Renal-tubuläre Azidose

Definition

Angeborene oder erworbene metabolische Azidose, bei der man 2 Formen unterscheidet: **Typ I:** Defekt der H^+-Ionensekretion im distalen Tubulus (klassische Form), **Typ II:** Proximal-tubuläre Resorptionsstörung von Bicarbonat.

→ *Synonym:* nephrogene Azidose, Butler-Albright-Lightwood-Syndrom; *engl.:* renal tubular acidosis, Typ I: renal hyperchloremic acidosis

Ätiologie und Pathogenese: Beide Formen können entweder angeboren sein (Typ I autosomal-rezessiv, Typ II evtl. geschlechtsgebunden rezessiv) oder im Rahmen anderer Grunderkrankungen (s.o.) durch eine Tubuluszellschädigung hervorgerufen werden. Das im Plasma verbleibende Proton verbraucht Bicarbonat. Natrium wird im distalen Tubulus gegen Kalium ausgetauscht. Es wird weniger Chlorid als Natrium ausgeschieden. Die aus diesen Vorgängen resultierende hyperchlorämische hypokaliämische Azidose kann mit einer Hyperkalzurie und Hypozitraturie einhergehen. Die Calciumbilanz ist negativ. Inkomplette Formen können auch ohne systemische Azidose verlaufen.

Symptomatik: Der klinische Verlauf der proximalen renal-tubulären Azidose ist meist weniger schwerwiegend als der Verlauf der distalen Form und geht

3.3 Tubuläre Partialfunktionsstörungen

Substanz	**Ursache/ Vererbungsmodus**	**Folgen**
diffuse Aminoazidurie	unterschiedliche Vererbungsmuster	meist im Rahmen globaler proximaler tubulärer Funktionsstörungen (Fanconi-Syndrom) vergesellschaftet mit Glukosurie, Phosphaturie, z.B. bei Zystinose
Zystin, Lysin, Arginin	autosomal-rezessiv vererbt	Zystinnierensteine, typische hexagonale Kristalle im Urin
Glucose	angeboren (sehr selten)	harmlose Störungen der proximal-tubulären Glucoserückresorption mit Glukosurie trotz Normoglykämie
Phosphat	verschiedene Vererbungsmuster	Hypophosphatämie, Vitamin-D-resistente Rachitis bei Kindern
Wasser	angeboren	renaler Diabetes insipidus, → S. 523ff

auch nicht mit Störungen des Calciumstoffwechsels und Nephrokalzinose einher.

Hypokaliämie: periodische Muskelschwäche, Lähmungen,
Hyperkalziurie: rezidivierende Nierensteine, Nephrokalzinose (50% der Fälle), Osteomalazie bzw. Rachitis, Minderwuchs.

Diagnostisches Vorgehen: Der Urin-pH sinkt auch unter Säurebelastung (Wrong-Davis-Test: 0,1 g Ammoniumchlorid/kgKG) nicht unter 5,3 ab.

Therapie: Dauersubstitution mit Natrium-Kalium-Zitrat und Behandlung der Komplikationen.

Prognose: Bei einer frühzeitig einsetzenden Therapie kann eine Nierenschädigung verhindert oder zumindest hinausgezögert werden.

Chronische Niereninsuffizienz (CNI) und Urämie

Definition

Irreversible Abnahme des Glomerulusfiltrates bei progressivem Untergang funktionsfähigen Nierengewebes. Die verschiedenen Stadien der chronischen Niereninsuffizienz sind in 3.4 aufgeführt.
Urämie: Intoxikationszeichen im Terminalstadium der chronischen Niereninsuffizienz durch hypothetische urämische Toxine.
Azotämie: Durch eine Nierenfunktionsstörung hervorgerufener Anstieg harnpflichtiger Substanzen im Blut. Synonym der chronischen Niereninsuffizienz.

→ *engl.:* chronic renal failure

3.4 Konventionelle (überholte) Stadieneinteilung der chronischen Niereninsuffizienz

Stadium	Klinische Zeichen	Serum-Kreatinin-Konzentration [mg/dl]
kompensierte Retention	Erhöhung der Serumkonzentration harnpflichtiger Substanzen ohne Intoxikationszeichen	1,5– ca. 6
präterminale Niereninsuffizienz (dekompensierte Retention)	klinische Symptomatik ohne Dialysepflichtigkeit	ca. 6–10
terminale Niereninsuffizienz (Urämie)	urämische Symptomatik mit Dialysepflichtigkeit wegen drohendem Stoffwechselkoma	> 10

Epidemiologie: In Deutschland beträgt die Inzidenz der dialysepflichtigen chronischen Niereninsuffizienz etwa 120 Fälle/1 Mio. Einwohner/Jahr.

Ätiologie: Die häufigsten Ursachen sind in **3.5** aufgeführt. Seltenere Ursachen sind Nierentuberkulose, Gicht, Plasmozytom, maligne Hypertonie, Amyloidose, Zustand nach Nierenrindennekrose und hämolytisch urämischem Syndrom, Endstadien tubulärer Syndrome (z.B. Zystinose, Nephronophthise), Hyperkalzämie und Strahlennephritis.

Ätiopathogenese und Pathophysiologie:

Progression der Niereninsuffizienz: Bei Niereninsuffizienz im Stadium der kompensierten Retention und bei präterminaler Niereninsuffizienz, also progredienter Destruktion funktionsuntüchtiger Nephrone kommt es strukturell zur Hypertrophie und funktionell zur Mehrleistung der verbliebenen Nephrone. Diese „kompensatorische" Hypertrophie geht mit einer Hyperfiltration einher, die durch eine Zunahme des glomerulären Drucks und Flusses vermittelt wird. Spontan oder bei Hinzutreten zusätzlicher Belastungen (Hypertonie, eiweißreiche Ernährung) kommt es zu fortschreitendem Nierenfunktionsverlust (Progression) mit Glomerulosklerose, interstitieller Fibrose und Vasosklerose. Die Folgen sind glomeruläre Druckerhöhung (glomeruläre Hypertonie), Verlust der Selektivität der Glomeruluskapillaren (Proteinurie) und Abfall der glomerulären Filtrationsrate, der durch antihypertensive Therapie (speziell ACE-Hemmer) und eiweißbeschränkte Ernährung (→ S. 241) günstig zu beeinflussen ist.

Folgen der chronischen Niereninsuffizienz:
Ausfall der exkretorischen Nierenfunktion führt zur Retention harnpflichtiger Substanzen (Harnstoff, Kreatinin, inkonstant Harnsäure und hypothetische Urämietoxine).

3.5 Häufigste Ursachen der chronischen Niereninsuffizienz (Quelle: eigene Erhebung)

Ursache	Häufigkeit
diabetische Nephropathie	40%
Glomerulonephritis	25%
sog. „chronische Pyelonephritis" (inkl. Refluxnephropathie, Harnwegsobstruktion)	15%
Zystennieren	8%
Analgetikanephropathie	5%
ischämische Nephropathie (inkl. Hochdruckfolgen)	5%
Systemerkrankung	3%
sonstige	2%

Verlust der homöostatischen Nierenfunktion zur Wahrung des „Milieu intérieur“ führt zu Abweichungen der Ionenkonzentration (Hyperphosphatämie, Hypokalzämie; im Terminalstadium bei gestörter Wasserausscheidung Hyponatriämie; abgesehen von Sonderfällen (hyperchlorämische metabolische Azidose) erst im oligurischen Endstadium Hyperkaliämie, metabolische Azidose und Expansion der Flüssigkeitsräume (gestörte Natriumausscheidung) mit Ödemen (periphere Ödeme, Lungenödem) und Hypertonie.
Abfall der endokrinen Nierenfunktion: Anämie wegen verminderter Erythropoetinsynthese und renale Osteopathie wegen verminderter Bildung von 1,25-$(OH)_2$-D_3 (→ „sekundärer Hyperparathyreoidismus“, S. 581 ff).

Symptomatik: → 3.**6**. Die Symptome der chronischen Niereninsuffizienz treten stadienabhängig auf und gehen in die Symptome der Urämie über.

Diagnostisches Vorgehen:

Diagnosesicherung und Abschätzung von Schweregrad und Progredienz:
- Serum-Kreatinin, Serum-Harnstoff, Serum-Harnsäure,
- bei Schwierigkeiten in der Beurteilung: endogene Kreatinin-Clearance (→ S. 209f),
- Verlauf: Darstellung des Funktionsverlustes in einem Diagramm (1/S-Kreatinin [Ordinate] vs. Zeit [Abszisse], 3.**15**),
- Elektrolytstörungen:
  - Hyperphosphatämie, Hypokalzämie,
  - Hyponatriämie (Terminalstadium),
  - Hyperkaliämie (bei Oligurie),
- Säure-Basen-Status: metabolische Azidose.

Suche nach der Ursache der Nierenerkrankung:
- Anamnese: u. a. Erkrankungsdauer, Medikamente, andere Erkrankungen,
- Urinstatus: nephritischer Sedimentbefund (→ S. 218), Proteinurie, Leukozyturie, Bakteriurie, Erythrozyturie, Zylinder,
- Nierensonographie; ggf. weitere bildgebende Verfahren,
- Serologie (ANA, ANCA, Anti-Basalmembran-Antikörper und andere),
- Diabetesausschluß (OGTT, HbA1c, Augenfundus/Retinopathie).

Erkennung von Komplikationen:
- arterielle Hypertonie,
- periphere Ödeme, Lungenödem, Anasarka,
- Calcium-Stoffwechsel (sekundärer Hyperparathyreoidismus): S-Calcium erniedrigt, S-Phosphat und Parathormon erhöht, 1,25-$(OH)_2$-D_3 erniedrigt,
- normochrome hyporegeneratorische Anämie: Hb und Retikulozyten erniedrigt, MCV normal,
- kardiologische Komplikationen (z. B. linksventrikuläre Hypertrophie, Klappenverkalkung, KHK, Perikarditis): EKG, Belastungs-EKG, Echokardiographie, ggf. invasive Untersuchung,

3.6 Symptomatik der chronischen Niereninsuffizienz und der Urämie

Einteilung	Symptomatik der chronischen Niereninsuffizienz	Symptomatik der Urämie
Allgemeinbefinden	Leistungsknick, Müdigkeit	
Niere	Polyurie (mit Nykturie), Oligo- oder Anurie	
zentrales Nervensystem		Persönlichkeitsveränderung, Schlaflosigkeit, Erregungszustände, Verlangsamung, Koma
peripheres Nervensystem		Polyneuropathie
Herz-Kreislauf-System und Lunge	*Hypertoniefolgen:* linksventrikuläre Hypertrophie, Herzinsuffizienz, zerebrovaskuläre Zwischenfälle *Arteriosklerose:* betroffen sind vor allem die Koronararterien, die A. carotis, die Aorta abdominalis und die Extremitätenarterien *Natrium- und Flüssigkeitsretention:* periphere Ödeme, Lungenödem	
Haut	*Melanosis cutis:* Café-au-lait-Farbe durch Urochrome und Anämie, *Xerosis:* trockene Haut	Pruritus
Gastrointestinaltrakt	Appetitlosigkeit, Gewichtsverlust	urämischer Foetor, Übelkeit, Brechreiz, Erbrechen, Blutung durch hämorrhagische Gastritis und Kolitis
Skelett	urämische Osteopathie (Ostitis fibrosa und/oder Osteomalazie)	
Blut	normochrome hyporegeneratorische Anämie, Plättchenfunktionsstörung mit hämorrhagischer Diathese	

Abschätzung der Progredienz bei chronischer Niereninsuffizienz

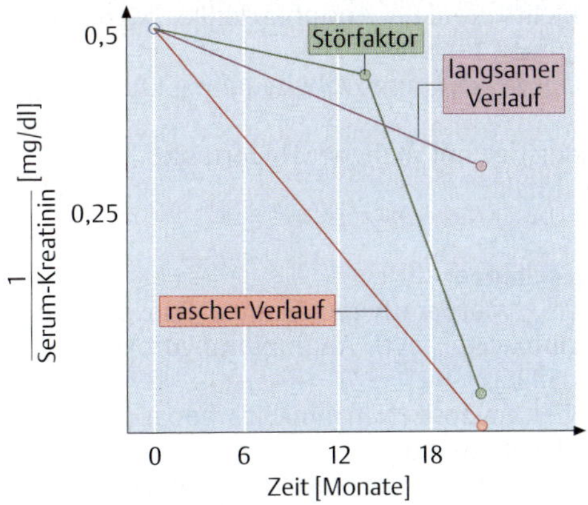

3.15 Der Abfall des Quotienten 1/Serum-Kreatinin dient als indirektes Maß des glomerulären Filtratverlustes. Da die Nierenfunktion in der Regel linear mit der Zeit abfällt, ist eine Änderung der Abfallssteilheit ein Hinweis auf (potentiell) therapierbare Störfaktoren (z.B. Blutdruckentgleisung, Harnwegsinfekt, Harnabflußstörung).

- periphere Gefäße (angiologischer Status): Pulse, Oszillometrie, Dopplersonographie,
- Retinopathie: Fundusuntersuchung.

Therapie:

Konservative Therapie:

Therapie der Grundkrankheit, wie z.B.:
- immunsuppressive Therapie bei einer Glomerulonephritis oder Systemerkrankung,
- Behebung einer Harnwegsobstruktion bzw. eines Refluxes,
- Behandlung von Harnwegsinfekten und Urotuberkulose,
- normnahe Blutzuckereinstellung bei Diabetes mellitus.

Verzögerung der Progression:
- antihypertensive Therapie (→ S. 183ff): speziell durch ACE-Hemmer bei proteinurischen Nierenerkrankungen; Zielblutdruck etwa 120/70 mmHg,
- kontrollierte Proteinzufuhr: Beschränkung tierischen Eiweißes auf etwa 0,6-0,8 g/kgKG/Tag,
- forcierte Diurese: Steigerung der Tagesharnmenge auf 2,5–3 l durch eine ausreichende Trinkmenge (ggf. als Infusion); um eine Überwässerung zu vermeiden, sollte der Patient sich täglich wiegen;
- Nikotinkarenz (bei Rauchern mit Diabetes mellitus Nephropathierisiko 7fach höher),
- Vermeidung von Analgetika.

Vermeidung zusätzlicher Nierenfunktionsbeeinträchtigung („acute on chronic renal failure") durch weitmöglichste Vermeidung von

- Röntgen-Kontrastmitteln, nichtsteroidale Antiphlogistika, Medikamenten, die zu interstitieller Nephritis führen,
- Dehydratation durch überschießende Diuretikabehandlung, Durchfall, Erbrechen,
- unkontrolliertem Blutdruckanstieg mit maligner Hypertonie,
- Harnwegsobstruktion oder -infekt,
- Schwangerschaft.

Vermeidung urämischer Folgeschäden:

- Behandlung des sekundären Hyperparathyreoidismus: Phosphatbinder (z. B. Calciumcarbonat, Calciumacetat, evtl. Aluminiumhydroxid), aktive Vitamin-D-Metabolite (→ S. 582f),
- Behandlung der metabolischen Azidose (Natrium-Bicarbonat p.o. bis zur Normalisierung des Plasma-Bicarbonats),
- Vermeidung der Anämie: rekombinantes Erythropoetin (rhEPO; z. B. Erypo oder Recormon),
- Vermeidung von Katabolismus und Kachexie: ausreichende Energiezufuhr und Überwachung durch anthropometrisches Monitoring und Serum-Albumin,
- im oligurischen Endstadium Reduzierung der Kaliumzufuhr (kein Obst, keine Obstsäfte), da sonst eine hyperkaliämiebedingte elektrische kardiale Instabilität mit dem Risiko gefährlicher Herzrhythmusstörungen droht.

Verringerung des kardiovaskulären Risikos:

- antihypertensive Therapie (→ S. 183ff): vorzugsweise Schleifendiuretika und ACE-Hemmer (letztere haben nephroprotektive Wirkung; eine reversible Erhöhung des Serum-Kreatinins speziell bei überdiuretisierten Patienten und bei unerkannter Nierenarterienstenose sowie eine Hyperkaliämie sind möglich),
- Beschränkung der Kochsalzzufuhr auf etwa 5-7 g/Tag,
- Lipidsenker bei erhöhtem LDL-Cholesterin, speziell HMG-CoA-Reduktasehemmer,
- „Low-dose"-Aspirin bei bekannter koronarer Herzkrankheit.

Vermeidung von Medikamententoxizität:

- Dosisanpassung nierengängiger Pharmaka, ggf. Serumspiegelmessung

  ! *Cave:* Kumulation der Medikamente rsp. deren aktiver Metaboliten.

- Vermeidung nephrotoxischer Medikamente, wie z. B. nichtsteroidale Entzündungshemmer, Aminoglykoside, Röntgenkontrastmittel,
- möglichst keine aluminiumhaltigen Phosphatbinder verwenden (Aluminiumosteopathie und -enzephalopathie).

Psychologisch-somatische Vorbereitung auf nichtkonservative Behandlungsverfahren:

- Aufklärung von Patient und Familie, ggf. Gruppentherapie,
- Hepatitis-B-Vakzinierung,
- prophylaktische Anlage einer arterio-venösen Fistel am Unterarm (Cimino) etwa bei einer Kreatininclearance von 20 ml/min,
- Vorbereitung des Patienten auf das geeignete Dialyseverfahren (Hämo- oder Peritonealdialyse) und Prüfung der Indikation einer Nierentransplantation.

Nierenersatztherapie: Bei terminaler Niereninsuffizienz ist in der Regel bei einem Serum-Kreatinin von etwa 10 mg/dl die Indikation zur chronischen Dialyse (Hämodialyse rsp. CAPD) und Nierentransplantation gegeben, da durch die konservativen Maßnahmen keine volle medizinische Rehabilitation mehr erreicht werden kann.
Chronische Hämodialyse (**3.16**): Über eine semipermeable Membran (Cuprophan/synthetische Membranen) treten harnpflichtige Stoffe extrakorporal durch Diffusion entlang eines Konzentrationsgefälles aus dem Blut in die isotonische Dialysatflüssigkeit über (diffusiver Transport). Gleichzeitig erfolgt durch Ultrafiltration (Druckgradient über Membran) ein Entzug von Flüssigkeit und niedermolekularen Substanzen (konvektiver Transport). Als Gefäßzugang wird meist eine arteriovenöse Fistel am Unterarm (Cimino-Fistel) angelegt, die wiederholt punktiert werden kann. Dialysefrequenz: Dreimal wöchentlich mindestens 4 Stunden.
Hämofiltration: Analog der Filtration im Glomerulus wird Ultrafiltrat durch einen Druckgradienten über eine synthetische Membran mit hoher Ausschlußgrenze (etwa 35 kD) und hoher hydraulischer Leitfähigkeit abgepreßt. Der Ausgleich der Flüssigkeitsbilanz erfolgt durch Infusion isotonischer Flüssigkeit (abzüglich des Volumens, das dem Patienten zur Vermeidung einer Überwässerung entzogen werden muß). Dieses Verfahren ist bezüglich der Wirksamkeit bei geringerer Kreislaufbelastung der Hämodialyse gleichwertig.
CAPD (kontinuierliche ambulante Peritonealdialyse): Die peritoneale Membran des Patienten (Austauschfläche etwa 1 m^2) wird als Dialysemembran benützt. Über einen dauerhaft implantierten Peritonealkatheter erfolgt mehrfach täglich eine Instillation bzw. Entleerung einer dem Elektrolytgehalt des Serums angepaßten kaliumfreien glucosehaltigen Lösung. Die Diffusion der harnpflichtigen Substanzen in diese Dialyseflüssigkeit bewirkt einen ausreichenden Entzug harnpflichtiger Substanzen. Ein osmotischer Entzug von Flüssigkeit ist mit Hilfe glucosehaltiger hypertonischer Lösungen möglich.
Dialysekomplikationen:

- vermehrte Hepatitisgefährdung,
- bei Unterdialyse: Polyneuropathie, Perikarditis,

Prinzip der Hämodialyse

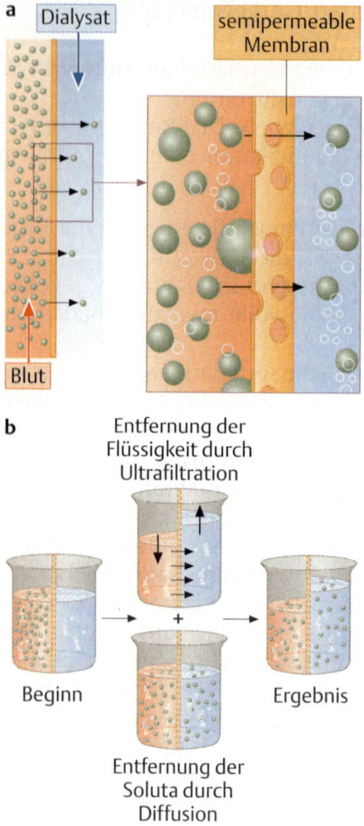

3.**16a** Die Porengröße der semipermeablen Membran ist so gewählt, daß nur niedermolekulare Substanzen hindurchtreten können. Die treibende Kraft ist ein Konzentrationsgefälle, welches die Diffusion ermöglicht.
b Über die Dialysemembran können dem Körper sowohl harnpflichtige Stoffe als auch Flüssigkeit entzogen werden.

- Kumulation von β_2-Mikroglobulin mit Amyloidose (Karpaltunnel-Syndrom, Amyloidarthropathie),
- psychische Probleme (Anpassung an Dialyseschicksal).

Nierentransplantation (→ auch „Grundzüge der Transplantationsimmunologie", S. 1231 ff): Nieren von (meist verwandten) Lebendspendern oder Leichenspendern (Hirntote) werden extraperitoneal in die Fossa iliaca transplantiert (3.**17**). Die Transplantation erfolgt nach Maßgabe der Histokompatibilitätsantigene (HLA, → S. 1185 f) bei Kompatibilität im AB0-Blutgruppensystem nach Ausschluß zirkulierender HLA-Antikörper („cross match"). Der Transplantationserfolg ist limitiert durch immunologisch bedingte Ab-

Schema eines Transplantationssitus

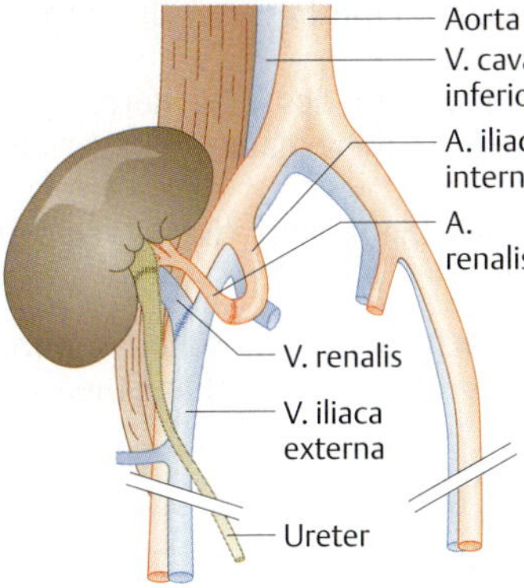

3.17 Die Transplantatniere wird in die Fossa iliaca implantiert und vaskulär an A. iliaca interna und A. iliaca externa angeschlossen. Der Ureter wird in die Harnblase implantiert.

stoßung (Rejektion) durch Antikörper, in erster Linie jedoch durch eine zellulär vermittelte Immunreaktion. Histologisch findet man eine interstitielle Nephritis und Endarteriitis im Transplantat.

Prophylaxe der Abstoßungsreaktion: Immunsuppression mit Ciclosporin A, ggf. Azathioprin und Steroiden. Neuere Immunsuppressiva sind derzeit in klinischer Erprobung. Bei akuter Abstoßungsreaktion hochdosiert Steroide, Antilymphozytenserum, monoklonale Antikörper (OKT-3).

Langzeitkomplikationen: Als Folgen der Immunsuppression Leuko- und Thrombozytopenie, vermehrte Infektanfälligkeit (in der Frühphase: Zytomegalie- und Herpesviren, in der Spätphase bakterielle Infekte, Tuberkulose, Pilze). Vermehrte Tumorhäufigkeit (Lymphome), toxische Nierenschädigung durch Ciclosporin, Steroidnebenwirkungen (→ S. 606f).

Diabetische Nephropathie

Diabetes mellitus → S. 637ff

Definition

Nach jahrelangem Diabetesverlauf als Ausdruck der Mikroangiopathie an der Niere auftretende Erkrankung mit Albuminurie, Hypertonie und progredientem renalem Funktionsverlust. Feingeweblich liegt eine Kimmelstiel-Wilson-Glomerulosklerose vor (diffus oder nodös) begleitet von interstitieller Fibrose und Hyalinose der intrarenalen Arteriolen.

→ *engl.:* diabetic nephropathy

Epidemiologie:

- Typ-I-Diabetes: nach 15–20jähriger Diabetesdauer bei etwa 40% der Patienten manifest (Tendenz in den letzten Jahren mit besserer Blutzuckereinstellung abnehmend).
- Typ-II-Diabetes: gleiche Häufigkeit, aber wegen des unsicheren Zeitpunkts des Diabetesbeginns Korrelation zur Diabetesdauer weniger eindeutig.
- Die diabetische Nephropathie des Typ-II-Diabetikers ist derzeit in Deutschland die häufigste Urämieursache.

Ätiopathogenese und Pathophysiologie: Ursache der diabetischen Nephropathie ist die Hyperglykämie. Derzeit werden folgende Mechanismen der Glukotoxizität am Glomerulus diskutiert:

- AGE-Peptide („**a**dvanced **g**lycation **e**nd products"),
- Sorbitolkumulation,
- Aktivierung von Proteinkinase C und TGF-β,
- verminderte Konzentration von polyanionischen Glykosaminoglykanen (elektrische Barriere) der Glomerulusbasalmembran.

Wichtig ist, daß bei Nierenfunktionseinschränkung AGE-Peptide („advanced glycation end products") kumulieren und daß Hyperglykämie zur verminderten Synthese polyanionischer Glykosaminoglykane (GAG) führt, welche die elektrische Barriere der Glomerulusbasalmembran darstellen. GAG sind dafür verantwortlich, daß polyanionisches Albumin die Basalmembran normalerweise nicht passiert. Vermehrte Urinalbuminausscheidung ist das früheste Symptom der diabetischen Nephropathie.
Bei diabetischer Nephropathie können 5 aufeinanderfolgende Stadien unterschieden werden (Tab. **3.7**). Im Frühstadium beeinflußt die Qualität der Kohlenhydrat-Stoffwechseleinstellung das Risiko des Auftretens der Nephropathie, während in späteren Stadien (Mikroalbuminurie/Albuminurie) hauptsächlich die Blutdruckerhöhung für eine weitere Verschlechterung der Nierenfunktion verantwortlich ist.

Symptomatik: Therapeutisch noch gut beeinflußbare Frühstadien sind asymptomatisch. Im Stadium der Niereninsuffizienz kompliziert eine schwere kochsalzabhängige (Insulin wirkt natriumretinierend) Hypertonie den Krankheitsverlauf und trägt zu einem raschen Nierenfunktionsverlust bei. Von der Serum-Kreatinin-Erhöhung bis zum Terminalstadium der Niereninsuffizienz vergehen im Mittel 7 Jahre. Die häufigen vorhandenen anderen Komplikationen der Mikroangiopathie (Retinopathie, Polyneuropathie) und Makroangiopathie (KHK, AVK) sind im Kap. „Störungen des Glucosestoffwechsels", S. 671 ff, näher beschrieben.

3.7 Stadien der diabetischen Nephropathie

Stadium	Glomerulus-filtrat	Albuminurie	Blutdruck	Zeitverlauf (Jahre nach Diabetesdiagnose)
Hyperfunktion	gesteigert	fehlend	normal	Diabetesbeginn
klinische Latenz	hochnormal	fehlend	normal	
Mikroalbuminurie	im Normbereich	30–300 mg/24 h	im Normbereich ansteigend	5–15
persistierende Albuminurie (Proteinurie)	im Normbereich abfallend	> 300 mg/ 24 h	erhöht	10–15
Niereninsuffizienz	erniedrigt	massiv	erhöht	15–30

Diagnostisches Vorgehen:

! Wichtig ist der Nachweis der Nierenbeteiligung im noch gut therapierbaren Stadium der Mikroalbuminurie.

Nachweis der Mikroalbuminurie: Die vermehrte Urinalbuminausscheidung (30–300 mg Albumin/24 h oder 20–200 μg/ml im Morgenharn) wird nicht von konventionellen Proteinnachweisverfahren erfaßt, sondern muß gezielt und wiederholt durch RIA- und ELISA-Labormethoden gesichert werden.
Ambulante 24-Stunden-Blutdruckmessung: Bei Mikroalbuminurie kommt es vor allem nachts zu einem unzureichenden Blutdruckabfall, wobei der Blutdruck allerdings noch innerhalb des Normbereichs liegt. Empfehlenswert ist weiterhin Blutdruckselbstmessung durch den Patienten.
Sonographie: Typisch ist der Nachweis großer Nieren, besonders in Frühstadien.
Klinische Untersuchung und Fundoskopie: Typisch (aber nicht obligatorisch) sind eine begleitende diabetische Retinopathie und andere Zeichen der Mikroangiopathie (Polyneuropathie).

Therapie (→ auch „Diabetes mellitus“, S. 649 ff): Durch eine von Anfang an normnahe Blutzuckereinstellung, z. B. mit einer intensivierten Insulintherapie, kann die Manifestation bzw. Progression einer diabetischen Nephropathie deutlich verzögert werden. Ist eine Mikroalbuminurie bzw. Albuminurie bereits eingetreten, sollten die auf S. 241 f beschriebenen konservativen Maßnahmen zur Progressionsverzögerung konsequent durchgeführt werden. Bei nachgewiesener (Mikro-)Albuminurie ist der nephroprotektive Effekt von ACE-Hemmern durch kontrollierte prospektive Studien gesichert.

Im Endstadium der Niereninsuffizienz sind Hämodialyse (→ S. 243f), CAPD oder Nierentransplantation (isolierte oder kombinierte Nieren-/Pankreastransplantation, S. 244f) angezeigt.

Prognose: Die Überlebensprognose ist durch eine exzessiv erhöhte kardiovaskuläre Letalität bei albuminurischen Diabetikern (bereits im Stadium der Mikroalbuminurie!) deutlich schlechter als bei allen anderen primären Nierenerkrankungen (→ auch „koronare Herzkrankheit", S. 30ff).

Sog. „Chronische Pyelonephritis"

→ *engl.:* pyelonephritis

Vorbemerkung: Früher wurde angenommen, daß ein chronischer Harnwegsinfekt zur chronischen entzündlichen Destruktion der Niere („Pyelonephritis") mit Niereninsuffizienz führen kann. Heute ist gesichert, daß bei Fehlen einer Harntransportstörung (Harnwegsobstruktion, Harnwegsmißbildung, neurogene Transportstörung, vesikoureteraler Reflux) ein chronischer Harnwegsinfekt *nicht* zur Niereninsuffizienz führt. Die meisten Fälle von sog. „Pyelonephritis" sind auf einen vesikoureteralen Reflux (Refluxnephropathie) zurückzuführen.

Vesikoureteraler Reflux (VUR)

Definition

Rückfluß von Urin aus der Blase über die Harnleiter in das Nierenbecken bis zum Nierenparenchym.

→ *engl.:* vescoureteral reflux

Epidemiologie: Ein VUR wird bei etwa 2% aller Kinder und bei 20–50% der Kinder mit rezidivierenden Harnwegsinfekten gefunden. Mit der Ausreifung des Blasenbodens in der Pubertät ist ein spontanes Verschwinden des VUR möglich, vor allem bei geringem Schweregrad.

Ätiopathogenese und Pathophysiologie: Normalerweise werden die vesikalen Uretermündungen bei der Miktion durch den Blaseninnendruck verschlossen. Wird dieser Ventilmechanismus insuffizient, kommt es zu einem retrograden Harnfluß. Man unterscheidet den primären kongenitalen VUR (z. B. durch primäre Fehlanlage) von sekundär erworbenen Formen (urologische Eingriffe, Obstruktion, neurogene Transportstörung).

Diagnostisches Vorgehen: Im Kindesalter sollte bei jedem akuten Harnwegsinfekt eine Sonographie von Nieren und ableitenden Harnwegen erfolgen. Bei pathologischem Sonobefund (z. B. erweiterten ableitenden Harnwegen) oder bei normalem Sonobefund, aber rezidivierenden Harnwegsinfekten muß eine Miktionszysturographie (MCU) zum Nachweis des VUR durchgeführt werden. Bei höhergradigem VUR stellen sich Ureter und evtl. Nierenbecken radiologisch durch das retrograd fließende Kontrastmittel dar.

! Gleichzeitiger Ausschluß eines subvesikalen Blasenhindernisses (erhöhter Miktionsdruck!).

Therapie: Bei VUR geringen Schweregrades Langzeitantibiotikaprophylaxe. Bei höhergradigem VUR, speziell bei intrarenalem Reflux, Korrektur des VUR chirurgisch oder durch endoskopische Injektion von Kollagen am Ureterostium.

Zystennieren (autosomal dominant)

Definition

Die adulte Form ist eine autosomal dominant vererbte Erkrankung, bei der eine in den ersten Fetalwochen bereits nachweisbare symmetrische Fehlanlage der Nephrone beider Nieren vorliegt. Progrediente zystische Umwandlung umschriebener Nephronabschnitte (vom Glomerulus bis zum terminalen Sammelrohr).

→ *Synonym:* polyzystische Nierendegeneration; *engl.:* polycystic renal disease

Epidemiologie:

- Häufigste hereditäre Nierenerkrankung mit 1 : 1000 in der Allgemeinbevölkerung,
- Häufigkeit bei terminal niereninsuffizienten Patienten: 8% aller dialysepflichtig werdenden Patienten,
- Manifestationsalter: ca. 3.–5. Dekade.

Ätiopathogenese und Pathophysiologie: Bei der häufigsten Form liegt das verantwortliche Gen auf dem kurzen Arm von Chromosom 16.
Zysten können außer in der Niere auch in Milz, Pankreas, Lungen, Ovarien, Hoden, Nebenhoden, Schilddrüse, Uterus und Leber (→ S. 899f) auftreten. Subarachnoidalblutungen als Folge von intrakraniellen Aneurysmata kommen vor. Mitralklappenprolaps, Mitral-, Aorten- und Trikuspidalinsuffizienz kommen gehäuft vor. Weitere Komplikationen sind arterielle Hypertonie, Hiatushernie, Sigmadivertikel und Leistenhernie.

Symptome: Makrohämaturieepisoden (Zystenruptur), Nephrolithiasis (durch stagnierenden Harn in erweitertem Pyelon begünstigt), Harnwegsinfekte, evtl. Flankenschmerzen. Gefährlich ist die Infektion eingebluteter Zysten. Niereninsuffizienz meist in der 4.–6. Dekade.

Diagnostisches Vorgehen: Sehr früh ist eine arterielle Hypertonie nachweisbar. Bei der klinischen Untersuchung können die Nieren als große palpable

Tumoren imponieren. Die Urinuntersuchung ergibt häufig eine mäßiggradige Protein- und Erythrozyturie.
Die Diagnosestellung erfolgt durch bildgebende Verfahren (meist Sonographie ausreichend) mit Nachweis von Nieren- und Leberzysten. Eine Genomanalyse ist nur selten notwendig (z. B. intrauteriner Nachweis von Merkmalsträgern).

Differentialdiagnose:

Erkrankung	Bedeutung	Kommentar
autrosomal-rezessiv vererbte Zystennieren	(+)	meist bereits im Jugendalter symptomatisch; gehen mit einer Leberfibrose einher
erworbene Nierenzysten	++	unspezifische Zystenbildung in Schrumpfnieren, bei der Mehrzahl der Dialysepatienten nachweisbar
Solitärzysten	++	ohne Krankheitswert, vor allem im hohen Lebensalter häufig

Therapie: rein symptomatisch: Therapie von Harnwegsinfekten usw., Vermeidung von nephrotoxischen Medikamenten, ausreichende Hydrierung. Wichtigster Gesichtspunkt ist eine sorgfältige frühzeitige antihypertensive Behandlung; genetische Beratung der Familien.

Prognose: Bis zum 50. Lebensjahr werden etwa 50% der Merkmalsträger niereninsuffizient. Verläufe mit normaler Nierenfunktion bis ins hohe Alter sind möglich. Nach eingetretener Erhöhung des Serum-Kreatinins erfolgt meist eine rasche Progredienz ins Terminalstadium der Niereninsuffizienz.

Nierenzysten

Nierenzysten treten praktisch nie vor dem 30. Lebensjahr auf, werden mit zunehmendem Alter häufiger und sind bei mehr als 20% der Individuen, die älter als 60 Jahre sind, nachweisbar. Da sie (außer bei den seltenen Komplikationen wie z. B. Infektionen) asymptomatisch sind, werden sie meist als Zufallsbefund bei Ultraschalluntersuchungen entdeckt.
Differentialdiagnostisch muß die benigne Zyste gegen einen Tumor abgegrenzt werden. Der Inhalt benigner Nierenzysten ist echoleer, durch gute Schalleitung kommt es zur dorsalen Echoverstärkung. Bei Tumoren ist der Inhalt der Raumforderung in der Echotextur inhomogen (Binnenechos) und zeigt eine schlechte Schalleitfähigkeit. Eingeblutete und infizierte Zysten sind gelegentlich schwierig abgrenzbar von Tumoren mit zentraler Nekrose.
Bei einfacher Zyste ist eine Therapie meist nicht notwendig. Sehr große Zysten können punktiert (Zytologie!) werden.

Analgetikanephropathie

Definition

Nierenfunktionsstörung, gekennzeichnet durch initiale Nekrose der Markpapillen und spätere Fibrose des kortikalen Interstitiums bei langdauernder Einnahme von Paracetamol (früher Phenacetin, derzeit nicht mehr auf dem Markt) oder nichtsteroidalen Antiphlogistika.

→ *Synonym:* Analgetika-assoziierte Nephropathie; *engl.:* analgesic nephropathy

Epidemiologie: Mitte der 80er Jahre war die Analgetikanephropathie für 8% aller neuauftretenden Fälle terminaler Niereninsuffizienz verantwortlich; derzeit ist die Häufigkeit stark rückläufig.

Ätiopathogenese und Pathophysiologie: Eine wichtige (aber wahrscheinlich nicht alleinige) Rolle spielt die Hemmung vasodilatierender Arachidonsäureprodukte im Nierenmark durch Paracetamol rsp. nichtsteroidale Antiphlogistika. Die verminderte Markdurchblutung führt zu ischämischer Papillennekrose. Außerdem wird als Langzeitkomplikation eine gesteigerte Prävalenz von Uroepithelzellkarzinomen beobachtet.

Symptomatik: Oft völlig asymptomatisch bis ins Präterminalstadium der Niereninsuffizienz; gelegentlich wiederholter Abgang von vermeintlichen Nierensteinen (Papillennekrose); häufig komplizierende chronische Harnwegsinfekte und klinische Zeichen des Ausfalls der Papillenfunktion (Beeinträchtigung des Konzentrationsvermögens, Salzverlusttendenz, hyperchlorämische metabolische Azidose); typisch schmutzig-graues Hautkolorit.

Diagnostisches Vorgehen:

Anamnese: eine Gesamtmenge von 1000–2000 g Phenacetin rsp. Paracetamol über einen Zeitraum von ca. 3 Jahren macht die Diagnose wahrscheinlich.

! Häufig verleugnen die Patienten den Analgetikaabusus.

Bildgebende Verfahren: Im Regelfall ist die Sonographie ausreichend (Verdichtung und Kalknachweis im Papillenbereich, über der Papille gelegene kortikale Einziehungen, in Spätstadien bilaterale Nierenschrumpfung). Die Sonomorphologie der Nieren ist relativ typisch.

Therapie: Einzig sinnvolle Maßnahme ist die Unterbrechung des Analgetikakonsums. Falls das Kreatinin im Serum noch unter 3 mg/dl liegt, ist ein weiteres Fortschreiten der Niereninsuffizienz unwahrscheinlich. Ein höheres Risiko der Progression wird angezeigt durch große Proteinurie (wie bei Refluxnephropathie); Maßnahmen der Progressionshemmung (→ S. 241 f) sind indiziert.

Prognose: Die renale Funktionsprognose ist bei Beendigung des Analgetikakonsums gut, außer im Präterminalstadium der Niereninsuffizienz.

Auch nach Einstellung des Analgetikakonsums persistiert ein erhöhtes Risiko eines Uroepithelkarzinoms.

Niereninsuffizienz bei Myelom

Definition

Nierenerkrankung durch Nephrotoxizität monoklonaler L-Ketten bei Myelom (→ „Hämatologie und Onkologie", Plasmozytom, S. 1024ff).

→ *engl.*: myeloma kidney

Epidemiologie: Tritt bei 20–25% aller Myelompatienten auf.

Ätiopathogenese und Pathophysiologie: Glomerulär filtrierte monoklonale Dimere der L-Ketten (Überlaufproteinurie) werden bei Patienten mit multiplem Myelom im Endharn gefunden
Histologie: Tubuluszellatrophie und Tubulusdestruktion durch Zylinderbildung (klassische Myelomniere).
Klinische Verlaufsformen der Nierenbeteiligung bei Myelom: Chronisch progrediente Niereninsuffizienz, Hyperkalzämie-Syndrom, akute Niereninsuffizienz (vor allem nach Gabe von Röntgen-Kontrastmitteln), Amyloidose vom AL-Typ (→ S. 274), Leichtkettenspeicherkrankheit („light chain deposit disease") mit nephrotischem Syndrom und fortschreitender Niereninsuffizienz.

Symptomatik: Uncharakteristische Niereninsuffizienz, sonst Symptome des Myeloms (→ S. 1025). Gelegentlich führen erst die Symptome der Niereninsuffizienz zur Diagnose des Myeloms.

Diagnostisches Vorgehen: Die Diagnosestellung erfolgt durch Nachweis von monoklonalen L-Ketten in Serum und Urin durch Immunelektrophorese und Nierenbiopsie gegen andere Nierenerkrankungen leicht abzugrenzen.

Therapie: Das multiple Myelom stellt eine maligne Proliferation von Plasmazellen dar. Trotz Therapie (→ „Hämatologie und Onkologie", S. 1026f) ist die Prognose dieser Erkrankung meist ungünstig; Therapieversagen kommt vor. Die Myelomniere stellt nicht notwendigerweise eine Kontraindikation gegen die Hämodialyse dar, aber die Lebenserwartung ist deutlich verkürzt und die Lebensqualität vermindert. Der Stellenwert der Plasmapheresebehandlung zur Entfernung von L-Ketten ist unklar.

Prognose: Im Vergleich zu anderen Nierenerkrankungen deutlich reduzierte Lebenserwartung.

Schwangerschaftsspezifische Nierenerkrankungen

Weitere wichtige internistische Erkrankungen in der Gravidität werden in den Kapiteln „Herz“, S. 165, „Arterielle Hypertonie“, S. 202f, „Diabetes mellitus“, S. 642f, „Thrombophilie“, S. 420 sowie „Leber“, S. 898ff besprochen.

Spätgestose

Definition

Meist im letzten Trimenon der Schwangerschaft auftretende Komplikation mit Hypertonie (→ S. 202f), Proteinurie mit und ohne Nierenfunktionsverschlechterung sowie mit (Eklampsie) oder ohne (Präeklampsie) zerebrale Krampfanfälle. Das Krankheitsbild gleicht in vielen Einzelheiten der malignen Hypertonie (→ S. 175f).

→ *Synonym:* EPH-Gestose; *engl.:* preeclampsia, toxemia

Epidemiologie: Bei etwa 2,5% aller Schwangerschaften auftretend, bei Erstgebärenden häufiger als bei Mehrgebärenden. Prädisponierend sind: vorbestehende Nierenerkrankung, latenter Diabetes mellitus, latenter Lupus erythematodes.

Ätiopathogenese und Pathophysiologie: In der Frühschwangerschaft Störung der Plazentaperfusion durch abnorme Eröffnung der Spiralarterien. Durch Plazentaischämie wird eine systemische Vasokonstriktion ausgelöst; die Folge ist eine arterielle Hypertonie, in schweren Fällen Verbrauchskoagulopathie und Fibrineinlagerung in glomeruläre Endothelien (Endotheliose). Eine wichtige Rolle spielt die Aktivierung des Renin-Angiotensin-Systems (Vasokonstriktion) und die Hemmung der Nitroxyd-Synthase (Ausfall der Vasodilatation).

Symptomatik: Blutdruckanstieg, bei starker Nierenbeteiligung diffuse Ödeme.

! Ödeme ohne Proteinurie und Hypertonie sind kein Hinweis auf eine Spätgestose.

Komplikationen: Retinopathie mit Amaurose, fokale oder generalisierte Krampfanfälle (Eklampsie), zerebrale Herdsymptome (Hemiplegie, Hemianästhesie, Amaurose), Verbrauchskoagulopathie mit Zeichen der Leberzellschädigung (HELLP-Syndrom, → „Schwangerschaftsspezifische Lebererkrankungen“, S. 902).

Diagnostisches Vorgehen: Regelmäßige Schwangerschaftsvorsorge mit Bestimmung von Eiweiß im Urin und Blutdruck, besonders bei Risikoschwangerschaften.

! Der systemische Gefäßwiderstand ist in der Gravidität vermindert. Trotz einer Zunahme des Herzminutenvolumens fällt der arterielle Blutdruck insbesondere zu Beginn der Gravidität. Erhöhte Blutdruckwerte in der ersten Schwangeschaftshälfte deuten in der Regel auf eine vorbestehende Nierenerkrankung hin. Diese Patientinnen müssen engmaschig kontrolliert werden.

Differentialdiagnose:

Erkrankung	Bedeutung	Kommentar
Pfropfgestose bei vorbestehender primärer Nierenerkrankung und arterieller Hypertonie	+	Anamnese, Spätgestose tritt abnorm früh auf
schwangerschaftsinduzierte Hypertonie (→ *engl.:* gestational hypertension)	++	keine Proteinurie, häufig entwickeln diese Frauen nach der Schwangerschaft eine essentielle Hypertonie

Therapie: Bei Blutdruckanstieg antihypertensive Therapie mit α-Methyldopa und kardioselektiven β-Blockern (nur für diese Medikamente ist die Unbedenklichkeit für die Fetalentwicklung durch Studien gesichert). Medikamente und Dosierungen → „Therapie der arteriellen Hypertonie", S. 183ff, insb. 2.1, S. 188ff. Die Effektivität von niedrigdosiertem Aspirin (100 mg/Tag) ist umstritten.

! Eine diätetische Natriumrestriktion und Diuretika sind wegen der bestehenden Hypovolämie kontraindiziert.

Bei Zeichen der plazentaren Insuffizienz Bettruhe und Sedierung. Bei nicht beherrschbarem Blutdruck muß eine Schnittentbindung eingeleitet werden.

Akute Pyelonephritis

Durch die Dilatation der ableitenden Harnwege wird die Entstehung einer aufsteigenden Harnwegsinfektion begünstigt. Ca. 3% aller Schwangeren mit einer asymptomatischen Bakteriurie entwickeln im Verlauf der Schwangerschaft eine akute Pyelonephritis (→ „Harnwegsinfekte", S. 261 ff u. 1102 ff).

Akutes Nierenversagen (ANV)

Definition

Reversible Verminderung des Einzelnephronfiltrats. Als Ausdruck der Filtratverminderung kommt es zu einem Anstieg harnpflichtiger Substanzen (Kreatinin, Harnstoff) und oft zu einem Rückgang der Urinmenge (Oligurie oder Anurie). Meist tritt eine Restitutio ad integrum nach Tagen bis mehreren Wochen ein. **Oligurie:** <500 ml Urin/Tag, **Anurie:** <200 ml Urin/Tag.

→ *engl.:* acute renal failure

Epidemiologie: Ein dialysepflichtiges ANV tritt bei etwa 30 Fällen/1 Mio. Einwohner/Jahr auf. Die Häufigkeit des nichtdialysepflichtigen ANV liegt wesentlich höher. In letzter Zeit Zunahme des ANV im Rahmen eines multiplen Organversagens (MODS; **m**ultiple **o**rgan **d**ysfunction **s**yndrome) bei multimorbiden, speziell septischen Patienten (SIRS; **s**ystemic **i**nflammatory **r**esponse **s**yndrome).

Einteilung: **Abgrenzung** des akuten Nierenversagens im engeren Sinne gegen:

- Sog. **„prärenales" Nierenversagen** als Folge einer Minderperfusion der Niere bei erhaltener Nierenfunktion:
  - Volumenmangel (z. B. Dehydratation),
  - Schock,
- andere akute **intrarenale Erkrankungen:**
  - akute Glomerulonephritis oder Systemerkrankung,
  - hämolytisch-urämisches Syndrom (HUS),
  - vaskuläre Katastrophe (arterielle oder venöse Thrombose oder Embolie),
  - Cholesterinembolie,
  - akute Bence-Jones-Niere bei Plasmozytom,
- sog. **„postrenales" Nierenversagen:**
  - akute Abflußbehinderung supravesikal oder subvesikal (→ 3.**18**).

Bei Patienten mit akuter Oligurie oder mit akutem Anstieg der harnpflichtigen Substanzen muß zunächst das akute Nierenversagen im engeren Sinne (ANV) gegen akute Störungen der Nierenfunktion aus anderer Ursache abgegrenzt werden.

Unter **prärenalem Nierenversagen** versteht man die Reduktion der Nierenperfusion und den Anstieg harnpflichtiger Substanzen bei Hypotension oder Hypovolämie. Die Perfusionsstörung der Niere und der Anstieg der harnpflichtigen Substanzen sind durch die Beseitigung der Ursache des ANV (Blutdruckanhebung, Volumenersatz) akut rückbildungsfähig. Die Zusammensetzung des Urins belegt eine intakte Transportfunktion der Tubulusepithelien (Urin-Natrium-Konzentration durch intakte Natrium-Rückresorption nied-

Ursachen des postrenalen Nierenversagens

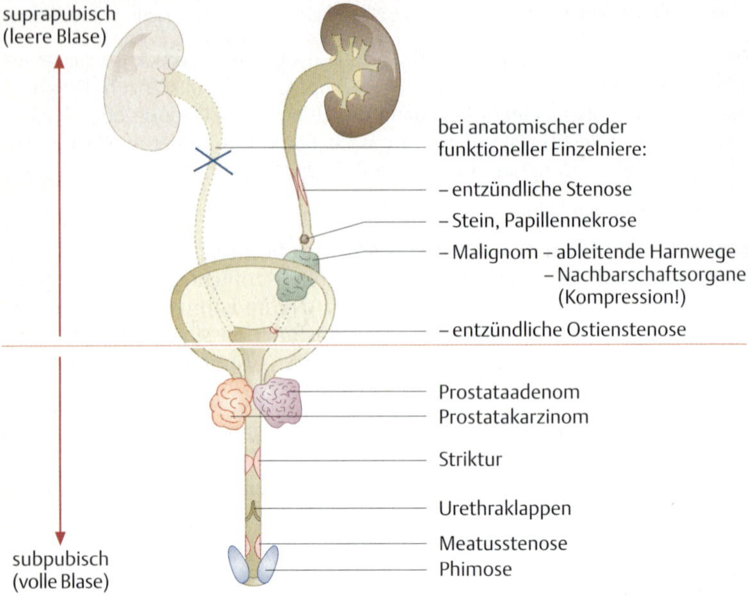

3.18 Suprapubisch gelegene Stenosen führen nur bei anatomischer oder funktioneller Einzelniere oder beidseitigen Veränderungen (sehr selten) zur Niereninsuffizienz.

rig, Urin-Kreatinin-Konzentration durch intakte tubuläre Rückresorption von Wasser aus dem Primärharn hoch).

Beim **ANV** kommt es hingegen trotz Anhebung des Blutdrucks und Volumensubstitution nicht mehr zur Beseitigung von Filtrationsverminderung und Oligurie. Hohe Urin-Natrium-Konzentration und niedrige Urin-Kreatinin-Konzentration sind Ausdruck gestörter Transportfunktion der Tubulusepithelien.

Unter **postrenalem Nierenversagen** werden Harnabflußbehinderungen verstanden (3.18). Wegen therapeutischer Konsequenzen müssen solche besonders sorgfältig ausgeschlossen werden.

Die Begriffe „prärenales" und „postrenales" Nierenversagen sind unlogisch, da bei diesen Zuständen die Transportfunktion der Tubulusepithelien zumindest initial nicht gestört ist, also zunächst kein eigentliches Nierenversagen vorliegt. Die Begriffe haben sich allerdings im klinischen Alltag eingebürgert.

Ätiopathogenese und Pathophysiologie: Die häufigsten Ursachen des akuten Nierenversagens sind in ▣ 3.8 zusammengefaßt. Am häufigsten tritt ein ANV

- bei Schock, speziell septischem Schock,
- bei Verabreichung von nephrotoxischen Substanzen und
- bei interstitieller Nephritis

auf.

In der Phase der **Auslösung** des ANV kommt es zur Zellschädigung (Verminderung energiereicher Nukleotide, intrazelluläre Calciumüberladung, Kumulation peroxidierter Produkte). Histologisch finden sich beim ANV nur diskrete Veränderungen (Einzelzellnekrosen der Tubulusepithelien). Für die **Aufrechterhaltung** des ANV (z.B. Persistenz der Filtraterniedrigung trotz Kreislaufnormalisierung bei Schockpatienten) sind folgende Faktoren verantwortlich zu machen:

- persistierend vermindertes glomeruläres Filtrat,
- Tubulusblockade durch Zelldetritus, Ausfällen glomerulär filtrierter Proteine (Hb, Myoglobin) oder Urat (z.B. bei raschem Tumorzerfall) sowie
- Rückdiffusion des Primärfiltrats durch vermehrt durchlässige Tubulusepithelien.

Die Mechanismen der Aufrechterhaltung der Filtraterniedrigung sind funktioneller Natur; dies erklärt die gute renale Funktionsprognose, falls die Urämiephase überlebt wird. Nur nach totaler Nierenrindennekrose, vor allem bei HUS (s.u.) kommt gelegentlich ein persistierendes Nierenversagen vor.

Häufige Komplikationen des ANV:

- Überwässerung mit dem Risiko des Lungenödems (Symptomatik → S.6),
- Hyperkaliämie mit der Gefahr von bedrohlichen Herzrhythmusstörungen bzw. Herzstillstand, deshalb Serum-Kalium-Bestimmung und EKG-Ableitung,
- Hyperkatabolismus, erkennbar am raschen Anstieg des Harnstoffs (450 mg/dl/Tag),
- Gastrointestinale Blutungen durch urämische Gastritis und Ulzera, auch durch Streß,
- akute Lungendysfunktion (DD: Überwässerung [„fluid lung"], Schocklunge [„ARDS"], Pneumonie [z.B. bei Beatmung]),
- Infektionen, und hier speziell der septische Schock, können zum ANV führen. Infektionen können aber auch sekundär als Komplikation auftreten, z.B. Sepsis durch infizierte zentrale Venenkatheter oder durch Blasenkatheter. Infektionen sind die häufigste Todesursache beim ANV.

Klinische Symptome: Bei etwa 50% der Fälle von ANV tritt Oligurie oder Anurie auf. Charakteristischerweise steigt die Konzentration der harnpflichtigen Substanzen im Blut an. Klinische Komplikationen des ANV sind Folgen der verminderten Wasserausscheidung (Überwässerung mit Lungenödem), der

3.8 Ursachen des akuten Nierenversagens

Einteilung	Ursache
zirkulatorisch	Blutung, Operations-, traumatischer und insbesondere septischer Schock, ! Cave: nicht immer wird das Schockgeschehen klinisch erfaßt (transitorischer Blutdruckabfall). Verbrennung, Starkstromunfall, Durchfälle, Ileus, Pankreatitis
tubuläre Blockade	Hämolyse (Seifenabort, Fehltransfusion, hämolytisch urämisches Syndrom), Myolyse (Weichteilquetschung = Crush-Syndrom), Bence-Jones-Protein, Harnsäure („Uratniere“, z.B. bei Tumorzerfall), Medikamente
toxisch	nephrotoxische Antibiotika, z.B. Aminoglycoside, Amphotericin, Röntgenkontrastmittel, organische Verbindungen, z.B. Tetrachlorkohlenstoff, Oxalat, Glykol, Anillin, Phenol, Schwermetalle, z.B. Quecksilber (Sublimat), Chrom (Bichromat), Pilztoxine, z.B. Knollenblätterpilze (Amanita phalloides),
interstitielle Nephritis	Infektion, z.B. Hanta-Virus-Infektion, Systemkrankheiten, Allergie, z.B. gegen nichtsteroidale Antiphlogistika, Sulfonamide
Differentialdiagnose	akute Glomerulonephritis (bes. RPGN), nephrotisches Syndrom, akute Nierenfunktionsverschlechterung bei chronischer Niereninsuffizienz (→ *engl.:* acute on chronic renal failure), maligne Hypertonie, hepatorenales Syndrom, akute Papillennekrose bei Analgetikanephropathie oder Diabetes mellitus, akute bakterielle Nephritis

gestörten Kaliumausscheidung (Hyperkaliämie mit Gefahr eines Herzstillstandes) und Urämie (gastrointestinale Blutung, urämisches Koma).

Diagnostisches Vorgehen: Bei jedem Patienten mit akut aufgetretener Oligurie oder mit akuter Erhöhung der harnpflichtigen Substanzen muß zunächst ein akutes Nierenversagen im engeren Sinne (ANV) gegen akute Störungen der Nierenfunktion aus anderer Ursache abgegrenzt werden. Wichtig ist die Differenzierung gegenüber

- „prärenalem Nierenversagen“,

- akuten intrarenalen Erkrankungen und
- „postrenalem Nierenversagen".

Essentielle Untersuchungen bei ANV:

Anamnese: Schock, Sepsis, Fehltransfusion, Myolyse, Polytrauma, besonders aber auch Medikamenten-Anamnese, z. B. nephrotoxische Medikamente wie z. B. Aminoglycoside, nichtsteroidale Antiphlogistika, Röntgenkontrastmittel, ACE-Hemmer, Medikamentenallergie.

Klinische Untersuchung: Alternative Ursachen des Nierenfunktionsverlustes sind differentialdiagnostisch zu berücksichtigen. Weiterhin sollte nach Komplikationen (s. u.) gefahndet werden, die für das therapeutische Vorgehen Konsequenzen haben:

- Volle Harnblase?
- Tumoren, z. B. in den Harnwegen oder Prostata?
- Blutdruck?

> ! Der auslösende Schock kann transitorisch gewesen sein.

- Hydrierung des Patienten bzw. Volumenstatus? Zentralvenöse Füllungsdrücke?
- Infektion(en)?

Urin: Sediment, Zytologie, Chemie. Ausschluß einer Glomerulonephritis oder einer Systemerkrankung (Hämaturie, Zylinder?). Analyse der Elektrolyte, Hinweis für Plasmozytom (Bence-Jones-Protein?). Proteinurie? (→ auch 3.**9**).

Blut: Elektrolyte, harnpflichtige Substanzen wie Kreatinin und Harnstoff-N, Säure-Basen-Status, Gesamt-Eiweiß, Albumin, Eiweiß-Elektrophorese (Plasmozytom-Hinweis?). Calcium zum Ausschluß einer Hyperkalzämie. LDH und Haptoglobin zum Ausschluß einer Hämolyse. Thrombozyten, Schistozyten und LDH zum Nachweis oder Ausschluß eines HUS.

Serologie: Ausschluß einer Leptospirose oder einer Hantavirus-Infektion.

Sonographie: Beurteilung von Nieren, ableitenden Harnwegen und Blase. Nierenmorphologie? Harnabflußstörung? Gefüllte Blase? Sonographie eventuell wiederholt durchführen.

Suche nach Komplikationen bei ANV:

- Harnpflichtige Substanzen: S-Kreatinin, S-Harnstoff; ein sehr starker Harnstoffanstieg (erhöhter Harnstoff-/Kreatinin-Quotient) gibt Aufschluß über Hyperkatabolismus.
- Elektrolyte: Hyperkaliämie?
- Metabolische Azidose (pH, HCO_3^-, Pco_2),
- Harnvolumenbestimmung (in der Akutphase wichtig, stündliche Harnflußmessung erforderlich, ggf. ist ein Blasenkatheter notwendig),
- Hydratationszustand: Röntgenaufnahme des Thorax (Überwässerung?), Lungenauskultation (Stauung?, S. 439), zentralvenöse Drücke (erhöhter ZVD?)

3.9 Urinbefunde bei akuter Niereninsuffizienz

Befunde	prärenales Nierenversagen „Niere im Schock“	renales Nierenversagen „Schockniere“
Urin-Osmolalität (mosmol/kg)	> 500	< 350
Urin-Natrium (mmol/l)	< 20	> 40
U/P Kreatinin (= Verhältnis Urin-Konzentration zur Plasma-Konzentration)	> 40	< 20
Proteinurie	fehlend	vorhanden
Sedimentuntersuchung	unauffällig (höchstens hyaline Zylinder)	Zylindrurie

- Infektionen? Deshalb sorgfältige klinische Untersuchung. Leukozytose? CRP-Erhöhung? Blut- und Urinkultur?
- Blutgerinnung (Thrombozyten, plasmatische Gerinnungsanalytik zum Ausschluß einer Verbrauchskoagulopathie).

Stellungnahme zur Dialysepflichtigkeit oder kontinuierlichen Hämofiltration

Entscheidungskriterien: Überwässerung, Hyperkaliämie, Harnstoff-Erhöhung über 200 mg/dl. Ein ideales Vorgehen ist häufig die prophylaktische Dialyse oder Filtration.

Prophylaxe:

- Bei gefährdeten Patienten (z. B. Schock, speziell Schock bei Infektionen; Röntgen-Kontrastmittel-Applikation usw.):
  - adäquate Hydratation des Patienten (Volumensubstitution und Schockbehandlung)
  - Furosemid i. v. (max. 0,5 mg/Min.)

    ! *Cave:* Aggravierung des Volumenmangels durch Furosemid bei ungenügender Flüssigkeitssubstitution.

  - Dopamin (umstritten; Dosis 100 µg/kgKG/Min.).
- Bei akuter Myoglobinurie, Hämoglobinurie, Hyperurikämie: Harnalkalisierung (Bicarbonat i. v.), da diese Substanzen sonst im sauren Harn ausfallen.
- Bei Röntgenkontrastmittelgabe bei proteinurischen Patienten mit Niereninsuffizienz: Hydratation und Absetzen der Diuretika, Reduktion der Kontrastmitteldosis; Calciumantagonisten.

Therapie:

- Nierenersatztherapie (intermittierende Hämodialyse, evtl. Peritonealdialyse, rsp. kontinuierliche Behandlungsverfahren wie kontinuierliche venovenöse Hämofiltration),
- Flüssigkeitsbilanzierung,
- Infektkontrolle
  - lokale Wundtoilette,
  - Vermeidung der Infektion von Zugängen (zentrale Venenkatheter, Blasenkatheter),
  - antibiotische Therapie: keine nephrotoxischen Antibiotika oder Dosisanpassung,
- Hyperkaliämie-Prophylaxe (→ 4.**3**, S. 289),
- ggf. parenterale Ernährung,
- antikatabole Maßnahmen; Kalorienzufuhr 35–40 kcal/kgKG/Tag,
- evtl. rekombiniertes Wachstumshormon (rhGH).

Prognose: Die Letalität ist abhängig von Begleitkomplikationen. Urämie ist bei Dialysebehandlung keine Todesursache. Bei unkompliziertem ANV des jüngeren Menschen (z. B. durch nephrotoxische Medikamente) liegt die Mortalität unter 10%; die Gesamtletalität unter Einbeziehung von Risikopatienten beträgt etwa 50%, in Hochrisikogruppen (Polytrauma mit Multiorganversagen und Sepsis; Zustand nach kardiochirurgischem Eingriff) über 80%. Im Prinzip ist bezüglich der Nierenfunktion eine Restitutio ad integrum möglich.

Sonderfälle des ANV

Hämolytisch-urämisches Syndrom (HUS): → „Erworbene Thrombozytopenien", S. 363f.
Hantavirus-Infektion: Durch Nager im Freien übertragene Virusinfektion mit Fieber, extremer Myalgie, Leberfunktionsstörung (Transaminasen), Thrombopenie und ANV infolge interstitieller Nephritis. Diagnosestellung: Serologie.

Harnwegsinfekte

→ auch „Infektionskrankheiten", S. 1102ff.

Definition

Unter einem Harnwegsinfekt wird die Anwesenheit von Bakterien oberhalb der Urethra verstanden, die ohne (asymptomatische Bakteriurie) oder mit klinischen Symptomen einhergehen kann. Zu unterscheiden sind symptomatische untere Harnwegsinfekte (Zystitis) von symptomatischen oberen Harnwegsinfekten (Pyelitis/Pyelonephritis).

→ *engl.:* urinary tract infection

Epidemiologie: Eine asymptomatische Bakteriurie (meist E. coli) ist bei Frauen häufig (1,5% aller Mädchen im Schulalter, 4–8% der Frauen im geschlechtsreifen Alter). Beim Mann ist eine Bakteriurie vor dem fortgeschrittenen Lebensalter mit Auftreten der Prostatahypertrophie ausgesprochen selten.

Ätiopathogenese und Pathophysiologie: Normalerweise sind die ableitenden Harnwege steril. Die Dickdarmflora stellt das Erregerreservoir für die bakterielle Harnwegsbesiedelung dar (meist E. coli). Der Infektionsweg ist aszendierend. Der Keimaszension wirken der hydrodynamische Auswascheffekt des Harnstroms und die lokale Immunantwort entgegen. Voraussetzung für die Aszension ist das Haften der Bakterien an Epithelien. Die folgenden Faktoren prädisponieren zu symptomatischen Harnwegsinfekten und liegen z.T. kombiniert vor:

Harntransportstörung:
- subvesikale Obstruktion (→ 3.**18**, S. 256), speziell Urethrastriktur,
- neurogene Blasenentleerungsstörung (u.a. Spina bifida, autonome diabetische Neuropathie),
- vesikoureteraler Reflux (→ „Sog. chron. Pyelonephritis", S. 248f): Voraussetzung für den Übertritt der Bakterien in die oberen Harnwege,
- Schwangerschaft (hormonal bedingte Ureterweitstellung bzw. Kompression),

strukturelle Anomalien der ableitenden Harnwege:
- Fehlbildungen,
- Zystennieren,
- Refluxnephropathie,
- Analgetikanephropathie,

verminderter Harnfluß und Auswascheffekt:
- habituelles Dursten,

verminderte lokale Infektabwehr:

akut:
- reflektorische Durchblutungsminderung der Blasenmukosa bei Kälteexposition,
- akute (banale) Virusinfekte,

chronisch:
- bei älteren Frauen Östrogenmangel,
- Diabetes mellitus,
- Immunsuppression.

Bei der Frau ist die häufigste Ursache der Keimaszension in die Blase der Geschlechtsverkehr („honeymoon"-Zystitis, Semesterbeginn-Zystitis). Im Gegensatz zu den spontan auftretenden Harnwegsinfekten kann es nach Katheterisierung oder Instrumentation zur Einschleppung von Schmutzkeimen (Proteus vulgaris oder mirabilis, Pseudomonas aeruginosa) kommen.

! Iatrogen erworbene Keime sind häufig gegen mehrere Antibiotika resistent.

Bei einem symptomatischen unteren Harnwegsinfekt liegen in der Regel eine lokale Entzündung ohne systemische Reaktion vor, während beim symptomatischen oberen Harnwegsinfekt in der Regel Fieber und Erhöhung von Akutphase-Proteinen (z. B. CRP = **C**-**r**eaktives **P**rotein) auf die systemische Mitreaktion hinweisen.

Symptomatik: Die Anwesenheit von Bakterien muß nicht notwendigerweise mit Symptomen einhergehen, wenn sich zwischen Erreger und Wirt ein Gleichgewicht eingestellt hat (asymptomatische Bakteriurie).
Typische Symptome des unteren Harnwegsinfektes (Zystitis):
- Dysurie, Pollakisurie,
- Blasentenesmen,
- gelegentlich schmerzhafte Makrohämaturie.

! Kein Fieber, kein Flankenschmerz.

Typische Symptome des oberen Harnwegsinfektes (Pyelitis):
- Fieber,
- Flankenschmerzen,
- Dysurie (nicht obligatorisch).

! Bei hohem Fieber und reduziertem Allgemeinzustand immer Urosepsis ausschließen.

Diagnostisches Vorgehen:
Urinuntersuchung: Zur Diagnostik sollte Mittelstrahlurin gewonnen werden. Wichtig ist die korrekte Technik: Das Genitale sollte gereinigt (Cave: Bakterizidie von Seife!), die Labien gespreizt werden. Die erste Urinportion wird verworfen. Sollte dies nicht möglich sein, kann der Urin auch durch eine suprapubische Blasenpunktion oder durch Einmalkatheterisierung gewonnen werden.
Bei Verdacht auf einen Harnwegsinfekt ist der Nachweis oder Ausschluß von Bakteriurie und Leukozyturie wegweisend.

! Der Urin muß entweder sofort weiterverarbeitet oder gekühlt werden.

Für die Interpretation werden die CFU (**c**olony **f**orming **u**nits)/ml Urin bestimmt:
- 100 000 CFU/ml Urin: signifikante Bakteriurie,
- 10 000 CFU/ml Urin: nicht eindeutig pathologisch (kontrollbedürftig),
- 1000 CFU/ml Mittelstrahlharn: keine signifikante Bakteriurie.

! Im Blasenpunktionsharn ist jeder Keimnachweis signifikant bzw. pathologisch.

Außerdem hilft die Leukozytenbestimmung, das Ergebnis richtig zu interpretieren: Eine *Bakteriurie ohne Leukozyturie* resultiert meist aus einer Kontamination oder einer zu späten Aufarbeitung des Urins oder ist Zeichen einer nicht behandlungsbedürftigen asymptomatischen Bakteriurie. *Leukozyturie ohne Bakteriurie:* Meist Kontamination durch Vaginalsekret. Falsch positive Befunde können folgende Ursachen haben:

- Kontamination (immer verdächtig: Mischflora; verdächtig: Beimengungen von Vaginalepithelien im Urinsediment),
- fehlerhafte Handhabung des Urins (sofortige Anlegung der Kultur oder Kühlkette!),

falsch negative Befunde können folgende Ursachen haben:

- akut symptomatischer HWI (bakterizide Entzündungsprodukte im Harn),
- Antibiotika im Urin,
- Fehldiagnose bei Urethritis: gonorrhoische, nichtgonorrhoische oder postgonorrhoische Urethritis, Reiter-Syndrom (Urethritis, Konjunktivitis, Arthritis, selten Kolitis) oder bakterielle Vaginose.

Sonographie (ggf. wiederholt) zum Ausschluß einer Harnwegsobstruktion.

! Eine Antibiotikatherapie ohne Beseitigung eines Staus ist ein Kunstfehler.

Blutkulturen: bei schwerem Verlauf und Verdacht auf eine Urosepsis indiziert,
Gerinnungskontrolle: bei Verdacht auf eine Verbrauchskoagulopathie im Verlauf einer Urosepsis,
Kreatinin-Clearance, Retentionswerte: ggf. bei rezidivierenden HWI zum Ausschluß einer Nierenfunktionseinschränkung,
Urographie: indiziert bei chronisch-rezidivierenden Harnwegsinfekten.

Therapie:

unterer Harnwegsinfekt (Zystitis):
Akutmaßnahmen:

- Bei unterem Harnwegsinfekt nicht instrumentierter Patienten ohne Harntransportstörung (d.h. anamnestisch kein Blasenkatheter, keine Zystoskopie usw.):
  - reichliche Flüssigkeitszufuhr (außer bei Blasentenesmen),
  - regelmäßige Blasenentleerung,
  - lokale Wärme,
  - Spasmolytika,
  - Antibiotika: bei Auftreten außerhalb des Krankenhauses ohne vorangegangene Instrumentation Trimethoprim (z.B. Uretrim 2× 160 mg für 1–3 Tage) oder Gyrasehemmer (Norfloxacin, Ofloxacin, Ciprofloxacin, Enoxacin). Eine initiale Harnkultur ist nicht obligatorisch, im antibiotikafreien Intervall jedoch Bakterienkultur zur Erfolgs- und Verlaufskontrolle.

- Bei Auftreten des HWI im Krankenhaus, bei instrumentierten Patienten oder HWI bei bekannter Harntransportstörung:
  - obligatorisches Anlegen einer Harnkultur und Resistenztestung,
  - „blinde“ Anbehandlung mit Gyrasehemmer oder Antibiotikum nach Maßgabe eines früher bekannten Antibiogramms,
  - bei Bedarf Umsetzen auf wirksames Antibiotikum nach Eintreffen des aktuellen Befundes.
- Bei Verdacht auf Urosepsis: sofortige intravenöse Therapie mit Breitbandantibiotikum.
- In der Gravidität sind Aminoglykoside und Tetracyclin absolut kontraindiziert, Gyrasehemmer problematisch. Am sichersten sind Antibiotika der Penicillinreihe und Cefalotine, da sie nicht mit dem Eukaryontenstoffwechsel interferieren.

Kausalbehandlung (im beschwerdefreien Intervall):
- Urethraschlitzung bei Urethrastenose,
- Beseitigung der Inkontinenz bei Zystozele,
- lokale Östrogenbehandlung bei älteren Frauen mit Östrogenmangel zur Behandlung der Schleimhautatrophie.

Langzeitprophylaxe:
- ausreichende Flüssigkeitszufuhr (>1,5 l täglich),
- Miktionshygiene: regelmäßige Miktion ggf. zweizeitige Miktion zur sicheren Blasenentleerung.

Antibiotika: 3 Optionen
- Selbstbehandlung bei akuter Dysurie mit Trimethoprim oder Gyrasehemmer für 1–3 Tage,
- prophylaktisch Trimethoprim oder Gyrasehemmer nach Geschlechtsverkehr (falls symptomatische Episoden durch Verkehr ausgelöst werden),
- bei häufigen Rezidiven und hohem Leidensdruck Langzeitprophylaxe mit Trimethoprim oder Gyrasehemmer (z. B. Barazan, 3×/Woche abends).

oberer Harnwegsinfekt (Pyelonephritis):
obligatorisch:
- bakterielle Kultur und Resistenzprüfung,
- wiederholte Sonographie zum Ausschluß einer Harnwegsobstruktion (Kunstfehler: Antibiotika ohne Beseitigung eines Staus),
- bei schwerem Verlauf Blutkulturen (Urosepsis) und Gerinnungskontrolle (Verbrauchskoagulopathie).

Akutmaßnahmen: wie bei unterem Harnwegsinfekt.
Antibiotika:
- resistenzgerecht bei Vorliegen eines früheren Antibiogramms,
- „blinde“ Therapie mit Gyrasehemmer oder Cephalosporin.

Komplikationen und Prognose: Bei Harntransportstörung, speziell Obstruktion, können als Komplikation infizierte Hydronephrose rsp. Pyonephrose, pyogene Papillennekrose, Nierenabszeß und Urosepsis auftreten.
Bei Fehlen einer Harntransportstörung führt der Harnwegsinfekt im Gegensatz zu früheren Vorstellungen nicht zur Vernarbung der Niere (sog. „Pyelonephritis“) mit chronischem Nierenfunktionsverlust.

! Entscheidend für die Prognose ist die Erkennung (und Behandlung) prädisponierender urodynamischer Ursachen (Obstruktion, vesikoureteraler Reflux, neurogene Entleerungsstörung), die therapiert werden müssen und unbehandelt den Patienten akut oder chronisch gefährden (Urosepsis; chronische Niereninsuffizienz).

Nephrolithiasis

Definition

Als Nephrolithiasis werden Steinbildungen in den Hohlsystemen der Nieren und in den ableitenden Harnwegen bezeichnet.

→ *Synonym:* Urolithiasis, Nierensteinleiden; *engl.:* nephrolithiasis

Epidemiologie:
- Häufigkeit: ca. 5% der Bevölkerung sind betroffen,
- Geschlechtsverhältnis ♂ : ♀ = 2–3 : 1,
- Rezidivrisiko: über einen Zeitraum von 10 Jahren ca. 50%.

Prädisponierende Risikofaktoren:
- geringes Harnvolumen (habituelle Durster, heißes Klima),
- hohe Ausscheidungsrate von Calcium, Oxalat, Harnsäure,
- abnormer Urin-pH: Harnsäure und Cystin sind weniger löslich in saurem, Struvit (Ammonium-Magnesium-Phosphat) und Calciumphosphat in alkalischem Urin,
- Fehlen von Hemmsubstanzen für Steinbildung und -wachstum im Urin (Citrat, Magnesium, Pyrophosphat, Glycoproteine).

Symptome:
- Schmerzen im Nierenlager,
- Hämaturie (Mikro- oder Makrohämaturie),
- Steinkolik (extremer Flankenschmerz mit Ausstrahlung in Leisten, Hoden oder Schamlippen, Nausea und Erbrechen).

Diagnose:

Diagnosesicherung:
Anamnese: Kolik- oder Steinanamnese, Trinkmenge, Diät, Familienanamnese,

Sonographie: heute meist erste diagnostische Stufe zur Erfassung von Steinen rsp. deren Komplikationen (Stau), allerdings limitierte Sensitivität für kleinere Konkremente,
Harnanalyse: Hämaturie, bei Harnwegsinfekt Pyurie, charakteristische Kristallurie bei Zystinurie und Hyperoxalurie,
Abdomen-Röntgenübersichtsaufnahme: erfaßt röntgendichte Steine, d.h. Calcium-, Struvit- oder Zysteinsteine; nichtröntgendichte Harnsäuresteine sind radiologisch nicht nachweisbar,
Ausscheidungsurographie: Nachweis von Kontrastmittelaussparungen bei nichtröntgendichten Konkrementen,
Computertomographie (CT).

Suche nach der Ursache: Da die Ursachenkenntnis häufig Maßnahmen zur Rezidivprophylaxe ermöglicht, sollte versucht werden, eine behandelbare Ursache zu identifizieren.
Steinanalyse: die wichtigsten Steinarten sind:
- Calcium-Oxalat-Steine,
- Calcium-Phosphat-Steine,
- Harnsäure-Steine,
- Infektsteine (Struvit = Mg NH_4PO_4),
- Zystinsteine.

Insbesondere bei Trägern calciumhaltiger Nierensteine sollten folgende Parameter überprüft werden (die Zahlen in Klammern geben die Häufigkeit der metabolischen Anomalien an):
- S-Calcium (erhöht) und S-Phosphat (erniedrigt): primärer Hyperparathyreoidismus (8%, → „Nebenschilddrüse", S. 577ff),
- Blutgase (metabolische Azidose) und Chlorid (erhöht) im Plasma: renaltubuläre Azidose (evtl. mit Nephrokalzinose, → „Renal-tubuläre Azidose", S. 236f u. „Nephrokalzinose", S. 269f),
- Urin-Sediment (Pyurie, Bakteriurie, Kristallurie): Begleitinfekt- rsp. struvithaltige Infektsteine (5%),
- Urin-Chemie: Hyperoxalurie (15%), Zystinurie,
- Urin-Calcium (erhöht in 55% der Fälle): z.B. idiopathische Hyperkalzurie,
- verminderte Citratausscheidung (50%),
- Hyperurikosurie (40%).

Differentialdiagnose:

Erkrankung	Bedeutung	Kommentar
Kolik		
– Blutgerinnsel in ableitenden Harnwegen bei Makrohämaturie (z. B. Nierenzellkarzinom)	+	Sonographie: kein schattengebendes Konkrement, sondern evtl. Tumor nachweisbar
– abdominale Schmerzursachen:		
Appendizitis,	+++	Leukozytose, Loslaßschmerz im rechten Unterbauch, Temperaturdifferenz rektal/axillar
stielgedrehte Ovarialzyste,	++	Sonographie, gynäkologische Untersuchung
Adnexitis,	++	gynäkologische Untersuchung
Extrauteringravidität,	+++	β-HCG im Urin, Sonographie
Pankreatitis,	++	gürtelförmiger Schmerz, Lipase im Serum, Amylase im Serum und im Urin
Divertikulitis,	+++	Sonographie, Blut im Stuhl, Kolonkontrasteinlauf, meist ältere Patienten
Gallenkolik,	+++	Sonographie, häufig ältere und adipöse Frauen, Cholestaseparameter evtl. erhöht
Niereninfarkt,	+	Sonographie
Nierenvenenthrombose,	+	Duplex-Sonographie
Papillennekrose	+	Ausscheidungsurographie: abnorme Kontur im Papillenbereich, nichtschattengebendes oder schattengebendes Konkrement
nichtschattengebendes Konkrement		
– Papillennekrose,	+	s. o.
– Uroepithelkarzinom	+	Medikamentenanamnese (NSAR), Sonographie
schattengebendes Konkrement		
– Uro-Tuberkulose,	++	säurefeste Stäbchen im Urin, sonographisch Einschmelzungen im Nierenparenchym
– Papillennekrose	+	s. o.

Therapie:
Schmerztherapie der akuten Kolik: Analgetika und Spasmolytika.

! Analgetika erst verabreichen, wenn ein akutes Abdomen ausgeschlossen ist.

Beseitigung des Harnstaus und Lithotripsie: → Lehrbücher der Urologie,
Litholyse: Oxalat-, Phosphat- und Struvit-Steine sind einer medikamentösen Auflösung nicht zugänglich. Harnsäuresteine könen durch Neutralisierng des Urins (Uralyt-U; Na^{+}-K^{+}-Hydrogencitrat) unter Urin-pH-Kontrolle (6,5–7) und Gabe von Harnsäuresynthese-Hemmern (Allopurinol, z. B. Zyloric, Uripurinol) aufgelöst werden.
Generelle Steinprophylaxe:
- ausreichende Trinkmenge (2–3 l), vor allem abends (Vermeiden eines hochgestellten Harns nachts).
- Beschränkung des Konsums tierischen Eiweißes, welches aus komplexen biochemischen Gründen das Calcium-Stein-Risiko erhöht.

Steinmetaphylaxe: Je nach Ausfall der Steinanalyse nachsorgende Maßnahmen zur Vermeidung eines Steinrezidivs:
- *Calcium-Oxalat-Steine:* Im Gegensatz zu früheren Empfehlungen ist eine diätetische Calciumbeschränkung kontraproduktiv (bei niedriger intestinaler Calciumkonzentration vermehrte Oxalat-Resorption im Darm mit vermehrter Oxalat-Ausscheidung; da Oxalat schwer löslich ist, resultiert hierdurch eine Steigerung des Steinrisikos). Statt dessen ist eine medikamentöse Senkung der Urin-Calcium-Ausscheidung durch Thiazide sowie eine verminderte Oxalat-Zufuhr durch Vermeidung oxalatreicher pflanzlicher Nahrungsmittel (Rhabarber, Spinat, etc.) sinnvoll. Wirksam ist auch Citratzufuhr in Verbindng mit Allopurinol.
- *Uratsteine:* s. o. (Uralyt-U und Allopurinol).
- *Magnesium-Ammonium-Phosphat-Steine:* Sanierung des Harnwegsinfektes; bei bestehendem Harnwegsinfekt ist ein Steinwachstum nicht zu verhindern.

Prognose: Eine Nierenschädigung durch Obstruktion oder Nephrokalzinose ist möglich.

Nephrokalzinose

Definition

Als Nephrokalzinose bezeichnet man Verkalkungen im Nierenparenchym als Folge ätiologisch unterschiedlicher Erkrankungen.

→ *engl.:* nephrocalcinosis

Epidemiologie: Seltene Erkrankung, gelegentlich Begleiterscheinung bei systemischen Erkrankungen (s. u.).

Ätiologie:

Nephrokalzinose aus lokaler Ursache:
papillomedulläre Verkalkungen:
- verkalkte Papillennekrosen,
- Markschwammniere,
- Nierentuberkulose,
- Tumorverkalkung bei Hypernephrom,
- verkalkter Rand einer Nierenzyste,
- verkalktes Hämatom,

kortikale Verkalkungen:
- Zustand nach Nierenrindennekrose („tramway sign"),
- Nierennekrose nach Amphotericin-B-Therapie,
- Zustand nach Sublimatvergiftung.

Nephrokalzinose aus systemischer Ursache:
- primärer Hyperparathyreoidismus,
- renal-tubuläre Azidose mit typisch maulbeerartiger Verkalkung des Nierenmarks,
- hereditäre Oxalose sowie enterale Hyperoxalurie,
- Bartter-Syndrom,
- seltene Ursachen: Hyperkalzämie bei Morbus Boeck, Vitamin-D-Intoxikation oder Malignom, Milch-Alkali-Syndrom, kongenitales Myxödem, Acetazolamid-Mißbrauch, Hypophosphatasie (fehlendes ossäres Isoenzym der alkalischen Phosphatase mit Osteomalazie).

Symptome: Die Nephrokalzinose per se macht keine Beschwerden. Gelegentlich wird eine begleitende Nephrolithiasis symptomatisch.

Diagnose:
Sonographie: echodichte Strukturen in der Niere mit dorsaler Schallauslöschung (je nach Grunderkrankung sind Kortex oder Medulla befallen).
Computertomographie: intrarenaler Kalknachweis.

Therapie: Die einzige Therapieoption besteht in der Beseitigung der auslösenden Ursache (z. B. Operation eines primären Hyperparathyreoidismus, Azidose-Ausgleich durch Alkali-Zufuhr bei renal-tubulärer Azidose sowie ausreichende Flüssigkeitszufuhr und ggf. Pyridoxal-Zufuhr bei Oxalose).

Prognose: Die Nephrokalzinose kann zur Niereninsuffizienz fortschreiten.

Häufige Fehlbildungen von Niere und ableitenden Harnwegen

Wegen der komplexen Entwicklungsgeschichte der Niere sind Verschmelzungs- und Lageanomalien der Nieren relativ häufig (etwa 1 : 10000). Oft werden sie nur als Zufallsbefund durch bildgebende Verfahren entdeckt, da sie komplett asymptomatisch sein können. Symptome können auftreten durch Obstruktion und Infektion.

! Fatal ist die Verkennung einer dystopen Einzelniere und deren chirurgische Entfernung nach einem Trauma.

Man unterscheidet folgende Formen:
Hufeisenniere: ventrale Verschmelzung bei malrotierten Nierenanlagen, Ureteren nach ventral abgehend, verschmolzener unterer Nierenpol, die großen Gefäße überkreuzend.

! Eine Hufeisenniere kann sonographisch fälschlicherweise zur Diagnose „präaortale Raumforderung" (z. B. Lymphom, Tumor) führen.

Kuchenniere: dystop im Becken gelegene malrotierte Niere.
Ektopie: Die Ektopie ist abzugrenzen gegen einen Tiefstand, d.h eine Senkniere (Tiefertreten meist der rechten Niere im Stehen, jedoch orthotoper Abgang der Nierengefäße aus der Aorta, meist bei überschlanken jungen Frauen, in der Regel kein Krankheitswert).
Gekreuzte Ektopie: Hier liegt eine Niere auf der Gegenseite (mit oder ohne Verschmelzung mit der orthotopen Niere), der Ureter mündet oft orthotop.

Gichtniere

→ auch „Hyperurikämie und Gicht", S. 695ff

→ *Synonym:* Uratnephropathie; *engl.:* urate nephropathy

Tophi (Harnsäureablagerungen) in der Niere kommen zwar häufiger beim Gichtkranken, aber auch beim Nicht-Gichtkranken vor, sind also nicht spezifisch für Gicht und haben keinen Krankheitswert. Bei Gichtpatienten wurde früher, d. h. vor Verfügbarkeit von Harnsäure-Synthesehemmern (Allopurinol), häufig eine Niereninsuffizienz beobachtet. Man ist heute der Auffassung, daß diese **chronische Niereninsuffizienz** zurückzuführen war auf:
- Uratnephrolithiasis,
- begleitende Hypertonie bei Diabetes mellitus (Risikofaktorbündelung bei Gichtpatienten),
- gelegentlich Bleiintoxikation (die sowohl Gicht als auch eine chronische Nephropathie hervorruft).

Abzugrenzen von der chronischen Niereninsuffizienz bei Gichtkranken ist die **akute Uratniere** (→ *Synonym:* akute Uratnephropathie). Hier kommt es durch exzessiven Anfall und intratubuläre Ausfällung von Harnsäure nach Zytolyse (z. B. zytostatische Therapie von Leukämien oder Tumoren ohne begleitende Harnsäuresynthesehemmung durch Allopurinol) zu akuter Niereninsuffizienz. Die Tubulusblockade läßt sich durch ausreichende Diurese, Harnalkalisierung (Harnsäure ist im alkalischen Urin besser löslich) sowie Harnsäuresynthesehemmer (Allopurinol) vermeiden.

Urogenital-Tuberkulose

→ auch „Lunge", S. 471 ff u. „Infektionskrankheiten", S. 1084 ff

Definition

Durch hämatogen-metastatische Streuung verursachte chronische Infektion des Urogenitaltraktes mit Mycobacterium tuberculosis.

→ *engl.:* genitourinary tuberculosis

Epidemiologie: Sehr stark abnehmende Häufigkeit, heute ausgesprochen selten, meist sind Männer im mittleren Lebensalter (20–40 Jahre) befallen.

Pathogenese: Die Erkrankung entsteht auf hämatogenem Wege, i.d.R. im Rahmen einer Streuung aus einem pulmonalen Primärherd. Dabei siedeln sich Tuberkulosebakterien in der Rinde meist beider Nieren an. Durch Ausscheidung von Tuberkulosebakterien mit dem Harn kommt es zur Infektion der ableitenden Harnwege und meist auch des Genitaltraktes.

Symptome: Ein Frühsymptom der Urogenitaltuberkulose ist allenfalls die Reizblase, beim Mann tritt oft ein schmerzloser Befall der männlichen Adnexe auf (diagnostisch wichtig). Zuweilen werden auch Schmerzen in der Nierengegend, Koliken und Hämaturie angegeben.
Zunehmende indolente Schwellung der Nebenhoden, Hämatospermie oder therapieresistente Urethritiden weisen auf eine Genitalbeteiligung hin. Eine für die Tuberkulose typische Symptomatik (z. B. Müdigkeit) findet sich erst im fortgeschrittenen Erkrankungsstadium.

Diagnostisches Vorgehen: Diagnostisch sollte eine Tuberkulose des Urogenitaltraktes in Erwägung gezogen werden bei:
- chronisch therapierefraktärer Zystitis,
- Pyurie ohne Bakteriennachweis auf üblichen Nährböden,
- Nebenhodentuberkulose,
- chronischer Skrotalfistel,
- Nachweis von Verkalkung durch bildgebende Verfahren.

> **!** Die Primärerkrankung bleibt häufig unerkannt; ein fehlender Nachweis z. B. eines pulmonalen Infiltrates (Röntgenaufnahme des Thorax) schließt die Diagnose nicht aus.

Die Diagnosesicherung erfolgt durch kulturellen Nachweis der Tuberkelbakterien im Urin (Mehrfachuntersuchung!).

Therapie: → „Tuberkulose", S. 475 ff.
Gegebenenfalls ist eine chirurgische Therapie von Harnwegsobstruktion bzw. einer Schrumpfblase notwendig.

Prognose: Bei adäquater Therapie heute gut. Eine Nephrektomie ist nur noch selten notwendig.

Strahlennephritis

Meist als Spätfolge einer Bestrahlung des Retroperitoneums, z.B. nach Hodentumoren, mit einer Äquivalentdosis >20 Sievert kann es zu einer chronisch progredienten Niereninsuffizienz kommen. Es ist lediglich eine symptomatische Behandlung der Niereninsuffizienz möglich. Besonders wichtig bei der notorisch zu Hypertonie neigenden Strahlennephritis ist eine antihypertensive Therapie.

Nierenzellkarzinom

Definition

Maligner Tumor, der von Nierenzellen ausgeht.

→ *Synonym:* Hypernephrom (veraltete Bezeichnung); *engl.:* hypernephroma

Epidemiologie:
- Das Nierenzellkarzinom macht ca. 2% aller jährlich neu auftretenden Krebsfälle aus,
- Männer sind 2–4mal häufiger betroffen als Frauen,
- Altersmaximum 60–70 Jahre,
- Häufigkeit in der Tendenz steigend.

Ätiologie und Pathogenese: Ein Risikofaktor ist vor allem das Rauchen. Selten tritt der Tumor in Verbindung mit einer kongenitalen Erkrankung, wie dem von Hippel-Lindau-Syndrom, auf (Defekte auf Chromosom 3).

Symptomatik: Es existieren keine Frühsymptome. Symptome deuten in der Regel auf ein fortgeschrittenes Stadium hin.
Fokale Zeichen:
- tastbarer abdominaler Tumor,
- Flankenschmerz,
- Makrohämaturie mit und ohne Kolik,
- Varikozele bei linksseitig lokalisiertem Tumor.

Metastasierung: typisch ist ein frühzeitiger Einbruch in die Vene mit Fernmetastasierung (Lunge, Knochen, Leber, Gehirn).
Systemische Symptome wie Fieber (Interleukinsekretion), Hyperkalzämie (Parathormonsekretion), Polyglobulie (Erythropoetinsekretion), Hypertonie (Reninsekretion; „the internist's tumor"), Müdigkeit, Gewichtsverlust.

! Jede Raumforderung der Niere und jede Makrohämaturie ist so lange verdächtig für ein Nierenzellkarzinom, bis das Gegenteil bewiesen ist.

Diagnostisches Vorgehen:

- Heute wird die Erkrankung meist als Zufallsbefund bei der Nierensonographie diagnostiziert (meist echoarme oder echoreiche Raumforderung, seltener Zyste mit Malignitätskriterien, → „Nierenzysten", S. 250).
- CT: Veneneinbruch, Lymphknotenbefall oder
- Kernspintomographie als weiterführende bildgebende Verfahren.

Differentialdiagnose:

Erkrankung	Bedeutung	Kommentar
einfache Nierenzysten	+++	echofreie Raumforderung mit dorsaler Schallverstärkung
Pseudotumoren: z. B. Regeneratknoten	++	bei vernarbenden Nierenerkrankungen, z. B. Analgetikanephropathie
Formvarianten:		sonographischer Hinweis: normale Echotextur
– Milzbuckel,	++	
– Doppelbildung der Niere	++	
andere Nierentumoren:		
– Wilms-Tumor	+	i.d.R. sind Kinder betroffen
– Nierenmetastasen	+	selten
– Onkozytom	+	selten, aber wichtig, da benigne

Therapie: Radikale Nephrektomie mit oder ohne Lymphadenektomie. Durch Chemotherapie ist keine Prognoseverbesserung möglich.
Interessante neue Aspekte liefert die Immuntherapie. Selten ist die chirurgische Resektion von Einzelmetastasen erfolgreich.

Prognose: Bei Stadium I (auf Niere beschränkt) 10-Jahres-Überlebensrate 73%, bei Fernmetastasen 5-Jahres-Überlebensrate 8%.

Amyloidose

Definition

Unter Amyloidose versteht man extrazelluläre Ablagerungen von Protein-Fibrillen. Von diesen Amyloidablagerungen können praktisch alle Organe betroffen sein, einer der Hauptmanifestationsorte sind jedoch die Nieren.

→ *engl.:* amyloidosis

Ätiopathogenese: Amyloid A (AA) entsteht durch Proteolyse aus Serum-Amyloid A (SAA), einem Akutphase-Protein. Vorläufer von Amyloid L (AL) ist der variable Teil der L-Ketten der Immunglobuline.

Einteilung:

- primäre Amyloidose (AL-Typ): keine Begleiterkrankung nachweisbar,
- sekundäre Amyloidose (AL-Typ) bei multiplem Myelom (→ „Plasmozytom", S. 1024),
- sekundäre Amyloidose (AA-Typ) bei chronischen Infektionskrankheiten (z. B. Osteomyelitis) oder Entzündungen (z. B. chronische rheumatische Arthritis; → „Chronische Polyoarthritis", S. 1238 ff),
- heredofamiliäre Amyloidose (AA-Typ), ist auch mit dem familiären Mittelmeerfieber assoziiert.

Symptomatik: Typisch für Amyloidniere ist ein nephrotisches Syndrom. Diese Nierenerkrankung ist nicht reversibel. Häufig verschlechtert sich die Nierenfunktion progredient bis zur dialysepflichtigen Niereninsuffizienz. Vereinzelt finden sich eine diskrete Erythrozyturie, eine renal-tubuläre Azidose oder eine Nierenvenenthrombose. Eine arterielle Hypertonie kommt selten vor. Sonographisch können die Nieren vergrößert zur bildgebenden Darstellung kommen. Hinweise für eine Amyloidose anderer Organe können sein: Verdickung der Zunge, restriktive Kardiomyopathie, Hepatomegalie, Splenomegalie, Polyneuropathie.

Diagnostisches Vorgehen: Die Verdachtsdiagnose Amyloidniere kann nur durch eine Nierenbiopsie gesichert werden. In der Histologie ist polarisationsoptisch eine grüne Doppelbrechung nach Kongo-Rot-Färbung typisch. Immunhistologisch kann AA-Amyloid von AL-Amyloid differenziert werden. Auch bei Amyloidoseverdacht anderer Organe wird die Diagnose durch eine Biopsie gesichert. Einen hohen Stellenwert hat die Rektum-Schleimhautbiopsie.

Therapie: Eine kausale Therapie ist nicht möglich. Bei Niereninsuffizienz sind Hämodialyse oder ggf. Nierentransplantation die Therapieverfahren der Wahl.
Bei AA-Amyloidosen sollte die Grunderkrankung (z. B. Bronchiektasen, Morbus Crohn, chronische Polyarthritis) diagnostiziert und behandelt werden; bei familiärem Mittelmeerfieber (FMS) spezifische Behandlung mit Colchicin. Bei AL-Amyloidosen kann ein Myelom behandelt werden (→ S. 1026 f).

Prognose: Bei manifester Nierenfunktionseinschränkung ist die Prognose sehr ungünstig. Todesursache ist meist Herzbeteiligung.

Literatur

Seldin D.W., Giebisch G., eds. The Kidney. Physiology and Pathophysiology. New York: Raven Press; 1985.

Davison A.M., Cameron J.S., Grünfeld J.P., Kerr D.N.S., Ritz E., Winearis CC. Oxford Textbook of Nephrology. 2nd edition. Oxford: Oxford University Press; 1997.

4 Elektrolyt- und Wasserhaushalt

Eberhard Ritz

4.1 Natrium- und Wasserhaushalt: Osmo- und Volumenregulation

Der Wasser- und Natriumhaushalt des Körpers wird unter 2 Aspekten in engen Grenzen reguliert (■ 4.1):
- Die Plasmaosomolalität muß konstant 285 mosm/kg H_2O betragen.
- Das Extrazellulärvolumen muß so bemessen sein, daß einerseits eine stabile Kreislaufsituation mit einer ausreichenden Gewebeperfusion gewährleistet ist, aber andererseits keine Hypervolämie mit Hypertonie und Ödemen resultiert.

Obwohl beide Regulationsgrößen eng miteinander zusammenhängen, sind die Kompensationsmechanismen durchaus unterschiedlich. Grundsätzlich hat der Körper die Möglichkeit,
- die Aufnahme und Abgabe von Wasser (■ 4.1) zu steuern und
- die Zu- und Ausfuhr von Natrium als wichtigstem extrazellulären Osmolyt zu regulieren.

Die **Plasmaosomolalität** wird von hypothalamischen Osmorezeptoren gemessen und über das Durst-ADH-System gesteuert (→ „Diabetes insipidus", S. 523 ff). Dadurch wird zwar die Natrium*konzentration* im Plasma überwacht, der Natrium*bestand* des Körpers wird durch dieses Kontrollsystem aber nicht direkt verändert. Die ADH-Sekretion wird allerdings nicht nur durch osmotische Signale kontrolliert. Trotz niederer Plasmaosmolalität kann vielmehr selbst bei hyponatriämischen Patienten ADH sezerniert werden, wenn die effektive Füllung des Gefäßsystems vermindert ist. Dies erklärt die Hyponatriämie bei Herzinsuffizienz, Leberzirrhose, nephrotischem Syndrom (kein Gesamtkörper-Natrium-Defizit) oder bei Volumenmangel durch äußere Natriumverluste (Diarrhö, Erbrechen) und Flüssigkeitsverluste in innere Räume („third space") bei Verbrennungen, Trauma oder Peritonitis. Außerdem kann der Wasserhaushalt durch eine primäre Störung des hypothalamischen Osmosensors, Störungen der ADH-Sekretion (Diabetes insipidus, Schmerz, Angst, Pharmaka mit zentraldepressiver Wirkung) sowie eine reduzierte renale ADH-Ansprechbarkeit gestört werden.

Da die Osmolalität immer konstant gehalten werden muß, muß die Ein- und Ausfuhr von Natrium normalerweise immer mit dem Zu- oder Abstrom von Wasser begleitet sein.

Natrium ist also die wesentliche Regelgröße im **Volumenkontrollsystem**. Die Natriumausscheidung durch die Niere wird durch den Natriumbestand des

Osmo- und Volumenregulation

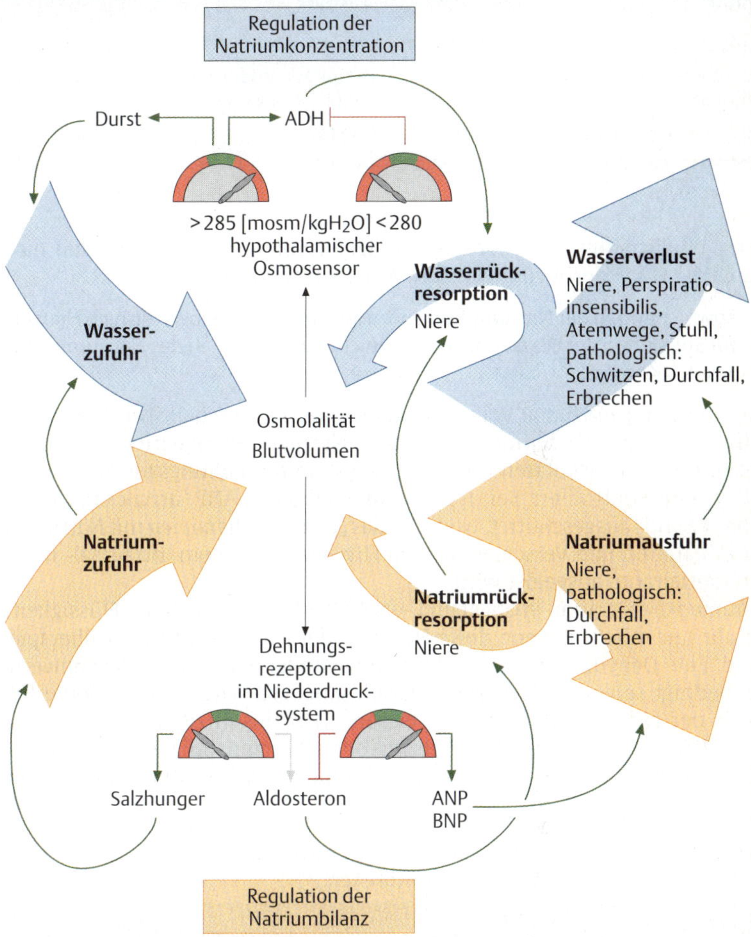

→ fördert, stimuliert, bewirkt die Sekretion von

⊣ hemmt, reduziert die Sekretion von

ADH antidiuretisches Hormon

ANP atrial natriuretic peptide

BNP brain natriuretic peptide

4.1 Im oberen Bildteil ist die Osmoregulation über das Durst-ADH-System dargestellt. Das Volumenkontrollsystem über die Natriumbilanz (unterer Bildteil) regelt indirekt die Wasserbilanz, da Natrium aus osmotischen Gründen gleichsinnige Wasserbewegungen nach sich zieht.

4.1 Flüssigkeitsbilanz der Erwachsenen (Angaben in ml/24h)

Einfuhr		Ausfuhr	
Trinkmenge	1000–1500	Urin	1000–1500
Wasseranteil in fester Nahrung	700	Perspiratio insensibilis (Haut, Atemwege)	900
Oxidationswasser	300	Faeces	100
Gesamt	2000–2500	Gesamt	2000–2500

Extrazellulärraums (welcher das Flüssigkeitsvolumen bestimmt) und nicht durch die Höhe der Serum-Natrium-Konzentration gesteuert.

! Abweichungen der Natrium-Konzentration im Serum geben deshalb Hinweise auf Störungen der Wasserbilanz, aber nicht auf Störungen des Natriumbestandes des Körpers.

Die Natrium- (und damit Volumen-)konservierung durch die Niere ist extrem effizient und präzise hormonal gesteuert. Normalerweise wird laufend durch Rezeptoren im vaskulären Niederdrucksystem der Füllungszustand des Gefäßsystems kontrolliert. Bei Hypervolämie wird u.a. ANP (**a**triales **n**atriuretisches **P**eptid) ausgeschüttet, wodurch das *„escape"-Phänomen* mit Natriurese, Vasodilatation und Verschiebung von Flüssigkeit aus dem Intravasal- in den Interstitialraum ausgelöst wird.
Volumen- (= Natrium-)mangel und -exzeß (**4.2**) sind bei freier Flüssigkeitszufuhr nur möglich, wenn diese Funktion der Niere gestört oder überspielt wird. Eine Dehydratation kann durch renale oder extrarenale Natriumverluste bedingt sein, eine Hyperhydratation hingegen wird durch erhöhte Effizienz der renalen Natriumkonservierung (Herzinsuffizienz, Leberzirrhose, nephritisches/nephrotisches Syndrom) oder Niereninsuffizienz verursacht.
Eine Hypovolämie, d.h. verminderte Füllung des Intravasalraumes, kann

4.2 Veränderung des Extrazellulärvolumens (Hydratationszustand) und der Osmolalität: Kombinationsmöglichkeiten

Volumenbestand	Indikator Hb, S-Eiweiß	Osmolalität	Indikator MCV (mittleres Erythrozytenvolumen)
Dehydratation (Volumenmangel)	erhöht	isoton hypoton hyperton	normal erhöht erniedrigt
Hyperhydratation (Volumenexzeß)	erniedrigt	isoton hypoton hyperton	normal erhöht erniedrigt

nicht nur durch Störung der äußeren Bilanz (hypertone Dehydratation, → ▣ 4.2), sondern auch durch Umverteilung zwischen intravasaler und interstitieller Flüssigkeit (sog. „third space“) zustande kommen. Diagnostische Probleme entstehen bei Sequestrierung von Flüssigkeit in Darm (Ileus), Retroperitonealraum (Pankreatitis), Subkutangewebe (Verbrennung) etc., da diese Form des Volumenmangels nicht durch äußere Bilanzierung erkannt werden kann.

Volumenmangel

Symptomatik und Befunde:

- Defizit bis 2 l: Durst,
- Defizit ab 2–4 l: trockene Schleimhäute/verminderter Hautturgor (unzuverlässig bei kachektischen Patienten),
- Defizit ab etwa 4 l: überschießender Blutdruckabfall und Herzfrequenzanstieg in Orthostase, evtl. Fieber und Oligurie.

Diagnostisches Vorgehen: Die zuverlässigste Erkennung des Volumenmangels ist durch Messung von **zentralem Venendruck** (ZVD, normal 4–10 cm H_2O) und **pulmonalkapillärem Verschlußdruck** (Swan-Ganz-Katheter) möglich. Der ZVD ist unzuverlässig bei Rechtsherzinsuffizienz und vermehrter Katecholaminausschüttung (z. B. im Schock), da durch eine Venenkontraktion der ZVD trotz Volumenmangel erhöht wird.
Labor: Anstieg von Serum-Eiweiß und Hämoglobin (→ ▣ 4.2); bei normaler Nierenfunktion hohe Urin-Kreatinin- und niedere Urin-Natrium-Konzentration (→ „Prärenales Nierenversagen“, S. 255 f).

Volumenexzeß

Symptomatik und Befunde: Bei gleichzeitiger Expansion des Plasmavolumens, d. h. wenn keine Störung der Verteilung zwischen intravasaler und interstitieller Flüssigkeit vorliegt:

- Gewichtszunahme,
- Anstieg des arteriellen Blutdrucks,
- vermehrte venöse Füllung (erhöhter ZVD, gestaute Halsvenen),
- Husten, Dyspnoe, interstitielles Lungenödem („fluid lung“), alveoläres Lungenödem (feuchte Rasselgeräusche, S. 439),
- Labor: Hämoglobinabfall (Hämodilution).

Generalisierte Ödeme

Definition

Flüssigkeitsansammlung im interstitiellen Gewebe, bei starker Ausprägung Hydropsanasarka und Höhlenergüsse (Aszites, Pleuraergüsse).

Ursachen:

- Herzinsuffizienz,
- Leberzirrhose,
- Nierenkrankheiten:
  - nephritisches/nephrotisches Syndrom,
  - Niereninsuffizienz,
- Hungerödeme,
- idiopathische Ödeme (Ödeme ohne erfaßbare Ursache, vor allem bei Frauen).

Pathophysiologie: Primär liegt den Ödemen eine gestörte renale Natriumausscheidung (Fehlen des „escape"-Phämomens, → S. 278) mit einer positiven Natriumbilanz zugrunde.
Die Ödemverteilung (d.h. die Lokalisation) wird durch das Starling-Filtrationsgleichgewicht über Kapillaren (hydrostatischer und kolloidosmotischer Kapillardruck, Gewebsgegendruck) beeinflußt.

Differentialdiagnose:

Erkrankung	Bedeutung	Kommentar
generalisiert		
– Myxödem bei Hypothyreose	++	teigige Konsistenz, nicht eindrückbar
– Lipödem	+	Füße bleiben ausgespart
lokalisiert		
– Quincke-Ödem (= Angioödem; allergisch oder nichtallergisch)	+	meist im Gesicht lokalisiert, tritt plötzlich und passager auf
– entzündlich	++	Calor, Rubor, Dolor, Tumor, Functio laesa
– Lymphödem bei Elephantiasis	+	Die Zehen sind immer betroffen, typisch sind tief einschneidende Querfalten und nicht faltbare Haut an der Dorsalseite der Zehen; Lymphsequenzszintigraphie

Hyponatriämie

Definition

Hyponatriämie liegt dann vor, wenn die Natriumkonzentration unter dem Normbereich liegt (135–144 mmol/l). Da Natrium physiologischerweise der wichtigste Osmolyt in der Extrazellulärflüssigkeit ist, ist dieser Zustand i.d.R. gleichbedeutend mit Hypoosmolalität.

→ *engl.:* hyponatremia

Ursachen:

Hypoosmolalität:
exzessive Wasserzufuhr: psychogene Polydipsie, inadäquate Infusionstherapie,
gestörte renale Wasserausscheidungsfähigkeit (zur Serumosmolalität inadäquate ADH-Spiegel):
- exogene ADH-Zufuhr,
- verminderte effektive Füllung des arteriellen Gefäßbettes: Hämorrhagie, terminale Herzinsuffizienz, terminale Leberzirrhose,
- Syndrom der inadäquaten ADH-Sekretion: Bronchialkarzinom, Porphyrie, Lungenerkrankungen wie Tuberkulose oder Pneumonie, ZNS-Erkrankungen wie Enzephalitis, Meningitis oder Tumoren,
- Störungen der renalen Ausscheidung osmotisch freien Wassers: Morbus Addison, Hypothyreose, chronische Niereninsuffizienz.

Hyperosmolalität:
osmotisch bedingter Austritt von Wasser aus dem Intrazellulärraum (isoosmolare Hyponatriämie = Pseudohyponatriämie): Hyperglykämie, Gabe von Osmodiuretika,

normale Serumosmolalität:
artefiziell erniedrigte Natriumspiegel: Hyperlipidämie, Hyperproteinämie (bei stark erhöhter Konzentration von Plasmalipiden oder Plasmaproteinen ist die Natriumkonzentration im Gesamtplasma vermindert, im Plasmawasser jedoch normal. Bei der flammenphotometrischen Natriumbestimmung sind die Werte [Konzentration] erniedrigt, bei Messung mit ionenspezifischen Elektroden [Aktivität] jedoch normal).

Symptome: Die Ausprägung der Symptome ist abhängig von der Geschwindigkeit des Auftretens der Hyponatriämie, da Zellen in der Lage sind, sich langsam an eine erniedrigte Osmolalität zu adaptieren. In der Regel treten Symptome, die eine Folge der osmotisch bedingten Wasseraufnahme aus dem Extrazellulärraum in den Intrazellulärraum sind, erst unterhalb einer Serum-Natriumkonzentration von 120 mmol/l auf. Im Vordergrund stehen Hirndruckzeichen, da das anschwellende Gehirn durch die feste Schädelka-

lotte umgeben ist: Kopfschmerz, Erbrechen, Papillenödem, Bewußtseinstrübung, fokale oder generalisierte Krampfanfälle.
Außerdem können Wadenkrämpfe durch den erhöhten Wassergehalt der Muskulatur auftreten („fireman's cramps").

Therapie:
symptomatische Patienten: langsame Zufuhr von hypertonischer NaCl-Lösung. Ggf. unter Bilanzierung und Messung der zentralen Drücke, Erzeugung eines hypotonen Harns durch die Gabe von Furosemid und gleichzeitiger Infusion hypertoner NaCl-Lösung.
asymptomatische Patienten: Wasserrestriktion (Einschränkung von Trinken und elektrolytfreier Infusionen).

! Häufiger Fehler: Hyponatriämie bedeutet *nicht* Natriummangel; eine Natriumzufuhr bei ödematösen hyponatriämischen Patienten mit Herzinsuffizienz, Leberzirrhose und Aszites, nephrotischem Syndrom oder Niereninsuffizienz ist absolut unsinnig.

Hypernatriämie

Definition

Hypernatriämie liegt dann vor, wenn die Natriumkonzentration über dem Normbereich liegt (135–144 mmol/l). Da Natrium physiologischerweise der wichtigste Osmolyt in der Extrazellulärflüssigkeit ist, ist dieser Zustand i.d.R. gleichbedeutend mit Hyperosmolalität.

→ *engl.:* hypernatremia

Ursachen: Eine Hypernatriämie, d. h. Hyperosmolalität der Extrazellulärflüssigkeit, kann sich nur bei ungenügender Wasseraufnahme entwickeln. Beim bewußtseinsklaren Patienten löst Hypernatriämie Durst und Wasserzufuhr aus.
Exzessive Natriumzufuhr:
- mit der Nahrung (nur bei Kleinkindern beobachtet),
- Infusion konzentrierter Natriumbicarbonatlösungen bei der Azidosebehandlung,

inadäquate Wasseraufnahme:
- Beeinträchtigung, selektiver Verlust oder Fehleinstellung des Durstmechanismus,
- „Resetting" der Osmorezeptoren (z. B. bei Hypothalamustumoren),
- bewußtseinsgetrübte Patienten,
- Beeinträchtigung der enteralen Wasserzufuhr (z. B. Ösophaguskarzinom),

gesteigerte Urinwasserverluste durch Störung der Harnkonzentrierung:
- Erniedrigung des Serum-ADH-Spiegels (Diabetes insipidus centralis),

- hereditäre ADH-Resistenz (rezessiv geschlechtsgebunden vererbter Diabetes insipidus renalis),
- erworbene ADH-Resistenz:
  - Hypokaliämie,
  - Hyperkalzämie,
  - interstitielle Nephritis (z. B. Morbus Sjögren),
  - Reparationsphase des akuten Nierenversagens,
  - osmotische Diurese (Diabetes mellitus, Sondenernährung mit Soluta-reicher Sondenkost bei inadäquater Wasserzufuhr, Niereninsuffizienz),

gesteigerte extrarenale Wasserverluste:
- erhöhte Perspiratio (in-)sensibilis bei Hyperthermie,
- vermehrte Wasserabgabe durch verbrennungsgeschädigte Haut.

Klinische Folgen: Das Auftreten klinischer Symptome ist abhängig von der Geschwindigkeit der Hypernatriämieentwicklung (langsame Adaptation der Osmolalität des Gehirns). Bei rascher Entwicklung bewirkt ein osmotischer Wasserentzug aus dem Gehirn zentralnervöse Ausfälle (Bewußtseinstrübung bis Koma); die Schrumpfung des Hirns kann zu subduralen und intrazerebralen Blutungen durch Venenruptur führen; gelegentlich Durstfieber.

Therapie: Wasserzufuhr. Bei bewußtseinsgetrübten Patienten vorsichtig (langsame) Infusion mit osmotisch freiem Wasser (z. B. Glucoselösung).

4.2 Kaliumhaushalt

Die wichtigsten Einflußparameter auf den Kaliumhaushalt sind in **4.2** dargestellt. Vereinfachend kann gesagt werden, daß eine Hyperkaliämie in der Regel mit einer Störung der Kaliumverteilung und eine Hypokaliämie in der Regel mit einer Störung der Kaliumbilanz vergesellschaftet ist.
Verschiebungen des Verhältnisses zwischen extra- und intrazellulärer Kaliumkonzentration beeinflussen das Membranpotential und somit die Erregbarkeit von Zellen (Nernst-Gleichung). Da das Gehirn als elektrisch sensibelstes Organ vor einer Abweichung der Kaliumkonzentration durch bidirektionalen Kaliumtransport an der Blut-Liquor-Schranke relativ geschützt ist, werden klinische Störungen vorwiegend an Herzmuskel (**4.3**), Skelettmuskel und glatter Darmmuskulatur beobachtet.
Ein Abfall der Kaliumkonzentration in der Extrazellulärflüssigkeit **(Hypokaliämie)** erhöht den Quotienten „intrazelluläres/extrazelluläres Kalium" und führt zur Abnahme der neuromuskulären Erregbarkeit mit Hyperpolarisationsblock.
Ein Anstieg der Kaliumkonzentration in der Extrazellulärflüssigkeit **(Hyperkaliämie)** mit Erniedrigung des Quotienten führt zunächst zur Zunahme, dann zum Abfall der neuromuskulären Erregbarkeit (Depolarisationsblock).

Regulation des Kaliumhaushalts

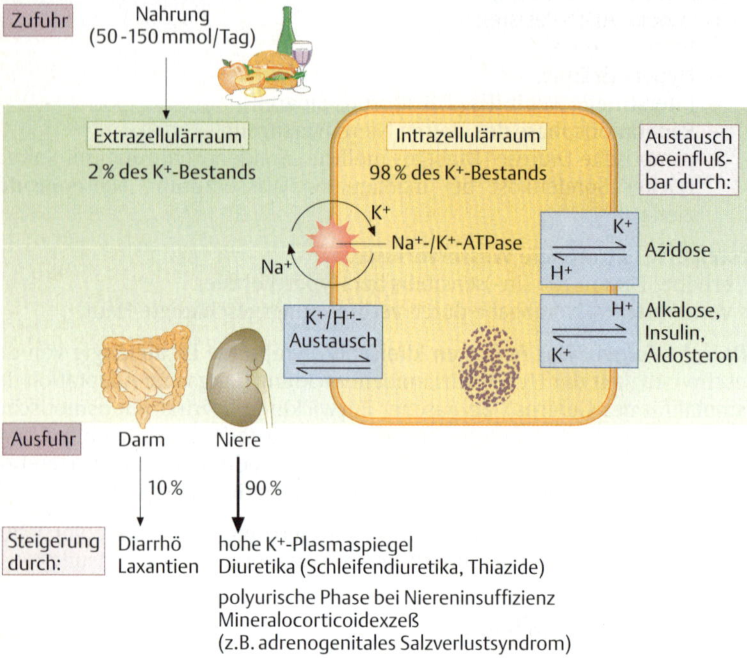

4.2 Die **Kaliumbilanz** spiegelt das Verhältnis von Kaliumzufuhr (Nahrung) zu Kaliumausfuhr (Niere 90%, Darm 10%) wider. Die **Kaliumverteilung** zwischen extra- und intrazellulärer Flüssigkeit ist Ausdruck der Aktivität der Na^+-K^+-ATPase und des K^+/H^+-Austausches. Da der Serum-Kalium-Spiegel in engen Grenzen konstant gehalten werden muß, hat der Körper die Möglichkeit, kurzfristige Korrekturen durch K^+-Verschiebung zwischen Extra- und Intrazellulärraum und längerfristige Änderungen durch Beeinflussung der renalen Kaliumausscheidung vorzunehmen.

Außerdem kommt es am Herzen zu negativ inotroper (Kontraktilität) und negativ dromotroper Wirkung (herabgesetzte Erregungsleitung).
Das Ausmaß der Störungen ist von der Geschwindigkeit des Auftretens der Kaliumkonzentrationsänderung abhängig, da kompensatorisch gleichsinnige Veränderungen des intrazellulären Kaliums erfolgen, die den Quotient K^+-intrazellulär/K^+-extrazellulär wieder normalisieren (z.B. normales EKG bei Patienten mit chronischer Hypokaliämie).

EKG-Veränderungen bei Hyper- und Hypokaliämie

a normal

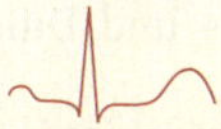

b Hypokaliämie

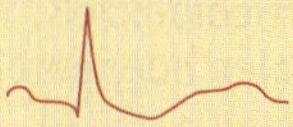

- PQ-Verkürzung, ST-Senkung
- Abflachung von T-Welle mit TU-Verschmelzungswelle

c Hyperkaliämie

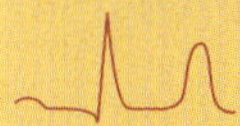

- Überhöhung der T-Welle (Kirchturm-T oder zeltförmiges T)
- P-Abflachung
- PQ-Verlängerung
- QT-Verkürzung
- Verformung und Verbreiterung des Kammerkomplexes (Schenkelblockbild)
- ventrikuläre Extrasystolen
- terminal Übergang in Kammerflimmern

4.3

Hypokaliämie

Definition

Unterschreiten des Kalium-Normbereichs von 3,5–5,5 mmol/l im Plasma.

→ *engl.:* hypokalemia

Diagnostisches Vorgehen:

Anamnese: Nahrungszufuhr, Durchfall, Laxantien- und Diuretikagebrauch;

! Lakritze hat aldosteronähnliche Wirkungen.

Labor:

- Kalium im Plasma oder Serum (die auf S. 288 beschriebenen Fehlerquellen können auch eine Hypokaliämie verschleiern),
- Kalium im Urin: >20 mmol/l Verdacht auf renalen Kaliumverlust; <20 mmol/l Verdacht auf enteralen Kaliumverlust,

- Säure-Basen-Status: meist metabolische Alkalose (→ S. 298f); selten Azidose (z. B. renal-tubuläre Azidose, → S. 236f),
- Plasma-Renin-Aktivität: erniedrigt bei Mineralocorticoidexzeß (→ S. 595ff), erhöht bei Hypovolämie infolge Laxantien- und Diuretikagebrauch,
- direkte Bestimmung von Laxantien im Stuhl und Diuretika im Urin,

Blutdruck: hoher Blutdruck spricht für Mineralocorticoidexzeß; niedriger Blutdruck und Hypovolämie sind Hinweise auf für renalen oder enteralen Kalium- und Volumenverlust.

Ursache:

Störungen der Kaliumverteilung:
- parenterale Ernährung ohne Kaliumzufuhr,
- Reparationsphase des Coma diabeticum,
- Alkalose.

Störungen der Kaliumbilanz:
renale Kaliumverluste mit Hochdruck:
- Morbus Conn (→ S. 595ff),
- Morbus Cushing (→ S. 599ff),
- Carbenoxolontherapie,
- Lakritzenabusus,

renale Kaliumverluste ohne Hochdruck:
- sekundärer Hyperaldosteronismus (Leberzirrhose, nephrotisches Syndrom),
- Bartter-Syndrom (autosomal-rezessiv erblicher renaler Natrium- und Chloridverlust; nicht mit „Schwartz-Bartter-Syndrom" (S. 530) verwechseln!),
- Diuretikaeinnahme oder heimliches Erbrechen (sog. Pseudo-Bartter-Syndrom),
- wegen Natriummangels persistierende Alkalose nach Erbrechen,
- hochdosierte Penicillintherapie,

extrarenale Kaliumverluste, kombiniert mit metabolischer Alkalose (oberer Gastrointestinaltrakt, Verlust von Säureäquivalenten):
- Enterostomie, Darmfistel,
- Verner-Morrison-Syndrom (Vipom, → S. 959),
- Kolonpapillom,
- chronische Diarrhö (→ S. 766f u. S. 1070ff),
- akute Diarrhö (z. B. Cholera, → S. 1146),
- Laxantienabusus.

Klinische Folgen:
Skelettmuskulatur: Schwäche, besonders der unteren Extremitäten bis hin zu Lähmungen,

Darm: Obstipation, paralytischer Ileus,
Herz: Hypokaliämie-EKG (→ 4.3), Herzrhythmusstörungen.

! Bei Hypokaliämie kann Digitalis supraventrikuläre und ventrikuläre Herzrhythmusstörungen begünstigen.

Niere: Polyurie, Polydipsie, eingeschränkte Konzentrationsfähigkeit; chronisch: interstitielle Fibrose und Nierenfunktionsverlust.

Therapie:
akuter Notfall: Kalium intravenös (maximale Geschwindigkeit 20 mmol/Std., maximale Tagesdosis 2 mmol/kgKG). Abschätzung des Kaliumbedarfes: 1 mmol/l Erniedrigung der Kalium-Konzentration entspricht einem Defizit von etwa 100 mmol K^+. Üblicherweise wird Kaliumchlorid verabreicht.
chronisch:
- Beseitigung der auslösenden Ursache, wie z. B. Absetzen von Laxantien, Diuretika, Lakritze, Gabe von Spironolacton bei Hyperaldosteronismus, Alkalosekorrektur,
- kaliumreiche Ernährung (Obst, Gemüse),
- Kaliumchlorid p.o.: es sollten wegen der Gefahr von Dünndarmulzerationen keine dragierten Darreichungsformen gewählt werden.

Hyperkaliämie

Definition

Überschreiten des normalen Kaliumkonzentrationsbereiches von 3,5–5,5 mmol/l.

→ *engl.:* hyperkalemia

Ursachen:

Störungen der Kaliumverteilung:
Azidose:
- ketoazidotisches diabetisches Koma (→ S. 665 f),
- urämische Azidose (→ S. 239 u. S. 296),

gestörte Natriumpumpe (Na^+-K^+-ATPase):
- Digitalisintoxikation (→ S. 96 u. S. 1298),

Kaliumfreisetzung aus geschädigten Zellen:
- Myolyse,
- Hämolyse,
- Zytolyse bei Malignombehandlung,

Störungen der Kaliumbilanz:
- Oligo- oder Anurie,

Kombination aus Verteilungs- und Bilanzstörung:
Fehlen der Mineralocorticoidwirkung:
- Morbus Addison (→ S. 608 ff),
- Hyporeninämischer Hypoaldosteronismus (Schambelan-Syndrom),
- Therapie mit Aldosteronantagonisten (Spironolacton) oder mit kaliumsparenden Diuretika wie Triamteren, Amilorid bei niereninsuffizienten Patienten.

Klinische Folgen: Häufig macht sich die Hyperkaliämie erst durch vital bedrohliche Herzrhythmusstörungen (AV-Block, Kammerflattern, Kammerflimmern oder Asystolie) bemerkbar. Es gibt kaum Frühsymptome, am ehesten noch treten Parästhesien (aus unbekannten Gründen vor allem im Mundbereich), Muskelzuckungen und Paresen auf.

Diagnostisches Vorgehen:
- Kaliumbestimmung,

> ! **Fehlerquellen:** Hämolyse bei forcierter Aspiration (Kaliumaustritt aus den Zellen), Luftbeimengung bei Blutabnahme, verspätete Zentrifugation; die Kaliumfreisetzung durch Gerinnung (aus Thrombozyten bei Thrombozythämie) und Leukozyten (bei Leukämie) verursacht eine sog. „Pseudohyperkaliämie" mit erhöhtem Serumkalium, aber normalem Plasmakalium.

- Säure-Basen-Status: Ausschluß einer Azidose,
- harnpflichtige Substanzen: Ausschluß einer Niereninsuffizienz,
- Bestimmung von LDH, CK: Ausschluß eines Zellzerfalls (Hämolyse, Myolyse, Zytolyse).
- Elektrokardiogramm.

Therapie:
akuter Notfall: Kaliumkonzentration >6,5 mmol/l oder kardiotoxische Erscheinungen im EKG: 4.3.
chronisch:
- Absetzen kaliumsparender Diuretika oder ACE-Hemmer,
- Corticoidzufuhr (bei Morbus Addison),
- Beendigung einer Kaliumzufuhr,
- Verhinderung der intestinalen Kaliumabsorption durch Kationenaustauscher p.o. (zusammen mit Sorbit zur Vermeidung eines Ileus durch Konkremente aus Austauscherharz) oder als Klysma.

4.3 Sofortmaßnahmen bei Hyperkaliämie

Medikament bzw. Maßnahme	Dosierung	Wirkmechanismus
Calcium i.v. ! Bei digitalisierten Patienten kontraindiziert.	10 ml 10% Ca-Gluconat über 60 Sek. unter EKG-Kontrolle i.v.	„Stabilisierung" der Kardiomyozytenmembran, Rückbildung der hyperkaliämiebedingten EKG-Veränderungen; keine Änderung des Serum-Kaliums
Insulin plus Glucose i.v.	10 IE Normalinsulin + 50 ml Glucose 50% über 10 Min. i.v.	Insulin stimuliert die Na^+-K^+-ATPase und somit die zelluläre Kaliumaufnahme; mäßiger Abfall des Serumkaliums (1–2 mmol/l in 30–60 Min.)
Natrium-Bicarbonat i.v.	50–100 ml Lösung (4,2%) über 10 Min. i.v.	Bei Azidose Austausch von K^+ gegen H^+ über die Zellmembran (K^+-Austritt, H^+-Eintritt; → **4.2**); bei Alkalisierung Umkehr der Prozesse
β_1-Agonisten (z. B. Salbutamol)	10–20 mg als Aerosol oder 0,5 mg i.v.	Translokation von Kalium in die Zelle
Hämodialyse		Kaliumverlust durch Diffusion ins Dialysat
Kationen-Austauschharz (z. B. Natrium- oder Calcium-Polystyrolsulfonat)	6stdl. 15 g p.o. oder 15–30 g als Einlauf	Sequestrierung von Kalium im Darmlumen

Literatur

→ „Säure-Basen-Haushalt", S. 299.

5 Säure-Basen-Haushalt

Eberhard Ritz

Physiologie: Da der pH-Wert der Körperflüssigkeiten innerhalb sehr enger Grenzen (pH 7,38–7,42) konstant gehalten werden muß, aber unterschiedliche (d.h. respiratorische und metabolische, akute und chronische) Einflüsse diesem Ziel entgegenwirken, stehen dem Körper Puffersysteme zur Verfügung, die in der Lage sind, je nach auslösendem Mechanismus die Abweichung des Säure-Basen-Haushaltes zu kompensieren (5.**1**). Hierdurch wird der arterielle pH-Wert konstant gehalten.
Ein geschlossenes System aus Proteinen (z.B. Hämoglobin in Erythrozyten oder Plasmaproteine) kann innerhalb kürzester Zeit H^+-Ionen aufnehmen oder abgeben. Auch durch die Verschiebung von H^+-Ionen zwischen Intra- und Extrazellulärraum können geringfügige und kurzfristige Änderungen des pH-Wertes kompensiert werden. Da durch diese Puffersysteme die Bilanz der H^+-Ionen unverändert bleibt, steht zur längerfristigen Kompensation dem Körper ein offenes Puffersystem aus Phosphat und Bicarbonat zur Verfügung. Bicarbonat ist mit Abstand der wirkungsvollste Puffer des Körpers. Alle anderen Systeme werden auch als Nichtbicarbonatpuffer (NBP) zusammengefaßt.

Pathophysiologie: Säure-Basen-Störungen können im Prinzip entweder durch gestörte *alveoläre Ventilation* (respiratorische Azidose und Alkalose) oder durch veränderten *Anfall* bzw. *renale Ausscheidung von Säureäquivalenten* (metabolische Azidose und Alkalose) entstehen. Die 4 im Prinzip möglichen primären Säure-Basen-Störungen sind in 5.**1** zusammengefaßt (→ auch „Grundlagen der Pneumonologie", S. 442f. 5.**2** zeigt die Änderungen der Parameter pH-Wert, P_aco_2 und HCO_3^- bei Störungen des Säure-Basen-Haushaltes.
Die Beurteilung von Säure-Basen-Störungen wird durch die kompensatorisch erfolgenden Änderungen der alveolären Ventilation (respiratorische Kompensation) und der renalen Bicarbonatschwelle (renale Kompensation) erschwert.
Es wird verständlich, weshalb Säure-Basen-Störungen dann besonders gefährlich sind, wenn die ventilatorische Kompensationsmöglichkeit beeinträchtigt ist, z.B. bei metabolischer Azidose (diabetisches Koma) mit begrenzter Steigerungsfähigkeit der Ventilation (Lungenemphysem).

Diagnostik: Wegen der leichten Bestimmbarkeit wird in der Klinik zur Erfassung des Säure-Basen-Status das CO_2/HCO_3-System herangezogen. Die Wahl dieses Puffersystems ist auch biologisch sinnvoll, da die Konzentration von CO_2 durch Anpassung der alveolären Ventilation direkt reguliert wird.
Zwischen der Konzentration der Protonen (H^+-Ionen), der Konzentration der

Kompensationsmechanismen im Säure-Basen-Haushalt

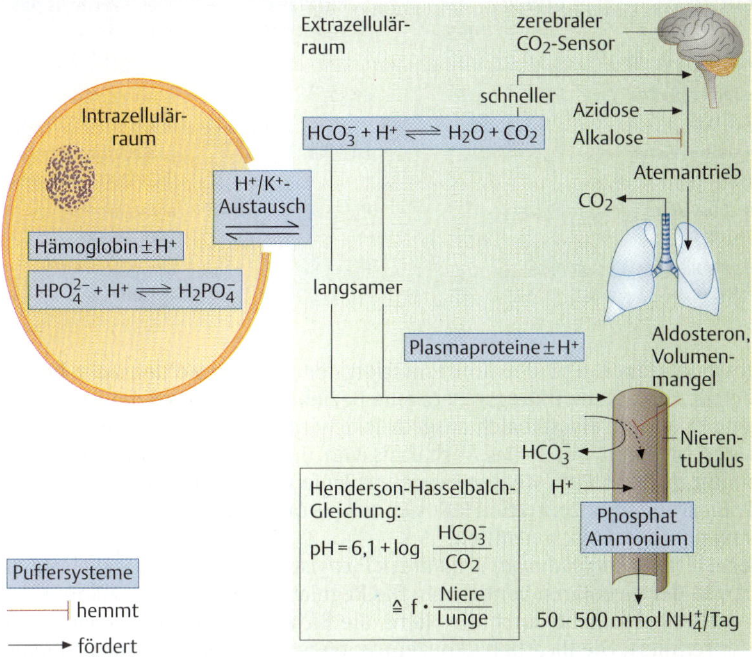

5.1 Durch die **Lungen** wird die flüchtige Säure CO_2 entfernt. Dieser Vorgang muß so reguliert sein, daß die pro Zeiteinheit entfernte CO_2-Menge der im Stoffwechsel gebildeten Menge an CO_2 entspricht. Der zentrale Atemantrieb, wird durch pH und Pco_2 gesteuert und regelt die alveoläre Ventilation so genau, daß der arterielle Pco_2 nur innerhalb enger Grenzen schwankt.

Die **Nieren** entfernen Säureäquivalente durch Sekretion von Protonen (H^+) in die Tubulusflüssigkeit. Da der Urin-pH einen Wert von etwa 4,5 nicht unterschreiten kann, wird nur ein verschwindend kleiner Teil der Protonen in freier Form im Urin ausgeschieden. In der Tubulusflüssigkeit werden durch sezernierte Protonen die Puffer Phosphat und NH_3 rücktitriert. Das dabei entstehende Bicarbonat wird sofort rückresorbiert. Bei starkem Anfall an Säureäquivalenten kann die Ammoniumbildung (und paralle/die H^+-Ausscheidung) von etwa 50 auf 500 mmol/Tag ansteigen. Die renale Bicarbonatschwelle, d.h. der Wert der Plasmakonzentration, oberhalb dessen die Niere Bicarbonat ausscheidet und unterhalb dessen die Niere Bicarbonat rückresorbiert, wird vor allem von Aldosteron und der Füllung des Extrazellulärraums beeinflußt.

5.1 Die vier primären Säure-Basen-Störungen

Störung	Primäre Abweichung	Sekundäre Kompensation	Mechanismus der sekundären Kompensation
respiratorische Azidose	P_{aCO_2} ↑	HCO_3^- ↑	erhöhte renale Bicarbonatschwelle
respiratorische Alkalose	P_{aCO_2} ↓	HCO_3^- ↓	erniedrigte renale Bicarbonatschwelle
metabolische Azidose	HCO_3^- ↓	P_{aCO_2} ↓	alveoläre Hyperventilation
metabolische Alkalose	HCO_3^- ↑	P_{aCO_2} ↑	alveoläre Hypoventilation

Bicarbonationen und der Konzentration der gelösten Kohlensäure besteht nach dem Massenwirkungsgesetz eine Beziehung, die durch die Formel von Henderson und Hasselbalch ausgedrückt wird (→ 5.1). Der pH-Wert des Blutes ist somit durch das Verhältnis von Bicarbonat zu Kohlensäure bestimmt, pH und Pco_2 werden heute mit Hilfe von Gaselektroden gemessen, die Bicarbonatkonzentration läßt sich aus pH und Pco_2 errechnen und wird in praxi nomographisch ermittelt.
Der arterielle *Kohlendioxidpartialdruck P_aco_2* ist nahezu ausschließlich abhängig von der alveolären Ventilation. Die Regulation der Bicarbonatkonzentration HCO_3 geschieht durch die Niere, die Bicarbonat bedarfsgerecht abgibt oder retiniert. Die Bicarbonatkonzentration ist daneben aber auch abhängig von der Konzentration der Kohlensäure, von der ein Teil immer dissoziiert ist und in Form von Bicarbonat- und H^+-Ionen vorliegt. Die Bicarbonatkonzentration ist damit indirekt auch durch die respiratorische Regulation bestimmt.

5.2a Die Abbildungen zeigen die Normbereiche für pH (schraffierte Ellipse), HCO_3 und P_aco_2. Sie zeigen ferner für jeden vorgegebenen Wert des pH die hiermit kompatiblen Wertepaare von HCO_3 und P_aco_2.
Bei primär *respiratorischen* Störungen liegt ein primärer Anstieg (alveoläre Hypoventilation) oder Abfall (alveoläre Hyperventilation) von P_aco_2 vor. Durch Änderung der renalen Bicarbonatschwelle kommt es kompensatorisch zum sekundären Anstieg (bei respiratorischer Azidose) oder Abfall (bei respiratorischer Alkalose) von HCO_3^-. Die kompensatorische Änderung von HCO_3^- vermindert die Abweichung des pH.

5.2b Bei primär *metabolischer* Störungen liegt ein primärer Abfall (metabolische Azidose) oder Anstieg (metabolische Alkalose) von HCO_3^- vor. Durch Änderung der alveolären Ventilation kommt es kompensatorisch zum sekundären Abfall oder Anstieg von P_aco_2, wodurch die Abweichung des pH wieder vermindert wird.

Veränderungen der Blutgasanalyse-Parameter bei Störungen des Säure-Basen-Haushalts

a primär respiratorische Störungen

b primär metabolische Störungen

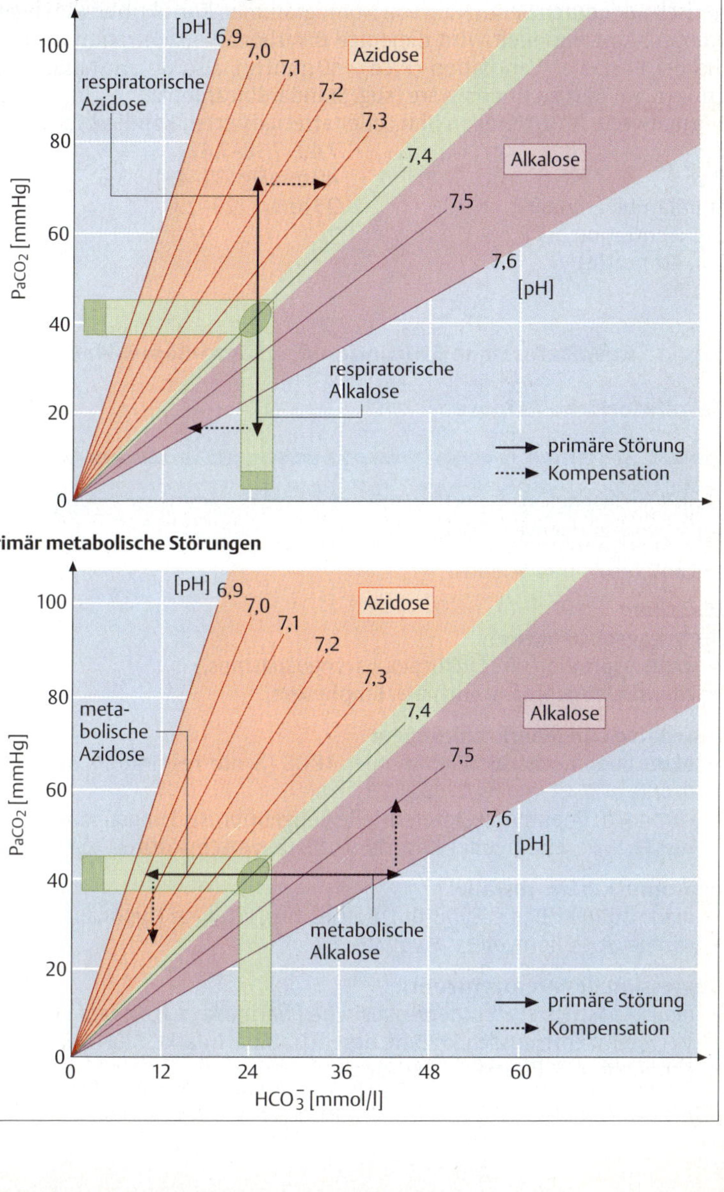

! Nur bei normaler Ventilation spiegelt Bicarbonat ausschließlich die renale Säure-Basen-Regulation wider.

Für respiratorisch bedingte Änderungen des Bicarbonats können jedoch rechnerisch oder durch Benutzung von Nomogrammen Korrekturen durchgeführt werden. Konventionell wird diejenige Bikarbonatkonzentration angegeben, die bei normaler Ventilation (P_aco_2 = 40 mmHg), also unter Standardbedingungen, im Blut zu finden wäre (sog. Standardbicarbonat).

Normalwerte im arteriellen Blut (oder arterialisierten Kapillarblut):

pH	7,40 (7,38–7,42)
P_aco_2	40 mmHg (37–43)
Standardbicarbonat (Konzentration bei P_aco_2 von 40 mmHg)	25 mmol (23–27)

5.1 Respiratorische Störungen des Säure-Basen-Haushaltes

Respiratorische Azidose

Definition

Abfall des arteriellen pH durch primären Anstieg des arteriellen CO_2 (P_aco_2) infolge alveolärer Hypoventilation.

→ *engl.:* respiratory acidosis

Ursachen:

Atemwegsobstruktion:

- *akut:* Aspiration, Fremdkörper, Laryngospasmus,
- *chronisch:* Asthma bronchiale, Emphysem,

restriktive Lungenerkrankungen:

- *akut:* Pneumothorax, Pneumonie, ARDS (**a**cute **r**espiratory **d**istress **s**yndrome),
- *chronisch:* Pneumonie, interstitielle Lungenfibrose, Lungenparenchymverlust (z. B. Resektion oder Kavernen), Pleuraverschwartung, Kyphoskoliose,

neuromuskuläre Ausfälle:

- *akut:* Guillain-Barré-Syndrom, Botulismus, schwere Hypokaliämie,
- *chronisch:* Poliomyelitis, Myopathie,

Depression des Atemzentrums:

- *akut:* Anästhesie, atemdepressorische Pharmaka (z. B. Opiate oder Sedativa), Atemzentrumsschädigung durch Trauma, Infarkt, Blutung.
- *chronisch:* z. B. Pickwick Syndrom.

Klinik:

- Atemnot (unzuverlässig),
- Tachykardie, Blutdruckanstieg, pulmonale Hypertonie (Hyperkapniefolge),
- konjunktivale Injektion, Rötung der Gesichtshaut (CO_2-bedingte Vasodilatation),
- Hirndruckzeichen (Stauungspapille), Verwirrung, Koma (CO_2-bedingte zerebrale Vasodilatation und „CO_2-Narkose").

Therapie: Steigerung der pulmonalen Ventilation durch

- ggf. Behebung einer bronchialen Obstruktion: antiasthmatische (→ S. 454ff), antibiotische Therapie (→ S. 447, 450, 466ff); Entfernung mechanischer Atemhindernisse,
- mechanische Ventilation.

! Durch Opiate, Tranquilizer und die alleinige Gabe von Sauerstoff kann eine Atemdepression induziert werden.

Respiratorische Alkalose

Definition

Anstieg des arteriellen pH durch primären Abfall des arteriellen CO_2 (P_aco_2) infolge alveolärer Hyperventilation.

→ *engl.:* respiratory alkalosis

Ursachen:

- kompensatorische Hyperventilation bei Hypoxie:
  - *akut:* Pneumonie, Asthma, Lungenödem, Hypotonie, rascher Höhenaufstieg,
  - *chronisch:* Lungenfibrose, zyanotische Herzfehler, Anämie,
- zentrale Stimulation des Atemzentrums: Infarkt, Trauma, Tumor, Enzephalitis, Meningitis, Medikamente (Salicylate, Nikotin, Progesteron), nervöses Atmungssyndrom (→ *engl.:* anxiety hyperventilation syndrome), Leberausfall, gramnegative Sepsis.

Klinik: Erhöhte neuromuskuläre Erregbarkeit mit Parästhesien in Lippen und Fingern, Schwindelgefühl, tetanische Beschwerden mit einer Pfötchenstellung der Hände und einer Plantarflexion der Füße.

Therapie:

- Im Vordergrund steht immer die Therapie der Grundkrankheit bzw. die Elimination der zugrundeliegenden Ursache, insbesondere auch bei chronischer respiratorischer Alkalose.
- Hyperventilation auf psychosomatischer Grundlage: Beruhigung, ggf. leichte Sedierung des Patienten, Rückatmung in einen Plastikbeutel,

- Hyperventilation bei Hypoxämie durch Aufenthalt in großer Höhe zur Prophylaxe der Höhenkrankheit: Acetazolamid bewirkt eine vermehrte renale Bicarbonatexkretion.

5.2 Metabolische Störung des Säure-Basen-Haushalts

Metabolische Azidose

Definition

Primärer Abfall des arteriellen pH-Werts mit Verminderung der Bicarbonatkonzentration im arteriellen Blut (HCO_3^-), bedingt durch vermehrten Anfall endogener oder exogener Säureäquivalente (Additionsazidose), verminderte renale Ausscheidung von Säureäquivalenten (Retentionsazidose), enteralen oder renalen Verlust von Bicarbonat (Subtraktionsazidose).

→ *engl:* metabolic acidosis

Ursachen:

Additionsazidose:
endogene Säure-Äquivalente:
- Ketoazidose (→ S. 665f): diabetisches (Prä-)Koma, Hunger, Alkoholismus,
- Laktazidose (→ S. 667): Schock, Hypoxie, Biguanidtherapie, Tumoren,

exogene Säure-Äquivalente: Salicylat, Methylalkohol, Glycol.

Retentionsazidose: verminderte renale Ausscheidung von Säureäquivalenten bei
- Niereninsuffizienz (→ S. 237ff),
- distal tubulärer Azidose (verminderte Protonen-Sekretion; → S. 236f),

Subtraktionsazidose (Bicarbonatverlust):
enteral: Diarrhö,
renal:
- proximal tubuläre Azidose (→ S. 236f),
- Carboanhydrasehemmer.

Diagnostisches Vorgehen: Das Verhalten der Chloridkonzentration gibt Aufschlüsse über Ursachen der Azidose. Geht dem Abfall der Bicarbonatkonzentration invers ein gleichgroßer Anstieg der Chloridkonzentration parallel, kommt es zu keiner Änderung der Anionenlücke (= Summe nicht gemessener Ionen; gemessene Anionen, d. h. Cl^- und HCO_3^-, machen etwa 95 % der gesamten Anionen aus, nicht gemessene Anionen sind Sulfat, Phosphat, organische Anionen, Protein; 5.**3**).
Anionenlücke = $Na^+ - (Cl^- + HCO_3^-)$; Normbereich 12 ± 4 mmol/l,
normale Anionenlücke (= hyperchlorämische metabolische Azidose): Subtraktionsazidose durch Bicarbonatverlust:

Ionenzusammensetzung des Plasmas

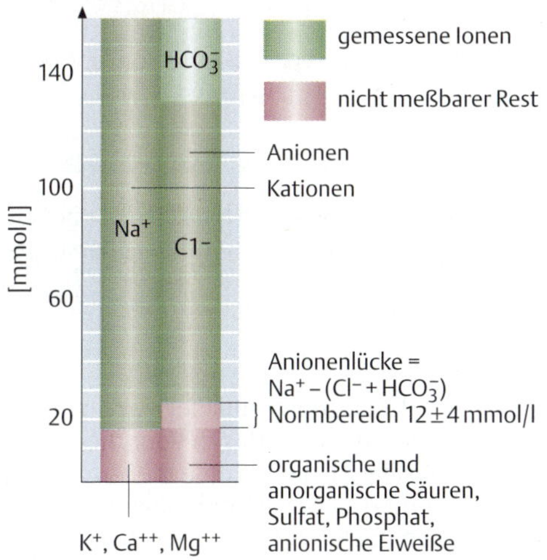

5.3 Bei der Suche nach der Ursache einer metabolischen Azidose ist die Berechnung der Anionenlücke hilfreich: geht bei einer Subtraktionsazidose Bicarbonat renal oder intestinal verloren, wird kompensatorisch NaCl retiniert, so daß die Summe von Cl^- und HCO_3^- konstant bleibt (=normale Anionenlücke). Bei einer Additionsazidose reagiert HCO_3^- mit H^+ zu H_2O+CO_2 ohne daß Cl^- kompensatorisch ansteigt: die Anionenlücke vergrößert sich.

- renal: tubuläre Azidose, Carboanhydrasehemmer,
- intestinal: Diarrhö,

vergrößerte Anionenlücke (Additionsazidosen): Ketoazidose, Laktazidose, Vergiftung (Methanol, Äthylenglycol, Salicylat), Niereninsuffizienz.

Klinik: Es gibt keine typischen Symptome. Ein Hinweis kann eine tiefe und beschleunigte Atmung (Kußmaul-Atmung) sein. Bei schwerer Azidose können Schock und Herzrhythmusstörungen (katecholaminrefraktärer Blutdruckabfall), Verwirrtheit, Stupor und Koma auftreten. Die Verschiebung von H^+-Ionen in den Intrazellulärraum verbunden mit dem Austritt von K^+ aus der Zelle kann zu einer Hyperkaliämie mit Parästhesien und Muskelzuckungen (→ S. 287 ff) führen.

Therapie: In der Regel ist es ausreichend, die zugrundeliegende Störung zu therapieren:

- diabetische Ketoazidose: Insulin,
- Laktazidose: Schockbehandlung,
- Methanol-, Äthylenglycol-Intoxikation: Hämodialyse.

Die Zufuhr von Natriumbicarbonat ist umstritten und sollte (wenn überhaupt) nur bei schwerster metabolischer Azidose erfolgen.

! Bei Korrektur der metabolischen Azidose besteht die Gefahr der Hypokaliämie durch Wiederaufnahme von K^+ in die Zelle. Daher ist in der Regel eine Kaliumsubstitution notwendig.

Metabolische Alkalose

Definition

Anstieg des arteriellen pH durch primäre Erhöhung der arteriellen Bicarbonatkonzentration, die meist durch eine renale Retention von Bicarbonat hervorgerufen wird.

→ *engl.:* metabolic alkalosis

Pathophysiologie (Ursachen → 5.2):

- Ausgangspunkt einer metabolischen Alkalose ist üblicherweise ein vermehrter Verlust von Säureäquivalenten über den Magen oder die Nieren. Unterhalten wird hierbei die metabolische Alkalose durch die Stimulation der Bicarbonat-Reabsorption bei Volumen- bzw. Chloridmangel.
- Eine metabolische Alkalose findet sich auch bei Mineralocorticoidexzeß. Letzterer stimuliert die renale Sekretion von H^+-Ionen, gleichzeitig wird die renale Bicarbonat-Reabsorption erhöht. Diese Patienten haben kein Volumen- oder Chlorid-Defizit.

Klinik:

- Zeichen der begleitenden Hypokaliämie (Muskelschwäche, Herzrhythmusstörungen),
- Tetanie durch Alkalose.

5.2 Ursachen der metabolischen Alkalose (Tabelle modifiziert nach Harrion's)

Einteilung	Ursachen
Volumen- bzw. Chloriddepletion, keine arterielle Hypertonie	Erbrechen, Verlust von Magensaft Diuretika-Therapie posthyperkapnische Alkalose
Volumenexzeß, arterielle Hypertonie mit Erhöhung von Nebennierenrindenhormonen	Cushing-Syndrom primärer Aldosteronismus Bartter-Syndrom
ausgeprägter Kaliumverlust	
exzessive Alkalizufuhr	akut chronisch: Milch-Alkali-Syndrom

Therapie:

- Milde Formen der metabolischen Alkalose erfordern meist keine Therapie.
- Bei Verlust von Säureäquivalenten über den Magen wird isotonische NaCl-Lösung infundiert; letzteres erhöht auch die renale Bicarbonat-Exkretion.
- Ausgleich eines Kalium-Chlorid-Defizits bei persistierender Hypokaliämie.
- Bei Nebennierenrinden-Überfunktion wird die Grunderkrankung behandelt (z. B. Operation).
- Spironolacton-Medikation ist bei Hyperaldosteronismus zu erwägen.
- Bei Bartter-Syndrom Therapie mit Prostaglandin-Synthese-Hemmstoff, z. B. Indomethacin.

Literatur

Arief A. I., DeFronzo R. A., eds. Fluid, Electrolyte and Acid-base Disorders. New York: Churchill Livingstone; 1985.

Narins R. G., ed. Maxwell & Kleeman's Clinical Disorders of Fluid and Electrolyte Metabolism. 5th ed. New York: McGraw-Hill Inc.; 1994.

Angiologie

6 Arteriell

Curt Diehm

Periphere arterielle Verschlußkrankheit (PAVK)

Definition

Chronische, meist arteriosklerotische (>95 %), selten entzündliche Gefäßverschlüsse im Bereich der Becken- und Beinarterien.

→ *Synonyme:* Arteriosclerosis obliterans, chronische arterielle Verschlußkrankheit der unteren Extremität; *engl.:* **p**eripheral **o**bliterative **a**rterial **d**isease (POAD)

Epidemiologie:
- Etwa 2,2 % aller Männer und 1,8 % aller Frauen sind betroffen,
- pro Jahr werden in Deutschland ca. 35 000 Amputationen aufgrund einer PAVK vorgenommen, wobei Diabetiker ein mindestens 15mal höheres Amputationsrisiko haben,
- Patienten mit PAVK haben häufig gleichzeitig eine koronare Herzkrankheit (>50 %) und zerebrale Durchblutungsstörungen. Aus diesem Grund ist ihre Lebenserwartung (unbehandelt) um 10 Jahre geringer als die der Normalbevölkerung.

Ätiologie: Besonders häufig findet sich eine PAVK bei Patienten mit den Risikofaktoren Nikotinabusus, Hypertonie, Diabetes mellitus, Hyperlipoproteinämie, Hyperhomocysteinämie und Hyperfibrinogenämie. Durch diese Risikofaktoren kommt es zu arteriosklerotischen Umbauten an den Gefäßen, die über Jahre zur Einengung oder zum Verschluß des Gefäßes führen.

Symptomatik: Erst bei Stenosen, die das Lumen zu über 50 % verschließen, führt der Sauerstoffmangel zu den typischen Symptomen der Ischämie. Dazu gehören Schmerzen in den Muskelgruppen distal des Gefäßverschlusses, vorwiegend unter Belastung. Bei schwerer PAVK bestehen meist (nächtliche) Ruheschmerzen im Fuß (**6.1**).

Diagnostisches Vorgehen:

Klinische Untersuchung:
Inspektion: z. B. kalte Füße, Nagelverdickungen, „Beinglatze" auf der Vorderseite des Schienbeins,
Gefäßauskultation: Strömungsgeräusche, **6.1a**,
Pulstastbefund (**6.1a + b**), um z. B. eine Pulsminderung oder fehlende Pulse (bei Stenose) zu diagnostizieren und so die Lokalisation und den Grad des Verschlusses und damit den jeweiligen Verschlußtypus (**6.2**) festzustellen.

6.1 Stadien der peripheren arteriellen Verschlußkrankheit nach Fontaine

Stadium	Definition
I	Gefäßveränderungen vorhanden, jedoch keine Beschwerden
II	Belastungsschmerzen (Claudicatio intermittens)
– II a	– schmerzfreie Gehstrecke > 200m
– II b	– schmerzfreie Gehstrecke < 200m
III	(nächtliche) Ruheschmerzen
IV	Ruheschmerzen und Nekrose

Palpation und Auskultation der peripheren Arterienpulse

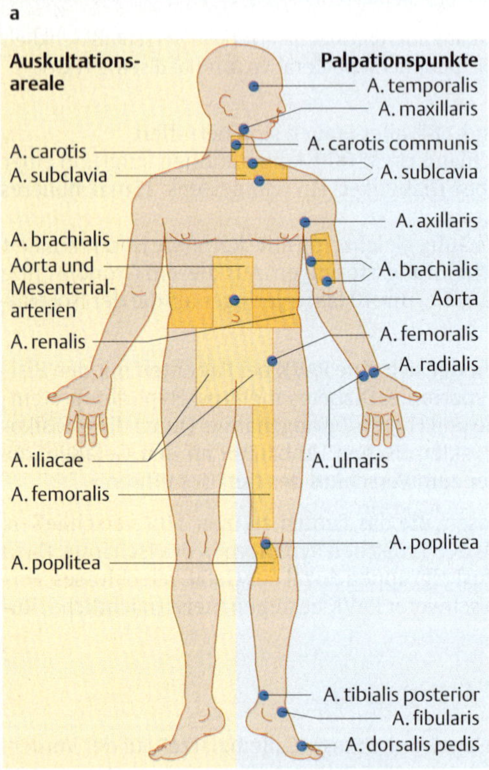

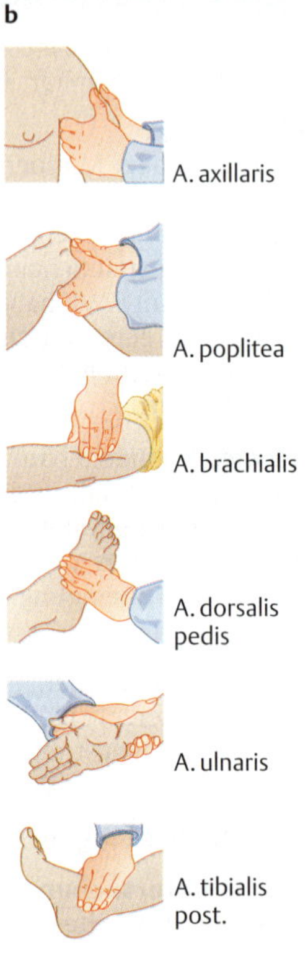

6.1a Palpationspunkte und Auskultationsareale: Die Arterienpulse werden an den typischen Punkten von der A. temporalis bis hinunter zur A. dorsalis pedis seitenvergleichend getastet. Distal einer Stenose oder eines Verschlusses ist der Puls vermindert oder fehlt ganz. **b** Palpationstechnik.

Prädilektionsstellen beim *Nichtdiabetiker* sind z.B.: Becken- und Oberschenkelarterien im Bereich des Adduktorenkanals. Beim *Diabetiker* sind auch der Abgang der A. profunda femoris und vor allem die Unterschenkelarterien befallen. *Junge Raucher/innen* bekommen vorwiegend Läsionen im Bereich der distalen Bauchaorta und der Beckenarterien,
Ratschow-Lagerungsprobe: 6.2.

Apparative Untersuchungen:
Doppler-Sonographie: Dies ist die wichtigste Methode zum Nachweis einer PAVK. Sie ermöglicht eine exakte Messung des systolischen Blutdrucks an Bein und Fuß. Der Quotient aus Fußdruck/Oberarmdruck erlaubt die genaue Bestimmung des Schweregrades der PAVK (insbesondere bei Messung nach Belastung, z.B. durch den Gehtest, s.u.). Normalerweise liegt der Quotient von Fußdruck/Oberarmdruck bei 1, bei PAVK < 1. Werte unter 0,8 weisen auf eine fortgeschrittene PAVK hin. Im Fontaine-Stadium III liegt der Fußarteriendruck bei ≤ 50 mmHg, bei Werten ab 40 mmHg liegt eine vitale Gefährdung des Beines vor.
Oszillographie: Durch die mechanische oder elektronische Pulsschreibung kann das arterielle Strombahnhindernis im Seitenvergleich erheblich exakter als durch den Pulstastbefund lokalisiert werden (bei jedem Verdacht auf eine PAVK indiziert).
Quantitative Durchblutungsmessung durch Venenverschlußplethysmographie (VVP) und Rheographie, wenn das exakte Ausmaß der Verminderung der Muskeldurchblutung bestimmt werden muß.
Geh- und Laufbandtest:
Indikation: Patient klagt über Belastungsschmerzen (Stadium II nach Fontaine),
Durchführung: Gehtest: kontrollierte Gehprobe: Bei vorgegebener Geschwindigkeit (80 Schritte/Min.) wird die Strecke ermittelt, die der Patient auf der Ebene bis zum Auftreten von Belastungsschmerzen zurücklegen kann (→ **6.1**). Dieser Gehtest kann auch auf dem Laufband erfolgen: Auf dem Laufband wird standardisiert (z.B. Geschwindigkeit 3 km/h und 12% Steigung) die schmerzfreie und maximale Gehstrecke bestimmt.

6.2 Verschlußtypen bei PAVK

Typhäufigkeit	Lokalisation	fehlende Pulse	Ischämieschmerz
Beckentyp (35%)	aortoiliakal	ab Leiste	Oberschenkel, Hüfte
Oberschenkeltyp (50%)	femoropopliteal	ab A. poplitea	Wade
peripherer Typ (15%)	Unterschenkel-/Fußarterien	Fußpulse	Fußsohle
Mehretagentyp (ca. 20%)			

Ratschow-Lagerungsprobe

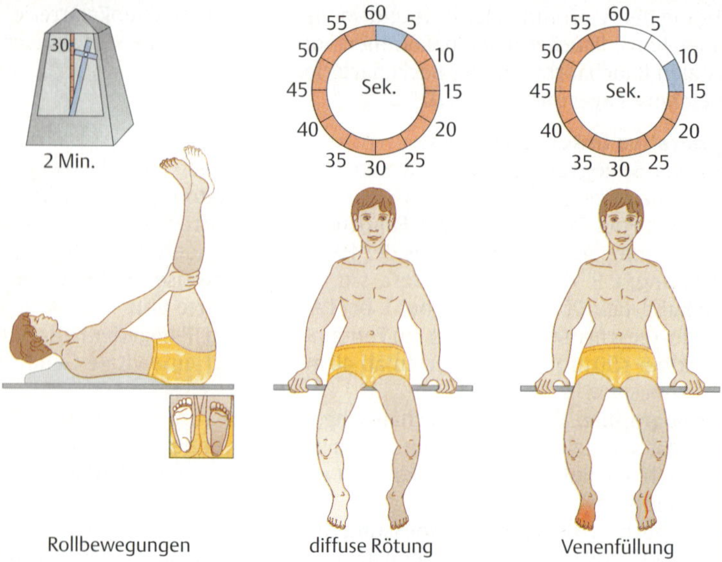

6.2 Zur Diagnostik arterieller Verschlußkrankheiten der Beine werden zunächst die Beine hochgelagert, der Patient führt kreisende Bewegungen durch. Bei Ischämie hat dies das Abblassen des betroffenen Fußes (auch der Fußsohle) und Schmerzen zur Folge. Anschließend läßt der Patient die Beine herabhängen: am ischämischen Bein kommt es zu einer *verspäteten* reaktiven Hyperämie (Rötung des gesunden Beins erfolgt nach 5 Sek.) und Venenfüllung (die Venen des gesunden Beines sind nach 10 Sek. wieder gefüllt).

Angiographie: Die konventionelle Becken-Bein-Angiographie (meist in intraarterieller DSA-Technik = digitale Subtraktionsangiographie) mit einem transfemoral eingeführten und in der distalen Bauchaorta plazierten Katheter ermöglicht eine Übersicht über die wichtigsten Gefäßabschnitte. Die Angiographie wird in erster Linie präoperativ durchgeführt, um den betroffenen Gefäßabschnitt exakt zu lokalisieren und die Therapie zu planen.

Differentialdiagnose:

Erkrankung	Bedeutung	Kommentar
Mediasklerose (→ *Synonym:* Mönckeberg-Sklerose)	++	Arteriosklerose, bei der die Muskelzellen mittelkalibriger Arterien degenerieren und spangenförmig verkalken („Gänsegurgelarterien"); tritt häufig bei Diabetikern auf
Entrapment-Syndrom	+	Kompressionssyndrom der Wade durch Fehlansätze des medialen M. gastrocnemius; es entwickelt sich oft einseitig ein kompletter Gefäßverschluß. Betroffen sind meist junge Sportler
LWS-Syndrom	+++	Die Schmerzen treten typischerweise schon beim ersten Schritt auf (die PAVK ist durch einen Latenzschmerz gekennzeichnet)
Arthritis	++	
Arthrosen	++	
Fußdeformitäten	++	
Polyneuropathie	+++	
Wurzelreizsyndrom	++	
Meralgia paraesthetica	+	

Therapie: Die Therapieentscheidung hängt vom Beschwerdebild, der individuellen Situation des Patienten (Beruf, Hobbies) sowie von der Lokalisation und der Morphologie der Stenosen bzw. Verschlüsse ab. Konservative, interventionelle radiologische und gefäßchirurgische Therapiemaßnahmen stehen zur Verfügung.

! Praktische Empfehlungen für den Patienten:
- ständige Inspektion der Füße,
- keine lokale Wärmeanwendung (Heizkissen, Wärmflasche etc.),
- Vorsicht bei der Pediküre,
- Fußpilz behandeln,
- gut passendes, nicht einengendes Schuhwerk,
- nicht barfuß gehen.

Konservative Therapiemaßnahmen:
- Ausschalten der Risikofaktoren (→ Ätiologie) sowie Geh- und Bewegungstraining,
- Sekundärprävention mit Thrombozytenfunktionshemmern (Acetylsalicylsäure 100 mg/Tag, Ticlopidin 2×1 Tbl., Clopidogrel 1×1),
- Viskositätsverbesserung durch hyper- oder isovolämische Hämodilution bei hohem Hämatokrit-Wert (>48%),

➤ parenterale oder orale Verabreichung von vasoaktiven Medikamenten wie Pentoxifyllin, Naftidrofuryl, Buflomedil und Einsatz von intravenösen Prostaglandin-E_1-Infusionen (Prostavasin), insbesondere bei Claudicatio intermittens mit kurzen schmerzfreien Gehstrecken sowie im Fontaine-Stadium III und IV.

Lumeneröffnende Maßnahmen:
➤ systemische Fibrinolysetherapie oder lokale Katheterlyse,
➤ perkutane transluminale Angioplastie (PTA) zur Gefäßerweiterung (Indikation: v.a. kurze, isolierte Stenosen); mögliche Verfahren: Ballondilatation, Atherektomie nach Simpson, Rotationsangioplastie, Laserangioplastie, Implantation von Gefäßstützen (Stent),
➤ Aspirations-Embolektomie zum Absaugen des thromboembolischen Materials aus dem verengten Gefäß.

Chirurgische Maßnahmen:
Verfahren: Thrombendarteriektomie (TEA), Bypassverfahren mit autologem Venenmaterial oder mit Kunststoffprothesen.

Indikationen: Das Risiko der Therapie muß gegen die Schwere und die Prognose der Erkrankung kritisch abgewogen werden. Bei *Claudicatio* kann in der Regel konservativ (Gehtraining, vasoaktive Medikamente einschließlich Prostaglandine [Prostavasin]) behandelt werden. Nur in fortgeschrittenen Claudicatio-Stadien (Claudicatio bei einer Wegstrecke <50 m) können eine Bypassoperation oder Katheterintervention in Erwägung gezogen werden – auch unter Berücksichtigung von Beruf, Hobby, Alter und Vorhandensein einer Vene für die Operation. Im *Stadium III und IV* sollte zunächst immer und unverzüglich eine lumeneröffnende Therapie angestrebt werden.

! Koinzidenz arterieller Durchblutungsstörungen: Patienten im Stadium der Claudicatio intermittens haben in >50% der Fälle eine koronare Herzkrankheit. Im Stadium der kritischen Extremitätenischämie (Stadium III und IV n. Fontaine) liegt in 90% der Fälle eine koronare Herzkrankheit vor. Auch die hirnzuführenden Arterien müssen untersucht werden.

Akuter Arterienverschluß

Definition

Der akute arterielle Gefäßverschluß entsteht am häufigsten durch eine arterielle **Thromboembolie** (in >80%). Emboliequellen sind: in 90% der Fälle das Herz (Infarkt, Vorhofflimmern, Mitralklappenfehler, Endokarditis, Herzklappenersatz mit Kunststoffprothese, Aneurysmen, nach Infarkt) sowie die großen Gefäße. In ca. 20% der Fälle führt eine lokale, auf eine vorbestehende Läsion aufgepfropfte **Thrombose**, zum Gefäßverschluß. Je nach Lokalisation entsteht bei der arteriellen Embolie ein komplettes oder inkomplettes Ischämie-Syndrom.

→ *engl.:* acute arterial occlusion

Epidemiologie: Am häufigsten kommt der akute Arterienverschluß bei Patienten beider Geschlechter zwischen 60 und 70 Jahren vor.

Ätiologie und Pathogenese: Meistens (zu 80%) ist die untere Extremität betroffen. Besonders oft bilden sich die Verschlüsse an bereits arteriosklerotisch veränderten Gefäßabschnitten und an Verzweigungsstellen (Femoralisgabel und Trifurkation im Unterschenkel).

Symptomatik: Typische **6-P-Symptome** sind:

pain – *sehr starker* Schmerz
paleness – Hautblässe
paresthesia – Mißempfindungen
pulselessness – Pulsverlust
paralysis – Lähmung
prostration – Schock

Embolie und Thrombose lassen sich anhand ihrer Symptomatik gut voneinander abgrenzen:
Embolie: plötzliche Symptomatik, meist kardiale Vorerkrankung,
Thrombose: langsam einsetzende Symptomatik, meist arterielle Verschlußkrankheit vorbestehend.

! Die akute arterielle Embolie ist ein Notfall und bedarf sofortigen Handelns mit unverzüglicher Einweisung in ein Gefäßzentrum.

Diagnostik und Therapie

Ambulante Maßnahmen:

- Anamnese und körperliche Untersuchung (Lokalisation der Stenose durch den Pulstastbefund, → 6.**1**),
- adäquate Schmerzbehandlung (z.B. mit Morphin).

! Medikamente nur intravenös verabreichen, da eine u.U. indizierte Lysetherapie nach intramuskulärer Injektion kontraindiziert ist.

- 10 000 I.E. Heparin i. v. als Bolus (um eine weitere Thrombenbildung zu verhindern),
- Tieflagerung der betroffenen Extremität (Erhöhung des Perfusionsdrukkes),
- Watteverband (verhindert Erwärmung, Auskühlen und Druckulzera der betroffenen Extremität),
- i. v.-Zugang mit NaCl-Infusion.

Stationäre Maßnahmen: Zur Therapieplanung: schnelle Angiographie, evtl. nach vorausgegangener Duplex-Untersuchung. Therapie der Wahl ist die chirurgische Embolektomie mit Fogarty-Katheter. Falls ein operativer Eingriff nicht möglich ist, können andere rekanalisierende Maßnahmen eingesetzt werden: Systemische oder lokale Lyse, Versuch einer perkutanen transluminalen Angioplastie (PTA) oder Aspirationsembolektomie (6.3).

! Beim akuten Gefäßverschluß kein Zeitverlust durch aufwendige Diagnostik.

Komplikationen: Muskelnekrosen, sog. Tourniquet-Syndrom, Kompartmentsyndrom mit Niereninsuffizienz und notwendiger Amputation, Schock.

Prognose: Ziel der Therapie ist die Beseitigung der Ischämie und die Förderung körpereigener Kompensationsmechanismen. In schweren Fällen läßt sich eine *Amputation* nicht verhindern, wobei intra- und postoperativ mit ei-

Systemische Lysetherapie bei Beckenarterienverschluß

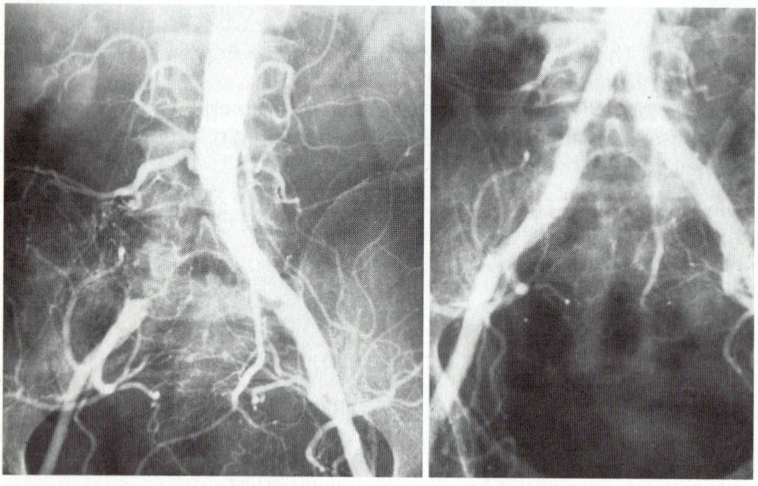

6.3 **a** Beckenarterienverschluß *vor* und **b** *nach* systemischer Lyse.

nem gehäuften Auftreten von Myokardinfarkten und Schlaganfällen gerechnet werden muß.

Thrombangiitis obliterans (TAO)

Definition

Multilokuläre, segmentäre, schubweise verlaufende Entzündung der kleinen und mittelgroßen Arterien und Venen, die zu einer Thrombosierung des Gefäßlumens führt. Die Ätiologie ist ungeklärt.

→ *Synonym:* Endangiitis obliterans, Buerger-Syndrom, Morbus von Winiwarter-Buerger; *engl.:* Buergers disease

Epidemiologie: In Westeuropa gehen ca. 2% der arteriellen Verschlußkrankheiten auf eine TAO zurück, in Osteuropa und Israel sind es 6%, in Südostasien sogar 16%. Männer, vor allem junge Raucher, sind heute 4mal häufiger betroffen als Frauen (früher 9 : 1). Auch bei der TAO sind in 75% der Fälle die unteren Extremitäten betroffen.

Ätiologie: Die Ursachen der TAO sind unbekannt, auffällig ist jedoch die starke Häufung bei *Rauchern*, die evtl. Autoantikörper gegen natives Kollagen bilden.

Symptomatik: Erstes Symptom ist meist der Ruheschmerz wie bei der PAVK, daneben Kältegefühl der Extremitäten.

Diagnostik: Die Diagnose der Thrombangiitis obliterans ist *rein klinisch* zu stellen.

Klinisch-diagnostische Kriterien sind:

- Kältegefühl im Sinne eines Raynaud-Phänomens (→ „Funktionelle Durchblutungsstörungen", S. 320f), Parästhesien, schmerzhafte periphere Durchblutungsstörungen der Hände und der Füße,
- meist infrapopliteal lokalisierte (segmentale) Arterienverschlüsse,
- Beginn der Erkrankung meist vor dem 40. Lebensjahr,
- schubweiser Verlauf,
- außer Rauchen meist keine Risikofaktoren für Verschlußkrankheit,
- Phlebitis saltans in ca. 30% der Fälle,
- typische angiographische Zeichen (▣ **6.4**).

Zur Abgrenzung von TAO, PAVK und arterieller Embolie → ▣ **6.3**.

Therapie: Therapieziel ist der Rückgang der Ruheschmerzen, die Abheilung der Nekrosen und die Vermeidung und Begrenzung von Amputationen. Die wichtigste Maßnahme ist das sofortige Einstellen des Nikotinabusus. Dadurch kommt es oft zum Stillstand der Krankheit. Die Compliance der Patienten für die Raucherentwöhnung liegt jedoch bei <5%.

6.3 Differentialdiagnose von TAO, PAVK und arterieller Embolie

Unterscheidungskriterium	TAO	PAVK	arterielle Embolie
Häufigkeit	+	+++	++
Geschlecht	90% männlich	80% männlich	gleich
Alter bei Beginn	< 40	> 45	unabhängig
Ursache	?	Atherosklerose	z.B. Herzkrankheiten
Claudikatio	(+)	+++	–
Klinik	Nekrosen	schleichender Beginn	perakuter Beginn

Thrombangiitis obliterans

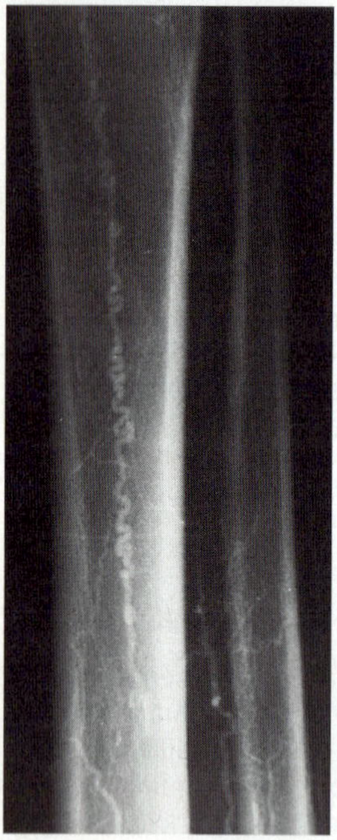

6.4 In der Angiographie sieht man die typischen Zeichen:

- sämtliche Unterschenkelarterien sind verschlossen,
- die Kollateralgefäße haben eine charakteristische korkenzieherartige Form.

Prognose: Bypassverfahren und Sympathektomien sowie Katheterverfahren haben eine extrem schlechte Prognose. Die Lebenserwartung ist nicht beeinträchtigt, allerdings muß bei bis zu 30% der Fälle innerhalb von 5 Jahren eine Amputation vorgenommen werden.

Literatur

Diehm, C., Schäfer, M.: Das Buerger-Syndrom (Thrombangiitis obliterans). Berlin: Springer: 1994.
Ein sehr ausführliches Lehrbuch zum Buerger-Syndrom.

Aortenaneurysma

Definition

Meist arteriosklerotisch bedingte Erweiterung der Aorta im **abdominellen (80%)** oder **thorakalen (15%)** Abschnitt (S. 315) mit der Gefahr der Thrombenbildung und der Ruptur mit lebensgefährlicher Blutung. Man unterscheidet Aneurysmen der *Aorta ascendens*, des *Aortenbogens*, der *Aorta descendens*, der *thorakoabdominalen* und der *abdominalen* Aorta. Bauchaortenaneurysmen sind am häufigsten.

→ *engl.:* aortic/arterial aneurysm

Epidemiologie: Etwa 2% aller Menschen über 60 Jahre sind betroffen.

Ätiologie und Pathogenese: Besonders arteriosklerotisch veränderte Gefäßabschnitte neigen zur aneurysmatischen Ausweitung. Dabei unterscheidet man:

- **Aneurysma verum** (wahres Aneurysma): Trotz der starken Erweiterung bleibt die Kontinuität der Gefäßwand erhalten,
- **Aneurysma dissecans:** Nach Blutung und Hämatombildung kommt es zum Einriß der Intima und zur Bildung eines zweiten Lumens.

Symptomatik: Ein Aortenaneurysma wird erst symptomatisch, wenn die Raumzunahme andere Organe komprimiert:

- Thoraxschmerz,
- Bauchschmerzen,
- gürtelförmig ausstrahlende Rückenschmerzen,
- Obstipation und Appetitlosigkeit.

Häufig treten aber vor der Ruptur keine Symptome auf, eine *Ruptur* äußert sich in Form von starkem Dauerschmerz und Schocksymptomatik.

Bei akutem thorakalem Schmerz muß an folgende 4 wichtige Differentialdiagnosen gedacht werden:
1. Akuter Herzinfarkt,
2. Lungenembolie,
3. Ruptur eines Aortenaneurysmas sowie
4. Spontanpneumothorax.

Bei jedem über 40jährigen Patienten mit unklarem, nicht kardialem Kreislaufschock muß an die Ruptur eines Aneurysmas gedacht werden.

Diagnostik: Große Aneurysmen sind palpatorisch nachweisbar („prall-elastischer pulsierender abdomineller Tumor“).

- Methode der Wahl ist die **Abdomensonographie:** Mit dieser Methode ist eine sichere Beurteilung nach Lokalisation und Ausdehnung praktisch immer möglich.
- Die **Computertomographie** (mit Kontrastmittelgabe und neuerdings Spiral-CT-Technik) gibt weitere Auskunft über die suprarenalen Aortenabschnitte und über die Mitbeteiligung der Beckenarterien.
- Die **Angiographie** der abdominellen Aorta – meist in i.a. DSA-Technik – gibt Auskunft über die Gefäßabgänge, insbesondere die Nierenarterien (6.5).

Bauchaortenaneurysma

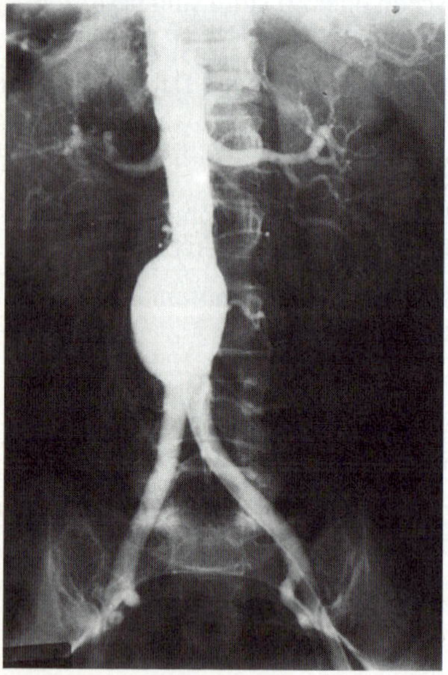

6.5 Die Angiographie gibt Auskunft über die Abgänge der Nierenarterien, die auf der Abbildung oberhalb des Aneurysmas deutlich sichtbar sind. Lägen die Arterien im Bereich des Aneurysmas, müßten sie bei einer Operation neu eingepflanzt werden.

Differentialdiagnose: → S. 314.

Therapie: Starke Symptomatik, eine ausgeprägte Asymmetrie sowie ein Querdurchmeser von >5 cm und ein rasches Wachstum >0,5–1 cm pro Jahr stellen eine *Operationsindikation* dar. Das Operationsrisiko bei Ruptur ist hoch (Letalität >50%), bei elektivem Vorgehen auch bei über 75jährigen Patienten günstig (Letalität deutlich <5%).

Aneurysma der thorakalen Aorta

Lokalisation: Arteriosklerotische, traumatische und angeborene Aneurysmen der thorakalen Aorta treten insbesondere an der Verbindung des Aortenbogens mit dem aszendierenden Teil der Aorta, aber auch im Bereich des Ursprungs der linken A. subclavia auf.

Symptomatik: Aneurysmen der thorakalen Aorta sind meist ein Zufallsbefund bei der Röntgenaufnahme des Thorax. Symptome sind: Thoraxschmerzen (oft zwischen den Schulterblättern), Heiserkeit, Zwerchfellhochstand, Stridor und Dysphagie.

Diagnostik: Röntgenaufnahme des Thorax, Computertomographie und Angiographie. Da oft gleichzeitig ein Aortenklappenfehler (meist Aorteninsuffizienz) vorliegt, muß immer eine Echokardiographie gemacht werden.

Therapie: Wenn thorakale Aneurysmen symptomatisch werden, ist dies eine Operationsindikation. Eine relative Operationsindikation sind asymptomatische Aneurysmen, z. B. wenn:
- eine rasche Progredienz vorliegt,
- der Aortendurchmesser mehr als 6 cm beträgt.

Therapie der Wahl: Rohrprothese. Frührisiko bei thorakalem Aortenersatz: <5%.

Komplikationen und Prognose: Eine mögliche Komplikation ist die Ruptur. Dann liegt die Letalität über 50%. Eine weitere gefürchtete Komplikation ist die Paraplegie (5–15%).

6.1 Verschlüsse der supraaortischen Arterien

Verschlüsse der Viszeralarterien → „Durchblutungsstörungen des Darms", S. 794ff.

Neurovaskuläres Schultergürtelsyndrom

Definition

Aufgrund der anatomischen Besonderheiten im Schultergürtelbereich kann es zu Engpaßsyndromen kommen, die unter dem Begriff neurovaskuläres Schultergürtelsyndrom zusammengefaßt werden.

→ *Synonym:* Schultergürtelkompressionssyndrom; *engl.:* thoracic outlet syndrome

Diese Kompressionssyndrome entstehen z. B. an physiologischen Engstellen für den Plexus brachialis sowie die A. und V. subclavia, wie der Skalenuslücke oder dem Kostoklavikularspalt. Symptomatisch werden sie erst durch dauerhaft eingenommene, ungünstige Armhaltungen, wie z. B. ständige Rückwärts-Abwärts-Bewegungen der Schultern, wie dies beim Tragen einer schweren Last auf dem Rücken vorkommen kann. Darüber hinaus können Kompressionssyndrome durch Skelettanomalien verursacht werden. Hierzu gehört z. B. das Halsrippensyndrom, bei dem eine zusätzliche Rippe die Armplexusnerven komprimiert und so die Blutzirkulation in der A. subclavia beeinträchtigt. Wenn das neurovaskuläre Schultergürtelsyndrom Symptome hervorruft, besteht die **Therapie** je nach Lokalisation z. B. in der Erweiterung der Skalenuslücke mit transaxillärem Zugang oder in der Resektion der Halsrippe.

Subclavian-steal-Syndrom (Vertebralisanzapfsyndrom)

Beim Subclavian-steal-Syndrom (Vertebralisanzapfsyndrom) besteht eine Obstruktion der A. subclavia distal ihres Ursprungs aus der Aorta und proximal der Abgangsstelle der A. vertebralis (6.**6**, ①). Die Stenose führt zu einem Druckabfall in der gleichseitigen A. vertebralis und – vor allem bei Überkopfarbeit mit dem Arm (in schweren Fällen auch in Ruhe) – zu einer Strömungsumkehr in der A. vertebralis (②, rote Pfeile). Dem basilären Gefäßsystem wird auf diese Weise zugunsten des Armes auf der betroffenen Seite intermittierend Blut entzogen (steal = engl. stehlen). Dies kann zur zentralen Ischämie und folglich zu Schwindel, flüchtigen Paresen, Parästhesien, Sehstörungen, Ataxien oder Synkopen führen. Eine **Therapie** ist nur bei ausgeprägter zerebraler oder brachialer Symptomatik erforderlich. Sie besteht dann in der Angioplastie der A. subclavia oder in einer Bypass-Operation.

Subclavian-steal-Syndrom

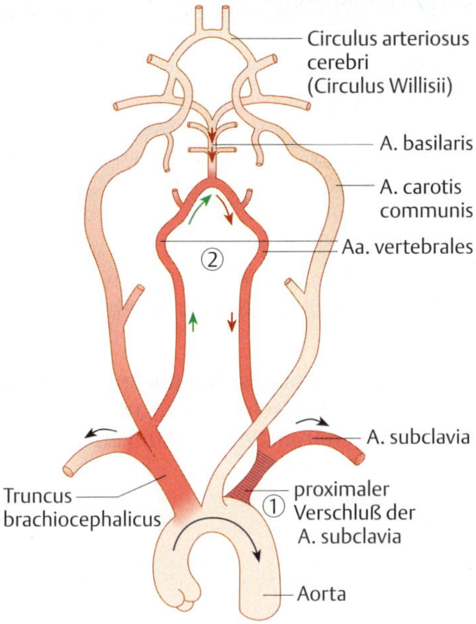

6.6 *Links:* normale Strömungsverhältnisse in der A. vertebralis (grüne Pfeile), *rechts:* Strömungsumkehr in der A. vertebralis durch Stenose der linken A. subclavia proximal der Abgangsstelle der A. vertebralis (rote Pfeile). Die eingekreisten Zahlen beziehen sich auf den Text auf S. 316.

Durchblutungsstörungen der hirnzuführenden Gefäße

Definition

Zerebrale Durchblutungsstörungen, die zu neurologischen Erscheinungen führen, welche sich entweder vollständig zurückbilden, bestehen bleiben oder zum Tode führen.

Epidemiologie: Durchblutungsstörungen der Hirngefäße sind häufig. Der Schlaganfall (Apoplexia cerebri) ist nach Herz- und Kreislauferkrankungen die dritthäufigste Todesursache und die häufigste Invaliditätsursache. Das Risiko zerebraler Komplikationen steigt linear mit dem Alter.

Ätiologie und Pathogenese: Zerebrale Durchblutungsstörungen sind besonders häufig durch Arteriosklerose, Hypertonie und Embolien bedingt (6.**4**). Ursache für eine Embolie sind in 60% der Fälle arterioarterielle Embolien durch exulzerierte Plaques aus der A. carotis communis, der A. carotis interna oder der Aorta ascendens. In 40% der Fälle ist die Embolie kardialen Ursprungs (→ „Herz", S. 164f). Über 50% der Stenosen sind an den extrakraniel-

6.4 Hauptrisikofaktoren des Schlaganfalls

Beeinflußbar	Nicht zu beeinflussen
Hypertonie kardiale Krankheiten Rauchen Diabetes mellitus Alkoholabusus Hyperfibrinogenämie Hyperhomozysteinämie	Alter Geschlecht Familienanamnese

len Gefäßen lokalisiert. Das Ausmaß des neurologischen Defizits ist abhängig vom Grad des Verschlusses und von den gebildeten Kollateralkreisläufen. Dabei werden 4 Stadien unterschieden.

Symptomatik: Es bestehen reversible Prodromalerscheinungen (transitorische ischämische Attacke = TIA), die ein neurologisches Defizit ankündigen. Je nach Lokalisation unterscheidet man die Prodromalerscheinungen bei
- **einem Karotisprozeß:**
  - ipsilaterale Sehstörungen (bis zur Hemianopsie),
  - Hemiparese/Parästhesie und
  - Aphasie;
- **einem Vertebralisprozeß:**
  - Schwindelattacken,
  - Ohrensausen,
  - Sturzattacken ohne Bewußtseinsverlust („drop attacks"),
  - Doppelbilder,
  - Dysarthrie.

! TIAs, die in immer kürzeren Zeitabständen auftreten, weisen auf einen unmittelbar drohenden Schlaganfall hin.

Embolisch bedingte Ischämie

Ursache für eine Embolie sind in 60% der Fälle arterioarterielle Embolien durch exulzerierte Plaques aus der Karotis oder der Aorta ascendens. In 40% der Fälle ist die Embolie kardialen Ursprungs.

Diagnostik:
Internistische und neurologische Untersuchung: z. B. Blutdruck, Puls, Blutzucker, Blutgase; Palpation der Karotiden und der Temporalarterien.
Doppler-Sonographie und Duplexsonographie: wichtigstes nichtinvasives Untersuchungsverfahren, um die Lokalisation, vor allem aber auch den Grad der Stenose festzustellen.

Computertomographie (mit Kontrastmittelgabe):

! Jeder Schlaganfall-Patient muß in eine spezialisierte Klinik eingewiesen werden, wo **sofort** eine Computertomographie des Kopfes (CCT) angefertigt wird. Eine Blutung wird anders behandelt als eine Ischämie.

Zerebrale Angiographie: Arterielle Katheterangiographie in digitaler Technik, wenn eine Fibrinolysetherapie durchgeführt werden soll. Die intravenöse digitale Subtraktionsangiographie (i. v. DSA) ist völlig unbrauchbar.

Therapie:

- **Stadium I:** asymptomatische Karotisveränderungen:
  - *konservativ:* Thrombozytenfunktionshemmer (ASS 100–300 mg/Tag, Ticlopidin, z. B. Tiklyd-Tabletten 2×1 Tbl., Clopidogrel 1×1 Tbl.).
  - *Operation* bei: filiformen Stenosen (90 oder >90%), rasch progredienten Karotisstenosen, ulzerierenden Stenosen und „soft plaques" (das jährliche Schlaganfallrisiko ohne Operation liegt bei 4%, die perioperative Komplikationsrate in Gefäßzentren liegt zwischen 2 und 3%).
- **Stadium II: T**ransitorisch **i**schämische **A**ttacken (TIA): Domäne der rekonstruierenden Gefäßchirurgie (kardiale Ursachen und arterioarterielle Embolien müssen als Ursache der TIA ausgeschlossen sein).
- **Stadium III:** progredienter Insult: Operation allenfalls bei bewußtseinsklaren Patienten, bei denen eine Vollheparinisierung die Progredienz nicht aufzuhalten vermag.
- **Stadium IV:** kompletter Schlaganfall: keine Operationsmöglichkeit – durch konservative Therapie wird versucht, weitere Stenosen zu verhindern.

Internistische Basistherapie:

- Behandlung von Herzinsuffizienz (→ S. 95 ff) und Rhythmusstörungen (→ S. 60 ff),
- für die Sekundärprävention haben Thrombozytenfunktionshemmer (ASS und Ticlopidin) die oralen Antikoagulanzien verdrängt,
- beim progredienten Schlaganfall sofort Heparinisierung (3 × 5000–7500 IE nichtfraktioniertes Heparin),
- evtl. in dafür ausgestatteten Zentren (Stroke unit vorhanden) *systemische Fibrinolyse. Lokale Fibrinolyse* bei Basilaristhrombose (Zeitfenster: max. 6 Stunden).

! Wenn keine hypertensive Krise oder schwere internistische Begleiterkrankungen vorliegen, die eine Blutdrucksenkung bei einem Patienten mit Schlaganfall erzwingen, sollte man im Akutstadium die Blutdruckwerte **nie** unter systolisch 180 mmHg senken. Werte bis zu 200/100 mmHg können in der Akutphase durchaus toleriert werden.

Prognose: Etwa 350000 Bundesbürger erleiden jährlich einen Schlaganfall, in den ersten 4 Wochen nach dem Schlaganfall stirbt jeder fünfte. Ein Drittel der Überlebenden bleibt schwerbehindert und pflegebedürftig. In Deutschland leben derzeit 800000 Menschen, die an den Folgen eines Schlaganfalls leiden.

6.2 Funktionelle Durchblutungsstörungen

Raynaud-Phänomen

Definition

Anfallsweise auftretender Vasospasmus im Bereich der akralen Gefäße, der durch Kälte oder Streß induziert und unter Wärmeeinfluß oder durch pharmakologische Effekte wieder gelöst werden kann. Von der **primären Raynaud-Symptomatik** als idiopathischem, vasospastischem Symptomkomplex unbekannter Ätiologie wird das **sekundäre Raynaud-Syndrom** bei organischer Gefäßschädigung im Rahmen von Systemkrankheiten (oft Initialsymptom einer Systemerkrankung, z. B. Kollagenose) unterschieden.

→ *Synonym:* Morbus Raynaud, vasomotorische Akroasphyxie;
engl.: Raynaud's syndrome, Raynaud's disease, secondary Raynaud's disease

Epidemiologie: Die **primäre Raynaud-Symptomatik** tritt bei Frauen etwa doppelt so häufig auf wie bei Männern. Sie manifestiert sich nach der Pubertät und bessert sich meist in der Menopause. Das **sekundäre Raynaud-Phänomen** tritt altersunabhängig auf, je nach der zugrundeliegenden Erkrankung (s.u.).

Ätiologie: Während die Ätiologie des **primären Raynaud-Syndroms** unbekannt ist, können der **sekundären Form** zahlreiche Ursachen zugrunde liegen, von denen hier einige beispielhaft aufgeführt werden:
Verschluß digitaler Arterien, z. B.: arterioarterielle Mikroembolien, proximale Stenose und Verschluß der A. subclavia; kostoklavikuläres Kompressionssyndrom (→ „Neurovaskuläres Schultergürtelsyndrom“, S. 316), Vibrationssyndrom, Erfrierungsschäden (→ S. 322f);
entzündliche Veränderungen der Gefäßwand, z. B.: Kollagenose (speziell Sklerodermie, → S. 1263f), Wegener-Granulomatose (S. 235), rheumatoide Arthritis (S. 1238ff), Thrombangiitis obliterans (S. 311ff), Hypersensitivitätsvaskulitiden;
hämatologische Erkrankungen: Kälteagglutinine, Kryoglobuline, Polyzythämie, essentielle Thrombozytose, Paraproteinämie (Plasmozytom);
toxische Substanzen und Medikamente: ergotaminhaltige Präparate (→ S. 322), β-Blocker, hormonale Antikonzeptiva, Zytostatika (Bleomycin, Vinblastin) u. a.;
degenerative HWS-Veränderungen.

Symptomatik: Symmetrische intermittierende Ischämie der Akren, gelegentlich sind Zehen, Nase und Ohren mitbetroffen. Der Schmerzanfall geht mit typischen trikoloren akralen Verfärbungen einher, die hintereinander in folgender Reihenfolge auftreten:
1. Weißverfärbung (Vasokonstriktion der Aa. digitales),
2. Blauverfärbung (Zyanose),
3. Rotverfärbung (reaktive Hyperämie).

Diagnose: Die Diagnose wird klinisch gestellt. Ein symmetrischer Befall des 2.–5. Fingers, der nach Wärmezufuhr oder Einnahme von Nitrolingual reversibel ist, deutet auf eine **primäre Raynaud-Symptomatik** hin. Ein asymmetrischer Befall auch einzelner Finger, der weder auf Wärme noch auf Nitrolingual reagiert, deutet eher auf ein **sekundäres Raynaud-Syndrom** hin. In jedem Fall muß nach einer möglicherweise zugrundeliegenden Erkrankung gesucht werden.

Apparative Diagnostik: Oszillographie zur akralen Durchblutungsmessung, Doppler-Verfahren, um segmentale Gefäßverschlüsse und -stenosen zu lokalisieren; Plethysmographie mit und ohne Kälteprovokation (in Zweifelsfällen wird der Patient gebeten, die Hände wenige Minuten in eiskaltes Wasser zu halten, um gegebenenfalls den Vasospasmus der akralen Gefäße auszulösen). Die Plethysmographie sollte immer Bestandteil der Basisuntersuchung des Gefäßspezialisten sein.

Differentialdiagnose der primären Raynaud-Symptomatik: Von der primären Raynaud-Symptomatik sind vor allem Akrozyanose (S. 322), paroxysmales Fingerhämatom (S. 323) und Kälteschaden, Perniones (S. 322f) abzugrenzen.

Therapie: Eine kausale Therapie ist bei der **primären Raynaud-Symptomatik** nicht möglich. Beim **sekundären Raynaud-Syndrom** ist die Therapie der Grunderkrankung ausschlaggebend. Dem Vasospasmus vorbeugen können:
- Schutz vor Kälte (Handschuhe), evtl. Taschenöfchen („hot pack"), Arbeiten in warmer Umgebung;
- psychosomatische Therapie mit autogenem Training, Yoga, Biofeedback; Arbeiten mit vibrierenden Werkzeugen (Preßluftbohrer, Motorsägen) sind schädlich.

! Medikamentös helfen Nitrosalben und Nitrogel. Calciumantagonisten vom Nifedipin-Typ (3 × 5–10 mg) oder ACE-Hemmer bringen eine deutliche Besserung. Bei Patienten mit Hypotonie ist allerdings wegen der Nebenwirkungen Vorsicht geboten.

Prognose: Die Prognose der primären Raynaud-Symptomatik ist sehr günstig, da keine trophischen Störungen auftreten. Beim sekundären Raynaud-Phänomen entscheidet der Verlauf der Grundkrankheit über die Prognose.

Akrozyanose

Diese funktionelle Durchblutungsstörung beruht auf einem Dauerspasmus der Arteriolen und präkapillären Sphinkteren. Betroffen sind in erster Linie junge Frauen mit Hypotonie. Häufig besteht eine familiäre Disposition. Bei Akrozyanose verfärben sich die Hände (meist auch Füße, Nase und Ohren) *ausschließlich in der Kälte* permanent bläulich. Weitere nennenswerte Beschwerden treten nicht auf, es kommt fast nie zu trophischen Störungen. Die Therapie besteht vor allem im Wärmeschutz, eine medikamentöse Therapie ist meist nicht erforderlich. Der Patient ist über den meist gutartigen Verlauf aufzuklären.

Ergotismus

Definition

Akute oder chronische Durchblutungsstörung muskulärer Stammarterien durch Abusus ergotaminhaltiger Arzneimittel (vorwiegend Migränepräparate) meist durch unkontrollierte Dosissteigerung. Der Ergotismus trat bereits im Mittelalter aufgrund von Pilzverunreinigungen **(Claviceps purpurea)** auf.

→ *Synonym:* „Antoniusfeuer", Ignis sacer;
engl.: ergotism, ergot poisoning, epidemic gangrene, St. Anthony's fire

Epidemiologie: Die Symptomatik ist insgesamt häufig, genaue Zahlen fehlen aber; ♀>♂

Symptomatik: Allgemeinsymptome wie Erbrechen, Diarrhö, Verwirrtheit, Kopfschmerzen, Augenflimmern, Kältegefühl und Parästhesie.

Diagnostik: Blaßkalte Extremitäten, keine oder abgeschwächte Arm- und Fußpulse, massive Zeichen der Durchblutungsstörung bei der **Oszillographie** und bei der **Dopplerdruck-Messung.**
Angiographie: Symmetrische, nach der Peripherie zunehmende Lumeneinengung; spastisch verschlossene Gefäßabschnitte.

Therapie:
- Absetzen des Ergotamin-Präparates,
- im fortgeschrittenen Stadium medikamentöse Vasodilatation mit Nitraten (auch Nitroprussidnatrium), Calciumantagonisten und i. v. Prostaglandin-E_1-Infusionen.

Erfrierungen und Frostbeulen (Perniones)

Bei starker Kälteexposition kommt es zu extremen Engstellungen und Verschlüssen peripherer Arterien und Arteriolen mit konsekutiver ischämischer Schädigung aller Gewebe. Sekundärsymptome sind Akrozyanose, Kältegefühl sowie Hyp- und Parästhesien und Schweißneigung der Haut. Die **Therapie** besteht im vorsichtigen Erwärmen der betroffenen Extremität. Eine frühzeitige lokale oder systemische Fibrinolysetherapie kann frische Thromben in kleinen Gefäßen auflösen.

Paroxysmales Fingerhämatom

Plötzliche schmerzlose Blauverfärbung eines Fingers (seltener einer Zehe), meist an der volaren Seite mit nachfolgender Schwellung. Meist sind Frauen mittleren Alters betroffen. Ursächlich liegt eine spontane Ruptur einer digitalen Vene durch Traumen bei manueller Betätigung vor. Die Therapie besteht in der Aufklärung der Patientin über die Harmlosigkeit des Hämatoms, das innerhalb einiger Tage spontan zurückgeht. Rezidive sind allerdings häufig.

6.3 Durchblutungsstörungen durch Vaskulitis

Takayasu-Syndrom

Definition

Thrombosierende Arteriitis des Aortenbogens, die zu Stenosierungen und Verschlüssen der Arterien des Aortenbogens führt. Koronar-, Pulmonal- und Nierenarterien können mitbefallen sein.

→ *Synonym:* Aortenbogensyndrom, Martorell-Fabre-Syndrom;
engl.: aortic arch syndrome, pulseless disease of young women

Epidemiologie: Meist sind junge Frauen unter 40 Jahren betroffen.

Symptomatik und Klinik:
- allgemeines Krankheitsgefühl, Müdigkeit und Abgeschlagenheit,
- doppelseitige Pulslosigkeit (pulseless disease) der oberen Körperhälfte,
- neurologische Symptome wie Aphasie, Hemiparesen, Krämpfe, Apoplexie,
- Hypertonie infolge von Nierenarterienverschlüssen.

Diagnostik:
- Angiographie der Aorta und der supraaortischen Äste,
- Labor: BSG (stark erhöht: >50 mm in der 1. Stunde).

Differentialdiagnose: Das arteriosklerotisch bedingte Aortenbogensyndrom kann durch Angiographie und Duplexsonographie abgegrenzt werden.

Therapie: Cortison (60 mg Prednison/Tag, z. B.: Decortin, Urbason oder Prednison-ratiopharm-Tabletten in absteigender Dosierung). Häufig sind zusätzliche gefäßchirurgische Eingiffe erforderlich.

Prognose: Unter Cortisontherapie können weitere Schübe vermindert werden. Vorhandene Gefäßverschlüsse werden aber nicht wiedereröffnet.

Infektiöse Arteriitis

Bakteriämie (Sepsis → S. 1081 ff oder Embolie z. B. bei Endokarditis → S. 113 ff): Ansiedlung von Keimen in den Vasa vasorum mit oft nachfolgendem Abszeß bei vorbestehender Arteriosklerose. Hauptauslöser ist eine bakterielle Endokarditis. Oft bilden sich multiple Aneurysmen. Die **Therapie** besteht in einer antibakteriellen Behandlung und chirurgischen Beseitigung des Aneurysmas.

Literatur

Alexander, K., Hrsg.: Gefäßkrankheiten. München: Urban & Schwarzenberg: 1993.
Ein sehr ausführliches Handbuch der Gefäßkrankheiten.

Diehm, C., Allenberg, J.-R., Keiko Nimura-Eckert: Farbatlas der Gefäßkrankheiten. Berlin: Springer Verlag: 1997.
Ein Farbatlas aller wichtigen Krankheiten der Arterien, Venen und Lymphgefäße.

Müller-Bühl, U., Diehm, C.: Angiologie Paxis der Gefäßkrankheiten. Stuttgart: Kohlhammer: 1991.
Ein Leitfaden zur Diagnostik und Therapie von Gefäßkrankheiten in der täglichen Praxis.

Spengel, F. A.: Angiologie. In Zöllner, N., Hrsg.: Innere Medizin. Berlin, Heidelberg: Springer: 1991.
Kurzgefaßter Beitrag zum Thema Gefäßkrankheiten in einem Lehrbuch für Innere Medizin.

7 Venen

Curt Diehm

Epidemiologie:
- 70% der Bevölkerung in Deutschland weisen pathologische Veränderungen des peripheren Venensystems auf,
- ca. 12 Mio. leiden an einer Stammvarikose (→ Varikoseformen),
- jeder achte (mehr als 5,5 Millionen) leidet an einer chronisch venösen Insuffizienz,
- über 1 Mio. Menschen haben ein Ulcus cruris venosum,
- pro Jahr sterben in Deutschland über 20000 Menschen an Lungenembolien.

Varikosis

Definition

Sackförmig oder zylindrisch erweiterte *oberflächliche* Venen, vor allem der unteren Extremität. Nach der Entstehung werden **primäre** (ca. 95% aller Varizen) und **sekundäre Formen** der Varikose unterschieden.

→ *Synonym:* Krampfadern; *engl.:* varicosis

Ätiologie und Pathogenese: Für die Entstehung der **primären Varikose** sind folgende Faktoren verantwortlich:
- familiäre Belastung (besonders mütterlicherseits),
- angeborenes Fehlen der Venenklappen (Avalvulie),
- durch mechanische und/oder hormonale Faktoren bedingte Venenwandschwäche,
- chronische Obstipation,
- Adipositas,
- Schwangerschaft.

Die **sekundäre Varikose** entsteht als Folge einer venösen Abflußstauung (z. B. Bauchwandvarizen bei Leberzirrhose). Sie ist meist eine Begleiterscheinung des postthrombotischen Syndroms (S. 337 f).

Varikoseformen (▣ 7.2):
- Stammvarikose der V. saphena magna (▣ 7.**1**) und V. saphena parva (▣ 7.**2**, Rückseite des Unterschenkels). Die komplette Stammvarikose der V. saphena entsteht durch Schlußunfähigkeit der Mündungsklappe und schreitet von *proximal* nach *distal* fort. Zu den Stadien → ▣ 7.**3**,
- Seitenastvarikose,

Stammvarikosis der V. saphena magna

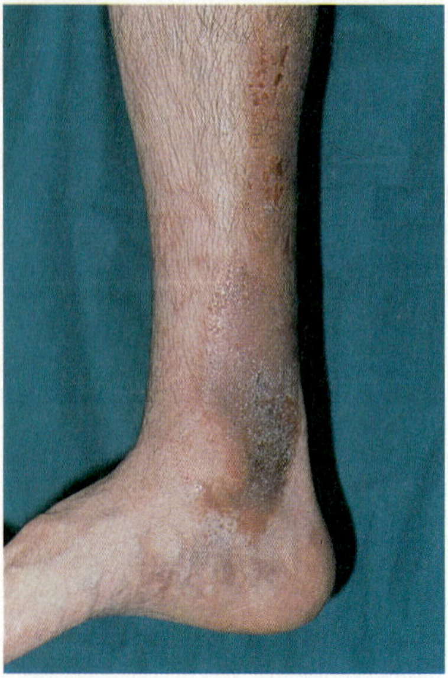

7.1 Schwere venöse Insuffizienz bei Stammvarikosis mit Hyperpigmentierung der Haut und Stauungsekzem.

- Perforansvarikose: Die Verbindungsvenen zwischen epi- und subfaszialem System sind häufig insuffizient. Die Lokalisation der wichtigsten Perforansvenen der unteren Extremität geht aus 7.4 hervor,
- retikuläre Varikose,
- Besenreiservarikose,
- Teleangiektasien.

Primäre Formen der Varikose sind meist im Bereich der V. saphena magna lokalisiert (Stammvarikosis, 7.1), seltener im Bereich der V. saphena parva (7.2).

Symptomatik:
- Schweregefühl im Bein (Besserung durch Gehen und Laufen),
- Schmerzen im Bereich der Varizen (besonders beim Stehen),
- prämenstruelle Schmerzen im Bereich der Varizen (auch über retikulären und Besenreiservarizen),
- Knöchelschwellung,
- Beschwerdezunahme bei Wärme,
- Besserung durch Hochlagerung der Beine.

Die wichtigsten Varizenformen

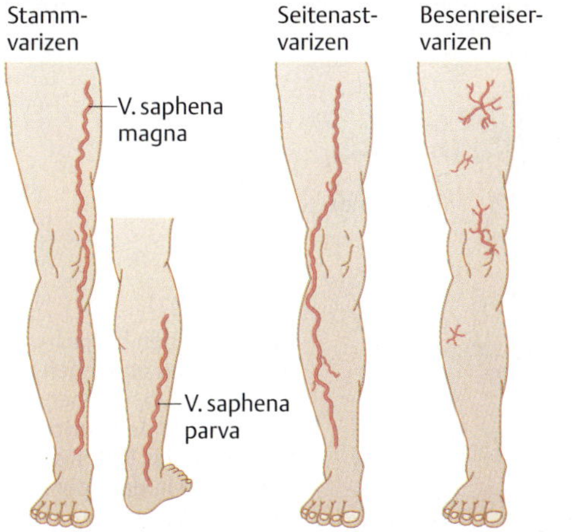

7.2 Von der Varikosis können sowohl die großen Venenstämme (medial: V. saphena magna, lateral: V. saphena parva) als auch die kleinen und kleinsten Äste des Venensystems betroffen sein.

Stadien der Stammvarikose der V. saphena magna

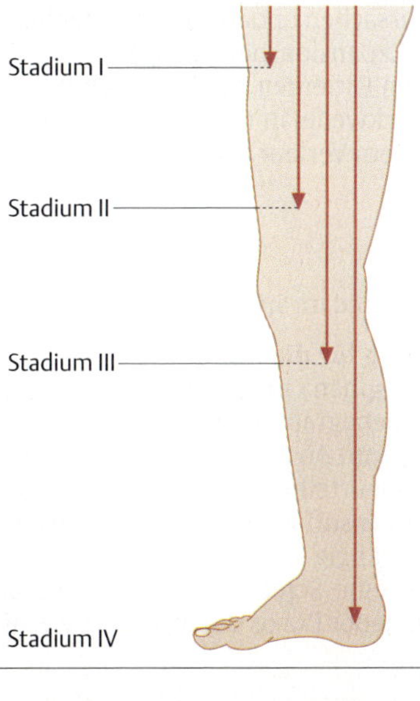

7.3 *Stadium I:*
Insuffizienz der „Crosse" (Mündungskrümmung oder Mündungsbogen der V. saphena magna vor der Einmündung in die V. femoralis) und der Schleusenklappen (keine Krankheitszeichen).
Stadium II:
Insuffizienz der Venenklappen von der Leiste bis handbreit über dem Kniegelenk. Diskrete klinische Beschwerden (allenfalls Besenreiser und retikuläre Varizen).
Stadium III:
Insuffizienz von der Leiste bis unterhalb des Knies.
Stadium IV:
Insuffizienz von der Leiste bis zum medialen Knöchel.

Die wichtigsten Perforansvenen der unteren Extremität

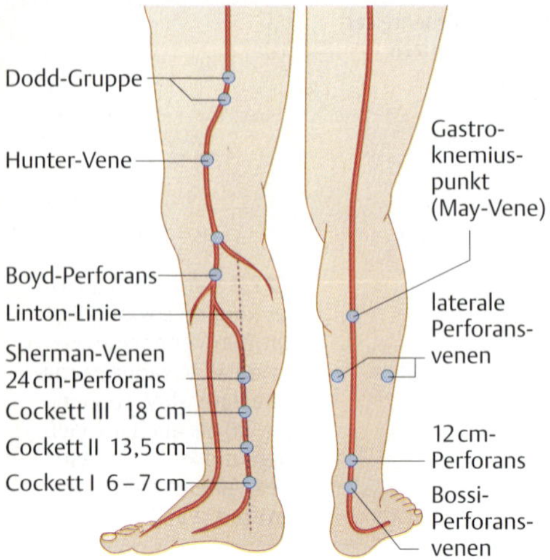

7.4 An den bezeichneten Stellen entstehen häufig Varizen, da über die insuffizienten Perforansvenen das Blut aus dem tiefen in das oberflächliche Venensystem gelangt.

Diagnostik:

Primäre Befunde einer Stammvarikose der V. saphena magna sind:

- tastbare Erweiterung des Gefäßes in der Leistenregion,
- positiver Hustentest (Hustenstöße verursachen entlang des klappeninsuffizienten Venenstranges eine palpable Expansionsbewegung),
- positiver Perkussionstest (am stehenden Patienten ist eine durch Perkussion peripherer Varizen ausgelöste Druckwelle an der V. saphena magna unterhalb des Leistenbandes oder in ihrem Verlauf fühlbar);

Sekundäre Befunde sind:

- Besenreiser (meist supramalleolär),
- chronisch venöses Stauungssyndrom,
- Stauungsdermatitis, Hyperpigmentation und im Spätstadium Ulcus cruris.

Apparative Verfahren und ihre Bedeutung für die Klinik

Doppler/Duplex-Untersuchung der Vena saphena magna und parva (+++).

Phlebographie: Die aszendierende Preßphlebographie ist neben der Duplexsonographie die wichtigste Untersuchung zum Ausschluß von Venenthrombosen. Weitere Indikationen: Kollateralenbeurteilung vor Varizenverödung, operativer Varizenentfernung bzw. Ligatur insuffizienter Vv. perforans, um sicherzustellen, daß tiefe Beinvenen durchgängig sind (+++).

Die **Lichtreflexionsrheographie** (LRR) ist eine Screeninguntersuchung auf chronisch venöse Insuffizienz und kann in jeder Praxis durchgeführt werden (+).

Phlebodynamometrie (blutige Venendruckmessung) zur Quantifizierung der chronisch-venösen Insuffizienz (+).

Therapie:

- Änderung der Lebensführung mit vermehrter körperlicher Aktivität, Aktivierung der Wadenmuskelpumpe,
- regelmäßige und exakte Kompressionsbehandlung mit elastischen Binden bzw. Strümpfen, um den Gefäßquerschnitt zu verkleinern und den venösen Rückstrom zu beschleunigen,
- physikalische Therapie mit Kaltwassergüssen,
- medikamentös sind ödemprotektive Venenmittel, wie z. B. Flavonoide und Roßkastaniensamenextrakte hilfreich,
- an aktiven Therapiemaßnahmen stehen nach sorgfältiger Indikationsstellung (z. B. bei Patienten mit deutlichen Beschwerden oder bei jüngeren Patienten, bei denen die Varikosis sich voraussichtlich drastisch verschlechtern wird und dann zu Komplikationen, wie z. B. Ulcus cruris venosum führen kann) die *operative Varizenausschaltung* und/oder die *Verödungstherapie* zur Verfügung.

Thrombophlebitis

Definition

Oberflächliche Venenentzündung mit Verlegung des Lumens durch einen Thrombus.

→ *engl.:* thrombophlebitis

Ätiologie:

An den Beinen: Oft bei vorbestehender Varikosis („Varikophlebitis"), ausgelöst durch Immobilisation oder Traumen.
An den Armen: Meist iatrogen (Injektionen, Infusionen).

Symptomatik: Lokalisierter Berührungs- und Spontanschmerz mit Rötung und örtlicher Hyperthermie.

Differentialdiagnose:

Erkrankung	Bedeutung	Kommentar
Behçet-Syndrom	+++	neben der Thrombophlebitis typische Trias von: Hypopyon-Iritis, Aphthen der Mund- und Genitalschleimhaut, Hautknoten an den Unterschenkeln
Thrombangiitis obliterans	++	Abgrenzung durch Angiographie, → 6.4, S.312

Weitere wichtige internistische Differentialdiagnosen sind **paraneoplastisches Syndrom bei maligner Grundkrankheit** und **Borreliose** (→ „Infektionskrankheiten", S. 1087 ff).

Besondere Formen der Thrombophlebitis:
Thrombophlebitis migrans: Namensgebung aus dem angelsächsischen Schrifttum. Bezeichnet eine Form der Thrombophlebitis, die sich schnell ausbreitet („migriert").
Thrombophlebitis saltans: „Springende oberflächliche Venenentzündung". Charakterisiert durch eine münzgroße lokale Rötung entlang von Venen, die meist nicht varikös verändert sind. Springt ohne Kontinuität von einer Extremität auf die andere oder vom Unterschenkel auf den Oberschenkel. Vorkommen bei: Buerger-Syndrom (→ „Thrombangiitis obliterans", S. 311 ff), Polyzythämie, Paraneoplasien.

Therapie:
- Mobilisation (Bettruhe ist nachteilig! Gefahr des appositionellen Thrombuswachstums bis ins tiefe Venensystem),
- kalte Umschläge und Salbenverbände mit Indomethacin, Diclofenac, Ibuprofen und Anlage eines Kompressionsverbandes,
- Schmerzlinderung: bei starken Schmerzen nichtsteroidale Antiphlogistika,
- bei ausgeprägter Thrombophlebitis am Oberschenkel (Mündungsbereich der V. saphena magna) und im Bereich des dorsalen Unterschenkels (Mündung V. saphena parva) dringend Heparinisierung für 8–14 Tage (niedermolekulares Heparin geeignet, aber für diese Indikation noch nicht zugelassen).

! Nicht nur tiefe Beinvenenthrombosen, sondern auch Thrombophlebitiden können Lungenembolien verursachen. Insbesondere Phlebitiden im Bereich des Oberschenkels müssen mit Heparin behandelt werden. Eine Langzeit-Behandlung mit oralen Antikoagulanzien ist nicht indiziert.

Phlebothrombose

Definition

Akute komplette oder inkomplette thrombotische Verschlüsse der *tiefen* Leitvenen, überwiegend der unteren Extremitäten (60 %), des Beckens (30 %), der großen Hohlvenen sowie der Venen des Halses.

→ *Synonym:* akute tiefe Venenthrombose; *engl.:* deep vein thrombosis (DVT)

Ätiologie und Pathogenese: Die 1856 von Virchow beschriebene **Trias** der Thromboseentstehung ist auch heute noch gültig. Zu ihr gehören eine Beeinträchtigung

Druckpunkte und Hinweiszeichen bei tiefer Beinvenenthrombose

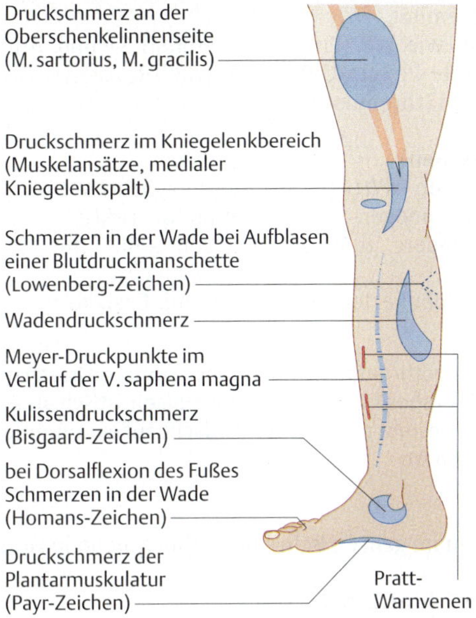

7.5 Selbst wenn ein Patient keines dieser klinischen Zeichen aufweist, ist eine Phlebothrombose bei weitem nicht ausgeschlossen!

- der Gefäßwand bzw. des Endothels,
- der Blutströmung und der
- Blutzusammensetzung.

Am häufigsten sind Thrombosen an den unteren Extremitäten, links häufiger als rechts. Abflußbehinderung der linken V. iliaca communis an der Kreuzungsstelle mit der rechten Beckenarterie („Überkreuzungsphänomen"). Zusätzlich findet sich bei 20% der Menschen eine bindegewebige Endothelveränderung kurz vor der Einmündung der V. iliaca in die V. cava inferior („Beckenvenensporn").
Die Ursache einer tiefen Beinvenenthrombose bleibt in 30–40% aller Fälle unbekannt.

Risikofaktoren für die Entstehung einer Phlebothrombose:
- Phlebothrombose in der Vorgeschichte,
- Herzkrankheiten (Herzinsuffizienz, kongestive Kardiomyopathie),
- Tumoren (Lunge, Abdominalorgane),
- Operationen (Verletzungen des Beckens und der Beine),
- Schwangerschaft und postpartale Phase,

- Immobilisation/Bettlägrigkeit, Lähmungen (z.B. bei längeren Reisen mit dem Auto, Flugzeug „Economy-class-Syndrom"),
- Gipsruhigstellung einer Extremität,
- angeborene Thrombophilie, wie z.B. Protein-C-, Protein-S- und Antithrombin III-Mangel, aktivierte-Protein-C-Resistenz (APC-Resistenz), Faktor V-(Leiden), Punktmutation (thromboembolische Ereignisse bereits im jugendlichen Alter),
- Störungen der Fibrinolyse (selten):
  - verminderte Freisetzung von t-PA (= tissue plasminogen activator),
  - erhöhte Aktivität des Plasminogen-Aktivator-Inhibitors (PAI);
- Ovulationshemmer (insbesondere in Verbindung von „Pille" mit Rauchen),
- erhöhte Blutviskosität: Polyglobulie, forcierte Diurese mit Exsikkose,
- Hyperhomozysteinämie.

! Thrombophlebitiden und Phlebothrombosen, die ohne „äußere Ursachen" auftreten (= idiopathische Thrombosen), sind differentialdiagnostisch als *paraneoplastisch* zu bewerten. Es besteht so lange der Verdacht auf ein Tumorleiden, bis das Gegenteil bewiesen ist.

Symptomatik:

- dumpfe, ziehende Schmerzen im ganzen Bein (meist abnehmend in Horizontallage),
- oft ziehender muskelartiger Schmerz in der Wade,
- Schweregefühl im Bein,
- akute Ödembildung, zunächst im Knöchelbereich, später Stauungsödem des ganzen Beins,
- Zyanose des Beins,
- oft Venenentzündung über dem Fußrücken (sog. „Pratt-Warnvenen").

Zur Unterscheidung zwischen Thrombophlebitis und Phlebothrombose → **7.1**,

Wichtige Thrombosezeichen:

Payr-Zeichen: Fußsohlenschmerz, z.B. bei Klopfen, aber auch beim Auftreten,
Bisgaard-Zeichen: Kulissendruckschmerz im retromalleolären Bereich,
Homans-Zeichen: Wadenschmerz bei Plantarflexion,
Lowenberg-Test: Wadenschmerz, ausgelöst durch Blutdruckmanschette, Seitendifferenz,
Meyer-Druckpunkte: Druckschmerzpunkte im Verlauf der tiefen Venen,
Pratt-Zeichen: Druckschmerz in der Kniekehle.

7.1 Differentialdiagnostische Unterscheidung von Thrombophlebitis und Phlebothrombose

Thrombophlebitis	Phlebothrombose
➤ Entzündungszeichen: Calor, Rubor, Dolor: lokalisiert ➤ nur lokalisiertes Begleitödem ➤ schmerzhaft entzündete oberflächliche Venenstränge	➤ Zyanose des Beins (besonders beim Stehen) ➤ globale Schwellneigung der Extremität (Umfangsdifferenz, veränderte Konsistenz) ➤ keine sichtbare Thrombose in einer Varize ➤ dumpfer Schmerz im ganzen Bein ➤ „Signalvenen" über Tibiakante und am Fußrücken. Druckschmerz der Wade bzw. des Oberschenkels (Meyer-Druckpunkte, Homans-Zeichen, Payr-Zeichen, Lowenberg-Test)

! **„Venöse Ödeme"** (subfasziale, epifasziale subkutane Ödeme) liegen vor, wenn nach 5 Sekunden dauerndem Fingerdruck in der Retromalleolargrube oder an der Tibiavorderkante typische Hautdellen länger als 30 Sekunden stehenbleiben.
Lymphatisch bedingte Ödeme sind nicht druckschmerzhaft, nicht eindrückbar und haben eine teigige Konsistenz. Beim Lymphödem ist die Haut z. B. am Ansatz der zweiten Zehe durch eine Verdickung der Subcutis schlecht abhebbar (positives *Stemmer-Zeichen*).
Das **sog. „Lipödem"**, das meist auch als *zonale Fettsucht* auftritt (im Volksmund „Fett- oder Sulzfuß"), ist nicht eindrückbar und auch nicht druckschmerzhaft.

Diagnostik: Die Duplex-Sonographie in der Hand des erfahrenen Untersuchers hat dem bisherigen „Goldstandard", der Phlebographie, den Rang abgelaufen. Wenn allerdings eine Duplex-Untersuchung nicht möglich ist, ist die Phlebographie diagnostisch das Mittel der Wahl.
Aussagekraft der Duplex-Sonographie: Der Thrombus ist (je nach Alter) echoreicher als das echofreie schwarze Venenlumen. Zudem fehlt im Thrombusbereich der Fluß. Die Vene läßt sich mit dem Schallkopf nicht komprimieren.

! Ca. 50% der Phlebothrombosen bleiben symptomlos oder werden durch die klinische Untersuchung (7.5) nicht erfaßt. Das Fehlen klinischer Zeichen einer Phlebothrombose schließt diese also bei weitem nicht aus! Es sind daher bei Verdacht dringend apparative Zusatzuntersuchungen (Duplex-Sonographie/Phlebographie) erforderlich.

Therapie: Wenn Duplex-Sonographie oder Phlebographie die Diagnose Phlebothrombose bestätigt haben, gibt es **akut** prinzipiell 3 Möglichkeiten der Therapie:

1. **„Konservative" Behandlung** mit Heparin (PTT-Verlängerung auf das 1,5–2,5fache des Normalwertes durch Heparin-Dauerinfusion. Alternativ ist die subkutane Applikation möglich bei reiner Unterschenkelvenenthrombose.
2. **Fibrinolyse-Behandlung** (→ auch S. 428ff) mit Streptokinase (konventionell und ultrahoch dosiert), Urokinase oder t-PA (= tissue plasminogen activator) systemisch oder lokoregional. Die Fibrinolysebehandlung ist bei jungen Patienten mit einer Mehretagenthrombose indiziert und sollte möglichst frühzeitig einsetzen.
3. **Operative Thrombektomie** nur bei proximaler Thrombose (wenigen gefäßchirurgischen Zentren vorbehalten): mit Fogarty-Katheter von der V. femoralis aus. Voraussetzung: Thrombose darf maximal 5 Tage alt sein!

Die Indikationen für die einzelnen akuten Therapiemöglichkeiten gehen aus ▣ 7.**2** hervor.

Die **Nachbehandlung** erfolgt in jedem Fall mit oralen Antikoagulanzien (Marcumar, Sintrom) für 4–6 Monate, bei gleichzeitig abgelaufener Lungenembolie für mindestens 1 Jahr. Bei angeborenen Mangelzuständen von Protein C, Protein S, Antithrombin III und APC-Resistenz ist nach durchgemachter Thrombose eine lebenslange Antikoagulation notwendig. → auch „Prophylaxe und Therapie thromboembolischer Ereignisse", S. 422ff, insb. ▣ 10.**15**, S. 425ff.

Therapeutische Möglichkeiten in der Praxis:

- Betroffenes Bein hochlagern, Oberkörper des Patienten hochlagern, halbsitzende Stellung (Lungenembolie-Prophylaxe),
- Bolusinjektion von 5000–10000 IE Heparin i.v. gefolgt von 1000–1500 IE/Stunde,
- stationäre Einweisung.

Generelle Therapierichtlinien:

- *Gehfähige Patienten* mit frischen isolierten Unterschenkel- bzw. Wadenvenenthrombosen müssen nicht immobilisiert werden,
- frische Popliteal-, Oberschenkel- und Beckenvenenthrombosen verlangen eine Immobilisation (stationäre Aufnahme) über 5–7 Tage,
- eine optimale *Kompressionstherapie* mit Anwendung von Kompressionsverbänden in der Akutphase (tägliches Wickeln mit Kurzzugbinden, Klebebinden) und Anpassung von Kompressionsstrümpfen nach Abschwellen des betroffenen Beins hat nach wie vor einen hohen Stellenwert.

Komplikationen: Zu den **Frühkomplikationen** zählen Lungenembolie (vor allem bei proximaler Thrombose der V. femoralis und der V. iliaca; zur Lungenembolie → „Lunge", S. 482ff) und die sehr seltene Phlegmasia coerulea dolens (S. 335). Eine mögliche **Spätkomplikation** (nach Jahren) ist das postthrombotische Syndrom (vor allem bei langstreckigen Thrombosen der V. femoralis und V. iliaca, S. 337f). Bei adäquater Kompressionsbehandlung kann ein Ulcus cruris verhindert werden.

7.2 Indikationen für die einzelnen akuten Therapiemöglichkeiten bei Phlebothrombose

Konservative Therapie mit Heparin	Thrombolyse	Thrombektomie
Standardtherapie jeder Thrombose ➤ reine Unterschenkelvenenthrombose ➤ ältere (> 7 Tage alte) Mehretagenthrombose ➤ Thrombose bei Patienten, die infolge schwerer Erkrankungen oder des Alters eine begrenzte Lebenserwartung (< 10 Jahre) aufweisen ➤ Axillar-Subklavia-Venenthrombose (Paget-von-Schroetter-Syndrom) ➤ Schwangerschaftsthrombose	**strenge Indikationsstellung,** Ausschluß sämtlicher Kontraindikationen ➤ Mehretagenthrombose, die auf Grund ihrer Lokalisation und Ausdehnung ein postthrombotisches Syndrom erwarten läßt ➤ Thrombosealter < 7 Tage ➤ Phlegmasia coerulea dolens, fakultativ vor Thrombektomie	**Indikation äußerst zurückhaltend** ➤ frische (< 5 Tage alte), isolierte Beckenvenenthrombose ➤ deszendierende Beckenvenenthrombose in der Schwangerschaft ➤ aszendierende Thrombophlebitis, die auf das tiefe Venensystem übergreift ➤ Phlegmasia coerulea dolens (s. u.)

Phlegmasia coerulea dolens

Definition

Schlagartig einsetzende und rasch fortschreitende *komplette Thrombose aller venösen Ausflußbahnen eines Beines*.

→ *engl.:* blue phlebitis

In kürzester Zeit tritt eine extreme elephantiasisartige Anschwellung der betroffenen Extremität mit tief livider Verfärbung auf. Meist besteht ein schmerzhaftes Ödem, das sich rasch ausbreitet. Weitere **Symptome** sind motorische Schwäche der Extremität, Hypästhesien und Parästhesien. Häufig kommt es zum hypovolämischen Schock. Bei der **klinischen Untersuchung** fällt die Überempfindlichkeit der Venendruckpunkte auf. Sekundär kommt es zur schweren arteriellen Durchblutungsstörung durch die Behinderung der kapillären und arteriellen Zirkulation (daher abgeschwächte oder fehlende periphere Arterienpulse). Die **Therapie** besteht in der Antikoagulation mit Heparin, Volumenersatz und Versuch einer Fibrinolysebehandlung. Wenn diese nicht erfolgreich ist, ist die Phlegmasia coerulea dolens eine Indikation für die Thrombektomie. Gefürchtete **Komplikationen** sind Gangrän und Lungenembolie. Die Letalität der operativen Thrombektomie oder Fibrinolysetherapie liegt bei bis zu 50%.

Axillar-Subklavia-Venenthrombose

Definition

Thrombose der V. axillaris oder V. subclavia (7.6).

→ *Synonym:* Paget-von-Schroetter-Syndrom; *engl.:* effort thrombosis

Prädilektionsstelle ist eine Enge im Bereich der thorakobrachialen Verbindungen beim Durchtritt zwischen Schlüsselbein und erster Rippe. Neuerdings wird das Paget-von-Schroetter-Syndrom dem Thoracic-outlet-Kompressionssyndrom (TOS) zugeordnet (→ „Neurovaskuläres Schultergürtelsyndrom“, S. 316). **Risikofaktoren** für die Entstehung dieser Form der Venenthrombose sind Sportarten wie Handball, Basketball, Tennis oder auch Holzhacken. **Symptome** sind Anschwellen des Arms, livide Hautmarmorierung sowie dumpfe Schmerzen und Schweregefühl im Arm. Die Kollateralvenen sind meist an der vorderen Thoraxseite sichtbar. Bei der **Diagnose** sind Tumoren des Mediastinums, seltener der Axilla- bzw. Klavikulargrube, eine Kallusbildung nach Schlüsselbeinfraktur sowie eine iatrogene Schädigung durch Katheter oder Herzschrittmacher auszuschließen. Die **Therapie** besteht in der akuten Antikoagulation mit Heparin (stationär für 5–7 Tage) und weiterer Gabe von oralen Antikoagulanzien für 3–4 Monate. Eine Fibrinolysetherapie sollte nur in absoluten Ausnahmefällen (Tennisprofi bzw. Profisportler, Pianist/in) in Erwägung gezogen werden, da ausgeprägte postthrombotische Syndrome am Arm praktisch nicht auftreten.

Paget-von-Schroetter-Syndrom

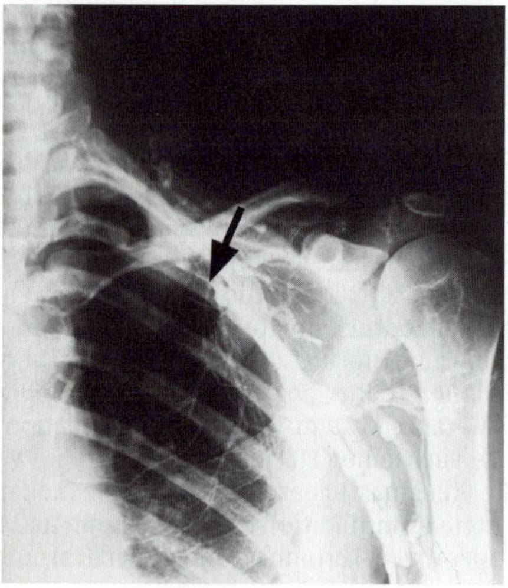

7.6 Verschluß der V. subclavia links (Pfeil).

Postthrombotisches Syndrom und chronisch venöse Insuffizienz (CVI)

Definition

Folgezustand (nach einem Zeitraum von 1–10 Jahren) nach akuter, subakuter oder rezidivierender Phlebothrombose mit typischen Veränderungen im Phlebogramm und bei der Duplexsonographie (→ Diagnostik).

→ *engl.:* chronic venous insufficiency, postthrombotic syndrome

Epidemiologie:

- eine der häufigsten Gefäßerkrankungen in der Praxis,
- Prävalenz in der Bevölkerung bis 15%,
- Frauen sind dreimal häufiger betroffen als Männer,
- über 1 Mio. Menschen in Deutschland haben ein Ulcus cruris.

Ätiopathogenese: Aufgrund der gestörten Hämodynamik infolge einer Phlebothrombose kommt es zum retrograden Blutfluß und zur chronisch-venösen Stauung. Dies wiederum schädigt die Venenklappen erneut und führt zum typischen klinischen Bild (→ Symptomatik und Diagnostik).

Symptomatik und Diagnostik: Im Phlebogramm und bei der Duplexsonographie sind folgende Zeichen sichtbar:

- Klappeninsuffizienz,
- Reflux im tiefen Venensystem sowie
- kutane Lymphabflußstörungen.

Typisch ist zudem die chronisch progrediente Störung der Mikrozirkulation, eine erhöhte Sensibilisierungsrate der Haut sowie die regelmäßg eingeschränkte Beweglichkeit des Sprunggelenks. Häufig kommt es zum rezidivierenden Ulcus cruris (▣ 7.7).
Die *Kombination von Venen- und Hautveränderungen* bei konstanter venöser Hypertension wird auch unter dem Begriff **chronisch venöse Insuffizienz** (CVI) subsumiert. Die CVI wird in 3 klinische Stadien eingeteilt:
Stadium I: Corona phlebectatica paraplantaris (Stauung und Ektasie kleiner Venen), diskretes Stauungsödem,
Stadium II: Stauungsdermatose, weiße Atrophie der Haut („Atrophie blanche"), Depigmentierung, Stauungsinduration, Hyperpigmentierung, Ekzem,
Stadium III: abgeheiltes oder florides Ulcus cruris.

Therapie:
konsequente Kompressionsbehandlung mit elastischen Binden oder Kompressionsstrümpfen, in fortgeschrittenen Fällen maschinelle intermittierende Kompression,
balneophysikalische Maßnahmen: kalte Güsse, Bewegungstherapie, vor allem wegen der Sprunggelenksversteifung,

Ulcus cruris venosum

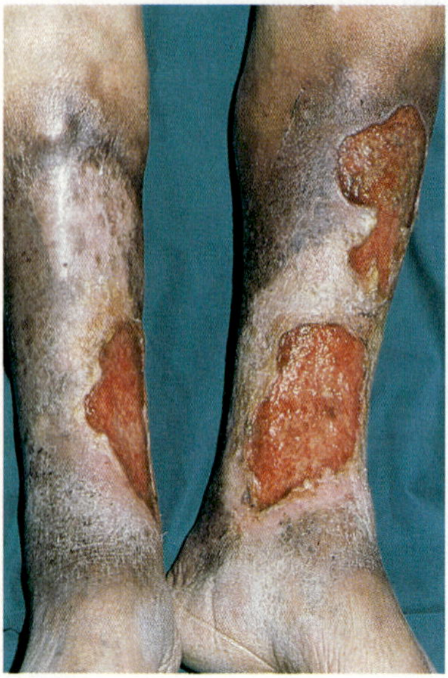

7.7 Flächenhafte Ulzerationen bei einem 56jährigen Patienten mit chronisch venöser Insuffizienz durch Thrombose der V. cava.

Varizensklerosierung, chirurgische Maßnahmen:

- Unterbindung oder Durchtrennung von insuffizienten Perforansvenen (wichtige Teilursache für Ulkus!),
- Varizenchirurgie,
- spezielle Ulkuschirurgie.

Medikamente: Hauptindikation für den Einsatz von *Venenpharmaka* sind die Symptome der chronisch venösen Insuffizienz. Der Wirksamkeitsnachweis für Venenmedikamente ist heute erbracht. Zum Einsatz kommen venentonisierende Medikamente sowie antiödematös wirkende Medikamente (Flavonoide, Roßkastaniensamenextrakte). *Diuretika* allenfalls initial und nur kurzfristig (führen zu einer Hämokonzentration und erhöhen somit die Thrombosegefahr; außerdem kommt es zu einer Erhöhung des Cholesterins, der Triglyceride und der Harnsäure sowie zu Elektrolytstörungen).

Literatur

→ auch S. 324

Browse, N. L., Burnand, K. G., Thomas, M. L.: Disease of the Veins. London: Arnold: 1988.
Ein englisches Standardwerk der Venenkrankheiten.

8 Lymphgefäße

Curt Diehm

Lymphödem

Definition

Störung des Lymphtransports mit abnormer Akkumulation von Lymphe in den Extremitäten.

→ *engl.:* lymphedema, lymphatic edema

Epidemiologie: Lymphödeme sind insgesamt selten, wobei Frauen wesentlich häufiger betroffen sind als Männer.

Ätiologie: Lymphödeme können vererbt oder erworben sein. Es gibt *primäre* und *sekundäre* Formen (**8.1**).

Symptomatik: Blasse, schmerzlose Schwellung ohne Überwärmung, die beim **primären Lymphödem** an Zehen und Fußrücken beginnt und sich dann in Richtung Unter- und Oberschenkel fortsetzt, beim **sekundären Lymphödem** von der Achsel oder Leiste ausgeht und abwärts wandert.
Es werden 3 Stadien unterschieden:
Stadium I: reversibles Ödem,
Stadium II: irreversibles Ödem,
Stadium III: lymphostatische Elephantiasis.

8.1 Einteilung und Ursachen von Lymphödemen

Primäre Lymphödeme	Sekundäre Lymphödeme
➤ angeborene Lymphödeme *(Nonne-Milroy-Form)* ➤ nichtangeborene, erstmals in der Pubertät auftretende Lymphödeme (meist bei Frauen, *Meige-Form*) *Ursachen:* Agenesie, Aplasie und Hypoplasie von Lymphgefäßen, z.B. essentielles Lymphödem	Ursachen: ➤ parasitäre Mikroorganismen (Wucheria bancrofti) ➤ Infektionen (bakteriell und mykotisch, z.B. Erysipel) ➤ postthrombotisches Syndrom und Zustand nach Thrombophlebitis ➤ akute und chronische Lymphangiitis ➤ malignes Lymhödem bei Tumorleiden (z.B. Prostatakarzinom) ➤ iatrogen (chirurgische Entfernung von Lymphknoten, z.B. Mamma-Operation, Radium- und Röntgen-Bestrahlung)

Therapie: Physikalische Entstauung, manuelle Lymphdrainage und intermittierende Kompressionsbehandlung. Nach Entstauung immer konsequente Kompressionstherapie mit Binden und Strümpfen. Diuretika sind kontraindiziert (Das eiweißreiche Lymphödem wird durch den diuretikabedingten Wasserentzug noch eiweißreicher, wodurch das Wasser wieder in das Gewebe gezogen wird. Das Ödem bleibt somit unbeeinflußt). Sorgfältige Fußpflege. Eventuelle Mykose muß aggressiv behandelt werden. Antibiotikaprophylaxe bei rezidivierender Lymphangiitis.

Komplikationen:

- rezidivierendes Erysipel,
- Lymphangiosarkome (Steward-Treves-Syndrom),
- Lymphfistel,
- Hyperkeratose (Verrucosis lymphostatica).

Prognose: Das Leiden bleibt meist lebenslang bestehen und ist konsequent und permanent behandlungsbedürftig.

Hämostaseologie

9 Grundlagen der Hämostaseologie

Gert Müller-Berghaus

Definition

Der Begriff **Hämostase** subsumiert alle Reaktionen, die zu einer effektiven Blutstillung beitragen. Dies umfaßt sowohl das Hämostasesystem im engeren Sinne (thrombozytäres und plasmatisches Gerinnungssystem sowie Fibrinolysesystem), als auch die Gefäßwand, die mit ihrer Reaktion einer Vasokonstriktion die Blutzirkulation drosselt.

Einleitung: Das Hämostasesystem hat die Aufgabe, sowohl eine Blutung als auch eine Thrombose zu verhindern. Um dies zu gewährleisten, ist ein komplexes System von Aktivatoren und Inhibitoren notwendig; diese Regulatoren garantieren bei einer minimalen Aktivierung oder überschießenden Hemmung selbstlimitierend eine Balance des Hämostasesystems.
Störungen der regulierten Interaktion von Gefäßwand, Thrombozyten und plasmatischem Gerinnungs- und Fibrinolysesystem können entweder zu einer **hämorrhagischen Diathese** (Blutungsneigung) oder zu einer **Thrombophilie** (Neigung zu einer Blutgerinnselbildung) führen.
Die *physiologische* Balance des Hämostasesystems wird bei Durchtrennung von Blutgefäßen in Richtung Gerinnung verschoben (◘ 9.**1**). Unter *pathologischen* Bedingungen kann es auch innerhalb des Blutgefäßes zur Entstehung von Zellaggregation sowie fibrinreichen Gerinnseln kommen. Demnach läßt sich ein intravasaler Gerinnungsprozeß (Thrombose) als eine falsch regulierte Hämostase auffassen.

9.1 Physiologie des Hämostasesystems

9.1.1 Thrombozytäres System

Die wichtigsten Aufgaben des thrombozytären Gerinnungssystems bestehen in der primären Blutstillung und im „Abdichten" der Gefäßwände durch den Verschluß kleinster Endotheldefekte.
Unter **Thrombozytenadhäsion** (◘ 9.**2**) versteht man das Adhärieren von Thrombozyten an Gefäßwandstrukturen (z.B. freiliegendes Kollagen). Der Begriff **Thrombozytenaggregation** beschreibt dagegen die Aneinanderlagerung von Thrombozyten.
Die Adhäsion und Aggregation von Thrombozyten wird durch **Adhäsivproteine** (Liganden, z.B. von Willebrand-Faktor und Fibrinogen) vermittelt. **Integrine** sind Membranrezeptoren, die Liganden auf der Oberfläche von Zellen mit

Antwort des Hämostasesystems auf eine Gefäßwandverletzung

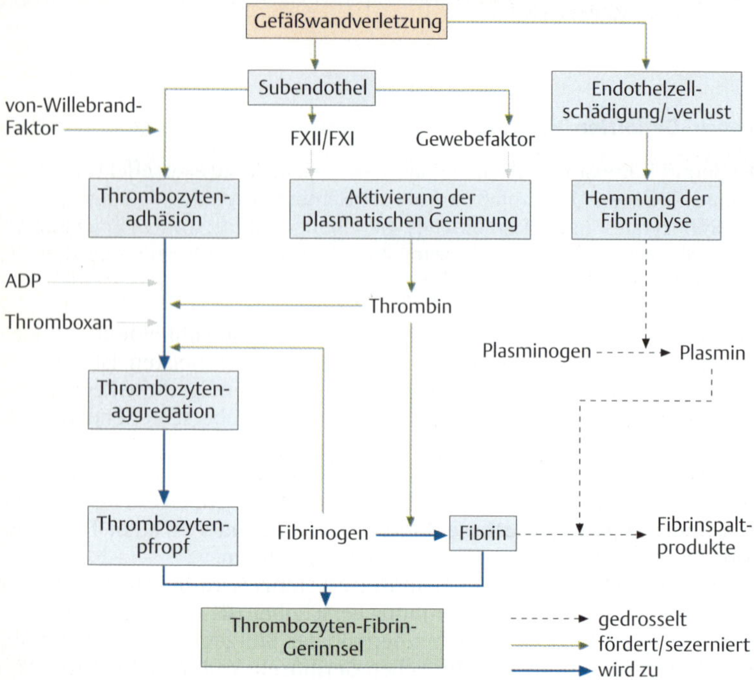

9.1 Zusammenspiel von Thrombozyten, plasmatischem Gerinnungssystem und Fibrinolysesystem bei der Entstehung eines Thrombozyten-Fibrin-Gerinnsels nach Gefäßwandverletzung.

dem Zytoskelett im Inneren der Zelle verbinden. Integrinrezeptoren stellen Heterodimere von Glykoproteinen (GP) dar und werden sowohl auf Blutzellen als auch auf Endothelzellen gefunden. Der Vorgang der Adhäsion von Thrombozyten sowie die Agonisten Adrenalin, Adenosindiphosphat (ADP), Thrombin und Thromboxan induzieren eine **Thrombozytenaktivierung**. Diese umfaßt eine **Formänderung der Thrombozyten** („Shape change") und die **Sekretionsreaktion**. Bei der Thrombozytensekretion werden Inhaltsstoffe der Thrombozyten, die in Speichergranula enthalten sind, in das umgebende Milieu freigesetzt.

Obwohl Thrombozyten keinen Zellkern enthalten, sind sie bis zur Erschöpfung des energetischen Potentials zu verschiedenen energieverbrauchenden Reaktionen befähigt. Dazu gehört die **Gerinnselretraktion** und die Synthese

Thrombozytenadhäsion und -aggregation

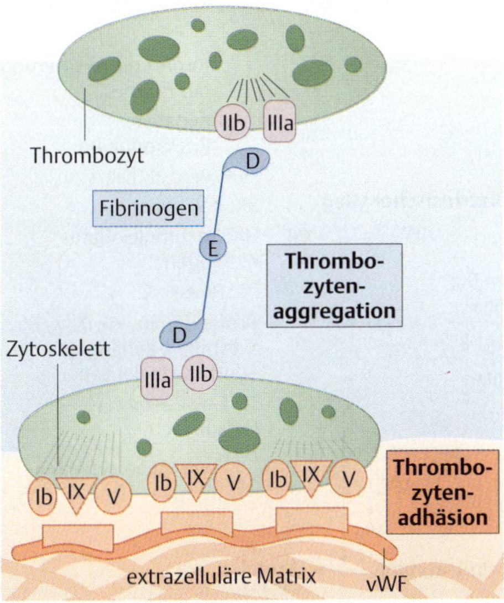

9.2 Bei der Thrombozytenadhäsion ligiert der von Willebrand-Faktor unter Beteiligung des Membranrezeptors GPIb/IX/V-Komplexes Thrombozyten an die extrazelluläre Matrix, während bei der Thrombozytenaggregation Fibrinogen an den Membranrezeptor GPIIb/IIIa-Komplex bindet. D und E sind die Domänen des Fibrinogenmoleküls.

von Eicosanoiden. **Eicosanoide** sind oxygenierte Derivate der Arachidonsäure; wichtigste Syntheseprodukte sind das **Thromboxan** (TXA_2, → 9.**1**) und **Prostacyclin** (PGI_2).

9.1.2 Plasmatisches Gerinnungssystem

Die Hauptaufgabe des plasmatischen Gerinnungssystems besteht in der Vernetzung und Stabilisierung des Thrombozytenpfropfes mit Hilfe eines Polymers aus Fibrin, um einen dauerhaften Verschluß der Gefäßläsion zu gewährleisten, bis die „Reparaturvorgänge" an der Zellwand abgeschlossen sind. Damit eine Gerinnselbildung ausschließlich bedarfsgerecht ausgelöst wird, ist das plasmatische Gerinnungssystem ein fein reguliertes Zusammenspiel von **plasmatischen Gerinnungsfaktoren** (Plasmafaktoren) und **Plasmainhibitoren.**

Aktivierung der plasmatischen Gerinnung: Die plasmatischen Gerinnungsfaktoren können sich durch Proteolyse kaskadenartig aktivieren. Diese Blutgerinnungskaskade mündet dann schließlich in die Bildung quervernetzten Fibrins. 9.**3** gibt die klassische Blutgerinnungskaskade wieder, die aus didaktischen Gründen das Gerinnungssystem in einen intrinsischen und extrinsischen Weg unterteilt. Im Zentrum der Aktivierung der Blutgerinnung

Kaskade der plasmatischen Gerinnungsaktivierung

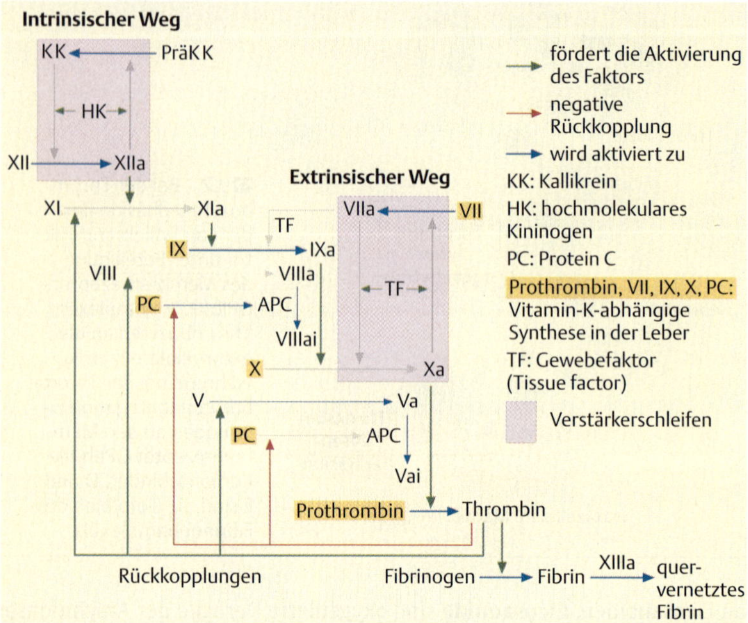

9.3 Die an der plasmatischen Gerinnung beteiligten Faktoren können über den intrinsischen Weg an negativ geladenen Oberflächen oder über den extrinsischen Weg unter Vermittlung des Gewebefaktors aktiviert werden (aktivierte Faktoren sind durch ein angehängtes „a", wieder inaktivierte Faktoren durch ein „i" gekennzeichnet). Durch Aktivierung der Kofaktoren FVIII und FV durch Thrombin wird die Aktivierung der Kaskade erheblich beschleunigt. Verschiedene Verstärkerschleifen („amplifier loops") rufen ebenfalls eine Verstärkung der basalen Aktivierung hervor. Thrombin kann andererseits über das Protein-C-System die Gerinnungsaktivierung herunterregulieren (negative Rückkopplung).

steht die Expression des Gewebefaktors („Tissue Factor", TF). TF bildet zusammen mit Phospholipiden das Gewebethromboplastin, das den Kofaktor für den Faktor VIIa bei der extrinsischen Aktivierung der Blutgerinnung darstellt. Die Faktoren des **Prothrombinkomplexes** (Prothrombin, Faktoren VII, IX und X) werden Vitamin-K-abhängig in der Leber synthetisiert. An der plasmatischen Gerinnung sind darüber hinaus die **Kontaktfaktoren** (Faktoren XI und XII) sowie die **Kofaktoren** (Faktoren V und VIII) beteiligt. Der **von Willebrand-Faktor** ist ebenfalls ein Plasmafaktor, jedoch an der Thrombozytenadhäsion beteiligt. Der von Willebrand-Faktor und der Faktor VIII zirkulieren im

Blut als **von Willebrand-Faktor/Faktor-VIII-Komplex. Fibrinogen** wird in der Leber synthetisiert und durch Thrombin unter Abspaltung von Fibrinopeptiden in **Fibrinmonomer** überführt. Mehrere Fibrinmonomere können zu **Fibrin** polymerisieren. In Anwesenheit von Fibrinogen bzw. fibrinolytischen Spaltprodukten bleibt Fibrinmonomer bzw. Fibrinoligomer als **lösliches Fibrin** im Plasma in Lösung. Sowohl ein Fibringerinnsel als auch lösliches Fibrin können durch den aktivierten **Faktor XIII** quervernetzt werden.

Regulation der plasmatischen Gerinnung: Plasmainhibitoren, negative Rückkopplungsmechanismen, Hemmung durch Gerinnungsendprodukte und Klärung aktivierter Gerinnungsfaktoren durch das Monozyten-Makrophagensystem (MMS-System) sind die Mechanismen, die ein Gegengewicht zu aktivierten Gerinnungsfaktoren bilden und die Gerinnselbildung bedarfsgerecht begrenzen. Eine zentrale Rolle spielen dabei die Endothelzellen (→ S. 349f und ◘ 9.4).
Plasmainhibitoren: Wichtigster Inhibitor des plasmatischen Gerinnungssystems ist das *Antithrombin* (AT). Weitere Inhibitoren sind der *Heparin-Kofaktor II* (HC-II) und der *„Tissue factor pathway inhibitor"* (TFPI).

Negative Rückkopplungsmechanismen: Wichtigster negativer Rückkopplungsmechanismus des plasmatischen Gerinnungssystems ist das **Protein-C-System**, an dem neben Protein C noch Protein S und Thrombomodulin beteiligt sind (◘ 9.3 und ◘ 9.4). **Protein C** und **Protein S** werden Vitamin-K-abhängig in der Leber synthetisiert. **Thrombomodulin** ist ein Endothelzellmembranrezeptor. Protein C wird durch Thrombin, nachdem beide Komponenten an Thrombomodulin gebunden haben, aktiviert **(aktiviertes Protein C = APC)**. APC inaktiviert durch proteolytische Spaltung unter Beteiligung von Protein S die Kofaktoren Va und VIIIa und reguliert auf diese Art und Weise eine „hochregulierte" Gerinnungsaktivierung herunter.

Fibrinolytische Spaltprodukte (FDP): Die im Rahmen einer Fibrinolyse bzw. Thrombolyse entstehenden FDP (→ „Fibrinolysesystem", s. u.) hemmen kompetitiv die Fibrinpolymerisation und die Thrombozytenaggregation und wirken auf diese Art und Weise als Regulatoren des plasmatischen Gerinnungssystems.

9.1.3 Fibrinolysesystem

Die Fibrinolyse stellt einen lebensnotwendigen Mechanismus unseres Organismus dar und hat im Hämostasesystem 2 wichtige Funktionen: Sie baut ein Fibringerinnsel ab und limitiert eine Gerinnselbildung.

Fibrinolysefaktoren: An der intrinsischen Aktivierung des Fibrinolysesystems sind die gleichen Faktoren wie bei der Kontaktaktivierung des plasmatischen Gerinnungssystems beteiligt (◘ 9.5). Das extrinsische System wird durch Plasminogenaktivatoren, wie z. B. den **Gewebeplasminogenaktivator**

Antikoagulatorische Aktivitäten der Endothelzelle

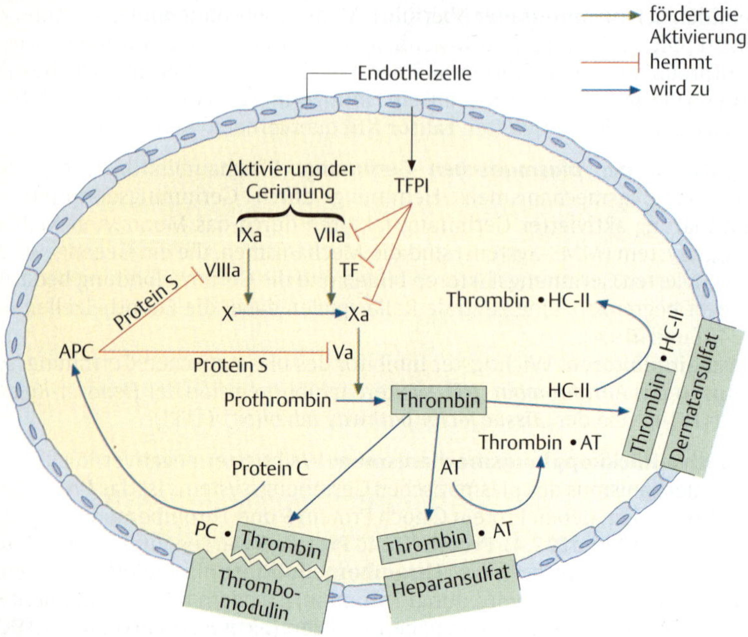

9.4 Heparansulfat akzeleriert die Hemmung von Serinproteasen durch Antithrombin (AT) und Dermatansulfat durch den Heparin-Kofaktor II (HC-II); Thrombin wird an Thrombomodulin gebunden und hierdurch inhibiert; dieser Komplex aktiviert Protein C; „tissue factor pathway inhibitor" (TFPI) wird von den Endothelzellen sezerniert und hemmt die Faktoren des extrinsischen Gerinnungsweges.

(tissue-type plasminogen activator, t-PA) und die **Urokinase (urine-type plasminogen activator, u-PA)** aktiviert. **Plasminogen** wird in der Leber gebildet und liegt im Plasma als Komplex mit histidinreichem Glykoprotein vor.

Aktivierung des Fibrinolysesystems: Unter physiologischen Bedingungen erfolgt eine **kontinuierliche Aktivierung des Fibrinolysesystems** bis zur Bildung von **Plasmin**. Plasminogen und Plasmin binden mit hoher Affinität an Fibrin, so daß der Fibrinolyseprozeß auf das Fibringerinnsel lokalisiert wird. Substrat von Plasmin ist Fibrin und lösliches Fibrin. Bei überschießender fibrinolytischer Aktivität wird auch Fibrinogen proteolytisch abgebaut. Die entstehenden Fibrin- bzw. Fibrinogendegradationsprodukte **(FDP)** sind kompetitive Fibrinpolymerisationshemmer und verhindern darüber hinaus kom-

Kaskade der Fibrinolyseaktivierung

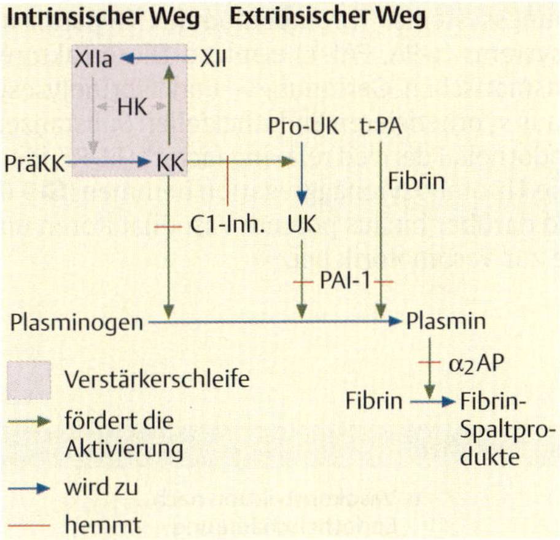

9.5 Der intrinsische Weg der Fibrinolyseaktivierung ist identisch mit der Kontaktaktivierung im plasmatischen Gerinnungssystem (→ **9.3**). KK: Kallikrein; HK: Hochmolekulares Kininogen; C1-Inh: C1-Inhibitor; UK: Urokinase; t-PA: „tissue-type plasminogen activator"; PAI-1: Plasminogenaktivator-Inhibitor Typ 1; α_2AP: α_2-Antiplasmin.

petitiv auch die Bindung von Fibrinogen an Thrombozyten (→ „Thrombozytenaggregation").

Regulation der Fibrinolyse: Analog zum Gerinnungssystem wird auch die Fibrinolyseaktivierung limitiert, um eine überschießende Proteolyse zu verhindern. Dies geschieht durch Inhibitoren, wie z. B. **Plasminogenaktivator-Inhibitor Typ 1 (PAI-1)** und **α_2-Anti-Plasmin (α_2AP)** und durch unspezifische Vorgänge wie den Abbau der Fibrinolyseaktivatoren im Monozyten-Makrophagen-System (MMS-Klärung). PAI-1 kommt hauptsächlich in den Thrombozyten vor und hemmt Plasminogenaktivatoren, wie t-PA und Urokinase. α_2AP liegt in relativ hoher Konzentration im Plasma vor und muß erst durch Plasmin neutralisiert werden, bevor eine systemische Fibrinolyse entstehen kann.
Durch das Zusammenspiel der verschiedenen Komponenten des Hämostasesystems wird einerseits erreicht, daß ein Gerinnsel genügend Stabilität erreicht, um einen Gefäßwanddefekt zu verschließen; andererseits wird hierdurch gewährleistet, daß ein Fibringerinnsel langsam wieder abgebaut werden kann, wenn es seine Aufgabe erfüllt hat, um ein zuvor verschlossenes Gefäß wieder zu reperfundieren.

9.1.4 Endothel

Unter physiologischen Bedingungen haften Thrombozyten nicht an der Gefäßwand, und Fibrin entsteht nicht auf der Oberfläche von Endothelzellen.

Diese als **Thromboresistenz** bezeichnete Eigenschaft der Endothelzellen wird unter anderem durch die regulierte Synthese verschiedener Komponenten des plasmatischen Gerinnungssystems (Thrombomodulin, Heparansulfat, TFPI) und des Fibrinolysesystems (t-PA, PAI-1) erreicht. Diese Faktoren tragen zur Regulation des plasmatischen Gerinnungs- und Fibrinolysesystems bei (9.4). Darüber hinaus synthetisieren Endothelzellen Substanzen, wie Prostacyclin (PGI_2) und „Endothelial derived relaxing factor" (EDRF, identisch mit Stickoxid = NO), die die Thrombozytenaggregation hemmen (9.6). Sowohl PGI_2 als auch EDRF sind darüber hinaus potente Vasodilatatoren und tragen auf diese Art und Weise zur Vasomotorik bei.

Gefäßtonus in Abhängigkeit vom Endothel

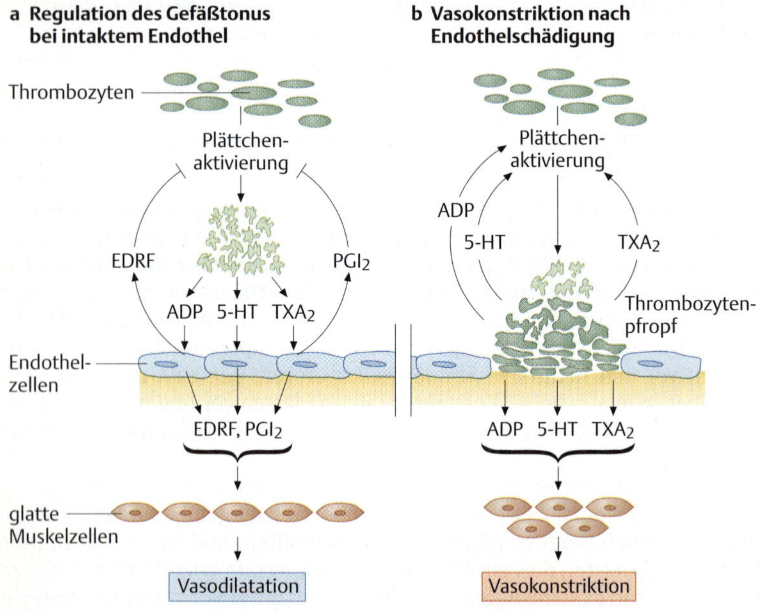

9.6 Aktivierte Thrombozyten sezernieren Adenosindiphosphat (ADP), Serotonin (5-HT) und Thromboxan (TXA_2). **a** Treffen diese Substanzen auf ein intaktes Endothel, sezerniert es daraufhin vasodilatatorisch wirkendes Prostacyclin (-PGI_2) und Endothelial derived relaxing factor (EDRF). **b** Bei einer Endothelzellschädigung wirken ADP, 5-HT und TXA_2 aus dem Thrombozytenpfropf direkt auf die glatte Muskulatur ein und induzieren eine Vasokonstriktion.

9.2 Diagnostik von Hämostasestörungen

9.2.1 Minimalprogramm der hämostaseologischen Analytik

Diagnostik von Störungen des plasmatischen Gerinnungssystems (9.7)

Thromboplastinzeit (**TPZ**; überholter Begriff: Quick-Wert, im englischen Sprachraum Prothrombinzeit): Dieser Test erfaßt einen Aktivitätsverlust der Faktoren VII, X, V, Prothrombin (Faktor II) und die Verminderung von Fibrinogen (Faktor I). Eine Aktivitätsminderung der genannten Faktoren auf ca. 50% sowie eine Fibrinogenverminderung auf Werte unterhalb 100 mg/dl führt in der Regel zu einer Verlängerung der Thromboplastinzeit, die in Prozent der Norm angegeben wird (normal: ≥70 %). Unter Heparintherapie, bei gesteigerter Fibrinolyse oder bei Vorliegen von Antikörpern gegen plasmatische Gerinnungsfaktoren kann die Thromboplastinzeit ebenfalls verlängert sein. Da die im Labor verwendeten Thromboplastine unterschiedliche Aktivitäten aufweisen können, sind die Ergebnisse verschiedener Labors schlecht vergleichbar. Daher wurde ein internationaler Standard in Form eines „Referenzthromboplastins" erarbeitet. Mit Hilfe einer Formel kann dann die TPZ als INR (**I**nternational **N**ormalized **R**atio) angegeben werden. Der therapeutische Bereich der Antikoagulationstherapie soll als INR angegeben werden.

Aktivierte partielle Thromboplastinzeit (APTT): Die APTT ist bei einer Aktivitätsminderung der Faktoren der Kontaktphase (F XI und F XII) sowie der Faktoren IX, VIII, X, V, II (Prothrombin) und I (Fibrinogen) verlängert (9.7). Unter Heparintherapie, bei gesteigerter Fibrinolyse oder bei Vorliegen von Antikörpern kommt es zu einer Verlängerung der APTT. Die APTT wird stärker als die Thromboplastinzeit durch Heparin oder Hirudin beeinflußt.

Thrombinzeit (TZ): Die Thrombinzeit stellt eine Fibrinpolymerisationszeit dar und ist von der Fibrinogenkonzentration und den Fibrinogenderivaten abhängig (9.7). Demnach ist die Thrombinzeit bei Anwesenheit von Antikörpern, Antikoagulantien (Heparin, Hirudin) und Polymerisationshemmern (FDP; z. B. bei Hyperfibrinolyse) verlängert.
Interpretation: Sind Thromboplastinzeit, APTT und Thrombinzeit normal, so liegt keine schwere, plasmatisch bedingte Hämostasestörung vor. Jedoch erfassen diese drei Tests einen Faktor-XIII-Mangel nicht. Das Übersehen eines Faktor-XIII-Mangels ist im Falle einer akuten lebensbedrohlichen Blutung nach Trauma oder Operation nicht von größerer Relevanz, da die notwendige Gabe von 500–1000 ml Frischplasma die Faktor-XIII-Aktivität in einen hämostatisch wirksamen Bereich anhebt (→ Faktor-XIII-Mangel, S. 381).

Welche Globaltests erfassen welche Gerinnungsfaktoren?

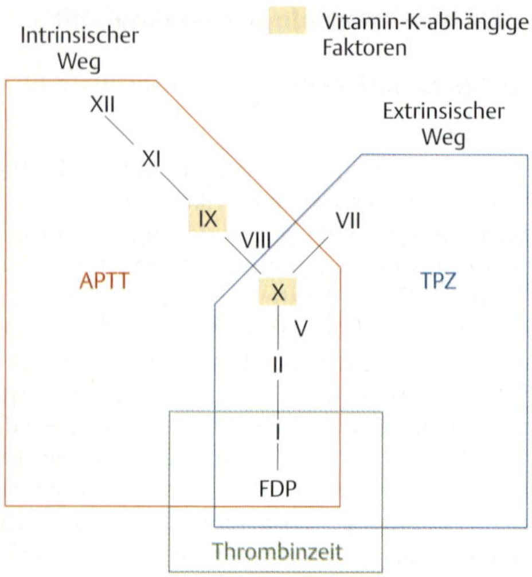

9.7 Faktoren des plasmatischen Gerinnungs- und des Fibrinolysesystems, die die APTT, Thromboplastinzeit und Thrombinzeit unterschiedlich beeinflussen.

Diagnostik von Störungen des thrombozytären Systems

Von klinischer Bedeutung sind die folgenden Veränderungen der Thrombozyten:

quantitative Veränderungen:

- Thrombozytopenie,
- Thrombozytose:
  - essentielle Thrombozythämie,
  - reaktive Thrombozytosen (i.d.R. <1 Mio. Thrombozyten/µl);

qualitative Veränderungen: Störungen der Thrombozytenfunktion.

Thrombozytenzählung: Diese Methode gehört immer zu einem Minimalprogramm der hämostaseologischen Analytik.

Interpretation: Ist die Thrombozytenzahl erniedrigt, ohne daß weitere Störungen des Hämostasesystems vorliegen, kann man von folgenden Richtwerten zur Beurteilung eines Blutungsrisikos ausgehen:

Thrombozytenzahl

- >100 000/µl: keine Blutungsgefahr, auch bei größeren chirurgischen Eingriffen,
- <50 000–100 000/µl: bei schweren Verletzungen oder Eingriffen evtl. verstärkte Blutungsneigung,

- <20 000–50 000/µl: Blutungsneigung bereits bei geringeren Verletzungen, Hämatomneigung, evtl. petechiale Blutungen,
- <20 000/ml: spontane Blutungen möglich,
- <10 000/ml: hohes Risiko für schwere spontane Blutungen.

Blutungszeit: Hierzu wird nach Anlegen einer Staumanschette (40 mmHg) mit einem Schnäpper (z. B. von Surgicutt) an der Innenseite des Unterarmes eine Inzision von 5 mm Länge und 1 mm Tiefe gesetzt. Danach wird alle 30 Sekunden das austretende Blut ohne Berühren der Inzisionsstelle mit einem Filterpapier abgesaugt (modifizierte Methode nach Ivy, Normalwerte: 2–8 Min.). Die Bestimmung der Blutungszeit aus dem Ohrläppchen sollte unterbleiben, da einerseits die Methode keine reproduzierbaren Werte liefert und andererseits eine Blutstillung am Ohrläppchen schwierig ist.

Interpretation: Die Blutungszeit kann bei Thrombozytopenie und Thrombozytopathie, der von Willebrand-Erkrankung, der Afibrinogenämie, manchen Formen der Dysfibrinogenämie und bei vaskulären hämorrhagischen Diathesen sowie bei Einnahme von Medikamenten (z. B. Acetylsalicylsäure) verlängert sein. Bei einer deutlichen Verlängerung der Blutungszeit (länger als 10 Min.) ist eine Suche nach der Ursache unbedingt notwendig. Eine normale Blutungszeit schließt eine thrombozytär bedingte hämorrhagische Diathese nicht aus, da es erst bei einer Thrombozytenzahl unter 30 000/µl zu einer deutlichen Verlängerung der Blutungszeit kommt. Im Gegensatz hierzu kann bei einer Thrombozytenzahl von 100 000/ml und bei Vorliegen einer Thrombozytopathie die Blutungszeit verlängert sein. Zum Ausschluß einer Thrombozytopathie sind Spezialuntersuchungen notwendig.

Diagnostik von Störungen des Fibrinolysesystems

Eine Hyperfibrinolyse läßt sich durch die Bestimmung der Thrombinzeit erkennen. Bei normaler Thrombinzeit ist eine klinisch relevante Hyperfibrinolyse ausgeschlossen. Zur weiteren Diagnostik sind Spezialtests notwendig.

! Das Minimalprogramm bei der Diagnostik von hämorrhagischen Diathesen (Thromboplastinzeit, APTT, Thrombinzeit, Thrombozytenzählung und Blutungszeit) liefert in der Regel bei folgenden Erkrankungen ein normales Testergebnis: Purpura simplex, Purpura senilis, Faktor-XIII-Mangel, α_2-Antiplasminmangel, Amyloidose, vaskuläre hämorrhagische Diathesen, Morbus Osler, Vitamin-C-Mangel, Ehlers-Danlos-Syndrom, Purpura Schoenlein-Henoch sowie bei nur geringgradiger Erniedrigung aller Komponenten des Hämostasesystems.

9.2.2 Weitere empfehlenswerte Methoden

Fibrinogenbestimmung (normal: 180–450 mg/dl): Bei der Diagnostik vieler erworbener hämorrhagischer Diathesen (schwere Lebererkrankungen, Hyperfibrinogenämie, disseminierte intravasale Gerinnung (= DIC), Hyperfibrinolyse und nach Asparaginasetherapie) ist diese Methode hilfreich.

Fibrinolytische Spaltprodukte (FDP): Bei vielen, sehr unterschiedlichen Erkrankungen ist der FDP-Spiegel im Plasma erhöht und stellt einen Hinweis auf einen fibrinolytischen Prozeß dar. Dieser kann intravasal (bei einer Lungenembolie) oder extravasal (bei Aszites oder Pneumonie) ablaufen. Stark erhöhte FDP-Werte weisen auf eine Hyperfibrinolyse als Ursache einer hämorrhagischen Diathese bzw. auf eine sekundäre Hyperfibrinolyse nach vorhergehender intravasaler Gerinnung (z. B. DIC) hin. **D-Dimere** sind definierte FDPs von quervernetztem Fibrin und lassen sich quantitativ nachweisen. Eine normale D-Dimer-Konzentration im Plasma stellt einen negativen prädiktiven Wert dar, womit eine tiefe Venenthrombose, eine Lungenembolie und eine DIC, jedoch nicht eine Thrombophilie ausgeschlossen sind.

Thrombozytenfunktionsuntersuchungen: Die Thrombozytenfunktion läßt sich durch Bestimmung der Thrombozytenaggregation unter Verwendung unterschiedlicher Agonisten wie ADP, Adrenalin, Kollagen und Ristocetin erfassen.

9.2.3 Diagnostik der Thrombophilie

Basis der Labordiagnostik der Thrombophilie stellt der Nachweis einer intravasalen Hyperkoagulabilität (einer Gerinnungsaktivierung) dar. Jedoch gibt es zur Zeit keinen einfachen Globaltest, der es erlaubt, eine Hyperkoagulabilität mit Sicherheit zu erkennen, da die Durchführung der Tests bzw. die Präanalytik (von der Blutabnahme bis zur eigentlichen Analyse) Schwierigkeiten bereitet oder langwierig ist. Pathologische Werte der drei folgenden Tests weisen auf eine Hyperkoagulabilität hin; ein negativer Befund sagt jedoch nicht, daß bei Änderung der klinischen Konstellation (z. B. bei einem operativen Eingriff) nicht doch eine Thrombose entstehen kann.

Prothrombinfragment 1 + 2 (F1 + 2): Ein erhöhter F1 + 2-Spiegel beweist die intravasale Bildung von Thrombin. F1 + 2-Spiegel sind erhöht bei einer Thrombophilie und einer DIC.

Thrombin-Antithrombin-Komplex (TAT): Intravasal entstandenes Thrombin wird durch Antithrombin schnell unter Bildung eines TAT-Komplexes neutralisiert. TAT-Werte sind bei Thrombophilie und DIC erhöht. Normale TAT-Werte schließen eine Thrombophilie aus.

Lösliches Fibrin: Der Nachweis von löslichem Fibrin (z. B. FM-Test) beweist eine DIC und ist bei massiven thromboembolischen Ereignissen oft positiv.

Minimalprogramm der laboranalytischen Thrombophilie-Diagnostik

Das heute notwendige diagnostische Programm zur Abklärung einer Thrombophilie ist in ▣ 10.**12**, S. 415 zusammengestellt.
Das zur Zeit übliche Minimalprogramm berücksichtigt die Prävalenzen von angeborenen Thrombophilien und die Möglichkeit, entsprechend kommerziell erhältliche Tests durchzuführen:

- Thrombozytenzahl,
- Thromboplastinzeit,
- APTT,
- Thrombinzeit,
- Antithrombin,
- Protein C,
- Protein S,
- Fibrinogen,
- funktioneller APC-Resistenz-Test,
- Lupus-antikoagulans-sensitive APTT,
- HIT-Diagnostik bei Thrombozytopenie unter Heparin-Therapie.

Thrombophilie-Diagnostik in der akuten Phase einer Thrombose

In der akuten Phase einer Thrombose ist es sinnvoll, nur Antithrombin-Aktivität und das Lupus-Antikoagulans sowie bei geplanter Thrombolysetherapie Plasminogen zu bestimmen; eine Analyse auf heparininduzierte Thrombozytopenie-(HIT-)Antikörper sollte durchgeführt werden, falls eine Thrombose bei Thrombozytopenie unter Heparin-Therapie aufgetreten ist. Es ist nicht sinnvoll, die übrigen Faktoren des Minimalprogramms in der akuten Phase einer Thrombose zu bestimmen, da sehr oft falsch-positive Werte wegen der Entgleisung verschiedener Hämostasesysteme erhoben werden.

Literatur

→ S. 430f.

10 Störungen des Hämostasesystems

Gert Müller-Berghaus

10.1 Hämorrhagische Diathesen

10.1.1 Thrombozytär bedingte hämorrhagische Diathesen

Definition

Hämorrhagische Diathesen können durch eine Verminderung der Thrombozytenzahl (Thrombozytopenie) und/oder eine Funktionsstörung der Thrombozyten (Thrombozytopathie) hervorgerufen werden. Thrombozytopenie und -pathie treten sowohl hereditär als auch erworben auf.

→ *Synonym:* thrombozytäre Blutungsneigung; *engl.:* platelet disorders

Thrombozytopenien sind Ausdruck einer verminderten Bildung (Synthesestörung), eines vermehrten Abbaus (Umsatzstörung) oder eines veränderten Verteilungsvolumens (Verteilungsstörung).

Symptomatik: Typisch, fast pathognomonisch, sind petechiale Blutungen von Stecknadelkopf- bis Linsengröße. Diese müssen von dem gleich aussehenden Blutungstyp bei den seltenen vaskulären hämorrhagischen Diathesen (→ S. 391 ff) unterschieden werden. Petechiale Blutungen treten an der Haut, den Schleimhäuten und an den inneren Oberflächen (z. B. von Darm oder Gehirn) auf. Spontane Blutungen treten erst bei einer Thrombozytenzahl <10 000/µl auf, solange die Thrombozytenfunktion intakt ist. Bei stark erniedrigter Thrombozytenzahl und in Kombination mit einer Thrombozytopathie können petechiale Blutungen zu großflächigen Blutungen zusammenlaufen (konfluierende Blutungen = Sugillation). Besonders bei der Kombination von Thrombozytopenie/-pathie und plasmatisch oder fibrinolytisch bedingten hämorrhagischen Diathesen treten flächenhafte und profuse Blutungen auf.

Diagnostisches Vorgehen: Bei Verdacht auf Vorliegen einer thrombozytär bedingten hämorrhagischen Diathese sollte neben den auf S. 351 ff aufgeführten Globaltests immer die Thrombozytenzahl bestimmt werden. Man sollte folgende Fragen beantworten können:

- Liegt eine Thrombozytopenie oder eine Pseudothrombozytopenie vor? Wenn bei einer Routineuntersuchung (im EDTA-Blut bei einem normalen Blutbild bestimmt) die Thrombozytenzahl erniedrigt ist, soll die Zählung immer im frischen Citratblut wiederholt werden, um eine **Pseudothrombozytopenie** (falsche Zählung wegen Thrombozytenaggregatbildung im EDTA-Blut) auszuschließen. Ist die Thrombozytenzahl normal, sollte an eine Thrombozytopathie gedacht werden.

- Ist die Thrombozytopenie von klinischer Relevanz? Die klinische Relevanz ist im Zusammenhang mit einer möglichen Grunderkrankung, nach der zu suchen ist, und der Frage nach Blutungen bzw. Hämoglobinabfall (= nicht sichtbare Blutungen) zu sehen.
- Welches ist die Ursache der Thrombozytopenie? Die Ursachen der erworbenen Thrombozytopenie sind auf S. 358 beschrieben. Zur laboranalytischen Diagnostik einer Thrombozytopenie gehört der Blutausstrich und bei Verdacht auf das Vorliegen einer Synthesestörung die Beurteilung einer Knochenmarkbiopsie. In Abhängigkeit von der vermuteten Grunderkrankung sind weitere Spezialuntersuchungen, wie Identifizierung von medikamentös induzierten Antikörpern, HIT-Diagnostik (→ S. 409), HLA-Typisierung und Diagnostik einer von Willebrand-Erkrankung angezeigt.

Thrombozytär bedingte hämorrhagische Diathesen werden im folgenden getrennt nach Thrombozytopenie und Thrombozytopathie besprochen.

Hereditäre Thrombozytopenie

Definition

Erniedrigung der Thrombozytenzahl aufgrund eines genetischen Defektes.

→ *engl.:* hereditary thrombocytopenia

Hierzu zählen das TAR-Syndrom (→ *engl:* **t**hrombocytopenia **a**bsent **r**adius), die May-Hegglin-Anomalie, das Alport-Syndrom (→ *Synonym:* Eckstein-Syndrom) und das Wiskott-Aldrich-Syndrom.

Epidemiologie: Hereditäre Thrombozytopenien sind selten.

Pathophysiologie: Eine Bildungsstörung der Megakaryozyten ist die Ursache der vielfältigen hereditären Thrombozytopenien. Entweder ist die Zahl der Megakaryozyten im Knochenmark vermindert oder die Funktion der Megakaryozyten ist gestört, so daß die Überlebenszeit der anormalen Thrombozyten verkürzt ist.

Therapie: Bei Spontanblutungen bzw. nach Trauma und im Zusammenhang mit operativen Eingriffen ist die Transfusion von Thrombozytenkonzentraten erforderlich. Die allgemeinen Richtlinien zur Indikation von Thrombozytentransfusionen sind zu beachten (→ S. 370ff).

Erworbene Thrombozytopenien

Definition

Eine nicht erbliche Erniedrigung der Thrombozytenzahl wird als erworbene Thrombozytopenie bezeichnet und kann Ursache einer thrombozytär bedingten hämorrhagischen Diathese sein.

→ *engl.:* acquired thrombocytopenia

Epidemiologie: Erworbene Thrombozytopenien treten sehr häufig auf und sind in Kombination mit plasmatisch bedingten hämorrhagischen Diathesen (→ S. 372 ff) die häufigste Ursache von Blutungen.

Pathophysiologie: Eine erworbene Thrombozytopenie ist ein häufiger Laborbefund, der auf eine Grunderkrankung hinweist und nicht als eine selbständige Diagnose betrachtet werden sollte. Folgende Ursachen können der Erkrankung zugrunde liegen.

Synthesestörungen:

- Megakaryozyten-Hypoplasie, ausgelöst durch
  - chemische oder physikalische Noxen (z. B. Zytostatika, Isotopenstrahlung),
  - infektiös-toxische Noxen,
- Knochenmarkinfiltration,
- aplastische Anämie (= Panmyelopathie) und ähnliche Erkrankungen,
- ineffektive Thrombozytopoese,
- Vitamin-B_{12}- oder Folsäuremangel,
- myeloproliferative Erkrankungen.

Umsatzstörungen:

- Immunthrombozytopenien (ITP, → S. 359 ff),
  - Posttransfusionspurpura (→ S. 361),
  - arzneimittelinduzierte Immunthrombozytopenien (→ S. 362),
  - Alloimmunisierung nach Thrombozytentransfusion (→ S. 371 u. 1230 f),
  - Immunkomplexerkrankungen,
- bei Infektionserkrankungen (z. B. Masern, Röteln, CMV- sowie HIV-Infektionen, Malaria, bakterieller Septikämie),
- nicht immunologisch bedingte Umsatzstörungen:
  - DIC (→ S. 394 ff),
  - TTP/HUS (→ S. 362 ff).

Verteilungsstörungen:

- Splenomegalie/Hypersplenismus (→ S. 1029 f),
- Verdünnungskoagulopathie (→ S. 407 f).

Pseudothrombozytopenie (→ S. 356).

Symptomatik: Die allgemeine Symptomatik der thrombozytär bedingten hämorrhagischen Diathesen ist auf S. 356 dargestellt. Zu Symptomatik und Pathophysiologie von Thrombozytopenien aufgrund von Umsatzstörungen → S. 394ff.

Therapie: Die Indikation zur Thrombozytentransfusion (→ S. 370ff) ist von der Grunderkrankung, der Thrombozytenzahl bzw. -funktion und dem Vorliegen einer Blutung abhängig.
Die **Immunthrombozytopathien** lassen sich in *idiopathische thrombozytopemische Purpura, Post-Transfusionspurpura* und *Arzneimittel-induzierte Immunthrombozytopenie* unterteilen.

Idiopathische thrombozytopenische Purpura

Definition

Als idiopathische thrombozytopenische Purpura (ITP) wird eine hämorrhagische Diathese bezeichnet, die durch einen beschleunigten, durch Autoantikörper induzierten Abbau von Thrombozyten charakterisiert ist. Die akute ITP tritt bei Kindern, die chronische ITP in der Regel bei Erwachsenen auf. Eine ITP, die länger als 6 Monate bestehen bleibt, wird als chronisch bezeichnet.

→ *Synonym:* autoimmunthrombozytopenische Purpura, Morbus Werlhof; *engl.:* idiopathic thrombocytopenic purpura

Epidemiologie:
- Die ITP ist die häufigste immunologisch bedingte symptomatische Thrombozytopenie.
- Die chronische ITP im Erwachsenenalter tritt häufiger bei Frauen auf: ♀ : ♂ = 2,5 : 1.
- Die akute ITP hat die höchste Inzidenz im Alter von 2–5 Jahren und ist in 60% der Fälle durch virale Infektionen bedingt.
- Die Mortalität der akuten ITP beträgt 1–2%, diejenige der chronischen ITP ca. 6%.
- 25–50% der schweren Fälle mit Thrombozytenzahlen <10 000/µl weisen intrakranielle Blutungen auf.

Pathophysiologie: Bei der ITP kommt es aus ungeklärter Ursache zu Autoantikörpern, die in einem hohen Prozentsatz gegen den Glykoprotein-IIb/IIIa- bzw. -Ib/IX/V-Komplex gerichtet sind (→ 9.**2**). Die Besetzung der Thrombozytenrezeptoren mit Immunglobulinen führt zu einer vermehrten Fc-Rezeptor-vermittelten Phagozytose der Thrombozyten im Monozyten-Makrophagensystem.
Bei der **akuten** Autoimmunthrombozytopenie im Kindesalter treten diese Antikörper infolge von viralen Infekten auf und verschwinden in der Regel wieder spontan. Die **chronische** ITP ist häufig mit anderen Autoimmunerkrankungen, wie z. B. dem systemischen Lupus erythematodes und der

Coombs-positiven hämolytischen Anämie, und in 4–6% der Fälle mit malignen Erkrankungen, zumeist Non-Hodgkin-Lymphomen, assoziiert.

Symptomatik: Bei der Autoimmunthrombozytopenie liegt eine isolierte Thrombozytopenie vor, die in Abhängigkeit von der Thrombozytenzahl zu der auf S. 356 beschriebenen Symptomatik führt.

Diagnostisches Vorgehen:
Blutbild: Die Thrombozytenzahl kann zwischen 5000 und 100000/μl schwanken.

> **!** Bei einer isolierten Thrombozytopenie sollte immer an eine ITP gedacht werden.

Serologie: Eine chronische ITP ist bewiesen, wenn Autoantikörper gegen die Thrombozyten-Glykoprotein-Komplexe IIb/IIIa bzw. Ib/IX/V nachgewiesen werden. Ein negativer Befund (ca. 50% der Fälle) schließt jedoch eine ITP nicht aus.
Knochenmarkausstrich: Eine Knochenmarkpunktion ist unbedingt notwendig, wenn bei einer akuten ITP keine spontane Normalisierung der Thrombozytenzahl erfolgt bzw. eine intravenöse IgG-Therapie erfolglos ist, und um eine Leukämie auszuschließen. Bei einer ITP ist die Megakaryozytenzahl im Knochenmark normal oder erhöht.

Differentialdiagnose: Bei Vorliegen einer isolierten Thrombozytopenie ist neben einer Autoimmunthrombozytopenie an eine arzneimittelbedingte Immunthrombozytopenie und an Myelodysplasien zu denken.

Therapie: Eine akute ITP limitiert sich in der Regel spontan, bedarf aber einer Therapie, wenn der Patient deutliche Blutungssymptome aufweist bzw. das Risiko einer intrakraniellen Blutung besteht. Bei einer akuten ITP wird in der Regel eine intravenöse IgG-Therapie eingeleitet, wenn die Thrombozytenzahl <20000/μl abgefallen ist bzw. wenn bei den Kindern blaue Flecken bzw. Blutungen aufgetreten sind. Falls alternativ eine Steroidtherapie durchgeführt wird, so sollte zuvor ein Knochenmarkausstrich für eine Leukämiediagnostik angefertigt werden. Bei der chronischen ITP erfolgt standardmäßig die Behandlung mit Glucocorticoiden oder Immunglobulinen in folgender Dosierung:
Glucocorticoide: 1,5 mg/kgKG/Tag Prednison bis zum Ansteigen der Thrombozytenzahl (max. 4 Wochen lang); danach langsames Ausschleichen.
IgG-Therapie: 0,4 g/kgKG/Tag i. v. über 4 Tage.
Wegen der nur vorübergehenden Wirksamkeit und der hohen Kosten sollte die IgG-Therapie bei der chronischen ITP auf akute Notfälle (schwerste Blutungserscheinungen, intrazerebrale Blutung, Operationen, Unfälle u. a.) beschränkt bleiben. Das Maximum des Thrombozytenanstiegs nach i. v. IgG-Gabe liegt zwischen dem 5. und 10. Tag nach Behandlungsbeginn. Etwa 70% aller Kinder und Erwachsenen sprechen auf die Immunglobulintherapie an.

Bei Nichtansprechen der Therapie ist eine Splenektomie und die Behandlung mit Vinca-Alkaloiden in Erwägung zu ziehen.
Bei **Schwangeren** ist ein besonderes therapeutisches Vorgehen angezeigt. Schwangere mit einer Thrombozytenzahl >50000/μl bedürfen keiner besonderen Behandlung. Frauen mit einer Thrombozytenzahl zwischen 30000 und 50000/μl im 1. oder 2. Trimenon sollten noch nicht initial behandelt werden. Eine Behandlung ist notwendig, wenn die Thrombozytenzahl <10000/μl abgefallen ist, die Thrombozytenzahl im 2. oder 3. Trimenon zwischen 10000 und 30000/μl liegt oder eine Blutung besteht. Die Behandlung besteht in intravenöser Immunglobulintherapie. Eine vaginale Entbindung bei einer Plättchenzahl >50000/μl bereitet in der Regel keine Blutungskomplikationen. Ein Kaiserschnitt sollte in Erwägung gezogen werden, wenn die Thrombozytenzahl bei der Mutter <50000/μl und beim Kind <20000/μl beträgt. Die *prophylaktische Thrombozytentransfusion* vor der Entbindung ist bei Frauen angezeigt, bei denen die Thrombozytenzahl <10000/μl liegt und bei denen ein Kaiserschnitt geplant ist oder Nasenbluten bzw. andere Schleimhautblutungen bei einer vaginalen Entbindung zu erwarten sind.

Posttransfusionspurpura

Definition

Die Posttransfusionspurpura ist eine hämorrhagische Diathese, die ungefähr eine Woche nach Transfusion von Blut oder Blutprodukten auftritt.

→ *engl.:* posttransfusion purpura

Pathophysiologie: Die Transfusion homologer inkompatibler (HPA-1a-positiver) Thrombozyten bei HPA-1a-negativen Patienten führt nach einer etwa einwöchigen Latenzperiode zur Bildung von HPA-1a-Anti-HPA-1a-Immunkomplexen, die an die autologen Thrombozyten binden und ihren extrem schnellen Abbau bewirken. Da 98% der weißen Bevölkerung HPA-1a-positiv sind, können sich diese thrombozytenspezifischen Antikörper bei den restlichen 2% der Bevölkerung bilden; die Posttransfusionspurpura kann auch bei Frauen nach Präimmunisierung während der Schwangerschaft auftreten.

Diagnostisches Vorgehen: Gesichert wird die Diagnose durch den Nachweis von thrombozytenspezifischen Alloantikörpern.

Therapie: Die Therapie der Wahl ist die Applikation von intravenösen Immunglobulinen (→ „Therapie der Immunthrombozytopenie", S. 360f).

Prognose: Die Mortalität beträgt 10–20%.

Arzneimittelinduzierte Immunthrombozytopenie

Definition

Eine arzneimittelinduzierte Thrombozytopenie ist durch Antikörper bedingt, die als Reaktion auf Arzneimittel oder ihre Metabolite entstehen.

Pathophysiologie: Eine große Anzahl von Medikamenten ruft eine Thrombozytopenie hervor. In der Regel binden die durch Arzneimittel induzierten Antikörper über das Fab-Fragment an die Thrombozytenmembran. Rezeptoren auf der Thrombozytenmembran sind Glykoproteine. Die mit Antikörpern beladenen Thrombozyten werden vermehrt aus der Zirkulation geklärt, so daß eine Thrombozytopenie resultiert. Im Gegensatz zu diesem typischen Mechanismus bindet der Antikörper, der bei der heparininduzierten Thrombozytopenie (HIT) nachgewiesen wird, über den Fc-Rezeptor an die Thrombozytenmembran (→ „heparininduzierte Thrombozytopenie", S. 409ff).

Symptomatik: Die Symptomatik entspricht der allgemeinen Symptomatik der thrombozytär bedingten hämorrhagischen Diathese (→ S. 356).

Therapie: Die Therapie besteht in dem sofortigen Absetzen des Medikamentes. Bei Blutungen aufgrund einer arzneimittelinduzierten Thrombozytopenie, jedoch nicht bei der HIT, ist die Transfusion von Thrombozyten indiziert. Auch die Gabe von intravenösem IgG hat sich bei diesen Erkrankungen bis auf die HIT bewährt. Die Therapie der HIT ist auf S. 410 besprochen.

Thrombotisch-thrombozytopenische Purpura

Definition

Die thrombotisch-thrombozytopenische Purpura (TTP) ist eine Mikroangiopathie, die durch Verlegung von Arteriolen verschiedener Organe durch thrombozytenreiche Mikrogerinnsel verursacht ist. Das Krankheitsbild ist durch das Auftreten einer hämorrhagischen Diathese, einer wechselnden neurologischen Symptomatik, Fieber und Niereninsuffizienz charakterisiert.

→ *Synonym:* Moschcowitz-Syndrom;
engl.: thrombotic-thrombocytopenic purpura

Pathophysiologie: Aus ungeklärter Ursache treten bei der TTP ungewöhnlich große vWF-Multimere auf, die Ausdruck eines systemischen Endothelzellschadens bzw. einer Endothelzellstimulierung sind. Diese vWF-Multimere induzieren Thrombozytenadhäsion und -aggregation, die zu der Verlegung der Arteriolen mit Thrombozytenthromben führt. Aus diesem Verbrauch von Thrombozyten resultiert eine Thrombozytopenie. Die mechanische Verletzung der Erythrozytenmembran durch Fibrinfäden führt zu Fragmentozyten (Schistozyten) und zur hämolytischen Anämie.

Symptomatik: Die TTP kann einmalig, intermittierend oder chronisch auftreten. Es stehen folgende Krankheitszeichen im Vordergrund:
- sensorische Störungen oder Aphasie bis hin zum Koma,
- Niereninsuffizienz,
- gelegentlich Beteiligung von Herz, Lunge, Pankreas, Nebennieren und Augen.

Diagnostisches Vorgehen: Charakteristisch für das Krankheitsbild ist neben der klinischen Symptomatik der Nachweis der Thrombozytopenie, der hämolytischen Anämie und das Auftreten von Schistozyten (Fragmentozyten). Mit einer vWF-Multimeranalyse können die ungewöhnlich großen vWF-Multimere nachgewiesen werden.

Differentialdiagnose: Die Kombination von Thrombozytopenie, Hämolyse und Schistozyten wird ebenfalls bei dem HUS, der DIC, der Präeklampsie und dem HELLP-Syndrom (→ „Leber“, S. 904) beobachtet. Der sichere Nachweis einer TTP erfolgt über die vWF-Multimeranalyse.

Therapie: Die Behandlung der TTP besteht in einer Plasmapherese mit dem Austausch von 3–4 l Plasma/Tag gegen Fresh frozen plasma (FFP) zur Elimination der ungewöhnlich großen vWV-Multimere. Zusätzlich sollte sofort nach Diagnosestellung Methylprednisolon in einer Dosierung von 0,75 mg/kgKG 2 × täglich bis zur Erholung des Patienten verabreicht werden. Die Gabe von Acetylsalicylsäure oder Heparin hat keinen therapeutischen Effekt.

Prognose: Unbehandelt sterben 90% der Patienten.

Hämolytisch-urämisches Syndrom

Definition

Das hämolytisch-urämische Syndrom (HUS) ist eine Mikroangiopathie, die durch die Trias Thrombozytopenie, akutes Nierenversagen und intravasale hämolytische Anämie charakterisiert ist.

→ *engl.:* hemolytic-uremic syndrome

Pathophysiologie: Das HUS ist oft mit Infektionen mit E. coli O157:H7 vergesellschaftet. Dieser Bakterienstamm wird häufig durch fäkal kontaminiertes Rindfleisch oder Milch übertragen und produziert Verozytotoxin-1, das an Monozyten bindet und zur Synthese von Zytokinen führt. Der Entzündungsprozeß scheint sich vorzugsweise in der Niere abzuspielen, wo es zur Ausbildung von thrombozytenreichen Mikrogerinnseln kommt. Der Verbrauch von Thrombozyten bei der Mikrogerinnselbildung erklärt die Thrombozytopenie. Die Verlegung der Glomeruluskapillaren mit Mikrogerinnseln macht das akute Nierenversagen verständlich.

Symptomatik: Meist erkranken Kinder vor dem 5. Lebensjahr, seltener ältere Kinder und Erwachsene. Leitsymptom ist das akute Nierenversagen bei Kindern, die an einem gastrointestinalen Infekt erkrankt sind.

Diagnostisches Vorgehen: Die laboranalytischen Untersuchungen zeigen eine Thrombozytopenie und eine intravasale hämolytische Anämie mit Auftreten von Schistozyten. Häufig geht die Erkrankung mit einer extremen Hypertonie einher. Die Niereninsuffizienz macht sich durch den Kreatininanstieg bemerkbar.

Differentialdiagnose: Thrombozytopenie, Hämolyse und Schistozyten werden auch bei der TTP, DIC, Präeklampsie und dem HELLP-Syndrom beobachtet. Beim HUS steht im Gegensatz zur TTP das akute Nierenversagen im Vordergrund des Krankheitsgeschehens. Eine vWF-Multimeranalyse bei Patienten mit HUS zeigt im Gegensatz zur TTP eine deutliche Erniedrigung der hochmolekularen vWF-Multimere.

Therapie: Eine spezifische Therapie ist nicht bekannt. Das akute Nierenversagen wird standardmäßig behandelt (→ „Niere", S. 241 ff). Die Gabe von Thrombozytenaggregationshemmern oder Heparin hat keinen therapeutischen Effekt. Möglicherweise ist die Gabe von Fresh frozen plasma (FFP, 15–20 ml/kgKG/Tag) erfolgversprechend bei gleichzeitiger Kontrolle des Volumens mittels Hämodialyse.

Thrombozytopenie aufgrund einer Verteilungsstörung

Hypersplenismus: In der Milz befinden sich normalerweise ungefähr 20–30% der gesamten Thrombozytenmasse. Bei massiver Vergrößerung der Milz können bis zu 90% der normalen Thrombozytenmasse in der Milz zurückgehalten werden. Die Thrombozytopenie bei Hypersplenismus ist gewöhnlich eine Diagnose per exclusionem. In der Regel ist die durch Hypersplenismus hervorgerufene Thrombozytopenie jedoch nicht so schwerwiegend, daß sich hieraus eine hämorrhagische Diathese ableiten läßt.

Schwangerschaft: Eine Ursache für die Reduktion der Thrombozytenzahl während der Schwangerschaft ist eine Vergrößerung des Verteilungsvolumens. Jedoch hat dies keine diagnostischen und therapeutischen Konsequenzen.

Verdünnungskoagulopathie: Bei Verdünnung des zirkulierenden Blutes (z. B. Herz-Lungen-Maschine) wird auch die Thrombozytenzahl pro Volumen reduziert, ohne daß dies therapeutische Konsequenzen nach sich zieht.

Hereditäre Thrombozytopathien

Definition

Hereditäre Thrombozytopathien verursachen thrombozytär bedingte hämorrhagische Diathesen, die durch einen Funktionsdefekt der Thrombozyten charakterisiert sind. Dies betrifft die Thrombozytenadhäsion, -aggregation und -sekretion sowie die prokoagulatorische Aktivität. Hereditäre Thrombozytopathien sind selten.

→ *engl.:* hereditary disorder of platelet function

! Eine hämorrhagische Diathese aufgrund einer Thrombozytopathie kann bei normaler, erniedrigter oder erhöhter Thrombozytenzahl auftreten.

Defekte der Thrombozytenmembran

Defekte der Thrombozytenmembran treten beim Bernard-Soulier-Syndrom, der Thrombasthenie Glanzmann, dem Plättchentyp der von Willebrand-Erkrankung (→ S. 377ff) und dem Scott-Syndrom auf. Membrandefekte rufen eine Störung der Thrombozytenadhäsion bzw. -aggregation oder der Aktivierung der plasmatischen Gerinnung hervor (▣ 10.**1**).

Störungen der Thrombozytensekretion

Die Thrombozytensekretion kann beeinträchtigt sein, wenn die Thrombozyteninhaltsstoffe nicht normal gespeichert werden (Speicherdefekte) bzw. die Sekretionsreaktion gestört ist.

Speicherdefekte: Zu den Speicherdefekten der Thrombozyten zählen das Gray-Platelet-Syndrom (α-storage pool disease) sowie die δ-Speicherkrankheit (δ-storage pool disease).

Störungen der Thrombozytensekretionsreaktion: Der angeborene Zyklooxygenase- bzw. Thromboxan-Synthetase-Mangel führt zu einer Störung der Sekretion und Signaltransduktion der Thrombozyten.
▣ 10.**1** faßt verschiedene Charakteristika der hereditären Thrombozytopathien zusammen. Die Therapie dieser Störungen ist diffizil und sollte in der Spezialliteratur nachgelesen werden.

10.1 Hereditäre Thrombozytopathien

Erkrankung	Funktionsstörung	Strukturdefekt	diagnostische Besonderheiten
Bernard-Soulier-Syndrom (autosomal-rezessiv)	Adhäsionsstörung	GPIb/IX-Mangel	verlängerte Blutungszeit, Thrombozytopenie, große Thrombozyten
Thrombasthenie Glanzmann (autosomal-rezessiv)	Aggregationsstörung	GPIIb/IIIa-Mangel	verlängerte Blutungszeit, gestörte Gerinnselretraktion
Scott-Syndrom	gestörte Aktivierung der plasmatischen Gerinnung	gestörter „Flip-Flop-Mechanismus"	alle Parameter normal bis auf Plättchenfaktor-3-Aktivität
Plättchentyp der von Willebrand-Erkrankung (autosomal-dominant)	verstärkte Bindung von vWF an GPIb	GPIb-Defekt	verlängerte Blutungszeit, milde Thrombozytopenie, Hyperaggregabilität
Gray-Platelet-Syndrom (α-storage pool disease) (autosomal)	Sekretionsstörung der Proteine der α-Granula	α-Granula-Defekt	verlängerte Blutungszeit, milde Thrombozytopenie, im gefärbten Ausstrich Thrombozyten grau, nicht leuchtend
δ-Speicherkrankheit (δ-storage pool disease)	Sekretionsstörung der Substanzen der δ-Granula	Fehlen der δ-Granula	verlängerte Blutungszeit, Thrombozytenzahl normal
Signaltransduktionsstörung	gestörter Arachidonsäure-Stoffwechsel	Zyklooxygenase-, Thromboxan-Synthetase-Mangel	übermäßig starke Blutungsneigung nach Einnahme von Aspirin

Erworbene Thrombozytopathien

Definition

Erworbene Thrombozytopathien stellen wie alle Thrombozytopathien Funktionsstörungen von Thrombozyten dar und können Ursache einer thrombozytär bedingten hämorrhagischen Diathese sein.

→ *Synonym:* erworbene Thrombozytenfunktionsstörung;
engl.: acquired disorder of platelet function

Epidemiologie: Erworbene Störungen der Thrombozytenfunktion stellen die häufigste Ursache für eine hämorrhagische Diathese dar, da eine große Anzahl von Medikamenten, die die Thrombozytenfunktion beeinträchtigen, so z. B. Acetylsalicylsäure, sehr häufig angewendet wird.

Symptomatik: Eine isolierte Thrombozytenfunktionsstörung ist durch petechiale Blutungen charakterisiert, die auch bei einer Stauung (z. B. bei der Blutabnahme) auftreten können. Da jedoch eine Thrombozytenfunktionsstörung in der Regel eine gestörte Interaktion von Thrombozyt und Gefäßwand darstellt, wird häufig eine Kombination aus petechialen und kleinflächigen Blutungen beobachtet. Typisch für eine Thrombozytenfunktionsstörung ist das gehäufte Auftreten von Epistaxis (Nasenbluten) und vermehrtem Zahnfleischbluten. Patienten mit Thrombozytenfunktionsstörungen bluten verstärkt nach Trauma und im Zusammenhang mit operativen Eingriffen. Das Ausmaß der Blutungsneigung bei den erworbenen Thrombozytopathien ist in Abhängigkeit von der Grunderkrankung sehr unterschiedlich; es können lebensbedrohliche Blutungen auftreten. Die Einnahme von Medikamenten, die die Thrombozytenfunktion beeinträchtigen (z. B. Acetylsalicylsäure), kann eine zuvor nicht erkannte Blutungsneigung manifest werden lassen.
Erworbene Thrombozytopathien lassen sich anhand der Grunderkrankungen unterscheiden (→ ▦ 10.2).

Urämie: Bei einer Urämie kommt es in der Regel zu keinen spontanen Blutungen. Die hämorrhagische Diathese wird bei Hinzutreten anderer Erkrankungen (gastrointestinale Blutungen, Traumata, operative Eingriffe) manifest.

Chronische myeloproliferative Erkrankungen: Bei dieser Gruppe von Erkrankungen treten bei ca. einem Drittel der Patienten Blutungen und bei einem weiteren Drittel Thrombosen auf. Typisch sind Schleimhautblutungen trotz einer erhöhten Thrombozytenzahl, wie z. B. bei der essentiellen Thrombozythämie.

Dysproteinämie: Myelomproteine beeinträchtigen die Funktion der Thrombozyten und rufen deshalb Störungen der primären Hämostase hervor, charakterisiert durch spontane petechiale Blutungen oder petechiale und kleinflächige Blutungen nach Trauma und bei operativen Eingriffen.

10.2 Erworbene Thrombozytopathien

Grunderkrankung bzw. auslösender Faktor	Ursache/Pathogenese der hämorrhagischen Diathese	diagnostische Besonderheiten	Therapie
Urämie	Pathogenese unklar, multipler Funktionsdefekt, Synthese- und Umsatzstörung, + Thrombozytopenie + Anämie	Kombinationen von Adhäsions-, Aggregations- und Sekretionsstörungen der Thrombozyten	DDAVP, Erythrozytenkonzentrate, Hämodialyse
chronische myeloproliferative Erkrankungen (MPD) ➤ essentielle Thrombozythämie ➤ Polycythaemia vera ➤ chronische myeloische Leukämie ➤ Osteomyelofibrose	Synthesestörung	große und kleine Thrombozyten, multiple unspezifische Funktionsdefekte	Behandlung der Grunderkrankung
Dysproteinämie	sekundäre Beeinträchtigung der normal gebildeten Thrombozyten, Myelomproteine hemmen u.U. die Funktionen der Thrombozyten	multiple, unspezifische Funktionsdefekte	Plasmapherese, Behandlung der Grunderkrankung
Operationen mit der Herz-Lungen-Maschine (HLM)	Umsatzstörung, Aktivierung durch Fragmentierung der Thrombozyten durch Fremdoberflächen, Schädigung der Thrombozyten durch Heparin und Protamin		Thrombozytenkonzentrate, nicht aber bei HIT Typ II
erworbene von Willebrand-Erkrankung	bei malignen Erkrankungen	vWF-Aktivität erniedrigt, Faktor-VIII-Aktivität erniedrigt	DDAVP, Behandlung der Grunderkrankung
erworbene δ-Speicherkrankheit (SPD)	δ-Speicher entleert bei HLM oder Synthesestörung bei MPD	Befund oft wie bei hereditärer δ-SPD	→ Grunderkrankung

Medikamente: Eine große Anzahl von Medikamenten verursacht Thrombozytenfunktionsstörungen (▣ 10.3). Die therapeutisch zur Thromboseprophylaxe, Antikoagulation bzw. thrombolytischen Therapie eingesetzten Medikamente verursachen in Abhängigkeit von ihrem Wirkungsmechanismus unterschiedliche Symptome. Bei β-Lactam-Antibiotika, Dextranen und Röntgenkontrastmitteln ist es wichtig, an den Nebeneffekt einer medikamentös induzierten Thrombozytopathie zu denken.

Weitere Erkrankungen: Thrombozytenfunktionsstörungen werden durch die Herz-Lungen-Maschine hervorgerufen. Eine erworbene von Willebrand-Erkrankung und eine erworbene δ-Speicherkrankheit werden bei unterschiedlichen malignen Erkrankungen beobachtet und tragen zur Blutungsneigung bei diesen Erkrankungen bei. Bei schweren Lebererkrankungen (→ S. 386ff) sowie disseminierter intravasaler Gerinnung (→ S. 394ff) treten regelmäßig Thrombozytenfunktionsstörungen auf. Auch sind bei manchen For-

▣ **10.3** Arzneimittelinduzierte Thrombozytopathien

Einteilung	**Medikamente**
Medikamente, die den Stoffwechsel der Thrombozyten beeinflussen	Zyklooxygenaseinhibitoren ➤ Aspirin ➤ nichtsteroidale Antiphlogistika Thromboxan-Synthetase-Inhibitoren Thromboxan-Rezeptor-Antagonisten
Medikamente, die den Thrombozyten-cAMP-Spiegel erhöhen	Adenylatzyklaseaktivatoren ➤ PGI_2 Posphodiesteraseinhibitoren ➤ Dipyridamol
Antibiotika	Penicilline Cephalosporine Nitrofurantoin
Kardiaka	β-Rezeptorenblocker Vasodilatatoren ➤ Nitroglycerin Calciumblocker Diuretika
Antikoagulantien und Antidot	Heparin, LMW-Heparine Protamin
Thrombolytika	z. B. Streptokinase
Psychopharmaka	z. B. Phenothiazin
Anästhetika	z. B. Halothan
weitere Medikamente	Dextrane Ticlopidin Röntgenkontrastmittel

men der Leukämien und Myelodysplasien sowie bei der ITP (→ S. 359ff) Thrombozytenfunktionsstörungen beschrieben worden, ohne daß dies weitere diagnostische oder therapeutische Konsequenzen hat.

Lebensmittel: Auch Lebensmittel, wie z. B. die Ω-3-Fettsäuren und Alkohol, können eine Thrombozytenfunktionsstörung induzieren. Die Kombination von Alkohol und Acetylsalicylsäure verursacht eine deutliche Funktionsstörung, die zu einer manifesten Blutungsneigung bei Trauma und operativen Eingriffen führen kann.

Diagnostisches Vorgehen: Die Funktionsstörungen sind in Abhängigkeit von der Grunderkrankung recht mannigfach. Die Blutungszeit ist oft, aber nicht regelmäßig verlängert. Eine Korrelation zwischen Verlängerung der Blutungszeit und klinischem Bild läßt sich in der Regel nicht herstellen, da die Verlängerung der Blutungszeit nicht so stark ist, wie dies bei hereditären Thrombozytopathien beobachtet wird. Einige diagnostische Besonderheiten in bezug auf die verschiedenen Grunderkrankungen sind in ▣ **10.2** aufgelistet.

Therapie: Die Therapiemöglichkeiten, die von der jeweils zugrundeliegenden Erkrankung abhängen, sind in ▣ **10.2** dargestellt. Bei medikamentös induzierter hämorrhagischer Diathese ist das Absetzen des Medikamentes, das Umsetzen auf ein anderes Medikament oder ein Antidot indiziert. Kommt es trotz dieses Vorgehens zu keinem Sistieren der Blutung, so ist die Transfusion von Thrombozyten erforderlich (s. u.).

Richtlinien zu Thrombozytenkonzentrat-Transfusionen

Indikation: Mit der Transfusion von Thrombozyten sollte grundsätzlich sehr zurückhaltend verfahren werden, da es bei häufigen Transfusionen von Thrombozyten zu einer Immunisierung gegen Thrombozyten kommt (→ Komplikationen, S. 371f und „Immunologie internistischer Erkrankungen", S. 1230f). Bei Auftreten von Schleimhautblutungen und gastrointestinalen Blutungen ist abzuleiten, daß auch die Gefahr einer intrakraniellen Blutung besteht, der man durch Gabe von Thrombozytenkonzentraten vorbeugen kann, wenn keine Kontraindikationen gegen eine Transfusion von Thrombozyten bestehen. Bei durch Chemotherapie induzierter Thrombozytopenie ist eine Thrombozytentransfusion bei einer Zellzahl <10 000/µl indiziert. Da bei Fieber Thrombozyten rascher verbraucht werden, sollten in diesem Fall bei Thrombozytenzahlen <20 000/µl Thrombozytenkonzentrate verabreicht werden.

! Die Behandlung einer Thrombozytopenie durch Transfusion von Thrombozytenkonzentraten ist nur als supportiv zu betrachten; deshalb ist eine Behandlung der Grunderkrankung das erste Ziel.

Kontraindikationen: Relative Kontraindikationen einer Transfusion von Thrombozytenkonzentraten sind: Immunthrombozytopenie (→ S. 359ff), disseminierte intravasale Gerinnung (→ S. 394ff), idiopathische thrombozytopenische Purpura (→ S. 362f), hämolytisch urämisches Syndrom (→ S. 363f), bei geplanter Knochenmarkstransplantation, posttransfusionelle Purpura (→ S. 361) und heparininduzierte Thrombozytopenie (→ S. 408ff).

Auswahl der Spender: Thrombozyten zur Transfusion sollten möglichst leukozytendepletiert sein und vorzugsweise von einem einzelnen Spender (z. B. mittels Thrombozytapharese) hergestellt werden, um das Risiko einer Immunisierung zu reduzieren.
Solange Patienten nicht durch Schwangerschaften und/oder Bluttransfusionen immunisiert sind, genügt die Auswahl der Thrombozytenkonzentrate unter Berücksichtigung der Blutgruppe und des Rhesusfaktors D, um eine Immunisierung der Patienten gegen diese Antigene zu verhindern. Wenn dies nicht möglich ist, sollte bei Kindern und bei gebärfähigen Frauen, wenn die Gabe von Thrombozytenpräparaten von D-positiven Spendern unvermeidlich ist, eine Prophylaxe mit Anti-D-Immunglobulin durchgeführt werden (einmalige Standarddosis von 300 µg i.m.).

Dosierung: Die Dosierungsrichtlinien für die unterschiedlichen Erkrankungen sind grundsätzlich zu beachten.
Der minimale Thrombozytenbedarf kann nach folgender Formel abgeschätzt werden:
Dosis (Thrombozytenzahl) = gewünschtes Inkrement (Thrombozytenzahl/l) × Blutvolumen (l) × 1,5.
Inkrement = Anstieg der Thrombozytenzahl im peripheren Blut (z. B. 30×10^9/l). Blutvolumen (ml) = Männer: 77 ml × kgKG; Frauen: 67 ml × kgKG.
Wegen der verkürzten Überlebenszeit der Thrombozyten nach häufiger Transfusion ist oft die Gabe von 6 Thrombozytenkonzentraten (à 6×10^{10} Thrombozyten) 2 × pro Woche für eine effektive Therapie erforderlich. Üblicherweise werden 6–8 Einzelthrombozytenkonzentrate zu einem Hochkonzentrat gepoolt und diese über ein spezielles Thrombozytenbesteck innerhalb von 30 Minuten transfundiert. Falls frisch hergestellte Thrombozyten nicht sofort transfundiert werden können, ist eine Lagerung bei Raumtemperatur (20–24 °C) und häufiges Durchmischen durch Schwenken des Blutbeutels erforderlich (spezielle Geräte in den Blutbanken). Die Lagerung von Thrombozytenkonzentraten im Kühlschrank ist nicht gestattet.

Komplikationen: Nach häufiger Transfusion von Thrombozyten bzw. nach wiederholten Schwangerschaften (fetomaternale Inkompatibilitäten) kann es zur Bildung von Alloantikörpern gegen Thrombozytenmembranbestandteile kommen. Diese **Alloantikörper** sind in der Regel HLA-Antikörper, thrombozytenspezifische Antikörper und Antikörper gegen A- und B-Antigene. Diese Komplikationen der Thrombozytentransfusion führen zu einem Refraktärzustand, der es oft schwierig macht, diese Patienten zu behandeln. Eine Möglichkeit der Therapie besteht darin, den Thrombozytenantikörper zu charakterisieren und dementsprechende Spender und Konserven auszuwählen. Dieses Vorgehen ist bei den HLA-Antikörpern schwierig; bei den thrombozyten- und blutgruppenspezifischen Antikörpern ist es jedoch möglich.

10.1.2 Plasmatisch bedingte hämorrhagische Diathesen

Hereditäre plasmatisch bedingte hämorrhagische Diathesen

Definition

Hereditäre plasmatisch bedingte hämorrhagische Diathesen sind Blutungsneigungen, die durch einen hereditären Mangel an plasmatischen Gerinnungsfaktoren bedingt sind.

→ *engl.:* hereditary plasma clotting deficiency

Epidemiologie: Hereditäre plasmatische Gerinnungsstörungen treten mit folgender Häufigkeit auf:

- ca. 45% Hämophilie A (Inzidenz: ca. 1/10000 Jungen),
- ca. 45% von Willebrand-Erkrankung (Inzidenz: ca. 1/10000 Geburten),
- ca. 9% Hämophilie B (Inzidenz: ca. 10mal seltener als Hämophilie A),
- ca. 1% Rest (Fibrinogen-, Faktor-V-, -VII-, -IX- und -XI-Mangelerkrankungen).

Diagnostik: Verschiedene globale Gerinnungstests, wie Thromboplastinzeit, APTT und Thrombinzeit, werden zum Ausschluß einer plasmatisch bedingten hämorrhagischen Gerinnungsstörung durchgeführt. In ▦ 10.**4** sind die Befunde, die typischerweise mit Globaltests bei den nachfolgend besprochenen Erkrankungen erhoben werden, zusammengestellt. Zur Diagnostik müssen neben den Globaltests noch weitere Untersuchungen durchgeführt werden.

Therapie: Bei einer lebensbedrohlichen Blutung und nicht genau bekanntem Defekt im Hämostasesystem bzw. bei nicht bekannter Klassifizierung der Hämophilie und von Willebrand-Erkrankung ist die Infusion von 15–30 ml gefrorenem Frischplasma (FFP)/kgKG ratsam, um kurzfristig ein hämostatisch wirksames Faktorpotential aufzubauen bzw. Zeit zur Diagnostik der hämorrhagischen Diathese und zur Beschaffung von Faktorenkonzentraten zu gewinnen. Vor der Infusion von Plasma sind ungefähr 10 ml Citratblut für die Diagnostik zu sichern.

10.4 Laborbefunde der häufigsten hereditären plasmatischen Gerinnungsstörungen

Erkrankung	Blutungszeit (normal ≤ 8 Min.)	Thromboplastinzeit (normal ≥ 70%)	APTT (normal ≤41 Sek.)	Thrombinzeit (normal ≤ 21 Sek.)
Hämophilie A	normal	normal	pathol.	normal
Hämophilie B	normal	normal*	pathol.	normal
von Willebrand-Erkrankung	pathol.*	normal	pathol.*	normal
Afibrinogenämie	pathol.	pathol.	pathol.	pathol.
Hypofibrinogenämie	normal	normal*	normal*	pathol.
Dysfibrinogenämie	normal	pathol.	pathol.*	pathol.
Faktor-VII-Mangel	normal	pathol.	normal	normal
Faktor-XII-Mangel	normal	normal	pathol.	normal
Faktor-XIII-Mangel	normal	normal	normal	normal

* Ergebnisse sind nicht immer eindeutig.

Hämophilie A

Definition

Die Hämophilie A (klassische Hämophilie) ist eine angeborene plasmatische Gerinnungsstörung, die durch eine Erniedrigung der Faktor-VIII-Aktivität bedingt ist.

→ *Synonym:* klassische Blutererkrankung; *engl.:* hemophilia A

Epidemiologie:

- nur das männliche Geschlecht ist betroffen, da die Erkrankung X-chromosomal vererbt wird,
- einer von 10000 Jungen wird mit einem Faktor-VIII-Mangel geboren,
- in etwa 30% der Fälle tritt die Hämophilie A als Spontanmutation auf.

Pathophysiologie: In Abhängigkeit vom genetischen Defekt wird entweder Faktor VIII nicht in normaler Konzentration oder als funktionell defektes Molekül synthetisiert.

Symptomatik: Bei Hämophilie-Patienten stehen folgende Symptome im Vordergrund:

- Blutungen können ohne vorhergehendes Trauma und ohne ersichtlichen Grund auftreten und sind großflächig,

- Blutungen im Mund/Pharynx-Bereich und in das ZNS sind am meisten gefürchtet,
- Gelenkblutungen (Hämarthrosen), akute Schmerzen und Bewegungseinschränkung,
- Muskelblutungen:
  - eine nicht adäquate Behandlung führt zu fibrösen Organisationen der Hämatome mit Kontrakturen,
  - am häufigsten ist die Einblutung in den M. psoas (Differentialdiagnose: Appendizitis),
  - Blutungen in die Armmuskulatur können eine Parese oder eine Kontraktur der Hand zur Folge haben,
- Hämaturie, Schleimhautblutungen,
- verlängerte und lebensbedrohlich starke, postoperative Blutungen,
- vielfältige soziale, psychologische und ökonomische Probleme.

! Keine starken oder langandauernden Blutungen bei kleinen Schnitt- und Hautverletzungen aufgrund normaler Thrombozytenfunktion.

Diagnostisches Vorgehen:
- Typischerweise ist bei der Hämophilie A die APTT verlängert (9.7, S. 352) während alle übrigen Globaltests ein unauffälliges Ergebnis liefern,
- die Diagnose der Hämophilie A erfolgt durch die Bestimmung der Faktor-VIII-Aktivität mit spezifischen Tests (Normalwerte: 70–150%),
- die Hämophilie A wird nach Schweregraden eingeteilt: Faktor-VIII-Aktivität <1%: schwere Form; 1–5%: mittelschwere Form; >5–20%: leichte Form,
- eine weiterführende Diagnostik zur molekularen Charakterisierung des Defektes muß Speziallaboratorien überlassen bleiben,
- die moderne Diagnostik bedient sich des pränatalen molekulargenetischen Nachweises des Defektes.

! Da die Hämophilie A (Faktor-VIII-Mangel) und die Hämophilie B (Faktor-IX-Mangel) eine identische klinische Symptomatik aufweisen, sollte bei jedem männlichen Patienten mit entsprechender Blutungsanamnese und einer verlängerten APTT eine spezifische Faktor-VIII-und Faktor-IX-Bestimmung durchgeführt werden. Da bei der von Willebrand-Erkrankung (→ S. 377ff.) die Faktor-VIII-Aktivität meistens ebenfalls erniedrigt ist, sollte eine exakte Anamnese erhoben sowie eine umfassende Laboratoriumsanalytik durchgeführt werden.

Konduktorinnennachweis: Wegen der Schwere der Erkrankung und der X-chromosomalen Vererbung ist die genetische Beratung der betroffenen Personen und der Nachweis des Konduktorinnenstatus von Müttern, Töchtern und Enkelinnen von Hämophilie-Patienten von großer Bedeutung. Zu erstreben ist eine pränatale molekulargenetische Diagnostik.

Differentialdiagnose:

Erkrankung	Bedeutung	Kommentar
Hämophilie B	+++	Laboratoriumsanalysen, u.U. genetische Untersuchungen
von Willebrand-Erkrankung	++	
Faktor-XI-Mangel	+	
Hemmkörper-Hämophilie	+	Laboratoriumsanalyse und Hemmkörpernachweis

Therapie: Ziele der Therapie von Hämophilie-Patienten sind:
- die Behandlung von Blutungen, deren Komplikationen und Folgeschäden,
- die Erhaltung und/oder Wiederherstellung der Gelenkfunktionen und
- die Integration des Hämophilen in ein normales soziales Leben.

Eine Blutungsprophylaxe wird durch eine Heimselbstbehandlung erstrebt.

Substitutionstherapie mit Faktor-VIII-Konzentrat: In Abhängigkeit von der Schwere der Erkrankung erfolgt die Behandlung nach den Konsensus-Empfehlungen der Gesellschaft für Thrombose- und Hämostaseforschung.

Nebenwirkung der Substitutionstherapie: Zwischen 10 und 20% der Patienten mit schwerer Hämophilie entwickeln Inhibitoren gegen den Faktor VIII (→ „Hemmkörper-Hämophilie“, S. 390f).

DDAVP: Leichte Blutungen bei der milden Form der Hämophilie A lassen sich gut mit dem Vasopressin-Analogon DDAVP (Minirin) in einer Dosis von 0,4 µg/kgKG behandeln. DDAVP wird in 100 ml Kochsalzlösung langsam über 30–60 Minuten infundiert. Bei unzureichendem Faktor-VIII-Anstieg nach 30 Minuten und weiter bestehender Blutung erfolgt eine Substitutionstherapie. **Nebenwirkungen bei der DDAVP-Gabe:** Während der Infusion kann es zu Flush-Symptomen und vorübergehend zu Schwankungen des Blutdruckes und der Herzfrequenz kommen. Häufig wird eine Einschränkung der Diurese beobachtet. DDAVP darf nicht häufiger als 3 × pro 48 Stunden verabreicht werden, da anderenfalls eine Hyperfibrinolyse mit entsprechender Blutungsneigung auftreten kann.

Schmerztherapie: Eine frühzeitige Gabe von Faktor-VIII-Konzentrat bei ersten Gelenksymptomen oder Bewegungseinschränkung vermindert nachfolgende Schmerzen. Zur Schmerztherapie wird vorzugsweise Paracetamol (z. B. Benuron, Doloreduct, Fensum) verwendet.

! Bei Hämophilie-Patienten ist die Gabe von Acetylsalicylsäure oder Acetylsalicylsäure-haltigen Medikamenten kontraindiziert. Auch sollten möglichst Medikamente, die eine Thrombozytenaggregationshemmung verursachen, nicht angewendet werden. Intramuskuläre Injektionen sind bei Hämophilen zu vermeiden.

Beratung für nicht rein medizinische Probleme kann über die Deutsche Hämophilie-Gesellschaft eingeholt werden. Im deutschsprachigen Raum hat sich die Behandlung von Patienten in sog. Hämophilie-Zentren durchgesetzt, die auch bei lebensbedrohlichen Blutungen telefonische Beratungen aussprechen.

Hämophilie B

Definition

Die Hämophilie B ist eine angeborene plasmatische Gerinnungsstörung, die durch eine Erniedrigung der Faktor-IX-Aktivität bedingt ist.

→ *Synonym:* angeborener Faktor-IX-Mangel; *engl.:* hemophilia B

Epidemiologie:
- nur das männliche Geschlecht ist betroffen,
- einer von 100 000 Jungen wird mit einem Faktor-IX-Mangel geboren.

Symptomatik und Diagnostik: Die Symptomatik der Hämophilie B unterscheidet sich nicht von derjenigen der Hämophilie A. Bei Verdacht auf das Vorliegen einer Hämophilie B sollte in gleicher Weise wie bei einer Hämophilie A verfahren werden, jedoch sollten die entsprechenden spezifischen Faktor-IX-Tests angewendet werden. Der Konduktorinnennachweis wird wie bei der Hämophilie A geführt.

Therapie: Die Ziele der Therapie von Hämophilie-B-Patienten sind die gleichen wie bei der Hämophilie A.

Substitutionstherapie mit Faktor-IX-Konzentrat bzw. PPSB (Prothrombin-Komplex-Konzentrat): In Abhängigkeit von der Schwere der Erkrankung erfolgt die Therapie in einer in den Konsensus-Empfehlungen der Gesellschaft für Thrombose- und Hämostaseforschung festgelegten Dosierung.
Nebenwirkungen von Faktor-IX-Konzentraten bzw. PPSB: Diese Präparate weisen Spuren von aktivierten Gerinnungsfaktoren auf und müssen deshalb langsam infundiert werden (→ S. 389).
Kontraindikationen der Faktor-IX-Konzentrate bzw. PPSB: Bei Vorliegen einer disseminierten intravasalen Gerinnung und bei thromboembolischen Ereignissen ist PPSB kontraindiziert.

Hemmkörper-Hämophilie A und B

Die Hemmkörper-Hämophilie stellt eine Komplikation bei Hämophilie-Patienten dar, bei denen sich als Folge einer Substitutionstherapie Alloantikörper gegen den „fehlenden" Faktor entwickelt haben. Bei der Hemmkörper-Hämophilie A liegen Anti-Faktor-VIII-Antikörper, bei der Hemmkörper-Hämophilie B Anti-Faktor-IX-Antikörper vor. 10–20% der Hämophilie-A-Patienten und 2–5% der Hämophilie-B-Patienten entwickeln Antikörper. Die Hämostasestörungen sind viel stärker als bei Hämophilie-Patienten ohne Antikörper ausgeprägt.

Diagnostisches Vorgehen:

- Basisuntersuchung wie bei der Hämophilie A bzw. B,
- bei Verdacht auf Vorliegen von Hemmkörpern werden Plasmamischversuche durchgeführt, um das Vorliegen eines Hemmkörpers zu verifizieren.

Therapie: Die Behandlung von Hämophilien mit Hemmkörpern ist schwierig und sollte vorzugsweise in Hämophilie-Zentren erfolgen. „High responder" (Patienten, deren Antikörpertiter nach Substitutionstherapie ansteigt) sollten nicht mit Blut oder Blutprodukten behandelt werden, wenn es darum geht, nur kleine Blutungen zu stillen.

Erzeugung einer Immuntoleranz bei Hämophilie-A-Patienten: Bei „High responder" wird Faktor-VIII-Konzentrat in hoher Dosierung über mehrere Monate infundiert, bis eine Normalisierung der „Recovery" und der Halbwertszeit von Faktor VIII erreicht ist; danach erfolgt eine angepaßte Dauerbehandlung. Die Erzeugung einer Immuntoleranz soll in den Hämophilie-Zentren durchgeführt werden.

von Willebrand-Erkrankung

Definition

Die von Willebrand-Erkrankung (vWD) ist eine angeborene plasmatische Gerinnungsstörung, die durch einen abnormen oder einen Mangel an von Willebrand-Faktor (vWF) bedingt ist.

→ *Synonym:* von Willebrand-Jürgens-Syndrom;
engl.: von Willebrand disease (vWD)

Epidemiologie:

- beide Geschlechter sind betroffen,
- Prävalenz: ca. 0,8–1,6%,
- Inzidenz: Ungefähr so häufig wie die Hämophilie; genaue Zahlen über die Inzidenz liegen nicht vor, da das Krankheitsbild nicht gleichförmig ist, viele genetisch bedingte Varianten vorliegen und viele Patienten wegen geringer klinischer Symptomatik nicht diagnostiziert werden.

Pathophysiologie: Der vWF wird in Endothelzellen und Megakaryozyten synthetisiert, bildet im Plasma mit dem Faktor VIII einen Komplex und hat eine biologische Halbwertszeit von 8–12 Stunden. Deshalb ist bei Verminderung des vWF im Plasma auch die Faktor-VIII-Aktivität reduziert. Eine Verminderung des vWF führt zu einer gestörten Thrombozytenfunktion; dementsprechend sind die Thrombozyten von Patienten mit von Willebrand-Erkrankung (vWD) in ihrer Funktion normal, wenn sie mit normalem Plasma getestet werden. Man unterscheidet folgende Typen:
Typ 1: Reduktion des intakten vWF,
Typ 2: qualitativer Defekt des vWF; er wird in 4 Subtypen in Abhängigkeit davon, ob die Thrombozytenadhäsion reduziert oder gesteigert ist und welche Defekte der geänderten Thrombozytenadhäsion zugrunde liegen, unterteilt,
Typ 3: völliges Fehlen des vWF,
Plättchentyp: vWF-Rezeptor-Defekt der Thrombozytenmembran. Der Plättchentyp der vWD stellt keine plasmatische Gerinnungsstörung, sondern eine Thrombozytopathie dar (→ S. 365f). Dieser Typ der vWD imponiert wie die klassische von Willebrand-Erkrankung und wird mit den gleichen Methoden wie die vWD vordiagnostiziert.

Symptomatik: Bei der vWD sind Mischformen aus thrombozytärem und plasmatischem Blutungstyp (petechiale bzw. großflächige Blutungen) charakteristisch. An den milden Formen erkrankte Patienten weisen petechiale Haut- und Schleimhautblutungen auf, wie sie für eine primäre Hämostasestörung typisch sind. Es treten oft Blutungskomplikationen bereits nach Zahnextraktionen oder Tonsillektomie auf, während eine Appendektomie keine Blutungsprobleme bereitet. Bei den schweren Formen der Erkrankung stehen Hämarthrosen und intramuskuläre Hämatome im Vordergrund. In ähnlicher Weise wie bei der Hämophilie kommt es bei Verletzungen und chirurgischen Eingriffen zu lebensbedrohlichen Blutungen. Petechiale Blutungen treten im gastrointestinalen Trakt, Nasen-Rachenraum und im weiblichen Genitaltrakt auf.

! Wegen des „harmlos“ anmutenden Laborbefundes wird die Gefährlichkeit der Blutung bei einem Patienten mit vWD oft nicht richtig eingeschätzt.

Diagnostisches Vorgehen:

- Bei Patienten, bei denen eine von Willebrand-Erkrankung vermutet wird, sollten die Globaltests (→ S. 351 ff) durchgeführt werden. Typischerweise ist die Blutungszeit bei normaler Thrombozytenzahl verlängert; die APTT ist in Abhängigkeit von der Faktor-VIII-Aktivität mehr oder weniger stark verlängert. Alle übrigen Suchtests liefern ein normales Ergebnis.
- Zusätzlich sollte als grobe Screening-Methode die Ristocetin-induzierte Thrombozytenagglutination bestimmt werden, die reduziert ist.
- Die Ermittlung des Typs bzw. Subtyps der vWD sollte hämostaseologischen Zentren überlassen bleiben.

Die Diagnostik der von Willebrand-Erkrankung bereitet oft Schwierigkeiten, da Faktor VIII und von Willebrand-Faktor Akutphase-Proteine sind und demnach bei Streß, Entzündungen etc. in ihrer Konzentration ansteigen. Auch in der Schwangerschaft ist die von Willebrand-Faktor-Aktivität erhöht. Da vWF bei Gefäßkrankheiten und Tumoren aus Endothelzellen freigesetzt wird, kann eine erhöhte vWF-Aktivität bei diesen Erkrankungen gemessen werden.

! Bei einer minimalen Verlängerung der APTT und einer klinisch festgestellten Blutung sollte immer an eine von Willebrand-Erkrankung gedacht werden. Die APTT ist erst deutlich verlängert, wenn die Faktor-VIII-Aktivität <30% absinkt.

Differentialdiagnose:

Erkrankung	Bedeutung	Kommentar
Wenn FVIII erniedrigt ist: Hämophilie A	+++	Laboranalysen mehrmals wiederholen, Multimer-Analyse bei Hämophilie immer normal, u.U. DNA-Analyse
wenn Blutungszeit verlängert ist: Thrombozytopathie oder vaskulär bedingte hämorrhagische Diathesen	++	Familienanamnese, da Thrombozytopathien und vaskulär bedingte hämorrhagische Diathesen sehr selten familiär auftreten
wenn Thrombozytenzahl erniedrigt ist: Thrombozytopenie	+	Subtyp 2B und Plättchentyp der vWD ausschließen und Ursache der Thrombozytopenie suchen

Therapie: In Abhängigkeit vom Vorliegen des Typs bzw. Subtyps der vWD ist eine unterschiedliche Therapie notwendig. Die Einstellung der Patienten mit vWD sollte in hämostaseologischen Zentren erfolgen. Ziel der Therapie der von Willebrand-Erkrankung ist das Sistieren einer Blutung; der Erfolg einer Therapie ist indirekt daran erkennbar, daß die verlängerte Blutungszeit und die Gerinnungsstörung korrigiert werden.

DDAVP: Bei dem Typ 1 der vWD ist eine Therapie mit DDAVP (z.B. Minirin, 0,4 µg/kgKG in 100 ml 0,9% NaCl über 30–60 Min. i.v.) indiziert. Zur ambulanten Behandlung oder Heimselbstbehandlung (z.B. bei verstärkten Menstruationsblutungen bei Frauen oder bei Nasenbluten) kann DDAVP als Spray (2 Hübe, in jede Nasenöffnung) verabreicht werden.

Nebenwirkung: → Therapie bei Hämophilie A.

Kontraindikationen: Bei den weiteren Typen und Subtypen ist DDAVP ohne therapeutischen Effekt; beim Subtyp 2 B, bei dem die Thrombozytenadhäsion wegen einer verstärkten Bindung des vWF an Thrombozyten gesteigert ist, und beim Plättchentyp ist DDAVP kontraindiziert, da es Thrombosen hervorrufen kann.

Falls kein therapeutischer Erfolg bei Typ 1 der vWD durch DDAVP erzielt wird, sollte vWF substituiert werden. vWF ist in der Regel in Faktor-VIII-Konzentraten mit einem mittleren Reinheitsgrad enthalten, jedoch weder in hochgereinigten noch in rekombinant hergestellten Faktor-VIII-Konzentraten. Beim Plättchentyp der vWD sind Thrombozytenkonzentrate die Therapie der Wahl.

Angeborener Fibrinogenmangel (Hypofibrinogenämie, Afibrinogenämie, Blutungstyp der Dysfibrinogenämie)

Definition

Ein Fibrinogenmangel kann durch eine genetisch bedingte fehlende (Afibrinogenämie) oder reduzierte Synthese von Fibrinogen (Hypofibrinogenämie) bzw. durch Synthese eines abnorm strukturierten Fibrinogenmoleküls (Dysfibrinogenämie) bedingt sein.

→ *engl.:* inherited afibrinogenemia, hypofibrinogenemia, bleeding-type dysfibrinogenemia.

Epidemiologie: Der angeborene Fibrinogenmangel ist relativ selten. Die Hälfte der Fälle ist asymptomatisch; 25% der Fälle mit angeborener Dysfibrinogenämie sind mit einer hämorrhagischen Diathese und ca. 20% mit einer Thrombophilie (→ „Thrombophilie", S. 410ff) vergesellschaftet.

Symptomatik: Die angeborene Afibrinogenämie ist immer mit einer Blutungsneigung verbunden. Bei Fibrinogenmangel sind Blutungen großflächig und subkutan und treten bereits bei leichten Verletzungen auf; sehr ausgeprägte lebensbedrohliche Blutungen können bei schweren Traumen und operativen Eingriffen auftreten. Auch die Wundheilung ist bei Fibrinogenmangel gestört. Spontane Aborte werden sowohl bei Afibrinogenämie als auch bei Dysfibrinogenämie beobachtet.

Diagnostisches Vorgehen:

- Die Globaltests (→ S. 351ff) liefern bei Afibrinogenämie und Dysfibrinogenämie in Abhängigkeit vom Ausmaß des Fibrinogenmangels bzw. der Art der Störung pathologische Werte.
- Der Fibrinogenspiegel kann bis auf 60 mg/dl abfallen, ohne daß dies in globalen Tests erkennbar ist.
- Bei der Dysfibrinogenämie ist die Fibrinogenkonzentration normal, während die Globaltests und die Reptilasezeit (Batroxobinzeit) pathologische Werte aufweisen.
- Die Blutungszeit ist bei einer Afibrinogenämie verlängert.

Differentialdiagnose: Erworbene Fibrinogenmangelerkrankungen können bei Lebererkrankungen, der disseminierten intravasalen Gerinnung und Hyperfibrinolyse auftreten; auch ist differentialdiagnostisch die Therapie mit Fibrinolytika bzw. Ancrod zu berücksichtigen.

Therapie: Eine Substitutionstherapie mit Fibrinogen ist bei einer Hypo- und Dysfibrinogenämie nur bei entsprechender klinischer Symptomatik notwendig. Eine Afibrinogenämie erfordert eine lebenslange Substitution. Vor operativen Eingriffen sollte die Fibrinogenkonzentration auf 100 mg/dl erhöht werden.

Weitere hereditäre Gerinnungsfaktor-Mangelerkrankungen

Ein hereditärer Prothrombinmangel sowie Faktor-V-, Faktor-VII-, Faktor-X-, Faktor-XI-, Kontaktfaktor- und Faktor-XIII-Mangel sind relativ selten, können jedoch sehr starke Blutungen, erhebliche klinische Symptome und lebensbedrohliche Zustände hervorrufen. Bei den hereditären Mangelerkrankungen plasmatischer Gerinnungsfaktoren ist grundsätzlich die Möglichkeit gegeben, daß eine Aktivitätsminderung auch durch einen fehlsynthetisierten Faktor bedingt sein kann (Varianten eines Faktorenmangels). Besonderheiten in klinischer Symptomatik, Diagnostik und Differentialdiagnostik sind der Spezialliteratur zu entnehmen.

Therapie: In der Regel reicht die Behandlung mit gefrorenem Frischplasma (FFP; initial 15–20 ml FFP/kgKG, gefolgt von einer Dosierung, um eine therapeutisch erstrebte Aktivität von ca. 30 % zu erreichen) aus. Bei einem Faktor-VII-Mangel sollte ein Faktor-VII-Konzentrat bzw. bei Mangel der Vitamin-K-abhängigen Faktoren PPSB nur bei lebensbedrohlichen Blutungen verabreicht werden, da diese Präparate erhebliche Nebenwirkungen aufweisen (→ S. 389). Bei einem Faktor-XIII-Mangel ist wegen der langen Halbwertszeit des Faktor XIII die Infusion von 250–500 ml FFP 1 × tägl. ausreichend; die therapeutisch erstrebte Aktivität beträgt 10 %.

Erworbene plasmatisch bedingte hämorrhagische Diathesen

Definition

Erworbene plasmatisch bedingte hämorrhagische Diathesen sind Blutungsneigungen, die durch einen erworbenen Mangel an plasmatischen Gerinnungsfaktoren oder durch Antikörper, die gegen Gerinnungsfaktoren gerichtet sind, verursacht werden.

→ *engl.:* acquired plasma clotting factor deficiencies

Diagnostik: Die in ◘ 10.5 aufgeführten globalen Gerinnungstests werden zum Ausschluß einer plasmatisch bedingten Gerinnungsstörung bzw. zur orientierenden Voruntersuchung durchgeführt. Zur Diagnostik der nachfolgend besprochenen Erkrankungen müssen neben den Globaltests noch weitere Untersuchungen herausgezogen werden.

10.5 Laborbefunde bei den häufigsten Konstellationen erworbener plasmatischer Gerinnungsstörungen

Erkrankung	**Blutungszeit** (normal ≤ 8 Min.)	**Thrombozytenzahl** (normal 150000–450000/μl)	**Thromboplastinzeit** (normal ≥ 70%)	**APTT** (normal ≤ 41 Sek.)	**Thrombinzeit** (normal ≤ 21 Sek.)	**Fibrinogen** (normal 180–450 mg/dl)	**weiterführende Diagnostik**	**Bemerkungen**
Vitamin-K-Mangel (Cumarinintoxikation)	normal	normal	pathol.	pathol.	normal	normal	Prothrombin, Faktoren IX, X, V	DD: Ausschluß von Lebererkrankungen
schwere Lebererkrankungen	pathol.*	pathol.*	pathol.	pathol.	pathol.	pathol.*	Reptilase-Zeit, Faktor V	buntes Bild, DD: DIC, Hyperfibrinolyse
Inhibitoren gegen plasmatische Gerinnungsfaktoren (→ S. 390)	normal*	normal	normal*	pathol.	normal	normal	Plasmatauschversuch, Einzelfaktorenanalyse	bei Einzelfaktordefekt immer an Inhibitor denken
Dysfibrinogenämie	normal	normal	pathol.	pathol.*	pathol.	pathol.	Reptilase-Zeit, Antigentest	selten

* Ergebnisse sind nicht immer eindeutig.

Erworbene Gerinnungsstörungen aufgrund eines Vitamin-K-Mangels

Definition

Eine durch Vitamin-K-Mangel hervorgerufene Gerinnungsstörung ist durch einen qualitativen Mangel an Gerinnungsfaktoren und -inhibitoren charakterisiert, die Vitamin-K-abhängig in der Leber synthetisiert werden.

Pathophysiologie: Vitamin K wird in der Quinone-Form resorbiert und muß vor seiner Wirkung in der Zelle zu Vitamin-K-Epoxid reduziert werden. In der Leber wird es für die γ-Karboxylierung der Gerinnungsfaktoren II (Prothrombin), VII, IX und X sowie von Protein C und S benötigt. Ein Vitamin-K-Mangel kann durch ein nicht ausreichendes Angebot von Vitamin K für die Leberzelle oder durch Störung des Vitamin-K-Stoffwechsels in der Leberzelle bedingt sein.

nutritiver Vitamin-K-Mangel: Der tägliche Bedarf an Vitamin K ist im Vergleich zum Vitamin-K-Gehalt in der normalen Nahrung gering. Deshalb resultiert ein primärer Vitamin-K-Mangel nur bei extremer Fehlernährung. Doch können intestinale Resorptionsstörungen der fettlöslichen Vitamine auch zum Vitamin-K-Mangel führen, wie z.B. Gallengangsverschluß oder Malabsorption. Neben der Aufnahme von Vitamin K über die Nahrung wird ein geringerer Anteil des Vitamins von Darmbakterien produziert; hierdurch kann ein vermindertes Angebot durch die Nahrung kompensiert werden. Ein vermindertes Angebot von Vitamin K über die Nahrung und gleichzeitige Ausschaltung der intestinalen Flora durch Antibiotikatherapie führen zum Aufbrauchen der Vitamin-K-Reserven innerhalb von 1–6 Wochen, so daß eine hämorrhagische Diathese resultiert.

iatrogene Vitamin-K-Antagonisierung: Cumarinderivate, wie z.B. Phenprocoumon (Marcumar), die zur oralen Antikoagulation (→ „Orale Antikoagulation“, S. 424ff) verwendet werden, verhindern in der Leber das Recycling von Vitamin K zu seiner reduzierten Form. Pathophysiologisch betrachtet ruft dies den gleichen Effekt wie das Fehlen von Vitamin K hervor, indem kein Vitamin K zur Synthese der erwähnten Faktoren zur Verfügung steht. Auch exzessiv hohe Dosen von Acetylsalicylsäure oder Ciclosporinen können eine Vitamin-K-Antagonisierung hervorrufen. Ebenso können Cephalosporine, Cholestyramin und Vitamin E Vitamin K antagonisieren.

! Häufig tritt bei schwerkranken Patienten eine Cumarin-ähnliche Unterdrükkung der Vitamin-K-Wirkung mit einer raschen Verlängerung der Thromboplastinzeit innerhalb von 3 Tagen auf.

Symptomatik:

Vitamin-K-Mangel: Ein Vitamin-K-Mangel aufgrund von Resorptionsstörungen kann zum verstärkten Auftreten von blauen Flecken, Blutungen bei kleinen Schnittverletzungen, Zahnfleisch- und Nasenbluten führen.

Überdosierung mit oralen Antikoagulantien: Bei Patienten unter oraler Antikoagulation im therapeutischen Bereich treten häufig Hämaturien, gastrointestinale Blutungen, selten jedoch zerebrale Blutungen auf. Bei Überdosierung von oralen Antikoagulantien mit INR-Werten >8,0 ist die Gefahr von zerebralen Blutungen, die oft tödlich sind, sehr groß. Intramuskuläre Injektionen bei Patienten unter oraler Antikoagulation können zu exzessiven intramuskulären Hämatomen führen. Gastrointestinale Blutungen aus peptischen Ulzera sind eine der häufigsten Ursachen einer fatalen Blutung unter oraler Antikoagulation.

Cumarinintoxikation: Langwirkende Vitamin-K-Antagonisten, wie die Gifte zum Töten von Nagetieren (z. B. Rodenticide mit einer Halbwertszeit von >120 Tagen), werden manchmal aus Versehen oder in suizidaler Absicht eingenommen und können zu großflächigen Hautblutungen und inneren Blutungen führen, die ein lebensbedrohliches Ausmaß annehmen können.

Diagnostisches Vorgehen:

- Bei Vitamin-K-Mangel liefern alle Tests, die von der Anwesenheit der Vitamin-K-abhängigen Faktoren und Inhibitoren beeinflußt werden, pathologische Werte (→ 9.**7**). Insbesondere die Thromboplastinzeit eignet sich in diesem Fall zur Diagnostik.
- Da der Faktor VII eine kurze Halbwertszeit hat, wird bei einem milden Vitamin-K-Mangel zunächst nur die Thromboplastinzeit verlängert sein, während die APTT noch normal ist.
- Bei länger bestehendem Vitamin-K-Mangel ist auch die APTT deutlich verlängert,
- bei schwerem Vitamin-K-Mangel sind alle Faktoren des Prothrombin-Komplexes in ihrer Aktivität vermindert.
- Nach Diagnosesicherung muß nach der Ursache des Vitamin-K-Mangels gesucht werden.

! Bei Patienten, Angehörigen von Patienten oder bei Pflegepersonal kann die medizinisch nicht begründete Einnahme von Cumarinderivaten zur sog. Cumarinintoxikation führen. Häufig weisen die Betroffenen ein pseudo-kooperatives Verhalten (Morbus Münchhausen) auf. Der Verdacht auf Cumarinintoxikation ist oft nur durch Bestimmung der Cumarinderivate im Serum des Patienten bzw. bei Personen, die Cumarin aus nicht-medizinischer Indikation einnehmen, möglich.

Differentialdiagnose:

Erkrankung	Bedeutung	Kommentar
schwere Lebererkrankungen	+++	Einzelfaktorenbestimmung des Prothrombinkomplexes, Faktor V, Fibrinogen
Cumarinintoxikation	++	Bestimmung der Cumarinderivate im Serum
angeborene plasmatische Gerinnungsstörung	++	spezifische Tests
Lupus-Antikoagulans-Syndrom	++	spezifische Tests, → S. 421
DIC	+	Plättchenzahl, spezifische Tests, → S. 398ff
Verlust- bzw. Verdünnungskoagulopathie	+	spezifische Tests, → 10.**8**, S. 395 u. S. 407f

Therapie:

Vitamin-K-Resorptionsstörungen: 10 mg Vitamin K_1 (Konakion) parenteral. Bei hepatozellulärem Schaden hat die Gabe von Vitamin K_1 keinen Effekt.

Cumarintherapie bzw. -intoxikation: Wenn eine Cumarintherapie beendet oder für einen bestimmten Zeitraum unterbrochen werden muß, sollte kein Vitamin K verabreicht werden, sondern nur abgewartet werden, bis eine Normalisierung der INR eingetreten ist. Erst bei einer deutlichen Überdosierung mit Cumarinderivaten (INR >8): 1–5 mg (entspricht 1–5 Tropfen) Vitamin K_1 (Konakion) p.o. Um in einer akuten Situation die INR möglichst schnell zu normalisieren, sollten 10–25 mg (entspricht 10–25 Tropfen) Vitamin K_1 als einmalige Dosis verabreicht werden; die INR wird sich in etwa 24 Stunden normalisieren. Bei Intoxikation mit Rodenticiden werden 50 (bis 150 mg) Vitamin K_1 täglich p.o. bis zur Normalisierung der Thromboplastinzeit verabreicht. Ist es zwingend notwendig, die INR möglichst schnell, z. B. bei einer **Notfall**-Operation, zu normalisieren, so kann PPSB verabreicht werden. In dieser Situation wird die notwendige Antikoagulation durch eine begleitende Heparintherapie (→ S. 423) gewährleistet. Bei akuter Cumarinintoxikation ist die Gabe von Cholestyramin indiziert.

> ! Bei Überdosierung von Cumarinderivaten ist die Gabe von PPSB wegen seiner Nebenwirkungen kontraindiziert (→ S. 389). Nur bei lebensbedrohlichen Blutungen ist die Gabe von PPSB gerechtfertigt (→ S. 427f).

Bei Antibiotikatherapie: Bei einer größeren Anzahl von Antibiotika kommt es zu einem Vitamin-K-Mangel, der durch Gabe von 2 × 5 mg Konakion p.o./Woche kompensiert werden kann. Wenn die Ursache des Vitamin-K-Mangels nicht beseitigt werden kann, so benötigen die Patienten monatliche intravenöse Injektionen von Vitamin K_1.

Komplikationen der intravenösen Vitamin K_1-Gabe: Die intravenöse Gabe von Vitamin K_1 kann wegen der pharmazeutischen Hilfsstoffe Überempfindlichkeitsreaktionen bis hin zum Schock hervorrufen. Empfehlung: Vitamin K_1mit Intralipid verdünnen und als Kurzinfusion über 30 Min. i.v. verabreichen.

Hämostasestörungen bei Lebererkrankungen

Definition

Hämostasestörungen bei Lebererkrankungen sind erworben und durch eine quantitative bzw. qualitative Synthesestörung von Hämostasefaktoren, die in der Leber synthetisiert werden, bedingt. Der akute Untergang von Leberparenchym kann auch zur Aktivierung des plasmatischen Gerinnungs- und Fibrinolysesystems führen.

Pathophysiologie: Ursachen für das Auftreten von Blutungen bei Lebererkrankungen sind in ▣ 10.**6** zusammengefaßt.

Hepatozelluläre Erkrankungen: Bei einer Leberzellschädigung können alle in der Leber synthetisierten Faktoren des plasmatischen Hämostasesystems und des Fibrinolysesystems in ihrer Aktivität im Plasma vermindert sein. Wegen der kurzen Halbwertszeit einiger Faktoren wird bei einem akuten Leberzellschaden zuerst eine Erniedrigung der Faktor-VII-Aktivität nachweisbar. Die Fibrinogenkonzentration fällt am langsamsten ab; ein deutlicher Abfall der Fibrinogenkonzentration weist entweder auf eine sehr starke Einschränkung der Syntheseleistung der Leber hin oder ist durch eine zusätzliche Hyperfibrinolyse oder DIC bedingt (s.u.). Schließlich kann eine geschädigte Leberzelle ein abnormales Fibrinogen synthetisieren, das Ursache der Dysfibrinogenämie ist.

Leberzirrhose: Bei Patienten mit fortgeschrittener Leberzirrhose treten sehr ähnliche Störungen wie bei Patienten mit schwerem Leberzellschaden auf. Ist die Leber besonders schwer geschädigt, so sinken zusätzlich Faktor-V- und Antithrombin-Aktivitäten ab. Wenn eine Hyperfibrinolyse bzw. eine DIC zu der Lebererkrankung hinzutritt, kommt es zu starker Erniedrigung der Fibrinogenkonzentration. Eine Thrombozytopenie bei Leberzirrhose erklärt sich in der Regel über die Splenomegalie, während die Thrombozytopathie durch Alkoholabusus oder Azotämie hervorgerufen wird.

Faktor-VIII- und vWF-Aktivitäten bei Lebererkrankungen: Sowohl bei parenchymatösen als auch bei cholestatischen Lebererkrankungen werden erhöhte Faktor-VIII- und vWF-Aktivitätsspiegel gemessen. Da Faktor VIII und vWF nicht von Hepatozyten synthetisiert werden, können diese Faktoren im Rahmen einer Akutphase-Reaktion ansteigen.

10.6 Ursachen für Blutungen bei schweren Lebererkrankungen

Einteilung	Ursachen	Folgen
anatomische Ursachen	portale Hypertension ➤ Varizen ➤ durch Splenomegalie bedingte Thrombozytopenie peptische Ulzera Gastritis	
Leberfunktionsstörungen	verminderte Synthese von plasmatischen Gerinnungsfaktoren	
	Maladsorption und gestörter Stoffwechsel von Vitamin K	Prothrombinkomplex-Mangel
	Synthese abnormaler, funktionsuntüchtiger Faktoren	Dysproteinämie
	verminderte Synthese von plasmatischen Inhibitoren	Hyperkoagulabilität
	verminderte Synthese von Fibrinolyseinhibitoren	Hyperfibrinolyse
	Akutphase-Reaktion	Faktor-VIII- und vWF-Aktivität erhöht
	verminderte Klärung von aktivierten Faktoren und Endotoxin durch das *Monozyten-Makrophagen-System*	DIC

Hyperfibrinolyse bei Lebererkrankungen: Häufig wird eine Hyperfibrinolyse (→ S. 403f) bei Lebererkrankungen beobachtet, deren Entstehung nicht eindeutig geklärt ist. Das Fibrinolysesystem ist bei akuten Hepatitiden stärker als bei einer Leberzirrhose betroffen. Eine primäre Hyperfibrinolyse ist wahrscheinlich durch eine Dysbalance der Aktivatoren und Inhibitoren des Fibrinolysesystems bedingt. Eine Hyperfibrinolyse bei Lebererkrankungen verstärkt gastrointestinale Blutungen aus Varizen.

Disseminierte intravasale Gerinnung bei Lebererkrankungen: Sowohl bei akuten als auch bei chronischen Lebererkrankungen können Phasen einer akuten disseminierten intravasalen Gerinnung (→ S. 394ff) auftreten und den Verlauf der Erkrankung erheblich verschlechtern. Eine DIC wird häufig bei Patienten mit peritoneovenösem Shunt (Le-Veen-Shunt), akutem Leberversagen oder Schwangerschaftsfettleber beobachtet. Der erhöhte Umsatz von Hämostasefaktoren bei Leberzirrhose mit Aszites läßt sich u. a. durch den Verlust von Gerinnungsfaktoren und Fibrinolysekomponenten in den Extravasalraum erklären. Als wahrscheinliche Ursache für die Auslösung einer DIC wird die nicht ausreichende Klärung von Endotoxin durch die geschädigte Leber angenommen.

Symptomatik: Lebensbedrohliche Blutungen bei Lebererkrankungen sind im wesentlichen Blutungen aus Ösophagus- und Magenfundusvarizen sowie gastroduodenalen Ulzera. Störungen im Hämostasesystem verstärken diese anatomisch bedingten Blutungen. Im fortgeschrittenen Stadium einer Lebererkrankung treten sowohl petechiale Blutungen als auch klein- und großflächige Blutungen in Abhängigkeit von der Schwere der Hämostasestörung und der Beeinträchtigung der verschiedenen Hämostasesysteme auf (**10.7**).

Diagnostisches Vorgehen:

- Basis der Diagnostik: → S. 351 ff.
- Mit Kenntnis der Grunderkrankung ist die Hämostasestörung als Folge einer Lebererkrankung erklärt. Die Thromboplastinzeit ist ein sensitiver Parameter zur Kontrolle des Verlaufes einer akuten Hepatitis.
- Zusätzliche Analysen von Einzelfaktoren verbessern die diagnostische Erkenntnis bzw. die prognostische Beurteilung der Lebererkrankung nicht, da der Verlauf von der Grunderkrankung abhängt.
- Der Grad der Hyperfibrinolyse läßt sich durch die Bestimmung von FDP bzw. D-Dimer im Zusammenhang mit der Thrombinzeit beurteilen.
- Es bereitet Schwierigkeiten, bei schweren Lebererkrankungen in einer akuten Situation das Ausmaß einer DIC zu erfassen (→ „Diagnostik einer DIC", S. 398 ff).

! Eine erworbene Dysfibrinogenämie des Blutungstyps kann bei Lebererkrankungen auftreten und ist durch einen Polymerisationsdefekt des Fibrins charakterisiert. Nur bei entsprechender klinischer Symptomatik ist eine Therapie wie bei der angeborenen Dysfibrinogenämie (→ S. 381) notwendig.

10.7 Hämostasestörungen bei unterschiedlichen Schweregraden der Lebererkrankungen

Schweregrad der Lebererkrankung	Hämostasestörung
mild	keine Aktivitätsänderungen der Hämostasefaktoren bis auf eine Aktivitätserniedrigung des Faktor VII
mittelschwer	Mangel der Vitamin-K-abhängigen Faktoren, geringe Aktivierung des Fibrinolysesystems
schwer	Mangel aller plasmatischen Gerinnungsfaktoren einschl. Inhibitoren, abnormale Faktoren (z. B. Dysfibrinogenämie), Aktivierung des Fibrinolysesystems, Thrombozytopenie, Thrombozytopathie, DIC

Differentialdiagnose:

Erkrankung	Bedeutung	Kommentar
Vitamin-K-Mangel	+	einmalige Gabe von Vitamin K_1: Anstieg der Faktoren des Prothrombin-Komplexes
angeborene Synthesestörung einzelner Gerinnungsfaktoren	+	Einzelfaktorenanalyse
Verlust bzw. Verdünnungskoagulopathie	+	→ „Verlust- bzw. Verdünnungskoagulopathie“, S. 407f
DIC	+	→ „DIC“, S. 394ff
Hyperfibrinolyse	+	→ „Hyperfibrinolyse“, S. 403ff

Therapie: Gefrorenes Frischplasma (FFP): Die Gabe von FFP stellt die sicherste Therapie einer hämorrhagischen Diathese bei schweren Leberzellerkrankungen dar, da es alle Faktoren des plasmatischen Gerinnungs- und Fibrinolysesystems enthält. Bei blutenden Patienten sollten 1000-1500 ml FFP infundiert werden, um die Thromboplastinzeit auf Werte um 50% der Norm anzuheben. Bestehen keine Volumenprobleme, kann die gleiche Menge FFP 2–3mal innerhalb von 24 Stunden infundiert werden. Bei nicht blutenden Patienten ist eine Thromboplastinzeit zwischen 15 und 25% ausreichend.

! Nur bei Volumenüberlastung sollte auf Einzelfaktorenkonzentrate zurückgegriffen werden.

PPSB: Diese Präparate sollten möglichst vermieden werden, da sie aktivierte Gerinnungsfaktoren enthalten und einen möglichen intravasalen Gerinnungsprozeß verstärken (→ „Kontraindikationen von PPSB“, S. 376). Falls PPSB verabreicht wird, ist sicherzustellen, daß der Antithrombinspiegel zuvor auf über 50% der Norm angehoben wird.

! PPSB (identisch mit Prothrombin-Komplex-Konzentrat) bzw. Faktor-IX-Konzentrate weisen Spuren von aktivierten Gerinnungsfaktoren auf. Deshalb enthalten die Präparate zur Reduzierung einer Gerinnungsaktivierung Heparin. Bei Infusion (PPSB darf nur infundiert werden) kann es zur Aktivierung des Gerinnungssystems mit Bildung von Thrombosen und Embolien und somit zu Todesfällen kommen. Die Aktivierung des Hämostasesystems ist besonders häufig bei immobilisierten chirurgischen Patienten und bei Patienten mit Lebererkrankungen bzw. bei mechanischer Schädigung der Thrombozyten mit folgender Freisetzung des Plättchenfaktors 4, der Heparin neutralisiert.

Antithrombinkonzentrat: Antithrombinkonzentrat ist das einzige Einzelfaktorkonzentrat, das bei schweren Leberzellerkrankungen ohne Nebenwirkungen angewendet werden kann. Es ist jedoch nur dann indiziert, wenn nicht ausreichende Mengen FFP wegen Volumenüberlastung verabreicht werden können. Antithrombinkonzentrate sollten immer verabreicht werden, wenn PPSB infundiert wird.

Fibrinolyseinhibitoren: Bei Blutungen aufgrund einer nachgewiesenen Hyperfibrinolyse ist Aprotinin das Medikament der Wahl. Von der Gabe von synthetischen Fibrinolyseinhibitoren (EACA, Tranexamsäure) wird abgeraten, da diese bei einer möglichen DIC zum Erhalt von Fibringerinnseln beitragen (→ „DIC", S. 394ff). *Dosierung* des Aprotinins: Initial 500 000 KIE langsam infundieren (max. 10 ml/min); danach 200 000 KIE alle 4 Stunden.
Nebenwirkung des Aprotinin: Bei wiederholter Gabe von Aprotinin können Antikörper auftreten!

Heparin: Heparin ist bei schweren Lebererkrankungen kontraindiziert, da sein Stoffwechsel bei diesen Erkrankungen beeinträchtigt und die Steuerung der Therapie deswegen schwierig ist und die Blutungsneigung verstärkt wird.

Thrombozyten-Konzentrat: Thrombozytenkonzentrate sollten nur bei blutenden Patienten und dann verabreicht werden, wenn die Thrombozytenzahl auf Werte unter 30 000/μl erniedrigt ist.

Inhibitoren gegen plasmatische Gerinnungsfaktoren

Definition

Antikörper gegen plasmatische Gerinnungsfaktoren sind erworbene Inhibitoren, die in der Regel spezifisch mit einem Gerinnungsfaktor interagieren und diesen inaktivieren können. Bei diesen Antikörpern handelt es sich entweder um Alloantikörper (z. B. bei der Hämophilie A) oder um Autoantikörper im Zusammenhang mit Autoimmunerkrankungen oder Medikamenteneinnahme.

Pathogenese: Neben den häufig auftretenden Anti-Faktor-VIII-Antikörpern bei Hämophilie A treten Anti-Faktor-VIII-Antikörper auch spontan bei verschiedenen chronischen und entzündlichen Erkrankungen (rheumatoide Arthritis, systemischer Lupus erythematodes, Colitis ulcerosa), im Wochenbett oder im Zusammenhang mit verschiedenen Medikamenten auf. Weniger häufig sind Antikörper gegen Faktor IX, von Willebrand-Faktor, Faktor XIII, Fibrinogen, Faktor XI und Faktor V beschrieben worden.

Symptomatik: Die Antikörper, die spezifisch gegen Gerinnungsfaktoren gerichtet sind, induzieren ein sehr ähnliches Bild wie die entsprechenden angeborenen plasmatisch bedingten Hämostasestörungen.

Diagnostisches Vorgehen: Bei nicht typischer Konstellation von Globaltestergebnissen und Einzelfaktorbestimmung sollte an einen Inhibitor gedacht werden. Durch Plasmamischversuche wird ein Inhibitor nachgewiesen.

Therapie: Bei akuten Blutungen wird ein Faktorkonzentrat, gegen den der Inhibitor gerichtet ist, in hohen Konzentrationen infundiert, um den Inhibitor zu neutralisieren. Gelingt dies nicht, so kann in Abhängigkeit von der klinischen Situation eine immunsuppressive Therapie oder eine Elimination des Antikörpers durch Plasmapherese oder Immunadsorption versucht werden. Häufig verschwindet ein Autoantikörper wieder spontan.

10.1.3 Fibrinolytisch bedingte hämorrhagische Diathesen

Definition

Fibrinolytisch bedingte hämorrhagische Diathesen treten bei Patienten mit erhöhtem Aktivatorspiegel oder vermindertem Inhibitorspiegel auf.

Hereditärer α_2-Antiplasmin-Mangel

Sehr selten tritt der hereditäre α_2-Antiplasmininhibitor-Mangel auf, der Ursache für eine hämorrhagische Diathese sein kann. Die Therapie besteht in der oralen Einnahme von Tranexamsäure (→ S. 406).

Erworbene Hyperfibrinolysen

Sog. fibrinolytische Blutungen treten in der Regel als **sekundäre Hyperfibrinolysen** auf (→ „Umsatzstörungen“, S. 403 ff).

10.1.4 Vaskuläre hämorrhagische Diathesen

Definition

Blutungsneigung aufgrund eines Gefäßwandschadens.

→ *engl.:* primary vascular disorders

Einteilung und Ätiologie: Die vaskulär bedingten hämorrhagischen Diathesen lassen sich in hereditär bedingte Synthesestörungen und erworbene Störungen unterteilen:

Synthesestörungen:

- hereditäre hämorrhagische Teleangiektasie (Morbus Osler-Weber-Rendu, S. 392 f),
- hereditäre Bindegewebserkrankungen:
  - Ehlers-Danlos-Syndrom (→ S. 393),
  - Marfan-Syndrom (→ S. 166 f),
  - Osteogenesis imperfecta (→ ▣ 44.**1**, S. 1274),
- Stoffwechselerkrankungen:
  - Albinismus.

erworbene Störungen:
- Purpura bei Angiitiden,
- Purpura bei infektiösen Erkrankungen,
- Purpura bei allergisch-hyperergischen Angiitiden:
  - Purpura Schoenlein-Henoch (→ S. 393 u. „Niere", S. 233 f),
- Purpura bei Stoffwechselerkrankungen:
  - Skorbut,
  - Diabetes mellitus (→ S. 637),
  - Cushing-Syndrom,
  - perniziöse Anämie (→ S. 976 ff),
  - Urämie (→ S. 237 ff),
  - Lebererkrankungen,
- Dysproteinämie (→ S. 219),
- Amyloidose (→ S. 274 f),
- Purpura nach direkter Endothelzellschädigung:
  - mechanisch-physikalisch induzierte Purpura,
  - chemisch induzierte Purpura,
  - durch Mikroorganismen induzierte Purpura.

Diagnostik: Die hämostaseologische Analytik zeigt einen Normalbefund, solange nicht die zugrundeliegende Erkrankung Sekundärstörungen im plasmatischen oder thrombozytären Hämostasesystem induziert.

Hereditäre hämorrhagische Teleangiektasie

Definition

Vaskulär bedingte hämorrhagische Diathese aufgrund eines genetischen Defektes.

→ *Synonym:* Morbus Osler-Weber-Rendu;
engl.: hereditary hemorrhagic teleangiectasia

Pathogenese: Durch Verlust der spannungstragenden und kontraktilen Strukturen der Gefäßwand kommt es zur Erweiterung von Kapillaren und postkapillären Gefäßabschnitten. Die ausgezogenen dünnwandigen Gefäße reißen oft spontan ein oder werden mechanisch verletzt, so daß Blutungen auftreten.

Symptome: Teleangiektasien, 1–4 mm groß, rötlich oder livide, lassen sich an Lippen, der Mundschleimhaut und der Zunge, der Nasenschleimhaut, im Gesicht, am Oberkörper, an der Hohlhand und der Fußsohle finden. Teleangiektasien sind fernerhin in der Lunge, im Gastrointestinaltrakt und in den ableitenden Harnwegen zu finden. In der Lunge bilden sich arterio-venöse Fisteln, die über eine Hypoxie zu Polyglobulie, Zyanose und Trommelschlegelfingern führen. Die häufigsten Blutungsmanifestationen sind Nasenbluten, Hämoptoen und Hämaturie.

Diagnostik: Die Erkrankung wird durch Inspektion erkannt. Hämostaseologische Untersuchungen zeigen keinen pathologischen Befund, solange der Patient nicht exzessiv blutet.

Therapie: Es ist keine spezifische Therapie möglich.

Hereditäre Bindegewebserkrankungen

Verschiedene hereditäre Bindegewebserkrankungen, wie das **Ehlers-Danlos-Syndrom**, das **Marfan-Syndrom** (→ „Herz", S. 166f) und die **Osteogenesis imperfecta**, weisen eine mechanische Schwäche der Gefäßwand auf, die nach minimaler Verletzung oder durch Einreißen zu einer vermehrten Blutungsneigung führt. Die Bindegewebserkrankungen können sekundär zu Störungen des plasmatischen und thrombozytären Hämostasesystems führen. Bei Patienten mit einem Ehlers-Danlos-Syndrom können Thrombozyten an dem abnormalen Kollagen nicht ausreichend anhaften, so daß eine Thrombozytenadhäsionsstörung resultiert.

Purpura simplex

Eine vorwiegend bei jungen Frauen auftretende Neigung zu blauen Flecken und flächenhaften Blutungen nach minimalen Traumen. Per exclusionem ist keine plasmatische oder thrombozytäre Störung nachweisbar. Diese harmlose Blutungsneigung läßt sich nicht behandeln.

Senile Purpura

Sie tritt bei älteren Personen auf und ist wahrscheinlich durch eine Atrophie des subkutanen Gewebes bedingt. Es kann keine Störung im plasmatischen und thrombozytären System nachgewiesen werden. Die Störung ist harmlos und läßt sich nicht behandeln.

Purpura anaphylactoides

→ auch „Niere", S. 233f.

→ *Synonym:* Purpura Schoenlein-Henoch; *engl.:* allergic purpura

Die Erkrankung ist eine allergisch-hyperergische Angiitis mit urtikariell bis hämorrhagisch-nektrotischen Hauteffloreszenzen unter Beteiligung der Gelenke, der Nieren (Histologie → 3.**10a**, S. 277) und des Darms. Die hämostaseologische Untersuchung zeigt keine pathologischen Befunde, bis auf Veränderungen der Akutphase-Proteine. Es erfolgt eine symptomatische Behandlung mit Glucocorticoiden.

Purpura bei weiteren Vaskulitiden

Infekte, Stoffwechselerkrankungen, Dysproteinämien und Medikamente können zu Vaskulitiden führen, bei denen es zu Blutungsneigungen kommen kann. In der Regel handelt es sich um kleinflächige Blutungen, die therapeutisch keine Probleme aufwerfen.

Vitamin-C-Mangel: Beim Vitamin-C-Mangel (Skorbut) treten Zahnfleischbluten, subperiostale Blutungen und perifollikuläre Blutungen in der Haut auf, da die Hydroxylierung von Prolin und Lysin im Kollagen und Keratin gestört ist.

10.2 Umsatzstörungen des Hämostasesystems

Allgemeines: Durch akute, systemische Aktivierung des plasmatischen Gerinnungssystems, des Fibrinolysesystems und/oder des thrombozytären Systems kommt es zu einem vermehrten Umsatz von Komponenten dieser Systeme und daraus resultierend zu Mangelzuständen.
Im folgenden sind die wichtigsten Umsatzstörungen dargestellt:
- disseminierte intravasale Gerinnung (DIC),
- Hyperfibrinolyse,
- Verdünnungs- bzw. Verlustkoagulopathie und Massivtransfusion,
- heparininduzierte Thrombozytopenie (HIT) Typ II (→ S. 408 ff).

Diagnostik: In ▣ 10.**8** sind Befunde, die typischerweise mit den Globaltests Thromboplastinzeit, APTT, Thrombinzeit sowie Thrombozytenzahl bei den nachfolgend besprochenen Erkrankungen erhoben werden, zusammengestellt.

Disseminierte intravasale Gerinnung (DIC)

Definition

Die disseminierte intravasale Gerinnung ist eine erworbene Hämostasestörung, die durch einen systemischen intravasalen Gerinnungsprozeß charakterisiert ist, der zur mikrovaskulären Thrombenbildung und gleichzeitig zum Verbrauch von Gerinnungsfaktoren und Thrombozyten führt; sekundär oder gleichzeitig mit der Aktivierung des Gerinnungssystems kann auch das Fibrinolysesystem aktiviert werden, wodurch die Blutungsneigung verstärkt wird.

→ *Synonym:* Verbrauchskoagulopathie;
engl.: disseminated intravascular coagulation (DIC)

Epidemiologie:
- Von 1000 Patientenaufnahmen in einem allgemeinen Krankenhaus entwickelt im Durchschnitt ein Patient eine DIC.

10.8 Laborbefunde bei den häufigsten Umsatzstörungen

Erkrankung	Blutungszeit	Thrombozytenzahl	Thromboplastinzeit	APTT	Thrombinzeit	Fibrinogen	weiterführende Diagnostik	Bemerkungen
DIC	pathol.	pathol.	pathol.	pathol.	pathol.	pathol.*	Faktor V, AT, FM, FDP, TAT, F1+2, Schistozyten	häufige Bestimmungen notwendig, um die Stadien der DIC unterscheiden zu können
Verlust- bzw. Verdünnungskoagulopathie	normal	pathol.	pathol.	pathol.	pathol.*	pathol.*	Hk, Hb, Gesamtprotein	oft kombiniert mit Massivtransfusionen
Hyperfibrinolyse	pathol.*	normal	pathol.	pathol.	pathol.	pathol.	Reptilase-Zeit, FDP	DD: DIC, Dysfibrinogenämie
HIT Typ II	normal*	pathol.	pathol.**	pathol.**	pathol.**	normal	HIPA, Heparin/PF4-Test	DD: Thrombophilie, bei Verdacht auf HIT, Heparin sofort absetzen und alternative Antikoagulation einleiten

* Ergebnisse sind nicht immer eindeutig
** pathologisch wegen der Heparintherapie

- Die Häufigkeit einer DIC muß in Relation zur Grunderkrankung betrachtet werden; eine DIC tritt am häufigsten bei Infektionen und geburtshilflichen Komplikationen auf.
- Eine akute DIC ist selten, gefährdet aber das Leben der Patienten.
- Chronische Formen der DIC treten relativ häufig auf und können zu Blutungen führen, die jedoch gut beherrschbar sind.

Pathophysiologie: Die DIC wird durch eine Dysbalance zwischen prothrombotischen und antithrombotischen Aktivitäten des Hämostasesystems ausgelöst. Prädisponierende Grunderkrankungen sind in Tab. 10.**9** aufgeführt. Bei ei-

Tab. 10.**9** Grunderkrankungen, bei denen eine akute oder chronische DIC auftreten kann

Einteilung	akute DIC	chronische DIC
Innere Medizin	Sepsis/Infektionen* akute Hepatitis akutes toxisches Leberversagen allergische Reaktionen Transplantation Hitzschlag Hypothermie Leukämien	Sepsis* Schockzustände Leberzirrhose allergische Reaktionen Neoplasien Kasabach-Merritt-Syndrom
Chirurgie	Polytrauma große Operationen extrakorporale Zirkulation künstliche Oberflächen Verbrennungen Organtransplantationen Aortenaneurysma Sepsis*	Organtransplantationen Schockzustände Sepsis*
Geburtshilfe/ Gynäkologie	Fruchtwasserembolie vorzeitige Plazentalösung infizierter Abort Sepsis*	Sepsis* Spätgestose HELLP-Syndrom Schockzustände Dead-fetus-Syndrom
Transfusions-medizin	Fehltransfusionen extrakorporale Zirkulation	künstliche Oberflächen (Apherese)

* Sepsis/Infektionen:	bakteriell:	Staphylokokken, Streptokokken, Pneumokokken, gramnegative Bakterien
	viral:	Arboviren, Varizellen, Variola, Rubella, Paramyxoviren, HIV, Marburg-Virus, Ebola-Virus
	parasitär:	Malaria, Kala-azar
	rickettsial:	Rocky Mountain spotted fever
	mykotisch:	akute Histoplasmose

Reaktionsfolgen im Verlauf der disseminierten intravasalen Gerinnung

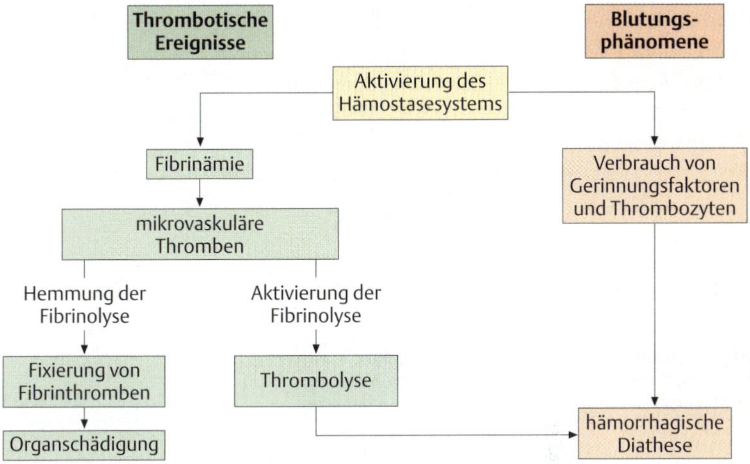

10.**1** Der thrombotische Prozeß ist durch die Entstehung von mikrovaskulären Thromben und Organschädigungen charakterisiert; der Verbrauch von Hämostasekomponenten führt zu einer hämorrhagischen Diathese.

ner **akuten** Form der DIC können prothrombotische Aktivitäten nicht mehr ausreichend neutralisiert und kompensiert werden, so daß fibrinreiche Mikrogerinnsel und/oder eine hämorrhagische Diathese resultieren (10.**1**).
Eine **chronische** oder eine minimale Aktivierung des Hämostasesystems kann durch die entsprechenden negativen Rückkopplungsmechanismen und antithrombotisch wirkenden Inhibitoren so weit kompensiert werden, daß es zu keiner Mikrogerinnselbildung bzw. hämorrhagischen Diathese kommt. Jedoch kann eine zusätzliche Erkrankung bzw. ein therapeutischer Eingriff die zunächst kompensierte Aktivierung der Hämostase in eine extreme Dysbalance führen.
In Abhängigkeit von der Grunderkrankung wird das Hämostasesystem unterschiedlich aktiviert (10.**2**)
Die Erkrankung weist 3 Stadien auf (10.**10**, S. 400).

Symptomatik: Eine akute DIC erreicht innerhalb von wenigen Stunden das Maximum einer Aktivierung des Hämostasesystems mit Mikrogerinnselbildung und hämorrhagischer Diathese, während eine chronische DIC kontinuierlich über Tage anhalten kann und mit keiner Mikrogerinnselbildung, jedoch einer Blutungsneigung, vergesellschaftet ist.
Die klinische Symptomatik ist immer im Zusammenhang mit der Grunderkrankung zu sehen, so daß das klinische Bild unterschiedlich ist (10.**9**). Ein

Auslösefaktoren der disseminierten intravasalen Gerinnung

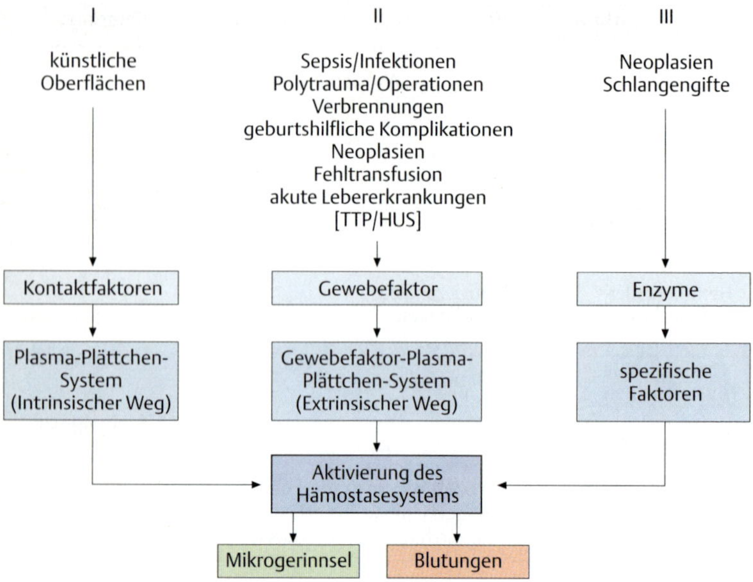

10.2 Von den drei Auslösungsmechanismen der disseminierten intravasalen Gerinnung bei drei unterschiedlichen Gruppen von Erkrankungen stellt die Exprimierung des Gewebefaktors unter Vermittlung von Zytokinen auf der Oberfläche von Monozyten und Endothelzellen den wichtigsten Aktivierungsmechanismus dar.

charakteristisches Symptom stellt die vermehrte Blutungsneigung aus Einstichstellen und Verletzungen dar, wenn die Gerinnungsanalyse einen Multikomponenten-Defekt nachweist. Erst das Vollbild einer DIC zeigt typische Symptome, wie das gleichzeitige Auftreten von groß- und kleinflächigen Blutungen in Haut und Schleimhäuten. In diesem Stadium der Erkrankung steht oft ein Multiorganversagen im Vordergrund der klinischen Problematik: Hierzu sind akutes Nierenversagen, Schocklunge, Leberversagen und zentralnervöse Störungen zu rechnen.

Diagnostisches Vorgehen: Basis der Diagnostik ist die Kenntnis der Grunderkrankungen, bei denen eine DIC auftreten kann (10.**9**). Die notwendigen Untersuchungen und die zu erwartenden Befunde sind in 10.**10** aufgeführt.

- **Stadium I:** Bei Verdacht auf Vorliegen einer DIC sollten neben den Globaltests weitere Bestimmungen durchgeführt werden, die eine Aktivierung des Hämostasesystems erfassen (→ 10.**10**).

Stadien und Pathomechanismen der intravasalen Gerinnung

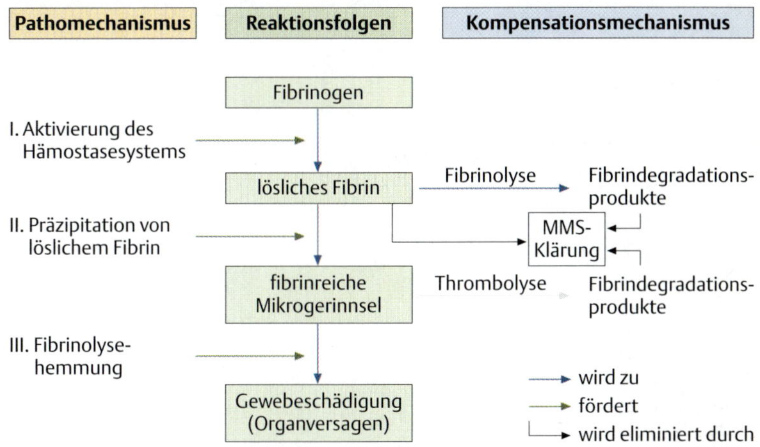

10.3 Entstehung und Abbau von löslichem Fibrin und fibrinreichen Mikrogerinnseln. Lösliches Fibrin kann nur bis zu einer gewissen Konzentration in Lösung gehalten werden. Wird dieser Grenzwert überschritten, kommt es zu einer Ausfällung in der Mikrozirkulation mit Bildung von Gerinnseln, die durch Thrombolyse wieder abgebaut werden müssen.

- **Stadium II:** Im Gegensatz zu Stadium I ist im Stadium II die TPZ und die APTT verlängert, während die Thrombinzeit noch normal sein kann. In diesem Stadium ist eine häufigere Analyse notwendig, um die Dynamik des intravasalen Gerinnungsprozesses zu erfassen.

  ! Im Stadium II ist eine stündliche Analyse notwendig, um die Dynamik des intravasalen Gerinnungsprozesses zu erfassen.

- **Stadium III:** Das Vollbild der DIC ist durch eine Ungerinnbarkeit bei Untersuchung der Thromboplastinzeit und APTT charakterisiert. Oft ist auch die Thrombinzeit unendlich. In dieser Phase sind die Thrombozytenzahlen sehr niedrig und fast alle plasmatischen Gerinnungsfaktoren sind in ihrer Aktivität mehr oder weniger deutlich unter 50% der Norm abgefallen. Dementsprechend sind Aktivierungsmarker deutlich erhöht,
- typisch für eine DIC ist der kontinuierliche Übergang von Stadium I über II zu III,
- das Auftreten einer Hämolyse und von Schistozyten wird häufig bei einer akuten DIC beobachtet.

10.**10** Stadien und Laborbefunde der akuten DIC

Stadium	klinische Symptome	Pathogenese	Laborbefunde	
I kompensierte Aktivierung des Hämostasesystems	keine Symptome	in Abhängigkeit von der Grunderkrankung wird das Hämostasesystem unterschiedlich aktiviert (10.**2**)	TPZ, APTT, TZ: noch im Normbereich Plättchenzahl: noch im Normbereich F1+2, TAT: erhöht FDP: erhöht AT: leicht erniedrigt FM: +/–	kein meßbarer Verbrauch von Hämostasekomponenten, erhöhter Spiegel der Aktivierungsmarker, erhöhter Spiegel der Enzym/Inhibitor-Komplexe
II dekompensierte Aktivierung des Hämostasesystems	vermehrte Blutungen aus Verletzungen und Einstichkanälen sowie beeinträchtigte Organfunktion (z. B. Niere, Lunge, Leber)	Wenn die Konzentration des löslichen Fibrins einen Grenzwert überschreitet, wird es in der Mikrozirkulation ausgefällt (10.**3**)	TPZ, APTT: verlängert bzw. kontinuierliche Verlängerung TZ: oft noch im Normbereich oder verlängert Plättchenzahl, Fibrinogen, Faktor V, AT: erniedrigt oder kontinuierlicher Abfall F1+2, TAT, FDP: deutlich erhöht FM: erhöht	kontinuierlicher Abfall der Plättchenzahl und der Gerinnungsfaktoraktivitäten, kontinuierlicher Anstieg der Aktivierungsmarker, kontinuierlicher Anstieg der Enzym/Inhibitor-Komplexe
III Vollbild einer DIC	groß- und kleinflächige Blutungen und Ausfall verschiedener Organfunktionen (z. B. doppelseitige Nierenrindennekrosen, pulmonale Mikrogerinnsel und alveoläre Fibrinpräzipitate bei Schocklunge)	Während oder nach der Aktivierung der intravasalen Gerinnung wird das Fibrinolysesystem aktiviert, so daß entstehendes lösliches Fibrin bzw. fibrinreiche Gerinnsel lysiert werden (10.**3**). *Ausnahme:* erschöpftes Fibrinolysepotential oder iatrogen verabreichte Fibrinolysehemmer	TPZ, APTT: ungerinnbar TZ: stark verlängert oder ungerinnbar Plättchenzahl: stark erniedrigt (auf < 20% des Ausgangswertes) Fibrinogen und Faktor V: sehr stark erniedrigt (auf < 40% des Ausgangswertes) F1+2, TAT, FDP: deutlich erhöht FM: erhöht	deutlicher Verbrauch aller Hämostasekomponenten

Differentialdiagnose:

Erkrankung	Bedeutung	Kommentar
schwere Lebererkrankungen ohne DIC	+++	FM (Fibrinmonomere) negativ, keine Schistozyten
TTP/HUS	++	primär Plättchenthromben, obwohl manche Autoren TTP und HUS zur DIC rechnen
Verlust- bzw. Verdünnungskoagulopathie	+	spezifische Tests, → S. 407f
extrakorporale Zirkulation	+	eine chronische DIC und Hämostasestörungen, die durch künstliche Oberflächen verursacht werden, sind schwierig zu unterscheiden
primäre Hyperfibrinolyse	(+)	FM negativ, keine Schistozyten

Therapie: Die effektivste Therapie ist die Behandlung der Grunderkrankung. Da dies oft nicht möglich ist, sollte das Ziel der Therapie sein, die Reaktionsketten, die zu einer Aktivierung der intravasalen Gerinnung führen, zu unterbrechen. Neben gefrorenem Frischplasma, das die verbrauchten Inhibitoren des Hämostasesystems enthält, kommen Heparin und Cumarinderivate in Frage.

Gefrorenes Frischplasma: Gefrorenes Frischplasma (FFP) sollte in einer Dosierung von 10–15 ml/kgKG verabreicht werden, um den Antithrombinspiegel auf Werte um 70% der Norm anzuheben.

Antithrombinkonzentrate: Die Gabe von Antithrombinkonzentraten (früher: Antithrombin-III-Konzentrate) ist indiziert, wenn der Antithrombinspiegel unter 50% der Norm abgefallen ist und Heparin verabreicht werden soll. Das Anheben des Antithrombinspiegels auf Werte zwischen 50 und 70% der Norm ist ausreichend.

Heparin: Vor einer Heparintherapie sollte sichergestellt werden, daß der Antithrombinspiegel bei ca. 70% der Norm liegt. **Im Stadium I** einer akuten DIC wird Heparin in einer Dosierung von 400 E/kgKG/Tag per infusionem verabreicht, um den Aktivierungsprozeß zu unterbinden. **Im Stadium II** wird von manchen Autoren die gleiche Dosierung von Heparin empfohlen, obwohl hierzu keine kontrollierten Studien vorliegen. Wahrscheinlich kommt bereits im Stadium II eine Heparintherapie zu spät. **Im Stadium III** einer akuten DIC ist Heparin ohne therapeutischen Effekt, da der intravasale Gerinnungsprozeß abgelaufen ist und eine Unterbrechung der Aktivierung zu spät kommt.
Heparin hat gute therapeutische Effekte bei folgenden Erkrankungen, die mit einer DIC einhergehen: Dead-fetus-Syndrom, Kasabach-Merritt-Syndrom,

Aortenaneurysma, soliden Tumoren und akuter Promyelozytenleukämie. Die Gabe von Heparin verbessert bei Sepsis, TTP und HUS zwar den Laborbefund, jedoch nicht das klinische Langzeitergebnis.

Kontraindikationen für die Anwendung von Heparinen: Bei einer akuten DIC gibt es keine absoluten Kontraindikationen für die Anwendung von Heparin. Jedoch ist in der Regel bei geburtshilflichen Komplikationen bei Patientinnen mit großflächigen Blutungen oder nach Polytrauma bei atherosklerotisch veränderten Gefäßen sowie bei primären Gefäßerkrankungen von der Gabe von Heparin abzuraten.

Thrombozytenkonzentrate: Die Gabe von Thrombozyten ist nur indiziert, wenn eine Thrombozytopenie unter 30 000/μl vorliegt und klinisch petechiale Blutungen bestehen. Die Gabe von Thrombozytenkonzentraten bei einem aktivierten Gerinnungssystem verstärkt den intravasalen Gerinnungsprozeß (Kontraindikation).

Cumarinderivate: Bei einer akuten DIC sind Cumarinderivate ohne Effekt, da die Cumarinwirkung zu spät einsetzt. Bei chronischen Formen der DIC, z.B. bei Neoplasien, ist der therapeutische Effekt von Cumarinderivaten dokumentiert, hat sich jedoch als allgemeine Therapie nicht durchgesetzt, da die Behandlung mit Heparin besser steuerbar ist.

Thrombozytenaggregationshemmer: Thrombozytenaggregationshemmer sind bei einer akuten DIC kontraindiziert.

Substitutionstherapie: Eine Substitutionstherapie mit Einzelfaktorpräparaten ist bis auf die Gabe von Antithrombinkonzentraten nicht indiziert, da die Substitution einzelner Gerinnungsfaktoren eher die Aktivierung des Gerinnungssystems weiter verstärkt. Falls kritische Gerinnungsfaktoraktivitäten wie Fibrinogen, Protein C, Prothrombin unter einen Grenzwert von 50% der Norm abfallen, ist eine Substitution mit gefrorenem Frischplasma gerechtfertigt, um eine Aktivität über 50%, jedoch nicht über 70% der Norm zu erreichen. Kontraindiziert sind: Cryopräzipitat, PPSB, Fibrinogen-, Faktor-VIII- und Faktor-XIII-Konzentrate.

Meningokokkensepsis

→ auch S. 1076ff.

Die Meningokokkensepsis kann eine foudroyante Form einer DIC zur Folge haben. Nach einem Prodromalstadium kommt es zu Petechien, Ekchymosen und Hautinfarzierungen mit livide-gräulicher Färbung, rötlichem Randsaum und unregelmäßiger Form. Die Kombination von purulenter Meningitis und Petechien läßt eine Infektion durch Neisseria meningitidis vermuten. Im Rahmen dieser Erkrankung kann es aufgrund einer Mikrothrombosierung zu einer Nebennierenblutung kommen, die als Waterhouse-Friderichsen-Syndrom bezeichnet wird. Die Therapie besteht neben den allgemeinen Maßnahmen in der sofortigen Penicillintherapie und der Gabe von Heparin, solange noch keine deutlichen Änderungen der Fibrinogenkonzentration und der Thromboplastinzeit eingetreten sind.

Purpura fulminans

Die Purpura fulminans ist ein seltenes Syndrom, das durch mikrovaskuläre Thromben der Hautgefäße und fortschreitende hämorrhagische Hautnekrosen charakterisiert ist. Die Purpura fulminans tritt bei hereditärem homozygoten Protein-C- und Protein-S-Mangel, bei Patienten mit akuten, meist durch gramnegative Bakterien ausgelöste Infektionen und ohne erklärbare Ursache auf. Die Blutungen sind meist auf Extremitäten, Abdomen, Hüfte und Gesäß konzentriert. Neben der Behandlung der Grunderkrankung, so z. B. durch Antibiotika oder Substitution des fehlenden Protein C, hat sich bei diesen Patienten die kontinuierliche Infusion von Heparin (s. o.) zur Unterbrechung der intravasalen Gerinnungsaktivierung bewährt.

Erworbene Hyperfibrinolyse

Definition

Erworbene Hyperfibrinolysen sind Störungen, die durch eine erhöhte fibrinolytische Aktivität im Plasma charakterisiert sind und die zu fibrinolytischen Blutungen führen können.

→ *Synonym:* Fibrinogenolyse; *engl.:* fibrinogenolysis, hyperfibrinolysis

Ätiologie: Eine Hyperfibrinolyse ist immer mit einer Grunderkrankung vergesellschaftet. Die wichtigsten Ursachen sind:

endogen:
- hereditärer α_2-Antiplasmin-Mangel,
- hereditärer PAI-1-Mangel,
- hereditärer Mangel an histidinreichem Glykoprotein,
- Lebererkrankungen,
- Operationen an Uterus, Prostata, Lunge, Leber,
- Tumor-assoziierte Hyperfibrinolyse:
  - Ovarialkarzinom,
  - Prostatakarzinom,
  - kolorektale Tumoren,
  - Pankreas,
  - Leukämie,
- Amyloidose,
- DIC,

exogen:

- körperliche Anstrengung,
- emotionaler Streß,
- venöse Okklusion,
- medikamentös:
  - Thrombolytika (z.B. Urokinase, rt-PA),
  - Katecholamine,
  - Vasopressinderivate (z.B. DDAVP),
  - Nicotinsäure,
  - anabole Steroide.

Eine Hyperfibrinolyse tritt am häufigsten bei schweren Lebererkrankungen auf und wird weiterhin häufig bei disseminierten Neoplasien und bei großen operativen Eingriffen, besonders an Lunge und Leber, beobachtet.

Pathophysiologie: Aufgrund einer Dysbalance zwischen Aktivatoren und Inhibitoren des Fibrinolysesystems führt eine Hyperfibrinolyse zu einem gesteigerten Abbau von Fibrinogen und Fibrin, wenn die Aktivierung des Fibrinolysesystems systemisch erfolgt.
Die vermehrte Bildung von freiem Plasmin verursacht nicht nur eine Degradation von Fibrin und Fibrinogen und damit die Entstehung von fibrinolytischen Spaltprodukten (FDP), sondern auch den Abbau der Faktoren V, VIII und XIII, Komplementkomponenten sowie Matrixproteinen. Die nach Hyperfibrinolyse entstehenden FDP sind Fibrinpolymerisationshemmer und beeinträchtigen die Thrombozytenaggregation.
Bei der orthotopischen **Lebertransplantation** kommt es während der anhepatischen Phase zu einer massiven Hyperfibrinolyse. Diese Befunde lassen sich am ehesten mit dem Fehlen der Fibrinolyseinhibitoren nach Entfernen der Leber erklären.
Eine **therapeutische Fibrinolyse** führt erst dann zur Degradation von Fibrinogen, wenn das entstehende Plasmin das gesamte α_2-Antiplasmin neutralisiert hat, da die Affinität von Plasmin zu α_2-Antiplasmin um ein Vielfaches höher ist als zu Fibrinogen bzw. Fibrin.

Symptomatik: Nur bei exzessiver Hyperfibrinolyse kommt es zu spontanen Blutungen, wie dies bei der thrombolytischen Therapie bekannt ist. In der Regel tritt jedoch eine Blutung erst auf, wenn gleichzeitig eine Thrombozytopenie bzw. ein Verbrauch von Gerinnungskomponenten vorliegt, wie z.B. bei Lebererkrankungen, großen Traumen und operativen Eingriffen. Die hyperfibrinolytischen Blutungen reichen von petechialen Blutungen (Thrombozytenaggregationshemmung) an Haut und Schleimhaut bis zu klein- und großflächigen Blutungen wegen Störungen der Fibrinpolymerisation und Substratmangel an Fibrinogen.
Gewebe, die besonders reich an fibrinolytischem Potential sind, wie das Endometrium, das Nierenbecken und die Prostata, setzen profibrinolytische

Aktivität in die Zirkulation frei, wenn Operationen an diesen Organen erfolgen. Obwohl es sich primär um eine lokale Hyperfibrinolyse handelt, die möglicherweise zu lokalen Blutungen führt, kann die fibrinolytische Aktivität in die systemische Zirkulation weitergetragen werden. Typischerweise kann es bei einer Prostataoperation zu massiven Hyperfibrinolysen kommen.

Diagnostisches Vorgehen:

- Basis der Diagnostik ist die Kenntnis der Grunderkrankungen, bei denen eine Hyperfibrinolyse auftreten kann, und das Minimalprogramm einer hämostaseologischen Untersuchung (→ ▣ 10.**8**, S. 395).
- Bei einer Hyperfibrinolyse sind die Gerinnungszeiten der Koagulationstests (Thromboplastinzeit, APTT und Thrombinzeit) verlängert oder ungerinnbar (→ ▣ 10.**8**).
- Bei einer Hyperfibrinolyse ist die Fibrinogenkonzentration deutlich erniedrigt; bei einer Urokinase- oder Streptokinasetherapie kann die Fibrinogenkonzentration auf 20 mg/100 ml abfallen.
- Die Reptilasezeit (= Batroxobinzeit) ist ähnlich wie die Thrombinzeit verlängert.
- Die Konzentrationen an FDP bzw. D-Dimer können bei einer Hyperfibrinolyse um das 10fache der Norm erhöht sein.
- Die Bestimmung weiterer Parameter bringt zur Beurteilung der Intensität der Hyperfibrinolyse und zum weiteren therapeutischen Vorgehen keine weiteren Informationen.
- Zur Beurteilung des Verlaufs einer Hyperfibrinolyse, auch einer therapeutisch induzierten Thrombolyse, wird die Thrombinzeit und/oder die Fibrinogen- und FDP-Konzentration bestimmt.

Differentialdiagnose:

Erkrankung	Bedeutung	Kommentar
DIC	+++	Beurteilung der Grunderkrankung bei DIC; *DIC:* Plättchenzahl erniedrigt, FM positiv; *Hyperfibrinolyse:* Plättchenzahl normal, FDP hoch
Verlust- bzw. Verdünnungskoagulopathie	++	parallele Erniedrigung der Hämostasekomponenten einschließlich der Plättchenzahl

Therapie: Vor Einleitung einer antifibrinolytischen Therapie ist es wichtig zu beurteilen, ob das Gerinnungssystem aktiviert war bzw. noch aktiviert ist (durch Bestimmung von F1 + 2, TAT-Komplexen oder löslichem Fibrin, → S. 354). Da dies für kleinere Krankenhäuser oft nicht möglich ist, sollte der Patient in große Zentren verlegt werden, oder es sollte eine Beratung in einem hämostaseologischen Zentrum eingeholt werden. Bei aktiviertem Gerinnungssystem ist die Gabe von Antifibrinolytika kontraindiziert. Bei einer noch bestehenden Gerinnungsaktivierung im Rahmen einer DIC und ausgeprägter Hyperfibrinolyse ist eine Hemmung der Fibrinolyse nur gerechtfertigt, wenn zuvor die Aktivierung der plasmatischen Gerinnung durch eine Heparininfusion unterbunden wird. Die Gabe von Fibrinolyseinhibitoren ist bei Hämaturie, die bei angeborenen plasmatischen Gerinnungsstörungen und Störungen anderer Genese auftreten kann, kontraindiziert.

Aprotinin: Bei systemischer Hyperfibrinolyse und sekundärer Fibrinolyse im Rahmen einer DIC ist Aprotinin das Mittel der Wahl, da es Plasmin hemmt und die Lysinbindungsstellen im Gegensatz zu EACA (s.u.) nicht blockiert.
Dosierung: Initial 500000 KIE langsam infundieren (max. 10 ml/Min.); danach 200000 KIE im Abstand von 4 Stunden.
Nebenwirkungen: Bei wiederholter Gabe von Aprotinin können allergische Reaktionen auftreten.

Synthetische Fibrinolyseinhibitoren (EACA, Tranexamsäure): ε-Aminocapronsäure (EACA) bzw. Tranexamsäure sind synthetische Fibrinolyseinhibitoren, die die Lysinbindungsstellen blockieren und damit die Bindung von Plasminogen bzw. Plasmin an Fibrin bzw. Fibrinogen verhindern. EACA führt eher als Aprotinin zur Fixierung von Mikrogerinnseln bei Patienten mit DIC und Hyperfibrinolyse.
Indikation:
- angeborener α_2-Antiplasmin-Mangel,
- lokale Hyperfibrinolyse:
  - Blutung nach Prostatektomie,
  - gastroduodenale Blutungen,
  - Zahnextraktionen bei Hämophilie A, Hämophilie B, von Willebrand-Erkrankung und anderen angeborenen plasmatischen Gerinnungsstörungen,
  - große intramuskuläre oder retroperitoneale Hämatome, große Wundflächen nach Ausschluß einer DIC.

Dosierung: EACA: 24 g/24 Std. in vierstündigem Abstand; 1 g/Std. per infusionem. Tranexamsäure: 3 g/24 Std.
Kontraindikation: Bei bestehender Aktivierung des plasmatischen Gerinnungssystems im Rahmen einer DIC sind synthetische Fibrinolyseinhibitoren kontraindiziert.

Fibrinogen: Bei Abfall der Fibrinogenkonzentration unter 20 mg/dl sollte Fibrinogen substituiert werden, nachdem das Fibrinolysesystem gehemmt worden ist. Die Anhebung der Fibrinogenkonzentration auf 100 mg/dl ist ausreichend. Die Substitution von Fibrinogen bei bestehender Hyperfibrinolyse führt zur weiteren Bildung von FDP und verstärkt damit die Blutungsneigung.

Verdünnungs- bzw. Verlustkoagulopathie und Massivtransfusion

Definition

Bei therapeutisch induzierter Hämodilution oder bei großen Blutverlusten, die in der Regel mit Massivtransfusionen vergesellschaftet sind, treten Störungen im Hämostasesystem auf, die auf den Entzug von Plasma und zellulären Komponenten zurückzuführen sind.

Pathophysiologie: In Abhängigkeit von der Substitution durch Salzlösungen, Plasma, Thrombozytenkonzentrate und/oder Erythrozytenkonzentrate entstehen unterschiedliche Zusammensetzungen des Blutes im Vergleich zu einer Normalsituation. Wird ungefähr das gesamte Blutvolumen eines Patienten in kürzerer Zeit ausgetauscht, so verbleiben nur noch ungefähr 25–30% des autologen Blutes als Mischblut in der Zirkulation. Wenn das zweifache Blutvolumen verlorengeht und durch Erythrozytenkonzentrate und Plasma substituiert wird, verbleiben ca. 10% des patienteneigenen Blutes in der Zirkulation. Wenn Verlust von Plasma durch kolloidale Lösungen ersetzt wird oder wenn eine Hämodilution im Rahmen einer Operation, wie z. B. bei einer Operation mit der Herz-Lungen-Maschine, erfolgt, so kann sich das Verhältnis von prothrombotischen zu antithrombotischen Komponenten des patienteneigenen Plasmas verschieben. Schließlich ist zu berücksichtigen, daß die Substitution mit gefrorenem Frischplasma oder Einzelfaktor-Konzentraten das Verhältnis der einzelnen Hämostasekomponenten deutlich verschieben kann.

! Plasma kann auch in die Bauchhöhle (Aszites) oder bei Verbrennungen aus der Zirkulation verlorengehen.

Symptomatik: Mangelt es nach umfangreicher Transfusion an einzelnen Komponenten, kommt es zunächst zu vermehrtem Bluten an Einstichstellen und Wundflächen.

Diagnostik:

- Die genaue Kenntnis über die infundierten und transfundierten Volumina sowie die Qualität des Blutes bzw. der Blutkomponenten ist entscheidend für eine schnelle Diagnostik.
- Das Minimalprogramm einer hämostaseologischen Analyse sollte durchgeführt werden (Tab. 10.**8**, S. 395).
- Wichtig ist, eine Thrombozytopenie auszuschließen.
- Eine Gerinnungsanalyse weist auf einen Mangel der Faktoren V und VIII hin, die besonders labil und in manchen therapeutisch verabreichten gefrorenen Frischplasmapräparaten nicht in ausreichender Konzentration vorhanden sind.
- Für die Beurteilung des Hämostasepotentials bei Verlust- bzw. Verdün-

nungskoagulopathie eignen sich nur Einzelfaktorbestimmungen, wie z.B. die Bestimmung von Prothrombin, Faktor V und Fibrinogen.

Differentialdiagnose:

Erkrankung	Bedeutung	Kommentar
DIC	++	DIC-Diagnostik
Hyperfibrinolyse	++	Thrombinzeit und FDP

Therapie:

Thrombozytenkonzentrat: Bei Massivtransfusionen sollten Thrombozyten bei einem blutenden Patienten substituiert werden, wenn die Thrombozytenzahl unter 50000/µl abgefallen ist.

Gefrorenes Frischplasma: Wenn mehr als 5 Erythrozytenkonzentrate substituiert werden müssen, sollte mit der Substitution mit gefrorenem Frischplasma begonnen werden. Ist eine weitere Substitution notwendig, soll nach jeweils 3 Erythrozytenkonzentraten ein Frischplasma infundiert werden.

Substitutionstherapie mit Einzelfaktor-Konzentraten: Die Substitution einzelner Gerinnungskomponenten ist nicht indiziert, da hierdurch das physiologische Gleichgewicht zwischen pro- und antithrombotischen Komponenten in der Regel verschoben wird. Die Substitution von PPSB (→ S. 389) oder Fibrinogen anstelle von gefrorenem Frischplasma ist nicht sinnvoll, da nur ein Teil des Plasmas substituiert wird und eine Gerinnungsaktivierung die Folge sein kann. Nur in Situationen, in denen Volumenprobleme die Infusion von gefrorenem Frischplasma nicht zulassen, ist die Gabe von Einzelfaktor-Konzentraten gerechtfertigt. In der Regel wird anstelle von gefrorenem Frischplasma PPSB, Faktor VIII und Fibrinogen verabreicht. Die Einzelfaktor-Aktivitäten sollten in dieser Situation nicht über 50% der Norm angehoben werden.

Heparininduzierte Thrombozytopenie

Definition

Die heparininduzierte Thrombozytopenie (HIT) **Typ I** ist durch eine direkte Wechselwirkung von Heparin mit Thrombozyten bedingt und ohne klinische Relevanz. Die heparininduzierte Thrombozytopenie **Typ II** wird durch das Auftreten von Antikörpern gegen einen Heparin-Protein-Komplex hervorgerufen. Diese Antikörper verursachen eine Thrombozytenagglutination, die zu thromboembolischen Komplikationen und sehr selten zu Blutungen führen kann.

→ *engl.:* heparin-induced thrombocytopenia, white clot syndrome

Epidemiologie:

- Heparininduzierte Antikörper werden in Abhängigkeit von dem Krankheitsbild, bei dem Heparin therapeutisch verabreicht wird, bei 0,1–10% der Patienten beobachtet.
- Die Antikörper entwickeln sich häufiger gegen unfraktioniertes Heparin als gegen LMW-Heparin.
- Bei ca. 10–30% der Patienten mit nachgewiesenen heparininduzierten Antikörpern kommt es zum Auftreten von Thrombosen.
- Die Letalität bei Auftreten einer durch HIT verursachten Thrombose beträgt ca. 30%.
- Blutungskomplikationen bei HIT sind sehr selten.

Pathophysiologie: Ca. 6–20 Tage nach Beginn einer erstmaligen Heparintherapie können Antikörper gegen einen Heparin-Protein-Komplex gebildet werden. Diese Antikörper induzieren eine Thrombozytenagglutination und -aktivierung, die zur Ablagerung von Thrombozyten an thrombosenprädestinierten Stellen („white clot syndrome") führen. Thrombosen treten sowohl in venösen als auch in arteriellen Gefäßbezirken auf. Die Entstehung einer Thrombose hängt möglicherweise auch mit der Aktivierung von Endothelzellen und Monozyten zusammen, die „Tissue factor" exprimieren können.

Symptomatik: Die HIT Typ II tritt 6–20 Tage nach Beginn der erstmaligen Behandlung mit Heparin auf. Es können sowohl venöse als auch arterielle Verschlüsse in Extremitäten, Herz und intrakraniellen Gefäßen auftreten. Wird Heparin subkutan verabreicht, so wird bei einer HIT Typ II oft eine hämorrhagische Hautnekrose an der Einstichstelle beobachtet.

Diagnostisches Vorgehen:

Thrombozytenzahl: Zu Beginn einer Heparinbehandlung fällt die Plättchenzahl in der Regel geringgradig ab und kann gelegentlich erniedrigte Werte zwischen 100 000 und 150 000/µl aufweisen. Diese Form der Thrombozytopenie **(HIT Typ I)** wird als unbedenklich betrachtet. Die **HIT Typ II** ist durch eine extreme Thrombozytopenie charakterisiert. Die Thrombozytenzahl sinkt innerhalb von 24–48 Stunden auf Werte von weniger als 50% des Ausgangswertes ab; Thrombozytenzahlen zwischen 10 000 und 50 000 /µl werden beobachtet. Bei Abfall der Thrombozytenzahl um >50% des Ausgangswertes oder bei einer Thrombozytenzahl <100 000/µl sollte immer an eine HIT gedacht werden.

Diagnosesicherung: Zur endgültigen Diagnostik werden der heparininduzierte Plättchenaktivierungs-Assay (HIPA), der Serotoninfreisetzungstest oder ein ELISA zur Bestimmung der HIT-Antikörper verwendet.

> ! Eine zunehmende Thrombozytopenie unter Heparintherapie bei bestehender Blutung schließt eine HIT nahezu aus, während eine zunehmende Thrombozytopenie unter Heparintherapie bei gleichzeitigem Auftreten einer akuten Thrombose eine HIT Typ II wahrscheinlich macht.

Differentialdiagnose: Differentialdiagnostisch sind alle akuten Thrombozytopenien sowie eine Pseudothrombozytopenie, Immunthrombozytopenie, TTP/HUS, Evans-Syndrom, posttransfusionelle Purpura und eine DIC auszuschließen, bevor die klinische Diagnose HIT Typ II gestellt wird.

! Eine differentialdiagnostisch intendierte Reexposition mit Heparin kann lebensbedrohliche Komplikationen hervorrufen.

Therapie: Bei Verdacht auf eine HIT Typ II sollte Heparin sofort abgesetzt werden. Wegen der weiterhin bestehenden Hyperkoagulabilität muß der Patient mit einem nicht mit Heparin kreuzreagierenden Antikoagulans, z.B. Hirudin, weiter behandelt werden.

Hirudin: Zur Zeit ist r-Hirudin (z.B. Refludan) das Mittel der Wahl. Die Dosierung erfolgt gewichts- und kreatininbezogen. Die Therapie wird durch regelmäßige Bestimmung der APTT (Verlängerung um das 1,5–3,0fache) gesteuert. *Initial:* 0,4 mg/kgKG i.v., *anschließend* kontinuierliche Infusion: 0,15 mg/kgKG/Std. für 2–10 Tage.

Orgaran: Falls nach Austestung keine Kreuzreaktion der Heparinantikörper mit dem Heparinoid Danaparoid (Orgaran) besteht, kann auch dieses zur Therapie oder Prophylaxe verwendet werden.
Initial: 35 Anti-FXa-E/kgKG i.v., *anschließend* kontinuierliche Infusion von 400 Anti-FXa-E/Std. über die ersten 4 Std., 300 Anti-FXa-E/Std. über die zweiten 4 Std., 150–200 Anti-FXa-E/Std. hieran anschließend.
Der Orgaranspiegel sollte 0,4–0,6 Anti-FXa-E/ml betragen.
Anmerkung: Orgaran ist in Deutschland nicht zugelassen, wird aber von der Arzneimittelkommission der Bundesärztekammer empfohlen.
Die Gabe von Thrombozytenaggregationshemmern, z.B. Dextranlösungen, Prostazyklin oder Acetylsalicylsäure, hat in der akuten Situation der Thromboseentstehung bei einer HIT keine klinische Wirksamkeit gezeigt. Orale Antikoagulantien sind zur Behandlung einer HIT kontraindiziert, da Patienten mit einer HIT Typ II zur Ausbildung einer Cumarinnekrose neigen.

10.3 Thrombophilie

Definition

Als Thrombophilie wird ein Zustand einer im Vergleich zur Normalbevölkerung erhöhten Thromboseneigung bezeichnet.

→ *Synonym:* erhöhtes Thromboserisiko; *engl.:* thrombophilia

Epidemiologie: Die Thrombophilie ist sehr häufig und beeinflußt entscheidend Morbidität und Mortalität innerhalb der Bevölkerung.

- Die Prävalenz der Thrombophilie ist >10%; damit tritt eine Thrombophilie ungefähr 3–10mal häufiger als eine hämorrhagische Diathese auf.

- Aus Sektionsbefunden ist abzuleiten, daß bei etwa 30% aller nicht antithrombotisch behandelten Patienten zum Zeitpunkt des Todes eine thromboembolische Erkrankung vorliegt. Bei nicht antikoagulierten Patienten, die sich einer Totalendoprothese-Operation unterziehen, liegt die Thromboserate bei ca. 50%.
- Bei einigen Grunderkrankungen treten thromboembolische Komplikationen besonders häufig auf, z.B. bei Neoplasien in ca. 20%, beim Lupus-antikoagulans-Syndrom in ca. 10% und bei der Hyperhomozysteinämie in ca. 10% der Fälle.

Pathophysiologie: Die Thrombophilie hat sehr unterschiedliche Ursachen, wie in ▣ 10.**11** zusammengefaßt. Sie ist nicht gleichzusetzen mit einer thromboembolischen Erkrankung, da erst weitere Risikofaktoren bei bestehender Thrombophilie hinzutreten müssen, um eine manifeste Thrombose entstehen zu lassen. Am besten sind die Hämostasestörungen, die einen thrombophilen Zustand auslösen, definiert. Eine Dysregulation des plasmatischen Gerinnungssystems, des Fibrinolysesystems bzw. des thrombozytären Systems kann bei nicht adäquatem negativen Feedback zu einer Thrombophilie führen.

Störungen des Hämostasesystems:

Störungen im plasmatischen Gerinnungssystem: Die Hemmung von aktivierten Gerinnungsfaktoren kann durch Fehlen von plasmatischen Inhibitoren unterbleiben.

Antithrombin-Mangel: Bei Erniedrigung der Antithrombin-Aktivität im Plasma ist die Inhibierung von prothrombotischen Serinproteasen, wie Thrombin und Faktor Xa, verzögert.

Störungen des Protein-C-Systems (Protein-C-Mangel, Protein-S-Mangel, APC-Resistenz, Thrombomodulin-Reduktion): Bei Protein-C- oder Protein-S-Mangel ist die Inaktivierung der Faktoren Va und VIIIa gehemmt. Bei verschiedenen Erkrankungen wird die Expression von Thrombomodulin herunterreguliert mit der Folge, daß Protein C nicht regelrecht aktiviert wird. Schließlich gibt es Antikörper, die zu einer Hemmung der Wirkung von aktiviertem Protein C (APC) an seinen Substraten, den aktivierten Faktoren Va und VIIIa, führen. Diese Störung bezeichnet man als erworbene APC-Resistenz.

Störungen im Fibrinolysesystem: Eine gestörte Balance zwischen fördernden und hemmenden Faktoren des Fibrinolysesystems kann zur Entstehung eines Thrombus beitragen, löst jedoch selbst keine Aktivierung der plasmatischen Gerinnung aus. Bei verstärkter Inhibierung der Fibrinolyse kann anfallendes Fibrinmonomer bzw. Fibrin nicht ausreichend schnell lysiert werden, so daß sich ein Thrombus aufbaut.

Störungen des thrombozytären Systems: Es ist nicht zweifelsfrei bewiesen, daß eine primäre Aktivierung der Thrombozyten zu einer Thrombophilie führt. Bei der Heparin-induzierten Thrombozytopenie Typ II kommt es unter Beteiligung von Immunkomplexen und Thrombozyten zu einer Aktivierung

Tab. 10.11 Ursachen einer Thrombophilie

Störungen des Hämostasesystems			Gefäßwandveränderungen	rheologische Störungen	weitere Erkrankungen/Komponenten/Zustände*
plasmatisches Gerinnungssystem („Hyperkoagulabilität")	Fibrinolysesystem („Fibrinolysehemmung")	thrombozytäres System („Plättchenaktivierung")			
APC-Resistenz Antithrombin-Mangel Protein-C-Mangel Protein-S-Mangel Dysfibrinogenämie Hyperfibrinogenämie erhöhter Spiegel des vWF erhöhter Spiegel des Faktor VIIa Kryofibrinogenämie	Plasminogenmangel Dysplasminogenämie t-PA-Mangel Erhöhung der PAI-1-Konzentration Faktor-XII-Mangel Erhöhung der α_2-Antiplasmin-Aktivität Erhöhung der histidinreichen Glykoproteinkonzentration Dysfibrinogenämie	aktiviertes Plättchen Steigerung der Thrombozytenadhäsion Steigerung der Thrombozytenaggregation Thrombozytose Thrombozythämie	Atherosklerose Diabetes mellitus Herzklappenveränderungen Aneurysma Kasabach-Merritt-Syndrom Stenose Vaskulitis Hyperhomozysteinämie NO- und PGI_2-Stoffwechselstörungen Endothelin-Stoffwechselstörung	arterielle Hyperzirkulation venöse Hypozirkulation Stase (Immobilisation, Herzinsuffizienz, Varikosis) Hyperviskosität (Polycythaemia vera, Leukämie, Sichelzellanämie) Stenose NO- und PGI_2-Stoffwechselstörungen TXA_2-Stoffwechselstörungen	Hyperhomozysteinämie HIT Typ II Lupus-antikoagulans-Syndrom Schlangenbiß/-gifte künstliche Herzklappen künstliche Oberflächen (Stent, Katheter, Herz-Lungen-Maschine) Neoplasien Schwangerschaft/postpartale Periode nephrotisches Syndrom Operation/postoperative Phase fortgeschrittenes Alter Übergewicht TTP/HUS orale Kontrazeptiva Östrogentherapie Herzinsuffizienz DIC paroxysmale nächtliche Hämoglobinurie Fettstoffwechselstörungen myeloproliferative Erkrankungen

* Die aufgelisteten Erkrankungen und Zustände sind Ursachen für sekundäre Störungen des Hämostasesystems, der Gefäßwand und/oder der Blutströmung.

des Hämostasesystems. Bei vielen Erkrankungen kommt es jedoch sekundär zu einer Aktivierung von Blutplättchen, so daß diese ihre prothrombotischen Komponenten zur Akzeleration der Gerinnungsaktivierung zur Verfügung stellen. Die Bedeutung der Plättchen für die Thrombogenese wird dadurch deutlich, daß Inhibitoren, die eine Thrombozytenadhäsion oder eine Thrombozytenaggregation hemmen, vor allen Dingen die Entstehung von **arteriellen** Thromben verhindern.

Gefäßwandveränderungen: Kommt es im Rahmen einer Gefäßerkrankung zum Verlust der Endothelzellschicht, so geht die Thromboseresistenz der Gefäßwand verloren; es liegen subendotheliale Strukturen frei, die zur Aktivierung von Blutplättchen führen. Auch kann an einer solchen geschädigten Gefäßwand das plasmatische Gerinnungssystem aktiviert werden (→ ◘ 9.1, S. 344).

Rheologische Störungen: Eine arterielle Hyperzirkulation oder eine venöse Hypozirkulation führt zu einer Thrombophilie im arteriellen oder venösen Gefäßsystem, da die rheologische Störung die Interaktion zwischen zirkulierendem Blut und Gefäßwand verändert; sekundär wird das Gleichgewicht im Hämostasesystem zu einem thrombophilen Zustand hin verschoben.

Symptomatik: Die Thrombophilie hat im strengen Sinne der Definition keine klinischen Symptome. Treten jedoch sog. präzipitierende Faktoren bei bestehender Thrombophilie hinzu, so kommt es in Abhängigkeit von der Grunderkrankung zu venösen oder arteriellen Thrombosen oder Thrombosen an ungewöhnlicher Lokalisation. Phlebothrombosen sind in „Venen", S. 330ff dargestellt.

Diagnostik und differentialdiagnostisches Vorgehen (→ auch S. 354f):

Indikationen zur laboranalytischen Untersuchung auf das Vorliegen einer Thrombophilie und Suche nach deren Ursache:

- tiefe Venenthrombose, Lungenembolie oder arterielle Thrombose bei Patienten <45 Jahre,
- rezidivierende tiefe Venenthrombose oder Thrombophlebitis,
- positive Familienanamnese für oben erwähnte Konstellationen,
- positive Familienanamnese bei bekannter angeborener Thrombophilie,
- Thrombose mit atypischer Lokalisation,
- Thrombose bei Neugeborenen und Kindern,
- Thrombose während der Schwangerschaft bzw. in der postpartalen Periode,
- rezidivierende Spontanaborte.

Umstritten ist ein diagnostisches Screening bei Patienten ohne anamnestischen Hinweis auf eine Thrombose vor Operationen, langandauernder Immobilisation, während der Hospitalisierung, während einer Schwangerschaft oder vor Einnahme oraler Kontrazeptiva. Eine Ausnahme stellt die Testung auf

Vorliegen einer angeborenen APC-Resistenz vor Einnahme oraler Kontrazeptiva dar (→ „Hereditäre Thrombophilie“, S. 416ff).
Eine Thrombophiliediagnostik ist in der akuten Phase einer Thrombose bis auf die Bestimmung von HIT-Antikörpern, Antithrombin, Plasminogen und Lupus-antikoagulans-Antikörpern *nicht sinnvoll,* da das Hämostasesystem durch die Grunderkrankung fehlreguliert ist und die Untersuchungsergebnisse zu möglicherweise falschen Schlußfolgerungen führen.

Hämostaseologische Analytik:
- Das auf S. 351 ff aufgeführte Minimalprogramm der hämostaseologischen Analytik erfaßt eine Thrombophilie nicht. Zur Zeit gibt es keinen sicheren Globaltest zur Erfassung einer Thrombophilie bzw. zur Abschätzung eines thrombotischen Risikos.
- Die laboranalytischen Untersuchungen gliedern sich in einen 1. diagnostischen Schritt (funktionelle Tests) und in einen 2. diagnostischen Schritt (Bestätigungstest bzw. Antigenbestimmung, ▣ 10.**13**).
- Die Bestimmung folgender Aktivierungsmarker eignet sich zur Beurteilung des Vorliegens einer Thrombophilie: Prothrombinfragment F1 + 2, Thrombin-Antithrombin-Komplexe, lösliches Fibrin (FM-Test). Ein positives Testergebnis weist auf eine Thrombophilie hin; ein negatives Testergebnis schließt eine Thrombophilie nicht aus.
- Zusätzlich zur Bestimmung der Aktivierungsmarker oder oft auch ausschließlich wird ein breites Thrombophilie-Screening durchgeführt, wie es in ▣ 10.**12** zusammengefaßt ist.

! Anstelle eines Screenings für das Vorliegen eines thrombotischen Risikos sollte bei hospitalisierten Patienten, die Risikofaktoren für eine thromboembolische Erkrankung aufweisen, sehr konsequent eine Antikoagulation durchgeführt werden.

Therapie und Prophylaxe: Sowohl unfraktioniertes als auch niedermolekulares Heparin (→ S. 423) und orale Antikoagulantien (→ S. 424ff) sind bei allen unterschiedlichen Erkrankungen mit Thrombophilie bzw. bei venösen thromboembolischen Erkrankungen außer der homozygoten Form der Hyperhomozysteinämie die Grundpfeiler einer erfolgreichen Therapie und Prophylaxe. Heparinoide, rekombinantes Hirudin und synthetische Thrombininhibitoren werden zur Zeit erprobt. Eine Substitutionstherapie wird zur Zeit nur beim Antithrombinmangel als sinnvoll erachtet.

Erworbener Antithrombinmangel: Die Substitution mit Antithrombinkonzentraten kommt bei deutlich eingeschränkter Syntheseleistung der Leber, bei orthotopen Lebertransplantationen und bei Leberversagen, bei Patienten mit nephrotischem Syndrom und bei Asparaginasetherapie in Frage.
Dosierung der Antithrombinkonzentrate: Initialdosis: 40 E/kgKG. Erhaltungsdosis: ca. 10–20 E/kgKG im Abstand von 12 Stunden mit dem Ziel, die Antithrombinaktivität nicht unter 70% der Norm abfallen zu lassen.

10.12 Thrombophilie-Screening

	plasmatisches Gerinnungssystem	Fibrinolysesystem	thrombozytäres System
Minimalprogramm	Thromboplastinzeit APTT Thrombinzeit funktioneller APC-Resistenz-Test Lupus-antikoagulans-Diagnostik Einzelfaktorbestimmung ➤ Antithrombin ➤ Protein C ➤ Protein S ➤ Fibrinogen	Thrombinzeit	Thrombozytenzahl HIT-Diagnostik
weiterführende Diagnostik		Reptilasezeit FDP, D-Dimer venöser Okklusionstest Euglobulinlysezeit Einzelfaktorbestimmung	aktivierte Thrombozyten (Durchflußzytometrie)

10.13 Diagnostisches bzw. differentialdiagnostisches Vorgehen bei den häufigsten hereditären Thrombophilien

Erkrankung	erster diagnostischer Schritt: funktioneller Test	zweiter diagnostischer Schritt: Differenzierung/Bestätigung
APC-Resistenz	APTT-Modifikation	DNA-Analyse
Antithrombin-Mangel	chromogener Test	Antigentest + DNA-Analyse
Protein-C-Mangel	chromogener Test	Antigenassay + DNA-Analyse
Protein-S-Mangel	chromogener Test + Antigenbestimmung des Gesamtprotein S + Antigenbestimmung des freien Protein S	DNA-Analyse
Hyperhomozysteinämie	Plasmahomocystein (HPLC oder Gaschromatographie) + Vitamin B_6, B_{12} und Folsäure	DNA-Analyse der Cystathionin-β-Synthetase und der Methylen-Tetrahydrofolat-Reduktase

Hereditäre Thrombophilie

→ *Synonym:* familiäre Thrombophilie;
engl.: inherited thrombophilia, familial thrombophilia

Pathophysiologie: Die allgemeinen pathophysiologischen Zusammenhänge sind unter „Thrombophilie", S. 411 ff dargestellt.

Antithrombin-Mangel: Eine Erniedrigung der Antithrombin(AT)-Aktivität hat eine Thrombophilie zur Folge. Da Antithrombin an einer anderen Stelle mit Heparin als mit Thrombin interagiert, lassen sich unterschiedliche Typen von Erkrankungen in Abhängigkeit davon unterscheiden, welche Stellen am Antithrombinmolekül verändert synthetisiert werden bzw. fehlen. **Typ I:** Quantitativer AT-Mangel; **Typ II:** Qualitativer AT-Mangel. Beim Typ II unterscheidet man 3 Subtypen (→ spezielle Literatur).

Störungen im Protein-C-System (Protein-C-Mangel, Protein-S-Mangel, APC-Resistenz): Das Protein-C-System ist der wichtigste negative Rückkopplungsmechanismus der plasmatischen Gerinnung. Bei den unterschiedlichen Mangelerkrankungen werden Protein C und Protein S nicht ausreichend (Typ I) oder defekt (Typ II) synthetisiert (→ spezielle Literatur). Während beim AT-, PC- und PS-Mangel ganz unterschiedliche Mutationen beschrieben wurden, ist bei der „Aktiviertes-Protein-C-(APC-)Resistenz" zu ca. 95 % nur eine Punktmutation bekannt. Diese Punktmutation (Faktor-V-Leiden) ist durch eine Substitution von Arg506 durch Gln charakterisiert mit der Folge, daß an dieser Stelle APC das Faktor-V-Molekül nicht mehr spalten und damit inaktivieren kann.

Störungen des Fibrinolysesystems: Zu den angeborenen Störungen des Fibrinolysesystems gehören Plasminogenmangel, Dysfibrinogenämie, Faktor-XII-Mangel, eine Erhöhung der PAI-1-, der α_2-Antiplasmin- und der histidinreichen Glykoproteinkonzentration.

Hereditäre Hyperhomozysteinämie: Eine homozygote Hyperhomozysteinämie (Plasmahomocystein: >100 µmol/l) führt zu koronarer Herzerkrankung, Apoplex und peripherer arterieller Verschlußkrankheit. Auch die milde Form der heterozygoten Hyperhomozysteinämie (Plasmahomozystein: 16–25 µmol/l), die in etwa 5 % in der Normalbevölkerung vorkommt, ist mit einer Thrombophilie vergesellschaftet. Die Thrombophilie bei der Hyperhomozysteinämie ist Folge einer Aktivierung der Endothelzelle im Rahmen eines Entzündungsgeschehens.

Symptomatik und Epidemiologie: Die Prävalenz der hereditären Thrombophilie in der allgemeinen Bevölkerung beträgt ca. 5 %. Die Prävalenzen der verschiedenen Ursachen sind in ▣ 10.**14** aufgeführt.

10.14 Genetische Defekte, bei denen eine Thrombophilie auftritt

Ursache	Prävalenz
APC-Resistenz	2–10%
Antithrombin-Mangel	0,2%
Protein-C-Mangel	0,2%
Protein-S-Mangel	0,2%
Hyperhomozysteinämie	
Dysfibrinogenämie Hypo- bzw. Dysplasminogenämie vermehrte Synthese des PAI-1 Faktor-XII-Mangel Heparin-Kofaktor-II-Mangel vermehrte Synthese des α_2-Antiplasmins vermehrte Synthese des histidinreichen Glykoproteins	seltene Ursachen bzw. Ursachen, deren Verknüpfung von genetischem Defekt und gehäuftem Auftreten thromboembolischer Erkrankungen statistisch nicht gesichert ist

Heterozygote APC-Resistenz bzw. heterozygoter AT-, PC- und PS-Mangel: Typische Symptome bei Patienten mit APC-Resistenz oder AT-, PC- und PS-Mangel sind:

- venöse thromboembolische Ereignisse (>90% der Fälle):
  - tiefe Beinvenenthrombose (häufig),
  - Lungenembolie (häufig),
  - oberflächliche Thrombophlebitis,
  - Mesenterialvenenthrombose (selten, aber charakteristisch),
  - zerebrale Venenthrombose (selten, aber charakteristisch),
- für thromboembolische Erkrankungen positive Familienanamnese*,
- erste Thrombose gewöhnlich im Alter <45 Jahre*,
- rezidivierende Thrombosen*.

* *Die mit einem Sternchen gekennzeichneten Merkmale sind bei Patienten mit APC-Resistenz weniger stark ausgeprägt.*

Ungewöhnliche Lokalisationsstellen einer Venenthrombose, wie Verschlüsse der Mesenterialvenen oder der Hirnvenen, betreffen ungefähr 5% der Patienten mit AT-, PC- oder PS-Mangel.
Typischerweise werden thromboembolische Ereignisse bei diesen hereditären Störungen erstmals vor dem 40.–45. Lebensalter beobachtet. Faßt man AT-, PC- und PS-Mangelpatienten zusammen, so haben im Alter zwischen 50 und 60 Jahren ca. 80–90% aller Mangelpatienten mindestens ein thromboembolisches Ereignis erlitten. Da die Prävalenz der APC-Resistenz in der Bevölkerung hoch ist (2–10%), wird eine Kombination von APC-Resistenz mit AT-, PC- und PS-Mangel häufig beobachtet und ist immer mit einer thromboembolischen Erkrankung vergesellschaftet (Multigen-Defekt).
Ungefähr die Hälfte aller thromboembolischen Ereignisse wird im Zusam-

menhang mit auslösenden Faktoren beobachtet, wie Operationen, Schwangerschaft oder Immobilisation. So liegt beim AT-Mangel das Risiko, eine Thrombose während der Schwangerschaft oder im Wochenbett zu erleiden, bei 40–70%, beim PC- oder beim PS-Mangel zwischen 10 und 20% und bei der homozygoten APC-Resistenz bei ca. 30%. Postoperative Thrombosen werden bei abdominellen Eingriffen in ca. 20% und bei orthopädischen oder Karzinomoperationen bei ca. 40% der Patienten mit AT-, PC- oder PS-Mangel beobachtet. Die Einnahme von oralen Kontrazeptiva erhöht das Thromboserisiko bei Patienten mit AT-Mangel oder APC-Resistenz signifikant. Thrombosen treten in der Regel erst ab dem 14. Lebensjahr auf.

Homozygoter Antithrombin-Mangel: Typ I des homozygoten AT-Mangels ist offensichtlich mit dem Leben nicht vereinbar. Homozygoter Typ II des AT-Mangels führt zu thromboembolischen Komplikationen beim Neugeborenen. Auch treten arterielle Thrombosen sowie Spontanaborte bei Homozygotie auf.

Homozygoter Protein-C- und Protein-S-Mangel: Bei homozygotem PC- bzw. PS-Mangel kommt es typischerweise bei Neugeborenen zu einer Purpura fulminans, charakterisiert durch Mikrogerinnsel in den Haut- und subkutanen Gefäßen.

Homozygote APC-Resistenz: Eine homozygote APC-Resistenz ist bei etwa 0,02% der Bevölkerung zu erwarten. Das Thromboserisiko bei homozygoter APC-Resistenz ist etwa 11mal höher als bei Heterozygotie.

Hyperhomozysteinämie: Milde Hyperhomozysteinämie ist ein unabhängiger Risikofaktor für Schlaganfall, Herzinfarkt oder periphere arterielle Verschlußkrankheit einschließlich Stenose der A. carotis. Eine milde Hyperhomozysteinämie ist auch mit dem Risiko einer venösen Thrombose verknüpft: Bei 64% der Patienten wurde eine tiefe Beinvenenthrombose, bei 24% eine oberflächliche Thrombophlebitis und bei 12% Hirn- oder Mesenterialvenenthrombosen beobachtet. Bei Patienten mit venösen Thrombosen im Alter <45 Jahren kann in etwa 10% der Fälle eine Hyperhomozysteinämie diagnostiziert werden.

Hereditäre Dysfibrinogenämie: Patienten mit hereditärer Dysfibrinogenämie können eine tiefe Beinvenenthrombose, Thrombophlebitis oder arterielle Thrombosen sowie Spontanaborte entwickeln. Die Häufigkeit einer Dysfibrinogenämie bei Patienten mit venöser Thrombose beträgt ca. 0,8%.

Diagnostisches Vorgehen: Da die Thrombophilie im strengen Sinne der Definition keine Symptome aufweist und es keine globalen Untersuchungsmethoden zur Beurteilung eines thrombophilen Risikos gibt, sind Kriterien für ein sinnvolles Vorgehen bei vermuteter Thrombophilie einzuhalten:
Einschlußkriterien für ein Screening: wie allgemein bei Thrombophilien (→ S. 413).

Ausschlußkriterien für ein Screening: Ausschluß von Patienten mit erworbenen Ursachen einer Thrombose, wie z. B. Neoplasien, myeloproliferative Erkrankungen und keinem Hinweis auf eine genetische Disposition für eine Thrombophilie.
Die **laboranalytischen Untersuchungen** gliedern sich in einen ersten diagnostischen Schritt (funktionelle Tests) mit dem Ziel, angeborene Erkrankungen auszuschließen (→ 10.**13**, S. 415). Ergibt der erste diagnostische Schritt ein positives Ergebnis, so wird in einem zweiten diagnostischen Schritt, in der Regel in spezialisierten Laboratorien durchgeführt, eine Differenzierung der Typen und Subtypen der AT-, PC- oder PS-Mangel angestrebt; weiterhin sollte im zweiten diagnostischen Schritt durch eine DNA-Analyse der Defekt bestätigt bzw. der genetische Defekt lokalisiert werden.
Mit diesem Vorgehen ist es möglich, bei ca. 60% der angeborenen Thrombophilien die Ursache zu klären, während sich bei einem relativ hohen Prozentsatz von ca. 40% der Fälle zur Zeit die Ursache für eine angeborene Thrombophilie nicht finden läßt.

! Ein Thrombophilie-Screening ist bei der Normalbevölkerung ohne ein bisheriges thromboembolisches Ereignis, wenn überhaupt, nur bei Patientinnen angezeigt, die **orale Kontrazeptiva** einnehmen möchten. Da die APC-Resistenz in der Bevölkerung relativ hoch ist, steigt das Risiko einer venösen thromboembolischen Erkrankung bei angeborener APC-Resistenz und Einnahme von oralen Kontrazeptiva deutlich an.

Therapie und Prophylaxe: Eine Substitutionstherapie ist zur Zeit nur beim AT-Mangel und der homozygoten Form des PC-Mangels sinnvoll.
Heparin, LMW-Heparin und orale Antikoagulation: Indikation, Dosierung und Steuerung der Therapie sind auf S. 422ff abgehandelt. Bei der APC-Resistenz sowie bei AT-, PC- und PS-Mangel wird eine Basistherapie mit Heparin bzw. LMW-Heparin durchgeführt. Der AT-Mangel bedarf einer besonderen Erwähnung.

Hereditärer Antithrombin-Mangel: Beim hereditären AT-Mangel kommt es bei etwa ⅓ der Patienten zu keiner adäquaten Verlängerung der APTT bei einer üblichen Heparingabe von bis zu 35 000 E/Tag. Diese sog. Heparinresistenz kann durch Gabe eines Antithrombinkonzentrates aufgehoben werden, oder es wird Heparin in einer Dosierung bis 80 000 E/Tag verabreicht. **Dosierung** von Antithrombinkonzentraten: wie beim erworbenen AT-Mangel (→ S. 414).
Eine **Thromboseprophylaxe** mit Heparin oder oralen Antikoagulantien sollte beim AT-Mangel unbedingt durchgeführt werden. Falls unfraktioniertes Heparin oder LMW-Heparin angewendet wird, sollten diese Patienten zusätzlich mit Antithrombinkonzentraten behandelt werden, so daß die Antithrombinaktivität nicht unter 70% der Norm abfällt.

Homozygoter Protein-C-Mangel bei Neugeborenen: Es handelt sich um eine lebensbedrohliche Erkrankung, als deren Folge eine DIC auftritt. Die Therapie der Wahl besteht in der Gabe von PC-Konzentraten (→ Lehrbücher der Pädiatrie).

Schwangerschaft und Postpartalperiode: Während der Schwangerschaft werden bei den häufigsten Ursachen der hereditären Thrombophilie zur Thromboseprophylaxe Heparin und LMW-Heparin (→ S. 423) verabreicht. Alternativ kann Heparin bis zur 16. Schwangerschaftswoche, danach orale Antikoagulantien bis 4 Wochen vor Entbindungstermin und danach Heparin verabreicht werden. Der AT-Mangel sollte während der Entbindung zusätzlich mit Antithrombinkonzentrat behandelt werden. In der Postpartalperiode sollte beim AT-Mangel wegen des besonders hohen thromboembolischen Risikos Antithrombinkonzentrat infundiert werden.

Hyperhomozysteinämie: Die homozygote Hyperhomozysteinämie wird mit methioninfreier Diät und zusätzlicher Gabe von Vitamin B_6, B_{12} und Folsäure behandelt.

Lupus-Antikoagulans-Syndrom

Definition

Das Lupus-Antikoagulans-Syndrom (LAS) ist durch das Auftreten von rezidivierenden Thrombosen, Fehlgeburten und/oder Thrombozytopenie bei Patienten, bei denen ein Lupus-Antikoagulans-Antikörper nachgewiesen wird, charakterisiert. LA-Antikörper sind Autoantikörper, die gegen gerinnungsaktive Phospholipide gerichtet sind (Anti-Phospholipid-Antikörper) und *in vitro* eine Hemmung des Gerinnungsvorgangs in Phospholipid-abhängigen Gerinnungstesten hervorrufen.

→ *engl.:* lupus anticoagulant syndrome

Epidemiologie:

- Die Prävalenz von LA-Antikörpern in der Normalbevölkerung beträgt ca. 5–8%, wobei überwiegend junge Frauen betroffen sind.
- Der Nachweis von LA-Antikörpern ist ein häufiger zufälliger Laborbefund, ohne daß er mit einem Krankheitsbild in Beziehung gesetzt werden kann.
- Wenn Hämostasestörungen mit LA-Antikörpern vergesellschaftet sind, treten in 95% der Fälle eine Thrombose, aber nur in etwa 5% der Fälle eine Blutungsneigung auf.
- Eine Thrombozytopenie wird bei 20–46% der Patienten mit einem LAS gefunden.

Pathophysiologie: Alle Phospholipid-abhängigen Hämostasereaktionen werden durch LA-Antikörper beeinflußt. Dies trifft nicht nur für die prokoagulatorischen, sondern auch für antikoagulatorische Phospholipid-abhängi-

ge Reaktionen zu. So kann es zu einer verstärkten Aktivierung oder zu einer verminderten Hemmung der plasmatischen Gerinnung kommen.
Ursache für die seltene Blutungsneigung bei LAS ist eine Thrombozytopenie oder eine Thrombozytopathie, verursacht durch die LA-Antikörper, die gegen Phospholipide der Thrombozytenmembran gerichtet sind. Durch LA-Antikörper „aktivierte" oder „markierte" Thrombozyten werden schneller als normal aus der Zirkulation eliminiert, so daß eine Thrombozytopenie resultiert.

Symptomatik: Das klinische Bild ist nicht einheitlich. Thrombosen treten etwa 20mal häufiger als Blutungen auf. Bei etwa der Hälfte der Patienten läßt sich eine tiefe Bein- bzw. Beckenvenenthrombose nachweisen. Bei ca. 30% der Patienten finden sich auch arterielle Thrombosen, wie z.B. eine Thrombose der A. centralis retinae oder der A. mesenterica. Bei Frauen mit LAS kommt es sehr häufig wegen der Bildung von Mikrogerinnseln in der Plazenta zu Aborten. Bei etwa 30–40% der Frauen mit LAS treten rezidivierende Aborte auf.

Diagnostisches Vorgehen:

- Bei Vorliegen einer Thrombose sollte immer eine Untersuchung auf LA-Antikörper durchgeführt werden,
- LA-Antikörper fallen bei Routineuntersuchungen oft durch eine Verlängerung der APTT auf, wenn Reagenzien verwendet werden, die eine hohe LA-Sensitivität aufweisen.
- Der Inhibitorcharakter der LA-Antikörper wird mit Plasmamischversuchen nachgewiesen.
- Durch einen LA-Antikörper-ELISA läßt sich der Nachweis führen, daß die LA-Antikörper Immunglobuline (IgG, IgM) sind, die gegen Phospholipide gerichtet sind. Die Bestimmung des Antikörpertiters spiegelt den Krankheitsverlauf wider.

Differentialdiagnose:

- Bei Patienten mit Thrombose und nachgewiesenen LA-Antikörpern: Suche nach weiteren Ursachen einer Thrombophilie (→ S. 411 ff).
- Bei Patienten mit hämorrhagischer Diathese und nachgewiesenen LA-Antikörpern: Thrombozytopenie bzw. -pathie, spezifische Antikörper gegen Plasmafaktoren, von Willebrand-Erkrankung, Hyperfibrinolyse, DIC, TTP und Urämie.

Therapie:

Patienten mit LA-Antikörpern und Thrombose: In der akuten Phase der thromboembolischen Erkrankung wird der Patient einer üblichen organspezifischen Thrombosebehandlung unterzogen. Im Anschluß hieran erfolgt eine orale Antikoagulation mit einer INR zwischen 3,5 und 4,5. Die Behandlung mit oralen Antikoagulantien wird zeitlebens bzw. so lange durchgeführt, bis der Antikörper-Titer deutlich (<1 : 64) abgefallen ist. Acetylsalicylsäure oder andere Thrombozytenaggregationshemmer sind ohne nachweisbaren therapeutischen Effekt.

Patientinnen mit LA-Antikörpern und rezidivierenden Aborten: Patientinnen, die unter oraler Antikoagulation stehen, sollen sofort nach gesicherter Konzeption auf Heparin bzw. LMW-Heparin s.c. (2 × täglich; angestrebter therapeutischer Bereich: 0,1–0,2 Anti-FXa-E.) umgestellt werden. Ab der 17. Schwangerschaftswoche kann auf eine orale Antikoagulation (INR 3,5–4,5) bis 4 Wochen vor Termin umgestellt werden; alternativ kann auch die Therapie mit LMW-Heparin während der gesamten Schwangerschaft fortgeführt werden.

Patienten mit LA-Antikörpern, die aufgrund einer Thrombozytopenie bzw. Thrombozytopathie bluten: Die akute Behandlung besteht in der Substitution von Thrombozyten und, falls es notwendig ist, in der Elimination des Autoantikörpers, z. B. durch Plasmapherese.

10.4 Prophylaxe und Therapie thromboembolischer Ereignisse

Therapie und Prophylaxe mit Heparin bzw. LMW-Heparin

Hochdosierte Heparintherapie

Indikationen:

- akute Thromboembolien bei Kontraindikation für Thrombolysetherapie oder chirurgische Interventionen,
- Anschlußbehandlung nach Thrombolysetherapie,
- akuter peripherer arterieller Verschluß bei Kontraindikation für chirurgische Intervention oder Thrombolysetherapie,
- extrakorporale Zirkulation:
  - Herz-Lungen-Maschine,
  - Dialyse,
- akuter Vorderwandinfarkt, instabile Angina pectoris, akuter Myokardinfarkt,
- künstliche Herzklappen,
- Vorhofflimmern,
- Überlappung bei Einleitung der oralen Antikoagulation.

Dosierung:

i.v.: initial: Bolus von 5000–10000 IE Heparin in Abhängigkeit von der Indikation,
kontinuierliche Infusion: 1000–2000 IE/h in Abhängigkeit von der APTT,
s.c. 2–3 × tägl. Injektion, Dosierung wie bei i. v.-Gabe.

Therapiesteuerung und therapeutische Bereiche:

APTT: Verlängerung der APTT auf das 1,5–2,5fache der Norm, oder
bei **i. v.-Infusion:** tägliche Bestimmung der Thrombozytenzahl,
bei **s.c.-Injektion:** beginnend am 5. Tag 2–3×/Woche Bestimmung der Thrombozytenzahl.

Nebenwirkungen/Komplikationen:
HIT Typ II: Abfall der Thrombozytenzahl 6–20 Tage nach Beginn der Heparintherapie (→ „heparininduzierte Thrombozytopenie", S. 408 ff),
Blutung unter Heparintherapie: Suche nach Blutungsursache (hämorrhagische Diathese?, chirurgische Blutung?, Heparinüberdosierung?). Bei massiver Heparinüberdosierung: Protaminchlorid (1 IE Protaminchlorid neutralisiert 1 IE Heparin) langsam i. v. injizieren.

Kontraindikationen:
- HIT Typ II,
- Heparin-Allergie,
- hämorrhagische Diathese/manifeste Blutung,
- florides Ulcus ventriculi oder duodeni,
- Erkrankungen mit intrakranieller Blutungsneigung (Hirnverletzungen, Hirnoperation),
- arterielle Hypertonie (systolisch RR >200 mmHg, diastolisch RR >105 mmHg),
- Ösophagusvarizen.

Thromboembolie-Prophylaxe mit Heparin

Unfraktioniertes Heparin:
s.c.: 3 × 5000 IE Heparin/Tag oder
2 × 7500 IE Heparin/Tag,
i. v.: 200–400 IE Heparin/kgKG/Tag.

LMW-Heparin:
s.c.: 1 Fertigspritze/Tag oder nach Angabe des Herstellers, da die Präparate nicht standardisiert sind.
Bemerkung:
- Bei **hereditärer Thrombophilie** oder **Hochrisikopatienten** sollte der Anti-FXa-Spiegel mindestens 0,1 bis maximal 0,35 Anti-FXa-E/ml 2–4 Stunden nach Injektion betragen **(Prophylaxe mit hochdosiertem Heparin)**. Dies wird erreicht durch 2 × täglich 1 Fertigspritze (oder 1× täglich die doppelte Dosis). Unter Umständen ist eine Austitrierung der LMW-Heparin-Dosis notwendig. Das Monitoring der LMW-Heparin-Therapie ist nur über die Anti-FXa-Bestimmung möglich, da die APTT auf LMW-Heparin nicht anspricht.
- Beim Antithrombin-Mangel sind in der angegebenen Konzentration sowohl unfraktioniertes Heparin als auch LMW-Heparin wegen der bestehenden Heparinresistenz oft nicht voll wirksam, so daß die Dosis erhöht werden muß.
- Unmittelbar vor einer Entbindung ist eine Prophylaxe mit Heparin sinnvoller als mit LMW-Heparin durchzuführen, da Heparin eine kürzere Halbwertszeit als LMW-Heparin hat.

Orale Antikoagulation

Indikation, therapeutischer Bereich und Behandlungsdauer: → 10.15.

! Die orale Antikoagulation bei kardiologischen Erkrankungen bedarf einer differenzierten Dosierung, wie sie in Handbüchern beschrieben ist.

Keine Indikation zur oralen Antikoagulation bei theoretischem Thromboserisiko: Falls zwar ein thrombophiler Zustand (z. B. Protein-C-Mangel, APC-Resistenz, Lupus-antikoagulans-Syndrom) nachgewiesen ist und/oder eine positive Familienanamnese vorliegt, aber bisher kein thromboembolisches Ereignis nachgewiesen worden ist.
Ausnahme: Nachgewiesener hereditärer Antithrombinmangel: Orale Antikoagulation auch ohne thromboembolisches Ereignis.

Kontraindikationen

Absolute Kontraindikationen:
- Zerebrale Blutungsneigung bei Zustand nach chirurgischen Eingriffen an ZNS, Hirnarterienaneurysmen, Hirntumoren etc.
- floride Magen/Darm-Ulzera und Ösophagusvarizen,
- Hypertonie >200/105 mmHg,
- Retinopathie mit Blutungsneigung,
- Schwangerschaft im ersten Trimenon und unter der Geburt,
- Nephrolithiasis,
- mangelnde Compliance.

Relative Kontraindikationen:
- Anfallsleiden,
- im zweiten und dritten Trimenon einer Schwangerschaft,
- chronischer Alkoholismus.

Therapieeinleitung und Therapiesteuerung

Prinzip:
- Langsam einschleichender Therapiebeginn wegen der Gefahr einer Cumarin-Nekrose (besondere Vorsicht bei Patienten mit Protein-C- und Protein-S-Mangel und Patienten mit HIT Typ II, → S. 408ff)
- Überlappend mit Heparininfusion bis zum Erreichen einer INR von mindestens 2,5.

! Da auch Protein C und S Vitamin-K-abhängig in der Leber synthetisiert werden, kommt es initial bei einer oralen Antikoagulation zu einem erhöhten Thromboserisiko.

Mögliches Schema:
1. Tag: 3 Tbl. Marcumar und 1–2 × tägl. LMW-Heparin s.c.
2. Tag: 2 Tbl. Marcumar und 1–2 × tägl. LMW-Heparin s.c.

10.15 Indikation, therapeutischer Bereich und Behandlungsdauer der oralen Antikoagulation

Indikation	Therapeutischer Bereich (INR)	Dauer	Bemerkungen
venöse Thromboembolie			
tiefe Beinvenenthrombose am Unterschenkel: bei erstmaliger Thrombose	2,5–3,5	3–6 Monate	anschließend bei neuerlichen Risikosituationen: Prophylaxe mit Heparin
tiefe Beinvenenthrombose am Oberschenkel/Becken, Lungenembolie, Thrombosen an ungewöhnlicher Lokalisation (Arm, Mesenterialvene, Hirnvenen): bei erstmaliger Thrombose	3,5–4,5	6 Monate, wenn keine hämostaseologische Ursache nachweisbar ist; 12–24 Monate, wenn eine hämostaseologische Ursache nachweisbar ist bzw. bei positiver Familienanamnese	anschließend bei neuerlichen Risikosituationen: Prophylaxe mit Heparin
Rezidivthrombosen gleichgültig welcher Lokalisation bzw. Rezidivembolien	3,5–4,5	2–5 Jahre, wenn keine hämostaseologische Ursache nachweisbar ist; zeitlebens, wenn eine hämostaseologische Ursache nachweisbar oder die Familienanamnese positiv ist	anschließend bei neuerlichen Risikosituationen: Prophylaxe mit Heparin
Kardiologische Erkrankungen mit hohem Embolierisiko			
hochgradig eingeschränkte linksventrikuläre Funktionsstörung	2,5–3,5	auf Dauer	
Vorhofflimmern	ohne zusätzliches Risiko (stark vergrößerter linker Vorhof, frühere Embolien, TIA usw.): 2,5–3,5 mit zusätzlichem Risiko (s.o.): 3,5–4,5	auf Dauer	Bei „idiopathischem Vorhofflimmern" (Ausschluß von kardinalen Erkrankungen, linksatrialer Vergrößerung, linksventrikulärer Hypertrophie und früheren Embolien) werden keine oralen Antikoagulantien, sondern vorzugswei-

10.15 (Fortsetzung)

Indikation	Therapeutischer Bereich (INR)	Dauer	Bemerkungen
kardiologische Erkrankungen mit hohem Embolierisiko (Fortsetzung)			
			se Thrombozyten-Aggregationshemmer verabreicht.
Ventrikelthrombus nach Myokardinfarkt	2,5–3,5	solange Thrombus nachweisbar	
Mitralklappenfehler	bei Mitralklappenprolaps mit Vorhofflimmern, Mitralklappenstenose und -insuffizienz ohne zusätzliches Risiko: 2,5–3,5; bei Mitralklappenstenose und -insuffizienz mit zusätzlichem Risiko (Vorhofflimmern, stark vergrößerter linker Vorhof, frühere Embolien, TIA usw.): 3,5–4,5	auf Dauer	
Herzklappenersatz	Bioprothese bei Sinusrhythmus: 2,5–3,5 Kunst- oder Metallprothese: 3,5–4,5	6 Monate auf Dauer	
Kunst- oder Metallprothese	2,5–4,5, je nach Klappentyp; weitere Spezifierung → 1.29, S. 131	auf Dauer	

3. Tag: 2 Tbl. Marcumar und 1–2 × tägl. LMW-Heparin s.c.
4. Tag: Bestimmung der INR und dementsprechend Wahl der Marcumar-Dosierung.

Selbstbestimmung der INR durch den Patienten: Die konstantesten INR-Werte und damit der beste therapeutische Effekt ist durch Selbstbestimmung der INR durch den geschulten Patienten zu erreichen. Schulungszentren sind bei der ASA (Arbeitsgemeinschaft Selbstkontrolle der Antikoagulation, Geschäftsstelle in Bad Berleburg) zu erfragen.

Nebenwirkung der oralen Antikoagulation: **Cumarin-Nekrose**. In den ersten Tagen nach Beginn einer Therapie mit Cumarinderivaten (z. B. Phenprocoumon) kommt es selten zum Auftreten einer sog. Cumarin-Nekrose, die durch eine hämorrhagische Hautnekrose, rot-blau verfärbte Zehen bzw. makulöse, papulöse oder blasenartige Hautveränderungen charakterisiert ist. Die Hautveränderungen treten meist an Stellen mit fettreichem subkutanem Gewebe, wie Hüften und weiblicher Brust, auf. Eine Cumarin-Nekrose tritt gehäuft bei Patienten mit Protein-C- oder Protein-S-Mangel oder bei Patienten auf, bei denen unter nicht ausreichendem Heparinschutz durch hohe Dosen an Cumarinderivaten versucht wurde, sehr schnell die Vitamin-K-abhängigen Faktoren abzusenken. Die **Therapie** dieser Nebenwirkung besteht in der Gabe von Protein-C-Konzentrat bei nachgewiesenem Protein-C-Mangel und Heparin und in einem sofortigen Absetzen der Cumarinderivate. Möglicherweise wird bei langsamem Einschleichen mit den Cumarinderviaten das Risiko einer Cumarin-Nekrose vermindert.

Überdosierung von Marcumar

Symptome:
- Epistaxis,
- Hämaturie,
- Blutungen aus dem Gastrointestinaltrakt,
- spontane Haut- und Schleimhautblutungen,
- petechiale Blutungen an Stellen mit starker mechanischer Belastung,
- Muskelblutungen,
- zerebrale Blutungen.

Vorgehen bei geringgradigen Blutungen:
- INR-Werte kontrollieren,
- Phenprocoumon-Spiegel bei fehlender Compliance (z. B. psychiatrischen Patienten, Selbstmordgefahr) bestimmen.

Vorgehen bei starken Blutungen (Muskel- und zerebrale Blutungen): sofortige Einweisung in eine Klinik.

Therapie:
Leichte Blutungskomplikationen: Therapiepause,
starke Blutungen: zusätzlich 10 mg Vitamin K_1 sehr langsam i. v. injizieren (nie i.m.-Injektionen),
lebensbedrohliche Blutungen:
- FFP oder
- PPSB über 30 min i. v. infundieren,

Dosierung: zur Anhebung der Thromboplastinzeit um 1% wird 1 Einheit PPSB/kgKG infundiert; eine ausreichende Hämostase ist bei einer Thromboplastinzeit von 40–50% (INR ca. 1,5) erreicht,

- zusätzlich lokale, organbezogene Blutstillung bzw. Behandlung (z.B. Hämatomausräumung).

Thrombolysetherapie

Definition

Als Thrombolyse bezeichnet man die medikamentöse Therapie mit dem Ziel, einen Thrombus bzw. einen fibrinreichen Embolus aufzulösen.

Wirkungsmechanismus: Als Thrombolytikum werden zur Zeit Streptokinase, Urokinase, APSAC und rekombinant hergestelltes t-PA (rt-PA) verwendet. Diese 4 Substanzen aktivieren Plasminogen und leiten auf diese Art und Weise eine Fibrinolyse ein (→ S. 347 ff). Im Gegensatz zu Streptokinase und Urokinase hat rt-PA eine hohe Affinität zu Fibrin; hierdurch wird die Aktivierung des Fibrinolysesystems und damit die Entstehung von Plasmin in hohem Maße auf ein Fibringerinnsel lokalisiert. APSAC ist ein durch Acylierung modifizierter Streptokinase-Plasminogen-Aktivatorkomplex mit erhöhter Fibrinspezifität und hat im Vergleich zur Streptokinase eine verlängerte Halbwertszeit.

Indikation:

- akute, arterielle periphere Thromboembolien (Thrombusalter <3 Tage),
- akute periphere Venen- und Beckenvenenthrombose,
- Lungenembolie,
- Myokardinfarkt.

Der Therapieerfolg ist am besten, wenn die Lyse möglichst schnell nach Auftreten des Verschlusses eingeleitet wird. Arterielle Verschlüsse lassen sich am besten innerhalb von 6 Stunden, jedoch oft bis 3 Tage lang wieder eröffnen. Bei venösen Verschlüssen ist die Erfolgsrate in den ersten 3 Tagen ca. 70% und sinkt in den folgenden 10 Tagen kontinuierlich ab.

Kontraindikationen:

- manifeste oder kurz zurückliegende Blutung,
- hämorrhagische Diathese,
- Hypertonie (systolisch >200, diastolisch >110 mmHG) zum Zeitpunkt der Lysetherapie,
- zerebrale Blutung, apoplektischer Insult (vor <6 Wochen),
- Schädel-Hirn-Trauma, ZNS-Operation (vor <3 Monaten),
- Operationen, Entbindung, nicht komprimierbare Punktionen (vor <10 Tagen),
- Magen-Darm-Karzinom, Bronchialkarzinom, Colitis ulcerosa,
- floride Magen-Darm-Ulzera,

- gastrointestinale Blutung,
- akute Glomerulonephritis, akute Pankreatitis,
- diabetische hämorrhagische Retinopathie,
- Aneurysma,
- Leberzirrhose (TPZ <50%), orale Antikoagulation (INR >3,0),
- Ösophagus-Varizen,
- akute urogenitale Blutung,
- vor der 16. Schwangerschaftswoche.

Laboranalytik vor der Thrombolyse: Vor Einleitung einer Thrombolyse sollte das Minimalprogramm der hämostaseologischen Analytik und zusätzlich Antithrombin, Fibrinogen, Plasminogen und FDP oder D-Dimere bestimmt werden, um mögliche Kontraindikationen oder eine mögliche Ineffektivität der Therapie zu erkennen und Ausgangswerte zur Steuerung der Therapie zu erhalten.

Dosierungsrichtlinien: Hier werden Empfehlungen zur Behandlung von thromboembolischen Erkrankungen mit Ausnahme des Myokardinfarkts gegeben; Näheres zur Thrombolysetherapie des Myokardinfarkts → „Akuter Myokardinfarkt", S. 45f.

Konventionelle Streptokinasebehandlung: Bei der konventionellen Streptokinasetherapie werden initial 250 000 I.E. Streptokinase über 20 Min. und anschließend 100 000 IE/Std. infundiert. Ab dem 2. Tag sollte zusätzlich Heparin (800–1500 IE/Std.) i. v. infundiert werden. Die Therapie wird solange fortgesetzt, bis der Thrombus sich aufgelöst hat, aber nicht länger als 10–14 Tage. Oft limitiert sich die Streptokinasetherapie wegen Bildung von Anti-Streptokinaseantikörpern.
Laborkontrolle: Bestimmung der Thrombinzeit zur Beurteilung der Heparin- und FDP-Wirkung sowie der Fibrinogenkonzentration zur Beurteilung der Streptokinasewirkung. Diese Laboranalysen werden zunächst 2 × täglich und bei stabiler Dosierung der Streptokinase 1× täglich durchgeführt. Ein Blutbild zur Erfassung von Blutungen sollte regelmäßig 1× täglich oder bei Verdacht auf eine Blutung angefertigt werden.

Ultrahohe Streptokinasetherapie: Nach einer Initialdosis von 250 000 IE über 20 Min. wird eine Erhaltungsdosis von 1,5 Mio. IE Streptokinase/Std. über 6 Stunden infundiert. Diese Form der Kurzzeitlyse kann in den nächsten Tagen ohne eine Initialdosis bis maximal 5 Tage wiederholt werden. Ab der zweiten Kurzzeitlyse wird zwischen den Streptokinaseinfusionen Heparin (800–1500 IE/Std.) infundiert.
Laborkontrolle: wie bei der konventionellen Streptokinasetherapie.

Urokinasebehandlung: Eine Initialdosis von 600 000 IE Urokinase wird über 20 Min. infundiert, gefolgt von einer Erhaltungsdosis zwischen 100 000 und 200 000 IE/Std. Bei der Urokinasetherapie wird grundsätzlich Heparin begleitend infundiert.

Laborkontrolle: Die Fibrinogenkonzentration sollte nicht unter 50 mg/dl abfallen. Die Wirkung der FDP und des Heparins wird über die APTT kontrolliert; die APTT sollte ca. um das 2–3fache des Ausgangswertes verlängert sein.

APSAC (Eminase): 30 mg werden innerhalb von 5 Minuten intravenös infundiert. Eine Laborkontrolle zur Steuerung der Therapie ist nicht notwendig.

rt-PA (Alteplase): 20 mg rt-Pa/4 Std. Begleitend wird Heparin in einer Dosierung infundiert, so daß die APTT um das 1,5–2fache verlängert wird. Die rt-PA-Behandlung kann täglich einmal 10 Tage lang wiederholt werden. Während der gesamten Behandlungszeit wird Heparin kontinuierlich infundiert.
Laborkontrolle: Die Fibrinogenkonzentration soll während der rt-PA-Behandlung nicht unter 100 mg/dl abfallen.

Lokale und lokoregionäre Thrombolyse: Als Alternative zu der systemischen Gabe eines Thrombolytikums können Streptokinase, Urokinase oder rt-PA lokal bzw. lokoregionär verabreicht werden.

Komplikationen: Eine Thrombolysetherapie kann in Abhängigkeit davon, wie aggressiv die Therapie ist, teilweise zu schweren Blutungskomplikationen führen, die eine Beendigung oder Unterbrechung der Thrombolysetherapie bedingen. Als Antidot wird Aprotinin verwendet. Gelegentlich ist auch die Transfusion von Erythrozytenkonzentraten notwendig. Allergisch/anaphylaktische Reaktionen werden gehäuft bei Streptokinasetherapie beobachtet. Streptokokkeninfekte oder vorherige Streptokinasetherapie führt zur Bildung von Antikörpern (s.o.), die neben anaphylaktischen Reaktionen die Effektivität der Therapie mindert.

Nachbehandlung: Im Anschluß an eine Thrombolysetherapie erfolgt eine Behandlung mit kontinuierlicher intravenöser Heparingabe; die Dosierung des Heparins sollte eine 1,5–2fache Verlängerung des Ausgangswertes der APTT bewirken. 1–2 Wochen nach Beginn der Heparininfusion schließt sich eine Behandlung mit oralen Antikoagulantien, zunächst überlappend mit Heparin, an.

Alternative Therapie: Eine Alternative zur Thrombolysebehandlung stellt die operative Entfernung der Thromben bzw. eine Thrombenextraktion dar.

Literatur

Barthels, M., Poliwoda, H.: Gerinnungsanalyse, Schnellorientierung, Befundinterpretation, klinische Konsequenzen. 5. Aufl. Stuttgart: Thieme: 1996.
Für Studenten und junge Assistenten.

Bloom, A. L., Thomas, D. P.: Haemostasis and Thrombosis. Edinburgh: Churchill Livingstone: 1994.
Für den Spezialisten.

Colman, R. W., Hirsh, J., Marder, V. J., Salzman, E. W., ed.: Haemostasis and Thrombosis.

Basic Principles and Clinical Practice. 3. ed. Philadelphia: J. B. Lippincott: 1994.
Für den Spezialisten.

Hoffman, R., Benz Jr., E. J., Shattil, S. J., Furie, B., Cohen, H. J., eds.: Hematology. Basic Principles and Practice. 2. ed. New York: Churchill Livingstone: 1995.
Für den Facharzt.

Mueller-Eckhardt, C., Hrsg.: Transfusionsmedizin. 2. Aufl. Heidelberg: Springer: 1996.
Für den Facharzt.

Thomas, L., Hrsg.: Labor und Diagnose. 4. Aufl. Marburg: Medizinische Verlagsgesellschaft: 1992.
Für Studenten und junge Assistenten.

Pneumonologie

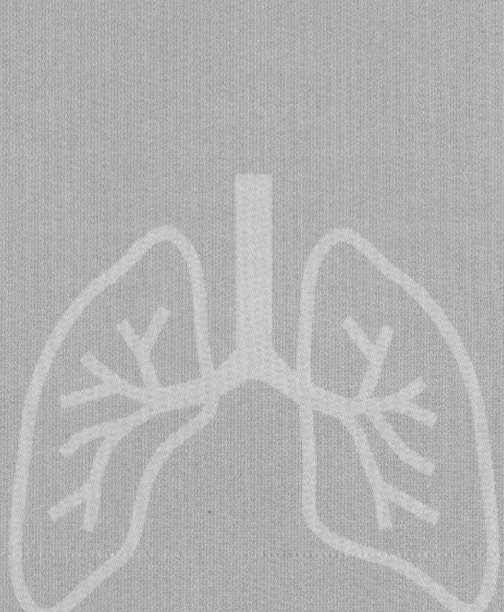

11 Grundlagen der Pneumonologie

Helgo Magnussen, Georg Kanzow

11.1 Leitsymptome

Atemnot (Dyspnoe)

Definition

Atemnot ist das subjektive Empfinden, das durch das Mißverhältnis von Atemarbeit zu Erfolg der Atmung entsteht.
Bei der Anamneseerhebung sollte versucht werden, andere Mißempfindungen, wie das Gefühl vertiefter Atmung, allgemeine Erschöpfung und Irritation der oberen Atemwege, abzugrenzen.

Ursachen:

intrathorakal:

- Atemwege (Asthma, Bronchitis),
- Lungenparenchym (Fibrose, Pneumonie, Lungenresektion),
- Pleura (Erguß, Schwarte, Pneumothorax),
- Lungengefäße (Lungenembolie, Lungeninfarkt),
- Brustkorb (Trauma, Deformierung),
- Herzerkrankungen,

extrathorakal:

- zentral (Enzephalitis, Hirntumor),
- metabolische Azidose (Koma, Schock),
- neuromuskulär (Myasthenia gravis, Poliomyelitis, amyotrophe Lateralsklerose),
- psychische Faktoren (Angst, Depression).

Die Anamnese ergibt manchmal Hinweise auf die Ursache von Dyspnoe.

Formen von Dyspnoe:

Intermittierende Dyspnoe: z. B. bei Asthma bronchiale, Aspiration oder Lungenembolie.
Persistierende Dyspnoe: z. B. bei chronischer obstruktiver Bronchitis, Lungenemphysem, Herzerkrankung, neuromuskulären Erkrankungen.
Nächtliche Dyspnoe: z. B. bei Asthma bronchiale, Herzinsuffizienz, gastroösophagealem Reflux, Schlafapnoesyndrom.
Lageabhängige Dyspnoe: z. B. bei Herzinsuffizienz, Zwerchfellparese.

Husten

Husten ist ein wichtiger Abwehrmechanismus, der die Reinigung der Atemwege gewährleistet. Anhaltender oder zunehmender Husten ist ein Symptom zahlreicher Erkrankungen (Prävalenz ca. 20%).

Ursachen:
akut: z. B. bei Bronchitis, Pneumonie, Pneumothorax, Lungenembolie, Fremdkörperaspiration,
anfallsweise (wechselnde Intensität): z. B. bei Asthma, Instabilität der Atemwege,
chronisch: z. B. bei chronischer Bronchitis, Tumor, Bronchiektasen, chronischen Entzündungen (Tbc, pulmonale Infektion bei HIV), Medikamenten (ACE-Hemmer).
Farbe und Konsistenz des Auswurfes (Sputum) können ebenfalls auf die ursächliche Störung hinweisen:
- weiß-zäh (z. B. bei Asthma),
- gelb-grün (z. B. bei Bronchitis, Pneumonie),
- blutig (z. B. bei Tumor, Pneumonie, Tbc, Lungenembolie).

! Jeder Patient, bei dem Husten länger als 3 Wochen anhält oder bei Chronizität den Charakter ändert, muß gründlich untersucht werden (Verdacht auf Bronchialkarzinom).

Auswurf

Das Epithel der Atemwege wird durch einen Flüssigkeitsfilm geschützt. Vermehrung oder veränderte Konsistenz dieses Sekrets führen zum Auswurf.

Thoraxschmerz

Bleiben pathologische Prozesse auf das Lungenparenchym beschränkt, verursachen sie keine Schmerzen. Thoraxschmerzen weisen hin auf eine Beteiligung
- der *Pleura:* meist als stechender, atemabhängiger Schmerz der Brustwand, z. B. bei Interkostalnervenirritation (bei Ausbrechertumoren),
- des *Mediastinums* und der darin gelegenen Organe.

Aufgrund des engen räumlichen und nervalen Zusammenhanges zu anderen Organsystemen muß die Thoraxschmerzanamense auch immer extrapulmonale Prozesse (Herz, Oberbauchorgane, Ösophagus, Rippen, degenerative HWS/BWS-Veränderungen) in Erwägung ziehen.

! Der Rückgang von pleuritischen Schmerzen ist zweideutig. Er kann auf eine Besserung des Krankheitsgeschehens oder auf das Entstehen eines Pleuraergusses (fehlendes Pleurareiben durch Flüssigkeitslamelle) hindeuten.

11.2 Diagnostische Verfahren

Physikalischer Lungenbefund

Inspektion des entkleideten Patienten

Überprüfen des Hautkolorits:
- Liegt eine Anämie vor?
- Gibt es Hinweise auf eine Zyanose (sichtbar bei >5 g/dl reduziertem Hb im arteriellen Blut):
  - periphere Zyanose: Finger- und Fußnägel; verstärkt bei erniedrigtem Herzzeitvolumen;
  - zentrale Zyanose: Blaufärbung der Zunge; unabhängig vom Herzzeitvolumen.

Überprüfen der Thoraxkonfiguration:
- Liegt eine Thoraxdeformation vor, z. B. Faßthorax, Kyphoskoliose, Trichterbrust?
- Hinweis auf zurückliegende Thoraxoperation?

Überprüfen der Atembewegungen im Hinblick auf
- Frequenz (normal 8–16/min)
- Periodizität,
- Tiefe,
- Seitengleichheit der Atmung (11.**1**).

11.**1** Atembewegungen und ihre diagnostische Bedeutung

Atmungstyp	Hinweis auf	Vorkommen (Beispiele)
hochfrequente und flache Atmung	erniedrigte Lungendehnbarkeit	Lungenfibrose
hochfrequente und tiefe Atmung (Kußmaul-Atmung)	metabolische Störungen	diabetische Azidose, Urämie
langsame und tiefe Atmung	erhöhter Atemwegswiderstand	obstruktive Atemwegserkrankung
gleichtiefe Atemzüge, aber mit Pausen (Biot-Atmung)	Störung im Atemzentrum bei Hirndruck	Meningitis
periodischer Wechsel von flacher und tiefer Atmung (Cheyne-Stokes-Atmung)	zerebrale Regulationsstörung	schwerste Herzinsuffizienz
Seitendifferenz der Atmung	Schmerz; Fesselung eines Lungenflügels	Erguß, Schwarten

Die Zuordnung der pathologischen Atmungstypen zu einer Diagnose ist jedoch nur unter Würdigung des klinischen Gesamtbildes sinnvoll.

Palpation

Der Untersucher legt die Hände beidseits der Wirbelsäule flach auf den Rükken des Patienten. Beurteilt werden:

- Atemexkursion,
- Zustand der Atemmuskulatur,
- Stimmfremitus: Hierzu läßt man den Patienten mit tiefer Stimme „99" sagen. Bei Erguß- und Schwarten ist dann jeweils eine verminderte Thoraxvibration zu fühlen.

Perkussion

Die Perkussion (Finger-Finger-Perkussion) dient der Beurteilung der unteren Lungengrenzen und deren Verschiebbarkeit. Bei gesunden, jungen Menschen beträgt diese ca. 10 cm. Die unteren Lungengrenzen und ihre Verschiebbarkeit können durch *Zwerchfellhochstand* oder *Ergüsse* verändert sein. Bei Ergüssen ist zusätzlich eine nach lateral ansteigende Dämpfung festzustellen (sog. Ellis-Damoiseau-Linie). Gleichzeitig werden mit der Perkussion große *luftleere oder luftarme Bezirke* der Lunge diagnostiziert. Dazu muß der Durchmesser dieses Bezirks allerdings größer als 4 cm sein und weniger als 5 cm unterhalb der Haut liegen.

Auskultation

Mit dem Stethoskop werden Geräuschphänomene erfaßt, die beim Atmen in der Lunge und den angrenzenden Geweben entstehen.

Physiologisch sind:

- **Vesikuläratmen,** das über den Alveolarbezirken mit einer Frequenz von 100–600 Hz wahrzunehmen ist.
- **Bronchialatmen,** das von der Luftströmung in den großen Atemwegen herrührt und am besten am Hals über der Trachea und in der Gegend des Dornfortsatzes des 7. Halswirbels wahrgenommen werden kann. Das Bronchialatmen ist schärfer und heller (500–4000 Hz) als das Vesikuläratmen.

Pathologisch sind:

- **Bronchialatmen** im Bereich der Lungen. Es deutet auf einen verminderten Luftgehalt des Lungengewebes in diesen Bezirken hin (z. B. bei Infiltration oder Atelektase), da mit steigendem Flüssigkeitsgehalt hohe Frequenzen besser weitergeleitet werden. Beim Verdacht auf Bronchialatmen kann man das über der Lunge auskultierte Atemgeräusch mit dem Geräusch über der Trachea vergleichen.
- **Reibegeräusche:** Diese treten beim Verschieben der Pleurablätter gegen-

einander bei Entzündungen auf. Sie werden mit „Lederknarren“ oder „Schneeballknirschen“ verglichen und verschwinden bei Auftreten eines Ergusses.

- **Rasselgeräusche** entstehen durch Entfaltung bzw. Belüftung vorher flüssigkeitsgefüllter Lungenbezirke (kleine Atemwege, „Seifenblasenphänomen“). Sie sind ohrfern (= nicht klingend), wenn der Luftgehalt des auskultierten Lungenareals normal ist, oder ohrnah (= klingend), wenn eine zusätzliche Infiltration vorliegt. Man unterscheidet feuchte und trockene Rasselgeräusche.
  - *Feuchte Rasselgeräusche* entstehen durch Ansammlung von Flüssigkeit in den Atemwegen (Ödemflüssigkeit, Blut, Eiter). Die Frequenz hängt von der Weite der betroffenen Bronchien ab (große Atemwege: grobblasige Rasselgeräusche; kleine Atemwege: feinblasige Rasselgeräusche).
  - *Trockene Rasselgeräusche* treten auf, wenn Schleimfäden durch den Luftstrom in Schwingung versetzt werden. Man unterscheidet je nach Schwingungsfrequenz *Giemen* (höherfrequente Schwingungen, Hinweis auf Schleimfäden in kleineren Atemwegen) und *Brummen* (niedrigerfrequente Schwingungen, Hinweis auf Schleimfäden in größeren Atemwegen).
  - *Knisterrasseln (Sklerophonie)*, das am Ende einer tiefen Inspiration, insbesondere über den basalen Lungenabschnitten auftritt, weist auf eine fibrosierende Lungenerkrankung hin.
- **Stark vermindertes Atemgeräusch:** Bei schwerer Atemwegsobstruktion und Lungenüberblähung kann das Phänomen der „stillen Lunge“ (silent chest) auftreten. In diesem Fall ist das Atemgeräusch nahezu aufgehoben.
- **Verlängerte forcierte Exspiration:** Wenn die forcierte Exspiration (auskultiert über der Trachea) länger als 4–5 Sekunden dauert, weist dies auf eine klinisch bedeutsame Atemwegsobstruktion (Asthma, Emphysem) hin.
- **Stridoröses Atemgeräusch:** Dieses tritt am deutlichsten in der Inspirationsphase auf und weist auf eine Stenose oder eine Instabilität der großen Atemwege (Trachea, Larynx) hin.

Lungenfunktionsuntersuchung

Spirometrie

Sie dient der Messung und graphischen Darstellung von Lungenvolumen und Ventilationsgröße. Die wichtigsten Parameter zur Unterscheidung von *obstruktiven* (die Atemwege sind verengt oder verlegt) und *restriktiven* (das Lungenvolumen ist verkleinert) Ventilationsstörungen sind:

- Vitalkapazität (VK) = Volumen, das nach maximaler Exspiration ohne zeitliche Begrenzung der Inspiration eingeatmet werden kann.

Spirometrie

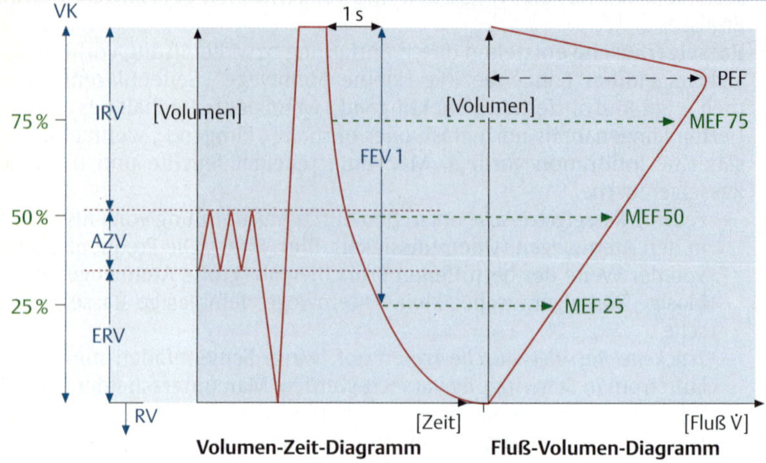

11.1 Das Fluß-Volumen-Diagramm wird normalerweise um 90° gedreht betrachtet. Abkürzungen: **AZV** = Atemzugvolumen, **ERV** = exspiratorisches Reservevolumen, **FEV_1** = forciertes exspiratorisches Volumen, das in der ersten Sekunde ausgeatmet wird, **IRV** = inspiratorisches Reservevolumen, **MEF 25–75** = maximaler exspiratorischer Fluß, bei dem sich noch 25, 50, 75% der Vitalkapazität im Brustkorb befinden, **PEF** = Peak exsp. flow (= exspiratorischer Spitzenfluß), **RV** = Residualvolumen, **TK** = Totalkapazität = VK + RV, **VK** = Vitalkapazität.

- Forciertes exspiratorisches Volumen (FEV_1) = Volumen, das in der ersten Sekunde (*absolute* Einsekundenkapazität) nach maximaler Einatmung ausgeatmet wird.
- Das Verhältnis von FEV_1 zu VK, ausgedrückt in Prozenten (*relative* Einsekundenkapazität, Tiffeneau-Index).

Moderne Spirometer verwenden Pneumotachographen, die sowohl die Stärke des Atemstroms als auch das Volumen der Atmung erfassen. Die Daten werden als Volumen-Zeit-Diagramm und als Fluß-Volumen-Diagramm dargestellt (11.**1**).

Volumen-Zeit-Diagramm: Es gibt Auskunft über folgende Ventilationsstörungen (11.**2**):

- normaler Befund (11.**2a**): alle Parameter entsprechen den Referenzwerten,
- obstruktive Ventilationsstörungen (11.**2b**): FEV_1 ist absolut und prozentual zur VK erniedrigt. Häufig ist gleichzeitig auch die VK erniedrigt, dann muß die Ganzkörperplethysmographie (s. u.) zur weiteren Differenzierung herangezogen werden,

Normales und pathologisches Spirogramm

a normaler Befund

b obstruktive Ventilationsstörung

c restriktive Ventilationsstörung

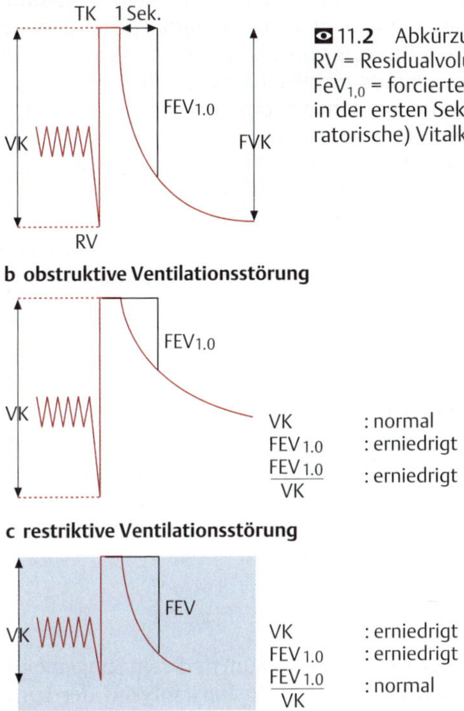

11.2 Abkürzungen: TK = Totalkapazität, RV = Residualvolumen, VK = Vitalkapazität, $FeV_{1,0}$ = forciertes exspiratorisches Volumen in der ersten Sekunde. FVK = forcierte (exspiratorische) Vitalkapazität.

- Prüfung der Reversibilität obstruktiver Ventilationsstörungen: Bei einer obstruktiven Ventilationsstörung soll die Untersuchung 10 Minuten nach Inhalation eines β_2-Sympathikomimetikums wiederholt werden (Broncholyse-Test). Vollständige Reversibilität der Obstruktion spricht für das Vorliegen eines Asthma bronchiale, geringe oder fehlende Reversibilität z. B. für eine chronische obstruktive Bronchitis oder ein Lungenemphysem,
- restriktive Ventilationsstörung (11.**2c**): VK und FEV_1 sind absolut erniedrigt, ihr Verhältnis ist normal oder überhöht.

Fluß-Volumen-Diagramm

Das Fluß-Volumen-Diagramm erleichtert durch typische Konfigurationen die ätiologische Differenzierung von obstruktiven Ventilationsstörungen (Asthma, Emphysem, fixierte oder variable bzw. intra- oder extrathorakale Atemwegsstenosen).

Ganzkörperplethysmographie

Der Ganzkörperplethysmograph besteht aus einer geschlossenen Kammer von etwa 1 m^3 Rauminhalt, in der der Patient sitzt. Der Vorteil gegenüber der Spirometrie besteht darin, daß unabhängig von der Kooperationsbereitschaft des Patienten objektive Meßergebnisse ermittelt werden. Zudem läßt sich mit der Bodyplethysmographie neben dem spirometrisch nicht erfaßbaren Residualvolumen (Restvolumen, das nicht ausgeatmet werden kann) auch der Atemwegswiderstand (Resistance) erfassen. Die Resistance gibt den intrabronchialen Druck an, der nötig ist, um in den Atemwegen 1 l Luft pro Sekunde strömen zu lassen. Bei obstruktiven Atemwegserkrankungen ist die Resistance erhöht. Die Resistance ist wesentlich sensibler für das Erfassen obstruktiver Ventilationsstörungen als die forcierte Einsekundenkapazität, die mit der Spirometrie ermittelt wird.

Lungen-Compliance

Hierunter versteht man die Volumenänderung der Lunge, die durch einen bestimmten transpulmonalen Druck bewirkt wird. Sie ist ein *Maß für die Dehnbarkeit der Lunge.* Bei Erkrankungen, die zu einer Versteifung der Lunge führen (z. B. Lungenfibrose), ist sie erniedrigt, bei Erkrankungen, die mit einer Verringerung der Rückstellkraft der Lunge einhergehen (z. B. Emphysem), erhöht. Normalwert: 0,03–0,05 l/kPa.

Diffusionskapazität

Der Austausch von Gasen zwischen dem Alveolarraum und dem Lungenkapillarblut folgt den Gesetzen der Diffusion. Die Diffusionsfähigkeit der Lunge wird als Diffusionskapazität (Transferfaktor) bezeichnet und läßt sich mit Hilfe von Kohlenmonoxid bestimmen. Es wird die Menge Kohlenmonoxid gemessen, die pro Zeiteinheit aus der Lunge in den Blutstrom gelangt.
Die Diffusionskapazität ist erniedrigt bei Erkrankungen, die zu einer Verdikkung der Membran oder zu einem Verlust der alveolokapillären Membranoberfläche führen.

Blutgasanalyse

Bei der Blutgasanalyse werden üblicherweise folgende Werte gemessen:

- Sauerstoffpartialdruck (P_{aO_2}): normal 70–100 mmHg, je nach Alter,
- Kohlendioxidpartialdruck (P_{aCO_2}): normal 40 ± 4 mmHg,
- pH-Wert: normal 7,40 ± 0,04,

aus diesen Werten können weitere Größen errechnet werden:

- Bicarbonat: normal 24 ± 2 mmol/l,

- Base excess (BE): normal 0 ± 2,5 mmol/l (negativ bei Azidose, positiv bei Alkalose),
- Sauerstoffsättigung: normal 97 ± 2%.

Folgende Begriffe spielen in diesem Zusammenhang eine wichtige Rolle:
- Alkalose/Azidose: Erhöhung/Erniedrigung des pH-Wertes,
- Hyperkapnie/Hypokapnie: Erhöhung/Erniedrigung des P_{aCO_2},
- Hyperoxie/Hypoxie: Erhöhung/Erniedrigung des P_{aO_2},
- respiratorische Partialinsuffizienz (z. B. bei Lungenstauung): isolierte Erniedrigung des P_{aO_2},
- respiratorische Globalinsuffizienz (z. B. bei Emphysem): Erniedrigung des P_{aO_2} **und** Erhöhung des P_{aCO_2}.

Ob Veränderungen der Parameter durch metabolische Störungen mitverursacht werden oder bereits Kompensationsvorgänge chronischer respiratorischer Störungen ausgelöst wurden, kann am Base excess abgelesen werden. Bei respiratorischer Alkalose kommt es durch Gegenregulation zu einem Abfall des BE, bei respiratorischer Azidose zu einem Anstieg des BE. Veränderungen, die primär die Atmung betreffen, sind in **11.2** aufgeführt.
Das Blut für die Blutgasanalyse kann durch arterielle Punktion oder als Kapillarblut aus einem hyperämisierten Ohrläppchen gewonnen werden. Die Blutgasanalyse ist bei unklarer Dyspnoe und allen Lungenerkrankungen absolut indiziert und sowohl für Diagnose als auch Therapie von grundlegender Bedeutung.

11.2 Veränderungen in der Blutgasanalyse bei verschiedenen Störungen

Störungen	P_{aO_2}	P_{aCO_2}	pH
alveoläre Hypoventilation (z. B. Narkotikaintoxikation)	↓	↑	↓
alveoläre Hyperventilation (z. B. Erregungszustände)	↑	↓	↑
Ventilations-Perfusions-Verteilungsstörung:			
➤ leichte Störung (z.B. Lungenembolie)	↓	–	–
➤ schwere Störung (z. B. Schocklunge)	↓	↑	↓
Verdickung der alveolokapillären Membran (z.B. Lungenfibrose, Lungenödem)	↓	(↓)	↑

Sputumuntersuchung

Die *makroskopische Untersuchung* erfaßt Menge (vermehrt bei Infekten, Bronchiektasen), Farbe (eitrig bei Infekten) sowie Blutbeimengungen (Lungenembolie, Tbc, Tumoren) und sollte zur Routineuntersuchung bei Patienten mit Lungenerkrankungen gehören.
Mikroskopische und kulturelle Sputumuntersuchungen werden zur Identifizierung von Pneumonie- und Bronchitiserregern, Mykobakterien (Tuberkulose)

sowie zur zytologischen Untersuchung (Tumoren) eingesetzt. Ebenfalls beobachtet werden können Merkmale bestimmter Krankheitsbilder (Curschmann-Spiralen und Eosinophilie bei Asthma, elastische Fasern bei Lungenabszessen).
Vor dem Ansetzen von Sputumkulturen zum Nachweis pathologischer aerober Keime sollte die Qualität des Materials mikroskopisch beurteilt werden. Rachenspeichel sollte verworfen werden, um falsch positive Befunde zu vermeiden.
Durch Anwendung besonderer Methoden zur Materialgewinnung (Aspiration mit Kathetern oder Bronchoskopen) kann eine bessere Aussage erzielt werden. Die Häufigkeit richtig positiver Befunde liegt je nach Erfahrung des Untersuchers und Häufigkeit der Untersuchung zwischen 60 und 80%.

Bioptische Methoden

Je nach Lage der zu untersuchenden Herde werden verschiedene Methoden angewandt (11.3). Alle diese bioptischen Methoden ermöglichen eine histologische und zytologische Diagnostik intrathorakaler Prozesse und insbesondere die Beurteilung der Operabilität solcher Veränderungen. Wegen des z.T. großen technischen Aufwands und der damit verbundenen Gefahren (Blutung, Pneumothorax) sind sie aber weitgehend spezialisierten Abteilungen vorbehalten.

11.3 Bioptische Methoden

Lokalisation der Erkrankung	Untersuchungsmethode
Große Atemwege	Bronchoskopie: Zangenbiopsie, Bürstenzytologie
Lungenparenchym	Bronchoskopie: Zangenbiopsie, Bürstenzytologie, gezielte Sekretabsaugung, bronchoalveoläre Lavage
Pleura	transthorakale Feinnadelpunktion oder Stanzbiopsie. Thorakoskopische Zangenbiopsie
Mediastinum	Bronchoskopie: perbronchiale Feinnadelpunktion, Mediastinoskopie

Endoskopische Verfahren

Endoskopisch einsehbar sind Brustraum (Thorakoskopie), vorderes Mediastinum (Mediastinoskopie) und die großen Atemwege bis zu den Segment- und Subsegmentbronchien (Bronchoskopie). Die Bronchoskopie kann in Lokalanästhesie, Allgemeinnarkose und auch über den Beatmungstubus am beatmeten Patienten auf Intensivstation durchgeführt werden.

Flexible Bronchoskopie am spontan atmenden Patienten: Gewinnung von Untersuchungsmaterial zur Abklärung röntgenologisch unklarer Befunde (Zytologie, Histologie, Bakteriologie). Sekretabsaugung, Lokalisation von Blutungsquellen, optische Analyse verlegter Atemwege (Atelektase), Tumorsuche.

Bronchoalveoläre Lavage (BAL): Dabei werden 5 × 20 ml angewärmte (37 °C) physiologische Kochsalzlösung über das flexible Bronchoskop in ein Lungensegment (meist Mittellappen) gegeben und nach Sekunden aspiriert (Rückgewinnung meist über 50 %). In diesem Material ist Zelldifferenzierung, Erregerdiagnose sowie Beurteilung von Mediatoren und Zytokinen möglich.

Flexible Bronchoskopie auf der Intensivstation am beatmeten Patienten: Tubuslagekontrolle, Verbesserung der Bronchialtoilette, Abklärung einer plötzlichen Verschlechterung der Beatmungssituation. Zu beachten ist immer die vorübergehende Verschlechterung der respiratorischen Situation durch partielle Lumenverlegung der Atemwege (Tubus!).

Starre Bronchoskopie: Diese Untersuchung wird in Allgemeinnarkose durchgeführt. Sie ist indiziert bei Fremdkörperentfernung, Aspiration, intrabronchialer Tumortherapie (Tumorabtragung), massiven Blutungen, ausgeprägten Trachealstenosen (Stenosen mit einem Durchmesser <9 mm können nicht mit dem flexiblen Bronchoskop angegangen werden). Im Rahmen der starren Bronchoskopie können zudem intrabronchiale Stents (Platzhalter aus Kunststoff oder Metallgeflecht) zur Aufdehnung von Atemwegsstenosen eingesetzt werden.

Literatur

Fabel, H., Hrsg. Pneumonologie. Stuttgart: Urban & Schwarzenberg: 1989.
Gut gegliedertes, relativ straff gefaßtes Lehrbuch.

12 Atemwege

Helgo Magnussen, Georg Kanzow

Akute Bronchitis

Definition

Die akute Bronchitis ist eine entzündliche Atemwegserkrankung, die häufig als Ausdruck einer Erkältungskrankheit in Verbindung mit einer Rhinitis, Sinusitis, Laryngitis und Tracheitis auftritt. Die Krankheitsdauer beträgt wenige Tage bis maximal 4 Wochen.

→ *engl.:* common cold

Epidemiologie:

- Akute entzündliche Atemwegserkrankungen sind die häufigsten Erkrankungen überhaupt,
- es besteht keine Geschlechtspräferenz,
- Frühjahr und Herbst sind bevorzugte Erkrankungsperioden.

Ätiopathogenese und Pathophysiologie: Die Erkrankungen sind meist (zu ca. 90%) durch *Viren* hervorgerufen, bei Kindern am häufigsten durch RS-Viren, Adeno-, Coxsackie- und ECHO-Viren; bei Erwachsenen am häufigsten durch Myxoviren (Influenza und Parainfluenza) und Mykoplasmen.
Die häufigsten *bakteriellen Erreger* sind Haemophilus influenzae (90%) und Streptococcus pneumoniae (10%).
Weitere Ursachen sind Keuchhusten, Masern, Pilzinfektionen, physikalisch-chemische Schädigungen (Ammoniak, Salzsäure, Schwefeldioxid, Nitrosegase, Bestrahlung).
Man unterscheidet katarrhalische, fibrinös eitrige, hämorrhagisch-nekrotisierende und ulzeröse Formen. Eine anfangs nichteitrige Hypersekretion kann durch bakterielle Besiedlung purulent werden.

Symptomatik: Häufig „Erkältungssymptome": Fieber, Gliederschmerzen, Schnupfen, Augenbrennen, Heiserkeit, Husten und Brennen hinter dem Brustbein.
Anfangs trockener Reizhusten, später weißlicher, bei bakterieller Superinfektion dann auch zunehmend gelbgrünlicher Auswurf. Hämoptysen sind bei schweren nekrotisierenden und ulzerösen Schleimhautentzündungen möglich.

Diagnostisches Vorgehen:
Auskultationsbefund: In der Regel unauffällig; bei hypersekretorischer

Bronchitis finden sich gelegentlich Giemen und Brummen sowie grobblasige, abhustbare Rasselgeräusche,
Thorax-Übersichtsaufnahme: Meist keine sichtbaren Befunde, deshalb nur in ausgewählten Fällen zum Ausschluß einer Pneumonie, oder bei Hämoptysen zum Ausschluß eines Tumors erforderlich,
Labor: Mäßige BSG-Erhöhung mit Leukopenie und Lymphozytose sprechen für einen Virus-, stärkere BSG-Erhöhung mit Leukozytose und Linksverschiebung für einen bakteriellen Infekt.

Therapie: Überwiegend symptomatische Behandlung:
- Bei Fieber Bettruhe und evtl. nichtsteroidale Antiphlogistika (z.B. Acetylsalicylsäure, Paracetamol),
- bei trockenem Reizhusten kurzzeitig Antitussiva (z.B. Paracodin), gegebenenfalls inhalierbare Corticosteroide (Budesonid, Beclomethasondipropionat),
- bei hypersekretorischer, nichteitriger bzw. eitriger Bronchitis Sekretolytika und Sekretomotorika (ausreichende Trinkmenge, N-Acetylcystein); möglichst keine Antitussiva, um Schleimretention zu vermeiden,
- antibiotische Therapie nur bei bakterieller Infektion (Aminopenicilline, Tetrazykline).

Komplikationen:
- Bronchopneumonie (hohes Fieber, respiratorische Insuffizienz),
- Bronchiolitis (fast nur bei Kleinkindern).

Prognose: Ohne Komplikationen folgenlose Ausheilung innerhalb von 1–4 Wochen.

Bronchiolitis obliterans

Virusinfektionen der Lunge (Masernviren, RS-Viren, Adenoviren, Influenzaviren, Mykoplasmen) führen insbesondere bei Kleinkindern, zunehmend jedoch auch bei Erwachsenen häufig zu einer Entzündung der kleinen Atemwege. In seltenen Fällen kommt es zu narbigen Veränderungen und bleibenden Verschlüssen von Bronchiolen. Hieraus können sich, insbesondere bei Erkrankung im Kleinkindesalter, im späteren Leben Bronchiektasen oder eine bleibende obstruktive Ventilationsstörung entwickeln. Auch tritt bei diesen Patienten gehäuft ein Asthma bronchiale auf. Klinisch ist die Bronchiolitis durch Fieber, Tachypnoe und giemende Atemnebengeräusche gekennzeichnet. Im Röntgenbild finden sich häufig Zeichen einer Lungenüberblähung. Bei Nachweis von RS-Viren im Sputum, Nasen- oder Rachenabstrich wird das Virostatikum Ribavirin (Virazole) empfohlen. Bei Hypoxie ist eine Sauerstoffgabe erforderlich.

Chronisch-obstruktive Atemwegserkrankungen

Definition

Unter diesem Begriff werden chronische (obstruktive) Bronchitis und Lungenemphysem zusammengefaßt:
Die **chronische Bronchitis** ist durch Husten und Auswurf (mindestens während 3 Monaten/Jahr über 2 aufeinanderfolgende Jahre) charakterisiert. Ist das Sputum wiederholt eitrig und sind Bronchiektasen ausgeschlossen, spricht man von einer **chronischen mukopurulenten Bronchitis**. Die **chronisch obstruktive Bronchitis** geht mit einer meßbaren Verengung der Atemwege einher.
Beim **Lungenemphysem** findet sich eine Erweiterung der terminalen Atemwege (distal der Bronchioli terminales) mit Zerstörung der Alveolarsepten.

→ *engl.:* chronic obstructive lung disease (COLD), chronic obstructive pulmonary disease (COPD)

Epidemiologie:
- Etwa 20% aller Erwachsenen haben eine chronische Bronchitis,
- ♀ < ♂,
- 90% aller Patienten mit chronischer Bronchitis sind Raucher/Exraucher,
- 10% aller Frühinvaliditätsfälle sind Folge einer chronischen Bronchitis.

Ätiopathogenese: Ätiologisch spielen die individuelle Atemwegsbelastung durch Rauchen und in weit geringerem Ausmaß umwelt- und arbeitsplatzbedingte Schadstoffexpositionen eine Rolle. Prädisponierend sind Berufserkrankungen wie Pneumokoniosen. Seltenere Ursachen sind genetische Faktoren (α_1-Proteinase-Mangel, Ziliendysfunktion) und möglicherweise akute respiratorische Infekte.

Pathophysiologie: Im Mittelpunkt steht eine Störung des mukoziliären Reinigungsmechanismus. Bei chronischer Reizung der Atemwege kommt es zur Vermehrung seröser und muköser Drüsen. Die oralwärts schlagenden Zilien sind im ungünstigsten Fall nicht mehr in der Lage, den Schleim aktiv zu transportieren. Aus diesem Grunde dient den Patienten mit schwerer chronischer Bronchitis nur der Hustenstoß als effektiver Clearancemechanismus.
Die Verengung der Bronchiallumina durch Kontraktion der Bronchialmuskulatur, die entzündliche Infiltration der Bronchialschleimhaut und die Hyper- und Dyskrinie führen zur chronischen Bronchialverengung. Durch die chronische Entzündung kommt es zu einem Ungleichgewicht zwischen Proteasen (z. B. Elastase aus neutrophilen Granulozyten) und Antiproteasen (z. B. α_1-Antitrypsin) mit konsekutiver Zerstörung der terminalen Atemwege und Alveolarsepten. Die Folge ist ein Lungenemphysem (zentriazinäres Emphysem: Zerstörung der Bronchioli respiratorii und der Ductus alveolares; panazinäres Emphysem: Zerstörung des gesamten Azinus). Hypoxie und Lungenzerstörung haben einen erhöhten Strömungswiderstand im pulmonalen Gefäßbett zur Folge.

Symptomatik: Bei Vorherrschen der *bronchitischen Komponente* chronischer Husten mit Auswurf (besonders morgens), zunächst überwiegend in der feuchten, kalten Jahreszeit, später ganzjährig. Eine zunehmende Verengung der Atemwege führt zu Belastungsdyspnoe.
Bei Vorherrschen des *Emphysems* steht die Belastungsdyspnoe im Vordergrund. Die zunehmende Atemarbeit kann zu Gewichtsabnahme (pulmonale Kachexie), die Rechtsherzüberlastung zu peripheren Ödemen führen.

Diagnostisches Vorgehen:
Anamnese: Husten, Auswurf, Atemnot, Nikotinanamnese!
Körperlicher Untersuchungsbefund:
- bei bronchitischer Komponente: Rasselgeräusche, Giemen (zum Teil „abhustbar");
- bei Lungenemphysem: abgeschwächtes Atemgeräusch, Faßthorax, hypersonorer Klopfschall;
- bei dekompensiertem Cor pulmonale: Halsvenenstauung, positiver hepatojugulärer Reflux, Leberstauung, Unterschenkelödeme.

Sputumuntersuchung: bei unkomplizierter chronischer Bronchitis muköser, wenig voluminöser (20–30 ml/d) Auswurf. Bei Infektexazerbation purulenter Auswurf, Menge oft größer als 30 ml/Tag. In der Sputumkultur finden sich auch bei purulentem Auswurf nur in etwa 50% pathogene Keime.
Lungenfunktion: Obstruktive Ventilationsstörung (kaum reversibel), Lungenüberblähung (Residualvolumen und, thorakales Gasvolumen erhöht). Die Lungenfunktionsprüfung dient der Objektivierung der klinischen Befunde und der Therapiesteuerung.
Blutgasanalyse: In fortgeschrittenen Fällen respiratorische Partial-/Globalinsuffizienz (Indikation für Sauerstofflangzeittherapie?).
Röntgenaufnahme des Thorax: Bei chronischer Bronchitis streifige Zeichnungsvermehrung in den Unterfeldern entlang der bronchovaskulären Bündel; bei Lungenemphysem abgeflachte, tiefstehende Zwerchfelle, vergrößerter Retrosternalraum (Seitenaufnahme), weite Interkostalräume, Gefäßrarefizierung (erhöhte Strahlentransparenz), bullöse Veränderungen. Das Röntgenbild dient u.a. dem Ausschluß von Bronchiektasen, großen Emphysembullae (evtl. chirurgische Behandlung?) und pneumonischen Infiltraten bei einer Infektexazerbation.
CT des Thorax: Gegebenenfalls bei großbullösem bzw. lokalisiertem Lungenemphysem zur Klärung einer möglichen Operationsindikation.

Differentialdiagnose:
- Asthma bronchiale (Anamnese, Therapieansprechen, inhalative Histaminprovokation, Peak-flow-Protokoll);
- Lungenstauung durch kardiale Ursachen (Symptomatik → S. 6, Befunde → S. 25, 27);
- Bronchiektasen (CT, Bronchographie, → 12.**1**, S. 458);
- sekundäre Bronchitis bei Bronchialkarzinom, Tuberkulose, aspirierten Fremdkörpern (Bronchoskopie);

- α_1-Antitrypsin-Mangel (→ „Leber“, S. 877 ff).

! Die chronische Bronchitis ist eine Ausschlußdiagnose!
Insbesondere sollte an ein Bronchialkarzinom gedacht werden, das gleichartige Symptome verursachen kann.

Therapie:

- Ausschaltung exogener Ursachen (Rauchen, berufliche Schadstoffe),
- medikamentöse Therapie:
  - **Bronchodilatatoren:** inhalative β_2-Mimetika (z. B. Sultanol-Dosieraerosol, Broncho Spray 1–2 Hübe 4 ×/Tag), Ipratropiumbromid (z. B. Atrovent Inhaletten Kapsel 4 × 1), Theophyllin (z. B. Euphyllin, Bronchoparat 2 × 200–500 mg/Tag).
    Prinzip: Erweiterung der Atemwege sowie Verbesserung der mukoziliären Clearance.
    Nebenwirkungen: Tachykardie, Erhöhung des Herzzeitvolumens und zu Beginn der Therapie ein feinschlägiger Tremor.
    Kontraindikation: Bei Hyperthyreose, Tachykardien und Herzinfarkt in der Anamnese sollten β-Mimetika mit Vorsicht gegeben werden.
  - **Corticosteroide:**
    Systemisch nur bei hochgradig obstruktiver Ventilationsstörung und/oder respiratorischer Insuffizienz.
    Inhalativ, wenn Bronchodilatatoren oder eine vorherige systemische Corticosteroidtherapie zu einer Abnahme der Obstruktion und einer Verbesserung der respiratorischen Insuffizienz geführt haben. Die Dosierung erfolgt wie bei der Asthma-Therapie (→ 12.**1**, S. 455).
  - **Antibiotika:** Amoxicillin (z. B. Amoxypen, Clamoxyl 3 × 0,5–1,0 g/Tag), Erythromycin (z. B. Erythrocin 500 Neo Filmtabletten 3 × 1), Trimethoprim-Sulfamethoxazol (z. B. Cotrim forte-ratiopharm-Tabletten 2 × 1).
    Prinzip: Die genannten Antibiotika treffen wirksam die häufigsten Erreger (Streptococcus pneumoniae, Haemophilus influenzae).
  - **Mukolytika:** N-Acetylcystein (z. B. Fluimucil 100/200 Brausetabletten, Sivan 100/200 Pulver, 3 × 200–600 mg/Tag).
    Prinzip: Die generelle Wirksamkeit ist nicht belegt, viele Patienten empfinden aber eine subjektive Besserung, daher Behandlung nach dem Prinzip „trial and error“.
- physikalische Therapie:
  - **Positiver exspiratorischer Druck** (Lippenbremse; PEP-Maske: Gesichtsmaske, die der Ausatmung einen definierten Widerstand entgegensetzt und dadurch einen exspiratorischen Atemwegskollaps verhindert),
  - **Flutter-Ventil** (VRP-1-Desitin): Führt zur Sekretmobilisierung durch Ausatemstenose und endobronchiale Schwingungen,
  - **körperliches Training.**

- **Sauerstofflangzeittherapie:** Indiziert bei arteriellen Sauerstoffpartialdrucken unter 55 mmHg. Bei Nachweis eines Cor pulmonale (EKG, Röntgen, Ödemneigung) gegebenenfalls auch Sauerstofftherapie bei P_{aO2}-Werten von 60–65 mmHg. Sauerstoffquellen: O_2-Konzentrator, Flüssigsauerstoff, Sauerstoff-Flaschen. Behandlungsdauer mindestens 16–18 Stunden pro Tag.
- **Heimbeatmung:** Nur in seltenen Fällen erfolgversprechend.
- **Bullektomie:** Nur in ausgewählten Fällen sinnvoll (große Bullae mit Kompression gesunden Lungengewebes).
- **Lungentransplantation:** Indikation bei hochgradig eingeschränkter Lungenfunktion und geschätzter Lebenserwartung <12 Monate. Altersgrenze 60 Jahre.

Prognose, Komplikationen: Eine optimale Therapie führt zu einer signifikanten Erhöhung der Überlebenszeit. Als Komplikationen können Atemwegsinfekte, Pneumonien, Pneumothorax und Cor pulmonale auftreten.

Asthma bronchiale

Definition

Asthma bronchiale ist eine entzündliche Atemwegserkrankung, die mit einer gesteigerten Empfindlichkeit der Atemwege auf zahlreiche Reize und einer spontan oder medikamentös reversiblen Bronchokonstriktion einhergeht.

→ *engl.:* bronchial asthma

Epidemiologie: Prävalenz ca. 5%,
- bis zu 10% aller Kinder leiden an Asthma bronchiale,
- etwa 15% der Bevölkerung haben eine unspezifische bronchiale Überempfindlichkeit,
- bei Krankheitsbeginn vor dem 10. Lebensjahr meist allergisches Asthma, bei Krankheitsbeginn nach dem 20. Lebensjahr meist nicht-allergisches Asthma.

Ätiopathogenese und Pathophysiologie: Aus prognostischen und therapeutischen Gesichtspunkten ist eine Unterscheidung in **exogen-allergisches (extrinsisches) Asthma** und **nicht-allergisches (endogenes, intrinsisches) Asthma bronchiale** sinnvoll. Genetische Einflußfaktoren sind für das allergische Asthma nachgewiesen.
Allen Patienten ist eine unspezifische Überempfindlichkeit der Atemwege gemeinsam, deren Ursache bisher unklar ist. Verschiedenartige Stimuli (Allergene, Infektionen, körperliche Belastung, Umweltschadstoffe, Medikamente und emotionaler Streß) führen zu einer Freisetzung von inflammatorischen Mediatoren aus Mastzellen, Basophilen und Makrophagen und konsekutiv zu Epithelschäden, Kontraktion der Bronchialmuskulatur, lokaler Blutstauung, Schleimhautödem und Sekretion von zähem Schleim. Die Folgen sind Anstieg

des Atemwegswiderstandes, Abnahme der Einsekundenkapazität (FEV_1), Lungenüberblähung, erhöhte Atemarbeit und eine gestörte Verteilung von Ventilation und Perfusion.

Ein *schwerer Asthmaanfall* ist durch *Sprechdyspnoe, Agitiertheit,* eine erhöhte *Atemfrequenz* (>30/min), stark abgeschwächtes Atemgeräusch („silent chest"), *Tachykardie,* stark erniedrigte Peak-flow-Werte (→ ▣ 12.**1**), eine arterielle Hypoxie und einen Anstieg des P_{aCO_2} (drohende Beatmungspflichtigkeit!) gekennzeichnet.

Charakteristisch für ein allergisches Asthma ist der anamnestische Bezug zwischen Allergenexposition und Symptomen sowie die Mehrfachmanifestation der allergischen Reaktion, z. B. Konjunktivitis, Rhinitis und Asthmaanfälle. Die häufigsten Auslöser für ein allergisches Asthma bronchiale sind Blütenstaub, Hausstaubmilben, Tierepithelien und Schimmelpilze (ubiquitäre Allergene).

Das nicht-allergische Asthma manifestiert sich meist zwischen dem 40. und 50. Lebensjahr (➜ *engl.*: late onset asthma) in der Regel mit einem Atemwegsinfekt.

Symptomatik: Leitsymptome sind anfallsweise auftretende Dyspnoe, Husten und Expektoration von zähem, glasigem Schleim. Typisch sind nächtliche Atembeschwerden und die Anfallsauslösung durch verschiedenartige Triggermechanismen (→ S. 451).

Besondere Asthmaformen:

Analgetikaasthma: Ca. 20% aller Patienten mit nicht-allergischem Asthma entwickeln nach Einnahme von Acetylsalicylsäure und anderen nicht-steroidalen Antiphlogistika eine Bronchokonstriktion, häufig verbunden mit Rhinorrhoe und Konjunktivitis. Die meisten dieser Patienten haben zusätzlich eine Polyposis nasi und rezidivierende Sinusitiden. Der Pathomechanismus ist unklar, eine Allergie im klassischen Sinne liegt nicht vor.

Anstrengungsasthma: Eine bronchiale Konstriktion nach körperlicher Belastung wird bei ca. 30% der erwachsenen und 80% der kindlichen Asthmapatienten beobachtet. Vermutete Ursache: Unterkühlung und Wasserverlust im Bereich der periziliären Flüssigkeitsschicht aufgrund der belastungsabhängigen Hyperventilation.

Sulfitasthma (5% aller Asthmaformen): Asthmaattacken durch orale Zufuhr von schwefelhaltigen Nahrungs- und Genußmitteln (Störung des Sulfitmetabolismus).

Berufsbedingtes Asthma: Allergische Auslösung durch Allergene wie Mehlstaub, Tierhaare, Holzstaub, Latex oder chemisch-irritativ wirkende Arbeitsstoffe (Proteasen, Arzneistäube, Isocyanate).

Diagnostisches Vorgehen:

Anamnese: Die Patienten berichten über Husten, zähen Auswurf und anfallsweise auftretende Atemnot. Typisch sind nächtlich auftretende Beschwerden.

Auskultation: In- und exspiratorisches Giemen, verlängertes Exspirium.

Spirometrie: Nachweis der bronchialen Obstruktion (FEV_1 vermindert, Atemwegswiderstand erhöht); Nachweis der Reversibilität nach Inhalation eines β-Sympathomimetikums (Fenoterol, Salbutamol).
Nachweis der bronchialen Überempfindlichkeit, z. B. durch den **Histaminprovokationstest.** Hierbei wird nach Inhalation von Histaminlösungen mit ansteigender Konzentration diejenige Schwellendosis ermittelt, die zu einem 20%igen Abfall des Atemstoßes (PC_{20}-FEV_1) bzw. zu einer Verdoppelung des spezifischen Atemwegswiderstandes (PC_{100}sRaw) führt. Der Grad der Überempfindlichkeit korreliert mit dem Schweregrad der Erkrankung.
Peak-flow-Protokoll: Typisch sind Nachweis von morgendlichen Tiefstwerten und eine Tagesschwankung der Meßwerte >20%.
Labor: arterielle (kapilläre) Blutgasanalyse, Bluteosinophilie (sowohl beim allergischen als auch beim nicht-allergischen Asthma bronchiale), IgE-Erhöhung bei allergischem Asthma. Leukozytose und BSG-Erhöhung bei bronchopneumonischer Komplikation.
Röntgenaufnahme des Thorax: Vermehrte Strahlentransparenz der Lunge, tiefstehende Zwerchfellkuppen, schmale Herzsilhouette. Die Röntgenuntersuchung dient dem Ausschluß einer Stenose in den großen Atemwegen oder der Erkennung von Komplikationen (pneumonische Infiltration, Sekretatelektasen, Pneumothorax).
Sputumuntersuchung: Zähes, glasiges Sputum. Mikroskopisch Nachweis von eosinophilen Granulozyten und unter Umständen Curschmann-Spiralen.
Allergiediagnostik:

- Berufs- und Freizeitanamnese,
- Prick-Test bzw. Intrakutantest mit ubiquitären und beruflichen Allergenen. Zuvor müssen Antihistaminika (je nach Wirkdauer für 1–4 Wochen) abgesetzt werden. Bei Diskrepanzen zwischen Anamnese und Allergietest sowie bei Kindern kann durch den Nachweis spezifischer IgE-Antikörper (RAST-Test) die Diagnose weiter abgesichert werden,
- inhalativer Provokationstest (nasal, bronchial; bei Nahrungsmittelallergie: oral) mit dem verdächtigen Allergen. IgE-vermittelte Sofortreaktionen werden innerhalb von 30 Minuten, Spätreaktionen (IgG-vermittelt) innerhalb von 6–12 Stunden erfaßt. β-Sympathomimetika müssen zuvor für möglichst 12 Stunden, Steroide (wenn vertretbar) für 4 Wochen abgesetzt werden. Sofortreaktionen werden durch Steroide jedoch nicht unterdrückt.

! Beweisend für die pathogenetische Bedeutung des Allergens ist ausschließlich der Provokationstest.
Bei allen Allergietests müssen immer Notfallmedikamente bereitgehalten werden, da anaphylaktische Reaktionen ausgelöst werden können: β-Mimetika, z. B. Sultanol Dosieraerosol, Adrenalin (Suprarenin-Ampullen), wasserlösliches Steroid (Solu Decortin H 250 mg), Infusionslösungen (5% Glucose, Dextran).

Differentialdiagnose:

Erkrankung	Bedeutung	Kommentar
Chronisch obstruktive Atemwegserkrankungen	+++	hier besteht eine (meistens bei Asthma variable) Obstruktion; die Patienten sind fast immer Raucher
Pneumothorax	++	bei der Auskultation auf einer Seite abgeschwächtes Atemgeräusch und hypersonorer Klopfschall. Im Röntgenbild vermehrte Strahlentransparenz der betroffenen Seite
Lungenembolie	+	sehr plötzlicher Beginn mit Dyspnoe, Tachykardie und häufig Thoraxschmerzen. Auskultationsbefund der Lungen meist normal, Thrombosen in der Vorgeschichte
Linksherzversagen (Asthma cardiale)	+	Zeichen der Lungenstauung, im Röntgenbild Herzvergrößerung
Trachealstenose	+	Stridoröses Atemgeräusch, bei Inspiration meist ausgeprägter als bei Exspiration; Schichtaufnahme der Trachea, Bronchoskopie

Therapie: Bei allergischem Asthma sollte soweit wie möglich Allergenkarenz angestrebt werden. Für die medikamentöse Behandlung stehen folgende Substanzen zur Verfügung:

inhalativ:

- **DNCG** (**Din**atrium**c**romo**g**licinsäure):
  Prinzip: durch eine Stabilisierung der Mastzellmembran wird die Histaminausschüttung prophylaktisch vermindert;
  unerwünschte Wirkungen: in seltenen Fällen kann es zu Hauterscheinungen, Myositis oder Bronchospasmen kommen;
- **β-Sympathomimetika:** Fenoterol (z.B. Berotec), Salbutamol (z.B. Sultanol), Terbutalin (z.B. Bricanyl).
  Prinzip: Die β-Sympathomimetika führen zur Bronchodilatation durch Erschlaffung der Bronchialmuskulatur;
  unerwünschte Wirkungen: inhalierbare β-Sympathomimetika haben nur eine geringe systemische Wirkung. Es kann zu Tachykardie, Steigerung des Herzzeitvolumens und Unruhegefühl kommen. Ein feinschlägiger Tremor tritt meist nur zu Beginn der Therapie auf.
  Kontraindikationen: Schwere Hyperthyreose, hypertrophe obstruktive Kardiomyopathie, Phäochromozytom. Vorsicht bei frischem Herzinfarkt und Tachyarrhythmie.

12.1 Therapie des Asthma bronchiale (modifiziert nach: Internationaler Konsensus-Bericht zur Diagnose und Behandlung des Asthma bronchiale, → „Literatur", S. 457

Schweregrad	Klinik	Lungenfunktion	Therapie
leicht	– kurz dauernde Beschwerden bis 2 x /Woche – nächtliche Beschwerden bis 2 x /Monat	– Peak-flow / FEV_1 > 80% des Solls – Peak-flow Tagesschwankungen < 20%	– bedarfsweise inhalierbares β-Sympathomimetikum
mittelschwer	– Beschwerden häufiger als 2 x /Woche – nächtliche Beschwerden häufiger als 2 x /Monat	– Peak-flow / FEV_1 60–80% des Solls – Peak-flow Tagesschwankungen 20–30%	– regelmäßig inhalierbares Corticosteroid: 400–1000 mg/Tag – bei Kindern und leichteren Formen evtl. DNCG (3–4x tgl. inhalieren) – zusätzlich bedarfsweise inhalierbares (ggf. langwirksames) β-Sympathomimetikum – ggf. zusätzlich Theophyllin
schwer	– häufige Anfälle – Dauerbeschwerden – regelmäßige nächtliche Beschwerden – (wiederholte) Krankenhausaufenthalte wegen des Asthmas – lebensbedrohliche Anfälle in der Anamnese	– Peak-flow / FEV_1 <60% des Solls – Peak-flow Tagesschwankungen > 30%	– regelmäßig hochdosiert inhalierbares Corticosteroid: 1000–2000 mg/Tag – regelmäßig inhalierbares (ggf. langwirksames) Sympathomimetikum – Theophyllin – systemische Corticosteroide

- **langwirksame β-Sympathomimetika:** Salmeterol (z. B. Serevent), Formoterol (z. B. Foradil),
- **inhalierbare Corticosteroide:** Budesonid (z. B. Pulmicort Turbohaler), Beclometasondipropionat (z. B. Sanasthmax), Fluticason (z. B. Flutide);
  Prinzip: Corticosteroide hemmen die Entzündungsreaktion, sind also für den akuten Asthmaanfall ungeeignet;
  unerwünschte Wirkungen: sind selten und beschränken sich meist auf Pilzinfektionen im Rachenbereich und Heiserkeit;

systemisch:

- **Methylxanthine:** Theophyllin (z. B. Euphyllin, Bronchoretard),
  Prinzip: die Bronchialmuskulatur erschlafft und die mukoziliäre Klärfunktion wird verbessert,
  Dosierung: durch die geringe therapeutische Breite muß die Dosierung individuell angepaßt und regelmäßig durch Serumspiegelbestimmungen kontrolliert werden,
  unerwünschte Wirkungen: u. a. Schlaflosigkeit, Übelkeit, Erbrechen, Tremor.
- **Corticosteroide:** Prednison (z. B. Decortin, Rectodelt Suppositorien), Prednisolon (Decaprednil Tabletten, Solu-Decortin-H Injektionslösung),
  Prinzip: → inhalierbare Steroide,
  unerwünschte Wirkungen: u. a. Verminderung der Immunabwehr, Osteoporose, Störungen des Elektrolythaushaltes, Magenulzera.

Die medikamentöse Behandlung richtet sich nach dem Schweregrad der Erkrankung (▣ 12.**1**).
Der **Status asthmaticus** ist immer als ein schwerer Notfall anzusehen. Für die Therapie kommen hochdosierte inhalative β-Sympathomimetika in Kombination mit Anticholinergika zur Anwendung. Zusätzlich werden intravenös Corticosteroide (z. B. 50 mg Prednisonäquivalent alle 6–8 Stunden), β-Sympathomimetika (evtl. auch subkutan) und Theophyllin verabreicht. O_2-Gabe. Eine Sedierung sollte vermieden werden.
Unerläßlich ist darüber hinaus in allen Fällen eine Schulung des Patienten (Wesen der Erkrankung, Meiden von Auslösern, Ziele der Behandlung, Wirkmechanismus und Handhabung der Medikamente, Peak-flow-Protokoll, Verhalten bei akuter Verschlimmerung).
Infektbedingte Exazerbationen (meist virale Infekte) werden nach gleichen Prinzipien wie Exazerbationen anderer Genese gemäß dem Stufenschema behandelt. Nur bei Fieber, Lungeninfiltraten im Röntgenbild und purulentem Sputum *zusätzlich Antibiotika* (häufigste bakterielle Erreger sind Streptococcus pneumoniae und Haemophilus influenzae; sie sind empfindlich auf Amoxicillin, orale Cephalosporine, Trimethoprim/Sulfamethoxazol und Erythromycin). Eine chronische Sinusitis sollte konsequent saniert werden (topische nasale Steroide).
Bei Kindern und jungen Erwachsenen mit Sensibilisierung gegenüber nicht mehr als zwei Allergenen und kurzer Krankheitsdauer kann eine Immuntherapie (Hyposensibilisierung) hilfreich sein.

Prognose und Komplikationen: Bei allergischem Asthma stellt sich gelegentlich eine spontane Besserung zwischen dem 14. und 20. Lebensjahr ein. Die Asthmasymptome treten jedoch zwischen dem 40. und 50. Lebensjahr häufig wieder auf. Bei nicht-allergischem Asthma sind spontane Verbesserungen seltener. Optimale medikamentöse Therapie und Patientenschulung führen zu verbesserter Lebensqualität und Vermeidung von Komplikationen (Pneumothorax, Sekretatelektasen, ernsthafte Nebenwirkungen der Therapie). Die Asthmamortalität (ca. 0,5–3 je 100 000 Einwohner/Jahr) hat sich jedoch trotz therapeutischer Fortschritte nicht geändert.

Literatur

Internationaler Konsensus-Bericht zur Diagnose und Behandlung des Asthma bronchiale. NIH-Publications No. 92–3091, März 1992. Pneumologie 1993: 47, Sonderheft 2: 245–288.
Umfassende Übersicht mit diagnostischen und therapeutischen Standards.

Bronchiektasen

Definition

Bronchiektasen sind irreversible Erweiterungen besonders mittlerer Bronchien im Bereich der Segment- oder Subsegmentebene. Begleitet werden sie von entzündlichen Veränderungen der Bronchuswände und des umliegenden Lungengewebes. Man unterscheidet sackförmige, zylindrische und variköse Bronchiektasen.

→ *engl.:* bronchiectasis

Epidemiologie:
Nach Sektionsstatistiken wurden in 0,4–9% der Fälle bronchiektatische Veränderungen gefunden.

Ätiopathogenese und Pathophysiologie:
Bei *angeborenen* Bronchiektasen liegen Entwicklungsstörungen bei der Ausknospung des Bronchialbaumes zugrunde. Bei *erworbenen* Bronchiektasen gelten als Ursachen frühkindliche Schädigungen (Fruchtwasser- und Fremdkörperaspiration) und Infektionskrankheiten (virale und bakterielle Bronchopneumonien), Immunglobulinmangel, Ziliendysfunktion, zystische Fibrose. Die gestörte mukoziliäre Clearance führt zur chronischen Entzündung mit Zerstörung von Schleimhaut und Bronchialwand. Folgen sind Aussackung der Bronchien (= Ektasie), Ansammlung von Bronchialsekret und Eiter in den erweiterten Atemwegen sowie fibrotische Umbauprozesse.

Symptomatik:
- chronischer Husten,
- nichteitriger oder eitriger Auswurf,
- Hämoptysen,
- Dyspnoe (bei ausgedehnten Bronchiektasen).

Diagnostisches Vorgehen:
Anamnese: täglicher Husten und meist gefärbter Auswurf,
klinische Untersuchung: grobblasige Rasselgeräusche, Giemen; als Frühzeichen treten gelegentlich vor der klinischen Manifestation Trommelschlegelfinger und Uhrglasnägel auf,

Dreischicht-Sputum: schaumig-serös-zellulärer Bodensatz; in der Sputumkultur finden sich häufig Pseudomonas aeruginosa und Staphylococcus aureus,
Funktionsdiagnostik: meist obstruktive Ventilationsstörung, unspezifische bronchiale Hyperreagibilität im Spätstadium, respiratorische Insuffizienz,
Röntgenaufnahme des Thorax: vermehrte peribronchiale Streifenzeichnung, zystische Hohlräume mit oder ohne Spiegelbildung;
CT, HR-CT: zystische Aufhellungen, Erweiterung der Bronchiallumina.
Bronchographie (12.1) ist nur erforderlich bei chirurgisch-therapeutischen Konsequenzen.

Differentialdiagnose: Es sollte bei eitrigem Auswurf an chronische Bronchitis, Lungenabszeß und Lungentuberkulose gedacht werden. Beim seltenen Kartagener-Syndrom liegt eine generalisierte Ziliendyskinesie vor, die mit Bronchiektasen, rezidivierenden Sinusitiden, Infertilität und Situs inversus (Störung der Embryogenese) einhergeht. Bei Bronchiektasenkrankheit im Kindesalter sollte an eine Mukoviszidose gedacht werden.

Bronchiektasen: Bronchogramm

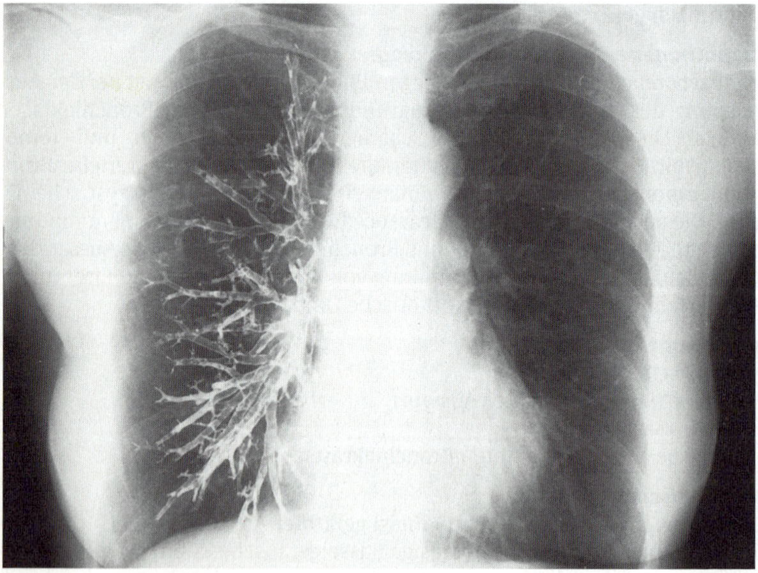

12.1 Im Vergleich zum unauffälligen Befund (**a**) …

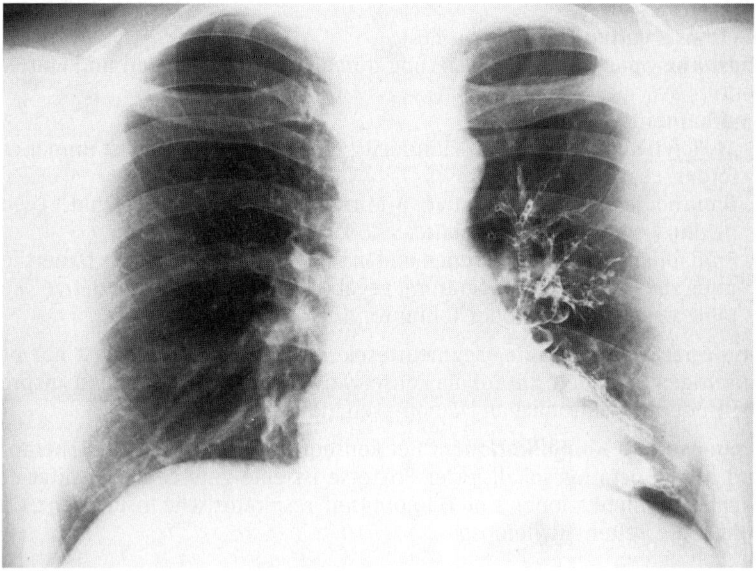

… kann man in der p.-a.- (**b**) …

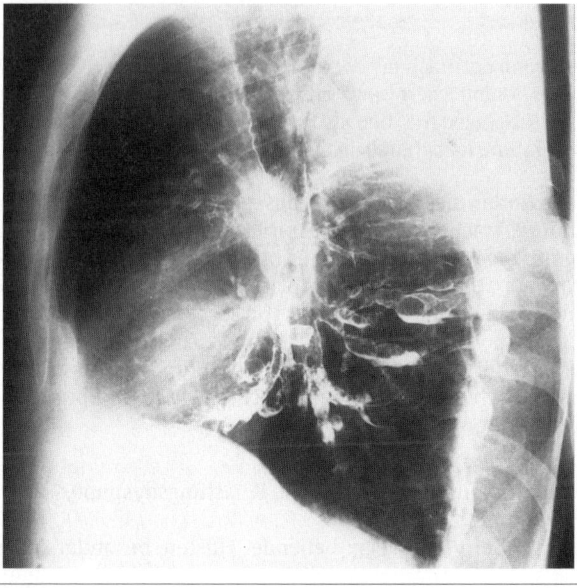

… und in der seitlichen Aufnahme (**c**) sackförmige Bronchiektasen im gesamten Unterlappen erkennen.

Therapie:

Die konservative Therapie umfaßt:
Physiotherapie: Sekretmobilisierung durch Drainagetechniken und Flutter-Ventil,
medikamentöse Therapie:
- *Mukolytika:* Acetylcystein (Fluimucil); eine Erfolgskontrolle ist immer erforderlich,
- *Bronchodilatatoren:* inhalative β-Mimetika, Ipratropiumbromid, Theophyllin (→ „Asthma bronchiale", S. 454ff),
- *Antibiotika:* bei Exazerbationen und in schweren Fällen auch als Dauertherapie stets gemäß Antibiogramm; gegebenenfalls topische inhalative Therapie mit Gentamicin oder Tobramycin.

Eine operative Therapie (Segmentresektion bzw. Lobektomie) ist nur bei einseitigen Befunden, die auf die konservative Therapie ungenügend ansprechen, oder bei bedrohlichen Hämoptysen indiziert.

Prognose und Komplikationen: Bei konsequenter physikalischer Therapie und nach Operation lokalisierter Prozesse ist eine gute Lebensqualität erreichbar. Komplikationen sind Hämoptysen, respiratorische Insuffizienz, Cor pulmonale, selten Amyloidose.

Atemwegsstenosen, Instabilität der Atemwege

Definition

Eine lokalisierte Verengung der Trachea oder großen Bronchien bezeichnet man als Atemwegsstenose. Sie kann fixiert (unveränderlich bei Inspiration und Exspiration) oder variabel (überwiegend bei Inspiration: extrathorakale Stenose; überwiegend bei Exspiration: intrathorakale Stenose) sein.

Ätiologie: Als Ursache finden sich Trachealstenosen (als Intubationsschäden nach Langzeitbeatmung), Trachealtumoren, aspirierte Fremdkörper (bei Kindern), Säbelscheidentrachea (meist Kompression durch eine retrosternale Struma), Tracheobronchopathia osteochondroplastica (gutartige, submuköse Knoten im Bereich der Vorder- und Seitenwand von Trachea und Hauptbronchien, die Knorpel- und Knochengewebe enthalten; oft Zufallsbefund bei einer Bronchoskopie), Instabilität von Trachea und Hauptbronchien (angeborene oder erworbene Wandschwäche), Tracheobronchomegalie (Morbus Mounier-Kuhn, angeborene Erkrankung).

Symptomatik:
- Inspiratorischer bzw. exspiratorischer Stridor, Belastungsdyspnoe,
- rezidivierende Pneumonien,
- bei Instabilität der großen Atemwege: bellender Husten, besonders nach dem Hinlegen.

Diagnostisches Vorgehen:
Lungenfunktionsprüfung: Typische Konfiguration der Flußvolumenkurve (Differentialdiagnose: fixierte/variable; extra-/intrathorakale Stenose).

! Eingeschränkte Lungenfunktion (in Ruhe) erst bei Trachealstenosen unterhalb 8 mm Durchmesser.

Röntgenaufnahme des Thorax, CT: Lokalisation der Stenose sowie Ausschluß oder Nachweis von Tumoren,
Bronchoskopie: Obligat bei Verdacht auf Atemwegsstenose.

Differentialdiagnose:

Erkrankung	Bedeutung	Kommentar
– Asthma bronchiale	+++	→ S. 451 ff
– Krupp-Syndrom Pseudokrupp spastischer Krupp bakterielle Layryngotracheitis	++	→ Lehrbuch der Pädiatrie

Therapie: Die Therapie besteht bei Tumoren in Operation, endoskopischer Abtragung oder Laserbehandlung. Bei Instabilität der Atemwege Versuch der „inneren Schienung" (PEP-Maske, nCPAP, selten Stenteinlage).

Prognose und Komplikationen: Narbige Stenosen, benigne Tumoren und Instabilität der Atemwege haben eine gute Prognose. Retentionspneumonien oder starke Entzündungsreaktionen können jedoch lebensbedrohliche Situationen darstellen.

! Inspiratorischer oder exspiratorischer Stridor verlangen nach rascher bronchoskopischer Abklärung.

Mukoviszidose (zystische Fibrose)

Definition

Die Erkrankung ist durch eine Dysfunktion der exokrinen Drüsen (Bronchus-, Pankreas-, Schweiß-, Speichel-, Ductus deferens-Drüsen) gekennzeichnet.

→ *engl.:* cystic fibrosis

Epidemiologie: Die zystische Fibrose ist die häufigste genetische Erkrankung (autosomal rezessiv) der weißen Rasse. In Mitteleuropa kommt ein Erkrankungsfall auf 2500 Geburten.

Pathophysiologie: In der Lunge führt der gestörte transepitheliale Transport von Natrium- und Chloridionen zur Verlegung der Atemwege mit zähem Sekret und konsekutiver Infektion (Staphylokokken, Pseudomonas). Folge sind Bronchitis, Bronchopneumonie, Bronchiektasen und zunehmende respiratorische Insuffizienz. Die Verlegung der Pankreasausführungsgänge hat eine Pankreasinsuffizienz zur Folge.

Symptomatik: Die Symptome sind im Säuglingsalter Gedeihstörung, Durchfälle und chronischer Husten. Später kommt es zusätzlich zu purulentem Auswurf, Dyspnoe und Gewichtsverlust (pulmonale Kachexie). Rhinorrhoe und Sinusitis sind häufig.

Diagnostisches Vorgehen:
- typische Anamnese (→ Symptomatik),
- Schweißtest (Pilocarpiniontophorese): Chloridkonzentration >70 mval/l,
- bei regelrechtem Schweißtest und klinischem Verdacht: Genanalyse.

Therapie: Ziele sind:
- Elimination des zähen Sekretes,
- Behandlung der Infektionen,
- Substitution der Pankreasinsuffizienz,
- Ausgleich der Mangelernährung.

Bezüglich der pulmonalen Manifestation sind die folgenden therapeutischen Maßnahmen wichtig:
Physiotherapie: Drainagetechniken, PEP-Maske, Flutter-Ventil,
Antibiotika: Bei Nachweis von Haemophilus influenzae und Staphylococcus aureus gezielte (orale) Therapie gemäß Antibiogramm über 3–4 Wochen. Bei Nachweis von Pseudomonas aeruginosa und Infektexazerbation (intravenöse) Kombinationstherapie aus 2 wirksamen Antibiotika gemäß Antibiogramm, anschließend inhalative Therapie mit Aminoglykosiden (Tobramycin, Gentamicin, Colistin),
Mukolytika: N-Acetylcystein bis zu 3 × 600 mg p.o. (generelle Wirksamkeit nicht belegt), DNAse inhalativ (bisher keine Langzeiterfahrung).
β-Sympathomimetika (z. B. Salbutamol, Fenoterol): Bronchodilatation, Verbesserung der mukoziliären Clearance,
Ernährung: Hochkalorisch, fettreich (Pankreasenzymsubstitution), eventuell zusätzlich Sondenkost. Vitaminpräparate (A, D, E, K),
bilaterale Lungentransplantation: Bei voraussichtlicher Lebenserwartung unter 2 Jahren indiziert.

Prognose: Durch die verbesserte Therapie hat sich die Prognose entscheidend verbessert. Mittlere Überlebenszeit gegenwärtig 29 Jahre; bei jetzt geborenen Kindern wird mit einer Lebenserwartung von >40 Jahren gerechnet. Nach bilateraler Lungentransplantation beträgt die 5-Jahres-Überlebensrate 60%.

Pulmonale Komplikationen:

- respiratorische Insuffizienz (Sauerstofflangzeittherapie),
- schwere Infektionen, Hämoptysen (gegebenenfalls Segmentresektion, Bronchialarterienembolisation),
- Pneumothorax (Drainagebehandlung), allergische bronchopulmonale Aspergillose (=ABPA; Steroide),
- Aspergillome und invasive Aspergillose (antimykotische Therapie).

Literatur

Fabel, H., Hrsg. Pneumonologie. Stuttgart: Urban & Schwarzenberg: 1989.
Gut gegliedertes, relativ straff gefaßtes Lehrbuch.

13 Lunge

Helgo Magnussen, Georg Kanzow

13.1 Infektionskrankheiten der Lunge

Pneumonien

Definition

Pneumonien sind akut oder chronisch verlaufende Entzündungen der Lunge, die den Alveolarraum und/oder das Interstitium betreffen. Erreger können Bakterien, Viren, Pilze oder Protozoen sein.

→ *engl.:* pneumonia

Epidemiologie: Die Pneumonie ist die häufigste zum Tode führende Infektionserkrankung und die fünfthäufigste Todesursache insgesamt. In Deutschland werden jährlich 140 000 bis 200 000 Neuerkrankungen registriert, wobei die Dunkelziffer sehr hoch ist. Bei vorher Lungengesunden liegt die Letalität bei 5%. Bei Patienten, die die Pneumonie im Krankenhaus oder auf der Intensivstation erworben haben (nosokomiale Pneumonie), beträgt die Letalität bis zu 70%.

Klassifizierung der Pneumonieformen:
- ambulant erworbene Pneumonie,
- nosokomiale Pneumonie,
- Pneumonie bei schwerer Grundkrankheit (Nieren-, Leber-, Herzinsuffizienz, Diabetes),
- Pneumonie bei Disposition zur Aspiration (Alkoholismus, ZNS- oder Ösophaguserkrankungen),
- Pneumonie bei definierten Immunstörungen (Transplantation, HIV-Infektion).

Ätiologie:
- Bakterielle Infektionen mit Streptococcus pneumoniae, Staphylokokken, die β-Lactamasepositiv und -negativ sein können, Haemophilus influenzae, Klebsiella-Spezies, Proteus-Spezies, Branhamella catarrhalis, Mycoplasmen, Chlamydien, Legionella pneumophila und Pseudomonas aeruginosa,
- virale Erreger umfassen RS-Virus, Paramyxo-, Picorna-, Adeno- und Herpesviren,
- Infektionen mit Pilzen (z. B. Candida, Aspergillus) kommen primär bei immunsupprimierten Patienten vor.

Symptomatik: Die einzelnen Pneumoniearten unterscheiden sich in der Ausprägung verschiedener Symptome. Zur differentialdiagnostischen Abgrenzung zwischen den typischen, z. B. durch Pneumokokken verursachten bakteriellen Pneumonien und den atypischen Pneumonien durch Viren oder Mykoplasmen hat sich das in 13.**1** dargestellte Schema bewährt.

Diagnostik:

- **Anamnese:** Fieber, Schüttelfrost, Husten, verfärbter Auswurf, Thoraxschmerzen (→ 13.**1**),
- **physikalische Untersuchung:** Nachweis einer pulmonalen Infiltration (Klopfschalldämpfung, inspiratorische Rasselgeräusche, Bronchialatmen),
- **Röntgenaufnahme des Thorax** (immer Bild in 2 Ebenen, 13.**1**),
- Nachweis einer infektiösen Genese durch mikroskopischen oder kulturellen **Erregernachweis** entweder aus Sputum oder aus bronchoskopisch entnommenem Material (geschützte Bürste, bronchoalveoläre Lavage), seltener durch Erregernachweis im Lungengewebe oder der Pleuraflüssigkeit,
- **Serologische Diagnostik** durch Antikörpernachweis nach mindestens 1 Woche klinischer Symptomatik (falsch-negative Befunde bei immunsupprimierten Patienten),
- Zur Diagnostik atypischer Pneumonien, z. B. bei Legionella, **Antigen-Nachweis** im Urin oder Immunfluoreszenz – Färbung im Sputum und in der bronchoalveolären Lavage. Nachweis von IgM-Antikörpern für Mycoplasma pneumoniae, und von IgM und IgG für Chlamydia pneumoniae,

13.**1** Klinische Differentialdiagnose zwischen typischen und atypischen Pneumonien (nach Siegenthaler, Dtsch. Med. Wochenschr., 1988)

Symptome/Befunde	typische Pneumonie	atypische Pneumonie
Beginn	perakut	langsam
Kopfschmerzen	+	++
Schüttelfrost	+++	+
Husten	+++	+
Sputum	+++	+
Fieber	> 39° C	< 39° C
Tachypnoe	+++	+
Tachykardie	+++	+
pathologischer Auskultationsbefund	+++	0
Leukozytose	+++	+
Röntgen (Thorax)	segmental oder lobär	diffus, interstitiell

Verschattungen bei Lobärpneumonie

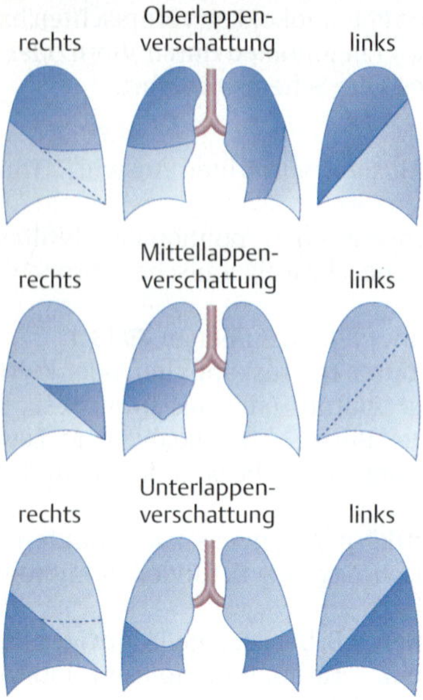

13.1

➤ neuere Laborverfahren zum **immunologischen Antigen-Nachweis** oder molekularbiologischen Nachweis von Erreger-DNA.

Differentialdiagnose: Differentialdiagnostisch sollte bei verzögert abheilender Pneumonie an ein zentrales Bronchialkarzinom oder einen aspirierten Fremdkörper (poststenotische Pneumonie), bei fehlendem Ansprechen auf die antibiotische Therapie an eine exogen-allergische Alveolitis oder eine chronisch eosinophile Pneumonie, bei blander Symptomatik auch an ein bronchioloalveoläres Karzinom gedacht werden.

Therapie: Bei schwerem Krankheitsverlauf (Atemfrequenz >30/min, P_{aO2} <60 mmHg, Hypotonie) ist stets eine stationäre Behandlung erforderlich, bei leichterem Verlauf kann (in Abhängigkeit von der Intensität der hausärztlichen Überwachung) eine ambulante Behandlung ausreichend sein.
Antibiotika: Die *ambulant* erworbenen Pneumonien werden meist durch Streptococcus pneumoniae, im geringeren Maße durch Haemophilus influenzae, Staphylokokken oder Klebsiella species verursacht. Die antibiotische Therapie der ambulant erworbenen Pneumonie ist in 13.**2** dargestellt.
Das Erregerspektrum der *nosokomialen* Pneumonien unterscheidet sich von dem der ambulant erworbenen Infektionen (13.**3**).

13.2 Erregerspektrum und Therapie ambulant erworbener Pneumonien (Quelle: Schaberg & Lode, Deutsche Medizinische Wochenschrift 116:1917–1920, 1991)

Erreger	Antibiotikum der ersten Wahl	Alternativen
Streptococcus pneumoniae	Penicillin	Makrolide, Cephalosporine I
Staphylokokken – β-Lactamase-negativ – β-Lactamase-positiv – gegenüber Methicillin resistent	 Penicillin Flucloxacillin, Clindamycin Vancomycin, Teicoplanin	 Makrolide, Cephalosporine I Makrolide, Cephalosporine I
Haemophilus influenzae	Ampicillin, Amoxicillin	Cefotiam, Cefuroxim
Klebsiella species	Aminobenzylpenicillin plus β-Lactamase-Inhibitor, Cephalosporine II	Chinolone
Proteus species	Aminobenzylpenicillin plus β-Lactamase-Inhibitor, Cephalosporine II	Chinolone
Branhamella catarrhalis	Aminobenzylpenicillin plus β-Lactamase-Inhibitor	neueres Makrolid
Mycoplasmen	neueres Makrolid	Doxycyclin, Chinolone
Chlamydien	neueres Makrolid	Doxycyclin, Chinolone
Legionella pneumophiliae	Erythromycin	Chinolone
Pseudomonas aeruginosa	Cefsulodin, Ceftazidim oder Ureidopenicilline plus Aminoglycosid	Chinolone

Bei neutropenischen Patienten finden sich grampositive und -negative Bakterien oder Pilze (Candida, Torulopsis, Aspergillus, Mucor). Bei Patienten mit T-Zell-Defekten (z. B. AIDS) finden sich primär intrazelluläre Bakterien und Mykobakterien, Legionellen, Pilze (Candida, Cryptococcus, Pneumocystis), Viren (Herpes, CMV), Protozoen (Cryptosporidium, Toxoplasma), und Helminthen-Infektionen. Bei Patienten mit B-Zell-Defekten (z. B. Lymphome) finden sich vermehrt bekapselte Bakterien.
Unter klinischen Gesichtspunkten ist eine antibiotische Therapie häufig auch ohne erfolgten Erregernachweis notwendig, so daß eine rationell kalkulierte Therapie nach ätiologischen Gesichtspunkten erforderlich ist. 13.**4** gibt hierfür einen Anhaltspunkt.
Supportive Therapie: Sauerstoffgabe bei $P_{aO_2} < 60$ mmHg, Hydratation, Analgetika bei Pleuraschmerzen, Bronchodilatatoren bei obstruktiver Ventilationsstörung.

13.3 Erregerspektrum bei nosokomialen Pneumonien
(Quelle: Ruckdeschel, Pneumologie 48:126–130, 1994)

klinische Konstellation	häufigste Erreger	seltenere Erreger
postoperative Pneumonie	Staphylokokken	Pneumokokken, Streptokokken, Klebsiellen
Beatmungspneumonie	Pseudomonaden, Klebsiellen, Staphylokokken	andere Enterobakteriazeen, Candida
Aspirationspneumonie	Mundflora, Bacteroides, anaerobe Streptokokken	Staphylokokken Streptokokken
atypische Pneumonie	Legionella pneumophiliae, Mycoplasma pneumoniae, Chlamydia spp.	Legionella spp. (micdadei, gormanii u.a.)
Pneumonie ohne Vortherapie	Staphylokokken, Klebsiellen	andere Enterobakteriazeen
Pneumonie unter Antibiotikatherapie	resistente Erreger, Staphylokokken, Klebsiellen, Enterobakteriazeen, Pseudomonas, Acinetobacter	

13.4 Kalkulierte Antibiotikatherapie der Pneumonien
(Quelle: Schaberg & Lode, Deutsche Medizinische Wochenschrift 116:1917-1920, 1991)

Pneumoniemanifestation	Mittel der Wahl	Alternative
ambulant erworbene typische Pneumonie	Penicillin	Makrolide, Cephalosporine I
atypische Pneumonie	Clarithromycin, Roxithromycin	Tetracyclin, Chinolone
Pneumonie + Grundkrankheit	Aminopenicillin plus, β-Lactamase-Inhibitor	Cephalosporine II–III, Chinolone
Aspirationspneumonie	Clindamycin	Aminopenicillin + β-Lactamase-Inhibitor, Cephalosporine I
immunsupprimierte Patienten	Entscheidung nach invasiver Diagnostik und Grundkrankheit	

Komplikationen und Residualzustände: Eine schwere Pneumonie kann zu einem septischen Schock und zu einer hochgradigen respiratorischen Insuffizienz führen, die eine intensivmedizinische Betreuung und gegebenenfalls eine maschinelle Beatmung erforderlich machen. Im Rahmen einer Pneumo-

nie (vor allem bei Staphylokokken- und Anaerobierinfektion) kann es zu einer Abszedierung im Bereich der Lungen kommen. Im Röntgenbild finden sich Einschmelzungsherde und Flüssigkeitsspiegel. Obwohl in der Regel eine konservative Abheilung erreichbar ist, muß unter Umständen eine Drainagebehandlung oder eine Resektion der Herde erwogen werden.
Gelegentlich bildet sich nach einer Pneumonie ein *metapneumonisches Pleura***empyem** (metapneumonisch = im Gefolge einer Pneumonie) aus, das durch septische Temperaturen und Leukozytose gekennzeichnet ist. Diese Komplikation erfordert eine Drainagebehandlung oder eine chirurgische Intervention.
Bei Auftreten eines *metapneumonischen Pleura***ergusses** ist eine Drainagebehandlung dann indiziert, wenn das Pleurapunktat eines der folgenden Charakteristika aufweist: Nachweis von Bakterien in der Gramfärbung, Glucose <40 mg/dl, pH <7,0.
Im Verlauf von chronischen Pneumonien kann es zu einer Schrumpfung und Fibrose des Lungengewebes kommen.

Pneumokokkenpneumonie

Streptococcus pneumoniae ist der häufigste Erreger von Pneumonien. Der Keim findet sich bei 50% der Gesunden in der Mundhöhle. Bei Streß oder starker Unterkühlung kommt es durch Verschlechterung der natürlichen Abwehrlage zu einer (meist endogenen) Infektion. Prädisponiert für eine Pneumokokkenpneumonie sind unter anderem Patienten mit chronischen Herz- und Lungenerkrankungen, nephrotischem Syndrom, Malignom oder nach Splenektomie. Klinisch findet sich das Bild der typischen Pneumonie (→ ▣ 13.**1**). Die klinische Symptomatik bessert sich bei wirksamer Therapie meist bereits innerhalb von 2 Tagen. Bei Personen mit erhöhtem Risiko für eine Pneumokokkeninfektion (s. o.) wird die aktive Immunisierung empfohlen.

Legionellenpneumonie

Legionellen können durch infizierte Aerosole aus Klimaanlagen, Duschen und Bädern übertragen werden. Gefährdet sind vor allem ältere Menschen, Diabetiker und Patienten mit Abwehrschwäche. Nach 2-10tägiger Inkubationszeit kommt es bei weniger als 10% der Infizierten zur Pneumonie. Typisch sind Prodromi (Kopfschmerzen, Myalgien), hohes Fieber, Schüttelfrost, pleuritische Schmerzen, Lethargie und Blutbeimengungen im Sputum. Das Röntgenbild kann sowohl eine lobäre Verschattung als auch eine disseminierte alveoläre Infiltration und kleine Pleuraergüsse zeigen. Die Diagnose kann am schnellsten durch direkte Immunfluoreszenzfärbung von Sputum oder bronchoalveolärer Lavage gestellt werden (Therapie → ▣ 13.**2**).

Mykoplasmenpneumonie

Infektion durch Inhalation des Keimes, Inkubationszeit etwa 21 Tage. Häufung in den Herbst- und Wintermonaten. Leitsymptome sind Fieber und unproduktiver Husten. In seltenen Fällen entwickelt sich ein akutes Atemnotsyndrom (ARDS). Extrapulmonale Manifestationen sind autoimmunhämolytische Anämie, Thrombopenie, Verbrauchskoagulopathie, kardiale und neurologische Beteiligung. Die Diagnose wird serologisch gestellt (in der KBR Titeranstieg um das Vierfache innerhalb von 2 Wochen). Die Therapie (→ 13.**2**) verkürzt die Symptomatik, nicht jedoch die Geschwindigkeit der Eradikation des Erregers aus dem Respirationstrakt.

Chlamydienpneumonie

Chlamydia pneumoniae und Chlamydia psittaci führen durch Tröpfcheninfektion nach einer Inkubationszeit von 1–3 Wochen zu einer klinischen Symptomatik. Im Vordergrund stehen hartnäckiger, meist trockener Husten, Fieber und häufig Myalgien. Das Röntgenbild kann lobäre, noduläre, miliare oder diffuse Verschattungen zeigen. Unbehandelt ist die Erkrankung oft langwierig (Dauer bis zu 3 Monaten). Die Diagnose wird serologisch gestellt: Ein IgM-Antikörpertiter ≥ 1 : 16, ein IgG-Antikörpertiter ≥1 : 512 oder ein vierfacher Titeranstieg innerhalb von 3 Wochen gelten als beweisend. Die Therapie wird mit neueren Makroliden (z. B. Clarithromycin 2 × 500 mg/Tag oder Tetracyclinen (z. B. Doxycyclin 1–2 × 100 mg/Tag) für 14–21 Tage durchgeführt.

Literatur

Woodhead, M. A.: Management of pneumonia. Topical review. Respiratory Medicine 1992: 86: 459–469.
Praxisnahe Darstellung des Krankheitsbildes mit umfangreichem Literaturverzeichnis.

Tuberkulose

→ auch „Infektionskrankheiten", S. 1084ff.

Definition

Erkrankung eines Organs oder mehrerer Organsysteme nach Infektion mit Mycobacterium tuberculosis, bovis oder africanum. Die Erkrankung nach Infektion mit anderen Mykobakterien (z. B. Mycobacterium avium oder kansasii) wird als nichttypische (früher: atypische) Mykobakteriose bezeichnet.
Pulmonale Tuberkulose = Tuberkulose der Lunge;
extrapulmonale Tuberkulose = Tuberkuloseerkrankung eines anderen Organsystems;
offene Tuberkulose = Tuberkulose mit Erregernachweis;
geschlossene Tuberkulose = Tuberkulose ohne Erregernachweis (z. B. klinisch oder histologisch bewiesen).

→ *engl.:* tuberculosis

Epidemiologie: Ungleiche Meldesysteme für Infektionskrankheiten in verschiedenen Teilen der Welt erschweren den statistischen Vergleich über die Inzidenz der Tuberkulose.

- Weltweit werden jährlich 8 Mio. Neuerkrankungen und 3 Mio. Todesfälle gemeldet,
- jährliche Inzidenz (pro 10 000 Einwohner) in Deutschland: 17,5 (1993); an Tuberkulose gestorben: 1,44 (1992); einer Abnahme der Neuerkrankungen bei der einheimischen Bevölkerung steht eine Zunahme bei Ausländern gegenüber;
- weltweit erkranken ♂ > ♀ (2 : 1).
- In Deutschland regelt § 3 des Bundesseuchengesetzes die Meldepflicht. Danach müssen Erkrankung und Tod an Tuberkulose gemeldet werden. (Der *Verdacht* der Tuberkuloseerkrankung ist *nicht meldepflichtig.*)

Ätiopathogenese und Pathophysiologie: Die Erreger der Tuberkulose zeichnen sich durch die Fähigkeit aus, der enzymatischen Abwehr (Hydrolyse) des Wirtsorganismus zu widerstehen. Für den Infektionsvorgang hat der „Tröpfchenkern" (droplet nucleus) eine zentrale Bedeutung. Er enthält zentral in einer H_2O-Hülle 1–10 Bakterien. Sein Durchmesser beträgt 1–5 μm, deshalb verfügt er über ausgeprägte Schwebefähigkeit in der Luft für bis zu 24 Stunden. Ansteckend ist fast ausschließlich die Lungentuberkulose, andere Organtuberkulosen bieten aufgrund des fehlenden Tröpfchenkerns wenig Infektionsrisiko. Das Risiko, sich zu infizieren, ist z. B. während einer gemeinsamen Chorprobe mit einem Tuberkulösen größer als bei einem gemeinsamen Spaziergang.

- Ansteckungsfähigkeit besteht im allgemeinen bei mehr als 5000 Bakterien/ml Sputum.
- Es werden jedoch nur 25% der Exponierten infiziert. 10% aller Infizierten erkranken manifest, davon die Hälfte im ersten postinfektiösen Jahr. Das

Erkrankungsrisiko ist abhängig von der individuellen Resistenzlage, die sowohl genetisch determiniert als auch erworben ist.
- Säuglinge, Kleinkinder, ältere Menschen und Patienten mit Diabetes mellitus, Untergewicht, dialysepflichtiger Niereninsuffizienz, immunsuppressiver Therapie, Erkrankung mit malignen Tumoren, gesteigertem Alkoholabusus und AIDS haben ein erhöhtes Risiko.

Der aerogene Erstkontakt (primary implant) mit Mycobacterium tuberculosis bevorzugt keine Lungenregion. Die Bakterien erreichen die vulnerablen Regionen in den Spitzen von Ober- und Unterlappen durch hämatogene Streuung während ihres ersten Vermehrungszyklus, insbesondere bei hochvirulenten Mykobakterienstämmen.
Der Lungenspitzenherd ist der **Primärherd**.
- 10–14 Tage nach Infektion röntgenologisch nachweisbar,
- zunächst Stecknadelkopfgröße. Die Phagozytose durch Makrophagen und Leukozyten führt zum histologischen Bild einer verkäsenden Pneumonie,
- Entwicklung der Tuberkulinüberempfindlichkeit (Hauttest) als Ausdruck zellulär vermittelter Immunantwort nach durchschnittlich 37 Tagen,
- durch regionale Bakteriämie wird der zugehörige Drainagelymphknoten infiziert.

! Primärkomplex = Primärherd plus befallener regionaler Lymphknoten.

- weitere Bakterienvermehrung im Primärkomplex führt zu multilokulärer Absiedlung entweder über den Blutstrom oder die Lymphbahnen (z. B. auch Ductus thoracicus) und Ausbildung einer Primärtuberkulose,
- Lokalisation bei hämatogener Streuung:
  - Lappentuberkulose = käsige Pneumonie,
  - generalisierte Lungentuberkulose (z. B. Miliartuberkulose oder tuberkulöse Sepsis Landouzy),
  - Pleuritis tuberculosa,
  - extrapulmonale Tuberkulose;
- lymphogene Streuung führt zu Lymphknotentuberkulose (auch extrathorakale Lymphknoten).

Ist die körpereigene, T-zellabhängige Immunabwehr in der Lage, die Bakterienvermehrung und -ansiedlung zu begrenzen, kommt es zur Ausbildung von ruhenden, d. h. nicht durch Bakterienvermehrung und Zellantwort aktiven Herden (Granulom, Tuberkulom).
Die Reaktivierung dieser Herde führt zu **postprimärer Tuberkulose.** Die Wege der endogenen Reinfektion sind erneut hämatogen, lymphogen oder kanalikulär. Das klinische Bild der postprimären Tuberkulose wird geprägt von Ausmaß und Lokalisation der Bakterienabsiedlung.

Symptome: In der ersten Phase der Erkrankung (primary implant bis zur Ausbildung eines Primärkomplexes) besteht meist kein Krankheitsgefühl. Die weitere Entwicklung zur Primärtuberkulose kann ebenso wie die postprimäre Tuberkulose weitgehend unbemerkt verlaufen. Absiedlungsausmaß und Abwehrlage des Wirtsorganismus können jedoch auch zu einem foudroyanten Krankheitsbild führen. Bei pulmonalem Primäraffekt liefert ein extrapulmonales, organbezogenes Symptom den Hinweis auf hämatogene Streuung.

Allgemeine Symptome:

- Husten: meist trocken, bei ausgedehntem Lungenbefall und/oder kavernösem Zerfall produktiv,
- Temperaturanstieg subfebril, bei ausgeprägter Lungeninfiltration und/oder Pleurabefall auch hochfieberhaft,
- Inappetenz, Nachtschweiß, Gewichtsverlust.

Organbezogene Symptome:

- Heiserkeit bei Kehlkopftuberkulose,
- Halsschmerzen bei Tonsillentuberkulose,
- Thoraxschmerz bei Pleuratuberkulose,
- Gelenkschwellung mit eingeschränkter Funktion bei tuberkulöser Arthritis,
- abdominelle Schmerzen bei Darmtuberkulose:

> ! Bei Appendizitisverdacht an Tuberkulose der Region der Bauhin-Klappe denken.

- Eintrübung mit ausgeprägtem Tagesschlaf und Schlafbedürfnis bei Meningitis tuberculosa,
- ausgeprägte Belastungsdyspnoe bei ausgedehnter Lungentuberkulose.

Diagnostisches Vorgehen:

Anamnese und klinische Untersuchung: Familien- und soziale Anamnese beschreiben das Expositionsrisiko.

> ! Älteren Patienten sind diminuierende Begriffe für Tuberkulose gebräuchlich („Hilusdrüsenkatarrh"), so daß der Wortwahl des Patienten besondere Bedeutung zukommt.

Bildgebende Verfahren: Röntgenuntersuchung des Thorax in 2 Ebenen, evtl. mit konventioneller Tomographie oder Computertomographie des Thorax. (Lokalisation, Ausdehnung und Charakter der tuberkulösen Lungenveränderung.) Sonographisch lassen sich pleurale und pleuranahe Veränderungen abbilden (Erguß, subpleurale tuberkulöse Herde, 13.**2**).

Tuberkulintest: Spiegelt die immunologische Auseinandersetzung des Organismus mit Mycobacterium tuberculosis wider. Durchführung als Stempeltest in Stärke 10 und nach Mendel-Mantoux (Intrakutantest) in den Stärken 1, 10 und 100. 0,1 ml der vorgesehenen Stärke werden streng intrakutan (nicht subkutan) in Form einer Quaddel gespritzt und die Reaktion nach frühestens 72 Stunden abgelesen. Als positiv gilt eine Induration (nicht Rötung) von mindestens 5 mm. Ein negativer Test mit 100 TE (Tuberkulineinheit = Stärke 100) macht das Vorliegen einer Tuberkulose unwahrscheinlich. Die Tuberkulinre-

Beidseitige kavernöse Oberlappentuberkulose

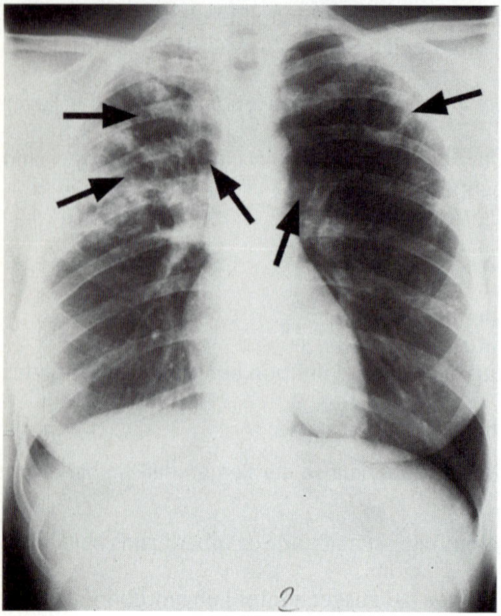

13.2 Das Röntgenbild zeigt den Thorax einer jungen Patientin mit **beidseitiger karvernöser Oberlappentuberkulose.** Die Kavernen sind mit Pfeilen gekennzeichnet. Die zusätzliche Verbreiterung des rechten Thoraxwandbegleitschattens ist ein Hinweis auf Pleurabeteiligung.

aktion kann fehlen bei Immunmangelsyndrom (angeboren oder erworben), immunsuppressiver Therapie oder lymphatischen Systemerkrankungen mit Verlust der zellulären Immunität.

Substratgewinnung zum bakteriologischen Nachweis:

- *Sputumuntersuchung* mit mikroskopischer Suche nach säurefesten Stäbchen (z. B. nach Ziehl-Neelsen-Färbung) im Expektorat dreier aufeinanderfolgender Tage, Magensaft, Punktat oder Abstrichmaterial; Ergebnis nach wenigen Stunden. Dann aus derselben Probe kulturell Züchtung von Mykobakterien in Flüssigmedium und radiometrischer Nachweis; Ergebnis nach 15 Tagen. Weiterverarbeitung auf festen Nährböden, Erregerdifferenzierung, Anfertigung eines Resistogramms; erste Ergebnisse frühestens nach 25 Tagen.
- *Bronchoskopie* – gezielt entnommenes Bronchialsekret durchläuft diagnostische Stufen wie Sputum, zusätzlich empfiehlt sich der Nachweis von Mycobacterium-tuberculosis-DNA mittels Polymerase Chain Reaction (PCR; Untersuchung durch Gensonde); vorteilhaft hohe Sensitivität, Ergebnis nach 6 Tagen.
- *Transbronchiale Biopsie, Thorakoskopie, Thorakotomie* – histologischer

Nachweis einer epitheloidzelligen Granulomatose aus Bioptaten (Lungengewebe, Bronchialschleimhaut, Lymphknoten, Feinnadelbiopsien).

Differentialdiagnose: → 13.5.

Therapie: Die Behandlung der Tuberkulose kann *ambulant* erfolgen. Häufig wird sie (insbesondere bei mikroskopisch offener Tuberkulose) stationär eingeleitet und nach Sputumkonversion ambulant fortgeführt.
Indikationen für *stationäre* Therapie sind:

- beidseitig ausgedehnte (d. h. bakterienreiche), fortgeschrittene Lungentuberkulose, komplizierende Begleiterkrankung (Leber-, Nierenerkrankungen, Diabetes mellitus, Alkoholkrankheit),
- reaktivierte Tuberkulose, insbesondere mit bekannter Antituberkulotikaresistenz,
- Verdacht auf unzureichende Mitarbeit des Patienten.

Die antituberkulotische Behandlung erfordert immer eine Kombinationstherapie mehrerer Antibiotika (13.**6**). Eine Monotherapie führt zur Selektion resistenter Keime.

13.**5** Differentialdiagnose der Tuberkulose anhand von Leitbefunden

Morphologie	Tuberkulose	andere Genese
Lungenrundherd	Tuberkulom	Malignom, benigner Tumor (z.B. Hamartochondrom, a-v-Fistel)
Lungeninfiltrat	tuberkulöse Pneumonie	Bronchopneumonie, Bronchialkarzinom, Lungeninfarkt
Hohlraum im Lungengewebe	Kaverne	Lungenabszeß bei Pneumonie oder Neoplasma, bullöse Lungendestruktion, Zyste
Pleuraerguß	Pleuritis tuberculosa, Empyem	Herzinsuffizienz (Transsudat), Pneumonie (Exsudat), Pleurakarzinose, Pleuramesotheliom, Empyem nicht-tuberkulöser Genese
disseminierte Lungenbeherdung	ausgedehnte Lungen-Tbc	metastasierendes Malignom, andere Granulomatose (Sarkoidose, Morbus Wegener), Pneumokoniose, Bronchiektasen
Lymphknotenvergrößerung	Lymphknoten-Tbc	Sarkoidose, Lymphom bei neoplastischer Grunderkrankung, Toxoplasmose, Aktinomykose, AIDS

13.6 Gebräuchliche Antituberkulotika (nach: Empfehlung des Deutschen Zentralkomitees zur Bekämpfung der Tuberkulose, Pneumologie 1995)

Medikamentenname (Kurzform)	**Tagesdosis** mg/kg KG	**maximale Tagesdosis**	**Kontraindikationen**	**Nebenwirkungen**	**Interaktion mit**
Rifampicin (RMP)	10	0,75g	schwere Lebererkrankungen, Thrombozytopathie	Nausea, cholestatische Hepatopathie, Thrombopenie, Überempfindlichkeitsreaktion	Corticosteroiden, Antikoagulantien, Ovulationshemmern, (Aufklären!) Alkohol, Proteaseinhibitoren, Ketoconazol
Isoniazid (INH)	5	0,4g	schwere Lebererkrankungen, Psychosen	Nausea, Hepatopathie, Polyneuropathie, epileptiforme Krämpfe, allergische Reaktionen	Hydantoinen, Barbituraten, Cumarinen, Alkohol
Pyrazinamid (PZA)	30–35	2,5g	Niereninsuffizienz, Gicht	Nausea, Hautexanthem, Harnsäureretention, Arthralgie, Photosensibilisierung	Acetylsalicylsäure, jodhaltigen Kontrastmitteln, Probenecid
Streptomycin (SM)	15	1,0g	Schaden des N. vestibularis, Niereninsuffizienz	allergische Reaktionen, Hämatopathie	Aminoglykosiden
Ethambutol (EMB)	20–25	2,0g	Optikusneuritis, Niereninsuffizienz	Einschränkung von Gesichtsfeld, Sehvermögen und Farbsehen, Nausea	Antazida

Da Isoniazid (INH), Rifampicin (RMP) und Pyrazinamid (PZA) synergistisch sterilisierend auf alle Bakterienpopulationen (auch ruhende Mykobakterien) wirken, sollten die Behandlungsregime während der gesamten Behandlungszeit INH und RMP enthalten, in der Initialphase ergänzt durch PZA, im Sonderfall zusätzlich Streptomycin (SM) und/oder Ethambutol (EMB). Ein Behandlungszeitraum von 6 Monaten kann bereits ausreichend sein, eine 9 monatige, mehrfach-kombinierte Behandlung hat sehr wenige Therapieversager (**13.7**).

13.7 Zwei gebräuchliche Therapieregime bei Tuberkulose

Therapieschema	**Initialphase** 2–3 Monate	**Stabilisierungsphase**
Kurztherapie Gesamtdauer 6–7 Monate	Isoniazid + Rifampicin + Pyrazinamid	3–4 Monate Isoniazid +Rifampicin
Standardtherapie Gesamtdauer 9 Monate	Isoniazid + Rifampicin + Pyrazinamid + Streptomycin	6–7 Monate Isoniazid + Rifampicin

! Die Medikamenteneinnahme erfolgt in täglicher Einzeldosis gleichzeitig, weil so Spitzenkonzentrationen von Antituberkulotika mit unterschiedlichem Angriffspunkt gesichert sind. Keine verteilten Tagesdosen, sondern alles morgens oder alles abends.

Die Qualität einer antituberkulotischen Therapie wird gesichert von seiten des Arztes durch sinnvolle Regimeauswahl und Monitoring, von seiten des Patienten durch konsequente Einnahme. Komplikationen sind die Folge inkonsequenter Medikamenteneinnahme (Versager und Rezidive), z. B. bei unerwünschten Arzneimittelwirkungen.
Eine *chirurgische* Therapie der Lungentuberkulose bleibt heute nur noch wenigen Krankheitsverläufen und nur nach ausreichender Chemotherapie vorbehalten. Kollapschirurgische Verfahren (Pneumothorax, Thorakoplastik) werden nicht mehr angewandt.

Prognose: Nach suffizienter medikamentöser Therapie beträgt die Heilungsrate fast 100% und die Rezidivrate ca. 1%.

Literatur

Deutsches Zentralkomitee zur Bekämpfung der Tuberkulose: Richtlinien zur Chemotherapie der Tuberkulose. Pneumologie 1995: 49: 217–225.
Detaillierte, praxisnahe Therapieempfehlungen.

Nichttuberkulöse pulmonale Mykobakteriosen

Definition

Durch eine Vielzahl von nichttuberkulösen Mykobakterien hervorgerufene Lungenerkrankungen.

→ *Synonym:* nicht- oder atypische Mykobakteriosen;
→ *engl.:* non tuberculous mycobacterial pulmonary disease; mycobacteriosis other than tuberculosis (MOTT)

Epidemiologie:

- aerogene Übertragung (nur selten von Mensch zu Mensch),
- vorwiegend ältere Patienten mit Bronchitis, Bronchiektasen oder Pneumokoniosen,
- bei HIV-Patienten Prävalenz bis 50%.

Ätiopathogenese: Von etwa 60 bekannten nichttuberkulösen Mykobakterien sind etwa 25 humanpathogen. Einteilung nach dem Grad der Therapierbarkeit. *Relativ leicht therapierbar:* Mycobacterium kansasii, M. marinum, M. szulgai, M. xenopi, M. malmoense. *Mäßig schwer therapierbar:* M. fortuitum, M. chelonae. *Schwer therapierbar:* M. avium/intracellulare, M. scrofulaceum, M. simiae. Nicht jede Infektion bedeutet auch eine behandlungsbedürftige Erkrankung.

Symptomatik: Produktiver Husten, Dyspnoe, Hämoptysen, Abgeschlagenheit. Gewichtsverlust und Fieber sind seltener als bei Tuberkulose.

Diagnostisches Vorgehen:
Röntgenaufnahme des Thorax: Kavernen, Parenchyminfiltrate (vorwiegend in den Oberlappen), lokale Pleuraverdickung.
Kultureller Nachweis: Sputum, Bronchialsekret, bronchoalveoläre Lavage. Für die Diagnose sind mindestens 2 positive Kulturen erforderlich (Differentialdiagnose Kontamination/transiente Infektion).
Lungenbiopsie: nur selten erforderlich.
Tuberkulintest: ohne Bedeutung, da unspezifisch.

Therapie: Antimykobakterielle Behandlung nur bei wiederholtem mikroskopischem/kulturellem Erregernachweis (und fehlender Sputumkonversion nach Behandlung der zugrundeliegenden Atemwegserkrankung). Medikamentenauswahl abhängig von Erreger und Resistogramm. (*Resistogramm* wichtig als Anhaltspunkt, aber nicht so zuverlässig wie bei Tuberkulose.) Stets Mehrfachtherapie mit 2–5 Wirkstoffen: Rifampicin, Isoniazid, Ethambutol, Streptomycin, Tetrazykline, Cotrimoxazol, Gyrasehemmer, Makrolide. Behandlungsdauer mindestens 12 (18) Monate, manchmal lebenslang (HIV-Patienten). Alternativ bei lokalisierter Erkrankung: chirurgische Therapie.

Prognose:

- Sehr variabel in Abhängigkeit von Keimart, Ausdehnung der Erkrankung und Grundkrankheit,
- gelegentlich Spontanheilung.

Literatur

Diagnosis and treatment of disease caused by non-tuberculous mycobacteria. Official statement of the American Thoracic Society. Am. Rev. Respir. Dis. 1990: 142: 940–953. *Konsensusreport mit praktischen Regeln für Diagnostik und Therapie, umfangreiches Literaturverzeichnis.*

Lungenerkrankungen durch Pilze

Saprophytäre Hefen, vor allem Candida albicans und Torulopsis glabrata, finden sich häufig in Sputumkulturen, insbesondere nach antibiotischer Behandlung. Eine Candidapneumonie ist sehr selten. Die Diagnose erfordert den bioptischen Nachweis invasiven Pilzwachstums. Bei geschwächter zellulärer Immunität und disseminierter Candidiasis kann es sekundär zu einem Lungenbefall kommen.
Histoplasma capsulatum, Coccidioides immitis und Blastomyces dermatitidis sind in Teilen des amerikanischen Kontinents heimisch und vor allem bei Immunschwäche pathogen.

! Der Nachweis von Hefepilzen im Sputum ist nicht gleichbedeutend mit einer behandlungsbedürftigen Pilzpneumonie! Erst der Nachweis von Candida in verschiedenen Organsystemen oder invasives Pilzwachstum (z. B. in der Bronchialschleimhaut) rechtfertigt eine systemische antimykotische Therapie.

Kryptokokkose

Der Hefepilz Cryptococcus neoformans kommt weltweit auf mit Vogelmist kontaminierten Böden vor. Die Infektion erfolgt durch Inhalation. Die pulmonale Kryptokokkose hat meist einen milden Verlauf. Radiologisch sind häufig solitäre Raumforderungen mit Prädilektion der Unterlappen festzustellen, seltener diffuse oder miliare Verschattungen. Klinisch steht bei Patienten mit oder ohne HIV-Infektion meist die ZNS-Beteiligung nach Dissemination im Vordergrund. Die Diagnose erfolgt mikroskopisch (Tuschepräparat), über den Nachweis von Kryptokokken-Antigen in Körperflüssigkeiten (falsch positiv bei positivem Rheumafaktor) oder kulturell. Bei Kryptokokkose ist eine diagnostische Liquorpunktion auch ohne klinische Zeichen der ZNS-Beteiligung obligat! Die *Therapie* erfolgt mit Amphotericin B (0,3–0,6 mg/kgKG/Tag) über ≥ 14 Tage i. v.; bei liposomalem Amphothericin B (Amlisome) 1–3 mg/kgKG/Tag ± Flucytosin ± Fluconazol. Bei AIDS-Patienten dient Fluconazol (200 mg/Tag oral) auch zur Sekundärprophylaxe.

Aspergillus-assoziierte Erkrankungen

Schimmelpilze der Gattung Aspergillus sind ubiquitär und gedeihen vornehmlich bei Feuchtigkeit und in organischem Material (z.B. Erde). Mit Erkrankungen wurden die Spezies Aspergillus fumigatus (am häufigsten), A. niger, A. nidulans und A. flavus assoziiert. Die Infektion erfolgt durch Inhalation der Sporen. Generell ist der kulturelle Nachweis der Pilze diagnostisch von untergeordneter Bedeutung, da er 1. nur eine Kolonisation belegt und 2. Kontaminationen im Labor häufig sind. Pathogenetisch stehen bei den Erkrankungen sehr verschiedene Mechanismen im Vordergrund.

Saprophytäre Aspergillose = Aspergillom: Fungusball in einer präformierten Höhle (meist posttuberkulösen Kaverne). Diagnose durch Röntgenbild (intravitärer, in der Regel mobiler Rundherd) und IgG-Ak (in >90% der Fälle). Resektion bei häufigen oder massiven Hämoptysen.

Allergische bronchopulmonale Aspergillose (ABPA): Ausguß von Segmentbronchien durch zähes, bräunliches Sekret reich an Eosinophilen und Pilzhyphen. *Diagnostische Kriterien:* Asthma bronchiale (oder Mukoviszidose), Bluteosinophilie, IgE-Erhöhung, Reaktivität gegen Aspergillus-Antigen im Hauttest, präzipitierende Antikörper gegen Aspergillus-Antigen, pulmonale Infiltrate (flüchtig oder dauerhaft) und zentrale Bronchiektasen. Die Behandlung erfolgt mit Cortison (Serum-IgE als Verlaufsparameter). Ein rezidivierender Verlauf mit Übergang in eine Fibrose ist möglich.

Exogen-allergische Alveolitis (viel seltener): S. 495ff.

Invasive Aspergillose: Fast ausschließlich bei schwerer Immunschwäche, v.a. Leukämie/Lymphom mit (therapiebedingter) Granulozytopenie. Die Erkrankung verläuft als nekrotisierende Pneumonie. Diagnose durch Biopsie. Frühe Behandlung mit Amphotericin B ± Flucytosin ± Itraconazol.

Pneumocystis-carinii-Pneumonie (PCP)

Früher als Parasit betrachtet, wird Pneumocystis carinii (PC) heute eher den Pilzen zugerechnet. Antikörper gegen PC finden sich bei fast allen Menschen im Alter von 10 Jahren. Voraussetzung für die Entwicklung einer Pneumonie ist eine Schwäche der zellulären Immunität (HIV-Infektion mit CD4-Zellen <200/µl, Chemotherapie/Immunsuppression). Ohne Prophylaxe erkranken ca. 80% aller HIV-Infizierten im Verlauf ihrer Erkrankung an einer PCP, mit Prophylaxe ca. 10%.

Die Erkrankung beginnt allmählich, die Symptome (trockener Husten, Belastungsdyspnoe, Fieber) nehmen über Wochen zu. Erst später findet sich ein verschärftes Atemgeräusch und Knisterrasseln über den Lungen.

Diagnostisches Vorgehen:

Erregernachweis: Mikroskopisch (u.a. Giemsa-Färbung) in Sputum (spontan, meist induziert) oder bronchoalveolärer Lavage (letztere mit ca. 90% Sensitivität). Ein kultureller Nachweis ist nicht möglich.

Röntgenaufnahme des Thorax: anfangs unauffällig (CT ist sensitiver), im Verlauf beidseitig interstitielles, später alveoläres Verschattungsmuster, oft perihilär und basal betont (unter Pentamidininhalationstherapie oft apikale Betonung).
Blutgasanalyse: Hypoxämie korreliert mit Prognose.
Spirometrie: verminderte Vital- und Diffusionskapazität; die Lungenfunktion eignet sich zur Verlaufskontrolle.
Labor: LDH-Erhöhung.

Differentialdiagnose: → „Lungenerkrankungen bei HIV-Infektion" (unten).

Therapie: Cotrimoxazol 120 mg/kgKG/Tag in 3–4 Dosen i. v. (bei schwerer Erkrankung) oder bei leichter Erkrankung oral über 21 Tage. Nebenwirkungen (bei HIV-Infektion häufig): u. a. Hautausschlag (oft nach 7–10 Tagen), Fieber, Leukopenie, Transaminaseanstieg.
Bei Co-trimoxazol-Unverträglichkeit Pentamidin 3–4 mg/kgKG/Tag i. v.

! Cave: Hypotension ⇒ Gabe über 2–4 Stunden.

Nebenwirkungen: zahlreich, u. a. Hypoglykämie. Bei P_{aO_2} <70 mmHg außerdem Prednison (i. v. oder p.o.): 1.–5. Tag 2 × 40 mg/Tag, 6.–10. Tag 2 × 20 mg/Tag, 11.–21. Tag 1 × 20 mg/Tag.
Eine klinische Besserung tritt erst nach 3–7 tägiger Therapie ein.
Prophylaxe: Bei CD4-Zellen < 200/µl: Cotrimoxazol 480 mg/Tag, bei Unverträglichkeit Pentamidin 300 mg 1 ×/Monat per inhalationem.

Prognose und Komplikationen: Jährliches Rezidivrisiko >60% ohne Sekundärprophylaxe. Komplikationen sind Pneumothorax und ARDS (hohe Letalität).

Lungenerkrankungen bei HIV-Infektion

→ auch „Infektionskrankheiten", S. 1104ff.

Die häufigsten Erreger von **infektiösen Lungenerkrankungen** bei HIV-Infektion sind: Pneumocystis carinii (→ S. 480f), Bakterien (Streptococcus pneumoniae, Haemophilus influenzae, Mykobakterien (M. tuberculosis, M. kansasii, M. xenopi u. a.), Cryptococcus neoformans (meist Meningoenzephalitis), Aspergillusspezies (spät) sowie Zytomegalievirus (oft gemeinsam mit anderen Erregern, eigenständige Bedeutung unklar).
Nichtinfektiöse Lungenerkrankungen bei HIV-Infektion: Kaposi-Sarkom, Non-Hodgkin-Lymphom, lymphozytäre interstitielle Pneumonitis (bei Kindern) sowie unspezifische Pneumonitis (Ausschlußdiagnose).

Diagnostisches Vorgehen bei Husten, Kurzatmigkeit, Fieber und bestehender HIV-Infektion:

- Sputum für Färbungen (Gram, Ziehl-Neelsen, Giemsa) und Kulturen (Varia, Mykobakterien, Pilze),

- Blutkulturen, Blutbild, CD4-Status, Kryptokokken-Antigen im Serum (bei V.a. Kryptokokkose), Blutgasanalyse,
- Lungenfunktion mit Vitalkapazität und Diffusionskapazität,
- Röntgenaufnahme des Thorax.

Falls kein verwertbares Sputum zu gewinnen ist oder Sputumfärbungen keinen wegweisenden Befund ergeben, sollte eine Bronchoskopie mit bronchoalveolärer Lavage (Aufarbeitung wie Sputum) und Biopsien (bei V.a. Kaposi-Sarkom oder Viruspneumonie) erfolgen.

Therapie: Wenn möglich gezielt (→ einzelne Krankheitsbilder). Bei entsprechender Zeichnungsvermehrung im Röntgenbild und CD-4 Zellen < 200/μl Beginn der Behandlung unter Annahme einer Pneumocystis carinii-Pneumonie.

Prävention: Einmalige Impfung gegen Pneumokokken und Hämophilus influenzae B bei CD4-Zellen < 300/μl (Effektivität bei dieser Indikation nicht belegt). Zur PCP-Prophylaxe → S. 481.

Literatur

Behandlung pulmonaler Infektionen bei HIV-infizierten Patienten. Arzneimittelbrief 1994: 28: 33–37.
Kurze Übersicht mit weiterführenden Literaturangaben.

13.2 Erkrankungen und Störungen des Lungenkreislaufes

Lungenembolie

Definition

Verlegung der Arteria pulmonalis oder ihrer Äste durch Fremdmaterial, welches mit dem Blutstrom verschleppt wurde (meist Thromben, selten Fett, Luft, Fruchtwasser oder Fremdkörper).

→ *engl.:* pulmonary embolism

Epidemiologie: Die Thrombembolie ist die vermutlich häufigste schwerwiegende Komplikation bei hospitalisierten Patienten. Nach Schätzungen versterben jährlich in Deutschland 50 000–100 000 Patienten an Lungenembolien.

Ätiopathogenese und Pathophysiologie: Die Thromben, die zu einer Lungenembolie führen, stammen zu 80% aus den Bein-Beckenvenen, seltener aus dem rechten Herzen oder dem Gebiet der oberen Hohlvene (Thrombenbildung um zentrale Venenkatheter). Die Ätiologie von Lungenembolien ist also eng mit dem Auftreten von Phlebothrombosen verknüpft.
Als Risikosituation für eine Lungenembolie gelten: Bettlägerigkeit, Immobilisation, langes Sitzen mit abgeknickten Beinen, postoperativer Zustand, Tumorerkrankungen, Hyperkoagulabilität, Östrogentherapie (Antikonzeptiva),

Nikotin bei Frauen, Herzinsuffizienz, forcierte diuretische Therapie, Adipositas, Phlebitiden (→ auch „Phlebothrombose", S. 330ff). Die Thromben lösen sich häufig beim morgendlichen Aufstehen, bei der Defäkation und bei plötzlicher körperlicher Anstrengung.
Die Verlegung der Strombahn durch eine Lungenembolie führt zu einer akuten Widerstandsbelastung des rechten Ventrikels. Aufgrund der großen Gefäßkapazitätsreserve wird der Verschluß von 50% des Gefäßbettes bei zuvor gesunder Lunge ohne Drucksteigerung toleriert. Bei vorgeschädigter Lunge können schon kleinere Embolien zu massiven Druckanstiegen führen. Die Mortalität ist dann deutlich erhöht. Die meisten Lungenembolien betreffen die Lungenunterlappen, rechts häufiger als links.
10% der Lungenembolien führen innerhalb von 12–36 Stunden zum Lungeninfarkt, der vollständig oder unter Zurücklassung einer Narbe ausheilt.

Symptomatik:

Typische Symptome sind
- Dyspnoe, Thoraxschmerzen und Hämoptysen,
- Tachykardie und Synkopen,
- Schweißausbrüche.

Zur Schweregradeinteilung → 13.**8.**

13.**8** Schweregradeinteilung der Lungenembolie (nach Grosser, Klaus-Dieter 1988)

	Schweregr. I	**Schweregr. II**	**Schweregr. III**	**Schweregr. IV**
Klinik	diskret (Dyspnoe, thorakaler Schmerz)	akut auftretende Dyspnoe, Tachypnoe, thorakaler Schmerz, Tachykardie, Angst, ev. Folgezustände: Hämoptyse, Fieber, Pleuraerguß	wie Schweregrad II	zusätzl. Schock (Herz-Kreislauf-Stillstand)
systemischer Blutdruck	normal	normal oder leicht erniedrigt	erniedrigt	stark erniedrigt mit kleiner Amplitude
pulmonal-arterieller Druck (PA)	normal	normal oder leicht erhöht	PA-Mitteldruck 25–30 mmHg	PA-Mitteldruck > 30 mmHG
PaO_2	normal	< 80 mmHg	< 70 mmHg	< 60 mmHg
Gefäßobliteration	periphere Äste	Segmentarterien	Ein PA-Ast oder mehrere Lappenarterien	ein PA-Ast und mehrere Lappenarterien (PA-Stamm)

Die Diagnose einer Lungenembolie ist schwer zu stellen. Am wichtigsten ist es, sie immer in die differentialdiagnostischen Überlegungen einzubeziehen. Besonders die kleinen Embolien werden nicht erkannt, sie sind jedoch häufig Vorboten für große, schwere Embolien. Über die Hälfte der Lungenembolien wird erst nach dem Tod diagnostiziert.

Diagnostisches Vorgehen:

- **Blutgasanalyse:** Respiratorische Partialinsuffizienz mit alveolärer Hyperventilation ($P_{aO_2}\downarrow$, $P_{aCO_2}\downarrow$), P_{aO_2} kann auch bei fulminanter Lungenembolie noch normal sein!
- **EKG:** Oft nur passagere Veränderungen, nur in 50% typisch, aber nicht spezifisch: S_I Q_{III}-Typ, Rechtsschenkelblock. ST-Anhebung in III mit negativem T, T-Negativierung rechtspräkordial (V1–V4), Sinustachykardie, Tachyarrhythmie, P-pulmonale.
- **Röntgenaufnahme des Thorax:** Akut meist unauffällig, später Pleuraergüsse, periphere keilförmige oder rundliche Infiltrate, einseitiger Zwerchfellhochstand, Streifenatelektasen.
- **Echokardiographie:** Bei Verlegung von mehr als 30% des Lungenkreislaufes finden sich Zeichen der akuten Druckbelastung des rechten Ventrikels (Dilatation des rechten Ventrikels, paradoxe Septumbewegungen, Trikuspidalinsuffizienz).
- **Lungenperfusionsszintigraphie:** Typisch, aber nicht beweisend sind segment- oder lappenbezogene Perfusionsdefekte. Im Zweifel zusätzlich Ventilationsszintigraphie, die bei Lungenembolie unauffällig ist.
- **Pulmonalisangiographie** (13.**3**): Goldstandard der Diagnostik, jedoch als invasives Verfahren nur bei unklarer Diagnose und therapeutischen Konsequenzen indiziert.

Differentialdiagnose: → 13.**9**.

Therapie: Therapieziele sind:

- sofortige Verhinderung weiteren Wachstums des Embolus,
- Beschleunigung der Auflösung des Embolus,
- Rezidivprophylaxe.

Medikamentöse Therapie: Die Behandlung richtet sich nach dem Schweregrad (13.**8**):

- bei Schweregrad I und II wird eine Antikoagulation mit Heparin,
- bei Schweregrad III und VI eine Thrombolyse mit Streptokinase und nachfolgender Heparintherapie angestrebt.
  - *Heparin:* 5000–10000 IE als Bolus, dann ca. 400 IE/Tag. Die weitere Dosis richtet sich nach der PTT, die das 2–3fache der Norm betragen sollte.
  - *Streptokinase:* Bei konventionellem Schema initial 250000 IE, Erhaltungsdosis 100000 IE/h. Im Einzelfall kann eine höherdosierte Kurzlyse (rtPA-Kurzlyse: 100 mg in 2 h, davon 10 mg als Bolus) oder der Einsatz von Urokinase sinnvoll sein.

Lungenembolie

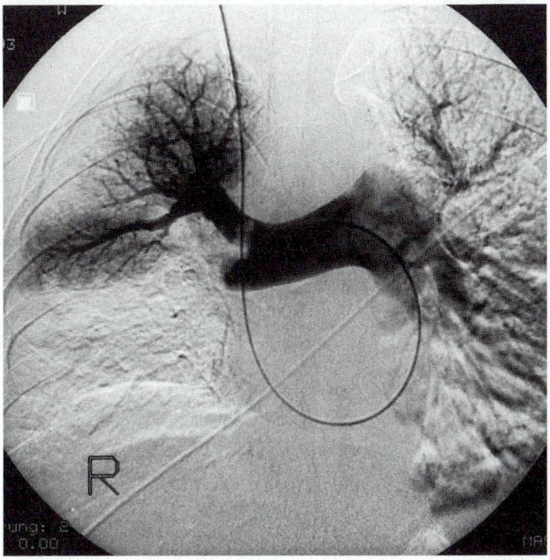

13.3 Die Pulmonalisangiographie in DSA-Technik zeigt einen Gefäßabbruch der rechten Unterlappenarterie und einen Thrombus in der rechten Oberlappenarterie. (Das Bild wurde freundlicherweise von der radiologischen Klinik Lübeck, Direktor Prof. Dr. Weiss, überlassen.)

- Dieser Behandlung schließt sich immer eine *Antikoagulation* gemäß den Empfehlungen bei tiefer Beinvenenthrombose an.

Medikamentöse Langzeittherapie: Bei rezidivierenden Lungenembolien erfolgt eine Langzeit-Antikoagulation mit Cumarinderivaten. Sind Cumarine kontraindiziert, kann auch ein Vena-cava-Filter (Greenfield-Filter) implantiert werden.
Operative Therapie: Die chirurgische Embolektomie wird bei fulminanter Embolie angestrebt.

Prognose und Komplikationen: Die meisten Embolien in der Lungenstrombahn lösen sich innerhalb von 2 Wochen spontan auf. Die schnell einsetzende Therapie hat die Sterblichkeit auf unter 10% gesenkt. Wenige Patienten entwickeln ein chronisches Cor pulmonale, insbesondere bei Verlegung großer Gefäße oder nach rezidivierenden Lungenembolien.

Arteriovenöse Fisteln

Definition

Vaskuläre Kurzschlußverbindungen, meist zwischen Pulmonalarterie und -vene. Sie sind selten und treten in ca. 50% der Fälle im Rahmen eines Morbus Rendu-Osler auf (→ S. 392f).

→ *engl.:* av-malformations

13.9 Differentialdiagnose der Lungenembolie anhand der Leitsymptome

Symptom	Erkrankung	Kommentar
Dyspnoe	Asthmaanfall	auskultatorisch Giemen und Brummen
	Pneumothorax	fehlendes Atemgeräusch auf der betroffenen Seite
	Lungenödem	grobblasige Rasselgeräusche, Röntgen → 1.9, S. 27
	Pneumonie	Fieber, Husten, starkes Krankheitsgefühl
Thoraxschmerzen	Herzinfarkt	atemunabhängiger Schmerz, typische EKG- und Enzymveränderungen, bekannte KHK
	Angina pectoris	Besserung durch Nitrate
	Pleuritis	bei fehlendem Erguß Pleurareiben auskultierbar
	Aortendissektion	evtl. wandernde Thoraxschmerzen, Aorteninsuffizienz, Blutdruck-Unterschied zwischen beiden Armen, doppelte Aortenkontur im Röntgenbild
Hämoptysen	Bronchialkarzinom	Husten, Nikotinabusus
	Tuberkulose	hinweisendes Röntgenbild
	Bronchiektasen	„Maulvolle Expektoration"; lange Anamnese
	Goodpasture-Syndrom	Proteinurie, Niereninsuffizienz
	Blutung aus dem Nasen-Rachen-Raum bzw. Magen	HNO-ärztliche Untersuchung, Gastroskopie

AV-Fisteln sind ganz überwiegend angeboren, singulär oder multipel, selten posttraumatisch. Der Kurzschluß führt zu einer Shuntdurchblutung unter Umgehung der Alveolen, woraus in Abhängigkeit vom Durchflußvolumen eine Sauerstoffuntersättigung des Blutes und eventuell eine Polyglobulie resultiert. Bei großen Fisteln finden sich Belastungsdyspnoe, zentrale Zyanose, Hämoptoe und Trommelschlegelfinger. Häufig handelt es sich um einen röntgenologischen Zufallsbefund. In 30% der Fälle findet sich bei der Auskultation ein lokales Strömungsgeräusch. Die Diagnose wird durch die Pulmonalisangiographie gesichert. Symptomatische Fisteln können reseziert oder transvasal embolisiert werden. Sauerstoffgabe kann einen erniedrigten P_{aO_2} nicht wesentlich anheben.

Schocklunge (ARDS)

Definition

Lungenversagen, das nach Einwirkung unterschiedlicher Noxen, am häufigsten nach einer Sepsis, auftritt und mit einem nichtkardiogenen Lungenödem einhergeht.

→ *Synonym:* akutes Lungenversagen; *engl.:* adult respiratory distress syndrome

Epidemiologie: Auftreten bei bestimmten Risikofaktoren (Sepsis, Pneumonie, Aspiration, Inhalation von toxischen Gasen, Überdosis von Narkotika, kardiopulmonalem Bypass). In den USA sollen etwa 150000 Personen jährlich an ARDS erkranken, die Letalität liegt bei 50%.

Pathophysiologie: Initial findet sich eine Schädigung des pulmonalen Kapillarendothels. Im Frühstadium kommt es zu den Zeichen eines interstitiellen Lungenödems. Ein großer Teil der Alveolen und Bronchiolen ist mit Fibrin ausgefüllt. Im Intermediärstadium findet sich eine Proliferation des Alveolarepithels und eine zunehmende Verlegung venöser und lymphatischer Gefäße durch einsprossendes Bindegewebe. Im Spätstadium kommt es zu einer generalisierten Lungenfibrose.

Symptomatik: Frühzeichen sind ein Anstieg der Atemfrequenz und nachfolgend innerhalb von Stunden Auftreten von Dyspnoe.

Diagnostisches Vorgehen:
Klinische Untersuchung: Dyspnoe, Tachypnoe, Zyanose. Rasselgeräusche über den Lungen (→ „Auskultation", S. 439).
Blutgasanalyse: Rasch zunehmende respiratorische Partial-, später Globalinsuffizienz. Korrektur durch Sauerstoffatmung nicht möglich (typischerweise P_{aO_2} <50 mmHg).
Röntgenaufnahme des Thorax: Etwa 12–24 Stunden nach Beginn der Symptomatik finden sich beidseitige, flächige Lungenverschattungen, die in der Folge zunehmen (oft: komplette Verschattung beider Lungenfelder).
Rechtsherzkatheter: Nur erforderlich, wenn klinisch ein kardiogenes Lungenödem nicht ausgeschlossen werden kann. Beim ARDS findet sich ein normaler pulmonalkapillärer Druck.

Differentialdiagnose: Kardiogenes Lungenödem (Mitralstenose, Myokardinfarkt, Vorhofmyxom: kardiologische Diagnostik → S. 8ff); selten: Reexpansionsödem nach Pleuradrainage (bei Erguß oder Pneumothorax, → S. 514ff).

Therapie: Entscheidend für den Ausgang ist, ob die ursächliche Störung beseitigt werden kann (z.B. Schockzustand, Infektion, Verbrauchskoagulopathie). In den meisten Fällen ist eine maschinelle Beatmung erforderlich (volumengesteuerte Beatmung, hohe inspiratorische O_2-Konzentrationen, positiver endexspiratorischer Atemwegsdruck, PEEP). Tieflagerung der weniger geschädigten Lungenpartien, um Shuntdurchblutung so gering wie möglich zu halten. Adäquate, möglichst enterale, Ernährung. Low-dose-Heparinisierung.

Prognose, Komplikationen: Die Letalität beträgt 50–80% je nach Ursache des ARDS und ist besonders hoch nach Lungeninfektionen. Komplikationen der Therapie sind Überwässerung (Kontrolle des zentralen Venendruckes) und Barotrauma (Pneumothorax) aufgrund zu hoher Beatmungsdrucke. Wird das ARDS überlebt, erholt sich die Lungenfunktion in den meisten Fällen innerhalb des ersten Jahres erstaunlich gut.

13.3 Interstitielle Lungenerkrankungen

Definition

Interstitielle Lungenerkrankungen, die auch als fibrosierende Lungenerkrankungen bezeichnet werden, stellen eine heterogene Gruppe von chronischen, nichtmalignen Erkrankungen dar, die initial durch eine entzündliche Infiltration der Alveolenwände (Alveolitis) und in fortgeschrittenen Stadien durch eine vermehrte Ablagerung von Kollagen im Bindegewebe in den Lungen gekennzeichnet sind. Derzeit werden etwa 180 verschiedene interstitielle Lungenerkrankungen bekannter und ungeklärter Ursache unterschieden (s. u.). Zahlenmäßig überwiegen die fibrosierenden Lungenerkrankungen unbekannter Ursache.

Einteilung und Ursachen:

Erkrankungen mit bekannter Ätiologie:

- anorganische Stäube (Pneumokoniosen): Silikose, Anthrakosilikose, Asbestose, Talkose, Siderofibrose, Hartmetallfibrose, Aluminose, Berylliose,
- organische Stäube (exogen-allergische Alveolitis): Vogelhalter-, Farmer-, Pilzzüchter-, Befeuchterlunge u. a.,
- Gase: Sauerstoff, Schwefeldioxid, Chlorgas,
- Rauch: Zink, Kupfer, Mangan, Antimon,
- Dämpfe: Quecksilber, Isocyanate,
- Aerosole: Fette (Mineralöl, ölhaltige Nasentropfen),
- Medikamente: Busulfan, Bleomycin, Mitomycin, Nitrofurantoin, Goldsalze, Carbamazepin, Salazosulfapyridin u. a.,
- Gifte: Paraquat,
- ionisierende Strahlen: therapeutische Strahlenanwendung, Strahlenunfälle,
- Mikroorganismen: Bakterien, Mykoplasmen, Viren, Pilze, Protozoen,
- chronische Lungenstauung.

Erkrankungen mit unbekannter Ätiologie:

- idiopathische Lungenfibrose,

- Kollagenosen (rheumatoide Arthritis, Sklerodermie, Lupus erythematodes disseminatus, Polymyositis, Dermatomyositis, Sjögren-Syndrom, Sharp-Syndrom),
- Sarkoidose,
- Histiocytosis X,
- Vaskulitiden: Wegener-Granulomatose, Churg-Strauss-Syndrom, Morbus Behçet, Immunvaskulitis, chronische eosinophile Pneumonie, Amyloidose, Lymphangioleiomyomatose,
- idiopathische Lungenhämosiderose.

Ätiopathogenese und Pathophysiologie: Das Wissen um die Entstehungsweise von interstitiellen Lungenerkrankungen ist weitgehend hypothetisch. Ein initialer Reiz (exogene Noxe oder endogener Stimulus) führt zu einem Schaden der Alveolarepithelien und/oder Kapillarendothelien. In der Folge infiltrieren Entzündungszellen (Neutrophile, Eosinophile, Lymphozyten, Alveolarmakrophagen, Mastzellen) das Interstitium und den Alveolarraum. Die Alveolitis kann mit Hilfe der bronchoalveolären Lavage quantitativ (Zellzahl) und qualitativ (Zelldifferenzierung) erfaßt werden. Zytokine aus den Alveolarmakrophagen stimulieren die Bindegewebsneubildung durch ortsständige Fibroblasten und die Einwanderung weiterer Entzündungszellen.
Bei manchen interstitiellen Lungenerkrankungen kommt es zur Entstehung von Granulomen (z. B. Sarkoidose, Silikose, exogen-allergische Alveolitis). Die progrediente Zerstörung alveolo-kapillärer Einheiten und Vernarbung führt zu einer Behinderung des Gasaustausches (respiratorische Insuffizienz), einer Abnahme der Lungendehnbarkeit (restriktive Ventilationsstörung) und zu einer Einengung der Lungenstrombahn (pulmonalarterielle Hypertonie).

Silikose

Definition

Die Silikose ist eine vorwiegend knötchenförmige Fibrose des Lungengewebes, die als Folge einer (meist langjährigen) Einatmung silikogener Stäube entsteht. Sie ist die häufigste Pneumokoniose und wird als Berufskrankheit anerkannt.

→ *Synonym:* Quarzstaublunge; *engl.:* silicosis

Epidemiologie: Gefährdet sind alle Berufsgruppen, bei denen Quarzstäube inhaliert werden können (Steinkohlenbergbau, Erzgewinnung, Sandstrahler, Granitarbeiter, Porzellanindustrie, Gußputzer, Zahntechniker u. a.).

Ätiopathogenese und Pathophysiologie: Die fibroseerzeugende Wirkung wird bestimmt durch die Konzentration an freier Kieselsäure in der Einatemluft, die Einwirkungsdauer und die individuelle Disposition. Die alveoläre Deposition setzt eine Teilchengröße von unter 7 μm voraus. Quarzstaub hat eine makrophagenzerstörende Wirkung, wodurch Fibroblasten stimuliert wer-

den. Im Lungeninterstitium bilden sich in der Folge Knötchen aus staubbeladenen Freßzellen und einer Hülle aus kollagenen Fasern. Die erhöhte Anfälligkeit der Silikosepatienten bezüglich Infekten und Tuberkulose ist möglicherweise eine Folge der Makrophagenschädigung.
Die Silikose kann auch nach Beendigung der Exposition entstehen oder fortschreiten.

Symptomatik: Die **akute Silikose** (selten) manifestiert sich nach kurzdauernder (wenige Monate!) intensiver Staubexposition mit progredienter Dyspnoe, Husten, Gewichtsverlust und Thoraxschmerzen und kann innerhalb von 1–2 Jahren über eine zunehmende respiratorische Insuffizienz zum Tode führen.
Die **chronische Silikose** ist häufig symptomlos. In fortgeschrittenen Fällen kommt es nach vielen Jahren bis Jahrzehnten zu produktivem Husten (graues Sputum) und Belastungsdyspnoe. Komplikationen sind chronische Bronchitis, Infektanfälligkeit, Tuberkulose (Siliko-Tuberkulose), Lungenemphysem, Cor pulmonale, selten Pneumothorax sowie Aspergillome. Eine Sonderform ist das Caplan-Syndrom (Silikose mit Lungenrundherden bis 5 cm Durchmesser in Verbindung mit einer chronischen Polyarthritis).

Diagnostik: Arbeitsplatzanamnese und Röntgenbild der Thoraxorgane sind wegweisend. Die **röntgenmorphologischen Veränderungen** gehen fast immer den klinischen und funktionellen Manifestationen voraus. Typisch sind disseminierte, kleine rundliche Schatten in den Ober- und Mittelfeldern. Durch Konfluenz entstehen Flächenschatten *(Schwielen)*. Die Beschreibung erfolgt anhand der **ILO-Klassifikation** (**I**nternational **L**abour **O**rganisation). Die Verkalkung von Hiluslymphomen (Verkalkung des Randsinus) führt zum „Eierschalenhilus".
Die **Sputumuntersuchung** dient dem Nachweis oder Ausschluß einer Siliko-Tuberkulose.
Die **Lungenfunktion** ist initial normal, in fortgeschrittenen Fällen findet sich eine obstruktive, restriktive oder kombinierte Ventilationsstörung.
In seltenen Fällen (untypisches Röntgenbild) kann eine **bronchoalveoläre Lavage** (Nachweis von Silikaten in den Alveolarmakrophagen) oder eine **Lungenbiopsie** (transbronchial, transthorakal, offen) für die Diagnose erforderlich sein.

Differentialdiagnose:

Erkrankung	Bedeutung	Kommentar
Sarkoidose	+	meist junge Patienten; Arbeitsplatzanamnese!
Bronchialkarzinom	++	in der Regel einseitige Veränderungen im Röntgenbild; selten Ausbildung eines Narbenkarzinoms in einer silikotischen Schwiele
Lungenmetastasen	+	rasche Größenzunahme der Herde; Arbeitsplatzanamnese.

Therapie: Sie besteht zunächst aus Expositionsprophylaxe und Nikotinkarenz. Eine kausale Behandlung ist nicht bekannt. Die Infektbehandlung erfolgt mit Antibiotika, die Behandlung der Bronchitis mit β-Mimetika, Ipratropiumbromid, inhalierbaren Steroiden und Theophyllin. Zur Therapie der Siliko-Tuberkulose: → „Lungentuberkulose“, S. 475 ff.

Prognose: Die Prognose wird durch Komplikationen bestimmt (z. B. Lungenemphysem, Cor pulmonale). Bei unkomplizierter Silikose in der Regel normale Lebenserwartung. Die akute Silikose führt dagegen häufig innerhalb von wenigen Monaten bis Jahren zum Tode.

Asbestose

Definition

Die Asbestose ist eine durch die Einatmung von Asbeststaub verursachte Erkrankung, die sich in einer diffusen Lungenfibrose und/oder Veränderungen der Pleura äußert. Sie wird als Berufskrankheit anerkannt.

→ *Synonym:* Asbeststaublunge; *engl.:* asbestosis

Epidemiologie: Wichtige Expositionsquellen sind bzw. waren Asbestaufbereitung, Herstellung und Verarbeitung von Asbesttextilprodukten, Bearbeitung von Asbestzementprodukten, Herstellung von Kupplungs- und Bremsbelägen, Umgang mit Spritzasbest (Isolierer, besonders auf Schiffen). Aufgrund strenger Sicherheitsauflagen ist seit kurzem eine wesentliche berufliche Exposition nicht mehr gegeben. Aufgrund der langen Latenzzeit zwischen Einatmung der Asbestfasern und Manifestation der Asbestose ist die Inzidenz von asbestbedingten Lungenerkrankungen noch nicht rückläufig.

Ätiopathogenese und Pathophysiologie: Asbest ist ein Sammelbegriff für faserförmige silikatische Mineralien. Inhalierte Asbestfasern mit einem Durchmesser von unter 3 μm und bis zu einer Länge von 40 μm sind alveolengängig. Sie führen nach Aufnahme durch Alveolarmakrophagen zu einer Freisetzung

von Proteasen und Zytokinen und setzen damit einen lokalen Entzündungsprozeß in Gang. Bevorzugt in den unteren und mittleren Lungenabschnitten kommt es zu einer Fibrosierung (**Lungenasbestose**).
Asbestfasern können aufgrund ihrer nadelförmigen Gestalt bis in den Pleuraraum penetrieren (Pleura-Drift) und dort zu ausgedehnten Bindegewebsneubildungen führen (**Pleura-Asbestose**). Die Pleura kann mit Ergußbildung (**benigne Asbestpleuritis**), Verdickung der Pleura visceralis (**diffuse Pleurafibrose, Einrollatelektase**) und umschriebener Verdickung der Pleura parietalis (**verkalkte oder hyaline Pleuraplaques**) reagieren.
Die Ausprägung der Asbestose ist linear von der Dosis der eingeatmeten Asbestfasern abhängig. Asbestfasern sind außerdem *kanzerogen*. Das asbestinduzierte Bronchialkarzinom manifestiert sich nach einer medianen Latenzzeit von 30 Jahren vorwiegend in den Unterfeldern. Die Inzidenz ist bei asbestexponierten Rauchern extrem hoch (multiplikativer Effekt beider Noxen). Das maligne Pleuramesotheliom tritt nach 20–40jähriger Latenzzeit unabhängig von dem Vorliegen einer Asbestose auf.

Symptomatik: Die Lungenasbestose führt zu trockenem Husten und progredienter Dyspnoe. Pleuraasbestosen sind meist asymptomatische Zufallsbefunde.

Diagnostisches Vorgehen: Unspezifische klinische Zeichen sind Knisterrasseln über der Lungenbasis und Uhrglasnägel. Wegweisend ist der **radiologische Befund** (◘ 13.4). Bei der Lungenasbestose finden sich unregelmäßige Fleckschatten, die gemäß der ILO-Klassifikation bezeichnet werden. Diffuse Pleuraverdickung un Pleuraplaques werden ebenfalls entsprechend Dicke

Röntgenveränderungen bei Asbestose

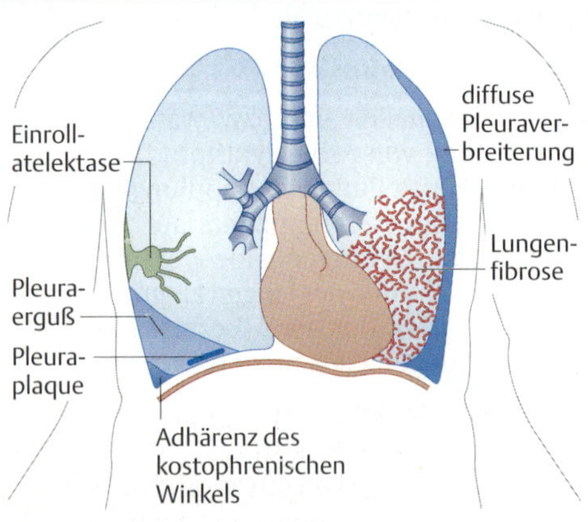

◘ 13.4

und Ausdehung gemäß der ILO kodiert. Der empfindlichste Nachweis einer Lungen- oder Pleuraasbestose gelingt mit der **Computertomographie** und der **HR-CT** (high-resolution-CT). Bei entsprechender Berufsanamnese ist eine feingewebliche Sicherung meist nicht erforderlich. Der Gehalt an Asbestkörperchen (ferruginous bodies, asbestos bodies = AB) der bronchoalveolären Lavage (BAL) korreliert mit der Faserdichte im Lungengewebe (ein AB pro ml BAL entspricht 1000 AB/g Lungengewebe, 13.**5**).
Der Grad der funktionellen Einschränkung (restriktive Ventilationsstörung, Gasaustauschstörung in Ruhe und unter körperlicher Belastung, Einschränkung der Lungendehnbarkeit) bestimmt bei der Begutachtung die Höhe der *Minderung der Erwerbsfähigkeit* (MDE).

Differentialdiagnose: Andere fibrosierende Lungenerkrankungen; Pleuraergüsse und Pleuraschwarten anderer Genese (Tbc, unspezifische Pleuritis, Thoraxtraumen u. a.).

Therapie: Eine wirksame Therapie der Asbestose von Lungen und Pleura ist nicht bekannt. Asbestbedingter Lungenkrebs wird wie jedes Bronchialkarzinom behandelt (S. 508ff). Die Behandlung des Pleuramesothelioms ist fast immer palliativ (medikamentöse Pleurodese, Dekortikation, Schmerztherapie).

Prognose: Die Lungenasbestose kann auch nach Beendigung der Exposition fortschreiten. Komplikationen sind respiratorische Insuffizienz, Cor pulmonale und Bronchialkarzinom.

Asbestkörperchen

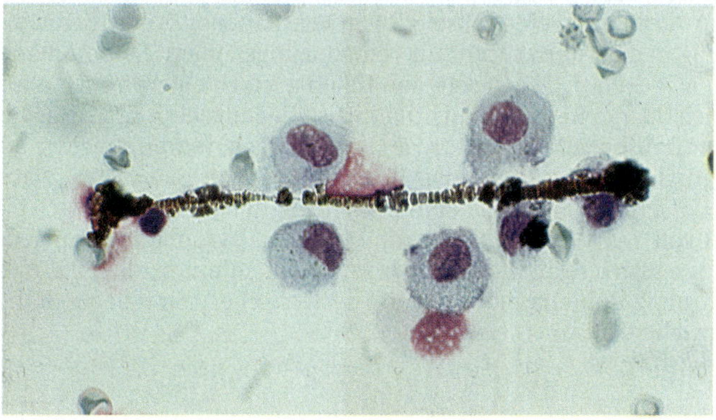

13.5 In der bronchoalveolären Lavage eines Patienten mit Asbestose finden sich außer dem Asbestkörperchen Alveolarmakrophagen (Giemsa-Färbung.)

Literatur

Merkblatt für die ärztliche Untersuchung zu Nummer 4103 und 4104 Anlage 1 BEKV, Bundesarbeitsblatt 7–8, 1991.
Übersichtliche Darstellung asbestbedingter Erkrankungen und der für die Begutachtung wichtigen Gesichtspunkte.

Lungenschädigung durch Medikamente

Zahlreiche Medikamente können zu einer Lungenschädigung führen. Pathomechanismen und klinisches Bild lassen eine Unterteilung in verschiedene Gruppen zu:
Eine **Lungenfibrose** kann z.B. durch Amiodaron, Bleomycin, Ciclophosphamid, Methotrexat und Nitrofurantoin ausgelöst werden.
Eine **akute Überempfindlichkeitsreaktion** mit Dyspnoe, Husten, Fieber, Lungeninfiltraten und Pleuraergüssen wird nach Carbamazepin, Diphenylhydantoin, Imipramin und Penicillin beobachtet.
Eine **Bronchiolitis obliterans** kann nach Goldsalzen, D-Penicillamin und Amiodaron auftreten.
Ein **Bronchospasmus** kann Hinweis auf eine Unverträglichkeit von Acetylsalicylsäure, nichtsteroidalen Antiphlogistika, β-Blockern und Pentamidin sein.
Weglassen des verdächtigen Medikamentes (daran denken!) ist der wichtigste Schritt in Diagnostik und Behandlung.

Lungenschädigung durch toxische Gase

→ auch „Vergiftungen", S. 1301 ff.

Stark irritierende Gase (Ammoniak, Salzsäure, Chlorgas) führen innerhalb kurzer Zeit zur Ausbildung einer obstruktiven Ventilationsstörung (Schleimhautschwellung in den Atemwegen) und einem Lungenödem (Symptomatik → S. 6, Röntgen → S. 25 u. 27), in seltenen Fällen auch zu einer Bronchiolitis obliterans. Nach Überstehen der Akutsituation ist die Langzeitprognose in der Regel gut. **Nichtirritierende Gase** (nitrose Gase, Phosgen) führen zunächst oft nur zu geringfügigen Akutsymptomen (Husten, Dyspnoe, Schwäche). Nach anfänglicher Besserung kann es ab dem 2.–3. Tag, selten jedoch erst nach einem Intervall von 2–5 Wochen, zu Fieber, Myalgien, Dyspnoe und Lungenödem mit progressiver respiratorischer Insuffizienz kommen, die eine maschinelle Beatmung und eine hochdosierte systemische Steroidbehandlung erforderlich machen.

Exogen-allergische Alveolitis

Definition

Durch eine allergische Reaktion auf inhalierte organische Stäube entstehende Lungenerkrankung, die mit einer entzündlichen Infiltration der Alveolen, terminalen Bronchiolen und des Lungeninterstitiums einhergeht und im Spätstadium zu einer Lungenfibrose führen kann. Bei Verursachung durch berufliche Allergene liegt eine Berufskrankheit vor.

→ *engl.:* hypersensitivity pneumonitis

Epidemiologie: Gefährdet sind bestimmte Berufsgruppen mit hoher inhalativer Belastung durch organische Stäube.

Ätiopathogenese und Pathophysiologie: Zahlreiche inhalierbare Allergene (Auswahl → 13.**10**) können abhängig von Stärke und Dauer der Exposition sowie entsprechender Disposition zu einer **Alveolitis** führen. Initial kommt es zu einer **Immunkomplexreaktion** (Typ III-Reaktion, → S. 1207 ff), die zur Einwanderung von neutrophilen Granulozyten führt. Während der anschließenden **zellulären Immunreaktion** (Typ IV-Allergie, → S. 1208) findet sich eine Einwanderung von Lymphozyten (besonders CD8-Zellen und Natural-killer-Zellen), Mastzellen, Plasmazellen und Makrophagen sowie die Bildung von Granulomen. Wiederholter Allergenkontakt kann zu einer progredienten **Lungenfibrose** führen.

13.**10** Auslöser einer exogen allergischen Alveolitis

Erkrankung	Antigene
Farmerlunge	Sporen von thermophilen Aktinomyzeten (Micropolyspora faeni, Thermoactinomyces vulgaris, Thermomonospora viridis, Aspergillen) in feucht eingebrachten Futtermitteln
Vogelzüchterlunge	Proteinbestandteile in Haut und Exkrementen (Tauben, Hühner, Wellensittiche u.a.)
Befeuchterlunge	Verunreinigungen in Luftbefeuchter- und Klimaanlagen (Aspergillen, thermophile Aktinomyzeten, Aureobasidium pullulans, Fusarium, Bakterien, Amöben)
Pilzarbeiterlunge	Pilzmyzele, Pilzsporen, M. faeni, Th. vulgaris, Aspergillen
Holzarbeiterlunge	Schimmelpilze, Alternaria alternata, A. pullulans
Käsearbeiterlunge	Penicillium casei, P. roqueforti
Isozyanatlunge	Isozyanate
medikamenteninduziert	Nitrofurantoin, Salizylate, Hydralazin, Penizillin u.a.

Symptomatik: Bei der *akuten Form* kommt es 4–8 (bis 12) Stunden nach Allergenkontakt zu Husten, Fieber, Schüttelfrost, Myalgien und Dyspnoe. Die Beschwerden klingen spontan innerhalb weniger Tage ab. Bei der *chronischen Form* finden sich häufig nur Husten und Dyspnoe, die über Monate bis Jahre progredient sind.

Diagnostik:
Anamnese: Wichtigster Baustein in der Diagnostik!
Körperliche Untersuchung: Zyanose, Uhrglasnägel, inspiratorisches Knisterrasseln über beiden Lungen.
Labor: Entzündungszeichen (Leukozytose, Anstieg von BSG, CRP und Immunglobulinen im Serum). Nachweis spezifischer IgG-Antikörper gegen das vermutete Allergen (Präzipitine beweisen die Exposition, nicht die Erkrankung).
Röntgenaufnahme des Thorax: Feinnoduläre oder flächige Verschattungen, besonders in den Oberfeldern, später retikulonoduläre Verschattungen, Honigwabenlunge.
HR-CT (High-resolution-Computertomographie): Besonders in Frühstadien milchglasartige Verschattungen, die im konventionellen Röntgenbild oft nicht erkennbar sind!
Lungenfunktion: Restriktive Ventilationsstörung, verminderte Diffusionskapazität.
Blutgasanalyse (BGA): respiratorische Partialinsuffizienz in Ruhe und insbesondere unter körperlicher Belastung.
Bronchoskopie: In der bronchoalveolären Lavage stark erhöhte Gesamtzellzahl; in der akuten Phase Vermehrung von Neutrophilen, Mastzellen, Plasmazellen. In der subakuten und chronischen Phase T8-Lymphozytose.
Feingewebliche Sicherung durch transbronchiale oder offene **Lungenbiopsie**, nur selten bei chronischen Formen erforderlich.
In Zweifelsfällen (Gutachten) kann die Diagnose durch einen *inhalativen Provokationstest* untermauert werden.

> ! Kein einzelner diagnostischer Test ist beweisend für eine exogen-allergische Alveolitis!

Differentialdiagnose: Andere interstitielle Lungenerkrankungen (Sarkoidose, idiopathische Lungenfibrose, Kollagenosen, medikamentös induzierte Lungenerkrankungen, allergische bronchopulmonale Aspergillose, chronische eosinophile Pneumonie).

Therapie:
- Allergenkarenz (Schutzmasken, gegebenenfalls Aufgabe von bestimmten Hobbys und Berufen),
- bei chronischer Verlaufsform systemische Corticosteroide (Prednisonäquivalent 1 mg/kgKG/Tag) über 2–4 Wochen, dann Reduktion auf Erhaltungsdosis.

Prognose und Komplikationen: Die akute Form heilt in der Regel folgenlos ab. Bei der chronischen Form kommt es gelegentlich trotz Allergenkarenz und systemischer Steroidbehandlung zu einem Fortschreiten der Lungenfibrose. Komplikationen sind respiratorische Insuffizienz und Cor pulmonale.

Literatur

Sennekamp, J.: Neue Erkenntnisse über die exogen-allergische Alveolitis. Pneumologie 1992: 46: 92–100.
Umfangreiche Übersicht über das Krankheitsbild.

Sarkoidose

Definition

Die Sarkoidose ist eine systemische Erkrankung unbekannter Ätiologie, die nahezu jedes Organ befallen kann. In mehr als 90 % der Fälle findet sich eine intrathorakale Manifestation. Histologisch ist die Sarkoidose durch epitheloidzellige Granulome gekennzeichnet.

→ *Synonym:* Morbus Boeck; *engl.:* sarcoidosis

Epidemiologie:

- Prävalenz 10–40 / 100 000 Einwohner,
- Hauptmanifestationsalter: 3. und 4. Lebensjahrzehnt,
- Nichtraucher sind häufiger als Raucher befallen.

Ätiopathogenese und Pathophysiologie: Die Ursache ist unbekannt. Eine Störung der T-Zellfunktion zeigt sich z. B. in einer negativen Tuberkulinprobe, während eine erhöhte B-Zellaktivität in 50% der Fälle zu einer Hypergammaglobulinämie führt. Initial findet sich eine Infiltration durch T-Helfer-Lymphozyten und Monozyten. Anschließend kommt es zur Bildung von nicht verkäsenden *epitheloidzelligen Granulomen* (Riesenzellen, epitheloidzellig umgewandelte Makrophagen, Lymphozyten). Entzündungen, Granulome und Vernarbung können zu irreversiblen Organschäden führen. Befall des Lungenparenchyms kann eine Gasaustauschstörung, Befall der Atemwege eine obstruktive Ventilationsstörung zur Folge haben.

Symptomatik: Die **akute Sarkoidose** (20–40% aller Fälle) dauert wenige Wochen und geht mit Abgeschlagenheit, Fieber, Gelenkbeschwerden (Sprunggelenke), Erythema nodosum und häufig mit Husten und Dyspnoe einher. Die Trias Arthritis, Erythema nodosum und bihiläre Lymphknotenschwellung wird als **Löfgren-Syndrom** bezeichnet und kommt häufig bei jungen Frauen vor (→ auch S. 1269). Seltener ist das **Heerfordt-Syndrom** (Fieber, Parotisschwellung, Uveitis anterior, Fazialislähmung).
Die **chronische Sarkoidose** entwickelt sich über Monate und führt zu Dyspnoe und trockenem Husten. Hämoptysen, Pleuraerguß und Pneumotho-

Sarkoidose: Röntgenveränderungen

a

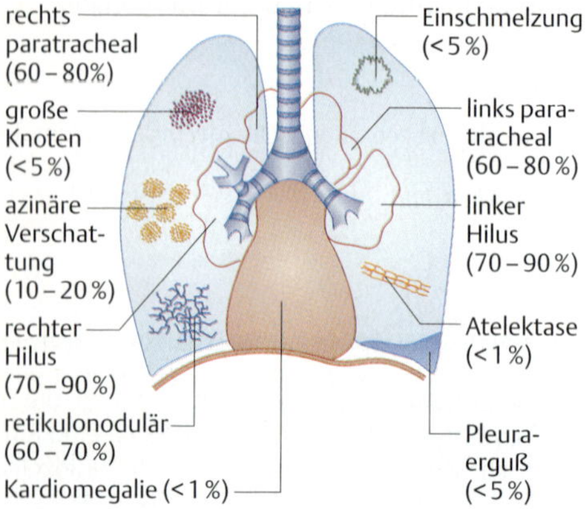

13.6a Harrison's Principles of Internal Medicine, 11. Aufl.; New York: 1987; McGraw-Hill [S. 1449].

Sarkoidose Röntgenstadium II

b

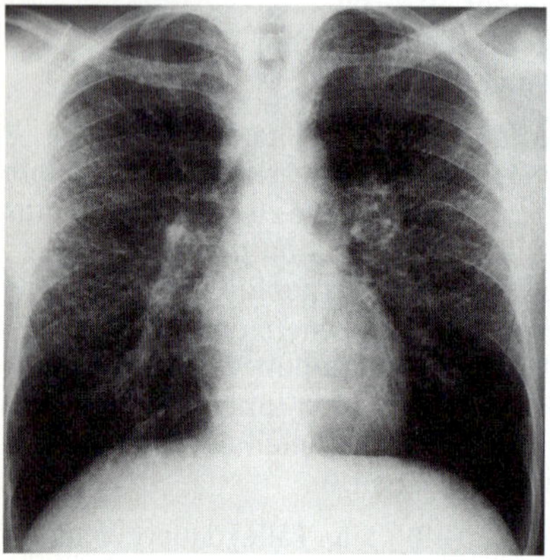

13.6b Im vorliegenden Röntgenbild sind bihiläre Lymphome und eine retikulonoduläre Zeichnungsvermehrung des Lungenparenchyms zu erkennen.

rax sind selten. Häufig ist die Sarkoidose ein (asymptomatischer) Zufallsbefund.

Extrapulmonale Manifestationen:

- periphere Lymphknotenschwellungen, Milzbefall,

- Hautveränderungen (25%): Erythema nodosum, blaurote Knoten, kleine Papeln,
- Knochenveränderungen (5%): zystische Veränderungen der Fingerphalangen (=Ostitis multiplex cystoides Jüngling),
- Augenbeteiligung (25%): Iridozyklitis, Uveitis, Kalkablagerungen in Binde- und Hornhaut, Tränendrüsenbefall,
- Hyperkalzämie (15%),
- Herzmuskelbefall (5%): Herzrhythmusstörungen, Kardiomegalie,
- Befall des Nervensystems (5%): Fazialislähmung, Diabetes insipidus, granulomatöse Meningitis.

Diagnostisches Vorgehen:

Röntgenuntersuchung: Der radiologische Befund der Thoraxorgane ist wegweisend (Hiluslymphome, paratracheale Lymphome, retikulo-noduläre oder azinäre, selten milchglasartige Verschattungen (13.**6**). Die radiologische Stadieneinteilung korreliert weder mit dem natürlichen Krankheitsverlauf noch mit der Lungenfunktionseinschränkung und hat deshalb überwiegend historische Bedeutung.

CT: Die (hochauflösende) Computertomographie erfaßt mit höherer Sensitivität als das Röntgenbild den Befall des Lungenparenchyms, fibrotische Veränderungen und Komplikationen (Bullae, Bronchiektasen, Aspergillome).

Histologie: In allen Fällen, in denen das klassische Löfgren-Syndrom nicht vorliegt, sollte die Diagnose histologisch bestätigt werden. Bei intrathorakalem Befall Bronchoskopie, Biopsien aus Bronchialschleimhaut oder Lungen-

Differentialdiagnose:

Erkrankung	Bedeutung	Kommentar
Malignes Lymphom	+++	mediastinale Lymphome meist asymmetrisch angeordnet. Lungenbefall selten
Tuberkulose	++	mediastinale Lymphome und Lungenbefall (oft Karvernen) asymmetrisch, Tuberkulintest nahezu immer positv, (bei Sarkoidose in 30% d.F.). Mikrobiologische Sicherung!
Silikose	+	Arbeitsplatzanamnese, meist ältere Patienten, keine extrapulmonale Beteiligung
andere interstitielle Lungenerkrankungen	++	Abgrenzung durch Computertomographie der Lungen und bronchologische Untersuchung (bronchoalveoläre Lavage, bronchoskopische Lungenbiopsie), ggf. offene chirurgische Lungenbiopsie

parenchym, perbronchiale Lymphknotenpunktion. Eine Mediastinoskopie ist nur selten erforderlich.

Lavage: In der bronchoalveolären Lavage findet sich meistens eine Vermehrung von Lymphozyten. Der Quotient aus T-Helferzellen und T-Suppressorzellen ist typischerweise erhöht, ein Quotient >5 gilt als pathognomonisch.

Labor: Die Konzentration des Angiotensin-Konversionsenzyms (ACE) im Serum ist häufig erhöht. EKG, Bestimmung des Serumcalciumspiegels und augenärztliche Untersuchung sind obligat.

Therapie:

Akute Sarkoidose: Die akute Sarkoidose wird bedarfsweise mit nichtsteroidalen Antiphlogistika (Acetylsalicylsäure, Indometacin) und nur im Sonderfall mit Corticosteroiden (Tage bis wenige Wochen) behandelt.

Chronische Sarkoidose: Die chronische Sarkoidose wird mit systemischen Corticosteroiden (Prednison) behandelt, sofern ein meßbarer Funktionsschaden oder eine radiologische/funktionelle Progredienz vorliegen. Dabei dürfen jedoch die kurzfristigen Erfolge der Therapie nicht darüber hinwegtäuschen, daß ein Beleg für den Nutzen dieser Therapie bezüglich Lungenfibrose und Krankheitsprozeß bisher fehlt! Weitere Indikationen für eine systemische Steroidtherapie sind:

Befall der Augen, des Herzmuskels oder des ZNS, Hyperkalzämie.

Dosierung: Initial 50 mg Prednisonäquivalent/Tag. Die anschließende Dosisreduktion muß langsam erfolgen (10 mg/Monat). Die Erhaltungstherapie (meist über 6 Monate bis 1 Jahr) wird in Abhängigkeit von der klinischen Symptomatik und dem radiologisch-funktionellen Befund festgelegt.

Therapeutische Alternativen bei Steroidresistenz und Kontraindikationen für Corticosteroide sind: Azathioprin, Methotrexat, Ciclosporin. Bei jedem Patienten mit chronischer Sarkoidose sind langfristige Kontrollen (z. B. Röntgenaufnahme des Thorax, Lungenfunktion) zur Erfassung von Rezidiven ratsam.

Prognose und Komplikationen: Die **akute Sarkoidose** heilt in 95% der Fälle folgenlos innerhalb weniger Wochen bis Monate ab. Die **chronische Sarkoidose** führt in etwa 50% zu bleibenden, meist geringfügigen Dauerschäden. In 10–20% der Fälle bleibt die Erkrankung über viele Jahre aktiv, in etwa 5–10% kommt es zu Komplikationen (Cor pulmonale, schwere respiratorische Insuffizienz, bedrohliche Herzinsuffizienz, bedrohliche Herzrhythmusstörungen).

Literatur

Brown, J. K.: Pulmonary sarcoidosis: Clinical evaluation and management. Semin. Respir. Med. 1991: 12: 215–228.
Übersichtliche, praxisnahe Darstellung der Lungensarkoidose.

Idiopathische Lungenfibrose

Definition

Chronische, meist progrediente fibrosierende Lungenerkrankung unbekannter Ätiologie, die durch ein typisches klinisches, radiologisches, funktionelles und morphologisches Bild gekennzeichnet ist.

→ *engl.:* idiopathic pulmonary fibrosis, cryptogenic fibrosing alveolitis

Symptomatik: Leitsymptome sind Belastungsdyspnoe und trockener Husten. In etwa 50% der Fälle finden sich Uhrglasnägel und Trommelschlegelfinger. Bei fortgeschrittener Erkrankung kommt es zu Abgeschlagenheit und Gewichtsverlust.

Diagnostisches Vorgehen:
Anamnese: Berufsanamnese (Asbest), Medikamente, Hobbys, HIV-Risiko.
Körperliche Untersuchung: Feinblasige inspiratorische Rasselgeräusche (Knisterrasseln) insbesondere in den basalen Lungenabschnitten; gelegentlich quietschende Nebengeräusche. In fortgeschrittenen Fällen Tachypnoe.
Labor: Leichte BSG-Beschleunigung; Vermehrung der Immunglobuline.
Röntgenaufnahme des Thorax: Retikulonoduläre Zeichnungsvermehrung in den Unterfeldern, Zwerchfellhochstand, in Spätstadien Wabenlunge.
HR-CT (High-resolution-Computertomographie): Sensitiver als das Röntgenbild für die Erfassung von milchglasartigen Verschattungen (Alveolitis), Fibrosearealen und Traktionsbronchiektasen. Mitbeteiligung der Pleura spricht eher für Asbestose oder Kollagenose.
Lungenfunktionsprüfung: Restriktive Ventilationsstörung, respiratorische Partialinsuffizienz in Ruhe und insbesondere unter körperlicher Belastung, eingeschränkte Lungendehnbarkeit.
Bronchoskopie: In der bronchoalveolären Lavage Vermehrung von Neutrophilen und Eosinophilen, seltener auch von Lymphozyten.
Histologische Sicherung durch transbronchiale oder offene **Lungenbiopsie**.

Differentialdiagnose: Asbestose, Lungenbeteiligung bei Kollagenose, chronische Lungenstauung, Tuberkulose.

Therapie:
- **Corticosteroide:** Die Behandlung mit systemischen Corticosteroiden führt bei etwa 50% der Patienten zu einer *subjektiven* Besserung. Die *objektive* Ansprechrate liegt jedoch nur bei etwa 20%.

Dosierung: Initial werden etwa 50 mg/Tag Prednison verabreicht, die Dosisreduktion (ca. 10 mg/Monat) richtet sich nach dem klinischen Befund und dem Ergebnis der Funktionsuntersuchungen. Meist ist eine Dauertherapie mit Steroiden erforderlich, um Krankheitsrezidive zu verhindern.

- Bei fehlendem oder unzureichendem Ansprechen auf die Steroidtherapie Versuch mit **Immunsuppressiva** (Cyclophosphamid, Azathioprin).
- Ein neuer Therapieansatz wird in der **Lungentransplantation** gesehen.

Prognose und Komplikationen: Die mittlere Überlebenszeit ab dem Zeitpunkt der Diagnosestellung beträgt etwa 5 Jahre. Rasch progrediente Verläufe mit Überlebenszeiten unter 1 Jahr sind als **Hamman-Rich-Syndrom** bezeichnet worden. Gelegentlich ist die Lebenserwartung normal. Häufige Komplikationen sind dekompensiertes Cor pulmonale, Pneumonien, Lungenembolien und Bronchialkarzinome.

Lungenbeteiligung bei Kollagenosen

Eine Beteiligung der Lunge bei Bindegewebserkrankungen (→ „Rheumatologisch-immunologische Systemerkrankungen", S. 1261 ff) ist relativ häufig. Eine diffuse interstitielle Fibrose, die klinisch, radiologisch und histologisch häufig nicht von einer idiopathischen Lungenfibrose zu unterscheiden ist, stellt hierbei nur eine von mehreren Manifestationsformen dar. Manchmal ist trotz einer manifesten Alveolitis (durch die bronchoalveoläre Lavage nachgewiesen) und trotz einer Funktionseinbuße das Röntgenbild unauffällig. Zu den Bindegewebskrankheiten, die mit einer diffusen Lungenfibrose einhergehen können, zählen Sklerodermie, Polymyositis, rheumatoide Arthritis, Sjögren-Syndrom und systemischer Lupus erythematodes. Bezüglich der Prognose, Therapie und Überwachung gelten im wesentlichen die gleichen Überlegungen wie für die idiopathische Lungenfibrose.

Eosinophile Lungenerkrankungen

Hierunter werden Krankheiten zusammengefaßt, die durch eine Infiltration eosinophiler Granulozyten im Lungengewebe und eine Bluteosinophilie gekennzeichnet sind.
Das **Löfflersche eosinophile Infiltrat** ist meist auf eine Ascarisinfektion zurückzuführen (Ascarislarven in Sputum oder bronchoalveolärer Lavage nachweisbar).
Die **chronische eosinophile Pneumonie** ist durch Husten, Fieber, Dyspnoe, beidseitige pleuranahe Lungeninfiltrate und eine oft hochgradige respiratorische Insuffizienz gekennzeichnet. Der Eosinophilenanteil in der bronchoalveolären Lavage beträgt meist mehr als 25%. Rasche klinische, radiologische und funktionelle Besserung durch systemische Corticosteroide. Eine Erhaltungstherapie über 1–2 Jahre ist meist erforderlich.
Beim **Churg-Strauss-Syndrom** (→ auch S. 1266) findet sich ein allergisches Asthma bronchiale in Kombination mit einer systemischen Vaskulitis (Beteiligung von Lungen, Pleura, Haut, ZNS, Gastrointestinaltrakt, Herz, Nieren). Typisch sind Fieber und eine ausgeprägte Bluteosinophilie. Die Diagnose sollte histologisch gesichert werden. Die Langzeitbehandlung erfolgt mit systemi-

schen Corticosteroiden, bei Therapieversagen wird Azathioprin oder Cyclophosphamid eingesetzt.

Bronchiolitis obliterans mit organisierender Pneumonie (BOOP)

Es handelt sich um eine Erkrankung, die histologisch durch entzündliche, später vernarbende Bindegewebspfröpfe in den Bronchiolen gekennzeichnet ist. Klinisch finden sich Dyspnoe, Husten, Gewichtsverlust und Rasselgeräusche. Im Röntgenbild sind beidseitige, flächige, im Computertomogramm keilförmig imponierende Lungeninfiltrate zu sehen. Es besteht eine restriktive Ventilationsstörung und eine Gasaustauschstörung. Die Diagnosesicherung erfolgt durch transbronchiale oder offene Lungenbiopsie; in der bronchoalveolären Lavage finden sich typischerweise T8-dominante Lymphozytose, Eosinophilie und Neutrophilie. Erst nach Ausschluß einer Begleit- oder Grunderkrankung (Reizgasinhalation, exogen-allergische Alveolitis, rezidivierende Aspirationen, medikamenteninduzierte Lungenerkrankung, rheumatoide Arthritis) darf von einer idiopathischen BOOP gesprochen werden. Die Behandlung erfolgt mit systemischen Corticosteroiden über 6–12 Monate.

Goodpasture-Syndrom

Hierunter versteht man die (seltene) Kombination aus alveolärer Lungenblutung und rapid progredienter Glomerulonephritis (→ „Niere“, S. 228f). Infolge Antigenverwandtschaft zwischen alveolärer und glomerulärer Basalmembran werden beide Organsysteme durch die im Serum nachweisbaren Antibasalmembran-Antikörper geschädigt. Die Lungenblutungen können hierbei ein bedrohliches Ausmaß annehmen und auf Dauer zu einer Blutungsanämie führen.
Differentialdiagnostisch ist an andere pulmo-renale Syndrome (Wegener-Granulomatose, systemischer Lupus erythematodes, Purpura Schoenlein-Henoch) zu denken. Therapie: → „Niere“, S. 234.

13.4 Tumorerkrankungen der Lunge

Maligne Tumoren

→ auch „Allgemeine internistische Onkologie“, S. 1031ff.

Definition

Bösartige Neubildung unterschiedlicher Histologie in der Lunge oder den Atemwegen.

→ *engl.:* lung cancer; NSCLC: non-small-cell lung cancer (nichtkleinzelliges Bronchialkarzinom); SCLC: small-cell lung cancer (kleinzelliges Bronchialkarzinom)

Epidemiologie:

- Das Bronchialkarzinom ist weltweit die häufigste Krebsart beim Mann,
- 25% aller Malignome sind Bronchialkarzinome,
- Inzidenz ansteigend (zur Zeit ca. 50000 Neuerkrankungen/Jahr in der BRD),
- Altersgipfel im 7. Lebensjahrzehnt.

Ätiologie: Die Hauptnoxe stellt das Zigarettenrauchen dar mit seinen schädlichen Inhaltsstoffen wie Nikotin, Teer und einer Vielzahl anderer Kohlenwasserstoffverbindungen. 95% aller Patienten mit Bronchialkarzinom sind Raucher. Selbst das Passivrauchen weist ein erhöhtes Erkrankungsrisiko auf. 30–40 Jahre nach Beginn des Rauchens kann mit der klinischen Manifestation eines Bronchialkarzinoms gerechnet werden (Risiko im Vergleich zu Nichtrauchern 30- bis 60fach erhöht).
Weitere Kanzerogene sind: Asbest (Asbestlungenkrebs), Uran (Schneeberger Lungenkrebs), Arsen (Arsenlungenkrebs), Senfgas (Lost-Lungenkrebs), Chrom-Verbindungen (Chromatlungenkrebs), polyzyklische aromatische Kohlenwasserstoffe (BCME-Lungenkrebs), Zinn, Nickel.
Es besteht ein Synergismus zwischen diesen Noxen und dem Rauchen: das Risiko steigt um ein Mehrfaches. Jeder Verwandte 1. Grades eines Patienten mit Bronchialkarzinom hat ein vierfach höheres Risiko, selber am Bronchialkarzinom zu erkranken (genetische Disposition). Selten entstehen Bronchialkarzinome im Bereich alter Lungennarben (Tuberkulose, Lungeninfarkt, Silikose).

! Asbestexposition erhöht bei Nichtrauchern das Risiko um das Fünffache, bei Rauchern um das Neunzigfache.

Pathologie: Histologische Klassifikation und relative Häufigkeit der malignen Neubildungen der Lunge (WHO, 1981):

1. Plattenepithelkarzinom (35–60%),
2. kleinzelliges Karzinom (20–25%): Oat cell-Typ (Haferzell-Typ), Intermediär-Typ, Kombinationstumor (zusätzlich Plattenepithel- und Adenokarzinom-Anteile),
3. Adenokarzinom (6–32%, zunehmende Tendenz, 13.**7**); Sonderform: bronchioloalveoläres Karzinom,
4. großzelliges Karzinom (10–15%),
5. kombiniertes adenosquamöses Karzinom,
6. Karzinoide,
7. Tumoren der Bronchusdrüsen: adenoidzystisches Karzinom, mukoepidermoides Karzinom,
8. Karzinosarkome,
9. Sarkome,
10. Blastome (undifferenzierte Tumoren),
11. Melanome.

Adenokarzinom

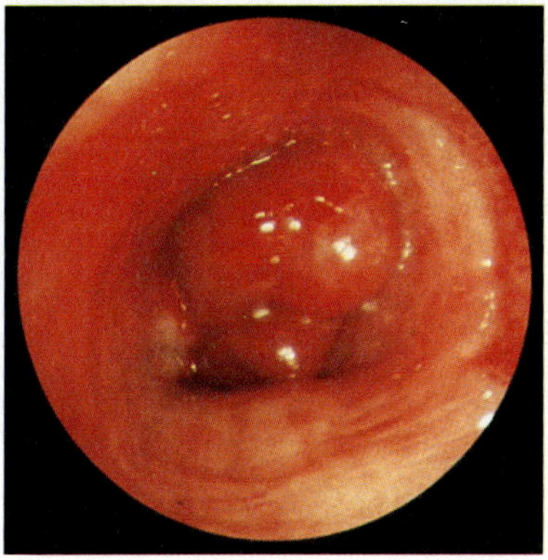

13.7 Bronchoskopisches Bild eines polypös wachsenden Adenokarzinoms im rechten Oberlappenbronchus.

13.11 TNM-Klassifikation des nichtkleinzelligen Bronchialkarzinoms nach Mountain, 1989

Einteilung	Kennzeichen
Tx	Positive Zytologie (Sputum, Bronchialsekret), aber Tumor weder radiologisch noch bronchoskopisch darstellbar
Tis	Carcinoma in situ
T1	Tumor < 3 cm ohne Kontakt zur Pleura visceralis, bronchoskopisch nicht proximal eines Lappenbronchus
T2	Tumor > 3 cm, Ausbreitung in Hilus, Invasion viszerale Pleura, partielle Atelektase. Abstand von Hauptkarina mindestens 2 cm
T3	Tumor mit Befall Brustwand/Zwerchfell/Perikard/mediastinale Pleura; totale Atelektase; Hauptbronchusbefall innerhalb 2 cm zur Hauptkarina
T4	Tumor mit Befall Mediastinum/Herz/große Gefäße/Trachea/Speiseröhre/Hauptkarina/Wirbelkörper/maligner Pleuraerguß
N0	Keine Lymphknotenmetastasen
N1	Peribronchiale/ipsilaterale hiläre Lymphknoten
N2	Ipsilaterale mediastinale und subcarinale Lymphknoten
N3	Kontralaterale mediastinale und hiläre Lymphknoten, supraklavikuläre Lymphknoten
M0	Keine Fernmetastasen
M1	Fernmetastasen

13.12 Stadieneinteilung des nichtkleinzelligen Bronchialkarzinoms nach Mountain 1989 (gemäß Unio internationalis contra cancrum; UICC)

Okkultes Karzinom	Tx	N0	M0
Stadium 0	Tis	N0	M0
Stadium I	T1–2	N0	M0
Stadium II	T1–2	N1	M0
Stadium IIIA	T1–2	N2	M0
	T3	N0–2	M0
Stadium IIIB	T1–3	N3	M0
	T4	N0–3	M0
Stadium IV	T1–4	N0–3	M1

Häufige Tumorlokalisationen in der Lunge

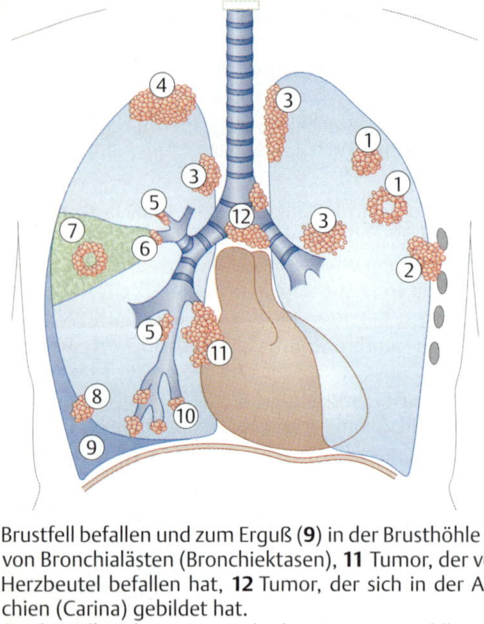

13.8 **1** Rundherd, **2** von der Lunge ausgehender Tumor, der die äußere Brustwand (Pleura) befallen hat, **3** Tumor, der das mittlere Brustfell (Mediastinum) befallen hat, **4** Tumor, der das obere Lungenfell durchbrochen hat (Pancoast-Tumor), **5** zentraler Tumor, der einen Bronchus schon zur Hälfte verschlossen hat, **6** Tumor, der einen Bronchus schon komplett verschlossen hat und zur Lungenentzündung im darunterliegenden Lungenlappen (**7**) geführt hat, **8** Tumor, der das Brustfell befallen und zum Erguß (**9**) in der Brusthöhle geführt hat, **10** Erweiterungen von Bronchialästen (Bronchiektasen), **11** Tumor, der von der Lunge ausgeht und den Herzbeutel befallen hat, **12** Tumor, der sich in der Aufzweigung der großen Bronchien (Carina) gebildet hat.
(nach: Delbrück, H.: Lungenkrebs. Stuttgart: Kohlhammer: 1993: S. 142.)

Stadieneinteilung und Metastasierung: Die lymphogene Metastasierung setzt frühzeitig ein. Kleinzellige Karzinome haben bei Diagnosestellung meist schon hämatogen metastasiert. Bevorzugte Metastasierungsorte sind ZNS, Leber, Nebennieren und Skelettsystem.
Nichtkleinzellige Bronchialkarzinome werden nach dem TNM-System in Stadien eingeteilt (▣ 13.**11** und 13.**12**). Beim kleinzelligen Bronchialkarzinom unterscheidet man

- limited disease:
  - Begrenzung auf eine Thoraxhälfte,
  - ipsilaterale hiläre, mediastinale oder supraklavikuläre Lymphknoten,
  - kleiner Winkelerguß ohne maligne Zellen,
- extensive disease: alle anderen Stadien.

Symptomatik: In Abhängigkeit von Lokalisation (▣ 13.**8**) und Tumorstadium finden sich Husten, Hämoptysen, Dyspnoe, Fieber, Thoraxschmerzen, Appetitlosigkeit, Gewichtsverlust und reduzierter Allgemeinzustand. Bei Infiltration in Nachbarorgane kann es zu Heiserkeit (Rekurrensparese), Horner-Syndrom und Schulter-Arm-Schmerzen (Pancoast-Tumor), Dysphagie (Ösophagusbeteiligung) und oberer Einflußstauung (mediastinale Lymphome) kommen. Frühsymptome fehlen im allgemeinen!

Diagnostik:
Klinische Untersuchung: Zu beachten sind supraklavikuläre Lymphome, Stridor, lokale Schwellung der Brustwand. Beim paraneoplastischen Syndrom durch hormonelle Aktivität des Tumors finden sich z. B. Trommelschlegelfinger und eine hypertrophische Osteoarthropathie.
Labordiagnostik: Routineuntersuchungen; CEA (Carcinoembryonales Antigen); NSE (Neuronenspezifische Enolase), besonders beim kleinzelligen Bronchialkarzinom; CYFRA 21-1, besonders beim nichtkleinzelligen Bronchialkarzinom; LDH. Bei Verdacht auf paraneoplastisches Syndrom gezielte Hormondiagnostik. Tumormarker eignen sich vornehmlich zur Verlaufsbeurteilung, jedoch wegen mangelnder Sensitivität nicht zur Primärdiagnostik.
Röntgenaufnahme des Thorax in 2 Ebenen (gegebenenfalls Durchleuchtung): Atemverschieblichkeit des Tumors; Feststellung der Zwerchfellbeweglichkeit.
Computertomographie der Thoraxorgane: Obligat vor chirurgischer Therapie (Stadieneinteilung). Spiral-CT: Bei scheinbar solitärem Rundherd zum Nachweis weiterer Herde.
Bronchoskopie: Histologische Einordnung des Befundes, Klärung der anatomischen Operabilität (Stimmbandfunktion, Resektionsränder), perbronchiale Punktion mediastinaler Lymphknoten.
Sputumzytologie.
Transthorakale Feinnadelpunktion: Bei Tumoren, die bronchoskopisch nicht erreichbar sind.

Zum Nachweis oder Ausschluß von Fernmetastasen: CT des Schädels, abdominelle **Sonographie, Skelettszintigraphie**; bei kleinzelligem Bronchialkarzinom: **Beckenkammbiopsie**.
Pulmonalis- und Kavographie (konventionelle oder digitale Subtraktionstechnik) bei Verdacht auf Beteiligung der zentralen Gefäße (präoperativ).

Weitere Verfahren zur Gewebegewinnung:
Mediastinoskopie: histologische Abklärung mediastinaler Lymphknotenmetastasen und Nachweis der Inoperabilität durch Befall kontralateraler Lymphknoten.
Thorakoskopie: Ausschluß einer Pleurakarzinose beim Pleuraerguß.
Diagnostische Thorakotomie: endgültige histologische Klärung des Befundes.

Funktionsdiagnostik bei geplanter chirurgischer Therapie:
Perfusionsszintigraphie der Lungen und Atemstoß (FEV_1): postoperativer FEV_1 = präoperativer $FEV_1 \times$ Perfusion der Restlunge: 100; FEV_1 postoperativ > 1,2 l: operabel; 0,8–1,2 l: risikoreich; < 0,8 l: inoperabel.
Ergometrie: 80–100 Watt ohne Funktionseinbuße: Pneumonektomie möglich; 50 Watt ohne Funktionseinbuße: Segmentresektion/Lobektomie möglich.

Differentialdiagnose: Rundherde und Lungeninfiltrate anderer Genese (benigne Neubildungen, Metastasen, Pneumonien, Lungennarben u. a.; Husten, Thoraxschmerzen, Hämoptysen anderer Genese.

! Bei Husten und Hämoptysen im Alter > 40 Jahren immer an Bronchialkarzinom denken. Jeder pulmonale Rundherd sollte zytologisch/histologisch abgeklärt werden.

Therapie: Durch Unterschiede im Wachstums- und Metastasierungsverhalten und im Ansprechen gegenüber Chemo- und Strahlentherapie hat sich für die Klinik eine Differenzierung in kleinzellige und nichtkleinzellige Bronchialkarzinome bewährt.

Nichtkleinzellige Bronchialkarzinome

Lokalisierte nicht metastasierte Tumoren: Bis zur Tumorklassifikation T_{1-3}, N_{0-2}, M_0 (Stadium I–IIIa) besteht durch die *Operation* eine kurative Chance. Eine Resektionsbehandlung unter kurativer Indikation ist jedoch nur bei 30% aller Patienten möglich. Standardverfahren sind: Lobektomie, Manschetten-(Sleeve-)Resektion, Pneumektomie, Segmentresektion (bei Metastasen bzw. eingeschränkter Lungenfunktion). Bei ausgedehnten Tumoren (N_2, $T_{3/4}$) verbessert eine *neoadjuvante Polychemotherapie* (Chemotherapie vor Operation) die Prognose.
Patienten mit Tumorstadien T_{3-4} und/oder N_2 profitieren von einer *postoperativen Bestrahlung* mit einer deutlich verlängerten Überlebenszeit, geringerer Lokalrezidivrate und längerem krankheitsfreiem Intervall.

Bei inoperablen NSCLC ohne Fernmetastasen, Karnofsky-Index (Index zur Beurteilung der Aktivität der Patienten, z. B. 100%: uneingeschränkte Aktivität, 70%: arbeitsunfähig, 40%: pflegebedürftig) >70% und Tumordurchmesser <5 cm kann eine *alleinige Strahlentherapie* (70 Gy) in seltenen Fällen kurativ sein.

Metastasierte Tumoren: Nichtkleinzellige Bronchialkarzinome sind nur mäßig chemosensibel. Die ausschließlich palliative *Chemotherapie* (Ifosfamid, Mitomycin-C, Vindesin, Etoposid, Carboplatin) führt zu Remissionsraten von etwa 20% und einer Remissionsdauer von 2–4 Monaten. Keine kompletten Remissionen. Die 3-Jahres-Überlebensrate liegt unter 5%.
Eine *palliative Strahlentherapie* ist angezeigt bei Knochenmetastasen, oberer Einflußstauung („Vena-cava-superior-Syndrom"), Bronchusobstruktion mit Atelektase und/oder retrostenotischer Pneumonie, Hämoptysen, Thoraxwandinfiltration.
Bei endobronchialen Tumorstenosen können palliative endoskopische Maßnahmen (Neodymium-YAG-Lasertherapie, endoluminale Hochdosis-Brachytherapie im Afterloading-Verfahren, Stenteinlage) erwogen werden.
Eine palliative chirurgische Therapie kann erforderlich sein bei Tumorblutung, poststenotischen Komplikationen, Thoraxwandinfiltration oder solitärer Hirnmetastase.
Die supportive Behandlung umfaßt: Optimale Schmerztherapie (!), bilanzierte, ausgewogene Ernährung; optimierte psycho-onkologische Betreuung; sozialmedizinische Beratung und Hilfe.

Kleinzellige Bronchialkarzinome: Therapeutischer Standard ist die Durchführung einer Polychemotherapie über 4–6 Zyklen. *Polychemotherapieprotokolle* sind der Monotherapie wegen höherer Ansprechraten und längerer Überlebenszeiten vorzuziehen. Ausnahme: hohes Alter, reduzierter Allgemeinzustand, intensive Vorbehandlung.
Standardchemotherapiekombinationen sind:
- ACO (Adriamycin, Cyclofosfamid, Vincristin),
- CEF (Cisplatin oder Carboplatin, Etoposid und Vincristin).

Bei limited disease und kompletter Remission nach Chemotherapie wird eine konsolidierende Primärtumorbestrahlung durchgeführt (Gesamtherddosis 45–55 Gy, Zeitraum 4–5 Wochen). Hierdurch wird die Lokalrezidivrate gesenkt und die Überlebenszeit um ca. 5 Monate verlängert.
Eine adjuvante Schädelbestrahlung kann bei limited disease und kompletter Remission nach Chemotherapie (30 Gy über 2–3 Wochen) durchgeführt werden. Hierdurch läßt sich die intrazerebrale Metastasenrate senken, aber keine Verlängerung der Überlebenszeit erzielen.
Eine palliative Strahlentherapie wird u. a. bei Osteolysen mit Frakturgefährdung und/oder starken Schmerzen, oberer Einflußstauung und spinalem Kompressionssyndrom durchgeführt.

Eine chirurgische Therapie kann bei Tumorstadium T_{1-2} N_{0-1} (peripherer Rundherd) im Rahmen eines multimodalen Therapiekonzeptes mit anschließender adjuvanter Chemo- und Strahlentherapie erwogen werden.

Prognose:
Nichtkleinzelliges Bronchialkarzinom: Bei operablem Befund deutliche Verlängerung der Überlebenszeit. 5-Jahres-Überleben im Stadium I 70%, im Stadium II 36%, im Stadium IIIa 20%, im Stadium IIIb 6%. Die 5-Jahres-Überlebensrate beträgt bei Fernmetastasen ca. 5%.

! Aufgrund der begrenzten therapeutischen Erfolge sind Vermeidung von Noxen (Zigarettenrauch) und die Früherkennung die erfolgversprechendsten Maßnahmen.

Kleinzelliges Bronchialkarzinom: Mediane Überlebenszeit unbehandelt 3 Monate; behandelt bei limited disease 13 Monate, bei extensive disease 9 Monate.

Literatur

DeVita, V. T., Jr., Hellmann, S., Rosenberg, S. A.: Cancer. Principles and Practice of Oncology. 4. Aufl. Philadelphia: J. B. Lipincott: 1993: 673–758.
Umfangreiche, didaktisch hervorragende Darstellung des Themas, ausführliches Literaturverzeichnis.

Benigne Tumoren

Zu den gutartigen Lungentumoren zählen Papillome, Adenome, Hamartome, Fibrome, Leiomyome, Hämangioperizytome, Sympathikusneurinome, Plasmazellgranulome und Amyloidtumoren. Sie machen etwa 2% aller Tumoren der Atemwege und Lungen aus (am häufigsten ist das chondromatöse Hamartom). Benigne Tumoren werden überwiegend als Zufallsbefund bei Röntgenuntersuchungen der Thoraxorgane entdeckt. Bei Lokalisation in den zentralen Atemwegen kann es zu Husten und Hämoptysen kommen. Die Diagnostik wird in gleicher Weise wie beim Bronchialkarzinom durchgeführt.

! Jeder Rundherd oder pulmonale Verschattungsbezirk ist solange als malignitätsverdächtig anzusehen, bis das Gegenteil bewiesen ist!

Wenn durch Bronchoskopie oder transthorakale Punktion die Dignität nicht zweifelsfrei geklärt werden kann, sollte die chirurgische Entfernung des Tumors angestrebt werden.

14 Schlafbezogene Atmungsstörungen

Helgo Magnussen, Georg Kanzow

Einteilung:
- Atmungsstörungen *mit* Obstruktion der oberen Atemwege:
  - obstruktives Schnarchen,
  - obstruktive Schlafapnoe;
- Atmungsstörungen *ohne* Obstruktion der oberen Atemwege:
  - zentrale Schlafapnoe,
  - primäre und sekundäre alveoläre Hypoventilation.

Definition

Unter **Apnoe** versteht man eine Atempause im Schlaf, die mindestens 10 Sekunden anhält. Bei einem sog. **Schlafapnoesyndrom** führen die Atempausen zu Unterbrechungen des Schlafes (Weckreaktionen oder Arousals), woraus ein Schlafdefizit und eine chronische Müdigkeit resultieren. Unter **Hypoventilation** versteht man eine Phase verminderter alveolärer Ventilation.

Epidemiologie:
- Schnarchen: 14% der Frauen, 24% der Männer,
- Schlafapnoesyndrom: 2% der Frauen und 4% der Männer zwischen 30 und 60 Jahren,
- zentrale Schlafapnoe sowie alveoläre Hypoventilation selten (Prävalenz < 0,01%).

Ätiopathogenese und Pathophysiologie: Bei **obstruktiven Apnoen** ist der Atemantrieb erhalten, jedoch kollabieren durch den in der Inspiration negativen intrathorakalen Druck die Rachenweichteile, so daß keine Frischluft in die Lungen strömen kann. Ursache ist eine (genetisch bedingte?) instabile und enge Rachenanatomie mit zum Teil neurogenen Muskelläsionen und möglicherweise kompensatorisch erhöhtem Ruhetonus der pharynxdilatierenden Muskeln.
Schlafbezogenen Atmungsstörungen **ohne Obstruktion** liegen neurologische, neuromuskuläre und orthopädische Erkrankungen (Phrenikusparesen, Polio, Muskeldystrophien, Myasthenie, Hirnstamminfarkte, Kyphoskoliosen) zugrunde. Hypothyreose, Akromegalie, Höhenatmung und Atmungsmuster bei Herzinsuffizienz (Cheyne-Stokes-Atmung) führen zu verminderter zentraler Chemosensitivität oder münden in einer Insuffizienz der Atemmuskulatur.

Symptomatik: Schlafbezogene Atmungsstörungen mit Obstruktion:

- Schnarchen, fremdanamnestisch beobachtete Atempausen,
- arterielle Hypertonie,
- häufig Übergewicht.

Schlafbezogene Atmungsstörungen generell:
- Tagesschläfrigkeit oder (selten) Ein- und Durchschlafstörungen,
- Konzentrationsstörungen, morgendliche Kopfschmerzen.

! Bei schwierig einstellbarer arterieller Hypertonie, Herzinsuffizienz oder unklarer Polyglobulie immer an ursächliches Schlafapnoesyndrom denken!

Diagnostisches Vorgehen: **Polysomnographie** (ambulant oder in Schlaflabor): Messung der Atembewegungen, des Atemflusses, der Sauerstoffsättigung (Anzahl, Art und Schweregrad von Apnoen/Hypopnoen) sowie der Schlafstadien (werden Tief- und Traumschlaf erreicht? Weckreaktionen?).

Differentialdiagnose: Sie beinhaltet das habituelle, nicht obstruktive Schnarchen (harmlos) sowie Tagesmüdigkeit bei internistischen Erkrankungen (z. B. Hypothyreose, Herzinsuffizienz) und bei neurologischen Erkrankungen (z. B. Alkohol-und Drogenmißbrauch, Narkolepsie).

Therapie:
Schlafbezogene Atmungsstörungen *mit* **Obstruktion:** Gewichtsreduktion, Meiden von Alkohol und Sedativa, regelmäßige Schlaf-Wach-Zeiten, ruhige nächtliche Umgebung, „Schienung" der Atemwege mittels eines über die Nasenmaske zugeführten geringen (5–15 cm H_2O) positiven Luftdruckes (nCPAP= **n**asal **c**ontinuous **p**ositive **a**irway **p**ressure). Sehr wirksam, aber in der Handhabung umständlich; kann zu störenden Reizungen der Nasenschleimhaut und durch Zugluft aus der Maske zu Konjunktivitis führen. Eine Tracheotomie ist nur in seltenen Fällen erforderlich. Die Effektivität einer medikamentösen Therapie (versucht wurden: Theophyllin, Azetazolamid, Progesteron und viele andere Medikamente) ist unsicher.
Schlafbezogene Atmungsstörungen *ohne* **Obstruktion:** Nächtliche volumen- oder druckkontrollierte Beatmung über Nasenmaske.
Habituelles Schnarchen: Entfernung überschüssigen Rachenweichteilgewebes (Uvulopalatopharyngoplastik).

Komplikationen: Gesichert nur für schlafbezogene Atmungsstörungen mit Obstruktion: Arterielle Hypertonie (2–3faches Risiko) und Arteriosklerose (v.a. koronar und zerebral, 2–3faches Risiko); aufgrund der Tagesschläfrigkeit erhöhtes Unfallrisiko.

Prognose: Die Mortalität ist unbehandelt fast doppelt so hoch wie bei effektiver Behandlung.

Literatur

Peter, J. H., et al.: Empfehlungen zur Diagnostik, Therapie und Langzeitbetreuung bei Schlafapnoe. Med. Klin. 1991: 86: 46–50.
Übersichtsarbeit der Arbeitsgruppe klinischer Schlafzentren.

15 Pleura

Helgo Magnussen, Georg Kanzow

Pleuraerguß, Pleuritis

Definition

Eine Flüssigkeitsansammlung im Pleuraraum wird als Pleuraerguß bezeichnet. Je nach Ergußzusammensetzung unterscheidet man Exsudate, Transsudate, Chylothorax und Pleuraempyem (15.**1** u. 15.**2**). Bei der Pleuritis handelt es sich um entzündliche Veränderungen der Pleurablätter, die ohne (Pleuritis sicca) oder mit (Pleuritis exsudativa) Ergußbildung einhergehen. Meistens geht die Pleuritis sicca der Pleuritis exsudativa voraus.

→ *engl.:* pleural effusion, pleurisy

Symptomatik: Atemabhängige thorakale Schmerzen bei Pleuritis sicca. In Abhängigkeit von der Ergußmenge Dyspnoe. Bei Empyem häufig auch Fieber.

Diagnostisches Vorgehen:
Klinische Befunde: abgeschwächtes oder aufgehobenes Atemgeräusch, Pleurareiben „Lederknarren", Klopfschalldämpfung.
Röntgen: im konventionellen Röntgenthoraxbild zeigt sich eine homogene, lateral nach oben spitzwinklig zulaufende Verschattung. Der „freie" (nicht gekammerte) Pleuraerguß läuft in Seitenlage nach kranial aus. Um im Röntgenbild sichtbar zu werden, ist eine Ergußmenge von ca. 300 ml erforderlich, das Seitenbild liefert weitere Informationen über die Ergußlokalisation und erhöht die Sensitivität der Untersuchung.
Sonographie: Abschätzung der Ergußmenge (Nachweis ab 10–20 ml), Schwartenbildung, Kammerung eines Ergusses, Lokalisation von pleuralen oder pulmonalen Raumforderungen im Bereich der Ergußansammlung.
Pleurapunktion: Jeder Pleuraerguß sollte diagnostisch punktiert werden (Ergußchemie, Zytologie, mikrobiologische Untersuchungen, → auch 15.**1**.
Pleurablindbiopsie: Hierdurch gelingt es, die Diagnosezuordnungsrate zu verbessern, die Komplikationsrate ist gering (Blutung, Pneumothorax).
Thorakoskopie: Unter endoskopischer Kontrolle werden Biopsien aus veränderten Pleura- oder Lungenarealen gewonnen. Die Thorakoskopie steigert die Diagnoserate auf über 90%.

Therapie: Behandlung der Grundkrankheit (Herzinsuffizienz, Tuberkulose, Pneumonie, etc.). Falls klinisch erforderlich, erfolgt eine Entlastungspunktion. Bei Vorliegen eines Empyems Drainageanlage und langfristige Spül-Saugbehandlung. Beim malignen Erguß Drainageanlage; bei schnell nachlau-

15.1 Laborchemische und zytologische Eigenschaften des Pleuraergusses

Parameter	Exsudat	Transsudat	Chylöser Erguß	Empyem
Proteingehalt (g/l)	> 30	< 30		
Erguß/Serum-Proteinquotient	> 0,5	< 0,5		
LDH (U/l)	> 200	< 200		
Erguß/Serum-LDH-Quotient	> 0,6	< 0,6		
Leukozyten (μl^{-1})	> 1000	< 1000		> 10 000
Farbe	bernsteinfarben	serös	weißlich	weißlich/grünlich
Besonderheiten			Triglyceride > 110 mg/dl	Anaerobierinfektion, fötider Geruch

15.2 Ätiologie der Pleuraergüsse

Exsudat		Transsudat	Chylöser Erguß	Empyem
serös	**hämorrhagisch**			
– parapneumonisch – tuberkulös – Lungenembolie – Postkommissurotomiesyndrom – Postmyokardinfarktsyndrom (Dessler-Syndrom) – Kollagenosen – Churg-Strauss-Syndrom – Echinokokkose – sympathisch bei subphrenischen Prozessen	– Bronchialkarzinom – Metastasen anderer Tumoren – Pleuramesotheliom – hämorrhagische Diathesen – traumatisch	– Herzinsuffizienz – Hypoproteinämie – Leberzirrhose – nephrotisches Syndrom	– traumatisch (auch iatrogen bei Operationen oder Schrittmacherimplantationen) – Tumoren (meist Lymphome) – Lymphangioleiomyomatose (Frauen)	– parapneumonisch – iatrogen (Diagnostik, Operation)

fenden Ergüssen Instillation von Tetrazyklinen, Be lomycin, Talkum oder Fibrinkleber (medikamentöse Pleurodese).

Prognose: Die Prognose ist abhängig vom Grundleiden.

Komplikationen: Iatrogenes Pleuraempyem (nach Punktion/Drainage). Pleuraschwartenbildung bei chronischer Pleuritis.

Diffuses malignes Pleuramesotheliom

Das Pleuramesotheliom ist eine seltene, von der Pleura ausgehende Neubildung. Etwa 70% aller Mesotheliome sind asbestassoziiert. Weitere Ursachen sind vorausgegangene Strahlentherapie sowie Narben. Thorax- oder Schulterschmerzen, Atemnot, trockener Husten und Thoraxdeformierungen bestimmen das klinische Bild. Der Tumor wächst in umgebende Gewebestrukturen ein und durchbricht diese (Perikard, Diaphragma, Brustwand). Wachstum entlang von Stichkanälen (Punktion, Biopsie) wird häufig beobachtet. Im Röntgenbild und besser noch in der Computertomographie erkennt man pleuraständige, knotige Verschattungen, mit oder ohne gleichzeitigen Pleuraerguß. Es kommt häufig zu einer erheblichen Volumenverminderung des betroffenen Hemithorax. Die Diagnosesicherung erfolgt durch perkutane Pleurabiopsie, Ergußzytologie, gegebenenfalls Thorakoskopie oder offene chirurgische Pleurabiopsie. Die *Therapie* ist palliativ und besteht in Entlastungspunktion, Analgesie und Sauerstoffsubstitution. Eine palliative Pleurektomie kann bei rasch nachlaufendem Erguß sinnvoll sein. Eine En-bloc-Resektion von Lunge, Pleura, Perikard und Diaphragma der betroffenen Seite sollte nur bei jüngeren Patienten (<50 Jahre) mit geringer Tumorausdehnung erwogen werden. Die Prognose ist bei sarkomatös differenzierten Mesotheliomen schlechter als bei epithelial differenzierten Tumoren. Die mediane Überlebenszeit beträgt ab Diagnosestellung ca. 1 Jahr.

Pneumothorax

Definition

Dringt Luft in den Pleuraraum ein, ohne daß ein Trauma oder eine iatrogene Ursache zugrunde liegt, wird dieses Ereignis als **Spontanpneumothorax** bezeichnet. Ohne radiologisch erkennbare Lungenerkrankung wird dieser als **primärer Spontanpneumothorax** , bei erkennbarer Lungenerkrankung als **sekundärer Spontanpneumothorax** bezeichnet.

Epidemiologie:

- Primärer Spontanpneumothorax am häufigsten zwischen dem 20. und 40. Lebensjahr,
- ♂ > ♀,

- familiäre Häufungen sind beschrieben,
- in 1–2% der Fälle bilateraler Pneumothorax.

Ätiologie: Einem **primären Spontanpneumothorax** liegt meist eine Ruptur einer subpleuralen Bulla im Bereich der Lungenspitze zugrunde.
Folgende Grunderkrankungen können zum Auftreten eines **sekundären Spontanpneumothorax** führen: Lungenemphysem (diffus), idiopathische Lungenfibrose, Bronchialkarzinom, Pneumonie, Histiocytosis X, Lymphangioleiomyomatose, Endometriose u. a.
Ein **iatrogener Pneumothorax** kann durch Pleurapunktion, Akupunkturbehandlung, transbronchiale Lungenbiopsie, Fehllage eines zentralen Venenkatheters oder Beatmung mit hohen Drücken verursacht werden.

Symptomatik: Luftnot, Thoraxschmerzen. Beim Vorliegen eines Ventilmechanismus **(Spannungspneumothorax)** obere Einflußstauung, Schock.

Diagnostisches Vorgehen:
Körperliche Untersuchung: Hypersonorer Klopfschall und abgeschwächtes/fehlendes Atemgeräusch auf der erkrankten Seite.
Röntgenaufnahme des Thorax: In der Exspirationsaufnahme des Thorax wird die Kontur der Pleura visceralis sichtbar. Bei Vorliegen eines Spannungspneumothorax kommt es zur Verschiebung des Mediastinums und des Herzens zur gesunden Seite hin bei einer gleichzeitigen Volumenzunahme des betroffenen Hemithorax. In 25% der Fälle ist ein Hydropneumothorax nachweisbar (Nachweis eines Flüssigkeitsspiegels).

Therapie: Ein kleiner, asymptomatischer Pneumothorax kann zunächst beobachtet werden. Die spontane Rückbildung wird durch nasale Sauerstoffgabe beschleunigt. Bei einem größeren oder symptomatischen Pneumothorax kann initial eine Absaugung über eine Punktionsnadel versucht werden. Alternativ oder bei Versagen dieser Methode wird eine Thoraxdrainage mit Wasserschloß oder Sog (20–40 cm H_2O Wassersäule) eingelegt. Sollte es zu keiner vollständigen Rückbildung oder einem rezidivierenden Pneumothorax kommen, kann eine partielle Pleurektomie durchgeführt werden. Zudem besteht bei rezidivierenden Pneumothoraces die Möglichkeit einer endoskopisch durchgeführten Pleurodese mit Talk, Tetrazyklinen oder Fibrinkleber.

Prognose: Beim Spontanpneumothorax beträgt die Rezidivrate nach alleiniger Thoraxdrainage 20–50%, nach medikamentöser Pleurodese oder chirurgischer Therapie 0–10%.

Literatur

Loddenkemper, R.: Diagnostik von Pleuraergüssen/Therapie der Pleuraergüsse. Dtsch. med. Wschr. 1992: 117: 1487–1491 und 1527–1531.
Umfangreiche, gut verständliche Darstellung mit klaren Anleitungen für Diagnostik und Therapie.

16 Mediastinum

Helgo Magnussen, Georg Kanzow

Mediastinitis

Eine Entzündung des Mediastinums kann folgende Ursachen haben:
- Ösophagusfistel nach Perforation (durch Fremdkörper, Karzinom, Divertikel oder iatrogen),
- fortgeleitete Entzündungen aus dem Retropharyngealraum,
- Übergreifen einer Pleuritis auf den mediastinalen Pleuraanteil,
- postoperative Komplikationen nach Eingriffen an Herz, Lunge oder Ösophagus,
- hämatogene oder lymphogene Streuung extrathorakal-abszedierender Prozesse.

Die Patienten klagen über heftige retrosternale Schmerzen und über Dysphagie (bei Ösophagusfistel). Typisch ist hohes Fieber. Therapeutisch steht die chirurgische Intervention (Mediastinotomie) und die gezielte Antibiotikagabe im Vordergrund. Die Prognose ist ernst, die Letalität beträgt je nach Grundkrankheit bis zu 50%.

Mediastinaltumoren

Definition

Mediastinaltumoren umfassen gutartige und bösartige raumfordernde Prozesse, die (unabhängig von ihrem Ursprung) im Mediastinum lokalisiert sind.

Symptomatik: Sie erklärt sich durch lokale Verdrängung oder Infiltration von Nachbarstrukturen:
- obere Einflußstauung durch Kompression der Vena cava superior,
- Stridor, zunehmende Luftnot oder Reizhusten durch Kompression der Trachea oder der Bifurkation,
- Heiserkeit (N. recurrens), Singultus oder Zwerchfellhochstand (N. phrenicus), Horner-Syndrom (N. sympathicus).

Diagnostisches Vorgehen:
Konventionelle **Thoraxaufnahme** in 2 Ebenen / Durchleuchtung (retrosternale Struma mit Verschieblichkeit beim Schluckakt, Pulsation bei Aortenaneurysma),
Computertomographie / Kernspintomographie,
Szintigraphie (isotopenspeichernde Strumaanteile),

Endoskopisch bioptische Diagnostik (Mediastinoskopie/Bronchoskopie/Ösophagoskopie).

Differentialdiagnose: Die raumfordernden Prozesse lassen sich nach dem vorwiegend betroffenen Kompartiment ordnen (16.1).

Therapie: Sie richtet sich nach dem Grundleiden (Operation/Bestrahlung/zytostatische Therapie).

Mediastinalemphysem

Unter einem Mediastinalemphysem (Synonym: Pneumomediastinum) versteht man die Ansammlung von Luft im Mediastinum. Ursachen sind

- Ruptur der Trachea oder der Hauptbronchien (traumatisch oder iatrogen, z. B. bei Bronchoskopie),
- Ösophagusruptur (traumatisch oder spontan),
- Fistelbildung zwischen Trachea, Ösophagus und Bronchialsystem bei entzündlichen Prozessen, Tumoren oder iatrogen bei Ösophagoskopie/Tracheotomie,
- schwerer Asthmaanfall.

Häufig besteht gleichzeitig ein Weichteilemphysem der Thoraxwand und des Halses sowie eventuell eine obere Einflußstauung mit Atembeschwerden. Röntgenologisch zeigen sich vertikal angeordnete streifige Lufteinschlüsse in Projektion auf Herzschatten und paratracheale Weichteile. Ein Pneumomediastinum wird abhängig von der Symptomatik und dem Schweregrad entweder konservativ mit Antibiotika oder bei schweren Verläufen chirurgisch mit der Anlage einer Mediastinaldrainage behandelt.

Literatur

→ S. 445.

16.1 Einteilung der Mediastinaltumoren

Vorderes Mediastinum	Mittleres Mediastinum	Hinteres Mediastinum
Schilddrüsentumoren	Ösophaguserkrankungen (Tumor, Divertikel)	neurogene Tumoren (Neurofibrom, Ganglioneurom)
Thymom	Aneurysma (Aorta)	Aneurysma (Aorta)
Lymphome	Lymphome	
Lymphknotenmetastasen	Lymphknotenmetastasen	
Teratom	Zysten (bronchogen, perikardial)	

Endokrinologie

17 Hypothalamus und Hypophyse

Werner A. Scherbaum

Hypothalamus und Hypophyse sind die zentralen Organe der Synthese der Releasing- (= Freisetzungs-) und Inhibiting- (= Hemm-)faktoren zur Regulierung der Hormonsynthese in Schilddrüse, Nebennierenrinde und Gonaden. Prolaktin, antidiuretisches Hormon und Oxytozin wirken direkt auf Erfolgsorgane.
Die verschiedenen Hormone mit ihren Abkürzungen und Erfolgsorganen sind in ▣ 17.1 aufgeführt.

Diabetes insipidus

Definition

Der Diabetes insipidus (DI) ist dadurch gekennzeichnet, daß die Nieren den Urin nicht ausreichend konzentrieren können (Asthenurie). Dies führt zu Polyurie („Wasserharnruhr") und in dessen Folge zu Polydipsie. Man unterscheidet einen **Diabetes insipidus centralis** und **renalis.**

DI centralis:

→ *Synonyme:* neurogener/kranieller/vasopressinempfindlicher Diabetes insipidus; *engl.:* neurogenic DI, cranial DI (CDI), vasopressin sensitive DI

DI renalis:

→ *Synonym:* vasopressinresistenter Diabetes insipidus; *engl.:* nephrogenic DI, vasopressin resistent DI

Epidemiologie:

- Der Diabetes insipidus ist insgesamt sehr selten.
- Weniger als 1% der Fälle von Diabetes insipidus sind erblich.

Ätiologie und Pathogenese: Durch die Regulierung des ADH-Spiegels ist der Körper in der Lage, den Flüssigkeitshaushalt trotz erheblicher Schwankung der Flüssigkeitszufuhr konstant zu bilanzieren. ADH übt den mit Abstand größten und wichtigsten Einfluß auf die Flüssigkeitsbilanz aus. Die distalen Tubuli und Sammelrohre sind ohne ADH nahezu wasserundurchlässig, so daß der volumenreiche Primärharn ausgeschieden wird. Das Fehlen von antidiuretischem Hormon (ADH = Vasopressin = Adiuretin; beim Menschen handelt es sich um Arginin-Vasopressin = AVP) führt somit zur vermehrten Ausscheidung (Polyurie) eines verdünnten Urins (Asthenurie).

Diabetes insipidus centralis: Er beruht auf einer *ungenügenden* (inkompletter zentraler DI) oder *fehlenden* (kompletter zentraler DI) Produktion bzw. Sekretion von ADH.

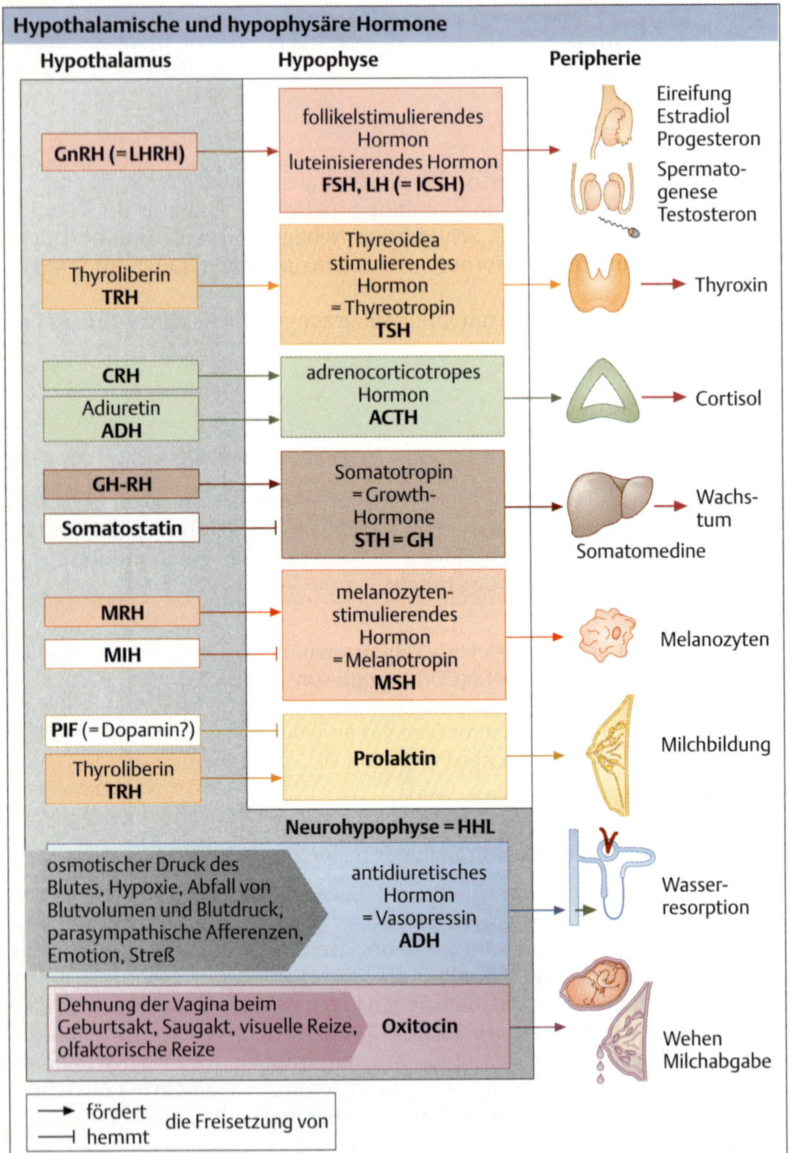

17.1 Im Hypothalamus werden Hormone gebildet, die die Sekretion von hypophysären Hormonen fördern (Releasing-Hormone) oder hemmen. Vasopressin und Oxytocin werden im Hypothalamus gebildet und aus der Neurohypophyse freigesetzt.

Man unterscheidet folgende Formen:
Angeborener zentraler DI: meist familiär (sehr selten): Die Ursache liegt in einer Mutation des Vasopressingens; es entsteht ein biologisch nicht aktives Genprodukt.
Erworbener zentraler DI: Ursachen → 17.1.

Diabetes insipidus renalis: ADH wird zwar in ausreichender Menge produziert, die ADH-Rezeptoren der distalen Nierentubuli sprechen jedoch nicht auf das Hormon an. Ursachen hierfür sind:
- ein (seltener) angeborener Defekt der ADH-Rezeptoren, der X-chromosomal rezessiv vererbt wird (= *angeborener renaler DI*), oder

17.1 Ursachen und Untersuchungen zur Abklärung der Ätiologie des erworbenen zentralen Diabetes insipidus

Ursache	Untersuchung	Bedeutung
Sarkoidose Bronchialkarzinom	klinische Untersuchung Röntgenaufnahme des Thorax	+++
Tumoren (Kraniopharyngeom, Dysgerminom, Pinealom, supraselläre Zysten) Infundibulo-Neurohypophysitis zerebrale Thrombose Hämorrhagie, Post-partum-Nekrose (Sheehan-Syndrom) Aneurysma	Magnetresonanztomographie des Kraniums	+++
Histiozytosis X (17.2)	Knochenszintigraphie	+
Mammakarzinom	Klinische Untersuchung der Mammae, Mammographie	+
autoimmune Hypothalamitis	Autoantikörper gegen Vasopressinzellen	+
Tuberkulose	Tuberkulin-Test	++
Hypophysentumor	statische Perimetrie	+
Beeinträchtigung der HVL-Funktion durch Raumforderungen	Untersuchung der Hypophysenvorderlappenfunktion	+
ossäre Defekte Schädelbasisfrakturen	Röntgenaufnahme des Schädels in 2 Ebenen	+
basale Meningitis Enzephalitis	Liquorpunktion	+
Lues	Serologie	+
leukämische Infiltrate	Blutbild	+

Histiocytosis X

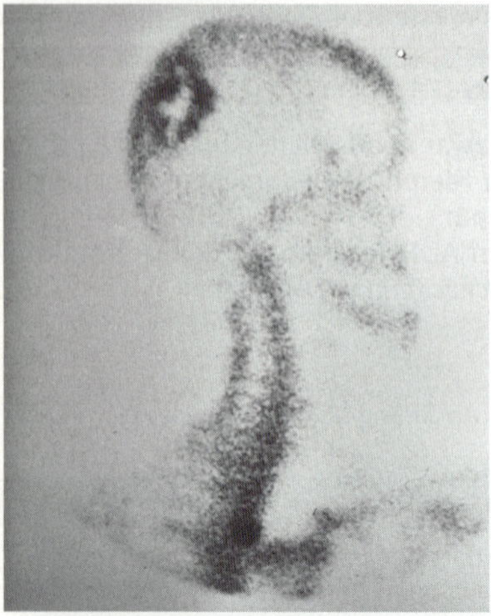

17.2 43jährige Patientin mit zentralem Diabetes insipidus, Fieber, nässendem Exanthem und Lymphknotenschwellungen. **a** Das Knochenszintigramm zeigt eine Anreicherung im Bereich des Schädels.

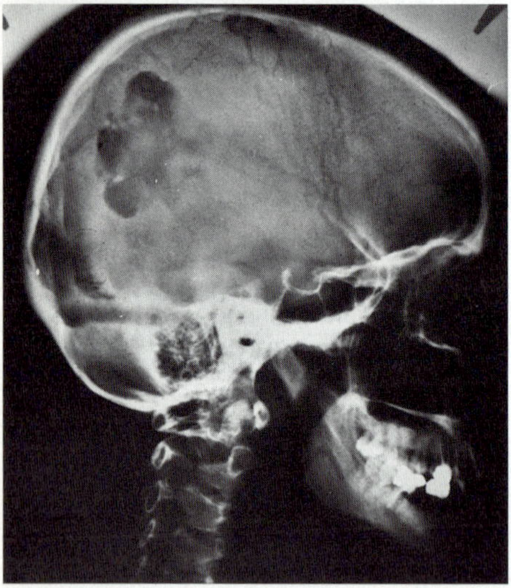

b Die Röntgenaufnahme zeigt typische osteolytische Herde. Die Diagnose wurde durch eine Hautbiopsie gesichert.

- ein Defekt der ADH-Rezeptoren infolge einer Schädigung der Nierentubuli durch eine chronische Nierenerkrankung (Niereninsuffizienz, Amyloidose, polyzystische Nieren), metabolische Störungen (z.B. Hyperkalzämie, Hypokaliämie), die Einnahme bestimmter Medikamente (z.B. Lithium, Demeclocyclin, Barbiturate) oder einer osmotischen Diurese, z.B. im Rahmen einer Glucosurie (= *erworbener renaler DI*).

Symptomatik: Der DI ist durch vermehrten Durst und vermehrtes Wasserlassen gekennzeichnet, was ab einer Urinmenge von 3 l/Tag als lästig empfunden wird und ab 4 l/Tag behandlungsbedürftig ist. Beim **zentralen DI** sind bis zu 20 l/Tag, beim **renalen DI** noch höhere Flüssigkeitsverluste im Urin möglich. Charakteristisch ist das kompulsive Trinken, auch in den Nachtstunden. Generell gilt, daß ein angeborener DI besser toleriert wird, als ein später erworbener. Die Polyurie kann zu urologischen Beschwerden führen, die durch Blasendehnung, -dystonie, Hydroureter bis hin zur Hydronephrose verursacht werden.

Diagnostisches Vorgehen: Zunächst muß geklärt werden, ob ein DI vorliegt (Schritt 1 und 2). Ist die Diagnose gesichert, muß nach der Ursache gesucht werden (17.1).

Ermitteln der täglichen Urinmenge: Eine Polyurie liegt vor, wenn die Urinausscheidung bei einer Trinkmenge ad libitum mehr als 30 ml/kgKG/Tag beträgt.

! Diagnose des zentralen DI ex juvantibus wie folgt: Gabe von 10 µg DDAVP (1-Desamino-D-Arginin-Vasopressin) 1×/Tag über 2 Wochen. *Zentraler DI:* Besserung von Durst und Polyurie. *Nephrogener DI:* keine Änderung. *Psychogene Polydipsie:* Verdünnungshyponatriämie (→ „Hyponatriämie“, S. 281 f).

Durstversuch: Er gilt als Goldstandard für den Nachweis eines Diabetes insipidus. Zunächst ist ein verkürzter Durstversuch ausreichend, da dieser auch ambulant durchgeführt werden kann.

Verkürzter Durstversuch:

Indikation: Ausschluß eines DI bei Urinmengen unter 6 l/Tag (bzw. 8 l/Tag); bei größeren Urinmengen wird a priori unter stationären Bedingungen ein kompletter Durstversuch durchgeführt.

Durchführung: Ab 20 Uhr (bzw. bei Urinmenge von 8 l/Tag ab 24 Uhr) darf der Patient keine Flüssigkeit mehr aufnehmen.

Auswertung am nächsten Morgen:

- Anstieg der Urinosmolalität auf über 750 mOsm/l und/oder Absinken der Plasmaosmolalität auf Werte unterhalb der Normgrenze von 295 mOsm/l schließt einen DI aus;
- Urinosmolalität unter 750 mOsm/l und Plasmaosmolalität über 295 mOsm/l macht den Nachweis bzw. Ausschluß eines DI durch einen kompletten Durstversuch nötig.

Kompletter Durstversuch:
Indikation: wenn der verkürzte Durstversuch eine Urinosmolalität unter 750 mOsm/l und eine Plasmaosmolalität über 295 mOsm/l ergibt oder primär bei unklaren Befunden oder bei ausgeprägter Polyurie von über 8 l/Tag. Der komplette Durstversuch muß in einem endokrinologischen Zentrum erfolgen.
Durchführung: Nach freier Flüssigkeitszufuhr über Nacht erfolgt eine kontrollierte Flüssigkeitskarenz, bis das Körpergewicht um 3–5 % gesunken ist. Wenn der Patient Fieber bekommt oder das Serum-Natrium auf mehr als 165 mmol/l ansteigt, muß der Versuch vorzeitig abgebrochen werden. Für den Test muß abhängig vom Ausmaß der Polyurie mit einer Zeitdauer von 4–24 Stunden gerechnet werden. Zur Unterscheidung eines zentralen von einem renalen DI wird am Ende des Durstversuchs Vasopressin oder ein Analogon gegeben, um das Ansprechen der Nieren auf das Hormon zu prüfen.
Auswertung: Beim *kompletten DI* nimmt der Urinfluß im Durstversuch nicht ab und die Urinosmolalität steigt nicht an. Beim *zentralen DI* steigt die Urinosmolalität nach Vasopressingabe an, während sie beim *renalen DI* unverändert bleibt.

Abklärung der zugrundeliegenden Ursache:
Anamnese:
- Operation oder Bestrahlung im Hypophysen- und Hypothalamusbereich.
- Medikamente: klinisches Bild eines *zentralen DI* infolge Hemmung der Vasopressinsekretion durch: Phenytoin, Äthanol, α-adrenerge Substanzen, Noradrenalin, Butyrophenone, Clonidin, Promethazin. Klinisches Bild eines *renalen DI* durch Lithium, Barbiturate und Demeclocyclin.

Die Zusatzuntersuchungen zur Abklärung der Ätiologie des zentralen Diabetes insipidus sind in ▦ 17.1 aufgeführt.

! Ein positiver Antikörperbefund gegen Vasopressinzellen ist typisch für eine autoimmune Genese des DI, kommt aber auch bei Histiozytosis X mit DI vor.

Differentialdiagnose des zentralen DI:

Erkrankung	Bedeutung	Kommentar
psychogene Polydipsie (= primäre Polydipsie)	+++	bei dieser neurotischen Fehlhaltung mit suchtähnlichem Trinken bleibt im Unterschied zum DI die Plasmaosmolalität beim Durstversuch im Normbereich, nur die Urinosmolalität steigt
Diabetes mellitus	++	Glucosebestimmung in Urin und Blut
Polyurie aufgrund der Einnahme bestimmter Medikamente (s. o.)	++	Ausschluß durch Anamnese
chronische Niereninsuffizienz mit Tubulusschädigung	+	Ausschluß durch Bestimmen des spezifischen Gewichts des Urins: bei chronischer Niereninsuffizienz liegt eine Isosthenurie vor (= Ausscheiden eines Harns, dessen spezifisches Gewicht unabhängig von der zugeführten Flüssigkeitsmenge bei 1015 liegt)

Therapie:

Zentraler Diabetes insipidus: Die *medikamentöse Therapie* (indiziert ab einer Trinkmenge von 4 l/Tag) wird mit DDAVP (1-Desamino-D-Arginin-Vasopressin; Wirkungsweise identisch mit der von ADH) als Nasenspray oder als Nasentropfen (über einen kalibrierten Schlauch 5–20 µg DDAVP = 0,05–0,2 ml Minirin) oder mit Minirin-Tabletten (alle 8–24 Stunden 1 Tablette) durchgeführt. Die tägliche Urinmenge sollte auf 1,5–2 l eingestellt werden. Bei richtiger Diagnose gibt es dazu keine Kontraindikationen. Andere (indirekt wirkende) Medikamente sind heute nicht mehr gerechtfertigt.
Eine *kausale Therapie* der zugrundeliegenden Ursachen des DI ist anzustreben.

Renaler Diabetes insipidus: Eine Behandlung der zugrundeliegenden Ursache ist anzustreben. Im übrigen wird durch eine adäquate Flüssgkeitszufuhr die Wasserbilanz ausgeglichen. Der Versuch, die glomeruläre Filtrationsrate durch nichtsteroidale Antirheumatika, evtl. in Kombination mit ACE-Hemmern, zu reduzieren, ist risikoreich, da es dadurch zum Anstieg harnpflichtiger Substanzen kommen kann.

Syndrom der inadäquaten ADH-Sekretion (SIADH)

Definition

Hierbei handelt es sich um eine unphysiologisch erhöhte ADH-Sekretion durch ektopisch ACTH-sezernierende Tumoren (selten) oder infolge verschiedener Erkrankungen.

→ *Synonym:* Schwartz-Bartter-Syndrom; *engl.:* Bartter's syndrome

Ursachen:

neoplastisch: ACTH-sezernierende Tumoren: Bronchialkarzinom (die häufigste Ursache), Pankreaskarzinom, Duodenumkarzinom, Ureterkarzinom, Prostatakarzinom, Blasenkarzinom, Mesotheliom, Thymom, Lymphom, Ewing-Sarkom,
Traumen,
Lungenerkrankungen: Pneumonie, Tuberkulose, künstliche Beatmung, Lungenabszeß, Asthma bronchiale, Pneumothorax, zystische Fibrose,
zentralnervöse Störungen: Meningitis, Enzephalitis, Hirnabszeß, Schädel-Hirn-Trauma, Subarachnoidalblutung, Guillain-Barré-Syndrom, multiple Sklerose, akute intermittierende Porphyrie, Psychosen, Delirium tremens, Hirnatrophie, Sinus-cavernosus-Thrombose,
Myxödem,
Medikamente: Vasopressin und seine Analoga, Oxytocin, Vincristin, Cyclophosphamid, Chlorpropamid, Thiazid-Diuretika, Clofibrat, Carbamazepin, Phenothiazine, Haloperidol, trizyklische Antidepressiva, MAO-Hemmer,
idiopathisch.

Diagnosestellung: Laborchemisch besteht eine Hyponatriämie bei hohem Vasopressin-Spiegel und erniedrigter Plasmaosmolalität. Je nach Ausprägung der Hyponatriämie kommt es zu Appetitlosigkeit, Brechreiz, Kopfschmerzen, Muskelkrämpfen, Verwirrtheitszuständen, Ataxie sowie Krämpfen bis zum Koma und Exitus.

Therapie:

- Eine kausale Therapie ist anzustreben.
- Evtl. eine der folgenden symptomatischen Therapien:
  - Flüssigkeitsrestriktion auf 500 ml/Tag bis Serumnatrium bei 130 mmol/l,
  - Blockierung der Antidiurese durch z. B. Demeclocyclin 600-1200 mg/Tag,
  - Lithium, z. B. 2×1 Tbl. Quilonum, einzustellen nach Wirkspiegel,
  - Furosemid 40-80 mg/Tag, zusammen mit 2–3 g Kochsalzzusatz.

Hypophysenvorderlappen-Insuffizienz

Definition

Unterfunktion bzw. Ausfall einer, mehrerer oder aller Partialfunktionen (Panhypopituitarismus = komplette HVL-Insuffizienz) des Hypophysenvorderlappens mit der Folge einer isolierten, partiellen oder kompletten Einschränkung der Hypophysenvorderlappen-(HVL-)Hormonsekretion. Man unterscheidet eine **primäre HVL-Insuffizienz** (direkte Beeinträchtigung der HVL-Zellen durch einen Krankheitsprozeß) und eine **sekundäre HVL-Insuffizienz** (Beeinträchtigung der HVL-Funktion durch Läsionen des Hypophysenstiels, Erkrankungen des Hypothalamus oder des zentralen Nervensystems).

→ *Synonym:* Hypopituitarismus; *engl.:* hypopituitarism

Epidemiologie: Häufigkeit der HVL-Insuffizienz: insgesamt 2–10/100 000 Einwohner. Die Partialinsuffizienz ist die häufigste Form.

Ätiopathogenese und Pathophysiologie: Die wichtigsten Ursachen der HVL-Insuffizienz sind in ▣ 17.2 aufgeführt. In der Häufigkeit dominieren Nekrosen, darunter vor allem die postpartale Nekrose des HVL in Zusammenhang mit größeren Blutverlusten während der Geburt (Sheehan-Syndrom). Nekrosen können sich auch in der Peripherie von HVL-Tumoren ausbilden. Innerhalb

▣ **17.2** Ursachen der Hypophysenvorderlappen-Insuffizienz

Einteilung	**Ursachen**
Tumoren	sellanahe Tumoren HVL-Adenome
regressive Veränderungen	Hypophysenapoplexie (bei HVL-Adenom) postpartale Nekrose (Sheehan-Syndrom) Amyloidose
vaskulär	Aneurysma der A. carotis interna Sinus- cavernosus-Thrombose
entzündlich	Meningoenzephalitis Sarkoidose, Tuberkulose autoimmune Hypophysitis
infiltrative Erkrankungen	Histiocytosis X Hämochromatose
iatrogen	neurochirurgische Operation Bestrahlung
traumatisch	Schädel-Hirn-Trauma
angeboren	primäres Empty-Sella-Syndrom
metabolisch	chronische Niereninsuffizienz

von HVL-Tumoren kann es zur Apoplexie mit akutem Schmerz und Einschränkung der Hypophysenfunktion kommen.

Symptomatik: Die Symptome sind identisch mit denen beim jeweiligen Ausfall der abhängigen Hormone in der Peripherie (→ auch 17.1, S. 524).

Die chronische HVL-Insuffizienz führt in der Regel zuerst zu einer Einschränkung der Gonadotropinsekretion (LH, FSH), die sich im geschlechtsreifen Alter als hypogonadotroper Hypogonadismus (→ „Hoden", S. 617 ff) bemerkbar macht.
Die weiteren Symptome sind abhängig vom Grad der Beeinträchtigung des ACTH- (→ „Nebennierenrinden-Insuffizienz", S. 608 ff), TSH- (→ „Hypothyreose", S. 549 ff) und STH-Sekretion. Ein Mangel an STH im Wachstumsalter führt zu einem hypophysären Minderwuchs. Bei erhaltener STH-Sekretion und offenen Epiphysenfugen führt eine HVL-Insuffizienz im präpuberalen Alter zu einem eunuchoiden Hochwuchs mit dysproportionierten Gliedmaßenlängen und femininem Habitus.
Die **Leitsymptome der chronischen HVL-Insuffizienz** sind:
- Adynamie,
- allgemeine Verlangsamung,
- Hautblässe,
- bei der Frau Östrogenmangel mit Symptomen der Menopause (Oligo- oder Amenorrhö). Ein normaler ovulatorischer Zyklus schließt eine HVL-Insuffizienz weitgehend aus;
- beim Mann Androgenmangel mit Libido- und Potenzstörungen,
- Ausfall der Sekundärbehaarung, Atrophie der Haut (typisch ist eine feine Fältelung der Gesichtshaut, sog. Genoderm).

Entwickelt sich eine HVL-Insuffizienz als Folge eines Hypophysenadenoms, so fallen die hormonellen Partialfunktionen oft in typischer Reihenfolge aus:
1. **STH:** bei Kindern Wachstumsstörungen, bei Erwachsenen meist asymptomatisch,
2. **Gonadotropine:** Hypogonadismus, insbesondere durch sekundäre Amenorrhö bei der Frau rasch apparent,
3. **TSH:** Hypothyreose,
4. **ACTH:** Nebennierenrindeninsuffizienz,
5. **MSH:** fahle, alabasterfarbene Haut,
6. **Prolaktin:** Agalaktie.

Die akute HVL-Insuffizienz (hypophysäres Koma) ist sehr selten. Sie entsteht auf dem Boden einer unerkannten oder ungenügend substituierten chronischen HVL-Insuffizienz. Durch den Einfluß zusätzlicher Faktoren (Infekte, Erbrechen, Diarrhö, Traumen und Operationen) kommt es zu einer krisenhaften Entgleisung des Stoffwechsels infolge einer Nebennierenrinden- und Schilddrüsenunterfunktion.

Isolierte HVL-Insuffizienz: Einige der HVL-Hormone können isoliert ausfallen. Im einzelnen sind dies:
- isolierter Gonadotropin-Mangel (hypogonadotroper Hypogonadismus); *Sonderform:* Kallmann-Syndrom = isolierter (hypothalamischer) LH-RH-Mangel; Formen mit und ohne Anosmie (→ S. 618),
- isolierter Wachstumshormonmangel,
- isolierter ACTH-Mangel (äußerst selten),
- isolierter TSH-Mangel (äußerst selten).

Diagnostisches Vorgehen: Klinische und anamnestische Leitlinie ist der Verdacht auf eine Insuffizienz des endokrinen Endorgans und der Nachweis des peripheren Hormondefizits (z. B. Hypothyreose). Diagnostisch entscheidend sind Hormonanalysen. Bei der HVL-Insuffizienz sind alle oder einige (je nachdem, ob eine komplette oder partielle Insuffizienz vorliegt) der hypophysären Hormone erniedrigt, und der normale Anstieg durch Stimulationstests (▪ 17.3) bleibt aus. Ein kombinierter HVL-Test kann alle Funktionen des Vorderlappens erfassen.
Bei Tumorverdacht: Lokalisationsdiagnostik durch NMR der Sella-/Hypothalamusregion (→ „Hypophysentumoren", S. 535 ff).

Differentialdiagnose:

Erkrankung	Bedeutung	Kommentar
primäre Insuffizienz der Erfolgsorgane	+++	HVL-Hormone erhöht
polyglanduläres Autoimmunsyndrom	(+)	Autoantikörper gegen Nebennierenrinden- und Schilddrüsenantigene oder β-Zell-Antigene
hypothalamische Insuffizienz	+	Unterscheidung nicht immer sicher möglich; das Prolaktin ist durch den Ausfall von Dopamin (PIF) eher erhöht
schwere Allgemeinerkrankungen	+	Plasmacortisol erhöht

Therapie: Eine kausale Therapie ist anzustreben, z. B. die Behandlung eines Hypophysentumors. Um den Hormonmangel auszugleichen, substituiert man die Hormone der peripheren endokrinen Drüsen, deren hypophysäre Releasinghormone nicht mehr ausreichend produziert werden.

Sekundäre Nebennierenrinden-Insuffizienz:
- z. B. Hydrocortison 15–20 mg/Tag (z. B. 15 mg morgens, 5 mg mittags) oder
- z. B. Cortison 25–37,5 mg/Tag (z. B. 25 mg morgens, 12,5 mg mittags).

17.3 Stimulationstests zur Diagnostik der HVL-Insuffizienz

Test	Dosis	Erfolgsmessung (normale Zielwerte)
Gonatotrope Achse:		
GnRH-Test	0,1 mg i.v.	LH- und FSH-Anstieg nach 30 Min. mindestens auf das 2fache des Basalwertes
Laktrotrope Achse:		
TRH-Test	0,2–0,4 mg i.v.	Prolaktinanstieg nach 30 Min. mindestens auf das 2fache des Basalwertes
Thyreotrope Achse:		
TRH-Test	0,2–0,4 mg i.v.	TSH-Anstieg nach 20–30 Min. auf das 2,5fache des Basalwertes
Kortikotrope Achse:		
CRH-Test	1 µg/kgKG i. v.	ACTH-Anstieg nach 10–60 Min. mindestens auf das 2fache
Insulinhypoglykämie	0,15 E Insulin/kgKG i. v.	ACTH-Anstieg auf 70–100 pg/ml Cortisolanstieg auf > 20 mg/dl
Metopirontest	3 g M. um 24 Uhr	ACTH am nächsten Morgen 8 Uhr über das Doppelte des Wertes vom Vortag
Somatotrope Achse:		
Belastungstest	5 Min. körperl. Belastung	STH-Anstieg auf > 10 ng/ml
GHRH-Test	1 µg GHRH/kgKG i.v.	GH-Anstieg nach 30–60 Min. auf > 10 ng/ml
Clonidin-Test	75 µg Clonidin/m^2 KO p.o.	STH-Anstieg auf > 15 ng/ml
L-Arginin-Test	30 g L-Arginin in 100 mg H_2O über 30 Min. i.v.	STH-Anstieg nach 30–120 Min. auf > 10 ng/ml
Insulinhypoglykämietest	0,15 E Insulin/kgKG i.v.	Blutzuckerabfall auf < 3 mmol/l STH-Anstieg auf > 10 ng/ml

Bei Streßsituationen (fieberhafte Infektion, Narkose, Unfälle, Operationen etc.) Steigerung der Substitutionsdosis um das 2–6fache; bei Bedarf parenterale Applikation.

Sekundäre Hypothyreose: z. B. L-Thyroxin 100–150 µg/Tag.

Sekundärer Hypogonadismus:
- bei der Frau: Östrogen-/Gestagen-Präparat, z. B. zyklische Verabreichung von Estradiol und Norethisteronacetat.
- beim Mann: Testoviron-Depot alle 3 Wochen 250 mg i.m.

Therapie des hypophysären Komas (auf Intensivstation): Vorrangig ist die rasche Gabe von z. B. 100–200 mg Hydrocortison in 5 %iger Glucoselösung i. v. Erst danach erfolgt die Substitution mit Schilddrüsenhormonen.

Prognose, Komplikationen, Verlauf: Die Prognose ist abhängig von der zugrundeliegenden Krankheit. Bei rechtzeitiger Diagnose und adäquater Therapie der HVL-Insuffizienz ist eine gute Kompensation der ausgefallenen Funktion möglich. Die komplette HVL-Insuffizienz führt ohne Substitutionstherapie zum Tod.

! Jeder Patient mit einer HVL-Insuffizienz sollte einen Notfallpaß bei sich tragen mit Angabe von Diagnose, Medikation, Adresse und Telefonnummer des Hausarztes sowie des betreuenden endokrinologischen Zentrums.

17.1 Hypophysentumoren

Definition

Neubildungen (meist gutartiger Natur), bestehend aus einem Zelltyp des Hypophysenvorderlappens. Entsprechend ihrer hormonellen Funktion werden sie eingeteilt in klinisch endokrin inaktive Hypophysentumoren (20–30 %; in der Peripherie läßt sich keine Erhöhung von HVL-Hormonen messen) und endokrin aktive Hypophysentumoren (70–80 %). Mikroadenome sind definitionsgemäß im Durchmesser ≤10 mm und Makroadenome >10 mm.

→ *engl.:* (non-)functioning pituitary adenomas

Epidemiologie: Hypophysentumoren machen 8–10 % der Hirntumoren aus. 90 % der Hypophysentumoren sind Adenome.

Symptomatik: Prinzipiell können alle Hypophysentumoren und Tumoren mit sellanahem Sitz zu einer HVL-Insuffizienz durch Druckatrophie führen. Bei suprasellärer Ausdehnung und Druck auf das Chiasma opticum kann es zu Sehstörungen kommen (typisch: bitemporale Hemianopsie, Optikusatrophie).

17.1.1 Klinisch endokrin inaktive Hypophysentumoren

Die Mehrzahl der klinisch endokrin inaktiven Hypophysenadenome produziert Gonadotropine oder deren α- und/oder β-Untereinheiten (Subunits). 40–50 % der Hypophysentumoren sind nichtprolaktinproduzierende chromophobe Hypophysenadenome, bei denen die Symptome der Raumforderung (s. o.) im Vordergrund stehen.

Diagnostisches Vorgehen:
Die primären Initialsymptome sind durch die Raumforderung bedingt. Dies sind ophthalmologische Befunde, Kopfschmerzen, HVL-Insuffizienz oder zu-

fällig durch Röntgenuntersuchung und andere bildgebende Verfahren nachgewiesene Auffälligkeiten.
MRT der Sella-/Hypothalamusregion: Zur Beurteilung des Tumors und der parasellären und suprasellären Ausdehnung;
ophthalmologische Untersuchung: statische Perimetrie, Visus- und Augenmuskelprüfung, Fundoskopie.

Differentialdiagnose: Tumoren mit sellanahem Sitz, z. B. Kraniopharyngeome, Epidermoid- und Dermoidzysten, intrakranielle Metastasen (meist eines Mamma- oder Bronchialkarzinoms).

17.1.2 Klinisch endokrin aktive Hypophysentumoren

Einteilung und Häufigkeitsverteilung: 70–80% der Hypophysentumoren sind als hormonell aktiv einzustufen. Im einzelnen sind dies:

- STH-produzierende (somatotrope) Mikro- oder Makroadenome des Hypophysenvorderlappens (ca. 20% aller Hypophysentumoren). Diese Tumoren führen zum Krankheitsbild der **Akromegalie** oder des **hypophysären Gigantismus.**
- Prolaktinproduzierendes Mikro- oder Makroadenom der Hypophyse (**Prolaktinom**; mit einem Anteil von 40–50% der häufigste der endokrin aktiven Hypophysentumoren);
- ACTH-produzierende Hypophysenadenome (→ „Cushing-Syndrom“, S. 599ff): häufigste Form des spontanen Cushing-Syndroms.

Akromegalie und hypophysärer Gigantismus

Definition

Die Akromegalie ist gekennzeichnet durch eine Vergrößerung der Akren und der inneren Organe aufgrund einer vermehrten STH-Sekretion nach Abschluß des Längenwachstums. Wenn die STH-Überproduktion vor der Pubertät bei noch nicht abgeschlossenem Skelettwachstum auftritt, entwickelt sich ein hypophysärer Gigantismus.

→ *Synonym:* hypophysärer Riesenwuchs; *engl.:* acromegaly; pituitary gigantism

Epidemiologie:
Prävalenz: 40–70/1 Mio. Einwohner;
Inzidenz: 3–4 Fälle/1 Mio. Einwohner jährlich.

Ätiopathogenese: In der Regel liegt ein somatotropes Mikro- oder Makroadenom des HVL zugrunde. Raritäten sind: Karzinom des HVL, ektope STH-Überproduktion, ektope GHRH-Sekretion durch ein Karzinom oder Karzinoid.

Symptomatik: Zu wesentlichen Beschwerden und klinischen Symptomen bei Akromegalie → **17.4**. Klinisch wegweisend sind Vergrößerung und Ver-

gröberung des Gesichtsschädels (17.**3a**), der Hände und der Füße; Arthropathie, prominente Supraorbitalwülste, Jochbogen und Unterkiefer (Progenie) sowie Vergrößerung von Nase, Zunge und Lippen (kloßige Sprache).
Akromegaloid: Aussehen ähnlich wie bei Akromegalie, ohne biochemisches oder anatomisches Korrelat.

Diagnostisches Vorgehen:

Anamnese: Passen ältere Hüte, Handschuhe und Fingerringe noch? Veränderung der Schuhgröße? Vergleich mit alten Fotos.

Endokrinologische Diagnostik:

- *Messung von IGF I* (Somatomedin C) im Plasma: IGF 1 wird durch STH stimuliert und spiegelt daher die STH-Werte wider. Da IGF 1 eine lange Plasmahalbwertszeit hat, entspricht es dem Integral des über den Tag hinweg sezernierten STH.
- *Basaler STH-Spiegel:* da die Sekretion von STH pulsatil und in einem zirkadianen Rhythmus (stärkste Sekretion nachts) erfolgt und STH eine sehr kurze Plasmahalbwertszeit hat, müssen mehrere Werte im Tagesprofil bestimmt werden.
- *Oraler Glucosetoleranztest* (→ „Störungen des Glucosestoffwechsels", S. 647 ff) mit 100 g Glucose: Eine Suppression von STH unter 1 ng/ml beim nüchternen Patienten schließt eine Akromegalie aus.
- *Messung der STH-Werte im TRH-Test und im LHRH-Test:* bei somatotropen Adenomen evtl. pathologische Stimulierbarkeit von Wachstumshormon mit diesen Tests.
- *HVL-Funktionsdiagnostik* (→ 17.**3**, S. 534): evtl. Kosekretion von Prolaktin, Vorliegen einer HVL-Partialinsuffizienz?

Lokalisationsdiagnostik:

- *Röntgen des Schädels in 2 Ebenen* zeigt in weit über 90 % der Fälle eine Vergrößerung der Sella (17.**3b**).
- *MRT der Sella-/Hypothalamusregion* zur Beurteilung des Tumors und der parasellären und suprasellären Ausdehnung, insbesondere der Beziehung zum Chiasma opticum (17.**3c**) und zu den Gefäßen.

Ophthalmologische Untersuchung: Statische Perimetrie, Visus- und Augenmuskelprüfung, Fundoskopie.

> ! Weitere mögliche Ursachen erhöhter Wachstumshormonwerte, an die bei der Diagnostik gedacht werden sollte: **physiologisch:** körperliche Belastung, Angst, **pathologisch:** Hunger, Unterernährung, Anorexia nervosa, Leberzirrhose, chronische Niereninsuffizienz.

Therapie (17.**4**):

Therapie der Wahl: Bei gutartigen Mikroadenomen mikrochirurgische, transsphenoidale, selektive Adenomexstirpation. Damit sind 90 % der Fälle

17.4 Befunde, ihre Ursachen und ihre Häufigkeit bei Akromegalie

Symptom/Befund	Häufigkeit	Ursache
		IGF-Wirkung
Vergrößerung der Akren	100%	
Verdickung der Haut	100%	
Splanchnomegalie	100%	
Hyperhidrosis, gesteigerte Talgsekretion	61%	
Parästhesien, Karpaltunnelsyndrom	35%	Synoviaschwellung
Struma diffusa	60%	Viszeromegalie
kloßige, verwaschene Sprache	40%	Markoglossie, Schwellung der Lippen und Nasenweichteile
		Makroadenom
Sellavergrößerung	91%	
Kopfschmerzen	50%	
Sehstörungen	25%	supraselläres Wachstum
Zyklusstörungen (Frau)	100%	prolaktinähnliche Effekte des STH, Druckatrophie von LH- und FSH-Zellen
Libido- und Potenzverlust (Mann)	30–50%	
		Insulinresistenz, Insulinantagonismus
gestörte Glucosetoleranz	68%	
manifester Diabetes mellitus	13%	
arterielle Hypertonie	20–30%	unklar

klinisch geheilt. Bei Makroadenomen (>10 mm) wird nur in 60% der Fälle eine Teil- oder Vollremission erreicht. Das therapeutische Ergebnis ist postoperativ sofort ablesbar am Abfall der IGF-1-Spiegel und einer Supprimierbarkeit von STH im oralen Glucosetoleranztest. Die klinische Symptomatik geht nur langsam über viele Wochen und Monate zurück.

Alternativen:
Bestrahlung: bei Patienten mit Kontraindikationen für die Operation oder bei Therapieversagen mit Operation: gezielte, fraktionierte, externe, konventionelle Hypophysenbestrahlung mit 5000 rad (50 Gy), Protonenstrahltherapie oder sog. Gammamesser. Der volle Therapieeffekt tritt erst nach Jahren ein.
Medikamentöse Therapie: die Indikationen sind Überbrückung bis zur Operation oder bis zum Wirkungseintritt der Bestrahlung, sowie postoperativ persistierende erhöhte STH-Spiegel, alte Patienten oder bei Kontraindikation für Operation.

- *Somatostatin-Analoga:* SMS 201-995 (Octreotide 3 × 50–100 µg/Tag s.c.) führt bei 80% der Patienten mit Akromegalie zu einer Normalisierung oder deutlichen Reduzierung der basalen STH-Spiegel und bei 50% der Patien-

Akromegalie

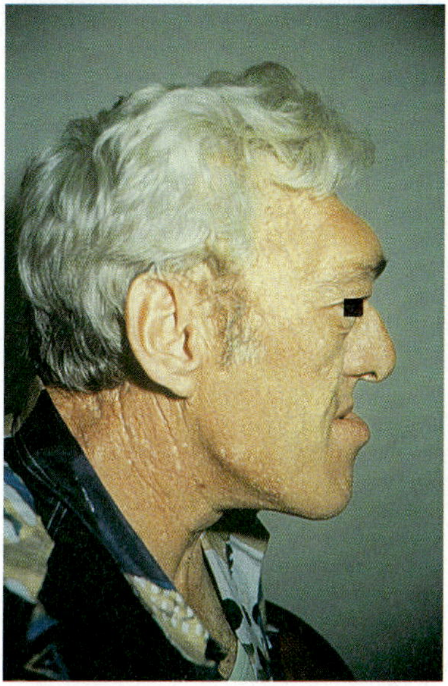

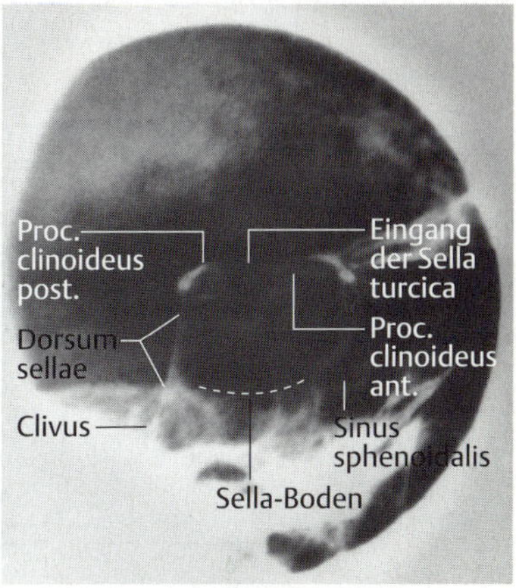

17.3a Typische Facies eines Patienten mit Akromegalie.
b Sella-Spezialaufnahme eines Patienten mit einem STH-produzierenden Adenom der Hypophyse. Die Sella ist balloniert, das Dorsum ausgezogen, verdünnt, der Sellaeingang erweitert.

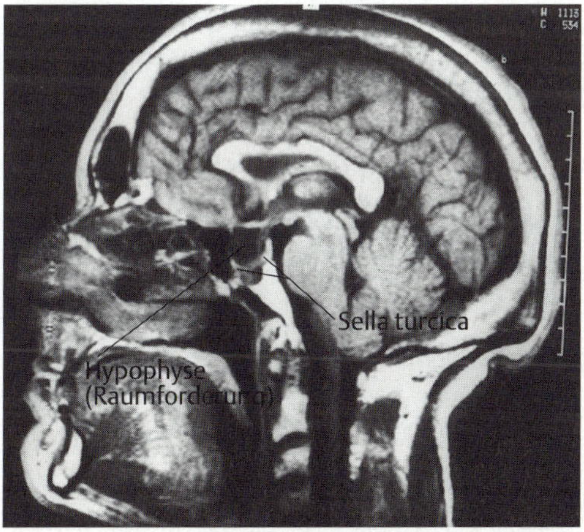

c Das Kernspintomogramm (MRT) des Schädels einer Patientin zeigt einen Hypophysentumor mit geringer suprasellärer Ausdehnung.

Therapeutisches Vorgehen bei Akromegalie

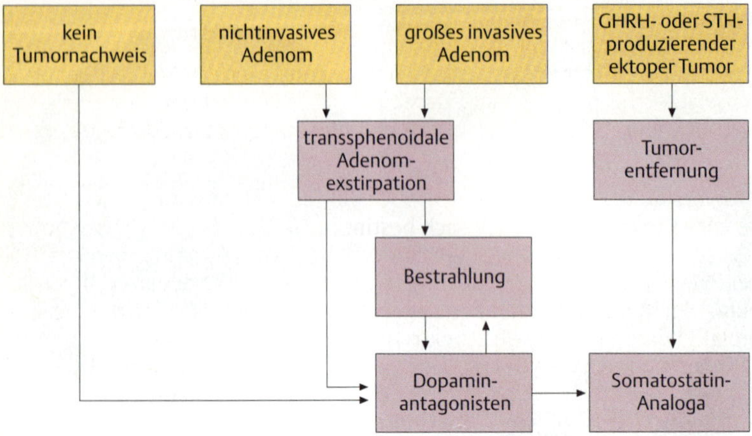

17.4 nach v. Werder, 1989

ten zu einer Schrumpfung des Adenoms. Nachteil: subkutane Applikation und hohe Kosten. Der Effekt ist innerhalb von Stunden zu beurteilen.

- *Dopaminagonisten* (z.B. Bromocriptin und andere, → „Prolaktinom") in langsam steigender Dosis (Bromocriptin meist zwischen 10 und 30 mg/Tag p.o.) sind indiziert, wenn postoperativ erhöhte STH-Spiegel persistieren oder als primärer medikamentöser Therapieversuch. Nur 15 % der Fälle sprechen an. Im Gegensatz zum Prolaktinom führen Dopaminagonisten bei der Akromegalie nicht zur Schrumpfung des Adenoms. Der Effekt ist innerhalb von 6–8 Wochen zu beurteilen.

Prolaktinproduzierender Hypophysentumor (Prolaktinom)

Definition

Prolaktinproduzierendes Mikro- oder Makroadenom der Hypophyse mit daraus resultierender Hyperprolaktinämie.

→ *Synonym:* Prolaktinom; *engl.:* prolactinoma

Häufigkeit:

- Mit einem Anteil von 40–50 % sind Prolaktinome die häufigsten endokrin aktiven Hypophysentumoren.
- 15–20 % aller Amenorrhöen sind durch eine Hyperprolaktinämie bedingt; in 20 % dieser Fälle liegt ein Hypophysentumor zugrunde.

Symptomatik:

- Die Hyperprolaktinämie führt bei der Frau zur Amenorrhö und in 30–50% der Fälle zur Galaktorrhö.
- Ein Libidoverlust tritt bei Mann und Frau auf.
- Beim Mann kommt es zusätzlich zum Potenzverlust und nur selten zur Galaktorrhö; die Spermiogenese bleibt unbeeinträchtigt.
- Evtl. treten Sehstörungen aufgrund eines raumfordernden Prozesses auf (S. 535).

Diagnostisches Vorgehen:

Basales Prolaktin muß mehrfach bestimmt werden: Werte >200 ng/ml sind fast beweisend, 25–200 ng/ml erfordern eine weitere Abklärung. Die Höhe der Plasmaprolaktinspiegel korreliert gut mit der Größe des laktotropen Adenoms. Bei Mikroprolaktinomen liegen die Werte unter 500 ng/ml, bei Makroprolaktinomen finden sich oft extrem hohe Prolaktinspiegel.
TRH-Test: kein Anstieg des Prolaktins beim Prolaktinom (hilfreich bei der Abgrenzung gegenüber einer funktionellen Hyperprolaktinämie).
Medikamentenanamnese: „→ Differentialdiagnose"
Lokalisationsdiagnostik: S. 535f.

Therapie:

Medikamentöse Therapie mit Dopaminagonisten (z. B. Bromocriptin, Lisurid, Cabergolin, Quinagolid). Bei Mikro- und unkomplizierten Makroprolaktinomen kommt ausschließlich eine medikamentöse Therapie in Betracht. Bei Mikroprolaktinomen führen meist schon niedrige Dosen (z. B. 2,5–10 mg Bromocriptin/Tag) zur Normalisierung der Prolaktinspiegel und Rückbildung des Hypogonadismus (Normalisierung des Zyklus der Frau) binnen weniger Wochen. Dopaminagonisten führen in 50–80% der Fälle auch zur Schrumpfung des Adenoms. Meist steigen die Prolaktinwerte nach Absetzen der Therapie wieder an. Bei Makroprolaktinomen führen Dosen von bis zu 30 mg Bromocriptin/Tag zur Tumorreduktion.
Operative Therapie: In der Regel wird eine *mikrochirurgische transsphenoidale Operation* durchgeführt; bei größerer supraselIärer oder bei parasellärer Ausdehnung des Tumors transkranieller Zugang. Indikationen:

- rasch zunehmender Gesichtsfeldausfall,
- Unverträglichkeit der medikamentösen Therapie,
- Schwangerschaftswunsch bei großem Makroprolaktinom (bei kleinen Adenomen Therapie mit Dopaminagonisten).

! Dopaminagonisten wegen der besseren Verträglichkeit immer nur postprandial und in langsam steigender Dosierung einnehmen.

Differentialdiagnose:

Erkrankung	Bedeutung	Kommentar
Begleit-Hyperprolaktinämie bei Ausfall des Prolaktin inhibiting Faktor (PIF, wahrscheinlich identisch mit Dopamin) z.B. aufgrund eines Tumors mit Kompression des Hypophysenstiels	++	Bei Kompression des Hypophysenstiels kann der hypothalamische PIF die laktotropen Zellen des HVL nicht erreichen. Sie werden daher enthemmt und sezernieren vermehrt Prolaktin. Die Prolaktinwerte liegen in diesem Fall unter 200 ng/ml.
medikamentös induzierte Hyperprolaktinämie durch Dopaminantagonisten, Psychopharmaka, H_2-Rezeptorenblocker, β-Rezeptorenblocker, Östrogene, Antihypertensiva (Reserpin, α-Methyldopa, Phentolamin)	++	Medikamentenanamnese
funktionelle idiopathische Hyperprolaktinämie	++	kein Nachweis eines Adenoms, Prolaktinspiegel meist unter 200 ng/ml
schwere primäre Hypothyreose	+	die verstärkte endogene TRH-Sekretion führt zur Hyperprolaktinämie
chronische Niereninsuffizienz	(+)	bei leicht erhöhtem Prolaktinwert ist keine weitere Diagnostik notwendig
erhöhter Östrogenspiegel, z.B. in der Schwangerschaft	(+)	der erhöhte Östrogenspiegel führt zur Hyperplasie der laktotropen Zellen im normalen HVL

Prognose, Komplikationen, Verlauf: Das **Mikroprolaktinom** zeigt i.a. auch spontan keine Wachstumstendenz. Die Indikation zur Therapie mit Dopaminagonisten ergibt sich aus dem Amenorrhö-Galaktorrhö-Syndrom und wegen der Gefahr der Entwicklung einer Osteoporose durch den Hypogonadismus.

Beim **Makroprolaktinom** besteht die Gefahr einer raschen Progredienz des Tumors und eines Chiasma-Syndroms. Auch nach einer Hypophysenoperation kommt es praktisch nie zu einer Normalisierung der Prolaktinspiegel. 50–80% der Tumoren sprechen gut auf Dopaminagonisten an (Senkung des Prolaktinspiegels, Größenabnahme des Tumors).

Bei den meisten Patienten mit Prolaktinom kommt es nach Absetzen der Therapie mit Dopaminagonisten zu einem erneuten Anstieg des Serumprolaktins. In etwa 15% der Fälle bleiben die Prolaktinwerte nach Absetzen einer mehrjährigen Therapie jedoch normal (persistierende Normoprolaktinämie). Daher wird insbesondere beim Mikroprolaktinom alle 2 Jahre ein Auslaßversuch empfohlen.

Literatur

von Werder, K., Müller, O. A., Fink, O., Gröf, K. F.: Diagnosis and treatment of hyperprolactinemia. In: The Pituitary Gland, 2nd ed. (ed: Imura, H.). New York: Raven Press: 1994: 453–489.
Aktuelle Übersicht über Diagnostik und Therapie der Hyperprolaktinämie.

Robertson, G. L.: The endocrine brain and pituitary gland. In: K. L. Becker et al., eds. Principles and Practice of Endocrinology and Metabolism. Philadelphia: J. B. Lippincott: 1995: 83–276.
Aktuelles und umfassendes Lehrbuch der Endokrinologie.

Melmed, S., Ito, K., Klibanski, A., Reichlin, S., Thorner, M.: Recent advances in pathogenesis, diagnosis and management of acromegaly. Journal of Clinical Endocrinology and Metabolism 80: 1995: 3395–3402.
Aktuelle Übersicht über Pathogenese, Diagnostik und Therapie der Akromegalie.

18 Schilddrüse

Ralf Paschke, Werner A. Scherbaum

Schilddrüsendiagnostik

Anamnese: Es muß speziell nach den Symptomen gefragt werden, die in 18.**1** aufgeführt sind. Außerdem sollten folgende Fragen geklärt werden:

- Familienanamnese bezüglich Struma und anderen Schilddrüsenerkrankungen,
- Ernährungsgewohnheiten bezüglich jodiertem Speisesalz, Fisch etc. (Jodzufuhr?),
- Röntgenuntersuchungen mit Kontrastmittelapplikation in den letzten Monaten,
- ggf. Verlauf des Schilddrüsenwachstums,
- Medikamentenanamnese.

Basaler TSH-Spiegel: Der basale TSH-Spiegel ist heutzutage der empfindlichste und sicherste Parameter für die Beurteilung der Schilddrüsenfunktion. Mit den heute gebräuchlichen, hochempfindlichen Immunoassays (untere Nachweisgrenze von TSH 0,01–0,02 mU/l mit einer Präzisionsgrenze von 20%) gelingt es bei normaler HVL-Funktion eine Schilddrüsenüber- oder -unterfunktion auszuschließen bzw. wahrscheinlich zu machen. Die sekundäre Schilddrüsenunterfunktion aufgrund hypothalamischer oder hypophysärer Insuffizienz ist sehr selten. Der normale Referenzbereich für TSH bei Schilddrüsengesunden bzw. normaler Schilddrüsenfunktion liegt zwischen 0,4 und 4 mU/l.

Schilddrüsenhormone: Im Blut sind die Schilddrüsenhormone überwiegend an Transportproteine gebunden. Etwa 0,04% des Thyroxins (T_4) und 0,4% des Trijodthyronins (T_3) zirkulieren im freien oder ungebundenen Zustand (fT_3, fT_4). Nur dieser Hormonanteil ist biologisch aktiv und am Rückkopplungsmechanismus (18.**1**) beteiligt.
Veränderungen der Bindungsproteine durch Östrogenpräparate, Schwangerschaft und andere Einflußfaktoren führen daher bei Bestimmung des Gesamt-T_3 oder -T_4 zu Fehlbeurteilungen der Schilddrüsenhormonstoffwechsellage. Deshalb ist immer die Bestimmung eines zusätzlichen Parameters zur Erfassung des freien Hormonanteils, wie z.B. die Bestimmung des thyroxinbindenden Globulins (TBG), erforderlich (fT_4=Gesamt-T_4/TBG). Die Bestimmung des Gesamt-T_3 oder -T_4 wird aus diesen Gründen zunehmend durch die Bestimmung des freien T_3 und T_4 abgelöst.

18.1 Wirkung der Schilddrüsenhormone Thyroxin und Trijodthyronin

Wirkungsbereich	Hyperthyreose	Hypothyreose
Grundumsatz und Gesamtstoffwechsel	gesteigerter Appetit/Durst Gewichtsverlust Schwitzen, Wärmeintoleranz verminderte Glykogen- und Proteinsynthese Hyperglykämie	Gewichtszunahme Kälteempfindlichkeit, Frieren allg. Schwäche, Anämie Icterus neonatorum prolongatus
Verdauung	Diarrhö	Obstipation
Wachstum und Entwicklung		Verzögerung von Knochenwachstum und Epiphysenschluß* ⇒ dysproportionierter Zwergwuchs*
ZNS	feinschlägiger Tremor Schlaflosigkeit Übererregbarkeit	geistige und psychische Retardierung*, Störung der Gehirnreifung* zerebellare Ataxie Apathie Schwerhörigkeit Parästhesien, Taubheit in den Fingerspitzen verlangsamte Sehnenreflexe
Bewegungsapparat	Myopathie Adynamie Osteopenie	Muskelschwäche rheumatische Beschwerden Karpaltunnelsyndrom
Herz	Tachykardie (gesteigerte Katecholaminempfindlichkeit)	Perikarderguß EKG: Niedervoltage Myxödemherz
Hautanhangsgebilde	Haarausfall brüchige Fingernägel warme, weiche Haut	dünne struppige Haare
Gynäkologie	Menorrhagien Libido- und Potenzverlust Anovulation, gesteigerte Östrogensynthese ⇒ Zyklusstörungen erhöhte Abort- und Totgeburtenrate erhöhte Prävalenz fetaler kongenitaler Auffälligkeiten	gelegentlich Pubertas praecox bei schweren Formen: Hyperprolaktinämie, Galaktorrhö, ⇒ Zyklusstörungen

* altersabhängig auftretende Störungen bei Hypothyreose

Schilddrüsenhormon-Regelkreis

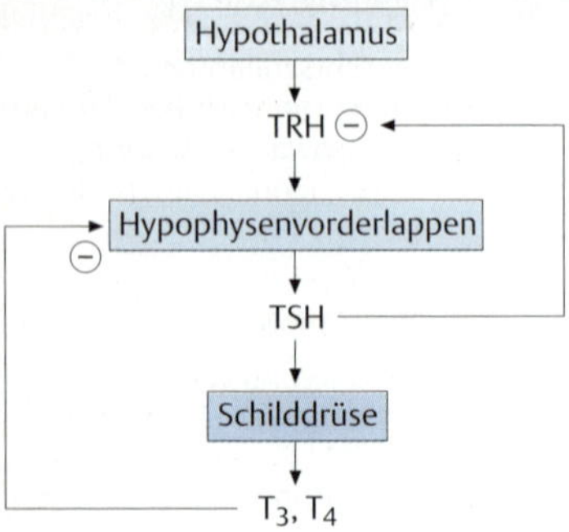

18.1 Die Schilddrüsenhormonproduktion und -sekretion wird gesteuert durch die hypophysäre TSH-Sekretion, welche einer negativen Rückkopplung durch die Konzentration der freien Schilddrüsenhormonspiegel im Blut unterliegt. Die hypophysäre TSH-Sekretion wird durch hypothalamisches TRH angeregt. (TSH = Thyreoidea-stimulierendes Hormon, *Synonym:* Thyreotropin, TRH = Thyreotropin releasing hormone, *Synonym:* Thyreoliberin.)

Schilddrüsenautoantikörper: Bei Verdacht auf eine Autoimmunthyreopathie können folgende Antikörper (AK) bestimmt werden:
- mikrosomale Schilddrüsen-Antikörper (MAK) = AK gegen Thyreoperoxidase (anti-TPO),
- Thyreoglobulin-AK (TAK = anti-TG),
- TSH-Rezeptor-AK: pathognomonisch für Morbus Basedow. TSH-Rezeptor-AK können stimulierend oder inhibierend wirken.

Negative Antikörpertiter schließen eine Autoimmunthyreopathie aber nicht aus.

Palpation, Schilddrüsensonographie: Anhand der Schilddrüsenpalpation können Größe, Schluckverschieblichkeit, Schmerzhaftigkeit sowie Oberflächenbeschaffenheit (Knoten) abgeschätzt werden. Man sollte auch immer auf die Vergrößerung von regionären Lymphknoten achten. Die WHO teilt die Größe der Schilddrüse wie folgt ein:

Grad 0: keine Struma tastbar
Grad 1: tastbare Struma
a: Knoten bei normal großer Schilddrüse
b: Struma nur bei deflektiertem Hals sichtbar
Grad 2: sichtbare Struma
Grad 3: große sichtbare Struma mit Kompressionserscheinungen.

Eine genaue Bestimmung der Schilddrüsengröße und insbesondere die Beurteilung von Größenveränderungen, z. B. im Verlauf einer Therapie, ist nur durch die sonographische Volumenbestimmung möglich. Als obere Normgrenzen für das Schilddrüsenvolumen im Erwachsenenalter gelten bei Frauen 18 ml und bei Männern 25 ml.

Feinnadelaspirationszytologie: Sie wird unter sonographischer Kontrolle (nach Bestimmung der Gerinnungsparameter und Absetzen von ASS) durchgeführt und dient zur Klärung der Dignität von sono- oder szintigraphisch verdächtigen Arealen. Sie ist insbesondere hilfreich bei der Abklärung szintigraphisch kalter Knoten mit Malignitätsverdacht sowie zur Verifizierung entzündlicher Schilddrüsenerkrankungen. Komplikationen (z.B. Blutungen) sind relativ selten.

! Die Aussagekraft der Feinnadelaspirationszytologie ist entscheidend von der Erfahrung des Punktierenden und des beurteilenden Zytologen abhängig.

Szintigraphie: Sie dient insbesondere der Darstellung und Differenzierung von palpierten oder sonographisch entdeckten, vermindert (kalten) oder vermehrt (heißen) speichernden Schilddrüsenarealen.

Tracheazielaufnahme: Sie dient der Identifizierung von Einengungen der Trachea durch Schilddrüsenvergrößerungen.

Suppressionstest: Durch Gabe von Schilddrüsenhormonen und anschließende Szintigraphie wird versucht, normales von autonomem, vermehrt Schilddrüsenhormone bildenden Schilddrüsengewebe zu unterscheiden. Normales Schilddrüsengewebe läßt sich durch Schilddrüsenhormongabe supprimieren, während autonomes Gewebe weiterhin szintigraphisch dargestellt wird.

Differentialdiagnose:

Erkrankung	Bedeutung	Bestimmung/Durchführung von
Hyperthyreose*	+++	basalem TSH (erniedrigt)
Hypothyresoe*	+++	basalem TSH, wenn erhöht: zusätzlich fT_4 (oder Quotient aus TT_4/TBG)
Schilddrüsenmalignom bei szintigraphisch kaltem Knoten	+++	Feinnadelaspirationszytologie; das Karzinomrisiko ist bei einzelnen Knoten höher als bei den häufigen multinodösen Strumen, sowie bei Größenzunahme des Knotens, Alter < 40 Jahre, Heiserkeit
Thyreoiditis	+	BSG, Schilddrüsenantikörper
retrosternale Struma	(+)	Röntgenaufnahme des Thorax
Kompression der Trachea	+	Tracheaspezialaufnahme

* Verdacht meist bereits durch Anamnese und klinische Untersuchung, im Alter Verlauf jedoch häufig oligosymptomatisch.

! Bei multimorbiden, alten und schwerkranken Patienten ist die Aussagekraft der Werte von TSH und der peripheren Schilddrüsenhorme eingeschränkt.

Spezielle Schilddrüsentherapie

Schilddrüsenhormonsubstitution: Müssen Schilddrüsenhormone substituiert werden, so werden in der Regel 100–150 µg Levothyroxin/Tag (z. B. Thyroxin) einmal morgendlich verabreicht. Die Therapie sollte einschleichend (Anfangsdosis 50 µg) begonnen werden. Die individuell optimale Schilddrüsenhormonsubstitutionsdosis ist bei TSH-Werten an der unteren Normgrenze erreicht.

Medikamentöse thyreostatische Therapie: Durch Thyreostatika der Thioharnstoffgruppe wird die Synthese der Schilddrüsenhormone, nicht aber ihre Freisetzung gehemmt. Die Wirkung tritt daher erst nach einer Woche ein. Als Monotherapie werden eingesetzt: Carbimazol (z. B. Neomorphazole, Carbimazol: 5–30 mg/Tag), Thiamazol (z. B. Favistan, Thiamazol: 5–30 mg/Tag) oder Propylthiouracil (z. B. Propycil: 300–600 mg/Tag).
Perchlorat hemmt die Jodaufnahme in die Schilddrüse (z. B. Irenat 4 × 100–200 mg/Tag).
Alle Thyreostatika werden nur initial hoch und dann in Abhängigkeit von den Schilddrüsenhormonwerten möglichst niedrig dosiert (Erhaltungsdosis). Wenn einmal eine Euthyreose mit meßbaren TSH-Spiegeln erreicht ist, so kann der TSH-Spiegel als Verlaufsparameter für die Dosierung herangezogen werden.
Die Nebenwirkungen der thyreostatischen Therapie (Hautreaktionen 6%, Haarausfall, seltener: Arthralgien, Myalgien und Geschmacksstörungen, Leberschäden, Cholestase, Thrombozytopenie und Granulozytopenie bis hin zur Agranulozytose [<1 %]) sind dosisabhängig und reversibel.

Subtotale Schilddrüsenresektion (Strumektomie):
Indikation:
- große Strumen mit knotigen Veränderungen,
- mechanische Symptome,
- malignomverdächtige Bezirke.

Komplikationen:
- Nachblutung (ca. 5 %),
- permanente Rekurrensparese (0–4 %),
- permanenter Hypoparathyreoidismus (ca. 4 %).

Radiojodtherapie:

Indikation:
- normal große oder nur gering vergrößerte Schilddrüsen,
- Vorliegen chirurgischer Kontraindikationen.

Eine Radiojodtherapie kann prinzipiell in jedem Alter durchgeführt werden. Einzige Kontraindikation ist eine geplante oder bestehende Schwangerschaft.

Der Vorteil liegt in der geringen Nebenwirkungsrate. Das Risiko für Thyreoiditis und Hypothyreose erfordert entsprechende Nachsorgeuntersuchungen. **Das therapeutische Ziel der Radiojodtherapie und der chirurgischen Therapie** ist in erster Linie die definitive Beseitigung der Hyperthyreose. In Abhängigkeit von der Art der chirurgischen Therapie und der Radiojodtherapie tritt bei einem erheblichen Anteil der Patienten schließlich eine substitutionsbedürftige Hypothyreose ein.

Leitsymptom Hypothyreose

Definition

Die Hypothyreose ist als Unterfunktion der Schilddrüse und daraus resultierender mangelnder Versorgung des Körpers mit Schilddrüsenhormonen definiert. Folgende Formen werden unterschieden:
primär (thyreogene) Hypothyreose (angeborener oder erworbener Mangel an bzw. Suppression des funktionsfähigen Schilddrüsengewebes),
sekundäre (hypophysäre) Hypothyreose (mangelhafte TSH-Produktion),
tertiäre Hypothyreose (TRH-Mangel, selten).
Eine seit der Geburt bestehende Hypothyreose mit Zeichen der körperlichen und mentalen Fehlentwicklung wird als **Kretinismus** bezeichnet. Das Vollbild der schweren Hypothyreose mit Mukopolysaccharideinlagerungen wird als **Myxödem** bezeichnet.

→ *Synonym:* Schilddrüsenunterfunktion; *engl.:* hypothyroidism, myxoedema

Epidemiologie: Die primäre Hypothyreose ist mit Abstand die häufigste Form, sekundäre und insbesondere tertiäre Hypothyreose sind seltene Formen. Die Prävalenz der *angeborenen* Hypothyreose liegt bei 1 : 3000 Geburten. Die Häufigkeit der *erworbenen* Hypothyreosen ist stark alters- und geschlechtsabhängig. Bei der über 18jährigen Bevölkerung liegt die Prävalenz bei 14–19/1000 Frauen und <1/1000 Männer.

Ätiopathogenese und Pathophysiologie:

Primäre angeborene Form:
- Athyreose,
- Schilddrüsendysplasie oder
- Defekte der Hormonbiosynthese.
- Zu hoch dosierte thyreostatische Therapie während der Schwangerschaft führt zur intrauterin erworbenen Hypothyreose.

Primäre erworbene Form:
- Autoimmunthyreoiditis, Zustände nach anderen Formen der Thyreoiditis,
- postoperativ nach Schilddrüsenresektion,
- nach einer Radiojodtherapie,
- extremer Jodmangel,

- Medikamente (Thyreostatika, Lithium, hochdosierte Jodgabe).

Sekundäre Form:
- Verdrängung der TSH-produzierenden Zellen durch einen Hypophysentumor,
- iatrogen nach Hypophysektomie oder Hypophysenbestrahlung,
- Schädel-Hirn-Trauma.

Tertiäre Form: hypothalamisch bedingter TRH-Mangel.

Symptomatik: Die anamnestischen Merkmale und klinischen Befunde bei Hypothyreose im Vergleich zur Hyperthyreose sind in 18.**1** aufgeführt.
Die **angeborene Hypothyreose** kann klinisch auffallen durch einen Icterus neonatorum prolongatus, Trinkfaulheit, Obstipation, Bewegungsarmut sowie später durch Wachstumsrückstand und ZNS-Schäden, sollte aber bereits in den ersten Lebenstagen durch den in Deutschland gesetzlich vorgeschriebenen Screeningtest diagnostiziert werden.
Im **höheren Lebensalter** können die Symptome der Hypothyreose mit altersbedingten allgemeinen Abbauerscheinungen verwechselt werden. Dies gilt insbesondere dann, wenn sich die Erkrankung wie bei der Autoimmunthyreoiditis schleichend entwickelt.

Diagnostisches Vorgehen (→ 18.**2** und „Schilddrüsendiagnostik", S. 544ff): Die Genese der Hypothyreose wird durch folgende weiterführende Untersuchungen geklärt:

Diagnostisches Vorgehen bei Verdacht auf Hypothyreose

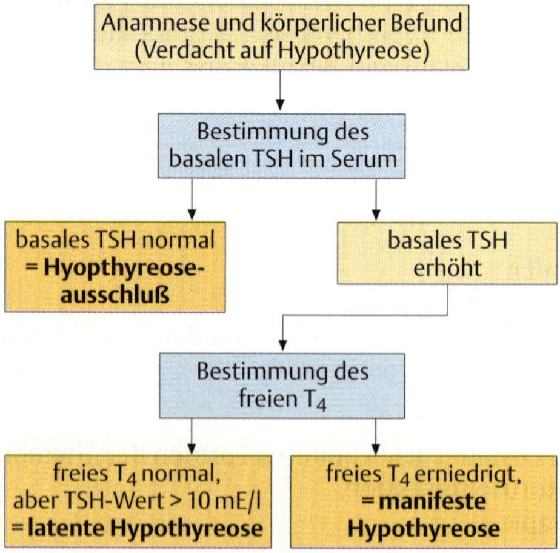

18.**2**

- mikrosomale Schilddrüsenantikörper (Hashimoto-Thyreoiditis),
- Sonographie (Schilddrüsenaplasie, hypoechogenes Muster bei Autoimmunthyreoiditis),
- Schilddrüsenszintigramm (Schilddrüsenaplasie, Diagnostik von kalten und heißen Knoten),
- evtl. (bei sonographisch echoarmen Knoten und Verdacht auf Malignität) Feinnadelpunktion der Schilddrüse.

Differentialdiagnose:

Erkrankung	Bedeutung	Kommentar
Depressives Syndrom	+++	Anhaltspunkte durch Anamnese
Demenz	+++	Alter des Patienten, Anamnese
Herzinsuffizienz anderer Genese	++	Anamnese, Ätiologie der Herzinsuffizienz
„Sick Euthyroid Syndrome"	+	Unterschiedliche Veränderungen der Schilddrüsenhormone T_3 (auch Low-T_3-Syndrom) und T_4 sowie der TSH-Regulation bei Patienten mit schweren Erkrankungen, nach einem Trauma und bei Streß. Derartige Veränderungen der Schilddrüsenhormone werden als Anpassungsprozesse verstanden und bedürfen keiner Schilddrüsenhormontherapie.

Therapie: Das Schilddrüsenhormondefizit wird durch Gabe von L-Thyroxin ausgeglichen (S. 527).

Leitsymptom Hyperthyreose

Definition

Bei der Hyperthyreose ist der Körper einer zu hohen Menge an Schilddrüsenhormonen durch vermehrte Synthese und Freisetzung oder durch eine zu hohe Dosis medikamentös verabreichter Schilddrüsenhormone ausgesetzt. Die thyreotoxische Krise ist eine lebensbedrohliche Verschlimmerung der hyperthyreoten Funktionslage.

→ *Synonym:* Schilddrüsenüberfunktion; *engl.:* thyrotoxicosis, hyperthyroidism

Epidemiologie:

- Die Hyperthyreose tritt vorwiegend bei Frauen auf (Verhältnis ♀ : ♂ = 5 : 1).
- Die Hyperthyreose ist eine häufige Erkrankung. Bei Frauen beträgt die Inzidenz ca. 2%.

Ätiopathogenese und Pathophysiologie:

Häufige Ursachen:

- Funktionelle Autonomie der Schilddrüse (in Deutschland, einem Jodmangelgebiet, ist dies mit bis zu 60% der Fälle die häufigste Ursache der Hyperthyreose; s. u.);
- Morbus Basedow (→ S. 562f; in Ländern mit ausreichender Jodversorgung, wie z. B. den USA, ist dies wesentlich häufiger die Ursache der Hyperthyreose als die funktionelle Autonomie);
- Thyreoiditis (passager bei Thyreoiditis de Quervain und Strahlenthyreoiditis), selten sind hyperthyreote Schübe bei chronisch lymphozytärer Hashimoto-Thyreoiditis.

Seltene Ursachen:

- Thyreoiditis facticia (aufgrund exogener Hormonzufuhr),
- Neoplasien:
  - hormonproduzierende Schilddrüsenadenome und -karzinome (selten),
  - TSH-produzierende Hypophysenadenome (selten),
  - HCG-produzierende Tumoren (selten).

Symptomatik: Die Symptome und klinischen Befunde der *Hyperthyreose* unterscheiden sich bei den verschiedenen Hyperthyreoseformen nicht. Sie sind in ▦ 18.**1** zusammengefaßt und müssen nicht immer vollzählig vorhanden sein. Im *jüngeren* Alter dominieren die vegetativen Symptome. Im höheren Lebensalter dominieren die kardialen Symptome und die Hyperthyreose ist häufig mono- oder oligosymptomatisch oder atypisch. Ihre klinische Diagnosestellung kann daher schwierig sein.

Symptome der thyreotoxischen Krise: (→ *engl.:* thyroid storm):

- psychomotorische Unruhe, Angst, delirante Zustände,
- Tachykardie > 150/min., Arrhythmie,
- Fieber bis 41 °C, Schwitzen, Exsikkose,
- Adynamie, myasthenieähnliche Symptome.

Unbehandelt: Übergang in Somnolenz, Koma und Tod.

! cave: Symptomarmut bei älteren Patienten.

Diagnostisches Vorgehen: → „Schilddrüsendiagnostik“, S. 544ff.
T_4 ist in 90% der Fälle erhöht. In 5% der Fälle ist lediglich T_3 erhöht.

Zum Ausschluß einer Hyperthyreose sind erforderlich:

- Anamnese und körperliche Untersuchung,
- basales TSH: ein normaler basaler TSH-Spiegel schließt eine Hyperthyreose aus (seltene Ausnahme: Schilddrüsenhormonresistenz, TSH-produzierendes Hypophysenadenom).

Zum Nachweis einer Hyperthyreose bei entsprechender klinischer Symptomatik werden folgende Parameter benötigt:

- basales TSH (erniedrigt),
- Bestimmung des freien Thyroxin (T_4) im Serum (in 90% der Fälle erhöht) und/oder
- Bestimmung des Trijodthyronins (T_3) im Serum: fast immer erhöht (in 5% der Fälle von Hyperthyreose ist T_3 isoliert erhöht, daher sollte zum Nachweis einer Hyperthyreose neben TSH die Bestimmung von T_4 und T_3 erfolgen).

Untersuchungen zur Ursachenabklärung einer Hyperthyreose:

Sonographie:

- bei Morbus Basedow meist diffuses, echoarmes Bild,
- bei uni- oder multifokaler Autonomie meist echoarme, aber auch echoreiche Knoten.

Technetium-Schilddrüsenszintigraphie:

- bei Morbus Basedow diffuse, vermehrte Nuklidaufnahme,
- bei uni- oder multifokaler Autonomie umschriebene, vermehrte Radionuklidaufnahme mit Suppression des umgebenden, normalen Schilddrüsengewebes (18.**3**).

Labor: Falls keine endokrine Orbitopathie vorhanden ist, Bestimmung von Autoantikörpern gegen TSH-Rezeptoren und gegen Schilddrüsenperoxidase als Hinweis auf eine immunogene Hyperthyreose.

Unifokale Autonomie

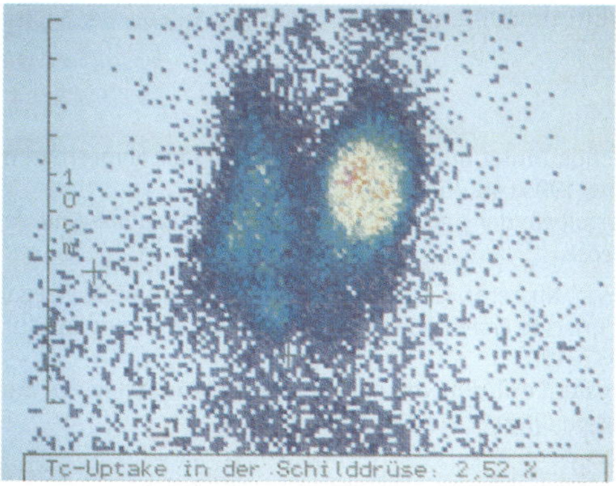

18.**3** Technetium-Schilddrüsenszintigraphie eines teildekompensierten autonomen Adenoms: Das normale Schilddrüsengewebe ist szintigraphisch nicht vollständig supprimiert. Laborchemisch erniedrigter TSH-Wert bei normalem T_3 und T_4.

Differentialdiagnose:

Erkrankung	Bedeutung	Kommentar
Herzinsuffizienz	+	kann einziges Hyperthyreosesymptom sein, keine Besserung nach Erreichen eines euthyreoten Zustandes
Herzrhythmusstörungen	+	keine Besserung nach Erreichen eines euthyreoten Zustandes
Myokarditis	+	keine Besserung der Rhythmusstörung nach Erreichen der Euthyreose
Phäochromozytom	+	diastolische Hypertonie, häufig krisenhafter Blutdruckanstieg

Therapie: → „Spezielle Schilddrüsentherapie", S. 548 f.

Therapie der thyreotoxischen Krise:
Die thyreotoxische Krise erfordert eine Behandlung auf der Intensivstation:
- Thiamazol i. v. 80 mg als Bolus, gefolgt von bis zu 240 mg/24 h,
- Glucocorticoide (z. B. Prednisolon 1 mg/kgKG als Bolus, dann gleiche Dosis über 24 h),
- Elektrolyt- und Flüssigkeitsersatz (4–6 l/24 h),
- parenterale Ernährung,
- frühzeitige Schilddrüsenresektion bei Jodkontamination und neurologischen Symptomen.

Wenn eine Jodkontamination anamnestisch auszuschließen ist, kann die Schilddrüsenhormonausschüttung durch Gabe von 1 g Jod/Tag vorübergehend blockiert werden. Wenn diese Maßnahme erfolgt, so sollte nach wenigen Tagen die Schilddrüsenresektion durchgeführt werden, andernfalls droht eine erneute thyreotoxische Entgleisung.

Literatur

Paschke, R.: Konstitutiv aktivierende Mutationen des TSH-Rezeptors als Hyperthyreoseursache. Deutsches Ärzteblatt, 1995: 40:2648–2654
Übersichtsartikel zur Pathophysiologie der autonomen Schilddrüsenadenome und der nicht autoimmunen Hyperthyreose.

Schaaf, L., Greschner, M., Paschke, R., Kusterer, K., Teuber, J., Huck, K., Schmidt, R., Saeger, H. D., Usadel, K. H.: Thyrotoxic crisis in Grave's disease: Indication for immediate surgery. Klin. Wschr. 1990: 68:1037–1041
Zusammenfassende Darstellung der Erfahrung mit der chirurgischen Therapie von thyreotoxischen Krisen und Diskussion alternativer Therapieverfahren.

Euthyreote Struma und Jodmangel

Definition

Der Begriff **endemische Struma** impliziert einen gemeinsamen ätiologischen Faktor (wie z. B. Jodmangel) in einer bestimmten geographischen Region und ist definiert als nichtentzündliche und nichtmaligne Schilddrüsenvergrößerung bei mehr als 10 % der Bevölkerung einer Region.
Die **sporadische Struma** ist eine Schilddrüsenvergrößerung durch Faktoren, welche nicht die Gesamtbevölkerung einer Region betreffen (z. B. Jodfehlverwertung, Thyreoglobulinmutationen).
Der **Jodmangel** ist definiert als eine Jodausscheidung im Urin von weniger als 100 µg Jod/g Kreatinin im Urin.

→ *Synonym:* blande Struma; *engl.:* simple goiter oder nontoxic goiter

Epidemiologie: Aufgrund des bestehenden Jodmangels und der deutlich über 10% (15% bei Wehrdienstleistenden, bis zu 50% bei Jugendlichen, 21% bei Kindern <10 Jahren) liegenden Strumaprävalenz ist ganz Deutschland ein Strumaendemiegebiet.

Ätiopathogenese und Pathophysiologie: In Deutschland ist der bedeutendste ätiologische Faktor für die Entstehung der endemischen Struma der Jodmangel, der regional unterschiedlich ausgeprägt ist und im Mittel bei 94 µg/g Kreatinin liegt. Das Ausmaß des Jodmangels wird nach der Höhe der Jodausscheidung im Urin in 3 Stufen eingeteilt:
mild: > 50 µg/g Kreatinin,
mäßig: 25–50 µg/g Kreatinin,
schwer: < 25 µg/g Kreatinin.
Die Schilddrüse reagiert auf den Jodmangel mit Anpassungsprozessen, wie

- vermehrte Jodaufnahme,
- überwiegende Synthese von T_3,
- auto- und parakrine Sekretion von Wachstumsfaktoren wie EGF (epidermal growth factor), IGF (insulin-like growth factor) und TGF (transforming growth factor),
- bei extremer Jodarmut sezerniert die Hypophyse vermehrt TSH.

Symptomatik: Die endemische oder sporadische Struma verursacht meist nur geringe subjektive Beschwerden wie:

- lokales Druck- und Engegefühl,
- Schluckbeschwerden,
- Mißempfindungen beim Tragen hochgeschlossener Kleidung,
- Gefühl der Luftnot.

Bei ausgeprägter Schilddrüsenvergrößerung kann es durch Kompression der Halsweichteile zu Beschwerden kommen wie:

- Luftnot,

- Stridor,
- Heiserkeit,
- obere Einflußstauung.

Diagnostisches Vorgehen: Bei sichtbarer Schilddrüsenvergrößerung oder Verdacht auf eine Schilddrüsenvergrößerung sollte wie folgt vorgegangen werden: Anamnese, körperliche Untersuchung, TSH-Bestimmung, bei pathologischen Werten oder in Sonderfällen zusätzlich Bestimmung der freien Schilddrüsenhormone im Blut, Schilddrüsensonographie einschließlich Volumetrie (→ S. 546); bei mechanischen Problemen sind eine Röntgenaufnahme des Thorax und eine Tracheaspezialaufnahme indiziert. Ergibt sich hieraus ein Tumorverdacht, so sollte ein Ösophagus-Breischluck durchgeführt werden.

Differentialdiagnose:

Erkrankung	Bedeutung	Kommentar
Schilddrüsenmalignom bei szintigraphisch kaltem Knoten	+++	Feinnadelaspirationszytologie; Karzinomrisiko bei einzelnen Knoten höher als in den häufigen multinodösen Strumen. Erhöhtes Karzinomrisiko bei Größenzunahme eines Knotens, Alter < 40 Jahre, Heiserkeit
Thyreoiditis	+	BSG, Schilddrüsenantikörper
Hemmung der Jodaufnahme durch Thiozyanate und Isothiozyanate	(+)	Anamnese der Ernährungsgewohnheiten, da diese Stoffe in verschiedenen Pflanzen (z. B. Kohl) enthalten sind
Akromegalie	(+)	wiederholt erhöhte basale STH-Werte in Ruhe, keine Suppression von STH unter 1 ng/ml im oralen Glucosetoleranztest (S. 647 f)
Jodfehlverwertung	(+)	häufig inkomplette Formen
Mutationen im Schilddrüsenperoxidase- oder Thyreoglobulingen	(+)	selten
Schilddrüsenhormonresistenz	(+)	selten

Therapie:

Medikamentös:

- Kinder und Jugendliche: 200–500 µg Jodid/Tag,
- Erwachsene: 200–500 µg Jodid/Tag oder Kombinationstherapie von 100–200 µg Jodid und 75-100 µg Levothyroxin.

- Bei Patienten mit *nodöser Struma* kann ein Therapieversuch mit der Kombinationstherapie oder mit einer Monotherapie mit 75-150 µg Levothyroxin durchgeführt werden. Vor Beginn der Therapie sollte mittels Szintigramm und Bestimmung des basalen TSH eine Autonomie (→ S. 544ff) ausgeschlossen werden.

Mit diesen Behandlungsformen ist nach 6–12 Monaten eine Reduktion des Schilddrüsenvolumens um ca. 30% zu erreichen. Strumen älterer Patienten und insbesondere nodöse Strumen zeigen geringere Therapieeffekte. Die Levothyroxindosis sollte einschleichend dosiert werden, beginnend mit 50 µg über 14 Tage.
Bei *älteren Patienten* sollte wegen der mit dem Alter steigenden Schilddrüsenautonomiehäufigkeit und kardialen Erkrankungen eine Dauertherapie mit Schilddrüsenhormonen vermieden werden. In der Regel sollte nach den o.g. Schemata für ein Jahr therapiert werden. Der erreichte Therapieerfolg (sonographische Kontrolle) muß anschließend durch eine lebenslange Jodidprophylaxe gesichert werden.

Chrirurgische Therapie: Indikationen sind lokale mechanische Komplikationen (Dyspnoe, Schluckbeschwerden) und Malignomverdacht.

Radiojodtherapie: → S. 548f.

Strumaprophylaxe: In Deutschland werden über die Nahrung nur ca. 70 µg Jodid/Tag aufgenommen. Die WHO empfiehlt jedoch für Erwachsene eine Mindestzufuhr von 150–300 µg Jodid/Tag. Das tägliche Joddefizit in Deutschland liegt bei 100-200 µg/Tag. Dieses Defizit kann durch Verwendung von jodiertem Speisesalz und Genuß von Meeresfisch nur unzureichend ausgeglichen werden. Daher ist in Deutschland bei fehlenden Regelungen zur Erhöhung der allgemeinen Jodzufuhr generell eine individuelle Jodprophylaxe durch Konsum von Back- und Fleischwaren, die mit jodiertem Speisesalz zubereitet worden sind, oder durch Einnahme von Jodid in Tablettenform (Jodid 100 oder Jodid 200 µg Tabletten) zu empfehlen.
Darüber hinaus besteht in Deutschland eine eindeutige Indikation zur Jodprophylaxe bei Schwangeren und stillenden Müttern (200 µg Jodid/Tag) sowie im Anschluß an eine erfolgreiche Strumatherapie.

Literatur

Hintze, G., Emrich, D., Köbberling, J.: Treatment of endemic goiter due to iodine deficiency with iodine, levothyroxine or both: results of a multicenter trial. European Journal of Clinical Investigation 1989: 19: 527–534.
Umfangreicher, prospektiver Vergleich der Effektivität der verschiedenen Therapieformen bei endemischer Struma.

Funktionelle Autonomie

Definition

Bei der funktionellen Autonomie haben sich einige Schilddrüsenzellen dem hypophysären Regelkreis entzogen und sind in bezug auf Funktion (Hyperthyreose) oder Wachstum (Struma oder Knoten) autonom.

→ *Synonym:* autonomes Adenom (veralteter Begriff); *engl.:* toxic multinodular goiter

Ätiopathogenese und Pathophysiologie: Normalerweise unterliegen die Thyreozyten dem hypophysären Regelkreis, so daß Schilddrüsenhormon bedarfsgerecht produziert wird; das heißt, daß z. B. bei fallender TSH-Konzentration die Hormonproduktion gesenkt wird. Bei der Schilddrüsenautonomie unterliegen die Thyreozyten diesem hypophysären Regelkreis nicht mehr. Aufgrund somatischer Mutationen produzieren sie unabhängig vom Bedarf Schilddrüsenhormone und können so eine Hyperthyreose verursachen. Je nachdem, wie das funktionell autonome Schilddrüsengewebe über die Schilddrüse verteilt ist, werden folgende Formen unterschieden:

- unifokale und (in Deutschland häufiger) multifokale Autonomie: das autonome Schilddrüsengewebe ist auf bestimmte, umschriebene Bezirke der Schilddrüse beschränkt (und szintigraphisch als „heißer Knoten" sichtbar);
- disseminierte Autonomie: das autonome Schilddrüsengewebe ist über die gesamte Schilddrüse verteilt.

Verlauf: Der klinische Verlauf der Schilddrüsenautonomie ist sehr unterschiedlich. Häufig besteht über viele Jahre eine euthyreote Stoffwechsellage mit normalem basalem TSH und nicht selten eine subklinische Hyperthyreose mit supprimiertem TSH und normalem T_3 und T_4. Floride Hyperthyreosen treten insbesondere nach akuter Exposition mit hohen Jodiddosen im Milligrammbereich (Röntgenkontrastmittel, Medikamente mit hohem Jodgehalt u. a.) auf. Unbehandelt kommt es bei 4 % der Patienten mit relevanter Autonomie pro Jahr zur hyperthyreoten Dekompensation. Dies kann eventuell 10 Jahre und länger nach Diagnosestellung eintreten.

Differentialdiagnose:

Erkrankung	Bedeutung	Kommentar
Aplasie des kontralateralen Schilddrüsenlappens	++	Sonographie, TSH, fT_3, fT_4
knotiges Strumarezidiv nach Strumaresektion	+	Anamnese, Sonographie, TSH, fT_3, fT_4
lokale Hyperplasie der Schilddrüse bei destruierenden und/oder entzündlichen Veränderungen in der restlichen Schilddrüse	++	Sonographie, Schilddrüsenperoxidase-Antikörper, TSH, fT_3, fT_4

Therapie: Eine Hyperthyreose muß zunächst thyreostatisch behandelt werden (S. 548). Nach Erreichen euthyreoter Schilddrüsenwerte ist eine definitive Therapie anzustreben, da eine spontane Heilung bei der Autonomie nicht und bei Morbus Basedow in ca. 50% der Fälle erfolgt. Die definitive Therapie besteht in der Radiojodtherapie oder der Operation. Eine Langzeittherapie mit Thyreostatika ist in Einzelfällen vertretbar.

Thyreoiditis

Definition

Den verschiedenen Formen der Thyreoiditis ist lediglich der histologische Befund einer Schilddrüsenentzündung gemeinsam. Die Ätiologie ist jedoch sehr unterschiedlich und reicht von infektiösen bis autoimmunen Ursachen.

→ *engl.:* thyroiditis

Epidemiologie: Die subakute Thyreoiditis und insbesondere die akute Thyreoiditis sind seltene Thyreoiditisformen. Die subakute Thyreoiditis tritt überwiegend bei Frauen auf.

Ätiopathogenese und Pathophysiologie:

Chronisch-lymphozytäre Thyreoiditis (Hashimoto-Thyreoiditis): Eine schilddrüsengewebezerstörende Autoimmunerkrankung, bei der T-Lymphozyten und Antikörper (anti-TPO und anti-TG) mit Reaktionen gegen das eigene Schilddrüsengewebe nachweisbar sind. Entsprechend finden sich histologisch lymphozytäre und plasmazelluläre Schilddrüseninfiltrate. Man unterscheidet die klassische Form, die mit einer Struma einhergeht (Hashinoto-Thyreoiditis) von der atrophischen Variante. Nicht selten besteht eine Kombination mit anderen Autoimmunerkrankungen.

Subakute Thyreoiditis (Thyreoiditis de Quervain): Eine granulomatöse Schilddrüsenentzündung mit Riesenzellen, die meist 10–14 Tage nach einem Virusinfekt der oberen Luftwege auftritt. Eine parainfektiöse Genese wird daher angenommen.

Postpartum-Thyreoiditis: Wahrscheinlich eine aberrante Verlaufsform der Autoimmunthyreoiditis, bei der etwa 3 Wochen nach dem Partus eine leichte Hyperthyreose mit z.T. nachfolgender Hypothyreose auftritt. Meist tritt die Spontanheilung ein.

Akute Thyreoiditis: Sie wird in der Regel durch eine bakterielle Entzündung per continuitatem (z.B. Mundbodenphlegmone) hervorgerufen.

Zytokin-induzierte Thyreoiditis: Eine Reihe von Zytokinen, wie Tumornekrosefaktor (TNF α), Interferon (IFN α), Interleukin 1 und 2 (IL-1 und -2) und andere können bei therapeutischer Anwendung zur Auslösung einer leichten

Thyreoiditis mit Schilddrüsenfunktionsstörungen führen. Der klinische Verlauf ist diskret und nach Beendigung der Zytokintherapie limitiert.

Symptomatik:

Akute Thyreoiditis:
- akuter Beginn mit Fieber,
- Hautrötung,
- Druckempfindlichkeit,
- evtl. Abszedierung.

Subakute Thyreoiditis (Thyreoiditis de Quervain):
- häufig protrahierter Verlauf mit Beginn 10–14 Tage nach einem Virusinfekt,
- Schilddrüsenvergrößerung, feste bis harte Konsistenz,
- Schmerzen in der Schilddrüsengegend,
- Halsschmerzen, Schluckstörungen,
- Krankheitsgefühl, Müdigkeit,
- Appetitlosigkeit, Gewichtsverlust,
- Nervosität,
- Wärmeintoleranz,
- Tachykardie.

Chronisch lymphozytäre Thyreoiditis (Hashimoto-Thyreoiditis): Man unterscheidet die klassische Form mit Struma und die atrophische Form ohne Struma. In der Hälfte der Fälle geht die Erkrankung mit einer Hypothyreose einher, sehr selten ist aber auch eine passagere Hyperthyreose möglich.

Die Symptomatologie der **Postpartum-Thyreoiditis** und der **Zytokin-induzierten Thyreoiditis** ist variabel:
- evtl. Struma,
- Druck- und Spannungsgefühl in der Schilddrüsengegend,
- meist passagere Hypothyreosesymptome,
- phasenweise evtl. hyperthyreote Symptome,
- meist sehr blande Symptomatik.

Diagnostisches Vorgehen:

Labor:
- BSG (stark oder mäßig beschleunigt, insbesondere bei subakuter Thyreoiditis),
- Differentialblutbild (Leukozytose und Linksverschiebung bei akuter eitriger Thyreoiditis, evtl. Leukopenie bei subakuter Thyreoiditis),
- Kontrolle der Schilddrüsenfunktionslage: hyperthyreote Schilddrüsenhormonwerte phasenweise bei chronischer Thyreoiditis und phasenweise in ca. 30% der Fälle bei subakuter Thyreoiditis. Die Hashimoto-Thyreoiditis verursacht im Verlauf häufig eine Hypothyreose.
- Bestimmung von Schilddrüsenperoxidase-Antikörpern (deutlich erhöht

bei chronischer lymphozytärer Thyreoiditis, jedoch auch bei Gesunden in bis zu 5% der Fälle erhöht) und Thyreoglobulinantikörpern.

Schilddrüsensonographie zur Volumenbestimmung und Beurteilung des Echomusters (bei der Autoimmunthyreopathie sieht man meist ein echoarmes oder tigerfellartiges Bild, bei der akuten Thyreoiditis kann ggf. eine Abszedierung erkannt werden).

Schilddrüsenszintigramm: Die primäre Indikation besteht bei Struma und insbesondere bei nodöser Struma, nicht bei Thyreoiditis. Aktivitätsverlust bei akuter Thyreoiditis, herabgesetzte bis fehlende Speicherung bei subakuter Thyreoiditis, variabel bei chronischer Thyreoiditis.

Feinnadelbiopsie: Indikation zum Ausschluß eines Lymphoms oder zur Abklärung eines kalten Knotens. Typisches zytologisches Bild mit Riesenzellen bei subakuter Thyreoiditis, Lymphozyten und Plasmazellen bei chronischer Thyreoiditis.

Differentialdiagnose des Schilddrüsenschmerzes:

Erkrankung	Bedeutung	Kommentar
subakute Thyreoiditis de Quervain	+++	häufig mit Schmerzausstrahlung, z.B. in die Kiefer- und Halsregion
akute, eitrige Thyreoiditis	++	verbunden mit lokaler Rötung, meist Druckempfindlichkeit
Hashimoto-Thyreoiditis	+	meist eher Druck und Spannungsgefühl
Schilddrüsenkarzinom	(+)	Aspirationszytologie indiziert
Zysten	+	eher Druckgefühl, praller Knoten palpabel, Abnahme nach Punktion

Therapie:

Akute eitrige Thyreoiditis: Antibiotika, Punktion oder Spaltung von Abszessen, Salicylate oder Phenylbutazon, kühlende Lokalmaßnahmen.

Subakute Thyreoiditis (Thyreoiditis de Quervain):

- bei leichten Formen Salicylate oder Antirheumatika,
- in schweren oder unklaren Fällen kann eine Diagnose ex juvantibus mit Glucocorticoiden durchgeführt werden (z. B. 50 mg Prednisolon für 5 Tage, danach abfallende Dosierung). Mit dieser Therapie sind die Schmerzen binnen 3–5 Tagen zu beseitigen.
- Bei Hyperthyreose sind Thyreostatika wirkungslos (Hyperthyreose durch Schilddrüsenzerstörung); daher Propranolol (z. B. Obsidan, Dociton 4 × 25 mg), selten sind Sedativa erforderlich.

Chronisch-lymphozytäre Thyreoiditis:
- bei Hypothyreose Schilddrüsenhormonsubstitution,
- bei passagerer Hyperthyreose Therapieversuch mit Thyreostatika (Überprüfung der Therapie nach 3 Monaten).
- Operationsindikation besteht bei mechanischen Problemen und Malignomverdacht.

Literatur

Scherbaum, W.A.: Schilddrüsenentzündungen: Häufige Irrtümer bei der Diagnose und typische Fehler bei der Behandlung der Thyreoiditis. In: Pfannenstiel, P., Hrsg.: Verhandlungsbericht des 12. Wiesbadener Schilddrüsengesprächs, Mai 1993. Frankfurt: PMI: 1993.
Praxisrelevante Darstellung von Diagnostik und Therapie der Thyreoiditiden.

Morbus Basedow

Definition

Autoimmunerkrankung, bei der Antikörper gegen den TSH-Rezeptor zu einer Hyperthyreose und häufig auch zu einer diffusen Strumabildung führen. Der Morbus Basedow ist in ca. 80% der Fälle mit einer endokrinen Orbitopathie vergesellschaftet. Die Merseburger Trias (Struma, Tachykardie, Exophthalmus) ist nur eine der vielen Manifestationsformen des Morbus Basedow.

→ *engl.:* Graves' disease

Epidemiologie: Der Morbus Basedow ist die häufigste Hyperthyreoseform. Ca. 40% der Hyperthyreosen in Deutschland werden durch den Morbus Basedow verursacht.

Ätiopathogenese und Pathophysiologie: Es handelt sich um eine organspezifische Autoimmunerkrankung mit bisher unbekannter Ätiologie. Die Hyperthyreose wird durch TSH-Rezeptor-Antikörper vermittelt. Darüber hinaus können auch Antikörper gegen Schilddrüsenperoxidase (anti-TPO) und Thyreoglobulin (anti-TG) nachgewiesen werden. Histologisch liegt eine mononukleäre Infiltration der Schilddrüse vor. Nach langjährigem Verlauf der Erkrankung kann in ca. 10% der Fälle eine Zerstörung des Schilddrüsengewebes durch den Autoimmunprozeß zu einer Remission der Hyperthyreose führen. Zudem kommt es in ca. 40% der Fälle zu einer Spontanremission des Autoimmunprozesses.

Symptomatik: Der Morbus Basedow macht sich in der Regel durch eine Hyperthyreose bemerkbar. Eine endokrine Orbitopathie (→ S. 563) oder ein zirkumskriptes prätibiales Myxödem sind pathognomonisch.

Diagnostisches Vorgehen: Es besteht eine hyperthyreote Schilddrüsenfunktionslage. TSH-Rezeptor-Antikörper sind pathognomonisch, Antikörper gegen Thyreoperoxidase (TPO) sind ebenfalls häufig erhöht. Szintigraphisch besteht in der Regel ein homogener Uptake sowie sonographisch ein diffus echoarmes Bild.

Therapie: Nach einjähriger thyreostatischer Therapie (→ S. 548) wird in der Regel ein Auslaßversuch durchgeführt. Ca. die Hälfte der Patienten erleidet hierbei ein Rezidiv der Erkrankung. In diesen Fällen soll eine definitive Therapie der Hyperthyreose durch Radiojodtherapie oder subtotale Schilddrüsenresektion angestrebt werden. Es gibt derzeit keine gesicherten Belege dafür, daß eine Kombinationstherapie mit Thyreostatika und Thyroxin Vorteile bzgl. der Remissionsrate bei Morbus Basedow bietet.

Endokrine Orbitopathie

Definition

Die endokrine Orbitopathie ist eine Autoimmunerkrankung der Augenmuskeln und des orbitalen Bindegewebes. Sie ist pathognomonisch für den Morbus Basedow.

→ *Synonym:* infiltrative Orbitopathie/Ophthalmopathie;
engl.: thyroid associated ophthalmopathy

Epidemiologie: Der Morbus Basedow ist in bis zu 60% der Fälle mit einer endokrinen Orbitopathie assoziiert. Die endokrine Orbitopathie kann aber auch ohne jede erkennbare Schilddrüsenbeteiligung auftreten.
In ca. 80% der Fälle entwickeln sich die Augensymptome innerhalb von 18 Monaten vor oder nach Manifestation der Hyperthyreose.

Ätiopathogenese und Pathophysiologie: Die Pathogenese der endokrinen Orbitopathie und insbesondere ihre pathogenetische Verbindung mit dem Morbus Basedow ist bisher nicht geklärt. Histologisch finden sich lymphozytäre Infiltrationen sowie Glucosaminoglykaneinlagerungen und ödematöse Schwellungen in den extraokulären Augenmuskeln sowie in Fett und Bindegewebe der Orbita. Mit zunehmender Krankheitsdauer kommt es zur Fibrosierung der betroffenen Gewebestrukturen. Ein ähnlicher pathogenetischer Prozeß ist die Ursache des zirkumskripten Myxödems der Subkutis beim Morbus Basedow.

Stadieneinteilung: (nach Werner, → auch 18.4):
1. Lidretraktion;
2. Lidschwellungen, Chemosis, Conjunctivitis sicca;
3. Exophthalmus, Lagophthalmus;
4. Augenmuskelverdickung, Motilitätsstörungen, Augeninnendruckanstieg;
5. Hornhauterosionen bei fehlendem Lidschluß;
6. Visus- und Gesichtsfeldbeeinträchtigung.

Endokrine Orbitopathie

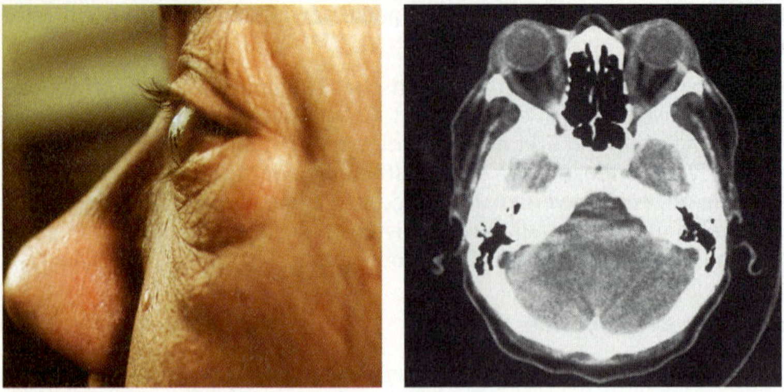

18.4 **a** Auf dem Foto erkennt man deutlich den Exophthalmus und die Lidschwellung. **b** Die im MRT-Bild des gleichen Patienten sichtbaren Augenmuskelfibrosierungen führen zu Doppelbildern.

Therapie: Eine kausale Therapie ist nicht bekannt. Bei sehr schweren Verläufen ist eine Therapie mit hochdosierten Glucocorticoiden (initial 60 mg/Tag) indiziert. Zudem ist insbesondere bei akuten Entzündungszeichen und im Anfangsstadium der endokrinen Orbitopathie eine Orbitaspitzenbestrahlung wirksam, die mit einer Glucocorticoidtherapie kombiniert werden kann.

Schilddrüsenkarzinom

Definition

Sammelbezeichnung für maligne epitheliale Tumoren der Schilddrüse.

→ *engl.:* thyroid cancer

Epidemiologie:
- Inzidenz: 2–5 Fälle/100 000 Einwohner pro Jahr,
- Mortalität: 5/1 Mio. Einwohner,
- Frauen sind ca. 2–3mal häufiger von Schilddrüsenkarzinomen betroffen als Männer.

Da hochdosierte radioaktive Strahlung die Schilddrüsenkarzinomentstehung begünstigt, ist diese Erkrankung in stark belasteten Regionen sehr viel häufiger (z. B. Tschernobyl).

Einteilung und Häufigkeit: Die Prozentzahlen geben jeweils den ungefähren Anteil an der Gesamtheit aller malignen Schilddrüsentumoren in Deutschland an.

- Karzinome
  - Karzinom (von den Thyreozyten ausgehend): differenziert (papillär: 50%, follikulär: 25%) oder undifferenziert (10%),
  - medulläres Schilddrüsenkarzinom (C-Zell-Karzinom: 5%),
  - Plattenepithelkarzinom (selten),
- Sarkome (selten),
- Lymphome (selten),
- verschiedenartige Malignome und nicht klassifizierte Tumoren (selten).

Symptomatik:

Differenzierte Schilddrüsenkarzinome wachsen sehr langsam, so daß auch ein länger bestehender Knoten mit geringer Größenzunahme ein Schilddrüsenkarzinom nicht ausschließt. Hochdifferenzierte *follikuläre Karzinome* lassen sich nur histologisch (Gefäß- oder Kapseldurchbruch) vom benignen follikulären Adenom abgrenzen. 30–50% der Fälle sind bereits bei Diagnosestellung hämatogen in Lungen und Knochen metastasiert. *Papilläre Karzinome* wachsen relativ langsam infiltrativ in die unmittelbare Nachbarschaft und metastasieren spät lymphogen. 10 bis 30% der papillären Karzinome speichern Jod.

! pa-pil-lär metastasiert lym-pho-gen, fol-li-ku-lär metastasiert hä-ma-to-gen.

Undifferenzierte Schilddrüsenkarzinome wachsen dagegen sehr schnell und führen bereits nach Wochen zu Symptomen wie:

- Heiserkeit,
- Schluckbeschwerden,
- derber, nicht verschieblicher Schilddrüse,
- Lymphknotenvergrößerungen.

Diagnostisches Vorgehen: In einer Strumaendemieregion wie Deutschland (Strumaprävalenz >15%) ist das Ziel des differenzierten diagnostischen Vorgehens die frühzeitige Erfassung der insgesamt seltenen Schilddrüsenkarzinome unter den häufigen Schilddrüsenknoten. Diesem Zweck dienen:

- **Anamnese:** Strahlenexposition, Familienanamnese, insbesondere bei medullärem Schilddrüsenkarzinom,
- **Schilddrüsenszintigramm:** Identifizierung nicht jodspeichernder „kalter" Bezirke,
- **Sonographie:** Echogenität, Halslymphknoten, Größenbestimmung im Verlauf,
- **Feinnadelaspirationszytologie:** insbesondere bei Solitärknoten, jüngeren Patienten, szintigraphisch kalten und sonographisch echoarmen Knoten sowie Größenzunahme des Knoten indiziert,

- **Bestimmung des Serumkalzitonins,** ggf. Stimulation im Pentagastrintest, da das medulläre Schilddrüsenkarzinom von den kalzitoninproduzierenden C-Zellen ausgeht.
- Bei multipler endokriner Neoplasie Typ 2 A und 2 B (→ S. 588 ff) Suche nach RET-Protoonkogen-Mutationen in der gesamten Familie (Möglichkeit der präsymptomatischen Diagnostik) sowie Ausschluß von Phäochromozytom und Hyperparathyreoidismus.

Ist die Diagnose gesichert, muß die regionale Ausdehnung sowie das Ausmaß der Fernmetastasierung durch bildgebende Verfahren verdächtiger Regionen geklärt werden.

Differentialdiagnose:

Erkrankung	Bedeutung	Kommentar
gutartige kalte Knoten in einer Strumaendemieregion	+++	kalte Knoten in einer multinodösen Struma sollten aufgrund des geringen Malignitätsrisikos nur bei begründetem Karzinomverdacht (z. B. Größenzunahme) punktiert werden
Metastasen extrathyreoidaler Primärtumoren	+	durch Feinnadelaspirationszytologie kann die Diagnose geklärt werden
malignes Lymphom mit Manifestation in der Schilddrüse	+	s. o.

Therapie: Bis auf wenige Ausnahmen wird eine *totale Thyreoidektomie* mit Entfernung der Halslymphknoten durchgeführt. Bei jodspeichernden, differenzierten Karzinomen kommt die *Radiojodtherapie* hinzu, um postoperativ Karzinomrestgewebe und Fernmetastasen zu zerstören. Grundsätzlich werden nach der schilddrüsenablativen Therapie *Schilddrüsenhormone* substituiert, um zum einen die Hypothyreose zu verhindern, zum anderen aber soll eine vollständige Suppression des endogenen TSH (stärkster Wachstumsstimulus für Thyreozyten) erreicht werden. (Ein positiver Effekt der externen Strahlentherapie nicht jodspeichernder Tumoren ist sehr umstritten.) Eine palliative *zytostatische Therapie* verbleibt als wenig belegbare ultima ratio in weit fortgeschrittenen Fällen.

Nachsorge: Nach der Ersttherapie kommt es bei ca. 20 % der Patienten mit differenzierten Schilddrüsenkarzinomen zu Lokal- oder Fernmetastasen. Daher kommt der Nachsorge dieser Patienten große Bedeutung zu. Hierzu werden Halssonographie, Bestimmung des Serumthyreoglobulinspiegels sowie die Röntgenaufnahme des Thorax eingesetzt.

Prognose: Das papilläre Karzinom hat die günstigste Prognose aller malignen Schilddrüsentumoren mit einer 10-Jahres-Überlebensrate von 80 %, während die Prognose beim follikulären Karzinom durch die frühe hämatogene Metastasierung erheblich schlechter ist (10-Jahres-Überlebensrate 60%). Patienten mit einem anaplastischen Karzinom überleben durch das schlechte Ansprechen auf die medikamentöse Therapie und das extrem schnelle Wachstum des Tumors im Durchschnitt nur 6 Monate.

Literatur

Dulgersdorff, A. J., Hershman, J. M.: Medical Therapy for differentiated Thyroid Carcinoma. Endocrine Reviews. 1994: 15: 500–515.
Aktueller Stand der nichtchirurgischen Therapie der Schilddrüsenkarzinome.

19 Nebenschilddrüse

Gerhard H. Scholz, Werner A. Scherbaum

Physiologie: Calciumhomöostase

Die extrazelluläre Calciumhomöostase ist ein feinreguliertes Gleichgewicht von Calciumzufuhr in und Calciumabstrom aus Extrazellularraum und Blut. Das Ziel ist eine möglichst konstante Calciumbereitstellung für alle Gewebe. Die extrazelluläre Regelgröße ist das *ionisierte* Calcium im Serum. An seiner Feineinstellung sind die kalziotropen Hormone Parathormon (PTH oder PTHrP, s. u.), 1,25-Dihydroxycholecalciferol (Calcitriol) und Kalzitonin beteiligt (19.**1**).
Die kalziotropen Hormone beeinflussen sich gegenseitig direkt (1,25-Dihydroxycholecalciferol senkt die PTH-Synthese durch Inhibierung der PTH-Genexpression in den Nebenschilddrüsen) und indirekt über die Veränderung des Serumcalciumspiegels.
Vitamin D_3 (Cholecalciferol) ist ein Vorläufer des 1,25-Dihydroxycholecalciferols. Es wird mit der Nahrung zugeführt und in der Haut durch Einwirkung von UV-Licht (Sonne) aus 7-Dehydrocholesterin gebildet (19.**2**). Die endgültige Umwandlung zum aktiven Vitamin-D-Hormon (Calcitriol) erfolgt in der Niere durch die 1α-Hydroxylase. Dieses Enzym wird durch verschiedene Faktoren reguliert, die damit die Vitamin-D-Synthese beeinflussen.

Hyperkalzämie

Ursachen:

- Malignome (60–70%),
- primärer Hyperparathyreoidismus (etwa 20%),
- andere Ursachen (etwa 20%):
  - Krankheiten wie Hyperthyreose, Sarkoidose u. a.,
  - Medikamente wie Vitamin D/A, Lithium, Calciumkarbonat,
  - alimentär: reichlich Milch- und Milchprodukte („Milch-Alkali-Syndrom"),
  - Immobilisation.

Bei 60–70% der Patienten ist die Ursache für die Hyperkalzämie ein maligner Tumor und/oder Tumormetastasen (→ *engl.:* malignancy-associated hypercalcemia = MAH). Viele maligne Tumoren sezernieren als Zytokin ein parathormonähnliches Peptid (→ *engl.:* parathyroid hormone related peptid = PTHrP). Dieses Peptid kann den Parathormonrezeptor in Nieren, Knochen und anderen Organen stimulieren, die Parathormonwirkung imitieren

Regulation der Calcium- und Phosphathomöostase

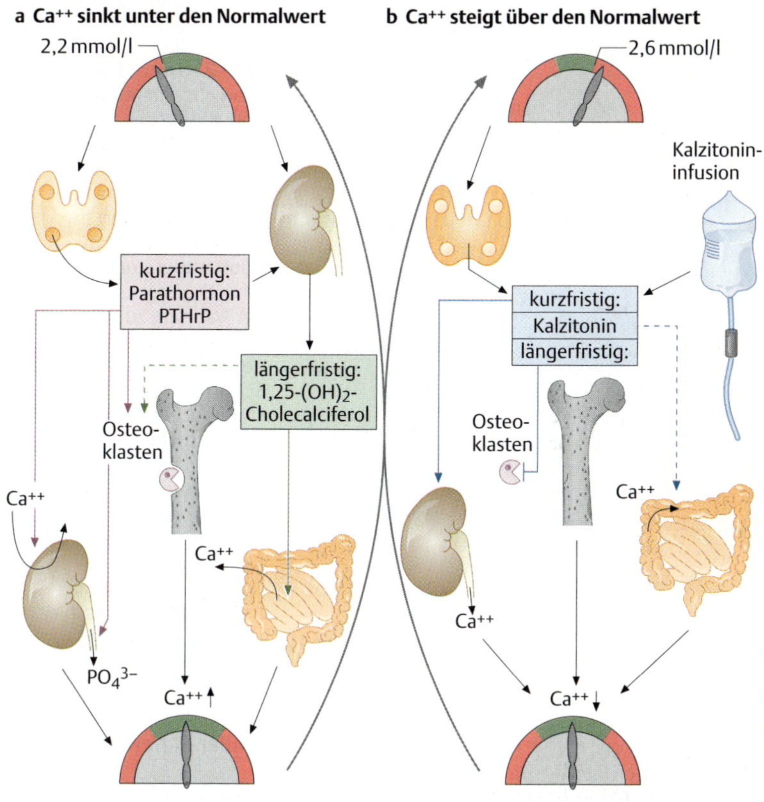

19.1 **a** Parathormon und das Vitamin-D-Hormon Calcitriol sind die entscheidenden Regulatoren der Calcium- und Phosphathomöostase. Bei absinkendem Calciumspiegel werden die PTH- und Calcitriol-Kaskaden stimuliert und bewirken unter Einbeziehung der Niere (Calciumreabsorption, Phosphatexkretion), des Knochens (Calciummobilisation) und des Darmes (erhöhte Calciumresorption) eine Normalisierung der Serum-Calciumkonzentration und eine verstärkte Phosphatexkretion.
b Kalzitonin hat bei der Erhaltung der Calciumhomöostase unter physiologischen Bedingungen beim Menschen eine eher untergeordnete Bedeutung (klinische Symptome bei Kalzitoninmangel sind nicht bekannt). Als Pharmakon ist Kalzitonin in der Lage, die Osteoklastenaktivität zu hemmen und damit die Calciumfreisetzung aus dem Knochen zu reduzieren. Außerdem hat es einen auf ZNS-Wirkung beruhenden analgetischen Effekt.

Regulation der Vitamin-D-Synthese

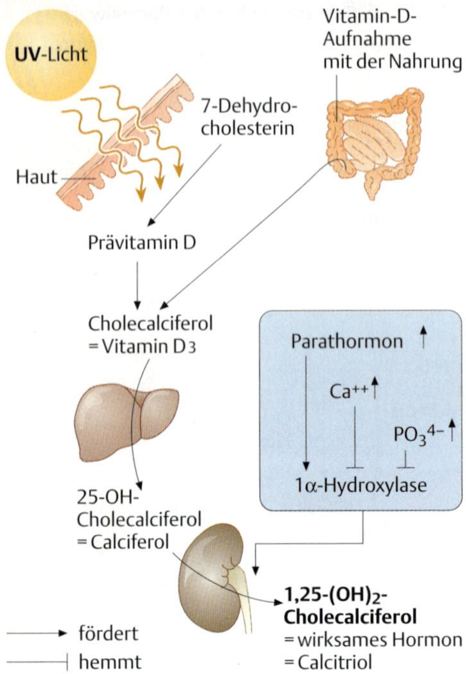

19.2 Durch Einwirkung ultravioletter B-Strahlung des Sonnenlichts entsteht aus 7-Dehydrocholesterin in der Haut das Prävitamin D_3. Dieses isomerisiert in Abhängigkeit von der Hauttemperatur zu Vitamin D_3. Das auch mit der Nahrung zugeführte Vitamin wird in der Leber durch 25-Hydroxylierung in 25-Hydroxycholecalciferol und durch anschließende 1α-Hydroxylierung in der Niere zum aktiven D-Hormon, dem 1,25-Dihydroxycholecalciferol umgewandelt. Die 1α-Hydroxylase steht unter Kontrolle verschiedener Hormone und Elektrolyte.

und eine schwere Hyperkalzämie hervorrufen. 80% aller Patienten mit MAH haben erhöhte PTHrP-Spiegel.

Tumoren, die für eine MAH verantwortlich sein können:

- solide Tumoren mit Knochenmetastasen (50–70%, oft Bronchial- und Mammakarzinome),
- solide Tumoren ohne Knochenmetastasen (10%),
- maligne hämatologische Krankheiten (20–40%).

Die Therapie besteht in der Entfernung des Tumors/der Metastasen bzw. in antihyperkalzämischen Maßnahmen (→ 19.**3**, S. 574).

Symptome: → 19.1.

19.1 Symptome der Hyperkalzämie

Lokalisation (als Erstsymptom bei chronischer H. vorhanden)	**Symptome/Befunde** akut	chronisch
renal (ca. 40–50%)	Unwohlsein, Schwächegefühl, Leistungsminderung, Polyurie, Polydipsie, Hyposthenurie; später Dehydratation, Oligo- bis Anurie	Nephrolithiasis (40–80%), Nephrokalzinose
ossär (ca. 50%)		Glieder- und Rückenschmerzen bei Demineralisation der Knochen (Osteopenie), subperiostale Resorptionen, Akroosteolysen (19.**3**, S. 580), Knochenzysten (Ostitis fibrosa cystica), Osteoklastome – braune Tumoren, Veränderungen der Schädelkalotte (19.**4**, S. 581)
gastrointestinal (ca. 50%)	Appetitlosigkeit, Meteorismus, Erbrechen	Ulcus ventriculi und duodeni, Pankreatitis (akut oft mit Hypokalzämie!), Cholelithiasis
kardiovaskulär	Bradykardie, EKG-Veränderungen	arterielle Hypertonie, Arrhythmie, verkürzte QT-Zeit
neurologisch	Adynamie, Hyporeflexie, Myopathie, Sensibilitätsstörungen	Muskelschwäche, Hyporeflexie
psychisch	endokrines Psychosyndrom (Apathie, Depression, Euphorie) mnestische Störungen, Desorientiertheit, Koma	

Hyperkalzämische Krise

Bei sehr hohen Calciumkonzentrationen im Serum besteht die Gefahr der hyperkalzämischen Krise, die auch heute noch mit einer hohen Mortalität einhergeht und der sofortigen Behandlung bedarf.

Symptome und Befunde: Initial meist unspezifische Beschwerden wie Übelkeit, Brechreiz und Polyurie, diffuse Oberbauchschmerzen, schwere generalisierte Dehydratation, Gewichtsverlust, Inappetenz und Schwäche. Gelegentlich handelt es sich um ein akut einsetzendes Krankheitsbild ohne Prodromi. Bei schwerem Verlauf entwickeln sich hypovolämischer Schock, Nierenversagen, Fieber sowie Konfusion, Halluzinationen, Somnolenz bis zum schweren Koma. Durch das Nierenversagen steigt der Serum-Phosphatspiegel. Das Calcium-Phosphat-Produkt überschreitet, gefördert durch die Dehydratation, einen kritischen Grenzwert, und Calcium-Phosphat-Komplexe fallen in fast allen Geweben aus. Betroffen sind besonders: Niere, Lunge, Magenmukosa, Kornea, Herz- und Skelettmuskel, Parotis, Pankreas, Schilddrüse und Leber.

Diagnostisches Vorgehen:

- Wichtige Laborparameter zur Differenzierung von Hyperkalzämieursachen (▣ 19.**2**):
  - Gesamtcalcium i. S. (NB: 2,0–2,6 mmol/l),
  - ionisiertes Calcium i. S. (1,12–1,23 mmol/l),
  - Calciumausscheidung im 24-Stunden-Sammelurin (bei freier Kost: 2–8 mmol/Tag),
  - Phosphat i. S. (0,8–1,5 mmol/l),
  - Parathormon i. S. (10–65 pg/ml),
  - Knochenisoenzym der alkalischen Phosphatase i. S. (Erwachsene: 3,4–21,2 ng/ml),
- zur weiteren Differenzierung können bestimmt werden:
  - Osteocalcin (Erwachsene: 0,7–2,5nmol/l),
  - 1,25-Dihydroxycholecalciferol (20–50 ng/ml),
  - 25-Hydroxycholecalciferol (Sommer: 15–95 ng/ml, Winter: 12–62 ng/ml).
- Lokalisation vergrößerter Nebenschilddrüsen: Eine präoperative Lokalisation ist nur unter bestimmten Bedingungen sinnvoll (z. B. Verdacht auf atypische Lokalisation nach erfolgloser Erstoperation, wiederholte Operationen am Hals). Bisherige Verfahren zur Lokalisation (Sonographie, Computertomographie und Technetium/Thallium-Subtraktionsszintigraphie) sind unsicher. Erfolgversprechend mit bisher höchster Treffsicherheit ist die neue Methode der ^{99m}Tc-Sestamibi/^{125}J-Radionuklidszintigraphie.

Therapie: Primäres Ziel sollte die Entfernung der Ursache der Hyperkalzämie sein (z.B. Operation eines Nebenschilddrüsenadenoms). Bei leichter, aber symptomatischer Hyperkalzämie genügen in der Regel Diuretika oder forcierte Diurese, um den Zeitraum bis zur Entfernung der Ursache der Hyperkalzämie zu überbrücken. Dagegen verlangt die **hyperkalzämische Krise** neben der Beseitigung der Krisenursache den sofortigen Einsatz der in ▣ 19.**3** dargestellten therapeutischen Maßnahmen. Eine Hämodialyse gegen calciumfreies Dialysat sollte durchgeführt werden, wenn eine Niereninsuffizienz bekannt ist oder trotz effektiver Therapie eine akute Niereninsuffizienz auftritt. Beim primären oder tertiären Hyperparathyreoidismus (→ S. 577 ff) als Krisenursache muß so schnell wie möglich eine Nebenschilddrüsenresektion erfolgen. Neue Medikamente, die durch Modulation des Calciumrezeptors der Nebenschilddrüse die PTH-Sekretion beeinflussen können, sind in klinischer Erprobung.

19.2 Konstellation der Laborparameter bei primärem und sekundärem Hyperparathyreoidismus und malignomassoziierter Hyperkalzämie (MAH)

Parameter	Calcium im Serum	Phosphat im Serum	Calcium im Urin	PTH im Serum	PTHrP im Serum	Knochen-AP im Serum	Kreatinin im Serum
pHPT	erhöht	niedrig	erhöht	erhöht	niedrig	erhöht	normal
MAH				niedrig	erhöht		
renaler sHPT	niedrig/ normal	erhöht		erhöht/sehr hoch	niedrig	erhöht	erhöht
intestinaler sHPT		niedrig/ normal		erhöht			normal

pHPT: primärer Hyperparathyreoidismus
sHPT: sekundärer Hyperparathyreoidismus
MAH: Malignom-assoziierte Hyperkalzämie
PTH: Parathormon
PTHrP: parathyroid hormone related peptid, → S. 568

19.3 Therapeutische Maßnahmen bei Hyperkalzämie

Maßnahmen	Beispiel für Präparate	Dosierung	Wirkungs-eintritt	Wirkungs-dauer	Vorteile	Nachteile
forcierte Diurese 0,9% NaCl-Lösung Furosemid	 Lasix	3–4 l/Tag 50 mg/Std. initial, bis 250 mg/Tag i.v. nach Flüssigkeitsbilanz	in Stunden	während der Behandlung	Rehydratation und Diurese, schneller Wirkungseintritt	Herzinsuffizienz (Volumenbelastung), Hypokali- und -phosphatämie (Kaliumsubstitution!)
Kalzitonin	Karil Calsynar Cibacalcin	5–10 IE/kgKG als Infusion über 24 Std.	in Stunden	2–3 Tage	schneller Wirkungseintritt	Tachyphylaxie
Biphosphonate Chlodronat Pamindronate	 Ostac Aredia	 300 mg/Tag über 5 Tage 60–90 mg als einmalige 2–3 Std. i.v. Infusion	in 1–2 Tagen	14 Tage bis 4 Wochen (präparatabhängig)	schneller Wirkungseintritt, lange Wirkdauer	leichtes Fieber, leichte gastrointestinale Symptome, Hypophosphatämie, Hypokaliämie und Hypomagnesiämie, anhaltende Hypokalzämie nach Operation
Plicamycin (nur bei Malignom-assoziierter Hyperkalzämie anzuwenden, die nicht auf Biphosphonate anspricht)	Mithramycin	25 µg/kgKG i.v. über 6 Std. als Einzeldosis	in 1–2 Tagen	mehrere Tage	schneller Wirkungseintritt	ausgeprägte toxische Nebenwirkungen möglich
Prednisolon	Solu-Decortin	30–100 mg/Tag p.o. oder i.v.	in 1–2 Tagen	während der Behandlung	Wirkung vor allem bei granulomatösen Erkrankungen mit erhöhter Calcitriol-Synthese	→ „Therapie mit Glucocorticoiden", S. 606f

Hypokalzämie

Ursachen:

- Hypoparathyreoidismus,
- Vitamin-D-Mangel (verminderte enterale Aufnahme oder geringe UV-Bestrahlung der Haut),
- Calciummangel (durch verminderte Zufuhr, erhöhten Bedarf oder Verlust),
- Hyperventilation (vermindertes ionisiertes Calcium bei respiratorischer Alkalose),
- Komplexbildung mit Calciumchelatbildnern (z. B. Citrat).

Symptome der hypokalzämischen Tetanie: Nach lokalen Mißempfindungen (z. B. „Kribbeln, Ameisenlaufen, Pelzigkeitsgefühl") in Gesicht, Händen und Füßen treten bei erhaltenem Bewußtsein Krämpfe auf (■ 19.**4**).

Diagnostisches Vorgehen: Laborparameter → „Hyperkalzämie", S. 572.
Provokationstests, bei Hypokalzämie positiv:

- **Chvostek-Zeichen:** Beklopfen des N. facialis im Bereich der Wange löst Zucken der Mundwinkel aus.
- **Trousseau-Zeichen:** Nach Anlegen einer Blutdruckmanschette am Oberarm (arterieller Mitteldruck) resultiert eine Pfötchenstellung der Hand.
- **Lust-Zeichen:** Beklopfen des N. fibularis hinter dem Fibulaköpfchen führt zur kurzen Hebung und Pronation des Fußes.
- EKG: QT-Zeit-Verlängerung nachweisbar,
- hypokalzämische Myopathie mit proximaler Muskelschwäche und verminderten Eigenreflexen.

! Gesamtcalcium ist niedrig bei Hypalbuminämie, da 50 % des Calciums an Albumin gebunden sind. Ionisiertes Calcium ist dabei normal. Ionisiertes Calcium ist reduziert bei pH-Anstieg (respiratorische Alkalose bei Hyperventilation) und erhöht bei pH-Abnahme (metabolische Azidose bei Niereninsuffizienz oder diabetischer Stoffwechselentgleisung). Im Zweifelsfall Rat durch einen erfahrenen Endokrinologen einholen!

Therapie:

Bei Hypokalzämie mit Tetanie durch Hyperventilation:

- Beruhigung des Patienten,
- ggf. 10 mg Diazepam i. v.,
- Beutelrückatmung.

Bei Hypokalzämie unklarer Ursache oder durch Hypoparathyreoidismus:
vor Therapie: Blutentnahme zur Calcium- (gesamtes und ionisiertes) und pH-Bestimmung zum Ausschluß/Nachweis einer eventuellen Hyperventilation.

19.4 Symptomatik der hypokalzämischen Tetanie

Lokalisation	Symptomatik
Gesicht	z.T. schmerzhafte Verspannung der Gesichtsmuskulatur
Hände, Füße	Pfötchenstellung der Hände (Geburtshelferstellung) und Spitzfußstellung der Füße = Karpopedalspasmen
Kehlkopf	Stimmritzenkrampf (Laryngospasmus)
Bronchien	Atemnot durch Bronchospasmus
Darm und Harnblase	Abdominalkrämpfe (viszerale Spasmen)

Akute Therapie:

- Calciumsubstitution i. v.:
  - *Dosierung:* 10%ige Calciumgluconatlösung initial 20 ml, weiter nach Bedarf streng i. v.;
  - *Nebenwirkungen:* leichtes Wärmegefühl, Flush,
  - *Kontraindikationen:* Hyperkalzurie, schwere Niereninsuffizienz, digitalisierte Patienten, bei anaphylaktischen Reaktionen mit Anzeichen eines drohenden Schocks.

! Behandlung spätestens abbrechen, wenn Serum-Calciumspiegel über 2,6 mmol/l oder Calciumausscheidung im 24-Stunden-Sammelurin über 0,125 mmol/kgKG/Tag beträgt. Adrenalinanwendung bei Hyperkalzämie birgt die Gefahr schwerer Herzrhythmusstörungen.

Langzeittherapie:

- Calciumdauersubstitution oral, bis 3 × 500 mg/Tag,
- Vitamin-D-Präparate:
  - *Prinzip:* Vitamin-D-Substitution,
  - *Dosierung:* Dihydrotachysterol (z.B. Tachystin oder A.T.10-Kapseln oder -Lösung) initial 3,0–9,0 mg/Tag, weiter 0,5–1,5 mg oder Cholecalciferol (z.B. Dekristol, Vigantol) 10 000–200 000 IE/Tag = 0,25 mg–5 mg/Tag; Calcitriol (z. B. Rocaltrol-Kapseln): initial 0,5 µg/Tag, weiter 0,25–0,5 µg/Tag 1-α-Hydroxycholecalciferol (z.B. EinsAlpha): initial 1 µg–3 µg/Tag, weiter 1 µg/Tag.
  - *Kontraindikationen:* Hyperkalzämie.

! Langzeit-Verlaufskontrolle: unbedingt Serum-Calciumspiegel und Calciumausscheidung im 24-Stunden-Sammelurin bestimmten, da die Gefahr der Hyperkalzämie vor allem bei eingeschränkter Nierenfunktion besteht (Folgen: Verschlechterung der Nierenfunktion, Nephrokalzinose und Nephrolithiasis). Ein Calcium-Phosphat-Produkt von 3,5–3,7 mmol/l sollte nicht überschritten werden (Dosisanpassung!).

Hyperparathyreoidismus (HPT)

Definition

Als Hyperparathyreoidismus (HPT) wird eine vermehrte Produktion von Parathormon (PTH) bezeichnet. Während die Nebenschilddrüsen beim primären HPT bei initial normalen Calciumspiegeln einen Überschuß an PTH produzieren, erfolgt die Überproduktion bei der sekundären Form kompensatorisch bei niedrigem Serumcalciumspiegel. Der tertiäre HPT kann als irreversibler Folgezustand des sekundären HPT angesehen werden, bei dem auch ein erhöhter Serum-Calciumspiegel die PTH-Produktion nicht mehr zu drosseln vermag.

→ *engl.:* primary/secundary/tertiary hyperparathyroidism

Primärer HPT (pHPT)

Epidemiologie:

- Die Inzidenz beträgt ca. 25/100 000 Einwohner pro Jahr,
- der Häufigkeitsgipfel liegt bei Männern früher als bei Frauen (♀: 40.–50., ♂: 60.–70. Lebensjahr),
- Frauen sind häufiger betroffen als Männer (2 : 1).

Ätiopathogenese und Pathophysiologie: Beim pHPT kommt es bei initial normalen Calciumkonzentrationen im Serum zu einer pathologisch erhöhten Sekretion von Parathormon durch ein Adenom oder eine Hyperplasie der wasserhellen Zellen oder der Hauptzellen der Nebenschilddrüsen. Beim **parathyreoidalen Adenom** handelt es sich um das Ergebnis einer monoklonalen Proliferation, ausgehend von einer einzigen mutierten Zelle (80% aller pHPT-Formen). Der Hauptdefekt besteht wahrscheinlich in der Inaktivierung von Tumorsuppressorgenen auf dem Chromosom 11. Nur einige Adenome weisen eine Mutation des Calciumrezeptors auf, wodurch sie nicht mehr adäquat auf die Rückkopplungsmechanismen reagieren können. Die Ursachen der durch polyklonale Proliferation parathyreoidaler Zellen hervorgerufenen **primären parathyreoidalen Hyperplasie** (15% aller pHPT-Formen) sind noch unklar. Parathyreoidale Adenome und/oder eine parathyreoidale Hyperplasie kommen auch im Rahmen einer multiplen endokrinen Neoplasie (Typ 1 und 2 A) vor. Beim **parathyreoidalen Karzinom** (0,5–4% aller HPT-Patienten) liegt offenbar ein spezifischer Verlust des Retinoblastom-Suppressorgens vor.
Mutationen des Calciumrezeptors in allen PTH-sezernierenden Nebenschilddrüsenzellen sind die Ursache des **schweren neonatalen Hyperparathyreoidismus**, der homozygoten Form der familiären hypokalzurischen Hyperkalzämie (FHH). Extrem selten ist die **echte ektope PTH-Produktion** in Abgrenzung zur PTHrP-Produktion.

Symptomatik: Hauptbefund beim primären Hyperparathyreoidismus ist die Hyperkalzämie (→ S. 568 ff). Die Symptome sind in 19.1, S. 571 beschrieben.

Eine massive PTH-Sekretion kann zu einer hyperkalzämischen Krise (→ S. 571 f) führen. Bei 70% der Patienten mit parathyreoidalem Karzinom fällt initial ein tastbarer, fester Tumor auf, der in 40% der Fälle zu einer Rekurrensparese führt.

Diagnostisches Vorgehen: Die erforderlichen Laboruntersuchungen zur Diagnostik der Hyperkalzämie sowie die gegebenenfalls indizierte Lokalisationsdiagnostik vergrößerter Nebenschilddrüsen sind auf S. 572 aufgeführt. Typische radiologische Befunde der ossären Veränderungen sind im Abschnitt „sekundärer und tertiärer Hyperparathyreoidismus" beschrieben.

Therapie:

Medikamente: Die Hyperkalzämie kann durch verschiedene Maßnahmen beeinflußt werden (→ S. 572 und ◘ 19.**3**; S. 574). Für die Behandlung der Hyperkalzämie beim primären Hyperparathyreoidismus sind Biphosphonate in Deutschland noch nicht zugelassen. In der Zukunft könnten calcimimetische Substanzen (Calciumrezeptorantagonisten) aus der Klasse der Phenylalkylamine (z. B. NPS-568) Bedeutung erlangen, mit denen sich im Tierexperiment und in ersten klinischen Studien die PTH-Sekretion deutlich supprimieren läßt.

Operation: Entfernung des parathyreoidalen Adenoms/Karzinoms oder der hyperplastischen Nebenschilddrüsen. Bei vollständiger Entfernung der veränderten Nebenschilddrüsen kommt es zu einer allmählichen Rückbildung fast aller Symptome. Schwere ossäre Veränderungen und renale und kardiovaskuläre Folgeschäden sind allerdings nicht reversibel. Bei Befall nahezu aller Drüsen erfolgt die heterotope Autotransplantation einer halben Nebenschilddrüse in den Unterarm (Muskellogen des M.brachioradialis) zur Vermeidung eines Hypoparathyreoidismus und Kryokonservierung des restlichen Nebenschilddrüsengewebes.

> ! Die Operation sollte stets von einem versierten Nebenschilddrüsen-Chirurgen mit langjähriger Erfahrung und mindestens 15–20 Nebenschilddrüsen-Operationen pro Jahr durchgeführt werden, um auch bei atypischer Lage des Adenoms erfolgreich zu sein.

Therapieentscheidung bei der asymptomatischen Form des pHPT: 70–80% aller neu diagnostizierten HPT-Patienten in Ländern mit hoher Frequenz an „Routine-Calcium-Untersuchungen" weisen eine „asymptomatische" Verlaufsform auf. Aufgrund der zu erwartenden Folgeschäden sollte ein Teil dieser Patienten ebenfalls operiert werden. Eine Operationsindikation ergibt sich bei:

- Serum-Calcium >3,0 mmol/l oder 0,25 mmol/l über der oberen Normgrenze,
- Nierensteinen aktuell oder in der Anamnese,
- typischen Knochenveränderungen,
- ausgeprägter Hyperkalzurie,

- Reduktion der Dichte des kortikalen Knochens am distalen Radius um mehr als 2 Standardabweichungen von der alters- und geschlechtsbezogenen Norm,
- Patienten <30–40 Jahre mit sicheren biochemischen Parametern.

Prognose: Unbehandelt führen schwere Verlaufsformen des pHPT zu erheblichen Sekundärkomplikationen oder zur tödlich verlaufenden hyperkalzämischen Krise. Dagegen ist die Prognose parathyreoidektomierter Patienten in Abhängigkeit von der Vorschädigung in der Regel sehr gut. Die Prognose bei Patienten mit asymptomatischem Hyperparathyreoidismus ohne Operation ist zur Zeit noch unklar.

Sekundärer und tertiärer Hyperparathyreoidismus

Ätiopathogenese und Pathophysiologie:

- **Renale Form des sekundären Hyperparathyreoidismus** (häufig): Eine Einschränkung der Nierenfunktion führt zur Phosphatretention und zum Rückgang der Bildung des 1,25-Dihydroxycholecalciferols in der Niere (Ausfall bzw. Aktivitätsabnahme der 1α-Hydroxylase). Beide Faktoren bewirken ein Absinken der Fraktion des ionisierten Calciums mit Stimulation der PTH-Sekretion. Die Hypokalzämietendenz wird noch verstärkt durch eine Resistenz des Skeletts gegenüber der calciummobilisierenden Wirkung des Parathormons. Fehlendes 1,25-Dihydroxycholecalciferol führt zur Osteomalazie und erhöhtes PTH zur Osteoklasie. Sie bewirken in der Kombination die renale Osteodystrophie.
- **Intestinale Form des sekundären Hyperparathyreoidismus** (selten): eine verminderte enterale Calciumresorption bei Malabsorption oder unzureichende Umwandlung von Cholecalciferol in 25-Hydroxycholecalciferol durch Leberfunktionsstörung und/oder gestörte enterale Resorption von Vitamin D bei Cholestase führen zu einer Hypokalzämie mit gegenregulatorisch erhöhter Parathormonsekretion.
- Sehr selten liegt die Ursache in einer **unzureichenden Bildung von Cholecalciferol** in der Haut.
- **Tertiärer Hyperparathyreoidismus:** Nach langjährigem sekundären Hyperparathyreoidismus bei Niereninsuffizienz und Dialysetherapie kommt es oft zur Ausbildung eines tertiären HPT. Trotz normaler Calciumkonzentration im Serum sezernieren die betroffenen Nebenschilddrüsen inadäquat zu hohe Parathormonmengen (verschobener Calcium/PTH-„set point").

Symptomatik: Knochenschmerzen durch massive ossäre Umbauvorgänge bis hin zu Spontanfrakturen, Muskelschwäche und Symptome der Grundkrankheiten (z. B. chronische Niereninsuffizienz, Sprue).

Knochenveränderungen bei Hyperparathyreoidismus

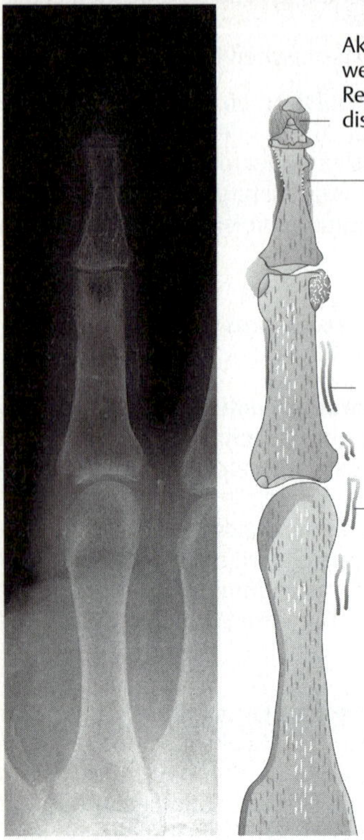

19.3 Frühestes und spezifisches radiologisches Zeichen für einen Hyperparathyreoidismus ist die subperiostale Knochenresorption. Im fortgeschrittenen Stadium der Erkrankung kommt es zur Auflösung der Knochenstruktur-Akroosteolyse. Gefäßverkalkungen im Bereich kleiner Fingergefäße vom Mönckeberg-Typ sind beim Hyperparathyreoidismus häufig nachweisbar.

19.5 Differenzierung zwischen renalem und intestinalem Hyperparathyreoidismus

Parameter (im Serum)	Ca^{++}	Phosphat	Kreatinin	PTH	Kn-aP
renaler sHPT	niedrig/ normal	erhöht	erhöht	erhöht/ sehr hoch	erhöht
intestinaler sHPT	niedrig/ normal	niedrig/ normal	normal	erhöht	erhöht

Schädel bei Hyperparathyreoidismus

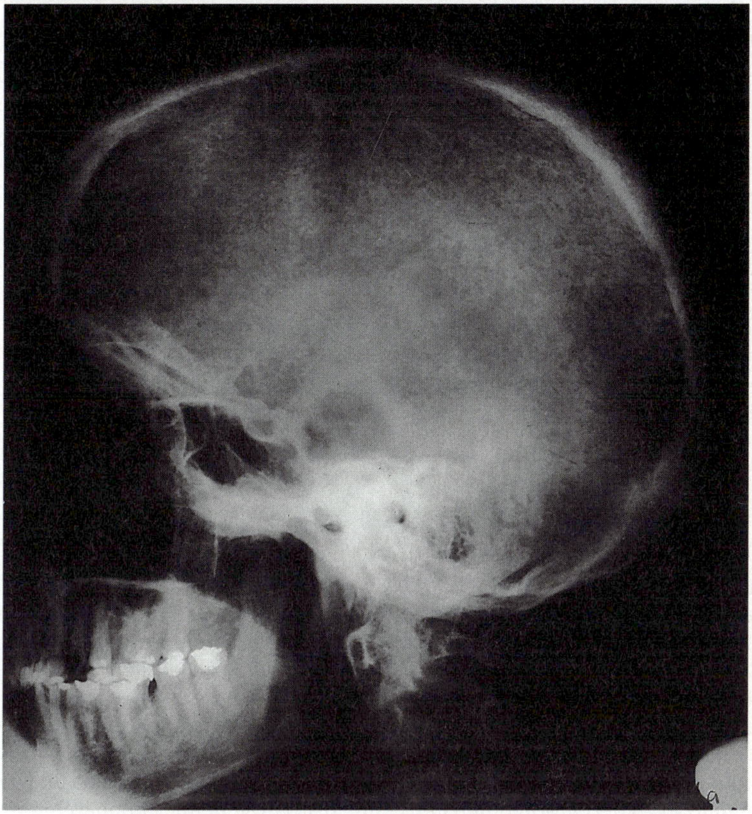

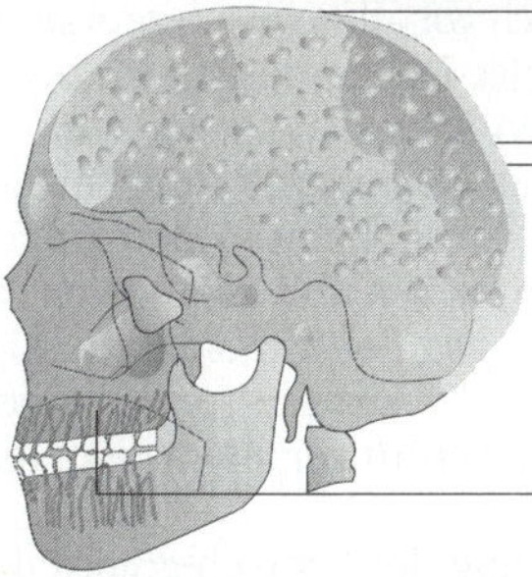

19.4 Typisch sind die aufgehobene Dreischichtung der Schädelkalotte sowie die diffus porige Knochenstruktur im Sinne des „pepper pot skull".

Sekundärer Hyperparathyreoidismus

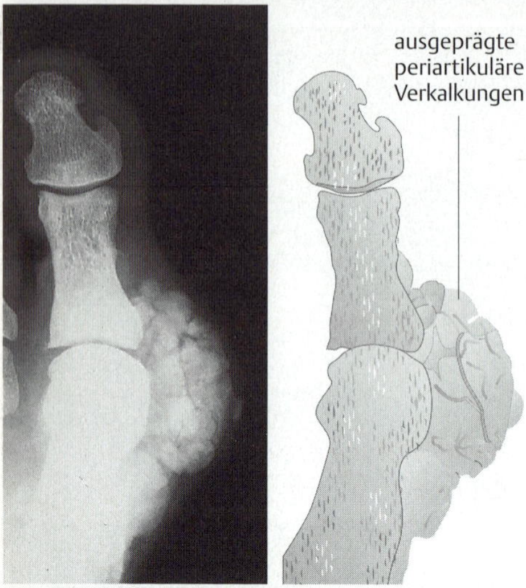

19.5 Weichteilverkalkungen bei sekundärem Hyperparathyreoidismus lassen sich oft in der Nähe kleinerer oder größerer Gelenke nachweisen. Sie sind ein Hinweis für die Überschreitung einer kritischen Grenze des Calcium-Phosphat-Produktes im Interstitium mit Ausfällung von Calcium-Phosphat-Komplexen.

Diagnostisches Vorgehen:

Labor: Außer den im allgemeinen Teil (S. 572) angegebenen Laborparametern sollten Kreatinin bzw. die Kreatinin-Clearance bestimmt werden, um zwischen renaler und intestinaler Ursache unterscheiden zu können (→ 19.**5**).
Röntgen: Zur Abschätzung des Ausmaßes und der Lokalisation einer HPT-bedingten Demineralisation sollten gezielte Röntgenuntersuchungen im Bereich der Prädilektionsstellen durchgeführt werden (→ 19.**1**, S. 571). Die röntgenmorphologischen Veränderungen am Skelett bei primärem und sekundärem Hyperparathyreoidismus ähneln sich. Die beim sekundären renalen HPT nachweisbare Osteodystrophie äußert sich vor allem in ausgeprägten subperiostalen Resorptionen an den Phalangen der Extremitäten, den distalen Enden der Claviculae, am Becken und an den Sakroiliakalgelenken. Am Schädel lassen sich Mattglasstrukturen, fokale Tranzsparenzzunahme und fokale Sklerosierungen nachweisen (19.**4**). Oft sind Frakturen der Rippen oder auch Looser-Umbauzonen und Frakturen am Becken und proximalen Femur sichtbar und sprechen dann für das Überwiegen der osteomalazischen Komponente des sekundären HPT. Extraossäre Verkalkungen treten wegen des oft erhöhten Calcium-Phosphat-Produktes im Serum vor allem beim tertiären HPT häufiger auf (19.**5**).
Knochenszintigraphie: Sie kann für die Bewertung des Schweregrades der Skeletterkrankung hinzugezogen werden und erlaubt auch den Nachweis ektoper Kalzifikationen und Pseudofrakturen.

Differentialdiagnose: Die Abgrenzung zwischen primärem HPT mit Niereninsuffizienz durch die Folgen der Hyperkalzämie und einem sekundären HPT mit Niereninsuffizienz als Ursache der parathyreoidalen Funktionsstörung ist schwierig. Nephrolithiasis und Nephrokalzinose ohne Niereninsuffizienz in der Anamnese sprechen eher für einen pHPT als Grundkrankheit.

Therapie:

Renaler sHPT:

- Reduktion der Phosphatzufuhr auf 600 mg/Tag durch phosphatarme Lebensmittel,
- Calciumsupplementierung und Gabe calciumhaltiger Phosphatbinder (Calciumkarbonat):
  Indikation: Hypokalzämie bei Hyperphosphatämie trotz Diät,
  Dosierung: 2–3 g Calciumkarbonat/Tag (nicht bei tertiärem HPT!),
  Nebenwirkungen: Hyperkalzämie, Aufstoßen, Darmmotilitätsstörungen,
- im Ausnahmefall (bei unzureichender Kontrolle der Hyperphosphatämie): Gabe calciumhaltiger Phosphatbinder, in der Regel aber Vermeidung aluminiumhaltiger Phosphatbinder, wegen Gefahr der Aluminiumosteopathie („toter Knochen"), Enzephalopathie und Anämie,
- Substitution des aktiven 1,25-Dihydroxycholecalciferol: (z. B. Rocaltrol), bei noch nicht dialysepflichtigen Patienten auch 1α-Hydroxycholecalciferol (z. B. EinsAlpha): 0,25 µg alle 2 Tage bis 1 µg/Tag.
  Indikation: Hypokalzämie trotz Diät und Calciumkarbonatgabe,
  Nebenwirkungen: Hyperkalzämie vor allem beim tertiären HPT und gleichzeitiger Gabe von Calciumpräparaten.
  Kontraindikation: Hyperkalzämie und Hyperphosphatämie.

! Bei Ausfall der Nierenfunktion können Calcium und Phosphat nicht mehr ausgeschieden werden. Bei Calciumsubstitution und Hyperphosphatämie droht die Gefahr extraossärer Calciumphosphatablagerungen. Bei Überdosierung von 1,25-Dihydroxycholecalciferol und Calcium droht die Hyperkalzämie. Deshalb stets Dosistitration und Verlaufskontrolle der Serum-Calcium- und Phosphatwerte.

Intestinaler sHPT:

- Behandlung der Grundkrankheit,
- Substitution von Calcium und Vitamin D (→ „Therapie der Hypokalzämie", S. 575 f).

Tertiärer HPT: Totale Parathyreoidektomie mit Autotransplantation von Nebenschilddrüsengewebe in den Unterarm.

Hypoparathyreoidismus

Definition

Angeborene oder erworbene Unterfunktion der Nebenschilddrüsen, die zu einem absoluten oder relativen Mangel an Parathormon (PTH) im Serum führt. Leitsymptom ist die hypokalzämische Tetanie.

→ *engl.*: hypoparathyroidism

Ätiopathogenese und Pathophysiologie: Verlust oder Funktionsstörung der Nebenschilddrüsen führen durch einen Mangel an Parathormon (PTH) zu verminderter Bildung von 1,25-Dihydroxycholecalciferol (→ 19.**1**, S. 569) und damit zu einer Reduktion der intestinalen Calciumresorption. Ohne PTH wird die Calciumausscheidung durch die Nieren nicht mehr gehemmt. Gleichzeitig kommt es zum Rückgang der Phosphatausscheidung sowie zu einer verminderten Freisetzung von Calcium aus dem Knochen. Daraus resultieren Hypokalzämie und Hyperphosphatämie.

Häufig kommt es zu einem Verlust der Nebenschilddrüsen nach Operationen im Halsbereich (nach Operation wegen eines primären Hyperparathyreoidismus bei bis zu ca. 2%, nach totaler Thyreoidektomie temporär bei bis zu 33%, permanent bei bis zu 1–4% der Patienten).

Seltene Ursachen:

- nach Entfernung eines Nebenschilddrüsenadenoms (präoperative Hyperkalzämie führt zur Suppression der anderen Nebenschilddrüsen),
- idiopathischer Hypoparathyreoidismus (familiärer isolierter Hypoparathyreoidismus und andere seltene Formen),
- im Rahmen genetischer Syndrome:
  - DiGeorge-Syndrom: Agenesie der Nebenschilddrüsen, Aplasie des Thymus, Fehlbildung des Herzens und anderer Organe bei Anlagestörung der 3. und 4. Schlundtasche,
  - Kenney-Syndrom: fehlende Nebenschilddrüsen oder biologisch inaktives PTH, Zwergwuchs und andere Fehlbildungen innerer Organe,
- bei neonataler Hypokalzämie (Langzeithyperkalzämie der Schwangeren),
- bei Sepsis, metastatischer Infiltration, Hämochromatose, Kupferablagerung in den Nebenschilddrüsen,
- im Rahmen des autoimmunen polyglandulären endokrinen Insuffizienzsyndroms (APS) Typ I,
- nach Radiojodtherapie (4–18 Monate nach Radiojodgabe),
- bei ausgeprägter Hypomagnesiämie (angeboren, bei Alkoholismus, Hyperaldosteronismus, Erbrechen, Malabsorption, parenteraler magnesiumfreier Ernährung) oder schwerer Hypermagnesiämie.

Symptome und Befunde: Außer den Symptomen und Befunden der Hypokalzämie (→ S. 575) kommt es zu einem endokrinen Psychosyndrom mit erhöhter Reizbarkeit, Ängstlichkeit und depressiven Verstimmungen. Kinder fallen häufig durch Wachstums- und Zahnbildungsstörungen, psychomotorische Retardierung und Schulschwierigkeiten auf.

Diagnostisches Vorgehen:

Labor: → „Hypokalzämie", S. 575 u. 572; der Nachweis einer Hypokalzämie ist zur Stellung der Diagnose Hypoparathyreoidismus allein nicht ausreichend, in Kombination mit einer Hyperphosphatämie bei Ausschluß von Niereninsuffizienz und Hypalbuminämie ist dieser jedoch wahrscheinlich. Die Bestimmung des PTH ermöglicht bei Hypokalzämie und verminderten oder niedrig normalen PTH-Werten den Nachweis einer PTH-Sekretionsstörung.
Klinische Untersuchung: Dystrophie von Haut und Hautanhangsgebilden (Hand/Fingernagel-Wachstum!),
Spaltlampenuntersuchung: Verkalkungen der Augenlinsen (Tetaniestar),
Computertomographie/MRT: intrakranielle Verkalkungen innerhalb und außerhalb kleiner Blutgefäße, Basalganglienverkalkung.

! Patienten mit Hypoparathyreoidismus oder Pseudohypoparathyreoidismus werden gelegentlich als Epileptiker verkannt. Calcium-, Phosphat- und PTH-Kontrolle klären die Diagnose.

Therapie: → S. 575f.

Differentialdiagnose:

Erkrankung	Bedeutung	Kommentar
Normokalzämische Tetanie	+++	Alkalose durch Hyperventilation (P_{CO_2}, HCO_3^- erniedrigt, pH an oberer Normgrenze oder erhöht)
Pankreatitis	++	Symptomatik; Pankreas-Elastase 1, Lipase, Amylase im Serum erhöht
Niereninsuffizienz	++	Kreatinin erhöht bzw. Kreatininclearance erniedrigt
Mangelernährung, Malassimilation (Malabsorption und Maldigestion)	++	Anamnese, typische Symptomatik, Labor: Stuhl: Fett erhöht, β-Carotin vermindert, im Serum: Gesamteiweiß oder Albumin vermindert, alkalische Phosphatase erhöht, Prothrombinzeit vermindert, Folsäure- und Vitamin-B_{12}-Mangel, Eisen vermindert, gestörte Laktose- und Xyloseresorption
Vitamin-D-Mangel (verminderte Verfügbarkeit, gestörter Metabolismus), verminderte Wirkung	++	fehlende Sonnenlichtexposition, Hinweise für Malassimilation, Niereninsuffizienz, Pseudo-Vitamin-D-Mangelrachitis Typ I (1α-Hydroxylasedefekt) und Typ II (Vitamin-D-Rezeptorresistenz), Antikonvulsiva, Bestimmung von 25-Hydroxycholecalciferol im Serum (1,25-Dihydroxycholecalciferol oft normal trotz sicherer Osteomalazie)
Magnesiummangel	+	bei Malassimilationssyndrom, akuter Pankreatitis, magnesiumfreier parenteraler Ernährung, Alkoholismus, Bestimmung von Magnesium im Serum und 24-Stunden-Sammelurin, Magnesiumbelastungstest
massive Infusion von Calciumkomplexbildnern (z.B. Citrat)	+	Anamnese
Pseudohypoparathyreoidismus (→ *engl.* Albright's heriditary osteodystrophy = AHO) Albright-Syndrom	+	**Typ Ia:** vermindertes Gs-Protein im PTH-Rezeptor-G-Protein-Adenylatzyklase-Komplex **Typ Ib:** PTH-Rezeptordefekt **Typ Ic:** Adenylatzyklasedefekt **Typ II:** Störung der phosphaturischen Wirkung des PTH bei normalem intrazellulären cAMP-Anstieg, exakter molekularer Mechanismus noch unklar, *bei beiden Formen:* PTH erhöht!
Pseudo-Pseudo-Hypoparathyreoidismus	(+)	Sonderform des Albright-Syndroms mit typischem klinischen Erscheinungsbild, Gs-Mutation wie bei Pseudohypoparathyreoidismus Typ Ia, aber Normokalzämie bei fehlender PTH-Resistenz

Literatur

DeGroot, L. J.: Endocrinology, 3rd ed., Vol.2. Philadelphia: W. B. Saunders: 1995.
In mehreren Kapiteln werden ausführlich die aktuellen pathophysiologischen Grundlagen von Störungen der Calciumhomöostase erläutert, die zum Verständnis der beschriebenen Krankheitsbilder beitragen.

Besser, M., Thorner, M. O.: Atlas of endocrine imaging. London: Mosby Europe Limited: 1994.
Ein ausgezeichnet gestaltetes Buch über die speziellen sonographischen, computertomographischen und röntgenologischen Veränderungen bei endokrinen Erkrankungen einschließlich des Hyper- und Hypoparathyreoidismus.

Philbrick, W. M., Wysolmerski, J. J., Galbraith, S., Holt, E., Orloff, J. J., Yang, K. H., Vasavada, R. C., Weir, E. C., Broadus, A. E., Stewart, A. F.: Defining the roles of Parathyroid Hormone-Related Protein in normal Physiologiy. Physiological Reviews 1996: 76: 127–173.
Eine umfassende und sehr aktuelle Übersicht über die Physiologie und teilweise über die Pathologie des PTHrP.

20 Multiple endokrine Neoplasie (MEN)

Gerhard H. Scholz, Werner A. Scherbaum

Definition

Durch Mutationen bedingte, autosomal dominant vererbbare Erkrankung, die zu zum Teil malignen Tumoren mit unterschiedlichem Befallsmuster an mehreren endokrinen Organen führt.

→ *Synonym:* multiple endokrine Adenomatose (MEA);
engl.: multiple endocrine neoplasia (MEN), familial endocrine adenomatosis, multiple endocrine adenopathie

Einteilung:

MEN 1 (Wermer-Syndrom): 50% der Fälle

- primärer Hyperparathyreoidismus (80–95%, multiple Adenome oder Hyperplasie in allen 4 Nebenschilddrüsen),
- Inselzelltumoren des Pankreas (30–80%; 50% Gastrinome = Zollinger-Ellison-Syndrom, 35% Insulinome, selten: Glukagonome, VIPome, PPome, Somatostatinome),
- Hypophysenadenome (15–90%; 60% Prolaktinome, 25% STH- und 12% ACTH-sezernierende Tumoren, selten endokrin inaktive Adenome),
- assoziiert (25–40%): adrenokortikale Tumoren, Karzinoide, Lipome,
- überwiegend weibliche Patienten,
- 30% der Patienten mit Zollinger-Ellison-Syndrom haben eine MEN 1.

MEN 2 A (Sipple-Syndrom): 40% der Fälle

- familiäres medulläres Schilddrüsenkarzinom (→ *engl.:* medullary thyroid carcinoma = MTC; 100%),
- Phäochromozytome (25–70%; häufig bilateral),
- primärer Hyperparathyreoidismus (10–85%),
- überwiegend männliche Patienten.

MEN 2 B: 10% der Fälle

- familiäres medulläres Schilddrüsenkarzinom (100%),
- Phäochromozytome (45–100%; häufig bilateral),
- Schleimhautneurinome, Hautfibrome (80–100%),
- Megakolon,
- marfanoider Habitus.

Epidemiologie:

- Häufigkeit: ca. 3 Erkrankungen/100 000 Einwohner,
- Manifestationsalter zwischen 2. und 60. Lebensjahr,
- Altersgipfel zwischen 3. und 4. Lebensjahrzehnt.

Ätiopathogenese und Pathophysiologie: Den MEN liegen verschiedene Mutationen zugrunde (MEN 1: Chromosom 11q13, MEN 2: RET-Protoonkogen).

Diagnostisches Vorgehen: Die Diagnostikstrategie hängt von vorhandenen Vorinformationen ab (Familienanamnese, Eigenanamnese) und beginnt oft nach zufälliger Entdeckung eines pathologischen Laborwertes (z. B. Hyperkalzämie) und/oder bestimmter Symptomkombinationen (z. B. Hypertonie, Schwitzen, Tachykardie) mit der Suche nach spezifischen endokrinen Ursachen. Ist eine endokrinologische Erkrankung bereits bekannt, läßt das später hinzutretende zweite Krankheitsbild den Verdacht auf eine MEN aufkommen. Diagnosesicherung: Nachweis MEN-spezifischer Mutationen.

Labordiagnostik:

- **MEN 1:**
  - Hyperparathyreoidismus-(HPT-)Diagnostik: → S. 572 u. S. 582,
  - Hypophysenvorderlappen-(HVL-)Funktionsuntersuchungen, → S. 533 u. 17.**3**, S. 534,
  - Tumoren des endokrinen Pankreas: *Basalwerte:* Gastrin, Insulin/Proinsulin/Glucose; im *72-Stunden-Hungerversuch:* regelmäßige Bestimmungen von Insulin/Proinsulin parallel zur Blutglucose; Vipom: vasoaktives intestinales Polypeptid (VIP), PPom: pankreatisches Polypeptid, Karzinoid: 5-Hydroxyindolessigsäure im Urin.
- **MEN 2:**
  - MTC-Diagnostik: ein pathologisch erhöhter Kalzitoninspiegel im Serum (basal oder stimuliert) macht das Vorliegen eines MTC sehr wahrscheinlich, ist jedoch nicht beweisend (selten: falsch positiver Pentagastrintest!). Ein normaler Kalzitoninbasalwert und ein fehlender Anstieg im Pentagastrintest schließen ein MTC nicht aus! Die zusätzliche Bestimmung von CEA als ergänzender Tumormarker oder weiterer ektop gebildeter Hormone (ACTH, CRH, VIP) kann hilfreich sein. Im Zweifelsfall sollte die totale Thyreoidektomie mit Schnellschnitt und bei positivem Befund die Lymphadenektomie erfolgen.
  - Phäochromozytomdiagnostik (→ S. 614f),
  - HPT-Diagnostik.

! MEN-Screening (Merke **4 P**):

- **P**arathormon (Nebenschilddrüsenadenom),
- **P**rolaktin (Hypophysenadenom),
- **P**entagastrintest mit Kalzitoninbestimmung (medulläres Schilddrüsenkarzinom),
- **P**häochromozytom.

Bildgebende Diagnostik (bei auffälliger Hormonanalytik immer anzustreben!):

- **MEN 1:** Schilddrüsen- und Abdomen-Sonographie, Sella-MRT und Abdomen-CT, Somatostatinrezeptor-Szintigraphie mit ^{111}In-Octreotid,

- **MEN 2:** Sonographie und evtl. CT der Halsregion (bei HPT- und MTC-Verdacht), MRT der Nebennierenregion und ^{131}J-MIBG-Szintigraphie (bei Phäochromozytomverdacht).

Familienscreening: Die molekularbiologische Diagnostik steht im Vordergrund. In Kombination mit biochemischem Screening ist mit fast 100%iger Sicherheit bei den Angehörigen betroffener Patienten eine MEN nachweisbar bzw. ausschließbar (z.B. bei MEN 2: RET-Mutationsnachweis).
In der Regel weisen die betroffenen Angehörigen einer Familie das gleiche Befallsmuster, allerdings mit unterschiedlicher zeitlicher Ausprägung auf.

Differentialdiagnose: Isolierte Erkrankungen der einzelnen endokrinen Organe.

Genetische Beratung und lebenslange Betreuung: Die Vererbbarkeit der MEN, die Möglichkeiten frühzeitiger molekularbiologischer und biochemischer Diagnostik und entsprechender Therapie sowie die notwendige lebenslängliche Verlaufskontrolle betroffener Patienten (bei hohem Risiko: einmal im Jahr) erfordern eine Beratung und Betreuung in einer endokrinologischen Spezialeinrichtung.

Therapie: Operation des betroffenen endokrinen Organs mit Tumorentfernung bzw. spezifische medikamentöse oder Strahlen-Therapie. Eine Lokalisation des Tumors und seine Entfernung sollte bei sicherem biochemischen Befund auch angestrebt werden, wenn der Tumor durch die bildgebende Diagnostik nicht lokalisierbar ist (Exploration aller Nebenschilddrüsen, Laparotomie und Austastung bzw. direkte Sonographie bei Verdacht auf abdominellen Tumor).
MEN 2: Es sollte immer eine Thyreoidektomie und bei älteren Kindern sowie Erwachsenen eine zentrale Lymphadenektomie wegen des hohen Risikos einer MTC-Manifestation und frühzeitiger Metastasierung (Lunge, Leber, Knochen) angestrebt werden.
Auch bei noch normalen Kalzitoninspiegeln (basal oder pentagastrinstimuliert) reicht der sichere molekularbiologische Nachweis einer MEN 2 aus, um eine totale Thyreoidektomie zum frühestmöglichen Zeitpunkt zu rechtfertigen (auch im Kleinkindesalter!).

> ! Wegen des höchsten Operationsrisikos – wenn vorhanden, erst das Phäochromozytom resezieren, dann MTC und parathyreoidale Adenome bzw. Hyperplasie oder Metastasen operieren. Präoperative Vorbereitung beim Phäochromozytom beachten.

Prognose: Unbehandelt haben Patienten mit MEN eine reduzierte Lebenserwartung. Nach Therapie kann sich die Lebenserwartung in Abhängigkeit vom Lebensalter des Patienten bei Manifestation der Erkrankung und der Ausprägung der MEN deutlich verlängern.
Bei der MEN 2B scheint das MTC in Hinblick auf Invasivität, Metastasierung

und postoperativen Verlauf aggressiver zu sein als bei der MEN 2A. Nach rechtzeitiger totaler Thyreoidektomie und uni- bzw. bilateraler Adrenalektomie/Parathyreoidektomie kann bei optimaler Substitutionstherapie mit normaler Lebenserwartung gerechnet werden.

Literatur

Thakker, R. V.: Multiple Endocrine Neoplasia. In: DeGroot, L. J., et al., eds. Endocrinology, 3 rd ed., Vol.3. Philadelphia: W. B. Saunders: 1995.
Eine übersichtliche und aktuelle Darstellung von Pathophysiologie, Diagnostik und Therapie dieses komplexen Krankheitsbildes.

Dralle, H., et al.: Prophylaktische Thyreoidektomie, Dt Ärztebl. 1996: 93: A-899-901 (Heft 14).
Eine kurze, aber klare Übersicht zu den neuen therapeutischen Konsequenzen molekulargenetischer Diagnostik beim Nachweis einer die MEN 2 auslösenden Mutation im RET-Protoonkogen.

Frank-Raue, K., Höppner, W., Bor, H., Herfarth, C., Ziegler, R. und Rave, F.: Mutationen des Ret-Protoonkogens bei medullärem Schilddrüsenkarzinom, DMW 1997: 122: 143–149.
Eine aktuelle Darstellung diagnostischer und therapeutischer Konsequenzen des molekulargenetischen Nachweises von Mutationen im Ret-Protoonkogen.

21 Autoimmune polyglanduläre Syndrome (APS)

Werner A. Scherbaum, Stefan R. Bornstein

Definition

Mit Autoimmunphänomenen verbundene Erkrankung zweier oder mehrerer endokriner Organe.

→ *Synonym:* polyendokrine Autoimmunerkrankung, polyglanduläres Autoimmunsyndrom; *engl.:* autoimmune polyglandular syndromes (APS)

Einteilung:

APS Typ I:
obligatorisch: Zwei der drei folgenden Krankheiten: primärer Hypoparathyreoidismus, therapierefraktäre mukokutane Candidiasis, autoimmuner Morbus Addison,
fakultativ: Hypogonadismus, Autoimmunthyreoiditis, perniziöse Anämie, Alopezie, Malabsorption, chronisch aktive Hepatitis, athrophische lymphozytäre Gastritis, Vitiligo, Sjögren-Syndrom, unguale Dystrophie, Hypophysitis, Diabetes mellitus Typ I.

APS Typ II:
obligatorisch: autoimmuner Morbus Addison mit autoimmuner Schilddrüsenerkrankung (Schmidt-Syndrom) und/oder insulinpflichtigem Diabetes mellitus (Carpenter-Syndrom),
fakultativ: Hypogonadismus, Vitiligo, Alopezie, perniziöse Anämie, atrophische lymphozytäre Gastritis, Myasthenia gravis, Sjögren-Syndrom.

APS Typ III: Zwei oder mehr endokrine Autoimmunerkrankungen ohne Vorhandensein von primärem Hypoparathyreoidismus oder Morbus Addison.

Diagnostik: Für jede der einzelnen endokrinen Autoimmunerkrankungen (außer primärem Hypoparathyreoidismus) sind serologische Marker verfügbar, die schon das Risiko für die Manifestation der entsprechenden Erkrankung anzeigen. Insbesondere dann, wenn ein autoimmuner Morbus Addison vorliegt, ist ein Antikörperscreening auf möglicherweise assoziierte Autoimmunerkrankungen angezeigt. Bei positivem Befund oder klinischem Verdacht Durchführung entsprechender Funktionstests. Im individuellen Fall können Antikörpertests auch dazu dienen, erstgradig Verwandte solcher Patienten zu testen. Dies erlaubt eine frühe Diagnosestellung und die rechtzeitige Einleitung einer Therapie.

Therapie und Prognose: Sie richten sich jeweils nach den betroffenen Organsystemen (s. dort). Die Therapie beschränkt sich bei Unterfunktion auf die symptomatische Substitution der peripheren Hormone.

Literatur

Scherbaum, W. A.: Immuno-Endokrinologie. Swiss. Med. 1993: 15 : 17–19.
Deutschsprachige Übersicht zu den endokrinen Autoimmunerkrankungen mit besonderer Berücksichtigung von Typ II-a- und Typ II-b-APS.

Perheentupa, J.: Autoimmune Polyendocrinopathy-Candidiasis-Extodermal Dystrophy (APECED). Horm. Med. Res. 1996: 28: 353–356.
Aktuelle Übersicht über endokrine Autoimmunerkrankungen mit besonderer Berücksichtigung des Typ I-APS.

22 Nebenniere

Stefan R. Bornstein, Werner A. Scherbaum

Überblick über Erkrankungen der Nebenniere

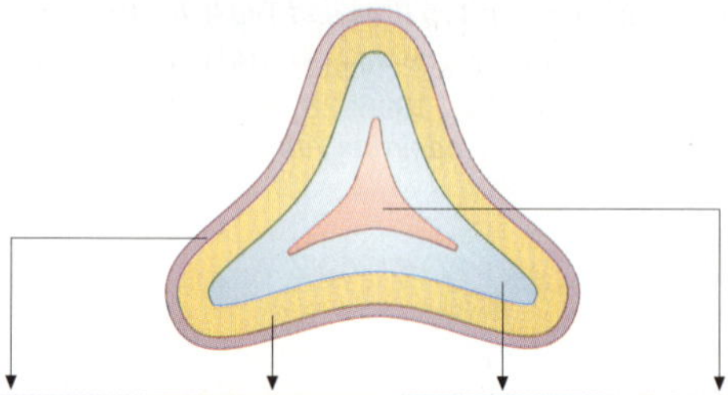

Anatomie	Zona glomerulosa	Zona fasciculata	Zona reticularis	Zona medullaris: chromaffine Zellen
Hormone (Physiologie)	Mineralocorticoide: Aldosteron	Glukocorticoide: Cortisol	Androgene: DHEA	Katecholamine
Krankheitsbild, das aus Überproduktion resultiert	primärer Hyperaldosteronismus (Conn-Syndrom)	primärer Hypercortisolismus (Cushing-Syndrom)	adrenogenitales Syndrom	Phäochromozytom
Krankheitsbild, das aus Unterproduktion resultiert	primäre Nebennierenrindeninsuffizienz (Morbus Addison)			autonome Dysfunktion

22.1

Hyperaldosteronismus

Definition

Es wird ein primärer und ein sekundärer Hyperaldosteronismus unterschieden. Die autonome Überproduktion von Aldosteron in der Nebenniere führt zum **primären Hyperaldosteronismus** (Conn-Syndrom), welches sich durch Bluthochdruck und Elektrolytstörungen bemerkbar macht. Bei **sekundärem Hyperaldosteronismus** wird Aldosteron indirekt durch die vermehrte Reninproduktion erhöht (→ auch „Arterielle Hypertonie", S. 171 ff).

→ *Synonym:* Conn-Syndrom, aldosteronproduzierender Nebennierentumor; *engl.:* primary hyperaldosteronism

Epidemiologie:
- Etwa 2% der Patienten mit Bluthochdruck leiden unter einem primären Hyperaldosteronismus,
- ♀ : ♂ = 1 : 1,
- Manifestationsalter meist zwischen 3. und 5. Lebensdekade.

Physiologie: Aldosteron ist das wichtigste Mineralocorticoid. Es wird in der äußeren Zone der Nebennierenrinde, der Zona glomerulosa (22.**1**), durch das Enzym Aldosteronsynthase, welches nur in dieser Zone vorkommt, synthetisiert. Die Aldosteronfreisetzung in der Zona glomerulosa wird vor allem durch das Renin-Angiotensin-System, ACTH und die Kaliumkonzentration beeinflußt.
Durch den Effekt auf den transepithelialen Ionentransport beeinflußt Aldosteron Natrium, Kalium und den Säure-Basen-Haushalt. Aldosteron ist daher ein Hauptfaktor in der physiologischen Regulation des extrazellulären Flüssigkeitsvolumens.

Ursachen: → 22.**2**.

Symptomatik: Patienten mit einem primären Hyperaldosteronismus geben gelegentlich Kopfschmerzen, Schwäche und Abgeschlagenheit an. Häufig ist jedoch der erhöhte Blutdruck das einzige klinische Zeichen. Die Hypokaliämie kann zu Muskelschwäche und Obstipation führen. Durch eine hypokaliämisch bedingte Tubulopathie der Niere kann es zu einem Diabetes insipidus renalis mit Polyurie, Polydipsie und Hyposthenurie kommen.

! **Trias**
- Bluthochdruck,
- Hypokaliämie,
- metabolische Alkalose.

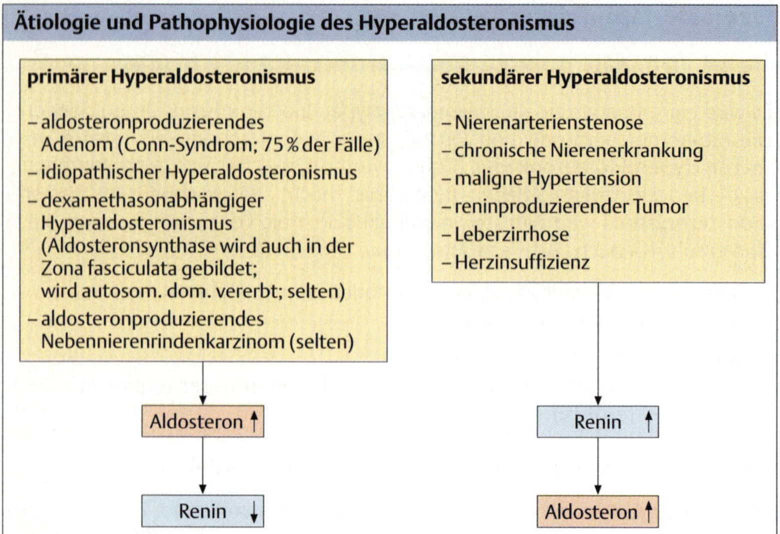

22.2 Die typische Trias aus Bluthochdruck, Hypokaliämie und metabolischer Alkalose tritt in der Regel nur beim primären Hyperaldosteronismus auf.

Diagnostisches Vorgehen:

Sicherung der Diagnose Hyperaldosteronismus: Bei einem Patienten mit Bluthochdruck, Hypokaliämie und Alkalose eignet sich die Bestimmung von Renin und Aldosteron im Serum für die weitere Diagnose. Besonders wichtig ist dabei die Unterscheidung zwischen einem primären und einem sekundären Hyperaldosteronismus.
primärer Hyperaldosteronismus: Renin ↓, Aldosteron ↑,
sekundärer Hyperaldosteronismus: Renin ↑, Aldosteron ↑.
Stellt man sowohl niedrige Renin- als auch niedrige Aldosteronwerte fest, handelt es sich meistens um eine Überproduktion anderer Steroide, die eine mineralocorticoide Wirkung haben. Bei grenzwertigen Befunden und weiterbestehendem Verdacht auf einen primären Hyperaldosteronismus kann ein autonomes Adenom durch Suppressionstest ausgeschlossen bzw. bestätigt werden:

- Captopril-Test (25 mg Captopril p.o.): Bestimmung des Aldosteron/Renin-Verhältnisses vor und 90 Minuten nach der Applikation (normal: Quotient <50, primärer Hyperaldosteronismus: Quotient >50).
- 2 Liter 0,9%ige NaCl-Infusion über 4 Std.: Aldosteronwerte normal: <5 ng/dl, primärer Hyperaldosteronismus: >10 ng/dl.

Dieser Test ist bei Patienten mit Herzinsuffizienz kontraindiziert!

Eine Vielzahl von Medikamenten beeinflußt die Renin- und Aldosteronbestimmung. Die Diagnostik sollte daher vor Einleitung einer antihypertensiven oder diuretischen Therapie bzw. zwei Wochen nach Absetzen der entsprechenden Medikamente erfolgen. In der Praxis ist dies natürlich nicht immer möglich. Daher ist die Kenntnis der Auswirkung von Medikamenten auf die Hormonwerte besonders wichtig (22.1).

Lokalisation der Überproduktion:

- Mittels *Computertomographie* oder *Kernspintomographie* der Nebennierenregion kann ein Adenom in etwa 80% der Fälle nachgewiesen werden.
- Die *beidseitige Katheterisierung der Nebennierenvenen* mit Bestimmung des Aldosterons und Cortisols sowie der Berechnung des Aldosteron/Cortisol-Verhältnisses sowohl unter basalen Bedingungen als auch nach ACTH-Stimulation (z.B. 0,25 mg Synacthen i.v.) eignet sich bei unklaren Fällen, zwischen einem Adenom und idiopathischem Hyperaldosteronismus mit beidseitiger Hyperplasie der Nebenniere zu unterscheiden. Diese Untersuchung sollte in speziellen Zentren von erfahrenen Untersuchern durchgeführt werden.

Differentialdiagnose:

Erkrankung	Bedeutung	Kommentar
– adrenogenitales Syndrom	++	erhöhte Renin- und erniedrigte Aldosteronwerte
– im Rahmen eines Cushing-Syndroms kann es auch zur vermehrten Freisetzung des Mineralocorticoids Desoxycortisol kommen und damit zur Hypertonie	++	Stigmata des Cushing-Syndroms Hyperkortisolismus
– Pseudohypoaldosteronismus im Rahmen des familiären Liddle-Syndroms, bei dem ein Defekt im Natriumtransport angenommen wird	+	Hypokaliämie, Hypertonie, Hyperaldosteronismus
– chronische Nierenerkrankungen – Leberzirrhose – Herzinsuffizienz – gastrointestinale Störungen – Laxantienabusus	+++	sekundärer Hyperaldosteronismus mit hypokaliämischer Alkalose und normalem Blutdruck

22.1 Wirkung von Medikamenten auf die Serum-Reninkonzentration

Medikament	Renin-Konzentration
Diuretika	+ + +
Angiotensin Converting Enzyme-(ACE-)Hemmer (Captopril, Enalapril)	+ + +
Vasodilatatoren (Dihydralazin, Minoxidil)	+ +
Prazosin	+
Verapamil	
Clonidin, Methyl-Dopa	–
β-adrenerge Blocker	– –

+ + + / + + / + starke/deutliche/leichte Erhöhung der Renin-Konzentration

– / – – leichte/starke Supprimierung der Renin-Konzentration

Therapie: Die Therapie der Wahl beim aldosteronproduzierenden Tumor ist die **operative Entfernung** der betroffenen Nebenniere. In 80% der Fälle kommt es zu einer Normalisierung des Blutdrucks und der Aldosteronwerte nach der Operation.
Für die **medikamentöse Behandlung** eignet sich am besten der Aldosteronantagonist Spironolacton (z. B. Osyrol, Aldactone: 1 × 100–200 mg/Tag). Spironolacton hemmt die Wirkung von Aldosteron kompetitiv am Rezeptor.
Als Alternative besteht die Möglichkeit einer Kombination des Calciumkanalblockers Nifedipin (z. B. Adalat, Corinfar, 3 × 10 mg bzw. 3 × 20 mg) mit dem kaliumsparenden Diuretikum Triamteren (z. B. Jatropur, 50 mg/Tag).

Literatur

Oelkers, W., Holzhäuser, H.: Hypertonie bei Hypersekretion von Mineralocorticoiden. In: Allolio, B., Schulte, H. M., Hrsg.: Moderne Diagnostik und therapeutische Strategie bei Nebennierenerkrankungen. Stuttgart: Schattauer: 1990: 40.
Detaillierte und übersichtliche Darstellung der Thematik.

Hyperkortisolismus (Cushing-Syndrom)

Definition

Das Cushing-Syndrom ist die Folge eines chronischen Hyperkortisolismus und läßt sich in ACTH-abhängige und ACTH-unabhängige Formen einteilen.
Der Begriff **Morbus Cushing** bezieht sich nur auf die zentrale Form mit ACTH-Überproduktion durch Mikro- und Makroadenome des Hypophysenvorderlappens.

→ *engl.:* Cushing's syndrome

Epidemiologie:
- Häufigkeit ca. 1 : 100 000–1 : 500 000,
- ACTH-abhängige Formen: 80% der Fälle,
- ACTH-unabhängige Formen: 20% der Fälle,
- ♂ : ♀ = 1 : 5 (bei hypophysärem Cushing).

Ätiopathogenese und Pathophysiologie: Die Ursachen des Hyperkortisolismus sind in ▣ 22.**2** und die Auswirkungen auf den Stoffwechsel in ▣ 22.**3** aufgeführt.

Symptomatik (→ auch ▣ 22.**3** und ▣ 22.**3**):
- Bei gutem Appetit kommt es bei bestehendem Hyperkortisolismus zur stammbetonten Fettsucht, die das Gesicht („Vollmondgesicht"), den Nacken („Büffelnacken"), Oberkörper und Abdomen einbezieht (▣ 22.**3**).
- Die Lebensqualität ist oft stark beeinträchtigt durch Müdigkeit und Leistungsabfall sowie Muskelschwäche.
- Potenz- und Libidoverlust bzw. Zyklusunregelmäßigkeiten bis zur sekundären Amenorrhö und Hirsutismus führen den Patienten häufig zum Arzt.
- Die Mehrzahl der Patienten zeigt psychopathologische Erscheinungen wie depressive Verstimmungen, Schlafstörungen und Angstzustände.
- Striae distensae der Haut: sie entwickeln sich bevorzugt am Bauch, an den Nates, Oberschenkeln und in den Achselfalten. Typisch sind unterschiedlich lange und breite, meist zackig begrenzte, parallelstehende oder fächerförmig auseinanderlaufende atrophische Streifen. Sie sind rötlich oder blaurötlich.
- Die glucocorticoidbedingte Osteoporose führt zu Rückenschmerzen und Kyphose.

Die Hauptursache für die Mortalität beim unbehandelten Cushing-Syndrom sind kardiovaskuläre Komplikationen im Rahmen der Hypertonie und Herzinsuffizienz.
Eine ausgeprägte Virilisierung mit kurzer Anamnese bei einer Frau kann ein Hinweis für ein *Nebennierenkarzinom* als Ursache des Cushing-Syndroms sein.
Bei einer *ektopen ACTH-Produktion* fehlen Adipositas, Vollmondgesicht und

22.2 Ursachen des Cushing-Syndroms

Ursache	Kommentar
I. ACTH-abhängig (80%) *hypophysär* (Morbus Cushing)	häufigste Form des Cushing-Syndroms, zumeist kleinere Adenome der Hypophyse, die nicht der normalen Rückkopplung durch Cortisol unterliegen
ektope ACTH-Produktion	kommt am häufigsten im Rahmen eines Bronchialkarzinoms vor, daneben können auch andere Tumoren durch eine ektope ACTH-Produktion auffällig werden (Thymus-, Leber-, Nierenkarzinom etc.)
II. ACTH-unabhängig (20%) *Nebennierenadenom*	meist <3 cm, lange Anamnese, reine Cortisolüberproduktion
Nebennierenkarzinom	extrem selten (Inzidenz 1:1,7 Mio.), meist >6 cm bei Manifestation, kurze Anamnese, Cortisol- und Androgenüberproduktion
noduläre Nebennierenhyperplasie	Die *mikronoduläre Dysplasie* und die *makronoduläre Hyperplasie* sind seltene Erkrankungen der Nebennierenrinde, die zu einem Cushing-Syndrom führen können. Die mikronoduläre Erkrankung kommt bei Kindern, Jugendlichen und jungen Erwachsenen vor.
III. Exogene Glucocorticoidgabe	häufig

Büffelnacken. Auffällig sind oft Muskelschwäche, Katabolismus und Hyperpigmentierung. Laborchemisch sind eine ausgeprägte *metabolische Alkalose* und Hypokaliämie typisch. Die Serum-ACTH-Werte sind häufig stark (>1000 pg/ml) erhöht. Daneben dominieren Symptome der Grundkrankheit mit den allgemeinen Tumorzeichen.

Diagnostisches Vorgehen in 4 Stufen:

1. Am Anfang steht die Bestätigung der klinischen Verdachtsdiagnose durch den Cortisolwert im 24-Stunden-Urin (22.**4**).
2. Wenn das Cushing-Syndrom gesichert ist, wird in einer 2. Stufe mit Hilfe der Plasma-ACTH-Bestimmung die Unterscheidung zwischen den ACTH-abhängigen Formen und den ACTH-unabhängigen Formen vorgenommen (22.**5**).

   Als weitere Methode zur Differenzierung der Cushing-Formen bietet sich der hochdosierte **Dexamethason-Hemmtest** durch Gabe von Dexametason (z. B. Predni-F-Tablinen oder Fortecortin-Tabletten 4 × 2 mg über 2 Tage oder einmalig 8 mg) an. Bei primären Nebennierenrindentumoren gelingt die Suppression nicht komplett, beim Morbus Cushing wird sie in der

22.3 Wirkung von Glucocorticoiden

	Wirkungen	Symptome/Befunde
Kohlenhydrat-stoffwechsel	Hemmung der Glucoseutilisation an der Zielzelle Erhöhung der Gluconeogenese	diabetogen Verschlechterung einer diabetischen Stoffwechsellage
Protein-stoffwechsel	kataboler Effekt, Freisetzung von Aminosäuren	Muskelatrophie, Osteoporose, dünne Haut, Steroidmyopathie
Lipidstoffwechsel	gesteigerte Lipolyse, Fettmobilisation aus der Peripherie, Umverteilung des Fettes	Hyperlipidämie, Stammfettsucht, „Büffelnacken", „Vollmondgesicht"
Elektrolyt- und Wasserhaushalt (bei Steroiden mit mineralocorticoider Wirkung)	Natriumretention, Kaliumausscheidung	Hypernatriämie, Ödeme, Hypertonie, hypokaliämische Alkalose
hämatopoetische und lymphatische Gewebe, Immunsystem	Reduktion von neutrophilen Leukozyten, Hämoglobin, Thrombozyten, Lymphozyten, Verminderung des lymphatischen Gewebes, Proliferations- und Entzündungshemmung	erhöhte Thromboseneigung, erhöhtes Infektionsrisiko, Störung der Wundheilung, ulzerogene Wirkung (vor allem in Kombination mit nichtsteroidalen Antiphlogistika)

Regel erreicht. Die Methode ist jedoch zur Abgrenzung vom ektopen Cushing-Syndrom unzuverlässig. Daher bietet sich der **CRH-Stimulationstest** an. Beim Morbus Cushing läßt sich ACTH im CRH-Test deutlich stimulieren, beim ektopen Cushing-Syndrom fällt der CRH-Test negativ aus.

3. Erst als dritte Stufe sollten die bildgebenden Verfahren eingesetzt werden. Zum Nachweis eines Nebennierenrindenprozesses kommen die Sonographie, das CT und/oder die MRT zum Einsatz. Die Nebennierenrindenkarzinome sind oft >6 cm und im MRT im T_2-gewichteten Bild hell. Die Darstellung der Hypophyse erfolgt durch CT oder MRT der Sellaregion. Hypophysenadenome <1 cm Durchmesser werden als Mikroadenome, Adenome der Hypophyse >1 cm als Makroadenome bezeichnet.
4. Wenn weiterhin die Ursache des Cushing-Syndroms unklar bleibt, können invasiv über die Venenstämme des Kopfes selektiv Blut aus dem Sinus petrosus entnommen und ACTH-Bestimmungen vor und nach CRH-Stimulation durchgeführt werden. Dadurch kann die Quelle der ACTH-Überproduktion (Hypophyse beim Morbus Cushing oder entfernt von ihr bei ektoper ACTH-Produktion) festgestellt werden. Eine Aussage, auf welcher

Häufigkeit der Symptome des Cushing-Syndroms in %

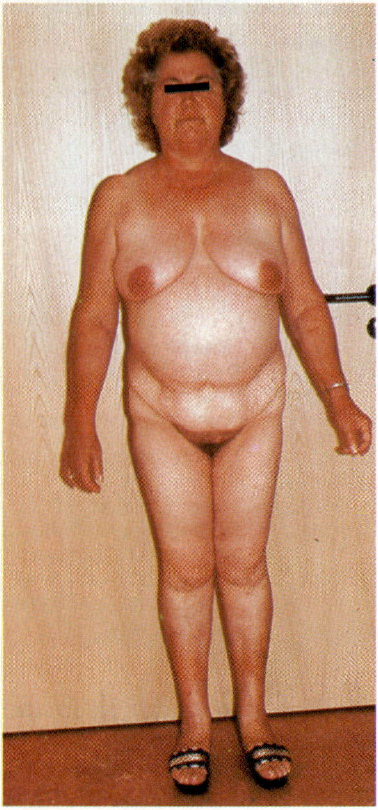

22.3

Mondgesicht	92
Hypertension	88
Adipositas	86
Virilismus	84
Diabetes mellitus	84
Plethora	78
Amenorrhö	72
Blutungsneigung	68
Knöchelödeme	66
Asthenie	58
Osteoporose	56
Striae rubrae distensae	50
Pathologische Frakturen	40
Psychosyndrom	40
Teleangiektasien	36
Büffelnacken	36

Seite der Hypophyse das Mikroadenom lokalisiert ist mit der Möglichkeit zum gezielten Eingriff für den Chirurgen kann damit nicht sicher getroffen werden.

Therapie:

- *Morbus Cushing (hypophysär-hypothalamisches Cushing-Syndrom)*: Die Therapie der Wahl beim Morbus Cushing ist die *mikrochirurgische transsphenoidale* Hypophysenoperation. Die Erfolgsrate der Hypophysenoperation liegt bei 70%.
- *Nebennierenrindentumor:* Die Therapie der 1. Wahl für diese Erkrankungen ist chirurgisch:

Screening des Cushing-Syndroms (1. Stufe)

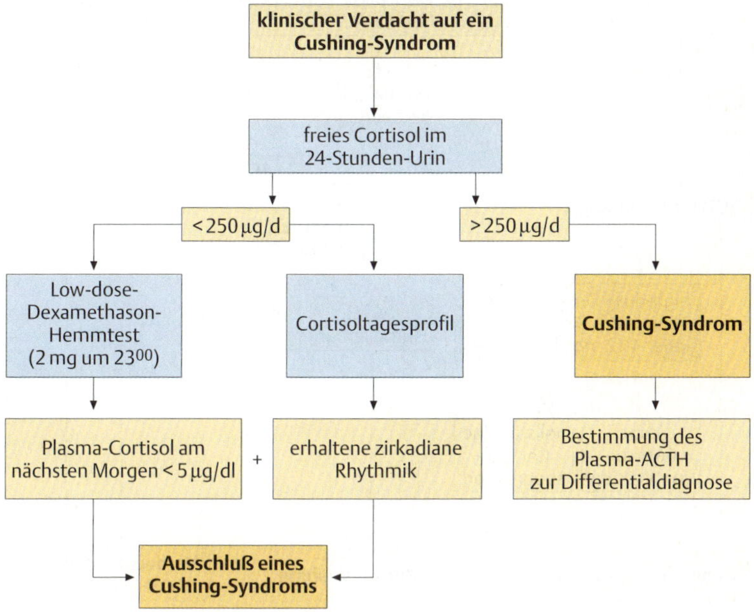

22.4 Anhand des freien Cortisols im 24-Stunden-Urin kann in der Regel festgestellt werden, ob es sich um ein Cushing-Syndrom handelt oder nicht.

- *Adenom und Hyperplasie:* Sprechen die Voruntersuchungen für einen benignen Prozeß, ist die selektive Entfernung dieses Prozesses durch eine einseitige Flankenexzision indiziert.
- *Karzinom:* Sprechen die Voruntersuchungen für Malignität (rasche Entwicklung des Cushing-Syndroms, Virilisierung, hohe Dihydroepiandrostendion-(DHEAS-)Werte, Tumorgröße >6 cm, MRT hell imponierend im T_2-gewichteten Bild, keine Darstellung in der Jodocholesterolszintigraphie), so muß ein transabdomineller Eingriff mit sorgfältiger Untersuchung der Leber und der paravasalen Region erfolgen.
- Die Therapie des metastasierenden Nebennierenrindenkarzinoms wird mit o'p'-DDD (z. B. Mitotane; 2–4 g/Tag) p.o. durchgeführt. Die Therapie ist mit starken, dosisabhängigen Nebenwirkungen, vor allem Übelkeit, Erbrechen, Somnolenz, Ataxie und primärer Hypothyreose assoziiert, kann aber eine Lebensverlängerung erreichen.

2. Stufe der Diagnostik des Cushing-Syndroms

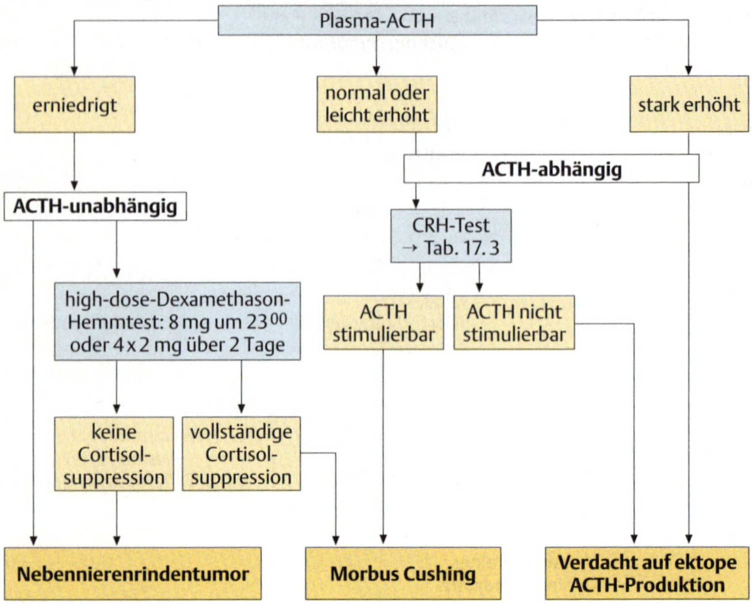

22.5 Diagnostik der verschiedenen Cushing-Formen.

- *mikro- und makronoduläre Hyperplasie, bei der beide Nebennieren betroffen sind:* bilaterale Adrenalektomie.
- *Ektope ACTH-Sekretion:* Die chirurgische Entfernung des ACTH-produzierenden Tumors ist die Therapie der Wahl.
- Wenn der Primärtumor nicht lokalisiert werden kann oder das Tumorleiden zu weit fortgeschritten ist, wird die medikamentöse Blockierung der Cortisolproduktion der Nebennieren mit dem Antimykotikum Ketoconazol in einer Dosierung von 400–600 mg/Tag durchgeführt.

! Das Cushing-Syndrom ist häufig mit einem organischen Psychosyndrom verbunden, das sich durch die Therapie der Grundkrankheit beseitigen läßt. Die erfolgreiche Therapie des Cushing-Syndroms und damit die Normalisierung der Cortisolspiegel im Blut kann aber zunächst auch zu einer Verschlechterung des subjektiven Befindens führen (Cortisolentzugssyndrom). Eine Aufklärung darüber ist wichtig.

Prognose: Die Hauptursache für die Mortalität beim unbehandelten Cushing-Syndrom sind kardiovaskuläre Komplikationen im Rahmen der Hypertonie und Herzinsuffizienz.
Bei vollständiger Entfernung eines Nebennierenrindentumors oder eines Hypophysentumors ist die Prognose günstig. Nach bilateraler Adrenalektomie kann es zu invasiv wachsenden ACTH-produzierenden Hypophysenadenomen kommen *(Nelson-Syndrom),* die unter Umständen eine radikale Hypophysenoperation mit Nachbestrahlung erforderlich machen.
Die Symptome des Cushing-Syndroms bilden sich mit Ausnahme der Osteoporose langsam zurück. Die Prognose des Nebennierenrindenkarzinoms ist durch den Einsatz von o'p'-DDD deutlich gebessert worden, da diese Substanz einen zytostatischen Effekt auf Nebennierenrindenzellen ausübt. Remissionen sind jedoch nur im Einzelfall beschrieben worden.

Literatur

Schulte, H. M. 27. Hyperkortisolimus-Cushing-Syndrom. In: Allolio, B., Schulte, H. M.: Praktische Endokrinologie. München: Urban & Schwarzenberg: 1996: 219–228.
Detaillierte und praktische Beschreibung des Krankheitsbildes.

Lynn Loriaux, D.: Cushing's Syndrome. In: Syllabus, 45th postgraduate assembly. San Francisco: The Endocrine Society Press: 1993: 45: 317–325.
Didaktisch übersichtlich dargestellt.

Hormoninaktive Tumoren der Nebennierenrinde

Benigne Tumoren (Inzidentalome): Mit der Einführung von bildgebenden Verfahren wie Sonographie und Computertomographie in die Routinediagnostik werden zunehmend zufällige Vergrößerungen der Nebennieren entdeckt. Dadurch konnte hochgerechnet werden, daß etwa eine von 70 Personen in Deutschland einen Nebennierentumor hat. 80% davon sind endokrin aktive Adenome, 3% Phäochromozytome und der Rest Nebennierenkarzinome, Zysten, Metastasen und Myelolipome. Bei endokrin aktiven Tumoren und bei Tumoren >5 cm erfolgt die Adrenalektomie, bei Tumoren <5 cm Verlaufskontrolle nach 3–6 Monaten.

Maligne Tumoren: Nebennierenrindenkarzinom (→ 22.**3**, S. 601 u. „Therapie“, S. 603), Metastasen extraadrenaler primärer Tumoren, maligne Lymphome und Fibrosarkome.

Literatur

Reincke, M., Allolio, B.: Das Nebenniereninzidentalom. In: Deutsches Ärzteblatt 92, Heft 11, 17. März 1993: 39: B-565.
Nützliche Übersicht zum praktischen Vorgehen bei Nebenniereninzidentalomen.

Therapie mit Glucocorticosteroiden

Wirkprofil: Glucocorticoide werden bei zahlreichen Erkrankungen in vielen Bereichen der Medizin eingesetzt. Sie haben das gleiche Wirkprofil wie das endogen synthetisierte Cortisol (→ 22.3, S. 601). Der große therapeutische Nutzen der Glucocorticoide läßt sich somit im wesentlichen auf drei Effekte zurückführen. Sie wirken:

- antiinflammatorisch,
- antiproliferativ,
- immunsuppressiv.

Daher haben sie u. a. einen festen Stellenwert in der Therapie der rheumatischen Erkrankungen, vieler Autoimmunerkrankungen, chronisch obstruktiver Lungenerkrankungen, in der Tumortherapie und Transplantationsmedizin sowie in der Substitutionstherapie bei primärer und sekundärer Nebenniereninsuffizienz (→ „Hypokortisolismus“, S. 610f).
Synthetische Glucocorticoide haben unterschiedliche gluco- und mineralocorticoide Wirkungsstärken (22.**4**).

Unerwünschte Wirkungen: Die supraphysiologischen Dosen an Glucocorticoiden führen nach längerer Einnahme zur Suppression der Hypothalamus-Hypophysen-Nebennierenachse. Wie stark die Nebenniere supprimiert wird, hängt von der Dosis, dem Therapieschema und der Therapiedauer ab.
Eine relevante Suppression der Achse erfolgt selten bei Dosen *unter 15 mg* Hydrocortison/m^{2}KO/Tag (Cushing-Schwellendosis). Die zweimalige Gabe und die Verabreichung von Substanzen mit langer Halbwertszeit führt schneller zur Suppression als eine einmalige morgendliche Dosis pro Tag oder die Gabe von Steroidpräparaten alternierend jeden 2. Tag. Therapiezyklen, die weniger

22.**4** Vergleich der synthetischen Glucocorticoide bezüglich ihres Wirkprofils

Glucocorticoid	relative glucocorticoide Potenz	relative mineralocorticoide Potenz	Cushing-Schwellendosis in [mg/Tag]	Handelsnamen
Cortisol	1	1	30	Hydrocortison
Cortison	0,8	1	27,5	Cortison
Prednison	4	0,8	7,5	Prednison
Prednisolon	4	0,8	7,5	Prednisolon
Methylprednisolon	5	–	6	Urbason
Triamcinolon	5	–	6	Volon
Paramethason	10	–	3	Monocortin
Betamethason	30	–	1	Betnesol
Dexamethason	30	–	1,5	Fortecortin

als 14 Tage dauern, sind ebenfalls selten mit einer längerdauernden Suppression der Hypothalamus-Nebennierenachse vergesellschaftet. Kommt es jedoch im Rahmen der Therapie zu den typischen Zeichen eines Cushing-Syndroms, so kann man eine Suppression der Hypothalamus-Nebennierenachse annehmen.

Absetzen von Corticosteroiden: Wenn die Grundkrankheit ein Absetzen der Steroidtherapie erlaubt, kann folgendes Schema vorgeschlagen werden:
Therapiedauer bis 1 Woche (auch hochdosiert): sofortiges Absetzen möglich,
Therapiedauer über 2 Wochen: Überprüfung des adrenalen Regelkreises durch den *ACTH-Kurztest* (→ S. 610) nötig:

- stimulierbares Cortisol >20 µg/dl: Absetzen der Therapie,
- stimulierbares Cortisol <20 µg/dl:
  - kontinuierliche Dosisreduktion (z. B. Tagesdosen über 15 mg/Tag Prednison) alle 2–3 Tage um 5 mg/Tag reduzieren bis 15 mg/Tag, danach alle 2–3 Tage Reduktion um 2,5 mg; *oder:*
  - rasches Absetzen und Substitution mit Hydrocortison morgens 10–20 mg, mittags 5–10 mg, bis sich die Nebenniere wieder normal stimulieren läßt.

Therapiedauer über mehrere Monate (langfristige Suppression des Regelkreises): Abbruch der Therapie mit synthetischen Glucocorticoiden und Substitutionsbehandlung mit Hydrocortison morgens 15–20 mg, mittags 5–10 mg, bis sich die Nebenniere wieder normal stimulieren läßt.

Literatur

Haynes, R. C., Murad, F.: Adrenocorticotropic hormone; adrenocortical steroids and their synthetic analogues; inhibitors of adrenocortical steroid biosyntheses. In Goodman, Gilman's. The Pharmacological Basis of Therapeutics. 7th ed. New York: Macmillan: 1985.
Ausführliche Beschreibung der Wirkungen und Nebenwirkungen von Steroiden.

Kaiser, H.: Praxis der Cortisontherapie. 2. Aufl. München: Urban & Schwarzenberg: 1986.
Praktische Vorgehensweise bei der Therapie mit Steroiden.

Hypokortisolismus

Definition

Die Unterfunktion der Nebennierenrinde führt zu einem Mangel an Gluco- und Mineralocorticoiden. Sie kann durch eine Erkrankung der Nebenniere selbst (primär), durch eine verminderte hypophysäre ACTH-Sekretion (sekundär) oder hypothalamisch bedingt sein (tertiär).
Alle Formen der primären Nebennierenrindeninsuffizienz werden als Morbus Addison bezeichnet. Er kann nur auftreten, wenn beide Nebennieren betroffen sind.

→ *Synonym:* Morbus Addison (primäre Nebennierenrindeninsuffizienz); *engl.:* adrenocortical insufficiency

Epidemiologie:
- Inzidenz: ca. 1 : 400 000/Jahr,
- Prävalenz der primären Nebenniereninsuffizienz: 8,75 : 100 000,
- Manifestationsalter: meist 30–50 Jahre.

Ätiopathogenese und Pathophysiologie: Die Nebennierenrinde produziert drei Formen von Steroidhormonen: Glucocorticoide, Mineralocorticoide und Androgene.
Das wichtigste Glucocorticoid des Menschen ist das Hydrocortison. Das Fehlen dieses Hormons ist mit dem Leben nicht vereinbar. Der Mangel an Gluco- und Mineralocorticoiden (Ursachen → ▤ 22.**5**) führt zu weitreichenden Veränderungen im Organismus. Im Vordergrund steht die Wirkung auf das kardiovaskuläre System mit verminderter Herzleistung, erniedrigtem Gefäßtonus und relativer Hypovolämie. In der Folge kommt es zur vermehrten ADH-Freisetzung mit Wasserretention und Hyponatriämie.
Betrifft die Nebennierenrindeninsuffizienz auch die Aldosteronproduktion, tritt durch den Hypoaldosteronismus zusätzlich eine Hyperkaliämie auf.

Symptomatik:

akut (Addisonkrise):
- Muskel- und Gelenkschmerzen,
- Bauchschmerzen,
- Blutdruckabfall,
- Fieber und Bewußtseinsstörungen bis zur Somnolenz und zum Koma.

chronisch:
- Schwäche, Müdigkeit,
- Übelkeit, Erbrechen, Abdominalbeschwerden, Durchfall,
- Hyperpigmentierung der Haut und Schleimhäute, insbesondere der Handfurchen und Narben,
- niedriger Blutdruck.

22.5 Ursachen des Hypokortisolismus

I. primäre Nebennierenrindeninsuffizienz	Kommentar
autoimmun ca. 75% (westliche Welt)	Nebennierenantikörper sind positiv in 50% der Fälle
Tuberkulose ca. 20% (weltweit am häufigsten)	Tine-Test, makroskopisch Tumor mit Verkalkungen, histologisch verkäsende Granulome nachweisbar
andere ca. 1–5%	
➤ Pilzinfektionen	
➤ Hämorrhagien, Infarzierung	häufig akute Symptomatik (s. u.)
➤ AIDS	
➤ Sarkoidose	nicht verkäsende Granulome, Lungenbefund
➤ Amyloidose	eine Rektumbiopsie sichert die Diagnose
➤ Adrenoleukodystrophie	zusätzlich neurologische Ausfälle
➤ Metastasen	Suche nach Primärtumor
➤ adrenogenitales Syndrom	Erhöhung von 17α-Hydroxyprogesteron oder 11-Desoxycortisol (→ S. 611)
II. sekundäre und tertiäre Nebennierenrindeninsuffizienz	**Kommentar**
Tumor (Hypophyse, Hypothalamus)	→ „Hypothalamus und Hypophyse“, S. 535ff
Granulome (Sarkoidose, Tuberkulose)	
Blutungen (postportal = Sheehan-Syndrom)	häufig akute Symptomatik
Entzündungen	
Strahlentherapie	
Glucocorticoid-Therapie (insgesamt am häufigsten)	Nach Gaben hoher Dosen von Glucocorticoiden über mehrere Wochen kommt es zu einer zentralen Suppression der Hypothalamus-Hypophysen-Nebennierenachse

Die beiden letztgenannten Punkte sind typisch für die primäre Nebenniereninsuffizienz.

! Entwickelt sich der Morbus Addison langsam und diskret, kann die Symptomatik als Alterserscheinung fehlgedeutet werden.

Diagnostisches Vorgehen:

➤ **Labor:**
- Blutbild: leichte Eosinophilie, relative Lymphozytose,
- Blutgasanalyse: metabolische Azidose,
- Elektrolyte: Hyponatriämie, Hyperkaliämie,
- Azotämie.

- **ACTH-Kurztest:** er eignet sich zur Bestätigung der Verdachtsdiagnose. Dabei wird ACTH i. v. oder i.m. gespritzt und der Anstieg von Cortisol nach 30 Min. gemessen. Da in akuten Streßsituationen die Cortisolwerte bei Patienten mit normaler Nebennierenrindenfunktion weit über 20 µg/dl liegen sollten, spricht ein Wert unter 20 µg/dl nach ACTH-Stimulation für das Vorliegen einer Nebennierenrindeninsuffizienz.
- **Bildgebende Verfahren:** die Hypophysenregion muß zum Ausschluß eines raumfordernden Prozesses mit CT oder MRT untersucht werden.
- Zur Unterscheidung zwischen primärer und sekundärer Nebennierenrindeninsuffizienz → 22.**6**.

! Bei der akuten Nebennierenrindeninsuffizienz kann bei der klinischen Verdachtsdiagnose nach der Blutabnahme zur Cortisolbestimmung unmittelbar die Therapie eingeleitet werden, ohne den Befund abzuwarten.

Therapie: Die Therapie des Morbus Addison erfordert die *lebenslange Einnahme* von Glucocorticoiden. Die Gabe von z. B. morgens 15 mg und mittags 5 mg Hydrocortison stellt in der Regel eine adäquate Substitution dar. Im Gegensatz zu Cortisol haben Hydrocortison und Cortison auch mineralocorticoide Eigenschaften. Die Substitution der Mineralocorticoide erfolgt mit 0,05–0,1 mg Fludrocortison/Tag (z. B. Astonin H). Bei Streß kann der Nebennierengesunde seine Cortisolproduktion auf das Vielfache der Basisdosis steigern. Entsprechend sollte bei leichten Streßsituationen wie Fieber, Erbrechen oder Durchfällen die Dosis verdoppelt werden, bei schwerem Streß (Polytrauma, große Operationen, Addison-Krise) auf 200 mg Hydrocortison/Tag.
Die **Therapieüberwachung** erfolgt nach klinischen Gesichtspunkten. Normale Elektrolyte, ein guter Appetit, gute körperliche Belastbarkeit, allgemeines Wohlbefinden, normales Blutdruckverhalten und keine Zeichen eines Cushing-Syndroms (→ „Hyperkortisolismus“, S. 599ff) zeigen eine gute Einstellung an.
Kontrollen sollten in jährlichen Abständen durch den Endokrinologen erfolgen. Insbesondere muß beim idiopathischen Morbus Addison darauf geachtet werden, daß es im Rahmen des Autoimmunprozesses auch zur Insuffizienz anderer Organsysteme kommen kann.

22.**6** Unterscheidung zwischen primärer und sekundärer Nebennierenrindeninsuffizienz

Nebennierenrindeninsuffizienz	primär	sekundär
ACTH	↑	↓
Urinsteroide nach ACTH-Infusion	kein Anstieg	Anstieg
Aldosteron	↓	↔
Renin	↑	↔

! Jeder Patient sollte einen Cortison-Paß bei sich tragen, auf dem der Substitutionspflichtigkeitsgrund, das verwendete Medikament mit Dosierungsangabe und das behandelnde Zentrum zu ersehen sind.

Prognose und Verlauf: Ein Patient mit Morbus Addison, der ausreichend substituiert wird, hat eine gute Prognose ohne wesentliche Einschränkungen der Lebenserwartung.

Kongenitale Nebennierenhyperplasie

Definition

Die kongenitale Nebennierenhyperplasie besteht aus einer Gruppe von genetischen Erkrankungen, deren Ursache Enzymdefekte im Cortisolsyntheseweg darstellen.

→ *Synonym:* adrenogenitales Syndrom (AGS);
engl.: congenital adrenocortical hyperplasia

Je nach Ausprägung der Enzymstörung kommt es zur unterschiedlichen Ausprägung des Krankheitsbildes (*„klassische Formen“* gegenüber *„nicht klassischen“*).
Man unterscheidet *virilisierende Formen* (z.B. 21α-Hydroxylasemangel, 11β-Hydroxylase- und 3β-Hydroxysteroiddehydrogenasemangel; → auch 22.**6**), die eigentlichen adrenogenitalen Syndrome, von den selteneren *nicht-virilisierenden Formen* (17α-Hydroxylase, Cholesterol-Desmolase-System). Bei den klassischen AGS-Formen ist in über 90% der Fälle die 21α-Hydroxylase betroffen.
Der klassische 21α-Hydroxylasemangel führt zu einer Beeinträchtigung der Cortisolsynthese. Dadurch steigt ACTH über den Feedbackmechanismus an, und es kommt zu einer vermehrten Produktion von Androgenen mit Virilisierung, auffälligem äußerem Genitale, Wachstumsstörungen und prämaturer Pubarche. Beim AGS mit Salzverlustsyndrom kommt es zusätzlich zu einer verminderten Aldosteronsekretion (→ Lehrbücher der Pädiatrie).

Therapie: Die Therapie des **nichtklassischen AGS** (21α-Hydroxylasemangel) beim Erwachsenen besteht aus der Gabe von 0,25 mg Dexamethason/Tag. Auch die Gabe eines Antiandrogens wie Cyproteronacetat (z. B. Androcur, 25–50 mg/m^2 KO) bietet sich an.
Genetische Beratung:
- Bei nachgewiesenem 21α-Hydroxylasemangel soll eine DNA-Analyse und HLA-Typisierung von Patient, Eltern und Geschwistern für die genetische Beratung erfolgen.
- Bei einer erneuten Schwangerschaft in einer AGS-Familie sollte die pränatale Diagnostik durchgeführt werden. Dies ist besonders wichtig, da heute eine pränatale Therapie möglich ist und die Virilisierung des äußeren Genitales weiblicher AGS-Feten verhindert werden kann.

Hirsutismus

Definition

Hypertrichose: Hierbei handelt es sich um einen verstärkten Haarwuchs mit Übergang von nicht gefärbten Vellushaaren in gefärbte längere Terminalhaare. Die Hypertrichose kann umschrieben oder am gesamten Integument auftreten. Androgene spielen bei der Hypertrichose keine wesentliche Rolle.
Der **Hirsutismus** ist definiert als pathologische Vermehrung und Verstärkung der Haare mit Ausprägung eines männlichen Behaarungsmusters bei Kindern oder Frauen. Hierbei findet sich die vermehrte Körperbehaarung an Oberlippe, Kinn, Wangen, Brust, Linea alba, Armen und Beinen. Hirsutismus ist androgeninduziert.
Die **Virilisierung** ist definiert durch das Auftreten einer weiteren Androgenisierung zusätzlich zum Hirsutismus. Dabei kann es zu einer Alopezie vom männlichen Typ, Seborrhö, Klitorishypertrophie, Libidosteigerung, Zunahme der Muskulatur, Amenorrhö und Brustatrophie kommen. Zu einer Virilisierung kommt es nur bei vermehrter Androgenbildung.

→ *engl.:* hirsutism

Mögliche **Ursachen** des Hirsutismus, **Diagnostik** und **Differentialdiagnostik** sind in ◘ 22.**6** dargestellt.

Therapie: Die Therapie des *symptomatischen Hirsutismus* richtet sich nach der Grunderkrankung. Die Therapie des *idiopathischen Hirsutismus* kann medikamentös mit Ovulationshemmern mit antiandrogener Wirkung durchgeführt werden (z.B. Cyproteronacetat). Eine Alternative zu den aufgeführten verschiedenen Östrogen-/Antiandrogenkombinationen stellt die Anwendung von Spironolacton dar.

Phäochromozytom

Definition

Das Phäochromozytom ist die wichtigste Erkrankung des Nebennierenmarkes. Jeder Tumor, der Katecholamine synthetisiert und die Symptome der Katecholaminüberproduktion zeigt, sollte als ein Phäochromozytom angesehen und als solches behandelt werden. Phäochromozytome gehen in 90% der Fälle von den chromaffinen Zellen des Nebennierenmarkes aus. 10% der Tumoren liegen extraadrenal im Bereich des thorakalen oder abdominalen Grenzstrangs und produzieren vorwiegend Noradrenalin. 10% der Phäochromozytome sind maligne.

→ *engl.:* pheochromocytoma

Epidemiologie:

- Häufigkeit ca. 1 : 1000,

Hirsutismus

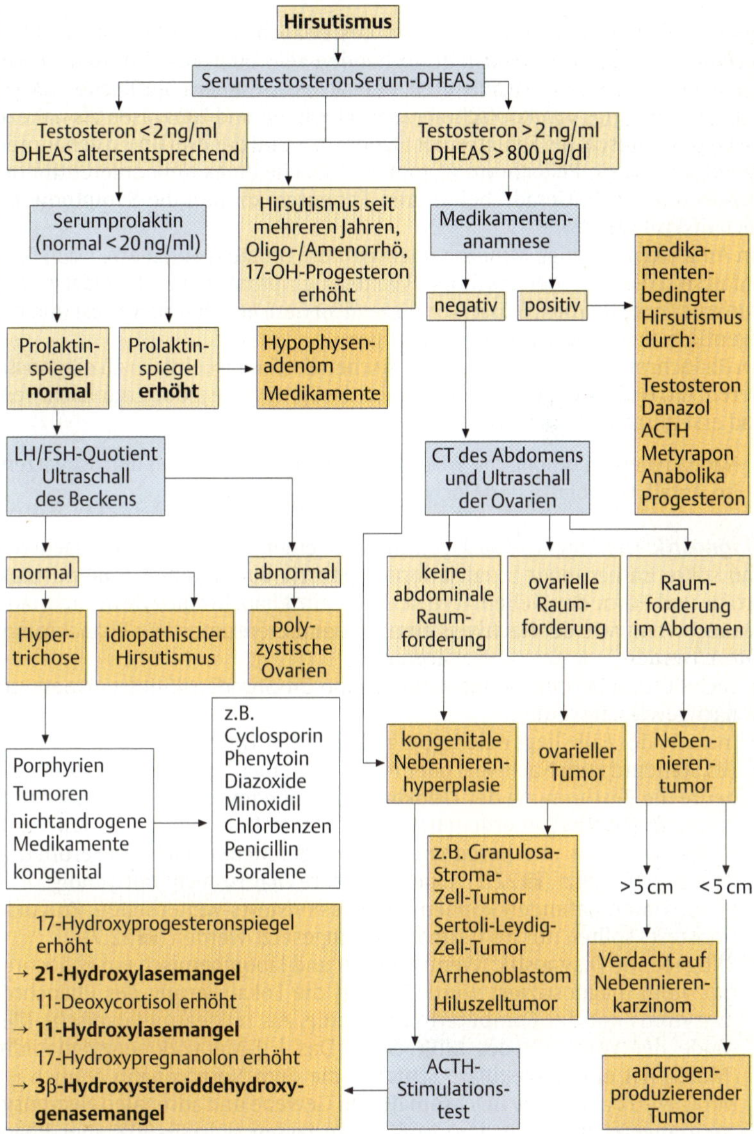

22.6 Differentialdiagnosen des Hirsutismus.

- Alter: häufig 30–50 Jahre,
- ♀ : ♂ = 1 : 1.

Symptomatik: Das Charakteristikum des Phäochromozytoms ist der *Bluthochdruck*. Dieser kann *konstant* vorhanden sein oder *anfallsweise* in Form von hypertensiven Krisen auftreten. Bei nachgewiesenem Bluthochdruck erwies sich die Trias von Kopfschmerzen, Schwitzen und Herzrasen als nahezu pathognomonisch. Bei Fehlen einer Hypertonie und der drei unten genannten Symptome ist ein Phäochromozytom als Ursache eines Nebennierentumors unwahrscheinlich. Gerade bei älteren Patienten können die Symptome jedoch diskret sein.

Ein Anfall kann wenige Minuten oder mehrere Stunden andauern. Nach dem Anfall sind die Patienten erschöpft. Weitere Symptome sind *Schwindel, orthostatische Dysregulation, Blässe, vorwiegend im Gesicht, Gewichtsverlust* und gelegentlich auch *psychische Veränderungen*.

Ein Phäochromozytom mit allen klassischen Zeichen ist einfach zu diagnostizieren. Am Anfang der Krankheit können die Symptome jedoch nur leicht sein und erst allmählich an Stärke zunehmen.

! Nahezu pathognomonische Trias: Kopfschmerzen, Herzrasen und Schwitzen; **im Anfall:** Hautblässe und Hochdruck.

Diagnostik: Die Diagnose basiert immer auf einem biochemischen Nachweis und sollte immer einer Lokalisationsdiagnostik vorausgehen. Eine normale Größe und Form der Nebenniere schließt ein Phäochromozytom nicht aus, genausowenig wie der Nachweis eines Nebennierentumors ein Phäochromozytom beweist.

- Die Blutdruckkrisen können durch eine 24-Stunden-Blutdruckmessung nachgewiesen werden.
- In ca. ⅓ der Fälle liegt eine Hyperglykämie mit Glukosurie vor.
- Als Standard zum Nachweis oder Ausschluß eines Phäochromozytoms gilt heute die Bestimmung der Urinkatecholamine im angesäuerten 24-Stunden-Sammelurin. Außerdem hat sich heute die Bestimmung der Katecholamine *Adrenalin* und *Noradrenalin* sowie der *Metanephrine* in Serum und Urin durchgesetzt (▣ 22.**7**). Eine besondere Diät ist nicht notwendig.
- Bei unklaren Befunden können Suppressionstests weiterhelfen. Provokationstests sollten nur als ultima ratio eingesetzt werden (▣ 22.**7**).
- Bildgebende Diagnostik: Wenn klinisch und laborchemisch ein Phäochromozytom diagnostiziert wurde, erfolgt die Lokalisierung des Phäochromozytoms mit der Computertomographie. Als nuklearmedizinische Methode der Wahl gilt der MIBG-Scan. Das ^{131}J-Metaiodobenzylguanidin (MIBG) hat eine molekulare Struktur, die dem Noradrenalin ähnlich ist. MIBG wird daher aktiv im chromaffinen Gewebe und adrenalen Nervensystem angereichert. Mit dem MIBG-Scan lassen sich 85–90% aller Phäochromozytome nachweisen.

22.7 Katecholaminkonzentrationen in Plasma und 24-Stunden-Sammelurin

Messung der Basalwerte:				
Bestimmungen	**Katecholaminart**	**Normwert**	**Grenzwert**	**Phäochromozytom**
Plasma	Adrenalin + Noradrenalin	<500 ng/l	500–2000	>2000
Urin	Adrenalin + Noradrenalin, Vanillinmandelsäure, Gesamtmetanephrine	<50 µg/24 h 1–8 mg/24 h <0,5mg/24h	50–150 8–11 0,5–2,5	>150 >11 >2,5
Suppressionstest:				
Clonidintest 3 Std. nach 0,3 mg Clonidin p.o.		**Anwendung** bei grenzwertig erhöhten Plasmakatecholaminwerten, z. B. A+NA: 1000–2000 pg/ml		**Interpretation** normale Suppression: Abfall von Plasmakatecholaminen A+NA <500 pg/ml
Provokationstest:				
Glukagontest 1–2 mg Glukagon i.v. bei kontinuierlicher Blutdruckmessung (10 mg Nifedipin 30 Min. vor dem Test geben, um Blutdruckkrisen zu vermeiden)		**Anwendung** bei normalem oder leicht erhöhtem Blutdruck (RR > 160/100 mmHg) und auch noch normalen bzw. leicht erhöhten Plasmakatecholaminwerten (A+NA: 500–1000 pg/ml)		**Interpretation** ein positiver Glukagontest bedeutet: > 3facher Anstieg der Plasmakatecholamine oder Werte >2000 pg/ml 1–3 Min. nach der Glukagongabe

! Für die Blutentnahme muß man erst eine Braunüle legen und vor der Entnahme 30–60 Min. abwarten. Der Patient muß in dieser Zeit ruhig liegen, da durch den Streß große Mengen an Katecholaminen ausgeschüttet werden, die sonst zu falsch positiven Ergebnissen führen.

Therapie: Die Therapie der Wahl ist die Operation. Mindestens 7 Tage vor der Operation sollte eine Therapie mit dem α-Rezeptorenblocker Phenoxybenzamin (z. B. Dibenzyran) und Flüssigkeitszufuhr (NaCl) eingeleitet werden. Die Anfangsdosis von 2 × 10 mg täglich sollte abhängig von der Blutdruck-Verträglichkeit auf eine durchschnittliche Dosis von 0,5–1 mg/kgKG/Tag verteilt auf 2–3 Einnahmen gesteigert werden. Die Einstellung sollte unter engmaschigen Kontrollen erfolgen. Sobald sich ein normales Blutvolumen einstellt, stellt die orthostatische Hypotension kein Problem mehr dar. Die hohen Do-

sen der α-Rezeptorenblocker sind zum einen notwendig, um den Blutdruck des Patienten zu senken, und zum anderen, um das Plasmavolumen zu normalisieren.
Die Einnahme von β-Blockern ist zumeist nicht erforderlich.

! Keinesfalls sollte eine β-Blockade vor der α-Blockade durchgeführt werden, da sonst durch die verstärkte Adrenalinwirkung auf die α-Rezeptoren eine schwere hypertensive Krise ausgelöst werden kann.

Verlaufskontrolle: Sollte nach der Entfernung des Phäochromozytoms weiterhin ein Bluthochdruck bestehen (fixierte Hypertonie), bieten sich die oben genannten pharmakologischen Tests an. In 25% der Fälle kann der Hochdruck auf eine vorher bestehende, in der Regel essentielle Hypertonie zurückgeführt werden. Da ein Phäochromozytom gelegentlich als Erstmanifestation einer Multiplen Endokrinen Neoplasie vorkommt, sollte ein Screening (S. 589f) alle 2 Jahre erfolgen.

Literatur

Bornstein, S. R.: Phäochromozytom. In: Allolio, B., Schulte, H. M.: Praktische Endokrinologie. München: Urban & Schwarzenberg: 1996: 266–272.
Ausführliche Darstellung des Krankheitsbildes mit praktischen Hinweisen zur Diagnostik und Therapie.

23 Störungen der Hodenfunktion und Gynäkomastie

Stefan R. Bornstein, Werner A. Scherbaum

Hypogonadismus und Infertilität

Definition

Sexuelle Dysfunktion des Mannes kann eine Störung der Erektion, die Unfähigkeit, einen Orgasmus zu erreichen oder die Störung der Ejakulation beinhalten.
Impotenz: Die Unfähigkeit, eine Erektion des Gliedes zu erreichen, die für das Eindringen in die Vagina Voraussetzung ist. Hormonelle, neurologische, psychologische oder vaskuläre Störungen können zur Impotenz führen.
Infertilität: Das Ausbleiben einer Schwangerschaft bei einem Paar nach mindestens 1 Jahr Geschlechtsverkehr ohne Empfängnisverhütung.
Männlicher Hypogonadismus: Die Unfähigkeit des Hodens, Testosteron oder/und Spermien zu produzieren.

→ *engl.:* hypogonadism and male infertility

Epidemiologie:
Prävalenz der Impotenz:
- 40jährige Männer: 1,9%
- 60jährige Männer: 18,4%.

Ätiopathogenese und Pathophysiologie: Die Ursache des männlichen Hypogonadismus kann eine Störung der Hodenfunktion (**primärer Hypogonadismus**) oder eine hypothalamisch-hypophysäre Fehlfunktion (**sekundärer Hypogonadismus**) sein.
Zu einem Hypogonadismus kommt es auch, wenn das testikuläre Sekretionsprodukt an der Zielzelle nicht wirkt, wie z. B. bei der Androgenresistenz.

Symptomatik: Das klinische Bild des Hypogonadismus hängt vom Zeitpunkt ab, zu dem die Störung aufgetreten ist.
- Ist der Hypogonadismus Folge eines **genetischen Defektes**, der schon in utero vorliegt, kommt es zu einer Störung der Geschlechtsdifferenzierung. Z.B. kommt es im Rahmen der Androgenresistenz bei Störungen des Androgenrezeptors (testikuläre Feminisierung) zu erhöhten Androgenen (Testosteron) und erhöhten Östrogenen (Östradiol) im Blut und teilweise oder vollständig weiblichen äußeren Geschlechtsmerkmalen.
- Das klinische Bild des **präpubertalen Androgenmangels** ist durch die Zeichen des Eunuchismus charakterisiert. Dabei fallen kleine Geschlechtsorgane, große Armspannweite, geringe Körperbehaarung, hohe Stimme und verminderte Muskelmasse auf.

- Das klinische Bild des **postpubertalen Androgenmangels** zeigt einen normalen Habitus, mit normal großem Penis, normaler Stimme und normalen Körperproportionen. Auffällig sind jedoch die verminderte Kraft und Muskelmasse sowie reduzierte Körperbehaarung. Es kommt zu einem Libidoverlust. Der Androgenmangel kann bei den Patienten zur Osteoporose führen.
  - Das klassische Beispiel für den primären Hypogonadismus ist das *Klinefelter-Syndrom* als Folge eines überzähligen X-Chromosoms (47 XXY). Beim Klinefelter-Syndrom fallen vor der Pubertät häufig nur die kleinen Hoden auf. Nach der Pubertät kommt es zur Ausbildung der Gynäkomastie und zum überproportionalen Wachstum der unteren Extremitäten. Das Klinefelter-Syndrom ist oft mit verminderten intellektuellen Fähigkeiten und einem gestörten Sozialverhalten verbunden.
  - Das klassische Beispiel des sekundären (hypogonadotropen) Hypogonadismus ist das *Kallmann-Syndrom*. Es ist charakterisiert durch einen isolierten Gonadotropinmangel und eine Geruchsstörung bei Fehlentwicklung des Bulbus olfactorius. Das Syndrom wird autosomal-dominant vererbt. Die Männer fallen durch den präpubertalen Androgenmangel als Eunuchen auf.

Diagnostisches Vorgehen:

Anamnese:

- Rasurfrequenz,
- Erektionshäufigkeit und sexuelle Phantasien.
- Da allgemeine internistische Erkrankungen zu einem Hypogonadismus führen können, muß nach Allgemeinerkrankungen wie Diabetes, Leber- oder Niereninsuffizienz gefahndet werden.
- In der früheren Anamnese ist nach Infektionskrankheiten (Orchitis oder Epididymitis) und venerischen Erkrankungen zu fragen.
- Von großer Bedeutung ist die genaue Medikamentenanamnese. Antihypertonika (z. B. α-Methyl-DOPA, Clonidin, β-Blocker, α-Blocker), Antibiotika, Anabolika, Diuretika (z. B. Spironolacton), Psychopharmaka (z. B. Phenothiazine), Hormone (z. B. Glucocorticoide) und Antihistaminika (z. B. Cimetidin) können die Spermienproduktion oder -motilität, die Androgenproduktion sowie Libido und Potenz beeinflussen.
- Wichtig ist, nach Nikotin- und Alkoholkonsum, Streßfaktoren, sozialer Anamnese und der Beziehung zum Ehepartner zu fragen.

klinische Untersuchung:

- Messung der Hodengröße mit dem Orchidometer.
- Ausschluß von Lageanomalien des Hodens (Pendelhoden, Gleithoden, Leistenhoden.
- Bei der Untersuchung des Penis gilt es, die Urethra-Mündung zu lokalisieren, Phimosen und erektile Dysfunktion auszuschließen.

andrologische Beurteilung des Ejakulats,
Sonographie des Skrotalinhalts,
endokrinologische Labordiagnostik (→ 23.1): Die Bestimmung des Testosterons im Serum stellt die wichtigste Labormeßgröße dar, um einen Hypogonadismus zu bestätigen und eine Testosteronsubstitutionstherapie zu überwachen.
Die Beurteilung des LH- und FSH-Serumspiegels in Kombination mit Testosteron kann klären, ob es sich um einen primären oder sekundären Hypogonadismus handelt. Deren Untersuchung ist für die Therapie von wesentlicher Bedeutung. Der FSH-Wert gibt zusätzlich Auskunft über die Spermatogenese.
Weitere Hormonbestimmungen (Schilddrüsenhormone, Prolaktin, Östradiol, Dihydrotestosteron) oder Stimulationstests zur Erfassung der endokrinen Reservekapazität der Hoden (HCG-Test) oder der Hypophyse (GnRH-Test) ergänzen die Diagnostik mit Messung der stimulierbaren LH- und FSH-Sekretion.

Therapie: Bei der Therapie des Hypogonadismus muß die Doppelfunktion des Hodens berücksichtigt werden: zum einen die *Androgenproduktion* und zum anderen die *Spermiogenese*. Entsprechend gilt es, Androgene zu substituieren und bei Kinderwunsch auch eine Therapie zur Wiederherstellung der Fertilität durchzuführen.

23.1 Differenzierung der verschiedenen Ursachen des Hypogonadismus

Hypothalamus-Hypophyse (sekundärer Hypogonadismus)	
hypophysäre und hypothalamische Störungen	FSH erniedrigt Testosteron erniedrigt Hoden < 6 ml Azoospermie
Hoden (primärer Hypogonadismus)	
gonadale Störung mit testikulärer Schädigung (z.B. Klinefelter-Syndrom, Kryptorchismus, Orchitis, etc.)	FSH stark erhöht Testosteron erniedrigt Hoden < 6 ml Azoospermie
primäre Spermatogenesestörung (Keimzellstörung)	FSH erhöht Testosteron normal Hoden > 6 ml Abnormalitäten des Ejakulats
Störung der Samendeposition (z.B. Verschluß, Infektion, Spermienantikörper)	FSH normal Testosteron normal Hoden > 12 ml abnormaler Ejakulationsbefund

Androgensubstitution: Die Substitution von Testosteron ist sowohl beim primären als auch beim sekundären Hypogonadismus die Therapie der Wahl. Die Standardtherapie besteht in der intramuskulären Verabreichung von 250 mg Testosteronönanthat (Testoviron-Depot 250) alle 2–3 Wochen. Weniger effektiv ist eine Substitution mit 2–3 Kapseln zu 40 mg Testosteronundekanoat (z. B. Andriol) pro Trag.

Therapieziel Fertilität: Die medikamentöse Therapie bei Kinderwunsch ist vor allem bei sekundärem Hypogonadismus erfolgreich.
Beim idiopathischen hypogonadotropen Hypogonadismus (IHH) oder bei primärer Hypophysenvorderlappeninsuffizienz wird kombiniert mit humanem menopausalem Gonadotropin (hMG = FSH-Aktivität) und humanem Chorion-Gonadotropin (hCG = LH-Aktivität) therapiert. Mit hCG wird das Wachstum der Hoden induziert und eine Erhöhung der intratestikulären Testosteronkonzentration erreicht. Nach Normalisierung des Testosteronspiegels kann mit hMG die Spermatogenese initiiert werden. Alternativ kann beim IHH vom erfahrenen Endokrinologen eine Pumpentherapie mit pulsatiler Abgabe von Gonadotropin-Releasing-Hormon durchgeführt werden. Bei Varikozele oder Retention der Testes stehen operative Therapieformen im Vordergrund. Bei der großen Gruppe der idiopathischen Fertilitätsstörungen des Mannes kommen Verfahren der assistierten Fertilisation zur Anwendung.
Parallel muß die Partnerin immer mituntersucht und gegebenenfalls behandelt werden.

Literatur

WHO Laborhandbuch zur Untersuchung des menschlichen Ejakulates und der Spermien/Zervixschleim-Interaktion. Übersetzung aus dem englischen Original von E. Nieschlag und Mitarbeitern. 3. Aufl. Stuttgart: Schattauer: 1988.

Jockenhövel, F., Nieschlag, E.: Männliche Fertilitätsstörungen und Hypogonadismus. In: Hesch RD. Hrsg. Endokrinologie, Teil B, Krankheitsbilder. München: Urban & Schwarzenberg: 1989.

Nieschlag, E., Scriba, P. C. (Red.): Hypogonadismus und Infertilität des Mannes. Internist 8: 1993.
Ausführliche Beiträge zur Diagnostik und Therapie des Hypogonadismus.

Gynäkomastie

Definition

Gynäkomastie ist definiert als eine Vergrößerung der männlichen Brust durch Zunahme von Drüsengewebe und Stroma.

→ *engl.:* gynecomastia

Wichtig ist die Abgrenzung der *Pseudogynäkomastie*, bei der die Brustvergrößerung lediglich die Folge von vermehrtem Fettgewebe darstellt.
Die echte Gynäkomastie kann physiologisch sein oder auch Folge eines pathologischen Prozesses. Pathologische Ursachen sind entweder die Folge einer vermehrten Östrogen- oder einer verminderten Androgenwirkung (23.**1** und 23.**2**).

Diagnostisches Vorgehen:
- Medikamentenanamnese,
- Ausschluß einer Leber-, Nieren- oder Schilddrüsenerkrankung,
- Serum/Plasma: LH, FSH, Testosteron, Estradiol, Prolaktin und β-HCG (*Interpretation:* Bei hohen Gonadotropinwerten und niedrigem Plasma-Testosteron muß an eine primäre testikuläre Insuffizienz gedacht werden. Bei hohem Estradiol oder β-HCG-Werten muß an einen Nebennieren- oder Hodentumor gedacht werden),
- Mammographie,
- bei Verdacht auf Tumor sollte ein Abdomen-CT und ein Hoden-Ultraschall durchgeführt werden.

Therapie: Die Therapie der Gynäkomastie richtet sich nach der Ursache.
- Östrogen- oder HCG-produzierende Tumoren werden chirurgisch entfernt.
- Bei Gynäkomastie aufgrund systemischer Erkrankungen müssen letztere behandelt werden.
- Bei Androgenmangel (z.B. bei primärer Hodeninsuffizienz) ist die Substitution mit Testosteron die Therapie der Wahl.

Bei schweren Fällen der Gynäkomastie, besonders bei jungen Männern, kann aus kosmetischen Gründen eine Operation notwendig sein. Bei leichteren Formen kann zugewartet werden, da sich häufig nach der Pubertät die Gynäkomastie spontan zurückbildet.
Wenn dies nicht der Fall ist, und die Gynäkomastie ohne eruierbare Ursache an Größe zunimmt, so muß an einen malignen Mammatumor des Mannes gedacht werden.

Ursachen der Gynäkomastie

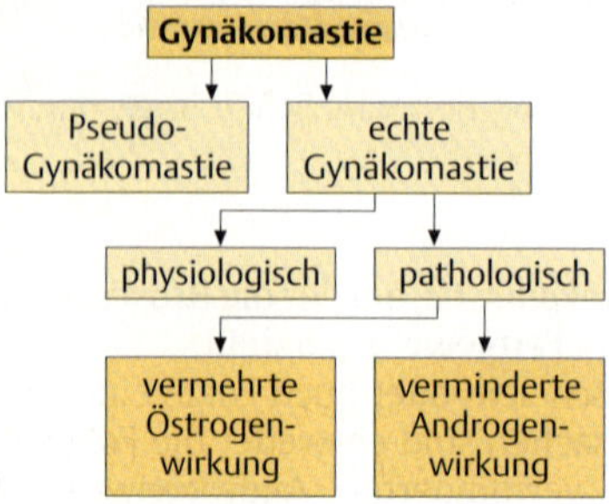

23.1 Nur ein geringer Anteil der Gynäkomastien ist bedingt durch Grunderkrankungen, die mit einer vermehrten Östrogen- oder verminderten Androgenwirkung einhergehen.

23.2 Ursachen für Gynäkomastie

Ursache	Kommentar
vermehrte Östrogenwirkung	
➤ Medikamente: Digitalis etc. ➤ Ernährungszusätze ➤ Östrogentherapie bei Prostatakarzinom ➤ Hautsalben	vermehrte exogene Östrogenzufuhr
➤ Leydig-Zell-Tumoren ➤ Nebennierentumoren	vermehrte endogene Östrogenproduktion
➤ Hyperthyreose	Erhöhung des Bindungsglobulins und damit erhöhte Östrogenwirkung
➤ Leberzirrhose	erhöhte Aromataseaktivität mit erhöhtem Umsatz von Androgenen in Östrogene
➤ ektope HCG-Produktion (Hodentumor)	vermehrte Östrogenstimulation
verminderte Androgenwirkung	
➤ Medikamente (Spironolakton, Cimetidin, Ketokonazol)	antiandrogene Medikamente
➤ Klinefelter-Syndrom ➤ Enzymstörungen (17α-Hydroxylase, 17, 24-Desmolase) ➤ Orchitis ➤ Hodenbestrahlung	primärer Hypogonadismus
➤ testikuläre Feminisierung	Androgenrezeptordefekt

24 Metabolische Osteopathien

Hans-Peter Kruse

Osteoporose

Definition

Die Osteoporose ist eine generalisierte Knochenerkrankung, die durch eine niedrige Knochenmasse, eine gestörte Mikroarchitektur des Knochengewebes und ein konsekutiv erhöhtes Frakturrisiko charakterisiert wird. Diese Definition beinhaltet, daß allein der Nachweis einer niedrigen Knochenmasse schon die Diagnose Osteoporose rechtfertigt, auch wenn noch keine Fraktur eingetreten ist.
Man unterscheidet
Osteoporose ohne Fraktur: präklinische Osteoporose, Osteopenie.
Osteoporose mit Fraktur(en): klinisch manifeste Osteoporose.

→ *engl.:* osteoporosis

Epidemiologie:

- ♀ > ♂,
- zur Häufigkeit der präklinischen Osteoporose liegen keine verläßlichen Daten vor,
- die Prävalenz osteoporotischer Wirbelkörperfrakturen bei Frauen jenseits des 60. Lebensjahres beträgt etwa 15–25%,
- Inzidenz von Oberschenkelhalsfrakturen in Deutschland pro 100 000 Personen und Jahr: Frauen etwa 240, Männer etwa 135.

Ätiopathogenese und Pathophysiologie: Ätiologisch wird die Osteoporose in primäre und sekundäre Formen eingeteilt, je nachdem, ob sich ein ursächliches Grundleiden nachweisen läßt oder nicht (▣ 24.**1**).
Unter den sekundären Osteoporosen kommt den endokrin bedingten klinisch die größte Bedeutung zu. Im Rahmen intestinaler und renaler Störungen ist die Osteoporose meist nur Teilkomponente einer komplexen Osteopathie, die auch eine Knochenmineralisationsstörung im Sinne einer Osteomalazie und einen sekundären Hyperparathyreoidismus umfaßt.
Neben den Grunderkrankungen einer sekundären Osteoporose gibt es eine Reihe von Faktoren, die per se nicht obligat zur Osteoporose führen, aber das Risiko einer Osteoporoseentwicklung erhöhen (▣ 24.**2**).
Pathogenetisch liegt der Osteoporose ein Verlust an Knochenmasse durch ein Ungleichgewicht des zellulären Knochenumbaus zugrunde, d. h. ein Überwiegen des osteoklastären Knochenabbaus gegenüber der osteoblastischen Knochenneubildung. Dabei gibt es sowohl Osteoporosen mit gesteigertem

24.1 Ätiologische Einteilung der Osteoporose

Primäre Osteoporose	Sekundäre Osteoporose
➤ juvenil, ➤ prämenopausal, ➤ postmenopausal, ➤ senil, ➤ idiopathisch.	➤ endokrin: z.B. Sexualhormonmangel, Hyperthyreose, Glucocorticoid-Exzeß, ➤ intestinal: Malassimilation, ➤ renal, ➤ genetisch: z.B. Osteogensis imperfecta, andere Knochendysplasien, ➤ entzündlich, ➤ neoplastisch: z.B. Plasmozytom, Mastozytose, ➤ Immobilisation, Schwerelosigkeit, ➤ verschiedene seltene Ursachen.

24.2 Risikofaktoren einer Osteoporose-Entwicklung (nach Keck und Kruse, 1994)

Einteilung	Risikofaktoren
genetisch	weibliches Geschlecht, kaukasische oder asiatische Rassen, graziler Habitus, positive Familienanamnese
hormonell	Östrogenmangel, späte Menarche, frühe Menopause, Ovarektomie, Amenorrhö, Nullipara
ernährungsbedingt	calciumarme Kost, hohe Phosphatzufuhr, hohe Proteinzufuhr, Vitamin-D-Mangel, faserreiche Kost
exogen	Bewegungsmangel, geringe UV-Exposition (Vitamin-D-Mangel), Alkoholabusus, Nikotinabusus, Medikamente, z.B. Glucocorticoide, Heparin, Laxantien

(„high-turnover") als auch reduziertem Umbau („low-turnover"). Die verschiedenen sekundären Osteoporosen weisen oft eine typische Konstellation auf. Seltener können Osteoporosen auch durch einen verminderten Knochenaufbau in den ersten Lebensjahrzehnten bedingt sein, in diesen Fällen wird die optimale Peak bone mass nicht erreicht.

Der Verlust an Knochenmasse führt nicht nur zu einer gleichförmigen Verdünnung von Kortikalis und Spongiosa, sondern auch zur Perforation trabekulärer Strukturen und damit zur Diskontinuität tragender Elemente (gestör-

te Mikroarchitektur), so daß das Frakturrisiko mit abnehmender Knochenmasse überproportional ansteigt.
Die Pathophysiologie der häufigsten **postmenopausalen Osteoporose** ist durch den Östrogenmangel bestimmt. Daneben sind Calcium- und Vitamin-D-Mangel von großer Bedeutung für eine Osteoporoseentwicklung. Durch die Regulationsmechanismen der Calciumhomöostase führt eine permanent negative Calciumbilanz immer zu einer negativen Knochenbilanz (100 mg Ca^{++} täglich ≙ etwa 3 % Knochenmasse pro Jahr).
Den **sekundären Osteoporosen** liegen unterschiedliche pathophysiologische Mechanismen zugrunde. Corticosteroide wirken direkt und indirekt auf den Calciumstoffwechsel und Knochenumbau; sie hemmen die Osteoblasten- und stimulieren die Osteoklastenaktivität, außerdem wird die intestinale Calciumabsorption reduziert.

Symptomatik: Eine Osteopenie oder **präklinische** Osteoporose (ohne Fraktur) ist schmerzlos und verursacht keine Symptome. Beschwerden im Bereich der Extremitäten oder Gelenke gehören nicht zum Krankheitsbild dieser Form von Osteoporose.

- **Symptomatik der klinisch manifesten Osteoporose:** akuter oder chronischer Rückenschmerz durch Wirbelkörperfrakturen. Das akute Schmerzereignis kann Folge einer frischen Impression, Sinterung oder Kompressionsfraktur eines Wirbelkörpers sein. Chronische Rückenschmerzen sind Auswirkung einer Fehlstatik der Wirbelsäule bei bestehenden Wirbelkörperdeformierungen mit Überlastung von Muskulatur, Sehnen, Bändern und Gelenken.
- Bei Wirbelkörperfrakturen nimmt die Körpergröße durch Rumpfverkürzung ab. Dies kann zur kardiopulmonalen Insuffizienz durch Einengung des Thoraxraumes, zur Vorwölbung des Abdomens und zum Rundrücken führen.
- Extremitätenfrakturen, insbesondere Radius- und Oberschenkelhalsfrakturen durch inadäquate minimale Traumen.

Diagnostisches Vorgehen:

Anamnese und körperliche Untersuchung: u. a. Osteoporoserisikofaktoren (→ ▣ 24.**2**), Familienanamnese, Hinweis auf ein Grundleiden einer sekundären Osteoporose (→ ▣ 24.**1**), frühere Frakturen.
Röntgenuntersuchung der Wirbelsäule zum Nachweis oder Ausschluß osteoporotischer Frakturen. Röntgenzeichen einer Osteoporose sind eine erhöhte Strahlentransparenz, Rahmenstruktur der Wirbelkörper, verstärkte vertikale Spongiosazeichnung, Deck- und Grundplatteneinbrüche, Keil- und Plattwirbel.
Osteodensitometrie zur Diagnostik einer präklinischen Osteoporose, bei klinisch manifester Osteoporose als Basis der Therapiekontrolle.
Laborchemisches Minimalprogramm (Ausschlußdiagnostik anderer Erkrankungen):

- Blut: Calcium, anorganischer Phosphor, alkalische Phosphatase, Kreatinin, BSG, Differentialblutbild, Serumeiweiß-Elektrophorese.
- Urin: Proteinnachweis, Calcium im 24-Stunden-Urin.

Die Werte der genannten Parameter liegen typischerweise im Normbereich, eine leicht erhöhte alkalische Phosphatase sowie Hypo- und Hyperkalzurie können jedoch vorkommen.
Weitere gezielte laborchemische Untersuchungen bei entsprechenden anamnestischen, klinischen oder laborchemischen Hinweisen, z. B. auf eine sekundäre Osteoporose oder Risikofaktoren (z. B. LH, FSH, β-Östradiol, Testosteron, 25-OH-D_3, 1,25-$(OH)_2$-D_3, TSH).
Bestimmung von Knochenumbauparametern als Basis einer pathogenetisch orientierten Therapie und zur Therapiekontrolle:

- Parameter der Knochenneubildung
  - Osteocalcin im Serum,
  - Knochenisoenzym der alkalischen Phosphatase,
- Parameter der Knochenresorption:
  - Calcium/Kreatinin-Quotient im morgendlichen Nüchternurin,
  - Hydroxyprolin/Kreatinin-Quotient im morgendlichen Nüchternurin,
  - Desoxypyridinolin-Crosslinks im Urin.

Knochenbiopsie vom Beckenkamm (fakultativ): insbesondere bei ungewöhnlichen Osteoporoseformen, z. B. jungen Patienten mit primärer Osteoporose, bei unklarem Therapieeffekt oder Verlauf, zur Differentialdiagnostik und bei komplexen Osteopathien renaler oder intestinaler Genese.

> ! Zur korrekten Interpretation der Knochenhistologie benötigt der Pathologe u. a. Angaben über eine mögliche medikamentöse Vorbehandlung (z. B. Fluoride, Vitamin D, Kalzitonin, Bisphosphonate).

Differentialdiagnose:

Die **klinische Differentialdiagnose der manifesten Osteoporose** ist im *engeren* Sinn die Differentialdiagnose des akuten und chronischen Rückenschmerzes bzw. der erhöhten Knochenbrüchigkeit.
Als mögliche **andere** Ursachen chronischer Rückenschmerzen bzw. erhöhter Knochenbrüchigkeit kommen u. a. in Frage:

- andere generalisierte Osteopathien, z. B. Osteomalazie, Hyperparathyreoidismus, Knochendysplasien,
- lokalisierte Osteopathien, z. B. Ostitis deformans Paget im Bereich der Wirbelsäule,
- Tumoren, z. B. Metastasen, Plasmozytom,
- rheumatische Krankheiten,
- degenerative Wirbelsäulenveränderungen,
- Spondylitis/Spondylodiszitis,
- neurologische Affektionen.

Die **radiologische Differentialdiagnose der präklinischen Osteoporose** beinhaltet andere generalisierte Osteopathien mit niedriger Knochenmasse bzw. niedrigem Knochenmineralgehalt: insbesondere Osteomalazie, Hyperparathyreoidismus, renale und intestinale Osteopathien.

! Ein niedriger Meßwert der Osteodensitometrie bedarf der differentialdiagnostischen Klärung und ist nicht gleichbedeutend mit der Diagnose einer Osteoporose.

Differentialdiagnose der osteoporotischen Wirbelkörperdeformierung bzw. -spontanfraktur:

Erkrankung	Bedeutung	Kommentar
Plasmozytom	+++	BSG-Erhöhung, Immunelektrophorese
Knochenmetastasen	++	seltener solitär, allgemeine Tumorzeichen, normaler Mineralgehalt der anderen Wirbel
andere generalisierte Osteopathien (Osteomalazie, renale oder intestinale Osteopathie)	++	Grundleiden, häufiger sog. Fischwirbel, typische Laborkonstellation
Spondylitis	+	meist Beteiligung zweier benachbarter Wirbel mit Diszitis, BSG

Prophylaxe und Therapie: Hauptziele von Osteoporoseprophylaxe und -therapie sind:

- Senkung des Frakturrisikos,
- Verhinderung weiterer Frakturen,
- Besserung klinischer Symptome.

In 24.2 sind die prophylaktischen und therapeutischen Maßnahmen in Abhängigkeit vom Osteoporosestadium zusammengefaßt.

Primärprävention: Optimierung der Peak bone mass (24.1). Calciumreiche Ernährung (1200–1500 mg/Tag), ausreichende körperliche Aktivität.

Sekundärprävention: Reduktion des Knochenabbaus.

Postmenopausale Hormonsubstitution in Kooperation mit der Gynäkologie.

Indikation: vorzeitige Menopause durch Ovarialinsuffizienz oder Ovarektomie, bereits bestehende Osteoporose, Vorliegen mehrerer Risikofaktoren, familiäre Osteoporosehäufung.

Dosierung: 0,6 mg konjugierte Östrogene, 2 mg Östradiolvalerat oder 2 mg 17β-Östradiol (in Kombination mit Östriol) pro Tag. Transdermal 0,05 mg 17β-Östradiol pro Tag. Kombination mit Gestagenen erforderlich bei nicht-hysterektomierten Frauen.

Altersabhängiger Verlauf der Knochenmasse bei Frauen

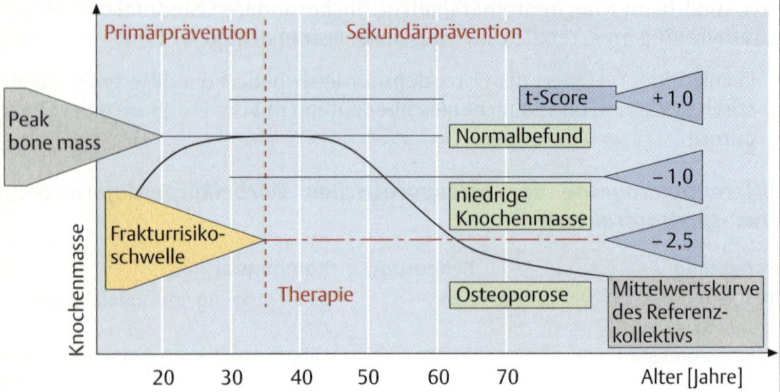

24.1 Die Peak bone mass wird im 3.–4. Lebensjahrzehnt erreicht, die Frakturrisikoschwelle zwischen dem 60. und 70. Lebensjahr unterschritten. Stadieneinteilung nach dem t-score in Normalbefund, niedrige Knochenmasse und Osteoporose nach der WHO (1994). Gekennzeichnet sind die Bereiche von Primär- und Sekundärprävention sowie von Therapie der Osteoporose.

Prävention und Therapie der Osteoporose

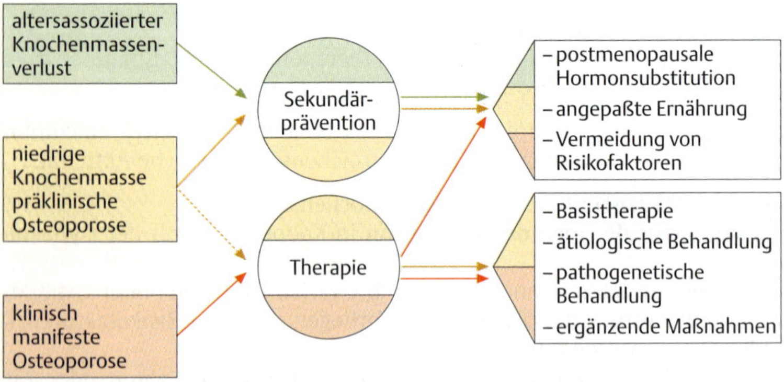

24.2 Osteoporosestadien und daraus resultierende prophylaktische und therapeutische Maßnahmen (nach Kruse, 1995).

Kontraindikationen: schwere Hepatopathie, bestehendes thromboembolisches Krankheitsbild, Mamma- und Korpuskarzinom und andere potentiell östrogenabhängig wachsende Tumoren, Endometriose.
Angepaßte Ernährung: Erwachsene 1000 mg, postmenopausale Frauen 1500 mg Calcium/Tag.

! 1 l Milch enthält 1250 mg Calcium.

Vermeidung von Osteoporoserisikofaktoren: → 24.2.
Bei latentem Vitamin-D-Mangel 500–2000 IE Vitamin D_3 (Vigantol, Vigorsan), 0,25 µg–1,0 µg Alfacalcidol (Doss) oder Calcitriol (Rocaltrol).

Therapie bei hochgradiger präklinischer und klinisch manifester Osteoporose: Ziel der Therapie ist die Vermehrung der Knochenmasse und die Besserung der klinischen Symptome.
Basistherapie:
- Maßnahmen der Sekundärprävention, die auch für die klinisch manifeste Osteoporose gelten,
- Schmerzbekämpfung durch zentral wirksame Analgetika (u. a. Kalzitonin (100 IE subcutan/Tag), nichtsteroidale Antirheumatika: z. B. Diclofenac (Voltaren) 3 × 50 mg/Tag, Proglumetacin (Protaxon forte) 2 × 300 mg/Tag,
- krankengymnastische und physikalisch-balneologische Maßnahmen,
- psychosoziale Betreuung.

Ätiologische Behandlung: Behandlung des Grundleidens bei sekundärer Osteoporose (→ 24.1), soweit möglich.
Pathogenetische Behandlung: Diese richtet sich wesentlich nach den Laborparametern des Calcium- und Knochenstoffwechsels und stellt praktisch immer eine Kombinationsbehandlung dar.
- Stimulation der Knochenneubildung:
  - Natriummonofluorphosphat ($Na_2 FPO_3$: Tridin, Mono-Tridin) oder
  - Natriumfluorid (NaF: Ossin, Ospur F 25),

  Dosierung: 15–25 mg Fluor/Tag (50 mg NaF enthalten 22,6 mg F^-, 38 mg $Na_2 FPO_3$ enthalten 5 mg F^-).
  Therapiedauer: 2–3 Jahre.

  ! Natriummonofluorphosphat wird auch in Anwesenheit von Calcium gut intestinal resorbiert, Natriumfluorid sollte zeitlich versetzt zu einer begleitenden Calciummedikation eingenommen werden.

  Nebenwirkungen: osteopartikuläre Schmerzen, vorzugsweise im Bereich der oberen Sprunggelenke. Skelettfluorosen bei unkontrollierter mehrjähriger Therapie oder fehlender Indikation für eine Fluortherapie.
  Kontraindikationen: schwere Leber- und Nierenfunktionsstörungen, bei Frauen im gebärfähigen Alter ist eine Konzeptionsverhütung erforderlich, da eine Schädigung des fetalen Skeletts durch Abgabe von Fluor aus dem mütterlichen Skelett nicht ausgeschlossen ist.

- Hemmung der Knochenresorption:
  - Östrogene in gleicher Dosierung wie bei Sekundärprävention (→ S. 627ff),
  - Kalzitonin: synthetisches Lachs- oder Humankalzitonin (z. B. Karil, Cibacalcin) 50–100 IE/Tag oder 2tägig. Durch die gleichzeitige analgetische Wirkung besonders zur Anwendung im Osteoporoseschub mit frischer Wirbelfraktur geeignet. Kalzitonin-Nasenspray (Karil-Nasenspray) ist zur Sekundärprävention bei postmenopausalen Frauen zugelassen.
    Nebenwirkungen: flushähnliche Symptome, Gesichtsrötung, Hitzegefühl, Übelkeit, Brechreiz, verstärkte Diurese, Durchfall.
    Kontraindikationen: Hypokalzämie.
  - Bisphosphonate: Etidronat (Didronel) 400 mg/Tag über 14 Tage im Abstand von 3 Monaten oder Alendronat (Fosamax) 10 mg/Tag.
- Ergänzende Maßnahmen: Vom internistischen Standpunkt ggf. notwendige orthopädische oder chirurgische Versorgung (z. B. Frakturbehandlung), Mieder- oder Korsettversorgung.

Osteomalazie

Definition

Die Osteomalazie ist eine generalisierte Knochenerkrankung, die durch eine gestörte Mineralisation der Knochenmatrix gekennzeichnet ist. Osteomalazie und Rachitis sind prinzipiell gleichartige Erkrankungen, deren pathologisch-anatomische und klinische Unterschiede sich daraus ergeben, daß die Rachitis das noch wachsende und die Osteomalazie das Skelett nach abgeschlossenem Wachstum betrifft.
Klinisch stellt die Osteomalazie einen Symptomkomplex dar, der einerseits durch die allen Formen gemeinsame Knochenmineralisationsstörung und andererseits durch die möglichen unterschiedlichen Grundleiden bestimmt wird.

→ *Synonym:* Knochenerweichung; *engl.:* osteomalacia

Epidemiologie: Durch die Vielzahl heterogener Ursachen einer Osteomalazie lassen sich keine konkreten Angaben zur Epidemiologie machen.

Ätiopathogenese und Pathophysiologie: Von größter klinischer Bedeutung sind Osteomalazien bei exogenen Vitamin-D-Mangelzuständen, gastrointestinalen Störungen und chronischer Niereninsuffizienz.
Pathogenetisch haben alle Formen der Osteomalazie die verzögerte (>100 Tage) oder fehlende Mineralisation neugebildeter Knochenmatrix gemeinsam, die zur Verbreiterung (>15 µm) und vermehrten Ausdehnung der Osteoidsäume führt.
Die pathophysiologischen Mechanismen sind den unterschiedlichen Ursachen entsprechend variabel:

Exogener Vitamin-D-Mangel: Vitamin-D-Bestand zu 70–80% durch Bildung in der Haut aus 7-Dehydrocholesterin, zu 20–30% Aufnahme mit der Nahrung. Speicherform des Vitamin D_3 ist das 25-OH-D_3, Serumkonzentrationen unter 5 ng/ml gehen praktisch obligat mit einer Osteomalazie einher.

Gastrointestinale Störungen: Vitamin-D-Mangel durch Malabsorption, besonders bei gleichzeitiger Steatorrhö. Häufig entwickelt sich eine Hypokalzämie und ein sekundärer HPT (→ S. 579ff). Bei fortgeschrittenen Leberparenchymerkrankungen kommen auch Störungen der 25-Hydroxylierung des Vitamin D_3 vor.

Medikamente: Antikonvulsiva wie Phenobarbital oder Phenytoin können durch Induktion mikrosomaler Enzyme zu einem 25-OH-D_3-Mangel durch vermehrte Produktion anderer D-Metabolite führen.

Renale tubuläre Funktionsstörungen: Phosphatdiabetes, Fanconi-Syndrom und renale tubuläre Azidose kommen angeboren oder erworben vor. Der Erbgang vom Phosphatdiabetes ist X-chromosomal dominant (X-linked hypophosphatemia), Hypophosphatämie durch reduzierte renal tubuläre Rückresorption (normal ~85%), Störung der 25-OH-D_3-1α-Hydroxylase-Aktivität und partielle Endorganresistenz gegenüber 1,25-$(OH)_2$-D_3.

Tumorosteomalazie: Laborchemische Befunde eines Phosphatdiabetes, vermutlich durch humorale, vom Tumor produzierte Faktoren, die die Funktion der Nierentubuli beeinflussen.

Chronische Niereninsuffizienz (→ „Niere", S. 237ff): Gestörte 1,25-$(OH)_2$-D_3-Produktion in den Nieren, reduzierte intestinale Calciumabsorption, Hypokalzämie, sekundärer renaler Hyperparathyreoidismus. Wie bei den gastrointestinalen Störungen sind Kombinationen von Mineralisationsstörung und sekundärem HPT häufig.

Hereditäre Pseudomangelrachitis: autosomal rezessiver Erbgang.
Typ I: Enzymdefekt der renalen 25-OH-D_3-1α-Hydroxylase,
Typ II: Endorganresistenz gegenüber 1,25-$(OH)_2$-D_3.

Hypophosphatasie: Erbgang der perinatalen und infantilen Form autosomal rezessiv, der milderen Formen autosomal dominant. Ihr liegt ein Enzymdefekt der alkalischen Phosphatase (Leber-, Knochen- und Nierenisoenzym) zugrunde.

Symptomatik: Diffuse Skelettschmerzen, besonders der unteren Extremitäten, Hüften und Wirbelsäule, Ausbildung von Gangstörungen (Watschelgang) und Muskelschwäche. Entwicklung der Symptome meist über Monate bis Jahre langsam zunehmend.
In schweren Fällen kommt es auch im Erwachsenenalter zu Knochenverformungen wie bei der Rachitis.

Weitere Symptome resultieren aus den jeweiligen Ursachen und Grunderkrankungen.

Diagnostisches Vorgehen:

Anamnese und körperliche Untersuchung: u. a. Familienanamnese, Hinweis auf eine mögliche Ursache, Druckschmerz der Knochen, Gangbild,
gezielte Röntgenuntersuchung des Skeletts: Wirbelsäule, Thorax, Becken und proximale Oberschenkel: verwaschene Spongiosazeichnung, Fischwirbel, Glockenthorax, Looser-Umbauzonen.
Skelettszintigraphie bei Bedarf (zur Differentialdiagnose und zum Nachweis von Looser-Zonen): diffus gesteigerter Knochenstoffwechsel, Darstellung von Looser-Umbauzonen als herdförmige Aktivitätsmehrbelegung,
Osteodensitometrie: erniedrigter Knochenmineralgehalt, jedoch nicht spezifisch (→ „Osteoporose", S. 625).

! Looser-Umbauzonen werden röntgenologisch nicht selten als Streßfrakturen und szintigraphisch bei multiplem Auftreten als Metastasen fehlgedeutet.

Laborchemie:
Unterschiedliche laborchemische Konstellationen je nach Ursache. Häufigste Befunde sind: erhöhte alkalische Phosphatase, Hypokalzämie und erhöhtes PTH (bei renaler und intestinaler Ursache), erniedrigtes 25-OH-D_3 (Vitamin-D-Mangel), das 1,25-$(OH)_2$-D_3 im Serum kann bei Vitamin-D-Mangel anfangs gegenregulatorisch noch normal oder sogar leicht erhöht sein.
Weitere gezielte Laborchemie nach möglicher Ursache der Osteomalazie.
Knochenbiopsie vom Beckenkamm (fakultativ, bei unklarer Diagnose): Bei der pathohistologischen Definition der Osteomalazie ist die Knochenhistologie in jedem Fall beweisend. Eine Vorbehandlung mit Vitamin D oder D-Hormon kann die Diagnostik beeinträchtigen.

Differentialdiagnose:

- Für die klinische Symptomatik kommen differentialdiagnostisch in erster Linie Krankheiten des rheumatischen Formenkreises (S. 1237 ff) in Frage, die Gangstörung läßt auch an eine neurologische Affektion oder eine Myopathie denken.
- Laborchemisch stellt sich am häufigsten die Differentialdiagnose der erhöhten alkalischen Serumphosphatase:
  - primäre und sekundäre Knochentumoren,
  - Ostitis deformans Paget,
  - Hyperparathyreoidismus (ein sekundärer HPT findet sich nicht selten in Kombination mit einer Osteomalazie),
  - ausgedehnte Frakturheilungsprozesse,
  - Fluortherapie (meist nur gering erhöhte alkalische Phosphatase).

Therapie: Grundprinzipien der Therapie der Osteomalazie:

Vitamin D und D-Hormone: Als Handelspräparate stehen zur Verfügung:
Vitamin D_3 (Cholecalciferol): z.B. Vigantol, Vigorsan; 40000 IE = 1 mg bzw. 0,025 µg = 1 IE,
25-Hydroxycholecalciferol (25-OH-D_3, Calcifediol): Dedrogyl,
5,6-trans-25-Hydroxycholecalciferol (5,6-trans-25-OH-D_3): Delakmin,
1α-Hydroxycholecalciferol (1α-OH-D_3, Alfacalcidol): Doss, Bondiol
1,25-Dihydroxycholecalciferol (1,25-$(OH)_2$-D_3, Calcitriol): Rocaltrol
Biologische Aktivitäten: Vitamin D_3 = 1
25-OH-D_3 = 10
1,25-$(OH)_2$-D_3 = 1000
Nebenwirkungen und Kontraindikationen:
Bei Überdosierung Hyperkalzämie und Hyperkalzurie, die auch Kontraindikationen für eine Vitamin-D-Therapie darstellen.

! Meist tritt die Hyperkalzurie schon vor der Hyperkalzämie auf. Zu Beginn einer Vitamin-D- oder D-Hormon-Therapie kann die alkalische Phosphatase im Serum noch vorübergehend ansteigen bevor der Abfall beginnt.

Exogener Vitamin-D-Mangel und **gastrointestinale Störungen:** 1000–5000 IE Vitamin D_3/Tag, bei 25-OH-D_3-Konzentrationen unter 5 ng/ml 50000–150000 IE als 1-3malige Gabe von je 50000 IE D_3 i.m. Bei symptomatischer Hypokalzämie vorübergehend 0,5 µg Calcitriol/Tag.
Gleichzeitig Gabe von 1–2 g Calcium p.o.
Renale tubuläre Funktionsstörungen: 1–2 µg Calcitriol/Tag beim Phosphatdiabetes, bei unzureichendem Effekt zusätzlich Phosphat.
Chronische Niereninsuffizienz: → „Niere“, S. 237 ff.

Calcium: als alleinige Therapie einer Osteomalazie ist die Ca^{++}-Gabe unzureichend, erforderlich als Ergänzung der Vitamin-D-Therapie bei Vitamin-D-Mangel und Malabsorptionssyndromen 1–2 g/Tag.

Phosphate: 1–3 g Phosphor/Tag bei hypophosphatämischen renalen Tubulusfunktionsstörungen als Ergänzung der Calcitriol-Therapie. Dinatriumhydrogenphosphat als Kapseln oder Pulver; 4,6 g Na_2HPO_4 enthalten 1 g Phosphor.

Alkalisierende Substanzen: Bei metabolischer Azidose aufgrund einer renalen tubulären Azidose (isoliert oder in Kombination mit einem Phosphatdiabetes) Shol-Lösung (Natriumzitrat) oral.

Ostitis fibrosa generalisata

Die Ostitis fibrosa generalisata ist Ausdruck einer Nebenschilddrüsenüberfunktion. Die verschiedenen Formen des Hyperparathyreoidismus zeigen dabei unterschiedliche knochenhistologische Befunde durch den wechselnden Schweregrad und die häufigen Kombinationen mit Knochenmineralisationsstörungen, Osteopenien oder seltenen Osteosklerosen. Einzelheiten → „Hyperparathyreoidismus", S. 577 ff.

Literatur

Favus, M. J., ed.: Primer on the metabolic bone diseases and disorders of mineral metabolism, 2nd ed., New York: Raven Press: 1993.
Publikation der American Society for Bone and Mineral Research mit Beiträgen zu Grundlagen des Calcium- und Knochenstoffwechsels sowie zu Pathophysiologie, Klinik und Therapie metabolischer Osteopathien.

Freyschmidt, J.: Skeletterkrankungen. Berlin-Heidelberg-New York: Springer: 1993.
Radiologie und Klinik der Skeletterkrankungen mit dem Schwerpunkt der radiologischen Diagnose und Differentialdiagnose.

Keck, E., Kruse, H.-P.: Osteoporose: Klinik-Diagnostik-Therapie. Jena: Fischer: 1994.
Monographie zu allen Aspekten der Osteoporose mit ausführlicher Darstellung der Krankengymnastik.

Kruse, H.-P.: Osteomalazie. Internist 1991: 32 : 90–99.
Übersichtsarbeit zur Pathophysiologie und Therapie der Osteomalazie.

Kruse, H.-P.: Knochenkrankheiten. In: Therapie Innerer Krankheiten, Paumgartner, G., Riecker, G. (Hrsg.), 8. Aufl. Berlin-Heidelberg-New York: Springer: 1995: 759–769.
Übersicht zur Therapie metabolischer Osteopathien.

Kruse, H.-P., Kuhlencordt, F.: Erkrankungen der Nebenschilddrüsen und Störungen des Calcium-Phosphat-Stoffwechsels. In: Die Innere Medizin, Gross, R., Schölmerich, P., Gerok, W., 9. Aufl. Stuttgart: Schattauer: 1996: 874–887.
Übersicht mit Darstellung des Calcium-Phosphat-Stoffwechsels und seiner endokrinen Regulationen.

Stoffwechsel

25 Glucosestoffwechsel

Franz Rinninger, Heiner Greten

25.1 Diabetes mellitus

25.1.1 Allgemeines

Definition

Diabetes mellitus ist ein Sammelbegriff für eine ätiologisch heterogene Gruppe von Krankheiten des **Kohlenhydratstoffwechsels**, deren gemeinsames Charakteristikum der chronisch erhöhte Blutzucker (Hyperglykämie) ist.

→ *Synonym:* Zuckerkrankheit (mellitus = lat. mit Honig versüßt);
engl.: diabetes mellitus

Epidemiologie: In Deutschland sind etwa 5% der Bevölkerung an einem Diabetes mellitus erkrankt. Der Großteil dieser Patienten sind Typ-II-Diabetiker, nur etwa 5–10% aller Diabetiker leiden an einem Typ-I-Diabetes (→ „Klassifikation" und ▣ 25.**1**).

Klassifikation: Es werden zwei Haupttypen des Diabetes mellitus unterschieden:
- Typ I oder insulinabhängiger Diabetes (IDDM),
- Typ II oder insulinunabhängiger Diabetes (NIDDM).

Diese wichtige Unterscheidung beruht auf dem hervorstechenden klinischen Merkmal, der Insulinabhängigkeit (▣ 25.**1**). Während Typ-I-Diabetiker bei Insulinmangel ketosegefährdet und somit vital bedroht sind, besteht die Gefahr einer Ketoazidose bei Typ-II-Diabetikern praktisch nicht.
Die Trennung in Typ-I-Diabetes mellitus bzw. „IDDM" und „NIDDM" ist jedoch nicht unproblematisch. Patienten, die zunächst als Typ-II-Diabetiker („NIDDM") klassifiziert werden, können bei längerer Krankheitsdauer und nahezu vollständigem Versagen der endogenen Insulinsekretion insulinabhängig werden und als Folge des Insulinmangels ketosegefährdet sein.
Bei den primären Diabetesformen liegt keine andere Krankheit vor, die die Hyperglykämie bzw. den Insulinmangel verursacht. Die sekundären Diabetesformen beruhen stets auf einer sonstigen Grunderkrankung.

25.1 Klassifikation des Diabetes mellitus (WHO 1985)

Primäre Diabetes-Formen:
- insulinabhängiger Diabetes mellitus oder Typ-I-Diabetes („Insulin-dependent diabetes mellitus" = „IDDM", früher „juveniler Diabetes mellitus")
- nicht-insulin abhängiger Diabetes mellitus oder Typ-II-Diabetes-mellitus („Non-insulin-dependent diabetes mellitus", „NIDDM", früher „Altersdiabetes")
  - Typ-II a-Diabetes ohne Adipositas,
  - Typ-II b-Diabetes mit Adipositas,
  - „Maturity-onset diabetes of the young" oder „MODY"

Sekundäre Diabetes-Formen:
- bei Pankreaserkrankungen (z. B. chronische Pankreatitis, Pankreasresektion, Pankreastumor, Hämochromatose, zystischer Fibrose),
- bei endokrinen Erkrankungen (z. B. Phäochromozytom, Akromegalie, Cushing-Syndrom),
- medikamentös induziert (z. B. Steroidtherapie, Diuretika),
- Insulinopathien oder Insulinrezeptordefekte (z. B. mutierte Insuline, extreme Insulinresistenz-Syndrome bei Acanthosis nigricans oder Leprechaunismus),
- verschiedene genetische Syndrome (z. B. Lipodystrophie-Syndrom, Ataxia teleangiectasia)

Gestationsdiabetes (→ S. 642f)

Pathologische Glucosetoleranz (→ S. 643f)

25.1.2 Diabetesformen im einzelnen

Typ-I-Diabetes-mellitus

Definition

Diese Diabetesform ist klinisch durch einen nahezu absoluten Insulinmangel gekennzeichnet.

→ *engl.:* insulin-dependent diabetes mellitus (IDDM)

Epidemiologie: In Mitteleuropa liegt die Prävalenz des Typ-I-Diabetes- mellitus bei etwa 0,3 %, wobei die Inzidenz (Neuerkrankungsrate) im Alter von 15–19 Jahren am höchsten ist.

Ätiopathogenese: Die insulinsezernierenden β-Zellen der Inseln des Pankreas werden durch einen Autoimmunprozeß selektiv destruiert. Hieraus resultiert ein nahezu absoluter Insulinmangel mit konsekutiver Hyperglykämie:
- Eine genetische Prädisposition für den Typ-I-Diabetes ist mit spezifischen HLA-DQ-Allelen assoziiert (z. B. DQA1*0301-DQB1*0302).
- Exogene Faktoren können bei genetischer Disposition den Krankheitsprozeß in den pankreatischen Inselorganen begünstigen; diskutiert werden Viren und das in der Kuhmilch enthaltene Rinderalbumin.

- Im Pankreas entsteht eine „Insulitis"; die β-Zellen werden vom Immunsystem als fremd erkannt. Als Ausdruck einer Aktivierung des Immunsystems infiltrieren Lymphozyten und Monozyten/Makrophagen die Inseln.
- Im Rahmen einer Immunreaktion destruieren zytotoxische Autoantikörper und zellvermittelte Immunreaktionen die β-Zellen.
- Die β-Zell-Destruktion verläuft meist langsam progredient über einen Zeitraum von Jahren. Klinisch manifestiert sich erst nach dem Verlust von mehr als 90% der pankreatischen β-Zellen die Hyperglykämie als Insulinmangelsymptom.
- Einige Jahre vor und zum Zeitpunkt der klinischen Diabetesmanifestation können im Serum spezifische Autoantikörper nachweisbar sein, z. B. zytoplasmatische Inselzellantikörper (ICA), Insulinautoantikörper (IAA), Antikörper gegen Glutamatdecarboxylase (Anti-GAD). → hierzu „Immundiagnostik bei Typ-I-Diabetes", S. 647.

Symptomatik und Klinik: Der Typ-I-Diabetes mellitus manifestiert sich bevorzugt bei Jugendlichen und jüngeren Erwachsenen. In der Regel sind diese Patienten schlank und untergewichtig. Typische Leitsymptome wie Polydipsie, Polyurie, Müdigkeit, allgemeine Schwäche und Gewichtsabnahme (▣ 25.**2**) treten häufig *akut* auf. Das Intervall zwischen dem Beginn der Beschwerden und der Diagnose beträgt meist nur wenige Wochen, manchmal auch nur Tage. Begünstigt wird die Manifestation durch interkurrente Erkrankungen, bei denen der Insulin-Bedarf erhöht ist, z. B. Infektionen. Vereinzelt wird die Diagnose Typ-I-Diabetes-mellitus erst bei einer bedrohlichen Stoffwechselentgleisung gestellt; als Folge eines absoluten Insulinmangels sind diese Patienten nicht nur durch die Hyperglykämie und ihre Folgen gefährdet, sondern auch durch das Risiko der vital bedrohlichen diabetischen Ketoazidose (S. 665f). Im Extremfall tritt ein Coma diabeticum auf. Bei einer nicht

▣ 25.**2** Anamnese und klinische Befunde bei manifestem, unbehandeltem Diabetes mellitus

- Polydipsie,
- Polyurie (durch osmotische Diurese), Nykturie,
- vermehrter Durst, Exsikkose,
- Müdigkeit, Abgeschlagenheit, Leistungsschwäche,
- Gewichtsabnahme (durch Katabolie),
- Sehstörungen, Muskelkrämpfe (durch Störungen des Elektrolyt- und Wasser-Haushaltes),
- Amenorrhö, verminderte Libido und Potenz,
- Infektanfälligkeit, schlechte Wundheilung,
- Pruritus, bakterielle oder mykotische Hautinfektionen,
- neurologische Symptome (z. B. Sensibilitätsstörungen),
- Übelkeit, Erbrechen, abdominelle Schmerzen (bei Ketoazidose),
- Azetongeruch in der Atemluft (nur bei Ketoazidose).

durch eine Ketoazidose bzw. durch ein Coma diabeticum komplizierten Diabetesmanifestation fällt bei der körperlichen Untersuchung lediglich die Exsikkose auf, der übrige Befund ist in der Regel ohne führende Pathologie.

Typ-II-Diabetes-mellitus

Definition

Kennzeichen des Typ-II-Diabetes-mellitus ist die **chronische Hyperglykämie**. Diese, meist bei älteren und häufig übergewichtigen Personen auftretende Diabetesform ist pathophysiologisch durch eine verminderte Insulinwirkung, d.h. Insulinresistenz, und eine gestörte Insulinsekretion charakterisiert.

→ *engl.:* non-insulin-dependent diabetes mellitus (NIDDM)

Epidemiologie: In Deutschland sind etwa 4–5% der Bevölkerung an einem Typ-II-Diabetes-mellitus erkrankt. Die Inzidenz nimmt mit steigendem Lebensalter zu mit einem besonders auffälligen Anstieg etwa ab dem 50. Lebensjahr. Überernährung, Adipositas, Bewegungsmangel und eine positive Familienanamnese erhöhen die Prävalenz.

Genetik, Ätiopathogenese und Pathophysiologie: Der Typ-II-Diabetes-mellitus ist ein heterogenes klinisches Syndrom, in dessen Pathogenese genetische und nichtgenetische Faktoren relevant sind. Die **genetische Veranlagung** ist bei dieser Diabetesform wesentlich stärker ausgeprägt als beim Typ-I-Diabetes. Ein oder mehrere definierte genetische Marker wurden bisher jedoch bei der klassischen Form dieser Stoffwechselkrankheit nicht identifiziert. **Exogene Faktoren** wie Adipositas und Bewegungsmangel können bei genetischer Disposition die Typ-II-Diabetesmanifestation begünstigen (▦ 25.**3**).

Pathophysiologisch ist beim klinisch manifesten Typ-II-Diabetes-mellitus
- die Insulinwirkung an den Zielgeweben dieses Hormons vermindert („Insulinresistenz") und
- die Insulinsekretion der pankreatischen β-Zellen gestört.

Unklar ist bisher, welches der *primäre* und welches der *sekundäre* Defekt in der Pathogenese der Hyperglykämie ist. Nach einer Hypothese ist die Insulinresistenz der primäre Defekt mit sekundär bedingter Hyperinsulinämie. Neuere Untersuchungen schlagen jedoch vor, daß primär ein Defekt der pankreatischen Insulinsekretion (Hyperinsulinämie) vorliegt, der sekundär eine Insulinresistenz bedingen könnte.

Insulinresistenz bedeutet eine verminderte biologische Antwort auf eine definierte Insulinkonzentration. Allgemein wird die Insulinresistenz auf die Wirkungen dieses Hormons auf die Glucosehomöostase bezogen. Beim insulinresistenten Typ-II-Diabetes ist die Insulinstimulation der Glucoseaufnahme von Fett- und Muskelgewebe vermindert. Darüber hinaus wird die hepati-

25.3 Faktoren, die die Manifestation eines Typ-II-Diabetes-mellitus begünstigen können

- Adipositas, Überernährung,
- körperliche Inaktivität,
- Schwangerschaft,
- Lebererkrankungen,
- Endokrinopathien (Erhöhung kontrainsulinärer Hormone)
  - Akromegalie,
  - Cushing-syndrom,
  - Phäochromozytom,
  - Hyperthyreose,
- Streßfaktoren (Infektionen, Traumen, Myokardinfarkt, u. a.),
- Medikamente (Corticosteroide, Diuretika, Ovulationshemmer, u. a.)

sche Glucoseproduktion durch Insulin nur ungenügend gehemmt. Adipositas begünstigt die Insulinresistenz. Der molekulare Mechanismus der Insulinresistenz auf zellulärer Ebene ist beim klassischen Typ-II-Diabetes trotz intensiver Forschung bisher nicht eindeutig geklärt.
Die *Plasmainsulinspiegel* können bei der klinischen Typ-II-Diabetesmanifestation bzw. bei kurzer Diabetesdauer normal oder erhöht sein; in bezug auf die Hyperglykämie besteht jedoch ein relatives Insulindefizit. Die Insulinsekretionskinetik nach Glucose ist weiterhin häufig gestört. Im Krankheitsverlauf von Jahren nimmt die Insulinsekretion progredient ab und es manifestiert sich ein zunehmender Insulinmangel. Der Mechanismus des pankreatischen Insulinsekretionsversagens ist bisher nicht geklärt.
Der **Krankheitsverlauf** eines Typ-II-Diabetikers kann nach derzeitigem Wissen vereinfachend in **3 Phasen** unterteilt werden:
1. Die Insulinresistenz führt initial zu erhöhten Insulinspiegeln. Die Plasmaglucose bleibt im Normbereich.
2. Im Verlauf ist die Insulinresistenz progredient. Trotz Hyperinsulinämie manifestiert sich eine pathologische Glucosetoleranz.
3. Bei fortbestehender Insulinresistenz verschlechtert sich die Insulinsekretion im Krankheitsverlauf. Letzteres führt zur Nüchternhyperglykämie und zum manifesten Typ-II-Diabetes-mellitus.

Symptomatik und Klinik: Typ-II-Diabetiker sind meist übergewichtig. Oft ist die Manifestation langsam und schleichend und die Patienten sind relativ lange symptomfrei (oft Jahre). Häufig wird die Diagnose zufallsmäßig bei einer Routineuntersuchung, bei einer anderen Erkrankung oder bei Manifestation diabetischer Folgeerkrankungen gestellt. Nur eine Minderheit der Patienten wird durch diabetestypische Symptome wie Polydipsie, Polyurie und Gewichtsabnahme (25.2 und 25.4) auffällig. Eine ketoazidotische diabetische Stoffwechselentgleisung manifestiert sich bei diesen Patienten bei kurzer Diabetesdauer praktisch nie. Häufige Begleiterkrankungen sind arterielle

scher Glucosetoleranz im Verlauf von Jahren das Risiko der Diabetesmanifestation, insbesondere des Typ-II-Diabetes, erhöht. Allerdings kann sich die Glucosetoleranz auch wieder normalisieren.
Allgemein akzeptierte Therapieempfehlungen bei pathologischer Glucosetoleranz existieren nicht. Personen mit pathologischer Glucosetoleranz bedürfen jedoch regelmäßiger Stoffwechselkontrollen. Risikofaktoren für die Manifestation eines Typ-II-Diabetes, z. B. Übergewicht oder körperliche Inaktivität, sollten vermieden werden.

Typ-II-Diabetes beim metabolischen Syndrom

Die in ◼ 25.6 genannten Befunde fassen eine von G. M. Reaven als „metabolisches Syndrom" bezeichnete Krankheitsentität zusammen; letztere wird auch als „Insulinresistenz-Syndrom" oder als „Syndrom X" bezeichnet. In epidemiologischen Untersuchungen findet sich die Kombination dieser Befunde überzufällig häufig. Die klinische Bedeutung des metabolischen Syndroms rührt daher, daß bei den betroffenen Patienten die Inzidenz von arteriosklerotischen Gefäßkrankheiten, und hier im besonderen der koronaren Herzkrankheit (KHK), deutlich erhöht ist.
Die Ätiologie des metabolischen Syndroms ist bisher nicht ausreichend geklärt; wahrscheinlich sind genetische und exogene Faktoren (z. B. Überernährung, Bewegungsmangel) von Bedeutung. In der Pathogenese der diabetischen Kohlenhydratstoffwechselstörung ist möglicherweise eine Insulinresistenz mit kompensatorisch vermehrter Insulinsekretion der β-Zellen (Hyperinsulinämie) von zentraler Bedeutung. Weiterhin wird diskutiert, daß die Hyperinsulinämie in der Genese der arteriellen Hypertonie eine wichtige Rolle spielt. Außerdem könnte die Hyperinsulinämie die Hypertriglyzeridämie verursachen (→ S. 677 ff), z. B. über eine Stimulation der hepatischen Synthese von VLDL-Lipoproteinen. Eine zentrale Rolle in der Pathogenese des metabolischen Syndroms könnte somit die Hyperinsulinämie spielen. Die Hyperinsulinämie wiederum könnte über atherogene Wirkungen auf Gefäßwandzellen teilweise die Ursache der hohen Arterioskleroseinzidenz dieser Patienten sein.

◼ 25.6 Charakteristika des metabolischen Syndroms

- Insulinresistenz (vorwiegend Muskel),
- Hyperinsulinämie,
- Glucoseintoleranz (pathologische Glucosetoleranz, Typ-II-Diabetes-mellitus),
- arterielle Hypertonie,
- Dyslipoproteinämie (VLDL-Triglyceride erhöht, HDL-Cholesterin erniedrigt),
- Adipositas mit androider (stammbetonter) Fettverteilung

25.1.3 Diagnostisches Vorgehen bei Diabetes mellitus

Die Diagnose Diabetes mellitus basiert auf
- der typischen Anamnese,
- den typischen klinischen Befunden und
- der Labordiagnostik.

Eine allgemeine Anamnese und eine vollständige klinische Untersuchung sind bei jedem Patienten, bei dem der Verdacht auf Diabetes besteht, indiziert. Ursachen eines sekundären Diabetes und Begleiterkrankungen müssen besonders berücksichtigt werden.

Labordiagnostik

Bestimmung des Blutzuckers

Die Diagnose Diabetes mellitus wird durch den Nachweis einer Hyperglykämie gesichert (→ 25.7). Die Glucosebestimmung muß hierbei mit einer Präzisions-Labormethode erfolgen. Teststreifen sind zur Diagnosesicherung ungeeignet. Am aussagekräftigsten sind postprandial bestimmte Werte.

Bestimmung der Uringlucose

Bei Diabetesverdacht ist die Bestimmung der Glucosekonzentration im Urin empfehlenswert. Physiologisch wird im Urin keine Glucose ausgeschieden, sie ist jedoch immer dann im Harn nachweisbar, wenn in der Niere die glomeruläre Filtration die tubuläre Rückresorption überschreitet. Die Nierenschwelle für Glucose liegt bei normaler Nierenfunktion bei 150–180 mg/dl. Erst wenn die Blutglucose diesen Wert überschreitet, ist Glucose im Urin nachweisbar. Dennoch darf von einer fehlenden Glukosurie nicht automatisch darauf geschlossen werden, daß bei dem Patienten keine Hyperglykämie vorliegt. Denn z.B. bei diabetischer Nephropathie oder im Alter ist die

25.7 Laborchemische Diagnosekriterien bei manifestem Diabetes mellitus (WHO 1985)

Zeitpunkt der Blutentnahme	Blutglucosekonzentration in kapillärem Vollblut mg/dl	mmol/l
nüchtern	≥ 120	≥ 6,7
nicht nüchtern (unstandardisiert)	≥ 200	≥ 11,1
2 Std. nach Glucosebelastung (75 g Glucose oral)	≥ 200	≥ 11,1

Nierenschwelle für Glucose erhöht. D.h., daß selbst bei einem Blutglucosespiegel von mehr als 180 mg/dl noch keine Glucose im Harn ausgeschieden wird. Umgekehrt kann z. B. bei der seltenen renalen Glukosurie der Urin bereits Glucose enthalten, obwohl sich der Blutzuckergehalt im Normbereich bewegt. Die Ursache liegt darin, daß bei dieser Erkrankung eine spezifische Störung der Glucoserückresorption im proximalen Nierentubulus besteht.
Methodik: Die Glukosurie wird im Spontan- oder Sammelurin (12 oder 24 Std. Sammelperiode) semiquantitativ oder quantitativ nachgewiesen (enzymatische Methoden). Teststreifen zur Selbstkontrolle durch die Patienten sind im Handel.

! Eine fehlende Glukosurie schließt einen Diabetes mellitus nicht aus, eine nachgewiesene Glukosurie sichert ihn nicht. Bei Verdacht auf Diabetes mellitus sind deshalb Blutglucosebestimmungen und/oder ein oraler Glucosetoleranztest (OGTT) indiziert.

Bestimmung der Ketonkörper im Urin

Die Ketonkörperbestimmung im Urin ist vor allem bei ausgeprägter Hyperglykämie und Verdacht auf ketoazidotische Stoffwechselentgleisung indiziert. Bei Insulinmangel werden die Lipolyse im Fettgewebe aktiviert und freie Fettsäuren freigesetzt. Die Leber metabolisiert die aus dem Fettgewebe stammenden Fettsäuren zu Ketonkörpern (Acetacetat und β-Hydroxybutyrat). Im Gefolge des Ketonkörperanstiegs im Serum werden letztere vermehrt im Urin ausgeschieden (Ketonurie).
Methodik: Die Ketonurie kann mit Urin-Teststreifen enzymatisch semiquantitativ nachgewiesen werden. Eine geringgradige Ketonurie findet sich beim Fasten; eine massive Ketonurie tritt bei Insulinmangel auf, z. B. bei Stoffwechseldekompensation oder bei der Neumanifestation eines Typ-I-Diabetes-mellitus.

C-Peptid-Bestimmung

Die pankreatischen β-Zellen sezernieren C-Peptid und Insulin in äquimolaren Mengen. Somit reflektiert die C-Peptid-Plasmakonzentration die endogene Insulinsekretion; exogen zugeführtes Insulin wird nicht erfaßt. Die C-Peptidbestimmung ist daher ein Parameter zur Beurteilung der endogenen Insulinsekretion. Sie kann vereinzelt bei der Differentialdiagnose von Typ-I- oder Typ-II-Diabetes-mellitus, zur Bestimmung der endogenen Insulinsekretion oder bei der Insulinomdiagnostik hilfreich sein.

Immundiagnostik

Folgende Parameter können bei der Immundiagnostik bestimmt werden:

- zytoplasmatische Inselzellautoantikörper (ICA),
- Insulinautoantikörper (IAA),
- Antikörper gegen Glutamatdecarboxylase (Anti-GAD).

Vor Manifestation eines Typ-I-Diabetes kann durch die oben genannten Autoantikörper, durch die Analyse von HLA-Haplotypen und durch die Analyse der Insulinsekretion im intravenösen Glucosetoleranztest (i. v. GTT) das individuelle Risiko eines später auftretenden Typ-I-Diabetes-mellitus abgeschätzt werden; dies erlaubt eine Frühdiagnostik. Bei Manifestation unterstützen positive Autoantikörpertiter die Diagnose „Autoimmundiabetes“ (also Typ-I-Diabetes); negative Befunde schließen letzteren jedoch nicht aus. Autoantikörperuntersuchungen sind bei der klassischen Manifestation eines Typ-I-Diabetes nicht erforderlich. Eine besondere Bedeutung haben die genannten Antikörperuntersuchungen bei wissenschaftlichen Studien zur Frühdiagnostik und Frühintervention bei Risikopersonen für Typ-I-Diabetes; derartige Untersuchungen sollten in der Regel an Diabetes-Zentren durchgeführt werden (→ S. 659).

Funktionsdiagnostik: oraler Glucosetoleranztest (OGTT)

Der orale Glucosetoleranztest ist ein etablierter Funktionstest zur Diabetesdiagnostik (▣ 25.**8**–25.**10**). Er dient zur Differenzierung zwischen normaler und pathologischer Glucosetoleranz sowie manifestem Diabetes mellitus (▣ 25.**10**). Dabei muß jedoch berücksichtigt werden, daß der OGTT nach Magen- oder Dünndarmresektion und bei Maldigestion nicht aussagekräftig ist.
Typische Indikationen für den OGTT sind:

- Blutglucose im Verdachtsbereich,
- Glukosurie,
- familiäre Diabetesbelastung,
- Adipositas,
- Komplikationen in der Gravidität (z. B. fetale Makrosomie),
- Infektionsneigung,
- Fettstoffwechselstörungen sowie
- Neuropathie.

Kontraindikationen für den OGTT sind:

- manifester Diabetes mellitus aufgrund von Klinik, Anamnese und eindeutig nachgewiesener Hyperglykämie,
- ausgeprägte Ketonurie,
- akute Erkrankungen (z. B. Myokardinfarkt, Leberkrankheiten).

25.8 Voraussetzungen für die Durchführung des oralen Glucosetoleranztests

- Zumindest 3 Tage vor dem Test kohlenhydratreiche Ernährung von mindestens 150 g Kohlenhydraten pro Tag.
- Keine vorherige Beschränkung der körperlichen Aktivität; in der Regel Untersuchung von ambulanten Patienten.
- Eine akute Erkrankung soll möglichst 2 Wochen zurückliegen.
- Zumindest 3 Tage vor dem Test sind möglichst folgende Medikamente abzusetzen: Hormone, orale Antidiabetika, Thiazid-Diuretika, Salizylate, hormonelle Kontrazeptiva.
- Keine Testung 3 Tage vor, während und 3 Tage nach der Menstruation.
- Zumindest 8–12 Std. vor dem Test Verbot von Rauchen, Kaffee und besonderer körperlicher Aktivität.
- Nüchternperiode vor dem Test zumindest 10 bis maximal 14 Std.

25.9 Durchführung des oralen Glucosetoleranztests

- Bestimmung der Nüchternblutglucose (Kapillarblut),
- innerhalb von 5 Min. orale Einnahme von 75 g Glucose in 250–300 ml Flüssigkeit oder 300 ml eines Glucose-Oligosaccharid-Gemisches (Dextro O. G-T, im Handel verfügbar),
- weitere Blutglucosebestimmungen (Kapillarblut) nach 60 und 120 Min., möglichst auch nach 30 und 90 Min.

25.10 Beurteilung des oralen Glucosetoleranztests

Das entscheidende Testkriterium ist der Glucosebefund nach 2 Std.

- **unauffälliger OGTT:** kapilläre Blutglucose
  - nach 1 Std. unter 200 mg/dl bzw. unter 11,1 mmol/l
  - nach 2 Std. unter 140 mg/dl bzw. unter 7,8 mmol/l
- **pathologische Glucosetoleranz** (*pathologischer OGTT):* kapilläre Blutglucose
  - nüchtern unter 120 mg/dl bzw. unter 6,7 mmol/l
  - nach 2 Std. zwischen 140 und 200 mmol/dl bzw. zwischen 7,8 und 11,1 mmol/l
- **manifester Diabetes mellitus:** kapilläre Blutglucose
  - nüchtern über 120 mg/dl bzw. über 6,7 mmol/l
  - nach 2 Std. über 200 mg/dl bzw. über 11,1 mmol/l

! Nur bei strikter Einhaltung standardisierter Bedingungen ergibt der OGTT zuverlässige Ergebnisse. Bei nicht eindeutigem Ergebnis den Test wiederholen.

Therapiekontrolle bei manifestem Diabetes mellitus

Bestimmung des Hämoglobin A1c (HbA1c)

Der am häufigsten verwendete Langzeitparameter für die Qualität der Stoffwechseleinstellung bei Diabetes ist HbA1c. Diese nichtenzymatisch glykierte Hämoglobin-Subfraktion ist auch bei Nichtdiabetikern in niedriger Konzentration nachweisbar. Proportional zur mittleren vorherrschenden Blutglucosekonzentration nimmt die HbA1c-Fraktion bei Diabetes mellitus zu. Entsprechend dem durchschnittlichen Erythrozytenalter reflektiert HbA1c die mittlere Blutglucosekonzentration über einen Zeitraum von etwa 2 Monaten. Bei stoffwechselgesunden Personen oder normoglykämisch eingestellten Diabetikern finden sich bis zu 6% HbA1c, bei schlechter Stoffwechselführung bis zu 12% und mehr. Zur Diabetesdiagnostik ist HbA1c nicht geeignet.

Bestimmung der Fructosaminkonzentration

Ein weiterer Parameter, mit dem die längerfristige Qualität der Stoffwechseleinstellung bei Diabetes mellitus beurteilt werden kann, ist die Fructosaminbestimmung. Hierbei wird die chemische Bindung von Glucose an Plasmaproteine (Glykierung) analysiert. Die Fructosaminkonzentration ist proportional zur mittleren Blutglucosekonzentration; sie reflektiert einen Zeitraum von etwa 2 Wochen, ist also im Vergleich zu HbA1c zur kürzerfristigen Beurteilung der Stoffwechseleinstellung geeignet.

25.1.4 Therapie des Diabetes mellitus

Therapieziele

Die Diabetesbehandlung sollte sich stets am individuellen Therapieziel des einzelnen Patienten orientieren (▣ 25.**1**). Bei der Definition dieses Ziels müssen die Lebensqualität, die Beschwerden, das biologische Alter, die Lebenserwartung, Begleitkrankheiten und andere Gesichtspunkte berücksichtigt werden. Im Idealfall wird durch die Therapie eine Normoglykämie erreicht.

Grundlagen der Diabetestherapie

- Bei Typ-I-Diabetes-mellitus ist die Substitution des defizienten Insulins Grundlage jeder Therapie, ergänzt durch eine Ernährungsbehandlung.
- Bei Typ-II-Diabetes ist die Ernährung Basis jeder Behandlung, ergänzt durch ausreichende körperliche Aktivität. Nur wenn mit dieser „Basistherapie“ keine befriedigende Stoffwechseleinstellung erreicht wird, ist die Indikation für eine zusätzliche medikamentöse Behandlung mit oralen Antidiabetika und/oder Insulin gegeben.

Ziele der Diabetestherapie

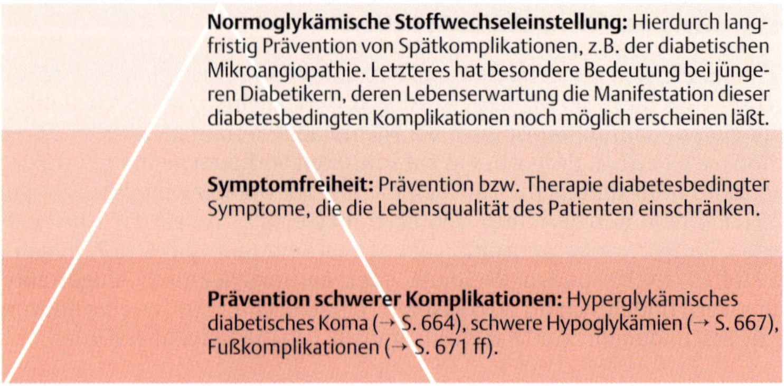

25.**1** Die Diabetesbehandlung sollte sich grundsätzlich am Therapieziel des einzelnen Patienten orientieren. Im Idealfall führt sie zur Normoglykämie. Nach Standl, E. in: Mehnert, H. u. Mitarb., Diabetologie in Klinik und Praxis, 3. Aufl., Stuttgart: Thieme: 1994.

Bestandteil jeder Diabetestherapie ist die Stoffwechselselbstkontrolle durch den Patienten, üblich sind heute Blutzuckerbestimmungen. Alle Diabetiker sollen hinsichtlich ihrer Erkrankung geschult werden (→ S. 664). Langzeitkomplikationen und Begleiterkrankungen (z. B. Fettstoffwechselstörung, arterielle Hypertonie, Nephropathie) müssen bei der therapeutischen Strategie berücksichtigt werden.
Damit gliedert sich die Diabetestherapie in

- Ernährung und Diät bei Typ-I- und Typ-II-Diabetes,
- Therapie des Typ-I-Diabetes,
- Therapie des Typ-II-Diabetes.

Ernährung bei Diabetes mellitus

Ziel jeder Diabetesdiät ist eine vollwertige Ernährung und eine bedarfsgerechte Energiezufuhr. Die qualitative Zusammensetzung einer solchen Ernährung zeigt 25.**11**.
Entscheidend für die quantitative Nahrungs- bzw. Energiezufuhr bei Diabetes sind das Köpergewicht und die körperliche Aktivität (Beruf, Freizeit).

- Bei Normalgewichtigen sollte das Körpergewicht durch eine bedarfsangepaßte Ernährung stabil gehalten werden,
- Untergewichtige können in gewissen Grenzen Gewicht zunehmen,
- Übergewichtige sollen in jedem Fall abnehmen!

25.11 Ernährungsempfehlung für Diabetiker
(Quelle: „Diabetes and Nutrition Group of the European Association for the Study of Diabetes (EASD)“, 1995)

Nahrungsbestandteile	Empfehlungen
Kohlenhydrate (KH)	➤ KH-Anteil: 50–55% der Gesamt-kcal. ➤ Empfohlene bzw. „erlaubte“ Lebensmittel: – Lebensmittel, die reich an löslichen Ballaststoffen sind oder einen niedrigen glykämischen Index (niedrige Blutglucosewirksamkeit) haben, – Saccharose (= Haushaltszucker, Disaccharid aus Glucose und Fructose) ist in mäßigen Mengen akzeptabel (weniger als 10% der Gesamtenergie), möglichst „verpackt“ in Mahlzeiten, – Getränke mit hohem Saccharose- und/oder Glucosegehalt sind nur bei Hypoglykämien ratsam (rascher Glucoseanstieg)
Fett	Fettanteil: 30–35% der Gesamt-kcal, davon: ➤ gesättigte Fettsäuren: maximal ⅓, ➤ einfach ungesättigte Fettsäuren: etwa ⅓, ➤ mehrfach ungesättigte Fettsäuren: etwa ⅓, ➤ Cholesterin: maximal 300 mg/Tag
Eiweiß	Proteinanteil 10–20% der Gesamt-kcal; Bei Nephropathie Eiweißanteil reduzieren
Zuckerersatzstoffe	Zyklamat, Saccharin und Aspartam sind zum Süßen erlaubt (z. B. in Getränken), werden nicht berechnet.
Zuckeraustauschstoffe	Fructose und andere kalorienhaltige Austauschstoffe werden nicht mehr empfohlen.
Alkohol	Mengen, die 1 oder 2 Glas Wein/Tag entsprechen, sind akzeptabel. Alkohol sollte nur in Verbindung mit KH-haltigen Mahlzeiten genossen werden, wegen des Risikos schwerer Hypoglykämien.
Kochsalz	Maximal 6 g Kochsalz/Tag („Hypertonierisiko“)

Schätzeinheit für Kohlenhydrate ist die Broteinheit (BE). 1 BE entspricht 10–12 g verwertbaren Kohlenhydraten, z. B. 25 g Schwarzbrot, 65 g Kartoffeln, etwa 15 g Teigwaren, etwa 100 g Obst (→ entsprechende Tabellen).

Eine Verteilung der Diabetesdiät auf 3 kleinere Haupt- und 3–4 Zwischenmahlzeiten, also 6–7 Mahlzeiten pro Tag, hat sich bewährt. Die hiermit verbundene Aufteilung der Kohlenhydrate wirkt Schwankungen der Blutzuckerprofile (postprandiale Blutzuckerspitzen) entgegen und mindert gleichzeitig das Hypoglykämierisiko.
Verschiedene kohlenhydrathaltige Lebensmittel können untereinander aus-

getauscht werden. Als Schätz- und Austauscheinheit ist die Broteinheit (BE) in Deutschland etabliert. 1 BE entspricht 10–12 g verwertbaren Kohlenhydraten. Diese Austauscheinheiten sind vor allem für insulinbehandelte Diabetiker hilfreich. Bei übergewichtigen Typ-II-Diabetikern ist die Verwendung dieser Schätz- oder Austauscheinheiten nicht sinnvoll; hier steht die Beobachtung des Kaloriengehaltes der Nahrung im Vordergrund.
Typ-I-Diabetiker und Typ-II-Diabetiker, die mit einer konventionellen Insulintherapie behandelt werden (S. 657f), müssen die Nahrungskohlenhydrate auf 6–7 Mahlzeiten pro Tag verteilen. Die Dosis und der Zeitpunkt der Insulininjektionen werden auf die Ernährung abgestimmt. Ähnlich sollte auch bei Sulfonylharnstofftherapie verfahren werden. Typ-I-Diabetiker, die mit intensivierten Insulintherapieformen („ICT" oder „Insulinpumpe", S. 656f und S. 658f) behandelt werden, können die Anzahl der Mahlzeiten und die Kohlenhydratmenge in gewissen Grenzen variieren, vorausgesetzt, die Insulintherapie wird adäquat angepaßt.

! Bei übergewichtigen Typ-II-Diabetikern steht die Normalisierung des Körpergewichts durch Reduktion der Energiezufuhr und vermehrte körperliche Aktivität therapeutisch zunächst im Vordergrund. Bei signifikanter Gewichtsabnahme wird eine medikamentöse Diabetestherapie häufig überflüssig. Die kontinuierliche diätetische Beratung und psychologische Führung sind dabei unerläßlich, um die Patienten zu motivieren und Fehlschläge zu vermeiden. Bessert sich die Hyperglykämie unter den genannten Therapiemaßnahmen längerfristig nicht, so kann auf eine medikamentöse Therapie häufig nicht verzichtet werden.

Insulintherapie

Insulinsekretion und Physiologie der Insulinwirkung: Physiologisch sezernieren die pankreatischen β-Zellen kontinuierlich Insulin zur Aufrechterhaltung des basalen Stoffwechsels („Basalsekretion"). Zusätzlich erfolgt bei jeder Mahlzeit eine variable, an die resorbierte Kohlenhydratmenge angepaßte Insulinsekretion („prandiale Insulinsekretion").
An den Zielgeweben
- fördert Insulin den Transport von Glucose, Aminosäuren und Kalium in die Zellen,
- induziert Insulin eine Stimulation anaboler Stoffwechselswege (Glykogensynthese, Lipidsynthese, Proteinsynthese),
- hemmt Insulin katabole Stoffwechselprozesse (Glykogenolyse, Lipolyse, Proteolyse).

Insulinpräparate (▣ 25.12): Für die Insulintherapie wird heute in der Regel Humaninsulin verwendet. Diabetiker, die bisher tierisches Insulin (vom Schwein oder Rind) verwenden, sollten hiermit weiterbehandelt werden.

25.12 Insulinpräparate

Name	Präparate	Applikation	Wirkung	Indikation
Kurzwirksame Insuline				
Normalinsulin (früher Altinsulin)	➤ H-Insulin (Hoechst Marion Roussel) ➤ Insulin-Actrapid HM (Novo Nordisk) ➤ Humaninsulin Normal (Lilly)	subkutan, bei Stoffwechselentgleisung i.v.	Beginn: nach 15–30 Min. Dauer: 5–8 Std.	➤ Ersteinstellung ➤ Stoffwechselentgleisung ➤ bei intensivierter Insulintherapie „ICT“ für den mahlzeitbezogenen Bedarf ➤ Insulinpumpe ➤ perioperativ
Humaninsulin-Analogon	➤ Humalog [R] ➤ Insulinanalogon [Lys (B 28), Pro (B 29)], Lilly	nur subkutan	Beginn: sofort nach Applikation Dauer: 2–5 Std.	➤ bei „ICT“ für den mahlzeitbezogenen Bedarf (→ S. 656) *Besonderheiten:* ➤ Biosynthetisch hergestellt mit Austausch von Aminosäuren in der B-Kette. Deshalb verminderte Tendenz zur Aggregation in Lösung. ➤ Schnellerer Wirkungseintritt, kürzere Wirkdauer als Normalinsulin. ➤ Erst 1996 zum Verkauf zugelassen. Es fehlen Erfahrungen zur Therapie in Schwangerschaft und Stillzeit. Das Medikament ist für Kinder unter 12 Jahren nicht zugelassen.

25.12 (Fortsetzung)

Name	Präparate	Applikation	Wirkung	Indikation
Verzögerungsinsuline				
Intermediärinsulin (Protamin zur Verzögerung, „Neutral-Protamin-Hagedorn-Insulin [NPH]“)	➤ Basal-H-Insulin (Hoechst Marion Roussel) ➤ Insulin-Protaphan HM (Novo Nordisk) ➤ Humaninsulin Basal (Lilly)	nur subkutan, mit Normalinsulin mischbar	Dauer: 12–18 Std. Beginn: nach 30–60 Min.	➤ Bei ICT für den basalen Bedarf (25.**2**); ➤ bei konventioneller Insulintherapie (S. 657f) ➤ Kombinationstherapie Insulin/Sulfonylharnstoff (S. 663f)
Langzeitinsulin (Insulin-Zink-Suspension)	➤ Insulin Ultratard HM 40 (Novo Nordisk)	nur subkutan, mit Normalinsulin nicht mischbar	Dauer: bis 28 Std. Beginn: nach 3–4 Std.	➤ Bei „ICT“ für den basalen Insulinbedarf (S. 656) *Besonderheiten:* Aufgrund langer Wirkungsdauer schlecht steuerbar
Mischinsulin				
Mischung aus Normal- und NPH-Insulin mit variablem Anteil	➤ Depot-H-Insulin (25% Normalinsulin) Depot-H15-Insulin (15% Normalinsulin) Komb-H-Insulin (50% Normalinsulin) (Hoechst Marion Roussel) ➤ Insulin-Actraphane HM (Novo Nordisk) 10/90, 20/80, 30/70, 40/60, 50/50, jeweils 10, 20, 30, 40, 50% Normalinsulin ➤ Humaninsulin-Profil I, II, III, IV (Lilly), jeweils 10, 20, 30, 40% Normalinsulin	nur subkutan	Dauer: 12–18 Std. Beginn: nach 30 Min.	➤ konventionelle Insulintherapie bei Typ-I-, und Typ-II-Diabetes, mit 2 Injektionen pro Tag, ➤ Kombinationstherapie mit Insulin/Sulfonylharnstoff

Die Wirkungsdauer aller Insulinpräparationen ist in gewissen Grenzen variabel. Hierbei korreliert die Wirkungsdauer positiv mit der injizierten Insulindosis

Zwei Insulinkonzentrationen stehen in Deutschland zur Verfügung:

- **U40** (40 IE/ml) für die Verwendung mit konventionellen Insulinspritzen,
- **U100** (100 IE/ml) in Patronen für Injektionshilfen (sog. Pens), in Fertigspritzen (NOVOLET [Novo Nordisk], HumaJect [Lilly]) und für Insulinpumpen.

Fast alle Humaninsuline sind sowohl als U40-, als auch als U100-Insuline im Handel.

Nach der Wirkungsdauer unterscheidet man:

- **Kurzwirksame Insuline**
  - Normalinsulin (frühere Bezeichnung: Altinsulin),
  - Humaninsulin-Analogon.
- **Verzögerungsinsuline**
  - Intermediärinsulin,
  - Langzeitinsulin.

  Die Verlängerung der Wirkungsdauer wird durch Protamin- oder Zinkzusatz erreicht.
- **Mischinsuline**

  Mischung aus kurzwirksamem Normal- und längerwirksamem Intermediärinsulin.

Indikationen für eine Insulintherapie:

- Diabetes mellitus, Typ I (absolute Indikation),
- Diabetes mellitus, Typ II, bei unbefriedigender Stoffwechselseinstellung unter Therapie mit oralen Antidiabetika,
- diabetische Stoffwechselentgleisungen erheblichen Ausmaßes,
- perioperativ bei Diabetes mellitus,
- insulinpflichtiger Gestationsdiabetes,
- Unverträglichkeit, Nebenwirkungen oder Kontraindikationen für orale Antidiabetika,
- sekundärer Diabetes mellitus, z. B. nach Pankreasresektion.

Therapeutisches Vorgehen: Häufig verwendete Insulintherapieformen für Diabetiker sind die

- intensivierte konventionelle Insulintherapie („ICT") und die
- konventionelle Insulintherapie.

Typ-I-Diabetiker werden heute meist mit einer „ICT", insulinpflichtige Typ-II-Diabetiker dagegen häufig mit einer konventionellen Insulintherapie behandelt. Gesichtspunkte, die bei der Therapiewahl berücksichtigt werden, sind:

- Diabetes-Typ,
- individuelles Therapieziel (25.1),
- Motivation und Kooperationsfähigkeit des Patienten,
- Wunsch nach flexibler Lebensführung und Nahrungszufuhr,
- Schwangerschaft.

Intensivierte konventionelle Insulintherapie („ICT"):

- *Therapieprinzip:* Bei der „ICT", die auch als „Basis-Bolus-Konzept" bezeichnet wird, soll die physiologische Insulinsekretion, bestehend aus (a) basaler und (b) prandialer, variabler (mahlzeitenabhängiger) Abgabe ansatzweise nachgeahmt werden. Schematisch ist dies in 25.**2** dargestellt.
- *Insulin:* Zur basalen Insulinversorgung („Basis") dienen meist 2 tägliche Injektionen (morgens und spätabends) von Intermediärinsulin (NPH-Insulin); etwa 40–50% der Insulintagesdosis entfallen hierauf.

  Zur Metabolisierung der Nahrungskohlenhydrate wird *zusätzlich* vor jeder Hauptmahlzeit Normalinsulin („Bolus") injiziert. Die Insulindosis ist hierbei variabel und abhängig
  - von der Kohlenhydratmenge (BE-Anzahl),
  - dem präprandial bestimmten Blutzucker,
  - der Tageszeit und
  - der geplanten körperlichen Aktivität.

Präprandial erhöhte Blutzucker werden gezielt mit zusätzlichen Insulinmengen korrigiert („Korrekturinsulin").
Der Normalinsulinbedarf pro Broteinheit (BE) ist zu verschiedenen Tageszeiten variabel wegen einer von der Tageszeit abhängigen Insulinempfindlichkeit der Gewebe. Üblicher Insulinbedarf pro BE: morgens 1,5–2,5 IE, mittags und abends 0,5–1,5 IE.

- *Indikationen für die „ICT":* Typ-I-Diabetes-mellitus, Gravidität, diabetische Neuropathie. Bei jüngeren, schlanken Typ-II-Diabetikern, bei denen der Insulinmangel im Vordergrund steht; bei diabetischer Neuropathie bei Typ-II-Diabetes.
- *Bemerkungen:* Bei guter Compliance ist mit einer „ICT" eine nahezu normoglykämische Stoffwechseleinstellung möglich. Gerade bei jüngeren Typ-I-Diabetikern ist letzteres im Hinblick auf die Prävention von Folgeschäden indiziert. Der Zeitpunkt, die Anzahl und die Zusammensetzung

Intensivierte Insulintherapie (ICT)

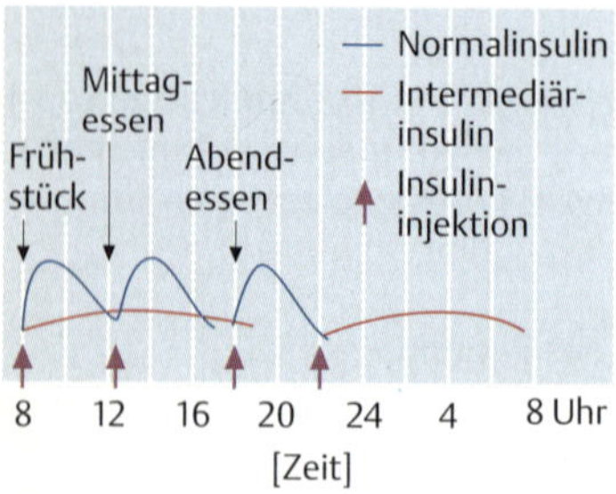

25.**2** Die „ICT" wird auch als „Basis-Bolus-Konzept" bezeichnet: *Basis:* je eine Injektion Intermediärinsulin morgens und spätabends *plus* *Bolus:* 3mal täglich (vor jeder Hauptmahlzeit) eine Injektion Normalinsulin.

der Mahlzeiten kann in gewissen Grenzen variiert werden; hieraus resultiert für die Patienten ein Gewinn an Lebensqualität. Nachteile dieser Behandlungsart sind der hohe Aufwand sowie eine erhöhte Hypoglykämiefrequenz.

! Wesentliche Voraussetzungen für die „ICT":
- Bereitschaft zu mehreren täglichen Insulininjektionen,
- regelmäßige Stoffwechselselbstkontrolle (minimal 4 Blutzuckerkontrollen pro Tag),
- Fähigkeit zu eigenständigen Therapieanpassungen,
- kooperative, motivierte, begabte Patienten,
- Diabetesschulung,
- Behandlung durch qualifizierte Ärzte.

Konventionelle Insulintherapie:
- *Therapieprinzip:* In der am häufigsten verwendeten Variante dieser Therapieform wird 2mal täglich, jeweils vor dem Frühstück und vor dem Abendessen, Mischinsulin injiziert (25.**3**). Meist ist ein Insulinpräparat sinnvoll, das aus 20–30% Normalinsulin und 70–80% Intermediärinsulin zusammengesetzt ist. Diese Insulinmischung gewährleistet eine relativ kontinuierliche blutzuckersenkende Wirkung. Ergänzt wird die Insulintherapie durch eine angepaßte Ernährung. Vereinzelt können Typ-II-Diabetiker mit ausreichender Insulin-Restsekretion mit nur einer morgendlichen Injektion von Mischinsulin behandelt werden.
- Typische *Indikationen* für die konventionelle Insulintherapie
  - Typ-I-Diabetiker, die für eine „ICT" nicht geeignet sind oder
  - Typ-II-Diabetiker, bei denen unter oraler Diabetestherapie die Stoffwechseleinstellung unbefriedigend ist („Sekundärversagen"),
  - Typ-II-Diabetiker mit Kontraindikationen für orale Antidiabetika (S. 661 ff),

Konventionelle Insulintherapie

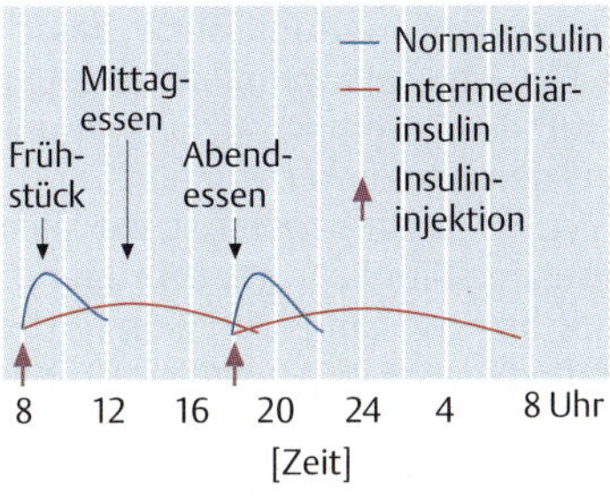

25.**3** Bei der konventionellen Insulintherapie wird 2mal täglich (vor dem Frühstück und dem Abendessen) *Mischinsulin* injiziert, das sich häufig aus 20–30% Normalinsulin und 70–80% Intermediärinsulin (NPH) zusammensetzt.

- Diabetes mellitus nach Pankreaserkrankungen,
- besondere Diabetesformen (S. 642 ff).

➤ *Dosierung:* Etwa ⅔ der Insulintagesdosis werden vor dem Frühstück, etwa ⅓ vor dem Abendessen verabreicht. Der tägliche Bedarf an Mischinsulin kann nicht genau vorausberechnet werden (variable Insulinempfindlichkeit). Bei Typ-I-Diabetikern beträgt der Insulinbedarf häufig 0,5–1,0 IE/kgKG/Tag. Bei Typ-II-Diabetikern mit Übergewicht ist der Insulinbedarf in der Regel höher, bis etwa 2,0 IE/kgKG/Tag.

➤ *Bemerkungen:* Bei der konventionellen Insulintherapie sind die Insulinspiegel zwischen den Hauptmahlzeiten unphysiologisch hoch, deshalb muß die Ernährung auf 6–7 Mahlzeiten pro Tag verteilt werden. Die Zeitpunkte und die Größe der Mahlzeiten müssen auf die Insulintherapie abgestimmt sein. Bei korrekter Indikation und adäquater Compliance kann mit einer konventionellen Insulintherapie eine gute Stoffwechseleinstellung erreicht werden. Eine annäherungsweise Normalisierung des Blutzuckertagesprofiles ist jedoch mit dieser Therapie aufgrund der Kinetik der verwendeten Insulinpräparationen unter alltäglichen Bedingungen meist nicht möglich. Vorteilhaft ist die einfache Handhabung gebrauchsfertiger Insuline (z. B. Mischinsulin im Pen bei älteren Patienten). Nachteilig ist die Einschränkung der Flexibilität in der Lebensführung und der Ernährung, beispielsweise bei jüngeren Patienten.

! Bei konventioneller Insulintherapie ist eine regelmäßige Lebensführung und ein starres Ernährungsschema notwendig. Bei zu geringer Kohlenhydratzufuhr ist die Insulindosis relativ zu hoch, hieraus resultiert ein Hypoglykämierisiko. Auch bei konventioneller Insulintherapie ist eine Schulung der Patienten wünschenswert, insbesondere bei Therapiebeginn.

Kontinuierliche subkutane Insulininfusion:

→ *Synonym:* CSII, Insulinpumpe; *engl.:* continuous subcutaneous insulin infusion

➤ *Prinzip:* Bei der „CSII" wird Insulin ähnlich wie bei „ICT" (a) zur Abdeckung des basalen und (b) des mahlzeitbezogenen Bedarfs verabreicht. Eine extern tragbare, elektronisch gesteuerte Präzisionspumpe infundiert Normalinsulin über einen Katheter subkutan, sowohl kontinuierlich („basal"), als auch mahlzeitenbezogen („Bolus"). Die Basalrate kann variabel programmiert werden. Zu den Mahlzeiten ruft der Patient zusätzlich variable prandiale Insulindosen ab. Er kontrolliert den Blutzucker engmaschig.

➤ *Indikation:* Typische Indikation ist der Typ-I-Diabetes-mellitus, vor allem bei extrem labilen Blutzuckerwerten. Es ist erstaunlich, wie sehr hier oft der Einsatz einer Insulinpumpe Besserung bringen kann. Durch diese Therapie können mitunter auch schmerzhafte Neuropathien gebessert werden.

! Neueinstellungen oder Umstellungen auf eine intensivierte, konventionelle Insulintherapie (ICT) oder auf eine Insulinpumpe (CSII) sollten nur von speziell qualifizierten Ärzten vorgenommen werden, z. B. in einem Diabeteszentrum. Eine begleitende Schulung ist zwingend erforderlich.

Nebenwirkungen und Komplikationen einer Insulintherapie: Häufigste Komplikation einer Insulintherapie sind Hypoglykämien (S. 667ff, insb. S. 669ff). Insulin-Lipodystrophien, Insulinallergien oder eine Insulinantikörperbildung werden heute nur noch sehr selten beobachtet. Insulinödeme treten vereinzelt nach Beginn einer Insulinbehandlung auf.

Diabetestherapie in der Schwangerschaft

Bei Typ-I-Diabetikerinnen mit unbefriedigender Stoffwechseleinstellung zum Zeitpunkt der Konzeption ist das Risiko von Spontanaborten und von fetalen Fehlbildungen erhöht. Ist die Diabeteseinstellung im 2. und 3. Trimenon der Gravidität unbefriedigend, bzw. manifestiert sich in diesem Zeitraum ein Gestationsdiabetes (→ S. 642f), so besteht die Gefahr einer fetalen Makrosomie, eines Geburtstraumas und fetaler Hypoglykämie nach der Geburt.
Bereits vor Schwangerschaftsbeginn sollte unbedingt eine normoglykämische Stoffwechseleinstellung angestrebt werden. Während der Gravidität muß dieses Ziel konsequent weiterverfolgt werden. Die gleichen Empfehlungen gelten auch für Patientinnen mit Gestationsdiabetes. Behandelt werden diese Patientinnen meist mit einer intensivierten Insulintherapie „ICT" (S. 656f). Häufig ist vor Schwangerschaftsbeginn eine Schulung und eine Stoffwechseleinstellung indiziert.

Spezielle Therapieformen bei Diabetes mellitus

„Prävention" des Typ-I-Diabetes-mellitus: Wird die Autoimmunerkrankung (S. 638f), die zum Typ-I-Diabetes führen kann, schon vor der eventuellen Diabetesmanifestation nachgewiesen, so kann heute in wissenschaftlichen Studien eine „Diabetesprävention" angestrebt werden. Verwendung finden hierfür Insulin in niedriger Dosierung oder der Radikalenfänger Nikotinamid; chemisch ist letztere Substanz mit den B-Vitaminen verwandt.

Pankreas-Organtransplantation: Bei Diabetes mellitus und terminaler, hämodialysepflichtiger Niereninsuffizienz kann eine kombinierte Organtransplantation von Niere und Pankreas erfolgen. Bei adäquater endokriner Transplantatpankreasfunktion normalisiert sich der Kohlenhydrat-Stoffwechsel, und die Patienten sind unabhängig von exogenem Insulin.

Inseltransplantation: Bei diesem bisher noch experimentellen Verfahren werden aus humanem Spenderpankreas insulinproduzierende Langerhans-

Inseln isoliert. Letztere werden dem Empfänger über die Pfortader heterotop in die Leber implantiert.

Therapie des Typ-II-Diabetes-mellitus

Die differenzierte Behandlung des Typ-II-Diabetes-mellitus orientiert sich heute nicht nur an den Stoffwechseleffekten verschiedener Therapeutika, sondern bezieht auch pathophysiologische Faktoren in die Therapiewahl ein. Die unterschiedlichen Stufen der Diabetestherapie sind in 25.**4** dargestellt. Grundsätzlich versucht die Therapie bei übergewichtigen Typ-II-Diabetikern der Hyperinsulinämie und der Insulinresistenz entgegenzuwirken.

Therapiestufen:

1. Die erste Therapiestufe ist die „Basisbehandlung" mit Diät und vermehrter körperlicher Aktivität; bei Übergewicht soll hiermit auch eine Gewichtsabnahme angestrebt werden. Diese Maßnahmen verbessern die Insulinempfindlichkeit von Zielgeweben dieses Hormons und wirken der Insulinresistenz und der Hyperinsulinämie entgegen.
2. Ist im Verlauf unter dieser Therapie trotz guter Kooperation des Patienten die Stoffwechseleinstellung unbefriedigend, so ist die Indikation für eine zusätzliche medikamentöse Therapie gegeben. Initial werden orale Antidiabetika wie Acarbose oder Metformin bevorzugt, die eine eventuelle Hy-

Therapeutischer Stufenplan bei Typ-II-Diabetes-mellitus

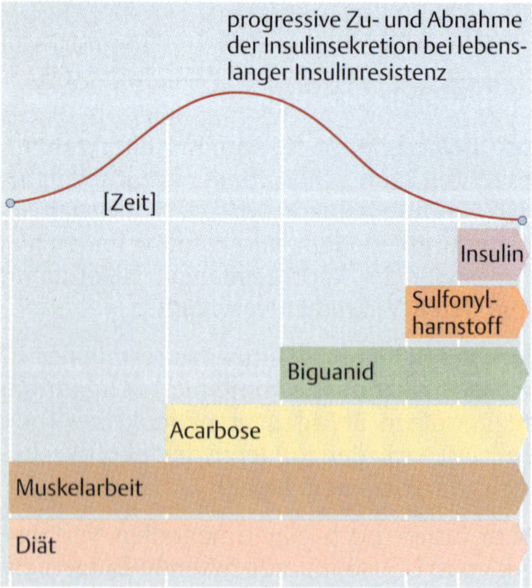

25.**4** Entscheidend ist, daß Medikamente erst dann eingesetzt werden, wenn die Möglichkeiten der sog. „Basisbehandlung" (Diät, körperliche Aktivität) erschöpft sind. Nach Standl, E., in: Mehnert, H., u. Mitarb., Diabetologie in Klinik und Praxis, 3. Aufl., Stuttgart: Thieme: 1994.

perinsulinämie nicht weiter verstärken. Im Verlauf des Typ-II-Diabetes nimmt das relative endogene Insulindefizit meist zu; in der Folge verschlechtert sich die Stoffwechseleinstellung. Dann sind orale Antidiabetika indiziert, die die endogene Insulinsekretion stimulieren können, also Sulfonylharnstoff-Präparate.
3. Bei progredientem Insulindefizit kann zusätzlich eine Behandlung mit exogenem Insulin erforderlich werden.

Eine initiale medikamentöse Monotherapie mit Sulfonylharnstoffen ist heute unter Kenntnis der Pathophysiologie des Typ-II-Diabetes häufig nicht mehr vertretbar.

! Bei übergewichtigen Typ-II-Diabetikern sollen Medikamente restriktiv und erst nach Ausschöpfung der „Basistherapie“ (Ernährungsbehandlung, Gewichtsabnahme, vermehrte körperliche Aktivität) verordnet werden. Ausnahmen hiervon sind Stoffwechselentgleisungen.

Orale Antidiabetika

Glucosidasehemmer:

Wirkungsprinzip: β-Glucosidasehemmer (Acarbose) hemmen β-Glucosidasen im Dünndarm kompetitiv und reversibel. Hierdurch wird der Stärkeabbau verzögert und die Glucoseresorption verlangsamt. Acarbose senkt die postprandialen Glucose- und Insulinspiegel.
Dosierung: Acarbose Tbl. mit 50 und 100 mg (Glucobay). Einschleichende Dosierung, langsame Dosissteigerung, z.B. mit 1 × 50 mg bis maximal 3 × 200 mg/Tag.
Indikation: Bei Typ-II-Diabetes-mellitus als medikamentöse Monotherapie, wenn die „Basistherapie“ (Diät, Aktivität) allein nicht ausreicht. Kombination mit anderen oralen Antidiabetika und Insulin ist möglich.
Nebenwirkungen: Flatulenz und Meteorismus sind häufig, jedoch passager und dosisabhängig. Diarrhö ist möglich. Reversible Erhöhungen der Transaminasen wurden beschrieben.
Kontraindikationen: Stoffwechselentgleisungen und Gravidität.
Besonderheiten: Acarbose erhöht das Hypoglykämie-Risiko per se nicht. Es führt auch nicht zur Verstärkung einer Hyperinsulinämie und ist deshalb zur medikamentösen Initialtherapie geeignet.

! Komplexe Kohlenhydrate werden unter Acarbosetherapie verzögert gespalten. Deshalb bei Hypoglykämie (z.B. durch Insulin) unter gleichzeitiger Acarbosetherapie Glucose (Traubenzucker) verabreichen.

Biguanide:

Wirkungsprinzip: Hemmung der hepatischen Glucoseproduktion bzw. der Gluconeogenese, jedoch auch erhöhte periphere Glucoseutilisation und verzögerte Glucoseresorption im Darm.

Dosierung: Häufig 1–2 × 850 mg/Tag; maximal 3 × 850 mg/Tag.
Präparate: Metformin 500 mg Filmtabletten (z. B. Glucophage mite oder Mescorit 500); Metformin 850 mg Filmtabletten (z. B. Glucophage S oder Mescorit 850).
Indikationen: Bei adipösen Typ-II-Diabetikern bzw. beim metabolischen Syndrom mit Insulin-Resistenz und noch vorhandener Insulinsekretion. Mono- und Kombinationstherapie mit anderen Antidiabetika möglich.
Nebenwirkungen: Laktazidoserisiko, Appetitlosigkeit, Übelkeit, Brechreiz, Diarrhö.
Kontraindikationen: Niereninsuffizienz (Serum-Kreatinin >1,2!), Leberfunktionsstörungen, dekompensierte Herzinsuffizienz, Gefahr der Gewebshypoxie, Reduktionsdiät, konsumierende Erkrankungen, Gravidität, vor und nach Operationen, Stoffwechselentgleisungen, Alkoholabusus, hohes Alter.
Besonderheiten: Im Gegensatz zu Sulfonylharnstoffen keine Hypoglykämiegefahr, keine Verstärkung einer Hyperinsulinämie, weil nicht betazytotrop. Metformin begünstigt eine Körpergewichtsabnahme und eine Triglyceridsenkung. Günstig für jüngere, adipöse Typ-II-Diabetiker.

! Wegen des Laktazidoserisikos strenge Indikation bei Metformin. Bei Niereninsuffizienz ist Metformin kontraindiziert!

Sulfonylharnstoffe:
Wirkprinzip: Stimulation der Insulinsekretion (betazytotroper Effekt). Experimentell sind extrapankreatische Effekte im Sinne einer Verbesserung der Insulinwirkung nachweisbar.
Dosierung: *Glibenclamid:* mit niedriger Dosis beginnen, langsam steigern wegen Hypoglykämiegefahr, Blutglucose kontrollieren. Z.B. Beginn mit Glibenclamid 3,5 mg (½-0-0), maximal Glibenclamid 3,5 mg (2-0-1). *Glimepirid:* Anfangsdosis 1 mg morgens, langsam steigern unter Kontrolle der Blutglucose, maximal 3 mg morgens, in Einzelfällen bis 4 mg morgens.
Präparate: Glibenclamid 3,5 mg Tabletten (z. B. Euglucon N, Duraglucon N, Glibenhexal 3,5); Glimepirid 1-, 2-, 3-mg-Tabletten (Amaryl 1, 2, 3 mg).
Indikationen: Meist erst dann, wenn andere Maßnahmen wie Diät, Acarbose und Metformin ausgeschöpft sind bzw. bei zunehmendem endogenem Insulinmangel. Geeignet für nicht wesentlich übergewichtige Typ-II-Diabetiker mit endogener Insulinsekretion. Kombination mit anderen oralen Antidiabetika und Insulin möglich.
Nebenwirkungen: Hypoglykämien, gastrointestinale Beschwerden, allergische Reaktionen (selten), Blutbildveränderungen. Wirkungsverstärkung (Hypoglykämiegefahr!) und -abschwächung durch zahlreiche Medikamente sowie Alkohol.
Kontraindikationen: Typ-I-Diabetes-mellitus, Gravidität, Nieren- und Leberinsuffizienz, Stoffwechselentgleisungen, perioperativ, schwere Infektionen, Sulfonylharnstoff- oder Sulfonamidallergie, Zustand nach Pankreasresektion.

Besonderheiten: Bei adipösen Typ-II-Diabetikern besteht häufig eine Hyperinsulinämie, die durch Sulfonylharnstoffe weiter verstärkt werden kann; hierdurch wird möglicherweise das kardiovaskuläre Risiko ungünstig beeinflußt. Deshalb empfiehlt sich bei diesen Patienten eine strenge Indikationsstellung für Sulfonylharnstoffe.
Glimepirid wurde 1996 in Deutschland zum Verkauf zugelassen. Deshalb sind die klinischen Erfahrungen mit dieser Substanz bisher begrenzt. Vorteilhaft im Vergleich zu Glibenclamid ist die morgendliche Einmalgabe.

! Bei Sulfonylharnstoff-Therapie können protrahiert verlaufende Hypoglykämien auftreten. Deshalb sollen Patienten nach sulfonylharnstoffinduzierter Hypoglykämie möglichst hospitalisiert und der Blutzucker ausreichend lange (z.B. 72 Std.) überwacht werden.

Kombinationstherapie: Sulfonylharnstoff/Insulin

Ein „Sekundärversagen der oralen Diabetestherapie" liegt vor, wenn unter Ausschöpfung aller diätetischen und medikamentösen Maßnahmen mit oralen Antidiabetika, meist in kombinierter Anwendung, der diabetische Kohlenhydratstoffwechsel nicht mehr befriedigend einstellbar ist. Die Ursache ist ein endogener, relativer Insulinmangel bei fortbestehender Insulinresistenz; bei zunehmender Diabetesdauer ist das Insulindefizit häufig progredient. „Echte Sekundärversager" sind normalgewichtige Typ-II-Diabetiker. „Diätversager" sind übergewichtige Typ-II-Diabetiker, bei denen keine Gewichtsabnahme erreicht werden kann. Hier liegt sehr oft eine mangelnde Kooperationsbereitschaft des Patienten vor. Diese muß erkannt und nach Möglichkeit durch ärztliche Betreuung überwunden werden.
Bei der medikamentösen Therapie des „Sekundärversagens" ist die Kombination von Sulfonylharnstoffen und Insulin etabliert. Hierbei stimulieren Sulfonylharnstoffe die noch verbliebene endogene Insulinsekretion; exogen zugeführtes Insulin, häufig in niedriger Dosierung ausreichend, gleicht das endogene Insulindefizit aus.

Therapeutisches Vorgehen: Fortführung der Glibenclamid-Therapie (Glibenclamid 3,5 mg Tabletten, 2-0-1 oder 1-0-1). Zusätzlich Mischinsulin am Morgen (20–30% Normalinsulinanteil); Beginn mit niedriger Insulindosis (z. B. 6 IE), langsame Steigerung, abhängig von der Blutglucose. Bei normalgewichtigen Typ-II-Diabetikern sind meist 6–16 IE Mischinsulin ausreichend. Die Fortführung einer Diabetesdiät ist weiterhin indiziert.

! Bei Neueinstellungen mit Insulin oder oralen Antidiabetika immer mit niedriger Dosis beginnen; Dosiserhöhung in kleinen Schritten unter Kontrolle der Blutglucose. Ausnahme: Stoffwechselentgleisung. Bei Therapieanpassung möglichst nur einen Parameter ändern (z. B. Diät oder orale Antidiabetika oder Insulin), sonst wird die Situation unübersichtlich. Therapieänderungen möglichst nur im Abstand von 2 oder 3 Tagen vornehmen, damit die Wirkung einer Maßnahme besser beurteilt werden kann.

Diabetikerschulung

Bei allen Typ-I- oder Typ-II-Diabetikern ist die Schulung fester Bestandteil des Therapiekonzeptes. Indiziert ist eine Schulung bei Manifestation der Erkrankung, häufig jedoch auch im Verlauf, z.B. bei einer Therapieänderung (Umstellung auf Insulin). Ziel jeder Diabetikerschulung ist eine gute Stoffwechseleinstellung unter aktiver Mitarbeit des Patienten. Durch diese Maßnahme können akute (z.B. Hypo- oder Hyperglykämie) und chronisch auftretende Komplikationen (z.B. Angiopathie) vermindert werden.
Themen einer Diabetesschulung sind insbesondere:

- Verstehen der Erkrankung,
- die richtige Ernährung,
- Grundlagen der Therapie mit Insulin und/oder oralen Antidiabetika, Insulintechnik und Insulinanpassung,
- Blutzucker-, Urinzucker- und Ketonurie-Selbstkontrolle (Teststreifen),
- Vorgehen bei Hypo- und Hyperglykämie (Notfälle),
- körperliche Aktivität (Sport),
- die richtige Körperpflege,
- Prävention von Langzeitkomplikationen (z.B. diabetischer Fuß), regelmäßige Kontrolluntersuchungen (z.B. Auge).

25.1.5 Akute Komplikationen bei Diabetes mellitus

Hyperglykämische Stoffwechselentgleisungen

Definition

Akute, vital bedrohliche und auch heute noch mit einer hohen Letalität einhergehende hyperglykämische Stoffwechselentgleisungen bei Diabetes mellitus sind die diabetische Ketoazidose („Coma diabeticum") und das hyperglykämische, hyperosmolare, nicht-ketoazidotische Dehydratationssyndrom („hyperosmolares Koma"). Nur eine umgehend eingeleitete Therapie bessert die ansonsten fatale Prognose.

Diabetische Ketoazidose („Coma diabeticum")

Ätiopathogenese und Pathophysiologie: Im Vordergrund stehen ein absoluter oder relativer Insulinmangel und ein Anstieg kontrainsulinärer Plasmahormone (z. B. Glukagon). Ein Insulinmangel kann auftreten bei:

- Erstmanifestation eines bisher nicht bekannten Typ-I-Diabetes-mellitus (häufig),
- Infektionen (z. B. Lunge, Atemwege, Harnwege, Gangrän),
- inadäquater Diabetestherapie (z. B. orale Antidiabetika bei absolutem Insulinmangel),
- unterlassenen oder fehlerhaften Insulininjektionen,
- ausgeprägtem Diätfehler,
- Operationen, Unfälle,
- Gravidität,
- endokrinologischen Erkrankungen (z. B. Thyreotoxikose).

Folge des Insulinmangels und des Anstiegs kontrainsulinärer Hormone sind eine Stimulation der hepatischen Gluconeogenese und eine verminderte periphere Glucoseutilisation; hieraus resultiert die Hyperglykämie. Als Konsequenz der Hyperglykämie manifestiert sich eine osmotische Diurese mit nachfolgendem Volumenmangel und Dehydrierung, Kalium- und Phosphatdepletion. Am Fettgewebe wird die Lipolyse bzw. die Freisetzung von Fettsäuren stimuliert; letztere sind das Substrat für die stimulierte Ketonkörperbildung der Leber mit konsekutiver metabolischer Azidose.

Symptomatik: Betroffen sind fast ausschließlich Typ-I-Diabetiker. Initiale Leitsymptome sind progredienter Durst, Polyurie, Polydipsie, Inappetenz, Erbrechen, Muskelschwäche, Müdigkeit und Oberbauchbeschwerden. Auffällige klinische Befunde sind Exsikkose, allgemeine Schwäche, arterielle Hypotonie und Tachykardie bis hin zum Schock. Zentralnervöse Symptome sind zunächst Apathie oder Somnolenz.
Bei Progredienz manifestiert sich das Vollbild der diabetischen Ketoazidose. Charakteristisch sind ein Bewußtseinsverlust (Koma), eine ausgeprägte Exsikkose, eine beschleunigte und vertiefte Azidoseatmung (Kussmaul-Atmung) und ein Azetongeruch der Atemluft. Meist besteht Oligoanurie und der Muskeltonus ist vermindert. Das Abdomen kann peritonitisch verändert sein („Pseudoperitonitis diabetica").

Diagnostisches Vorgehen: Neben der Anamnese und dem klinischen Befund ist die Hyperglykämie (Glucose bis 500 mg/dl, vereinzelt höher) der wegweisende Befund, Glukosurie (massiv), Ketonurie (stark positiv) und metabolische Azidose (venöse Blutgasanalyse, vereinzelt pH <7,0) ergänzen die Labordiagnostik und bestätigen den Verdacht auf diabetische Ketoazidose. Das Serum-Kalium kann trotz ausgeprägten Kaliumverlustes vor Therapiebeginn normal oder erhöht sein. Eine Leukozytose ist ein häufiger Befund.

Differentialdiagnose: Die diabetische Ketoazidose muß vor allem von der Hypoglykämie abgegrenzt werden (25.**13**).

! Zur Differentialdiagnose zwischen Hypo- und Hyperglykämie sind bei Notfällen Blutzucker-Teststreifen unentbehrlich. Weiterhin empfiehlt sich bei Hyperglykämie ein Schnelltest (Teststreifen) auf Urin-Ketonkörper (Ketonurie) und Urin-Glucose.

Therapie:
- möglichst intensivmedizinische Behandlung,
- intravenös Normalinsulin (initial Bolus von 5–10 IE, danach Dauerinfusion, 4–10 IE/Std., nach Blutglucose),
- parenterale Flüssigkeitszufuhr zum Ausgleich des Defizits; letzteres kann 5 l und mehr betragen; Flüssigkeitsbilanz;
- Elektrolytausgleich (Natrium, Kalium, Phosphat).

! cave: Abfall von Kalium nach Beginn der Insulintherapie.

- Meist erhebliches Ganzkörper-Kaliumdefizit,
- bei Azidose (pH <7,0) Ausgleich des Säure-Basen-Haushaltes mit Natrium-Bicarbonat-Lösung,
- Thromboembolieprophylaxe,
- Behandlung auslösender Ursachen.

! In der Therapie der diabetischen Ketoazidose haben neben Insulin der Ausgleich des Flüssigkeits- und Elektrolytdefizits sowie die Thromboseprophylaxe einen in etwa gleichrangigen Stellenwert.

25.**13** Differentialdiagnose: Diabetische Ketoazidose versus Hypoglykämie

Beurteilungskriterium	diebetische Ketoazidose	Hypoglykämie
Entwicklung	langsam (Stunden/Tage)	rasch (Minuten)
Hunger	nein	ja
Durst	stark	normal
Muskulatur	hypoton	hyperton
Haut	trocken	eher feucht
Atmung	beschleunigt, vertieft, Azetongeruch	normal
Augenbulbi	weich	normal
Sonstiges	Bauchschmerzen	vorher Wesensänderung, neurologische Symptome

Hyperglykämisches, hyperosmolares, nicht-ketoazidotisches Dehydratationssyndrom („hyperosmolares Koma“)

Dieses Syndrom ist durch exzessive Hyperglykämie, ausgeprägte Exsikkose, Hyperosmolarität und Bewußtseinsstörungen gekennzeichnet; im Unterschied zur diabetischen Ketoazidose fehlen eine ausgeprägte Ketose (Ketonurie) und eine Azidose. Bevorzugt betroffen sind ältere Patienten, bei denen zuvor häufig kein Typ-II-Diabetes-mellitus bekannt ist. Ausgelöst wird das „hyperosmolare Koma“ durch Infektionen (z. B. Pneumonie, Harnwegsinfekte), schwere Erkrankungen oder Medikamente. Diese Komaform tritt bei Typ-I-Diabetikern nicht auf.

Pathogenese: Im Vordergrund steht ein relativer Insulinmangel. Als Folge von letzterem manifestiert sich eine Hyperglykämie mit konsekutiver Dehydratation (osmotische Diurese). Die Ursache für die bei dieser Stoffwechselentgleisung fehlende Ketoazidose ist möglicherweise darin begründet, daß noch ausreichend viel Insulin zur Hemmung von Lipolyse und Ketogenese im Blut zirkuliert.

Symptomatik: Anamnese und klinische Symptomatik sind ähnlich wie bei diabetischer Ketoazidose (S. 665). Eine ausgeprägte Exsikkose und Bewußtseinstrübungen, ausnahmsweise auch ein Bewußtseinsverlust (Koma), kennzeichnen dieses Syndrom. Zentralnervöse Herdsymptomatik, Krampfanfälle und Nackensteifigkeit sind nicht ungewöhnlich. Eine Kussmaul-Azidoseatmung wird nicht beobachtet.

Diagnostisches Vorgehen: Laborchemisch imponiert eine massive Hyperglykämie, häufig läßt sich eine Glucose zwischen 600 und 1000 mg% nachweisen, vereinzelt auch darüber. Meist ist das Blutglucoseniveau höher als dies bei einer diabetischen Ketoazidose beobachtet wird. Weiterhin findet sich eine Hyperosmolarität (häufig >350 mosm/l), jedoch keine Azidose.

Therapie: Die Therapie der „hyperosmolaren diabetischen Stoffwechselentgleisung“ ist ähnlich jener bei diabetischer Ketoazidose (S. 666). Das Flüssigkeitsdefizit (bis etwa 10 l) sollte initial parenteral mit isotoner, physiologischer Kochsalzlösung ausgeglichen werden. Vorsicht ist bei einer gleichzeitig bestehenden Herzinsuffizienz geboten wegen der Gefahr einer Überwässerung. Insulin wird intravenös verabreicht und ein Kaliumdefizit wird ausgeglichen.

Hypoglykämien

Allgemeines

Physiologisch wird die Glucosekonzentration des Plasmas innerhalb enger Grenzen konstant gehalten. Glucose ist das primäre Energiesubstrat des Ge-

hirns. Fällt die Plasmaglucosekonzentration unter eine kritische Grenze, so treten zunächst reversible zentralnervöse Funktionsstörungen, bei prolongiertem Substratmangel jedoch auch irreversible zerebrale Schädigungen bis hin zum Tod auf.
Hypoglykämie, also ein kritischer Abfall des Blutzuckers, der von klinischen Symptomen begleitet wird, ist das Leitsymptom verschiedener Erkrankungen (25.**14**). Die *Whipple-Trias* ist die klassische Definition der Hypoglykämie: 1. Symptome der Hypoglykämie treten gleichzeitig mit einer 2. erniedrigten Blutglucose auf und sind durch 3. Zufuhr von Glucose, die den Blutzucker über den hypoglykämischen Bereich anhebt, zu beseitigen. In der klinischen Praxis sind Hypoglykämien als Therapiekomplikation bei Patienten mit Diabetes mellitus am häufigsten (S. 669).

Definition

Hypoglykämien („Unterzuckerungen") werden biochemisch häufig definiert als eine kapilläre Blutglucose <50 mg%. Klinische Hypoglykämiesymptome sind Folge des zentralnervösen Glucosemangels und der sympathikoadrenergen Gegenregulation. Im Extremfall manifestiert sich bei ausgeprägtem Blutzuckerabfall ein Bewußtseinsverlust (Koma).

Ätiopathogenese, Pathophysiologie und Symptomatik: Ursache von Hypoglykämien ist immer ein absolut oder relativ zu hoher Insulinspiegel mit daraus resultierendem Abfall der Blutglucose. Diese Hyperinsulinämie kann endogenen oder exogenen Ursprungs sein. Unterschieden werden reaktive (postalimentäre) Hypoglykämien, Nüchternhypoglykämien und exogen induzierte Hypoglykämien (25.**14**).
Folge der Hypoglykämie sind zentralnervöse und vegetative Symptome (s. u.), die durch den zerebralen Glucosemangel (Neuroglykopenie) und die sympathikoadrenerge Gegenregulation verursacht werden. Bei ausgeprägter Hypoglykämie kann ein Bewußtseinsverlust (Koma) auftreten; letztere Symptomatik wird auch als *hypoglykämischer Schock* bezeichnet. Charakteristischerweise ist die Hypoglykämiesymptomatik nach angemessener Kohlenhydratzufuhr in der Regel rasch reversibel.

Klinische Symptome:
- aufgrund zentralnervöser Störungen (Neuroglykopenie):
  - Kopfschmerzen,
  - Konzentrations-/Koordinationsstörungen,
  - Vergeßlichkeit,
  - Aggressivität/Verstimmung/Reizbarkeit,
  - Sehstörungen,
  - Angst, Unruhe,
  - Verwirrtheit,
  - Krampfanfälle,

25.14 Einteilung und Differentialdiagnose von Hypoglykämien

Reaktive oder postalimentäre Hypoglykämie:
- Spontanhypoglykämie bei vegetativer Labilität (häufig),
- Dumping-Syndrom nach Magenresektion,
- Diabetes mellitus im Anfangsstadium,
- hereditäre Fructoseintoleranz (selten; S. 712f

Organische Nüchternhypoglykämie:
- Pankreasinselzelladenom oder -karzinom (Insulinom, S. 675f),
- Extrapankreatische Tumoren (retroperitoneale Sarkome, Fibrome),
- Hypophysenvorderlappeninsuffizienz (→ S. 531ff),
- Nebennierenrindeninsuffizienz (z. B. Morbus Addison, S. 608ff),
- diffuse Leberparenchymerkrankungen (z. B. Zirrhose, Hepatitis, → S. 846ff u. S. 907ff),
- Glykogenspeicherkrankheiten (S. 711f),
- Schwangerschaft,
- schwere Malnutrition, insbesondere bei Alkoholabusus,

Exogene induzierte Hypoglykämie:
- Überdosierung von Insulin oder Sulfonylharnstoff,
- artefiziell durch Insulin oder Sulfonylharnstoff (z.B. Persönlichkeitsstörung, „Hypoglycaemia factita"),
- Alkoholabusus und Nahrungskarenz,
- andere Medikamente (z.B. Sulfonamide, Salicylate, β-Rezeptorenhemmstoffe).

  - fokale Symptome/Hemiplegie,
  - Somnolenz/Präkoma/Koma
- aufgrund sympathikoadrenerger Gegenregulation
  - Blässe,
  - Zittern,
  - Schweißausbruch,
  - Tachykardie, Palpitationen,
  - Heißhunger,
  - Unruhe.

Hypoglykämie bei Diabetes mellitus

Pathogenese: Hypoglykämien sind eine relativ häufige akute Komplikation bei Diabetes mellitus bei Therapie mit Insulin oder oralen Antidiabetika vom Sulfonylharnstoff-Typ. Verursacht werden Hypoglykämien häufig durch eine Überdosierung dieser Medikamente. Typischerweise können Hypoglykämien aber auch bei unterlassener Kohlenhydratzufuhr (Auslassen einer Mahlzeit), bei einer interkurrenten Erkrankung (Brechdurchfall), nach ungewöhnlicher körperlicher Aktivität (Sport) oder nach Alkoholgenuß auftreten. Je niedriger das durchschnittliche Blutglucoseniveau ist, desto höher ist die Hypoglykämiefrequenz.

Symptomatik: Klinisch werden nach dem Ausmaß der Symptomatik (→ S. 668f) „leichte“ und „schwere“ Hypoglykämien unterschieden. Bei „leichten“ Hypoglykämien werden die Symptome durch den Patienten rechtzeitig bemerkt; eine umgehende Kohlenhydratzufuhr durch den Patienten selbst bessert die Symptomatik rasch. Bezüglich der Gesamthäufigkeit aller Hypoglykämien dominiert diese Form bei weitem.
„Schwere“ Hypoglykämien sind dadurch gekennzeichnet, daß der Patient zu deren Behandlung auf Fremdhilfe angewiesen ist. Einerseits differenziert man hierbei Hypoglykämien, bei denen eine Behandlung mit oral zugeführten Kohlenhydraten noch möglich ist. Andererseits werden Hypoglykämien unterschieden, bei denen die Bewußtseinslage (Bewußtseinsstörung oder Bewußtseinsverlust) des Patienten so beeinträchtigt ist, daß zur Behandlung eine intravenöse Applikation von Glucoselösung oder von Glukagoninjektionen erforderlich ist.
Bei „schweren“ Hypoglykämien mit Bewußtlosigkeit können sich erhebliche zentralnervöse Störungen manifestieren. Erwähnenswert sind motorische Unruhe, Krampfanfälle, fokale Symptome (Hemiplegien, Aphasien), Automatismen und Hyperreflexie. Bei prolongierter Hypoglykämiedauer können auch irreversible Schäden am ZNS entstehen. Besonders gefährdet sind alte Patienten und die Prognose kann ungünstig sein. Umgehende Fremdhilfe (Arzt, geschulte Angehörige) ist lebensrettend.
Bei Diabetikern mit hohem mittleren Glucoseniveau können Hypoglykämiesymptome bereits bei Blutglucosewerten von 100 mg% auftreten, Patienten mit niedriger Blutglucoseeinstellung nehmen oft selbst Blutglucosewerte von 30 mg% subjektiv nicht als Hypoglykämie wahr. Deshalb wird häufig empfohlen, daß die Blutglucosewerte unter Therapie nicht tiefer als 60 mg% liegen sollten. Erwähnenswert ist weiterhin, daß bei Diabetikern mit langer Krankheitsdauer die subjektive Hypoglykämiewahrnehmung gestört sein kann oder ganz fehlt („hypoglycemia unawareness“). Letztere Patienten sind besonders gefährdet für bedrohliche Hypoglykämien.

Diagnostisches Vorgehen: Bei typischer Anamnese (Diabetiker-Notfallausweis, Angehörige) und passendem klinischen Befund wird die Verdachtsdiagnose Hypoglykämie durch die Blutglucosebestimmung (kapilläre Glucose <50 mg%) bestätigt. Im Notdienst finden Blutzucker-Teststreifen Verwendung; wünschenswert ist jedoch eine Präzisionsmessung der Glucose in einem Labor.

Differentialdiagnostik: Die Differentialdiagnose zwischen Hypoglykämie und diabetischer Ketoazidose zeigt ◘ 25.**13**. Bei schweren Hypoglykämien mit Bewußtlosigkeit müssen zahlreiche andere Ursachen (z. B. kardiovaskulär, zentralnervös, Intoxikation) eines Komas differentialdiagnostisch erwogen werden.

Therapeutisches Vorgehen bei Hypoglykämie:

- bei noch erhaltenem Bewußtsein:
  - Traubenzucker (p.o.) oder kohlenhydrathaltige Getränke (z.B. normales „Cola" oder Apfelsaft),
- bei Bewußtlosigkeit:
  - Glucoselösung intravenös (40–100 ml, 20–50%),
  - oder: Glukagoninjektion (1 mg, i.m., z.B. von Angehörigen injiziert, innerhalb von Minuten wirksam),
- nach jeder schweren Hypoglykämie:
  - reichlich Kohlenhydrate p.o.
  - Überwachung in einer Klinik erwägen, z.B. nach Sulfonylharnstoff-induzierter, evtl. protrahierter Hypoglykämie,
  - Suche nach der Ursache,
  - kausale Therapie oder Therapieanpassung anstreben.

! Diabetiker sollten immer einen Notfallausweis bei sich führen. Bei einer Bewußtseinsstörung wird dann eine Hypo- oder Hyperglykämie bevorzugt bei der Differentialdiagnose berücksichtigt. Traubenzucker muß immer griffbereit sein. Bei „schweren" Hypoglykämien müssen lebensrettende Notfallmaßnahmen zur Vermeidung von Dauerschäden unverzüglich eingeleitet werden. Weiterhin sollte der Patient nach einer „schweren" Hypoglykämie reichlich Kohlenhydrate essen, um die hepatischen Glykogenspeicher wieder aufzufüllen.

25.1.6 Chronische Komplikationen bei Diabetes mellitus

Die Prognose bei Diabetes mellitus wird heute wesentlich durch Langzeitkomplikationen bestimmt, die sich bevorzugt an Augen, Nieren, Nerven und den großen Blutgefäßen (z.B. Herzkranzgefäße) manifestieren. Abhängig von der Diabetesdauer, der Qualität der Stoffwechseleinstellung und möglicherweise weiteren Faktoren (Genetik?) treten chronische Komplikationen klinisch vorzugsweise nach etwa 15–25 Jahren Krankheitsdauer auf. Zahlreiche Untersuchungen demonstrieren, daß eine nahezu normoglykämische Stoffwechseleinstellung wesentlich zur Prävention dieser Spätfolgen beitragen kann.

Makro- und Mikroangiopathie

Die Prävalenz von Gefäßerkrankungen ist bei Typ-I- und Typ-II-Diabetikern im Vergleich zu Nichtdiabetikern deutlich erhöht. Gefäßleiden sind die häufigsten Ursachen der erhöhten Mortalität und Morbidität dieser Patienten.
Makroangiopathie: Die vorzeitige, beschleunigte Manifestation einer Atherosklerose mittlerer und großer Blutgefäße äußert sich bei Diabetikern besonders als

- koronare Herzkrankheit (z.B. „stummer Myokardinfarkt", → S. 40ff),

- arterielle Verschlußkrankheit (AVK, diabetischer Fuß, → S. 674f und „Arterien", S. 303ff),
- zerebrovaskuläre Insuffizienz (z. B. zerebraler Insult),
- Nierenarterienstenose (z. B. arterielle Hypertonie, → S. 200ff).

Mikroangiopathie: Charakteristisch ist eine nahezu diabetesspezifische Verdickung der Basalmembran von Kapillaren. Klinische Manifestation vor allem an:
- Nierenglomeruli (als Glomerulosklerose → S. 245ff) und am
- Augenhintergrund (als diabetische Retinopathie).

Diabetische Nephropathie → „Niere", S. 245ff.

Diabetische Retinopathie

Eine typische Langzeitkomplikation bei Diabetes mellitus ist die Retinopathie. Man unterscheidet die nicht-proliferative Retinopathie („Background Retinopathy": Kapillar-Mikroaneurysmen, ischämische Netzhautödeme, harte und weiche Exsudate) und die proliferative Retinopathie (Hämorrhagien, auch in den Glaskörper; Narben- und Gefäßneubildungen mit Einsprossung in den Glaskörper; Traktionsablatio der Retina). Hierzu wird auf Lehrbücher der Augenheilkunde verwiesen.

! Bei allen Diabetikern sollte regelmäßig der Augenfundus zum Nachweis oder Ausschluß einer diabetischen Retinopathie untersucht werden. Intervalle von 6–12 Monaten werden häufig empfohlen.

Diabetische Neuropathie

Neuropathien (→ *engl.:* diabetic neuropathy) haben als Langzeitkomplikation bei Typ-I- und Typ-II-Diabetes-mellitus eine Prävalenz von 20–50%. Ihre Häufigkeit nimmt mit steigendem Alter, zunehmender Diabetesdauer und langfristig unzureichender Stoffwechselführung signifikant zu.
In der multifaktoriellen Pathogenese dieser Erkrankungen kommen neben der Hyperglykämie
- einer Aktivierung des Polyolstoffwechsels mit nachfolgender energetischer Erschöpfung der Nervenzelle,
- einer vermehrten Proteinglykosylierung mit resultierender endoneuraler Hypoxie sowie
- einem gesteigerten oxidativen Streß

möglicherweise eine entscheidende Bedeutung zu. Neuropathien umfassen subklinische und klinisch manifeste Formen im Bereich der somatischen und autonomen Anteile des peripheren Nervensystems (25.**15**).

25.15 Klassifikation der diabetischen Neuropathien

Form der Polyneuropathie	Häufigkeit
I. symmetrische Polyneuropathien	
➤ sensible oder sensomotorische Polyneuropathie	+++++
➤ autonome Neuropathie	++
II. fokale und multifokale Neuropathien	
➤ kraniale Neuropathie	+
➤ Mononeuropathie des Stammes und der Extremitäten	+
➤ proximale motorische Neuropathie	+

Sensible oder sensomotorische, distale, symmetrische diabetische Polyneuropathien

Diese häufige Polyneuropathie manifestiert sich insbesondere in den distalen Abschnitten der unteren Extremitäten mit Symptomen wie Schmerzen, Parästhesien, Hyperästhesien und Taubheitsgefühl. Häufig werden die Schmerzen als brennend („burning feet"), bohrend, krampfartig oder stechend beschrieben. Typisch ist die nächtliche Exazerbation der Beschwerden sowie ihre Besserung beim Gehen. Motorische Störungen können hinzukommen.

Symptomatik: Bei der klinischen Untersuchung fallen auf:

- abgeschwächte oder nicht auslösbare Muskeldehnungsreflexe,
- Sensibilitätsstörungen,
- reduziertes Vibrationsempfinden,
- herabgesetzte Thermästhesie sowie
- im Elektromyogramm eine verminderte Nervenleitgeschwindigkeit.

Defizite der Temperatur-, Schmerz- oder Berührungssensibilität sind von größter Bedeutung, da sie den Weg zu den neuropathisch bedingten Fußkomplikationen ebnen können.

Therapie:

- Im Vordergrund steht die Optimierung der Kohlenhydratstoffwechseleinstellung (möglichst Normoglykämie),
- Beseitigung von neurotoxischen Einflüssen und von Begleiterkrankungen (z.B. Alkohol, neurotoxische Medikamente),
- α-Liponsäure (z.B. Thioctacid), nur parenteral befriedigend wirksam,
- B-Vitamine (parenteral) bei nachgewiesenem Mangel,
- symptomatische Behandlung sensibler Reizerscheinungen und vegetativer Störungen,
- psycho- und physiotherapeutische Betreuung.

Autonome diabetische Neuropathie

Jedes autonom innervierte Organ kann von einer Neuropathie betroffen sein. Einige klinische Entitäten dieser Erkrankungen des vegetativen Nervensystems sind nachfolgend kurz erwähnt:
Kardiovaskuläres System: Ruhetachykardie, Abnahme der Herzfrequenzvariabilität, orthostatische Hypotonie, verminderte oder fehlende Wahrnehmung von Angina pectoris („stummer Myokardinfarkt"),
Gastrointestinaltrakt: Störungen der Ösophagusmotilität (Schluckbeschwerden), Gastroparese (Völlegefühl, Druck im Oberbauch, eventuell postprandial Hypoglykämien wegen Magenentleerungsstörung), diabetische Enteropathie (Diarrhö), anorektale Dysfunktion (Inkontinenz),
Urogenitaltrakt: diabetische Zystopathie (Blasenentleerungsstörung), erektile Impotenz, Disposition für Harnwegsinfekte,
Extremitätentrophik: Anhidrose, Hyperkeratose, Ödem, abnorme Druckbelastung durch gestörte Tiefensensibilität mit resultierenden trophischen Ulzera, Gangrän, Osteopathie, Osteoarthropathie,
neuroendokrines System: fehlende oder abgeschwächte Hypoglykämiewahrnehmung („Hypoglycemia unawareness") durch defiziente hormonelle Gegenregulation.

Diabetischer Fuß

Diabetiker haben ein etwa 15fach höheres Beinamputationsrisiko als Nichtdiabetiker. In der Pathogenese der akralen Läsionen beim diabetischen Fuß (→ *engl.:* diabetic foot) sind

- periphere sensible und autonome Polyneuropathien,
- die arterielle Verschlußkrankheit (AVK) und
- Infektionen

entscheidend wichtig.
Beim häufigeren neuropathischen Fuß stehen pathogenetisch die Polyneuropathie, eine unphysiologische Druckverteilung, Traumata und Sekundärinfektionen im Vordergrund. Typische Befunde sind infizierte, weitgehend schmerzlose Ulzera, Hyperkeratosen, Sensibilitätsstörungen; im Extremfall findet sich eine infizierte Gangrän. Der übrige Fuß kann gut durchblutet sein und die Fußpulse sind häufig tastbar.
Beim ischämisch-makroangiopathischen Fuß dominiert in der Pathogenese die PAVK (→ „Arterien", S. 303ff). Den Lokalbefund kennzeichnen schmerzhafte Ulzerationen, Nekrosen und im fortgeschrittenen Stadium eine feuchte Gangrän. Der übrige Fuß ist kalt, blaßlivide verfärbt und die Fußpulse sind nicht oder nur abgeschwächt tastbar.

Zur Vermeidung von Amputationen beim diabetischen Fuß ist die Prophylaxe entscheidend wichtig. Zur langfristigen Prävention empfiehlt sich eine gute Stoffwechseleinstellung. Absolute Nikotinabstinenz wird angeraten. Bei Risikopatienten sind engmaschige ärztliche Beinuntersuchungen und spezielle Patientenschulungen indiziert (Fuß- und Hautpflege, Inspektion, Vermeidung von Verletzungen jeglicher Art, spezielle Schuhe). Zur Prophylaxe und differenzierten Therapie können interdisziplinäre „Fuß-Ambulanzen“ konsultiert werden.

Hypertriglyzeridämie

Eine Hypertriglyzeridämie sekundärer Genese findet sich häufig bei Typ-II-Diabetes-mellitus bei unbefriedigender Einstellung des Kohlenhydratstoffwechsels. → hierzu „Fettstoffwechselstörungen“, S. 677 ff.

Literatur

Mehnert, H., Schöffling, K., Standl, E., Usadel, K.-H., Hrsg.: Diabetologie in Klinik und Praxis, 3. Aufl. Stuttgart: Thieme: 1994.
Umfassende Monographie über klinische Diabetologie in deutscher Sprache.

Berger, M., Hrsg.: Diabetes mellitus. München, Wien, Baltimore: Urban & Schwarzenberg: 1995.
Aktuelle Monographie über Diabetes mellitus.

Pickup, J., Williams G., eds.: Textbook of Diabetes, 2nd ed. London: Blackwell: 1996.
Umfangreiche Monographie über Diabetes mellitus, zahlreiche Abbildungen.

Porte, D. Jr., Sterwin, R. S., eds.: Diabetes mellitus, 5th ed., Stamford, Connecticut: Appleton and Lange: 1996.
Angloamerikanisches Standardwerk über Diabetes mellitus.

Alle hier genannten Bücher sind Standardwerke der Diabetologie. Derjenige, der sich für Diabetologie interessiert, ist gut beraten, in diesen Werken nachzulesen, um sein Wissen zu erweitern. Eine eindeutige Präferenz kann keinem Buch gegeben werden; für die Auswahl ist vielleicht am ehesten noch die Sprache ein Kriterium.

25.2 Insulinom

Definition

Insulinsezernierende β-Zell-Adenome des Pankreas (Insulinome) mit autonomer, nicht an die Blutglucose angepaßter Insulinsekretion und Hypoglykämie.

→ *eng.:* insulinoma, beta cell tumor

Ätiopathogenese und Pathophysiologie: Beim epidemiologisch seltenen Insulinom findet sich in etwa 80% der Fälle ein solitäres, insulinsezernierendes β-Zell-Adenom des Pankreas, vereinzelt handelt es sich um multiple Adenome oder auch sehr selten um Karzinome. Diese Tumoren verursachen einen endogenen Insulinüberschuß durch eine nicht an die Blutglucose angepaßte Insulinsekretion.

Klinische Symptomatik: Hypoglykämien (Symptome → S. 668 f u. 670) treten vor allem beim Fasten, also nach längerer Nahrungskarenz (z. B. nachts) und nach körperlichen Anstrengungen auf. Meist dominieren neuroglykopenische Symptome. Mitunter treten als Hypoglykämiesymptome vorwiegend Episoden von Verwirrtheit und/oder andere psychische Abnormitäten auf, deshalb gelangen diese Patienten öfters fälschlicherweise in psychiatrische Behandlung. Die Hypoglykämien nehmen im Verlauf häufig an Schwere und Häufigkeit zu. Eine gesteigerte Nahrungszufuhr führt zu einer Gewichtszunahme. Der klinische Befund ist ansonsten in der Regel unauffällig.

Diagnostisches Vorgehen: Der Verdacht auf Hypoglykämie muß durch eine erniedrigte Blutglucose biochemisch gesichert werden. Dabei sind Präzisionsmessungen unverzichtbar.
Bei Insulinomverdacht ist ein Hungerversuch über 72 Std. indiziert, um eine Hypoglykämie zu provozieren. Dieser Test muß im Krankenhaus durchgeführt werden. Bei Nahrungskarenz erfolgen in 6stündlichen Abständen Blutabnahmen zur Bestimmung von Glucose, Insulin und C-Peptid. Bei einer Hypoglykämie wird der Test nach einer Blutabnahme vorzeitig beendet und anschließend Glucoselösung intravenös infundiert. Charakteristisch für ein Insulinom ist die fehlende Suppression von Insulin bei Abfall der Blutglucose.
Lokalisationsdiagnostik: Nach der biochemischen Diagnosesicherung erfolgt die Lokalisationsdiagnostik mit Sonographie, Endosonographie, Computer- oder Kernspintomographie des Pankreas, die Tumornachweisgrenze liegt bei 0,5–1 cm. Eine Angiographie des Pankreas sowie selektive Insulinbestimmungen aus verschiedenen Abschnitten der V. pancreatica sind vereinzelt zur Tumorlokalisation hilfreich.

Therapie: Die Akuttherapie bei einer Hypoglykämie ist die Glucosezufuhr (S. 671), die Langzeittherapie der Wahl ist die operative Tumorresektion. Bei fehlendem Tumornachweis, Kontraindikationen, nicht radikaler Operation, usw. kann eine medikamentöse Therapie eingeleitet werden (Diazoxid, Octreotid). Bei metastasierendem Inselzellkarzinom ist eine medikamentöse Therapie mit Streptozotocin indiziert.

Literatur

Service, F. J.: Hypoglycemic Disorders. New England Journal of Medicine 1995: 332: 1144–1152.
Umfassende Übersicht.

26 Fettstoffwechsel

Eberhard Windler, Heiner Greten

26.1 Wesentliche pathophysiologische Zusammenhänge

Fettstoffwechselstörungen haben klinisch vor allem eine Bedeutung, weil sie die Entwicklung von Arteriosklerose (→ S. 32ff) und Pankreatitis (→ S. 945f) begünstigen. Wesentliche Grundlagen und pathophysiologische Zusammenhänge sollen hier kurz erläutert werden (→ hierzu ◘ 26.**1**):

- **Cholesterin** ist ein Strukturmolekül für Zellmembranen und das Ausgangsmolekül der Synthese von Steroidhormonen und Gallensäure. **Triglyceride** dienen als Energieträger. Wegen ihrer Wasserunlöslichkeit müssen sie in Form von **Lipoproteinen** im Blut transportiert werden. Triglyceride und Cholesterinester befinden sich als apolare Moleküle im Kern der Lipoproteine. Dieser ist von unverestertem Cholesterin und Phospholipiden umgeben, die als bipolare Moleküle die Wasserlöslichkeit vermitteln. **Apolipoproteine** auf der Oberfläche der Lipoproteine regulieren den Stoffwechsel der Lipoproteine. Sie dienen als Strukturmoleküle, Enzyme, Aktivatoren von Enzymen, Lipidtransferfaktoren oder Liganden für Zelloberflächenrezeptoren.
- ① Die Nahrungsfette werden in **Chylomikronen** über die mesenteriale Lymphe dem Blutkreislauf zugeführt. Ein Großteil ihrer Triglyceride wird (nach Hydrolyse durch Apolipoprotein-C-II-aktivierte Lipoproteinlipase = LPL) der Muskulatur und dem Fettgewebe zugeführt.
- ② Die verbleibenden Restpartikel, sog. **Chylomikronen-Remnants**, binden durch Apolipoprotein E an Rezeptoren der Leber wie dem **Low-density-Lipoprotein-(LDL-)Rezeptor** und werden endozytiert.
- ③ Von der Leber werden Cholesterin und Triglyceride in Form von **Very-low-density-Lipoproteinen (VLDL)** in den Kreislauf sezerniert. Wie bei Chylomikronen hydrolysiert Lipoproteinlipase einen Großteil ihrer Triglyceride. Im Unterschied zu Chylomikronen bildet Apolipoprotein B-100 das Strukturmolekül der VLDL. Es führt vermutlich dazu, daß ca. 40% der **VLDL-Remnants** (④) nicht von der Leber aufgenommen werden, sondern in triglyzeridarme, aber cholesterinreiche LDL umgewandelt werden. LDL kann von extrahepatischen Geweben über den LDL-Rezeptor aufgenommen werden, ein Überschuß von etwa ca. 70% kehrt aber zur Leber zurück.
- Die Schutzfunktion von **High-density-Lipoproteinen (HDL**, ⑤) wird auf ihre Fähigkeit zurückgeführt, Cholesterin von extrahepatischen Geweben und Arterienwänden aufzunehmen und zur Leber zu bringen. Das Cholesterin wird durch **Lecithin-Cholesterin-Acyltransferase (LCAT)** verestert. Die entstandenen Cholesterinester gelangen als apolare Moleküle in den

Wesentliche Stoffwechselwege der Lipoproteine im Plasma

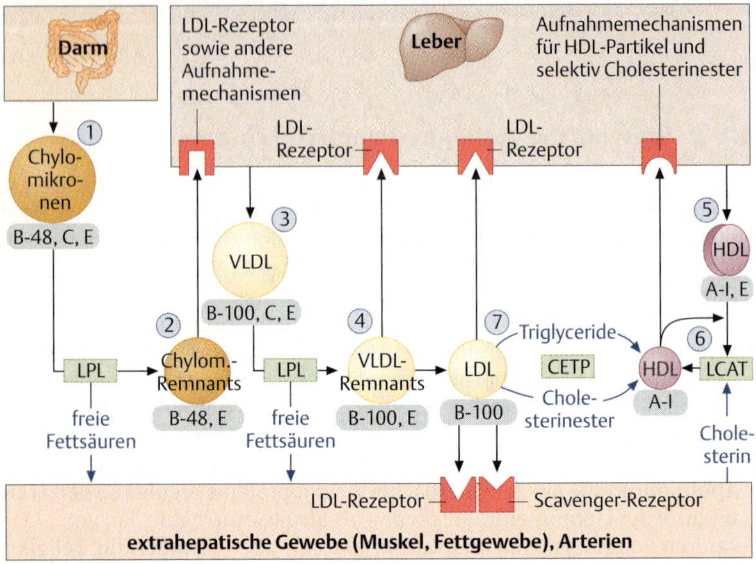

26.1 Erklärung im Text.

Kern der HDL, so daß aus den zunächst scheibenförmigen Partikeln sphärische HDL entstehen. Die Cholesterinester gelangen auf 3 Wegen in die Leber:

- 1. Cholesterinester können durch **Cholesterinester-Transferprotein (CETP**, ⑥) auf LDL transferiert und mit ihnen zur Leber gebracht werden.
- 2. Cholesterinester der HDL können selektiv von der Leber aufgenommen werden, und HDL werden als ganze Partikel endozytiert.
- 3. Die Leber kann das Cholesterin als Ester speichern oder mit der Galle als Cholesterin oder katabolisiert zu Gallensäuren ausscheiden.

➤ ⑦ Die triglyceridreichen Lipoproteine wie Chylomikronen und VLDL tauschen mittels des Cholesterinester-Transferproteins (CETP) Triglyceride gegen Cholesterinester der HDL und LDL aus. Dadurch werden einerseits die Chylomikronen und VLDL cholesterinreicher (und deshalb möglicherweise atherogener), andererseits werden die auf die HDL und LDL transferierten Triglyceride durch hepatische Lipase hydrolysiert. Dadurch entstehen kleinere HDL und LDL. Meßbar beeinflußt dieser Mechanismus das Lipoproteinprofil nur bei **Hypertriglyzeridämie**, da unter diesen Umständen der Transfer von Triglyceriden auf HDL und LDL erhöht ist. Deshalb stehen die Plasmatriglyceride und das HDL-Cholesterin in einem inversen Verhältnis: eine Senkung der Triglyceride erhöht das HDL-Cholesterin. Beide, niedrige HDL und kleine, dichte LDL, gehen mit erhöhtem **Herzinfarktrisiko** einher, was wahrscheinlich mehr auf dem niedrigen HDL-Cholesterin beruht, als auf der Hypertriglyzeridämie und den kleinen LDL.

26.2 Primäre Hypercholesterinämien

Hypercholesterinämien stehen in direktem Zusammenhang mit frühzeitiger und beschleunigter Entwicklung von Arteriosklerose (26.1).

! Das Risiko, an Arteriosklerose zu erkranken, steigt ab einem Plasmacholesterinspiegel von etwa 200 mg/dl signifikant an.

Polygene Hypercholesterinämie

Definition

Der Begriff polygene Hypercholesterinämie umfaßt alle Erhöhungen des LDL-Cholesterins aus nicht näher bekannter Ursache.

→ *engl.:* polygenic hypercholesterolaemia

Epidemiologie: Die Manifestation einer polygenen Hypercholesterinämie wird durch Überernährung gefördert. Sie ist deshalb in den Industrienationen zu einer Volkskrankheit geworden. Ihre Häufigkeit hängt von der Definition eines oberen Grenzwerts für das Plasmacholesterin ab. Der durchschnittliche Cholesterinwert liegt in westlichen Industrienationen, die eine hohe Prävalenz arteriosklerotischer Gefäßerkrankungen aufweisen, um 220 mg/dl; in Ländern mit niedriger Rate koronarer Herzkrankheiten, wie in manchen asiatischen und mediterranen Gegenden, dagegen um 160 mg/dl oder darunter. Deshalb ist es sinnvoll, als Grenzwert für die Definition der Hypercholesterinämie etwa 200 mg/dl anzunehmen, da jenseits dieses Grenzwertes der erhöhte Plasmacholesterinspiegel mit klinisch signifikantem Risiko für die Entwicklung von Arteriosklerose einhergeht. Ganz überwiegend handelt es sich in unserer Bevölkerung um eine polygene Hypercholesterinämie.

Ätiopathogenese und Pathophysiologie:

- Die polygene Hypercholesterinämie beruht auf einer Erhöhung der LDL entsprechend einer Hypercholesterinämie Typ IIa nach Fredrickson (26.1).
- Geringe, genetisch bedingte Abweichungen einer Vielzahl von Apolipoproteinen, Enzymen, Rezeptoren und Transferfaktoren, die den Cholesterinstoffwechsel beeinflussen, führen in ihrer Kombination zu einem erhöhten LDL-Spiegel. Durch Mutanten des Apolipoproteins E können bei-

26.1 Hereditäre Fettstoffwechselstörungen

Bezeichnung	erhöhte Serumlipide	erhöhte Lipoprotein-Fraktion	Typisierung nach Fredrickson	Erbmodus	Häufigkeit	Arteriosklerose
polygene Hypercholesterinämie	Cholesterin	LDL	II a	polygen	sehr häufig	oft
kombinierte Hyperlipidämie	Cholesterin und/ oder Triglyceride	LDL und/oder VLDL	II a oder IV oder II b	dominant	0,3%	oft
familiäre Hypercholesterinämie	Cholesterin	LDL	II a	co-dominant	heterozygot: 0,2%, homozygot: 1:1 Mio.	sehr oft und früh in der Kindheit
familiäre Dysbetalipoproteinämie		Chylomikronen- und VLDL-Remnants		polygen	1%	keine
familiäre Hyperlipidämie Typ III	Triglyceride und Cholesterin	Chylomikronen- und VLDL-Remnants	III	polygen	0,02%	oft
sporadische Hypertriglyzeridämie	Triglyceride	VLDL und Chylomikronen	IV oder V	polygen	häufig	keine
familiäre Hypertriglyzeridämie	Triglyceride	VLDL und Chylomikronen	IV oder V	dominant	0,2%	keine
familiärer Lipoproteinlipase- oder Apolipoprotein–C-II-Mangel	Triglyceride	Chylomikronen und VLDL	I	rezessiv	sehr selten	keine
familiäre Hypoalphalipoproteinämie		HDL vermindert		dominant	häufig	oft

spielsweise bis zu 25% der Variationen des Cholesterinspiegels in der Bevölkerung erklärt werden.

- Im allgemeinen manifestiert sich die polygene Hypercholesterinämie erst durch Fehlernährung. Besondere Bedeutung kommt dabei der Aufnahme gesättigter Fettsäuren zu, in zweiter Linie auch der von Cholesterin und einer zu geringen Menge an Ballaststoffen.

Symptome: Die Diagnose einer polygenen Hypercholesterinämie kann nur durch eine Cholesterinmessung, z.B. im Rahmen einer Vorsorgeuntersuchung gestellt werden. Sonst weisen erst die kardiovaskulären Komplikationen auf die Stoffwechselstörung hin. Xanthelasmen und Arcus lipoides corneae sind zu unspezifisch, fehlen überwiegend und kommen auch bei normolipämischen Personen vor.

Diagnostisches Vorgehen: Eine Hypercholesterinämie muß als polygen eingestuft werden, wenn sich kein Anhaltspunkt für eine sekundäre LDL-Erhöhung (26.**2**) oder für eine der sehr viel selteneren anderen primären Hypercholesterinämien ergibt.
Mit der **Friedewald-Formel** läßt sich das LDL-Cholesterin im Nüchternserum für klinische Belange genügend genau ermitteln: Das LDL-Cholesterin in mg/dl ergibt sich aus dem Gesamtcholesterin minus HDL-Cholesterin minus ⅕

26.**2** Sekundäre Fettstoffwechselstörungen infolge von Erkrankungen und Medikamenteneinnahme

Sekundäre Fettstoffwechselstörungen	Mögliche Ursachen
Hypercholesterinämie	akute intermittierende Porphyrie Anorexia nervosa
Hypercholesterinämie und **Hypertriglyzeridämie**	Lupus erythematodes Morbus Cushing Alkoholismus Streß Medikamente: Thiazide, Glucocorticoide, Östrogene (prämenopausal)
erniedrigtes HDL	Hepatopathien Hyperthyreose Lymphome Rauchen
Hypercholesterinämie und **Hypertriglyzeridämie** sowie **erniedrigtes HDL**	Diabetes mellitus Niereninsuffizienz nephrotisches Syndrom Hypothyreose Gammapathien β-Rezeptorenblocker

der Serumtriglyceride in mg/dl. (Die Triglyceride entsprechen bis 400 mg/dl etwa dem Fünfachen des VLDL-Cholesterins.)
Direkt kann das LDL-Cholesterin mittels Lipoproteinelektrophorese, immunologischen Methoden oder Ultrazentrifugation gemessen werden.

Therapie und Prognose:

- 26.**3** gibt Therapieziele zur Prävention arteriosklerotischer Gefäßleiden insbesondere der koronaren Herzkrankheit in Anlehnung an Empfehlungen internationaler Gremien wieder.
- Die Ernährungsumstellung ist die wichtigste Maßnahme. Die Höhe des Plasmacholesterins hängt in erster Linie von der Aufnahme *gesättigter Fette* ab, da sie die Cholesterinsynthese der Leber erhöhen und die Aktivität des LDL-Rezeptors erniedrigen. Daher sollte insbesondere der Genuß von Wurstwaren, fettem Fleisch, Käse und Vollmilchprodukten eingeschränkt werden. Der Verbrauch *einfach und mehrfach ungesättigter Fette* wie in pflanzlichen Produkten und im Fisch kann beibehalten werden. Getreideprodukte, Gemüse und Obst sollten die Basis der Ernährung bilden. Damit werden auch cholesterinarme, ballaststoffreiche Nahrungsmittel aufgenommen, was die Cholesterinsenkung verstärkt (26.**4**).
- Wenn die Ernährungsumstellung nicht ausreicht, können Medikamente notwendig werden. HMG-CoA-Reduktasehemmer und gallensäurebindende Ionenaustauscher senken effektiv das Cholesterin. Fibrate sind bei Hypertriglyzeridämie besonders wirksam (26.**5**).

26.**3** Zielwerte für die Behandlung von Fettstoffwechselstörungen

Lipid	Zielwerte, wenn kein weiterer Risikofaktor vorliegt	Zielwerte, wenn weitere Risikofaktoren vorliegen	Zielwerte, wenn Zeichen von Arteriosklerose oder koronarer Herzkrankheit vorliegen
Gesamtcholesterin	<250 mg/dl <5–6,5 mmol/l	<200 mg/dl <5 mmol/l	<200 mg/dl <5 mmol/l
LDL-Cholesterin	≤150 mg/dl ≤4 mmol/l	≤130 mg/dl ≤3,5 mmol/l	≤100 mg/dl ≤2,5 mmol/l
HDL-Cholesterin	>40 mg/dl >1,0 mmol/l	>40 mg/dl >1,0 mmol/l	>40 mg/dl >1,0 mmol/l
Triglyceride	≤150 mg/dl ≤2,0 mmol/l	≤150 mg/dl ≤2,0 mmol/l	≤150 mg/dl ≤2,0 mmol/l

26.4 Wesentliche Ernährungsempfehlungen bei Hypercholesterinämie

Nahrungsbestandteil	Maßnahme	Nahrungsmittel	
		meiden	bevorzugen
gesättigte Fette, Cholesterin	vermindern	Wurstwaren fettes Fleisch Vollmilchprodukte Käse	Seefisch mageres Fleisch Geflügel Magermilchprodukte
ungesättigte Fette	beibehalten oder vermindern		pflanzliche Fette und Öle
Ballaststoffe	erhöhen		Getreideprodukte Teigwaren Gemüse Obst

26.5 Wesentliche lipidsenkende Medikamente

Substanzgruppe	Mechanismen	Wesentliche Wirkungen	Nebenwirkungen
HMG-CoA-Reduktasehemmer	Cholesterinsynthese ↓; konsekutiv VLDL-Synthese ↓, LDL-Rezeptor ↑	LDL-Cholesterin ↓ Triglyceride ↓ HDL ↑	Myositis, Rhabdomyolyse
gallensäurenbindende Ionenaustauscher	Absorption von Gallensäuren; konsekutiv Cholesterinkatabolismus ↑, LDL-Rezeptor ↑	LDL-Cholesterin ↓	Obstipation
Fibrate	intraplasmatische Lipolyse ↑, VLDL-Synthese ↓	Triglyceride ↓; konsekutiv HDL ↑, DL-Cholesterin ↓	Myositis, Gallensteine
Nikotinsäurederivate	VLDL-Synthese ↓	Triglyceride ↓; konsekutiv HDL ↑, LDL-Cholesterin ↓	Flush, Magenbeschwerden

Familiäre Hypercholesterinämie

Definition

Die familiäre Hypercholesterinämie beruht auf einem dominant vererbten genetischen Defekt des LDL-Rezeptors.

→ *engl.:* familial hypercholesterolaemia

Epidemiologie: Von der **heterozygoten Form** ist etwa jeder 500. betroffen. Die **homozygote Form** ist mit einer Häufigkeit von 1 : 1 Mio. sehr selten. Bei Patienten bis zum 60. Lebensjahr ist die familiäre Hypercholesterinämie für jeden 20. Herzinfarkt verantwortlich.

Ätiopathogenese und Pathophysiologie:

- Mehr als 100 verschiedene Mutanten des LDL-Rezeptorgens sind identifiziert worden. Sie bewirken unterschiedliche Störungen von Synthese und Funktion des LDL-Rezeptors:
  - keine Synthese des LDL-Rezeptors aufgrund von Nullallelen,
  - verminderter Transport des LDL-Rezeptors zur Zelloberfläche,
  - herabgesetzte Bindungsfähigkeit für LDL,
  - gestörte Internalisierung der LDL in die Zelle.
- Bei **heterozygoten Merkmalsträgern** ist die Aktivität des LDL-Rezeptors (dominant vererbt) um 50% reduziert. Das LDL-Cholesterin steigt auf etwa 250–300 mg/dl.
- Beim **Homozygoten bzw. Compoundheterozygoten** mit 2 unterschiedlichen Defekten steigt das LDL-Cholesterin durch den kodominanten Erbgang auf über 600 mg/dl.

Symptome: Für die **heterozygote Form** pathognomonisch sind tendinöse Xanthome der Strecksehnen der Hand und der Achillessehne, die sich bei 75% in der 3. Lebensdekade ausbilden. Außerdem können tuberöse Xanthome an Ellbogen und subperiostale Xanthome unterhalb der Knie sowie über dem Olekranon entstehen. Im Zusammenhang mit Xanthomen können Polyarthritiden und Tendosynovitiden besonders der Sprunggelenke auftreten. *Jenseits des 30. Lebensjahres* bilden sich bei jedem zweiten heterozygoten Merkmalsträger Xanthelasmen oder ein Arcus lipoides corneae.

Homozygote Merkmalsträger fallen bereits als Kinder auf. In den ersten 4 Lebensjahren, oft schon pränatal, bilden sich pathognomonische planare, erhabene, orange-gelbe Xanthome an Extremitäten, Gesäß und Händen, insbesondere auch zwischen Daumen und Zeigefinger aus. Xanthelasmen sind selten, während ein Arcus lipoides corneae bereits in der ersten Lebensdekade auftreten kann.

Diagnostisches Vorgehen:

- Wegweisend für die familiäre Hypercholesterinämie ist die Familienanamnese: Bei **Heterozygoten** weist obligat ein Elternteil eine Hypercholesterinämie auf, bei **Homozygoten** beide. Da die Hypercholesterinämie im Unterschied zu anderen primären Hypercholesterinämien bereits im Kindesalter – unabhängig von äußeren Faktoren – manifest wird, kann die Diagnose durch Bestimmung des Cholesterins im Nabelschnurblut gestellt werden.
- Im Erwachsenenalter läßt sich die Diagnose mit hoher Sicherheit aufgrund der für andere primäre Hypercholesterinämien ungewöhnlich hohen Cholesterinwerte von 300–350 mg/dl zusammen mit den pathognomonischen tendinösen Xanthomen stellen. Beweisend ist der LDL-Rezeptor-Defekt auf kultivierten Fibroblasten oder isolierten Lymphozyten bzw. der molekularbiologische Nachweis eines Gendefektes.
- Klinisch im Vordergrund steht die frühzeitige Entwicklung von Arteriosklerose, insbesondere der Koronararterien (→ „Therapie und Prognose").
- Sekundäre Formen einer Hypercholesterinämie müssen ausgeschlossen werden, unter ihnen z. B. die hohen Cholesterinwerte von bis zu 1000 mg/dl bei Cholestase durch Lp-X (→ S. 693 f).

Therapie und Prognose:

- Wegen ihrer Häufigkeit ist die **heterozygote Form** der familiären Hypercholesterinämie klinisch wichtig. Das normale Gen des LDL-Rezeptors kann stimuliert werden. Diät ist meist nicht ausreichend, so daß in der Regel ein HMG-CoA-Reduktasehemmer mit einem gallensäurebindenden Ionenaustauscher kombiniert werden muß.
- Nur frühzeitig und dauerhaft angewandte extrakorporale LDL-Elimination auf chemischer Basis oder durch Anti-LDL-Antikörper versprechen, die deletäre Prognose der **homozygoten Form** zu verbessern. Experimentell werden Verfahren zum Ersatz von LDL-Rezeptoren durch Lebertransplantation oder Gentherapie erprobt.
- Die familiäre Hypercholesterinämie illustriert eindrucksvoll den Zusammenhang von LDL-Erhöhung und Arteriosklerose. Bei **homozygoten Kindern** entwickelt sich bereits bis zum 10. Lebensjahr eine koronare Herzkrankheit, die zuweilen bereits im 2. Lebensjahr zu Herzinfarkt und Tod führt. Darüber hinaus sklerosieren Aorta, Aortenklappen sowie die Pulmonalarterien.
- Bei 50% der Patienten mit **heterozygoter familiärer Hypercholesterinämie** entwickelt sich unbehandelt bis zum 40. Lebensjahr eine koronare Herzkrankheit. Bis zum 60. Lebensjahr erleiden 85% der Männer und 50% der Frauen einen Herzinfarkt gegenüber 15% bzw. 10% bei Normalpersonen.

Familiäre Dysbetalipoproteinämie und Hyperlipidämie Typ III

Definition

Der **familiären Dysbetalipoproteinämie** liegt eine gestörte Aufnahme von Remnants (der Restpartikel von Chylomikronen und VLDL nach Hydrolyse eines Teils der Triglyceride, (→ 26.**1**) durch die Leber zugrunde. Sie prädisponiert zur **familiären Hyperlipidämie Typ III**, die allerdings erst durch weitere genetische und exogene Faktoren manifest wird.

→ *Synonym:* Remnant-Hyperlipidämie; *engl.:* broad beta disease

Epidemiologie: Für die familiäre Dysbetalipoproteinämie liegt die Genfrequenz bei 1 : 100. Davon entwickeln nur 2% eine familiäre Hyperlipidämie Typ III, entsprechend jedem 5000. in der Bevölkerung.

Ätiopathogenese und Pathophysiologie:

- Der **Dysbetalipoproteinämie** liegt ein Ligandendefekt zugrunde. Punktmutationen des rezeptorkomplementären Apolipoprotein E vermindern die Bindung und Aufnahme von VLDL- und Chylomikronen-Remnants durch Zelloberflächenrezeptoren der Leber.
- Da LDL aufgrund nicht besetzter Rezeptoren schneller von der Leber aufgenommen werden, bleiben sie niedrig und es resultiert meist eine Hypocholesterinämie. Nur bei Homozygotie für Apolipoprotein E2 können ein weiteres Gen oder exogene Faktoren wie Überernährung oder Östrogenmangel in der Menopause zur **familiären Hyperlipidämie Typ III** (mit *erhöhtem* Cholesterin- und Triglyceridspiegel) führen.

Symptome:

Wegen des rezessiven Erbgangs und der geringen Manifestationsrate besteht meist keine Familienanamnese für familiäre Hyperlipoproteinämie Typ III. Das Manifestationsalter liegt (nur bei Homozygotie für Apolipoprotein E2) bei Männern zwischen dem 20. und 60. Lebensjahr, bei Frauen gewöhnlich erst jenseits der Menopause (Östrogenmangel).

Typisch sind gelbliche Lipidablagerungen der Hand- und Fingerlinien, Xanthochromia bzw. Xanthoma striata. Über Druckstellen wie Ellbogen und Knie bilden sich orange-gelbe tuberöse und tuberoeruptive Xanthome.

Diagnostisches Vorgehen:

- Bei familiärer Hyperlipidämie Typ III kann die Konzentration von Cholesterin und Triglyceriden auf bis zu 100 mg/dl ansteigen. Bis zu einer Konzentration von 500 mg/dl steigen beide Lipide ähnlich stark an. Erst jenseits von 500 mg/dl nimmt die Konzentration von Triglyceriden schneller zu als die von Cholesterin.
- Die Remnants können elektrophoretisch als breite β-Bande („broad beta disease") nachgewiesen werden. Molekularbiologisch oder mittels iso-

elektrischer Fokussierung läßt sich meist die pathogene Mutante Apolipoprotein E2 nachweisen und Hetero- von Homozygotie unterscheiden.
- Stoffwechselstörungen, die zu sekundärer Dysbetalipoproteinämie führen, müssen ausgeschlossen werden.

Therapie und Prognose:
- Die wesentlichste Maßnahme ist die Korrektur von Übergewicht.
- Die Substitution von Östrogenen in der Menopause kann eine entscheidende Maßnahme sein. Eine Hypothyreose muß behandelt werden.
- Medikamentös sind Fibrate und HMG-CoA-Reduktasehemmer effektiv.
- Herzinfarkte sind häufig, aber im Unterschied zu anderen Hypercholesterinämien besonders auch die arterielle Verschlußkrankheit.

Kombinierte Hyperlipidämie

Definition

Charakteristisch für die kombinierte Hyperlipidämie ist eine Erhöhung von VLDL oder LDL oder beiden.

→ *engl.:* combined hyperlipidaemia

Epidemiologie: Sie betrifft etwa jeden 300. in der Bevölkerung und jeden Dritten mit Hypertriglyzeridämie und bemerkenswerterweise 10–20% aller Herzinfarktpatienten.
Sie manifestiert sich nur bei 10–20% in Abhängigkeit von der Ernährung jenseits des 25. Lebensjahres. Dabei tritt die Hypertriglyzeridämie früher auf als die Hypercholesterinämie.

Ätiopathogenese und Pathophysiologie:
- Die erhöhte Synthese des Apolipoproteins B-100 führt zu Überproduktion von VLDL *und* LDL. (Der Erbgang ist wahrscheinlich monogen, aber heterogen.)
- Durch Konversion der vermehrten VLDL wird die LDL-Konzentration erhöht (→ **26.1**). Ist zusätzlich der Katabolismus der VLDL gestört, resultiert eine Erhöhung von VLDL oder VLDL *und* LDL.

Symptome:
- Charakteristisch ist die hohe Herzinfarktrate (auch in der Familienanamnese) bei Hypertriglyzeridämie, Hypercholesterinämie oder beiden.
- Klinische Zeichen wie tendinöse Xanthome sind selten. Oft gehen Übergewicht und Glucoseintoleranz mit der Manifestation einher.

Diagnostisches Vorgehen:
- Schwankungen der Konzentrationen von LDL und VLDL können zu wechselnder Zuordnung oder Hyperlipidämie nach der Einteilung von Fredrickson als Typ IIa, IIb oder IV führen. Diagnostisch wegweisend ist der Nach-

weis erhöhter LDL, VLDL oder beider bei verschiedenen Familienmitgliedern.
- Wegen des uncharakteristischen Lipidprofils müssen primäre wie sekundäre Hyperlipidämien abgegrenzt werden.
- Die Notwendigkeit einer Familienuntersuchung ohne spezifischen Marker machen die Diagnosestellung der kombinierten Hyperlipidämie im klinischen Alltag praktisch unmöglich.

Therapie und Prognose:
- Diät ist die wesentliche Maßnahme bei kombinierter Hyperlipidämie. Nikotinsäurepräparate, Fibrate oder HMG-CoA-Reduktasehemmer sind wirksam. Gallensäurebindende Ionenaustauscher senken zwar LDL, können aber VLDL erhöhen.
- Die kombinierte Hyperlipidämie führt sowohl bei LDL- wie auch VLDL-Erhöhung zu Arteriosklerose.

26.3 Primäre Hypertriglyzeridämien

Die Bedeutung von Hypertriglyzeridämien aufgrund vermehrter VLDL oder Chylomikronen (→ 26.1, S. 678) beruht vor allem auf der Gefahr der Entwicklung schwerer **Pankreatitiden**. Auch bei Patienten mit **Herzinfarkt** wird häufig eine Hypertriglyzeridämie diagnostiziert. Dennoch besteht nach heutiger Auffassung kein direkter Zusammenhang zwischen Hypertriglyzeridämie und Arteriosklerose. Eine Hypertriglyzeridämie kann Teil eines metabolischen Syndroms sein und lediglich das mit Hypertonus und Diabetes verbundene Risiko widerspiegeln. Darüber hinaus kann eine Hypertriglyzeridämie eine Erniedrigung der HDL und dadurch eine Verminderung des Cholesterinrücktransportes bewirken (→ „Hypoalphalipoproteinämie", S. 692). Auch LDL können unter dem Einfluß von Hypertriglyzeridämie zu kleineren, dichteren Partikeln werden, die atherogener sind.

Sporadische und familiäre Hypertriglyzeridämie

Definition

Eine Erhöhung der Triglyceride über die 95. Perzentile der Verteilung der Triglyceridkonzentration in der Bevölkerung hinaus wird als **sporadische Hypertriglyzeridämie**, bei positiver Familienanamnese als **familiäre Hypertriglyzeridämie** bezeichnet.

→ *engl.:* sporadic and familial hypertriglyceridaemia

Epidemiologie: Die Genfrequenz der familiären Form beträgt in Abhängigkeit des letztlich willkürlichen Grenzwertes etwa 1 : 500. Die sporadische und die familiäre Hypertriglyzeridämie machen jeweils etwa 25 % der primären Hypertriglyzeridämien aus.

Ätiopathogenese und Pathophysiologie:

- Der sporadischen und familiären Hypertriglyzeridämie liegt meist eine *Überproduktion der Triglyceride in der Leber* bei normaler Synthese von Apolipoprotein B zugrunde. Es kann jedoch auch der *intraplasmatische Katabolismus der VLDL* gestört sein.
- Bei Überproduktion kombiniert mit einer Abbaustörung durch exogene oder genetische Einflüsse sind nicht nur VLDL, sondern auch Chylomikronen im Sinne einer Hyperlipidämie Typ V erhöht.
- Wegen eines metabolischen Zusammenhangs sind die HDL oft erniedrigt.
- Wahrscheinlich liegt eine Reihe verschiedener Gendefekte zugrunde, die bei der familiären Form autosomal dominant mit einer Penetranz von 10–20% vererbt werden.
- In manchen Familien liegt die Penetranz bei 50%. Dabei sind 25% der Familienangehörigen milder, mit *alleiniger Erhöhung der VLDL* im Sinne einer Hyperlipidämie Typ IV betroffen, während 25% die schwerere, gemischte Hypertriglyzeridämie Typ V mit *Erhöhung von VLDL und Chylomikronen* ausbilden, ohne daß weitere aggravierende Faktoren hinzukommen.

Symptome: Das Manifestationsalter liegt jenseits des 20. Lebensjahres. Die Triglyceridwerte aufgrund einer VLDL-Erhöhung liegen zwischen 200 und 500 mg/dl, während Werte über 1000 mg/dl meist auf eine zusätzliche Akkumulation von Chylomikronen hinweisen. Sie werden bei familiären Formen erreicht (s. u.) oder oftmals sekundär durch vermehrte Kohlenhydratzufuhr mit Übergewicht, durch schlecht kontrollierten Diabetes mellitus, Alkohol, Hypothyreose oder Autoimmunerkrankungen. Eruptive Xanthome als klinische Zeichen sind selten.
Die schwere familiäre Hyperlipidämie Typ V auf der Grundlage einer sporadischen oder familiären Hypertriglyzeridämie ähnelt in ihrem klinischen Bild der Hyperlipidämie Typ I. Oft koexistiert jedoch Übergewicht und Glucoseintoleranz. Sie manifestiert sich häufig bereits im *jugendlichen Alter* durch wiederkehrende abdominelle Schmerzattacken, die häufig Ausdruck einer Pankreatitis sind. Weitere klinische Zeichen sind Hepatosplenomegalie und insbesondere eruptive, teils konfluierende Xanthome.

Diagnostisches Vorgehen: Neben sekundären Formen sind Triglyceriderhöhungen aufgrund einer kombinierten Hyperlipidämie (LDL und/oder VLDL, nicht aber Chylomikronen sind erhöht) oder familiärer Hyperlipidämie Typ III (Chylomikronen und VLDL-Remnants sind erhöht) abzugrenzen. Chylomikronen setzen sich als rahmiger Überstand innerhalb von 12 Stunden insbesondere bei Lagerung im Kühlschrank an der Oberfläche des Blutplasmas ab. Auch die Lipidelektrophorese trennt VLDL und Chylomikronen.

Therapie und Prognose: Wesentliche Bedeutung kommt dem Ausschalten aggravierender Einflüsse zu. Wichtige Maßnahmen sind daher:

- Normalisierung des Körpergewichts,

- Reduktion des Alkoholkonsums oder
- Einstellung eines Diabetes mellitus.

Durch Nikotinsäure kann die VLDL-Synthese gehemmt, durch Fibrate der Abbau gefördert werden. Eine Chylomikronämie, insbesondere bei Ausbildung einer Hyperlipidämie Typ V, bedarf der Beschränkung diätetischen Fetts (→ „Hyperlipoproteinämie Typ I“, unten).
Unter dieser Therapie ist die **Prognose** der Hypertriglyzeridämien im allgemeinen gut. Xanthome bilden sich zurück. Bei schwerer Verlaufsform mit Triglyceridwerten über 2000 mg/dl drohen jedoch Pankreatitiden mit allen Komplikationen, oft jedoch ohne Erhöhung der Amylase. Die Normalisierung konsekutiv erniedrigter HDL-Werte ist entscheidend hinsichtlich frühzeitiger Arteriosklerose.

Hyperlipoproteinämie Typ I

Definition

Familiärer Lipoproteinlipase- und Apolipoprotein-C-II-Mangel verursachen eine Hypertriglyzeridämie durch Akkumulation von Chylomikronen im Sinne einer Hyperlipidämie Typ I.

→ *Synonym:* Hyperlipidämie Typ I;
engl.: familial lipoproteinlipase and apolipoprotein C-II deficiency

Epidemiologie: Ein Lipoproteinlipase-Mangel tritt mit einer Frequenz von ca. 1 : 1 Mio. auf, Defekte im Apolipoprotein C-II sind vermutlich noch seltener.

Ätiopathogenese und Pathophysiologie: Der Hyperlipidämie Typ I liegt ein autosomal rezessiv vererbter Defekt der Lipoproteinlipase *oder* ihres Aktivators, des Apolipoprotein C-II, zugrunde. Die erheblich verminderte Lipolyse von Triglyceriden im Plasma führt zu einer Akkumulation von Chylomikronen. Reaktiv sind die Konzentrationen von HDL und LDL erniedrigt. Die Gesamtcholesterinwerte steigen nur bei Triglyceridwerten über 2000 mg/dl nennenswert mit an.

Symptome:

- **Heterozygote Merkmalsträger** mit familiärem Lipoprotienlipase- oder Apolipoprotein-C-II-Mangel haben allenfalls eine leichte Hypertriglyzeridämie. Erst bei **homozygot Betroffenen** steigen die Werte auf 1000–5000, zuweilen bis auf 15 000 mg/dl.
- Anamnestisch wird oft von Bauchschmerzattacken aufgrund rezidivierender Pankreatitiden berichtet. Die Erkrankung manifestiert sich meist vor dem 4., spätestens bis zum 10. Lebensjahr, zuweilen erst während einer Schwangerschaft. Die Kinder entwickeln sich normal und haben kein Übergewicht.

- An Extensoren und Hautfalten können sich eruptive Xanthome ausbilden, 5 mm große, gelbe, oft in Gruppen stehende Papeln.
- Häufig entwickelt sich eine Hepatosplenomegalie, seltener ein Hypersplenismus. Hepatomegalie und Milzinfarkte können zu den abdominellen Beschwerden beitragen.
- Das Arterioskleroserisiko ist trotz erniedrigter HDL durch die gleichzeitig erniedrigten LDL nicht erhöht.

Diagnostisches Vorgehen: Beweisend ist die niedrige oder fehlende Lipaseaktivität im Plasma nach Freisetzung durch Injektion von Heparin. Auch biochemische und molekularbiologische Analysen stehen zur Verfügung. Von der familiären Hyperlipidämie Typ V (→ S. 688 ff) ist sie dadurch abzugrenzen, daß nach Absetzen der Chylomikronen an der Oberfläche *keine* Trübung des Plasmas durch vermehrte VLDL auftritt.

Therapie und Prognose:
- Die Fettzufuhr muß auf 0,5 g/kgKG, häufig sogar auf 15 g/Tag unter Substitution essentieller Fettsäuren und fettlöslicher Vitamine beschränkt werden. Kalorien können durch mittelkettige Fettsäuren zugeführt werden. Die Triglyceride sinken dann gewöhnlich auf 200–500 mg/dl.
- Nur zusätzlich können Fibrate oder Nikotinsäure nützlich sein. Im Notfall können Apolipoprotein C-II durch Frischplasma vorübergehend ausgeglichen und die Triglyceride durch Plasmapherese eliminiert werden.
- Die Prognose der Hyperlipidämie Typ I ist gut. Unter strenger Diät bilden sich Xanthome zurück. Bei Triglyceridwerten über 2000 mg/dl (also wenn nicht oder nicht ausreichend therapiert wird) drohen jedoch Pankreatitiden.

26.4 Hypolipoproteinämien

Allgemeines

Hypolipoproteinämien sind **in der Regel** die unspezifische **Folge einer Vielzahl schwerer Erkrankungen**. Bei Malignomen kann das Cholesterin lange vor der klinischen Manifestation absinken. Hepatopathien beeinträchtigen die Cholesterinsynthese. Nur **selten** führen **Gendefekte** zu primären Hypolipoproteinämien. Hereditäre Störungen des Apolipoprotein B haben erst bei Cholesterinspiegeln unter etwa 100 mg/dl klinische Auswirkungen wie beeinträchtigtes Sehvermögen und neurologische Störungen durch verminderten Transport von Vitamin A und E. Akanthozyten treten erst bei Cholesterinwerten unter 50 mg/dl auf. Synthesestörungen von Chylomikronen können eine Fettmalabsorption mit Steatorrhö verursachen.
An dieser Stelle soll wegen ihrer Häufigkeit und klinischen Bedeutung jedoch nur auf HDL-Erniedrigungen näher eingegangen werden.

Hypoalphalipoproteinämie

Definition

Fettstoffwechselstörung, die zu einer Erniedrigung von HDL führt. Am häufigsten ist die Hypoalphalipoproteinämie Folge einer Hypertriglyzeridämie. Ihr können aber auch, wie im Falle der Tangier-Krankheit, seltene genetische Störungen zugrunde liegen.

→ *Synonym* (der Tangier-Krankheit): Analphalipoproteinämie; *engl.:* hypoalphalipoproteinaemia

Epidemiologie: Die Häufigkeit wird auf etwa 5% in der Bevölkerung geschätzt. Jedoch hat *etwa die Hälfte* der Patienten mit Infarkt ein erniedrigtes HDL-Cholesterin.

Ätiopathogenese und Pathophysiologie:

- Die familiären Hypoalphalipoproteinämien scheinen überwiegend autosomal dominant vererbt zu werden. Neben anderen, oft sehr seltenen Mutationen sind *Defekte des Apolipoprotein A-I* beschrieben worden.
- Die Hypoalphalipoproteinämie infolge einer Hypertriglyzeridämie (→ „primäre Hypertriglyzeridämie" S. 688ff) beruht wahrscheinlich auf einem *erhöhten Austausch von Cholesterinestern gegen Triglyceride.*
- Da nach heutiger Auffassung HDL den Transport überschüssigen Cholesterins aus extrahepatischen Geweben und den Arterien zur Leber vermittelt (→ ◘ 26.**1**), gehen erniedrigte HDL-Konzentrationen mit erhöhtem Risiko für Arteriosklerose einher. HDL-Cholesterinwerte unter 40 mg/dl müssen sicherlich als Risikofaktor für Arteriosklerose angesehen werden.

Symptome: Kein spezieller klinischer Befund ist wegweisend für die Hypoalphalipoproteinämie – außer möglicherweise eine Familienanamnese häufiger Myokardinfarkte bei *familiärer* Hypoalphalipoproteinämie.

Diagnostisches Vorgehen: Die Messung des HDL-Cholesterins, gegebenenfalls auch bei Familienangehörigen, führt zur Diagnose. Dazu gehört die Bestimmung der Triglyceride und der Ausschluß einer sekundären Fettstoffwechselstörung.

Therapie und Prognose: Da es gerade für die familiären Formen keine spezifische Behandlung gibt, steht die Korrektur von Übergewicht, Bewegungsmangel und Nikotinkonsum im Vordergrund. Die Behandlung einer Hypertriglyzeridämie ist sehr wirksam, wobei es oft auf die bessere Einstellung eines Diabetes mellitus ankommt.
Die Prognose der Hypoalphalipoproteinämie wird durch arteriosklerotische Komplikationen bestimmt, wozu sowohl koronare Herzkrankheit wie auch zerebrovaskuläre Ereignisse zählen.

26.5 Sekundäre Hyper- und Hypolipoproteinämien

Definition

Sekundäre Hyper- und Hypolipoproteinämien sind die Folge von Medikamenteneinnahmen oder einer Erkrankung (26.2, S. 681). Sie können eine Fettstoffwechselstörung eigenständig hervorrufen oder die Manifestation einer primären Hyperlipidämie fördern.

→ *engl.:* secondary hyper- and hypolipoproteinaemias

Epidemiologie: Sekundäre Fettstoffwechselstörungen sind häufig, wobei sekundäre Hypolipidämien meist die Folge schwerer Erkrankungen sind.

Ätiopathogenese und Pathophysiologie:

- Folgende Prinzipien erklären viele sekundäre Hyper- und Hypolipoproteinämien:
  - Mobilisierung von Fettsäuren aus dem Fettgewebe steigert die Sekretion von VLDL durch die Leber.
  - Verminderte intravasale Triglyceridhydrolyse führt zu Hypertriglyzeridämie.
  - Hohe Triglyceridhydrolyse führt durch Umwandlung der VLDL in LDL zu Hypercholesterinämie.
  - Abbaustörung der LDL hat eine Hypercholesterinämie zur Folge.
- Bei Diabetikern führt Insulinmangel durch fehlende Hemmung der Lipolyse zur Freisetzung von Fettsäuren und dadurch zu Hypertriglyzeridämie. Sie wird durch verminderte Lipoproteinlipase und Adipositas verstärkt. Reaktiv sinkt das HDL.
- *Hypo*thyreose verringert die Zahl der LDL-Rezeptoren, so daß es durch Akkumulation von LDL zur *Hyper*cholesterinämie kommt. *Hyper*thyreose *erniedrigt* entsprechend das *Cholesterin.*
- Autoantikörper bei Gammopathien können durch eine Reihe unterschiedlicher Angriffspunkte die Triglyceridhydrolyse stören oder den LDL-Rezeptor hemmen und dadurch Hypertriglyzeridämie oder -cholesterinämie hervorrufen.
- Bei Cholestase bilden sich durch Regurgitation von Phospholipiden und Cholesterin der Galle ins Blut vesikuläre Lipoproteine, das sog. Lp-X, das durch massive Cholesterinerhöhung eine LDL-Erhöhung vortäuscht.
- Eine Hypocholesterinämie ist meist Ausdruck einer schweren Erkrankung. Auch nach einem Herzinfarkt sinkt das Cholesterin ab. Bei Lebererkrankungen ist oft neben dem LDL vor allem auch das HDL betroffen. Wachstum von Malignomen kann zur Stimulation des LDL-Rezeptors und dadurch zu einer erhöhten Abbaurate von LDL führen.

Symptome: Die Klinik der Grunderkrankung steht in der Regel ganz im Vordergrund. Exzessive Triglycerid- oder Cholesterinerhöhungen können gelegentlich zu Xanthomen und Xanthelasmen führen, wie sie von der primären Hyperlipidämie bekannt sind.

Diagnostisches Vorgehen: Gewöhnlich stellt sich bei **erhöhten Lipidwerten** die Frage, ob es sich um eine sekundäre Störung des Lipoproteinstoffwechsels handelt. Dann müssen die häufigen auslösenden Faktoren wie Diabetes mellitus, Hypothyreose, Niereninsuffizienz oder Hepatopathien ausgeschlossen werden.
Erniedrigte Blutfettwerte infolge schwerer Erkrankungen haben in der Regel keine klinische Bedeutung.

Therapie und Prognose: Die Korrektur der Lipide sollte zunächst durch Behandlung der zugrundeliegenden Erkrankung oder durch Austausch eines Medikamentes angestrebt werden. Führt das nicht zum Erfolg, müssen die Lipide wie bei einer primären Hyperlipidämie allerdings unter Berücksichtigung der Prognose der Grundkrankheit behandelt werden.

Literatur

Thompson, G. R.: A Handbook of Hyperlipidaemia. London: Current Science: 1990.

Schwandt, P., Richter, W. O.: Handbuch der Fettstoffechselstörungen. Stuttgart: Schattauer Verlag 1995.
Ausführliche Handbücher zum Nachschlagen, in dem der Student die Grundlagen der Fettstoffwechselstörungen nachschlagen kann.

Windler, E.: Lipidtherapie in der Prävention und Behandlung koronarer Herzkrankheiten. Hamburg: 1997.
Dieses, an der Universität Hamburg entstandene Buch stellt die klinischen Bezüge zwischen Fettstoffwechselstörungen und koronarer Herzkrankheit dar.

27 Hyperurikämie und Gicht (Arthritis urica)

Erberhard Windler, Heiner Greten

Definition

Unter Hyperurikämie versteht man eine Erhöhung des Harnsäurespiegels im Blut. Die Hyperurikämie ist meist genetisch bedingt **(primäre Hyperurikämie)** und seltener Folge anderer Störungen **(sekundäre Hyperurikämie)**. Eine länger bestehende Hyperurikämie kann aufgrund von Harnsäureablagerungen zu Gicht und Arthritis urica, Gichtnephropathie oder Tophi führen.

→ *Synonym:* Arthritis urica; *engl.:* hyperuricemia, gout

Epidemiologie:

- ♂ > ♀;
  Ca. 15% der Männer haben einen Harnsäurespiegel über 7 mg/dl. Die Prävalenz von Gicht liegt aber nur bei 0,25%.
  Bei Frauen wird die Gicht vor der Menopause praktisch nicht beobachtet; ein Grund mag die urikosurische Wirkung von Östrogenen sein.
  Je früher die Gicht beginnt, desto schwerer ist ihr Verlauf.
- Verwandte Gichtkranker haben häufiger ebenfalls erhöhte Harnsäurewerte. Der Erbgang ist nur in Einzelfällen bekannt, überwiegend nicht aufgeklärt und vermutlich uneinheitlich. Bei Manifestation in jüngerem Alter ist eine hereditäre Genese wahrscheinlicher als bei Manifestation in höherem Alter. Bei Manifestation vor der Pubertät liegt häufig ein Hypoxanthin-Guanin-Phosphoribosyltransferase-Mangel vor.
- Hyperurikämie ist eine Erkrankung der Wohlstandsgesellschaft und kommt gehäuft beim sog. metabolischen Syndrom (→ S. 644) vor:
  Syndrom X = Typ-II-Diabetes durch Insulinresistenz, Hyperlipoproteinämie, essentielle Hypertonie und stammbetonte Adipositas.

Ätiopathogenese und Pathophysiologie: Harnsäure entsteht als Endprodukt des Abbaus von Purinen in Leber und Darm (27.**1**). Pro Tag werden etwa 700 mg Harnsäure gebildet.

Purine werden

- mit der Nahrung aufgenommen,
- in den meisten Zellen synthetisiert und
- im Rahmen der natürlichen Zellerneuerung und der Wiederverwertung aus vorhandenen Purinskeletten freigesetzt.

Im Blut wird Harnsäure als Natriumurat transportiert. 80% werden renal und 20% über den Darm ausgeschieden. In der Niere wird Harnsäure zunächst frei filtriert, dann aber nahezu vollständig im proximalen Tubulus rückresorbiert.

Purinstoffwechsel: Pathophysiologie und therapeutische Angriffspunkte

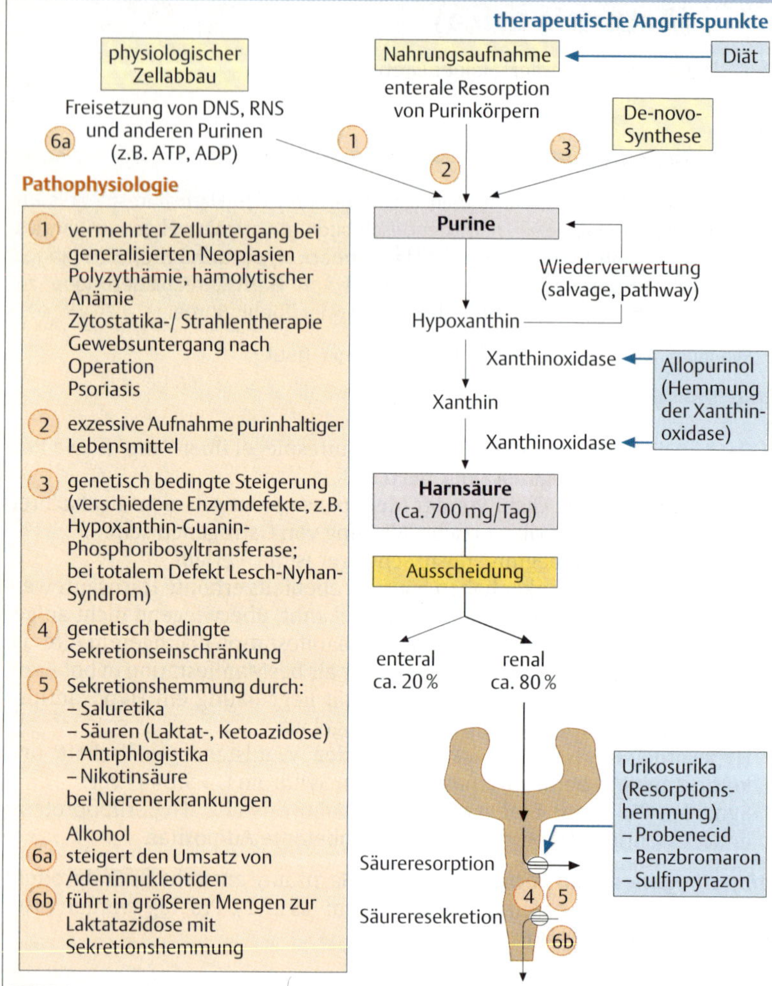

27.1

Distal hiervon erfolgt eine aktive Sekretion. Insgesamt wird nur 10% der glomerulär filtrierten Harnsäure mit dem Urin ausgeschieden.
Ein erhöhter Harnsäurespiegel im Blut kann folgende Ursachen haben (27.1):

➤ **Erhöhter Anfall von Harnsäure** durch
① gesteigerten Zellabbau- und umsatz; dies ist der Fall bei Malignomen, insbesondere hämatopoetischen Erkrankungen, bei körperlicher Anstrengung und bei Krankheiten wie Psoriasis oder Morbus Paget,
② reichliche Aufnahme nukleinsäurehaltiger Nahrungsmittel wie Hirn, Innereien und Hülsenfrüchte, die den Harnsäurespiegel mäßig erhöhen können,
③ genetisch bedingte, vermehrte endogene Harnsäuresynthese infolge unterschiedlicher Enzymdefekte des Purinstoffwechsels. Dies ist bei ca. 15% der Fälle primärer Gicht die Ursache.

➤ **Verminderte renale Ausscheidung** (steht bei 98% der Gichtkranken im Vordergrund) durch:
④ genetisch bedingte Leistungseinschränkung des aktiven Sekretionsprozesses im Nierentubulus (bei 85% der an *primärer* Gicht Erkrankten der Fall),
eine Vielzahl von Erkrankungen, wie Niereninsuffizienz, Hypertonus, Azidose oder Hypothyreose, die *sekundär* zu einer verminderten renalen Ausscheidung führen,
⑤ Hemmung der Harnsäuresekretion durch Pharmaka wie Salizylate, Diuretika, Ciclosporin und viele andere,
⑥ exzessiven Alkoholkonsum (Alkohol erhöht die Harnsäuresynthese und vermindert die renale Sekretion).

Die physiologische Harnsäurekonzentrationen im Serum bzw. in der Gewebsflüssigkeit liegen nur knapp unterhalb des Löslichkeitsprodukts von Uratsalzen. Bei Überschreiten dieses Wertes kommt es zur Auskristallisation und Ablagerung von Uraten in Geweben und vor allem in Gelenken. Der gesamte Harnsäurepool des Gesunden beträgt etwa 1 g, bei Gichtpatienten kann er bis auf 30 g ansteigen.

Pathophysiologie des Gichtanfalls: Die Interaktion von Uratkristallen mit Leukozyten und Makrophagen löst komplexe entzündliche und immunologische Reaktionen aus, die einen Gichtanfall hervorrufen. Ein zentraler Vorgang scheint die *Schädigung von Leukozyten durch phagozytierte Uratkristalle* zu sein. Dies führt zur Ausschüttung lysosomaler Enzyme, deren Wirkung eine Umgebungsreaktion hervorruft, die die Gelenke schädigt. Die Autolyse der Leukozyten setzt möglicherweise Uratkristalle frei, die wiederum phagozytiert werden, so daß sich die Reaktionskette selbst unterhält. Beim **akuten Gichtanfall** laufen diese Vorgänge sehr schnell ab. Jede Änderung der Harnsäurekonzentration kann einen Anfall auslösen: nicht nur eine Erhöhung, sondern auch ein Absinken der Harnsäurekonzentration, was pathophysiologisch bisher nicht verstanden ist.

! Auch während eines akuten Gichtanfalls kann der Harnsäurespiegel also normal sein.

Bei der **chronischen Gicht** verlaufen die Vorgänge sehr viel langsamer, so daß sich die Klinik wenig dramatisch entwickelt. Über Jahre bilden sich durch Ausfällung von Uratkristallen Tophi an Prädilektionsorten, gelenknahe Knochendefekte, eine Gichtnephropathie oder eine Nephrolithiasis.

Symptomatik des akuten Gichtanfalls: Aus voller Gesundheit kommt es häufig nachts zu einer stark schmerzhaften Monarthritis, meist des Großzehengrundgelenks (Podagra) oder seltener des Daumengrundgelenks (Chiragra). Die Haut über dem Gelenk ist geschwollen, gerötet und überwärmt (27.**2**). Neben anderen Gelenken können auch Bursae wie die des Olekranon oder des Kniegelenks oder Sehnenscheiden befallen sein. Selten sind die Ileosakral- oder Sternalgelenke oder die Wirbelsäule betroffen (typische Auslösefaktoren → 27.**1**, S. 700). Als Allgemeinsymptom kann sich Fieber entwickeln. Innerhalb von 1–2 Tagen erreicht die Symptomatik ihren Höhepunkt, klingt nach 7–10 Tagen auch ohne Therapie spontan ab und hinterläßt oft Schuppung und Hautjucken über dem betroffenen Gelenk.

Nierenbeteiligung bei Gicht:

- Nephrolithiasis (→ S. 266ff):
  - tritt bei erhöhter Harnsäure in Blut und Urin auf,
  - tritt in 40% der Fälle vor dem 1. Gichtanfall auf,
  - auch ohne Gicht der Gelenke,
  - Harnsäure als Nidus der Steinbildung, daher oft Calciumoxalat- oder -phosphatsteine.
- Uratnephropathie (→ S. 271):
  - Natriumuratablagerungen mit reaktiven Riesenzellen im renalen Interstitium,
  - seltener Grund für Proteinurie, Hypertonus und Niereninsuffizienz,
  - nur bei unbehandelter Gicht ist dies in 25% der Fälle die Todesursache.

Akute Gichtarthritis

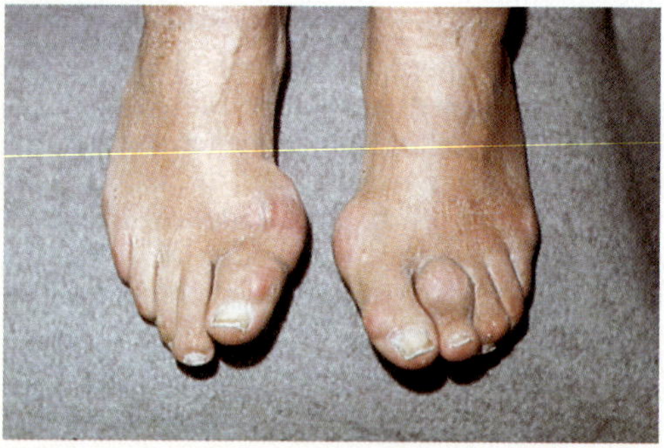

27.**2** Ausgeprägte Podagra beidseitig sowie Arthritis urica an der linken 2. Zehe.

- Harnsäurenephropathie:
  - reversibles Nierenversagen durch Ausfällung von Harnsäure in den Nierentubuli, Sammelrohren und ableitenden Harnwegen,
  - durch plötzliches Anfluten von Harnsäure, z.B. bei leukämischer Blastenkrise, körperlicher Anstrengung,
  - gefördert durch Dehydratation und Azidose.

Diagnostisches Vorgehen: Bei Verdacht Harnsäurebestimmung im Serum. Laborchemisch sind im Anfall meist allgemeine Entzündungszeichen nachweisbar. Während eines akuten Anfalls kann der Harnsäurespiegel normal sein, besonders wenn eine harnsäuresenkende Therapie vorausging. Für die Diagnostik der Monarthritis ist der Nachweis von Harnsäurekristallen in der Synovialflüssigkeit entscheidend. Charakteristisch, aber nicht vollkommen spezifisch ist das prompte Ansprechen auf Colchizin, wahrscheinlich durch Inhibierung der Funktion phagozytierender Leukozyten.

Differentialdiagnose:

Erkrankung	Bedeutung	Kommentar
der akuten Monarthritis		
bakterielle Arthritiden	+++	meist große Gelenke, Erregernachweis im Gelenkpunktat
traumatische Arthritiden	++	Röntgen und Anamnese
Lupus erythematodes	++	oft Frauen unter 45, weitere lupustypische antinukleäre Faktoren
Morbus Reiter	+	meist junge Männer, Urethritis und Konjunktivitis
Arthritis psoriatica	+	meist Fingerendgelenke oder Gelenke eines Strahls, Psoriasis der Haut
der akuten polyartikulären Gicht		
akutes rheumatisches Fieber	++	Kinder und Jugendliche, Antistreptolysintiter erhöht
der chronisch rezidivierenden Gicht		
rheumatoide Arthritis	+++	Morgensteifigkeit, überwiegend Rheumafaktoren erhöht
Polyarthritis psoriatica	++	Fingerendgelenke, Gelenke entlang eines Strahls, Hauterscheinungen
Morbus Bechterew	+	meist Männer, Beginn vor dem 30. Lebensjahr, HLA-B 27 in 90% der Fälle positiv

27.1 Übersicht zur Gicht

Stadien	
I	**asymptomatische Hyperurikämie** (Harnsäurewerte über 7 mg/dl sind weitaus häufiger als eine manifeste Gicht)
II	**Akuter Gichtanfall** ➤ tritt gewöhnlich erstmals nach 20–40 Jahren erhöhter Harnsäurewerte auf ➤ Inzidenz: – bei 7–9 mg/dl ca. 0,5%, – bei > 9 mg/dl ca. 5%, – bei > 10 mg/dl mehr als 90%, – nur bei ca. 1% der Patienten mit Niereninsuffizienz kommt es zu einem akuten Gichtanfall (Gründe: evtl. ist der Harnsäurespiegel nicht lange genug erhöht und die Immunantwort mitigiert), – ca. 25% der Patienten mit polyzystischen Nieren erleiden einen akuten Gichtanfall
III	**symptomloses Intervall** zwischen 2 Gichtanfällen
IV	**chronische Gicht** mit irreversiblen Gelenkveränderungen, Tophie und Nephropathie (zu Nephrolithiasis kann es auch vor dem Gichtanfall oder ganz ohne Gicht kommen)
akute Gicht	
Auslösefaktoren	➤ Trauma oder körperliche Anstrengung, ➤ Alkoholexzeß, ➤ Fehlernährung (übermäßige purinreiche Nahrungsmittel, wie z. B. Innereien oder Fisch; starke Gewichtsabnahme) ➤ Kälte an Extremitäten oder Ohren, ➤ niedriger pH-Wert extrazellulär oder im Urin, ➤ Mobilisation von Harnsäure, z. B. durch Allopurinol, Thiazide u. a., ➤ akuter Wasserverlust, z. B. durch nächtliches Ausschwemmen von Ödemen, ➤ durch Kombinationen mehrerer Auslösefaktoren ist ein Gichtanfall während Krankenhausaufenthalt häufig
Gelenkbefall	➤ Großzehengrundgelenk (Podagra 80%), ➤ Finger- und Handgelenk (Chiragra 7%), ➤ Ellbogen- und Kniegelenk (selten), ➤ Befall mehrerer Gelenke meist asymmetrisch

27.1 (Fortsetzung)

chronische Gicht	
Lokalisation der Tophi	vor allem an der Ohrmuschel, aber auch an Händen, Füßen, Olekranon,
Manifestation am Bewegungsapparat	➤ radiologischer Nachweis von zystischen und aufgrund des sklerotischen Randes scharf begrenzten Aufhellungen gelenknaher Skelettanteile („Lochdefekt") sowie Knochenapposition, ➤ häufig, wenn auch nicht gichtspezifisch, sind Demineralisation und Usuren, ➤ Weichteilschwellungen

Therapie: Die asymptomatische Hyperurikämie bedarf keiner Behandlung. (In der Regel weiß der Betroffene nicht, daß seine Harnsäurewerte erhöht sind.) Es ist also nicht notwendig, dem bei mäßiger Hyperurikämie seltenen Ereignis eines Gichtanfalls vorzubeugen. Ebenso ist nicht belegt, daß sich renale Komplikationen durch präventive medikamentöse Senkung des Harnsäurespiegels verhindern lassen. Harnsäure ist auch kein Risikofaktor für kardiovaskuläre Erkrankungen. Eine Ausnahme bildet die zu erwartende Hyperurikämie bei geplanter Chemotherapie (insbesondere hämatologischer Erkrankungen) unter der aufgrund des Zellzerfalls eine Harnsäurenephropathie ausgelöst werden kann.
Die Behandlung des akuten Gichtanfalls unterscheidet sich von der Langzeittherapie:

Behandlung des akuten Gichtanfalls:
Colchizin: Ein- bis zweistündlich werden 1 mg p.o. bis zum Nachlassen der Beschwerden oder bis zum Auftreten von Nebenwirkungen (Nausea, Erbrechen oder Durchfall) oder maximal 8 mg/Tag verabreicht. Bei über 90% Besserung nach 4–6 mg. Dann ausschleichende Dosierung über 2–3 Tage. Wirkmechanismus ist die Hemmung der Funktion phagozytierender Leukozyten.
Nichtsteroidale Antiphlogistika, z. B. Indometacin
Indikation: Wenn Colchizin nicht gegeben oder vertragen wird, oder bei schwerem Verlauf zusätzlich.
Dosierung: 100 mg Indometacin sofort p.o. oder rektal; bis maximal 300 mg/Tag. Anschließend absteigende Dosierung.
Weitere Maßnahmen: Ruhigstellung der betroffenen Extremität, kühle Umschläge.

Langzeittherapie: Die symptomatische Hyperurikämie bedarf der Behandlung. Nach dem ersten Gichtanfall, zumindest nach dem ersten Rezidiv, sollten durch Senkung des Harnsäurespiegels auf etwa 5 mg/dl weitere Gichtanfälle verhindert und Harnsäuredepots in den Geweben vermindert werden. Dies geschieht durch folgende Maßnahmen:
Diät: Basistherapie, bei Harnsäurewerten bis 9 mg/dl oft allein ausreichend.

Andererseits ist die medikamentöse Therapie mit Allopurinol (→ „Urikostatika“) so wirksam, daß die Diät in der Praxis bei dieser Indikation in den Hintergrund gerückt ist. Sie hat einen höheren Stellenwert bei den häufigen Begleiterkrankungen der Gicht wie Übergewicht, Diabetes, Fettstoffwechselstörungen und Hypertonus.

! Diätempfehlungen bei Hyperurikämie und Gicht
- **purinarme Nahrung:**
  - **purinreich:** Innereien (Leber, Niere), Hirn, Fisch, Geflügel und Schwein, Hülsenfrüchte
  - **purinarm:** Obst, Gemüse
  - **purinfreie Eiweißquellen:** Milch, Käse und Ei
- **Reduzierung des Alkoholkonsums:** Synthesesteigerung und Ausscheidungshemmung von Purinen. Bier enthält zusätzlich zum Alkohol Purine.
- **Normalisierung des Körpergewichts.**

- **Urikostatika,** z. B. Allopurinol:
  Prinzip: Hemmung der Xanthinoxidase.
  Dosierung: Anfangs- und Erhaltungsdosis 100–300 mg/Tag. Bei Niereninsuffizienz niedriger dosieren.
  Nebenwirkungen sind selten: Zu Beginn der Therapie vermehrt Gichtanfälle. Daher anfänglich Anfallsprophylaxe mit Colchizin gerechtfertigt. Häufige Nebenwirkungen betreffen den Gastrointestinaltrakt und allergische Hautveränderungen.
- **Urikosurika,** z. B. Probenecid.
  Nur noch bei gravierenden Nebenwirkungen von Allopurinol. Wegen der Steigerung der renalen Harnsäureausscheidung häufig Harnsäuresteinbildung.

Prognose, Komplikationen und Verlauf: Die Lebenserwartung bei früh und ausreichend behandelter Gicht scheint nicht eingeschränkt zu sein. Die Komplikation Gichtnephropathie kann durch die Therapie verhindert werden. Nur bei fehlender oder unzureichender Behandlung sterben 20–25 % der Patienten an Nierenversagen.
Die Hauptursache vorzeitiger Todesfälle bei Gicht ist Herzinfarkt und apoplektischer Insult wegen der häufigen Assoziation mit den Risikofaktoren für Herzkreislauferkrankungen (metabolisches Syndrom).

Literatur

Wolfram, G.: Das moderne Konzept der Ernährung bei Gicht. Akt. Ernähr. Med. 1992: 17: 24–32.
Ein Übersichtsartikel über die Ernährungstherapie der Hyperurikämie mit neuen Daten zum Puringehalt von Lebensmitteln inklusive der Effekte von Lagerung und Zubereitung.

Mertz, D. P.: Gicht. 6. Aufl. Stuttgart: Thieme: 1993.
Eine umfassende Monographie über alle Aspekte des gestörten Purinstoffwechsels.

28 Sonstige hereditäre Stoffwechselerkrankungen

Franz Rinninger, Heiner Greten

28.1 Porphyrien

28.1.1 Allgemeines

Definition

Porphyrien sind angeborene oder erworbene Störungen des Pigmentstoffwechsels, die auf spezifischen Enzymdefekten der Hämbiosynthese beruhen (28.1). Sie führen zu Überproduktion, Akkumulation oder vermehrter Exkretion von Porphyrinen oder deren Vorstufen. Entsprechend der bevorzugten Lokalisation der Überproduktion und der Akkumulation von Porphyrinen und Porphyrinvorläufern werden hepatische und erythropoetische Porphyrien unterschieden (28.1). **Hepatische Porphyrien** rufen vor allem neurologische, abdominelle und psychische Symptome hervor, **erythropoetische Porphyrien** vor allem Photodermatosen mit Photosensibilität der Haut.

→ *engl.:* porphyria

Ätiopathogenese: Zahlreiche Faktoren wie Steroidhormone, Medikamente oder die Ernährungsweise beeinflussen die Bildung von Porphyrinen und Porphyrinmetaboliten und können auf diese Weise eine Porphyrie hervorrufen. Die Pathogenese der neuroviszeralen Symptomatik bei **hepatischen Porphyrien** ist letztlich unklar. Bei **erythropoetischen Porphyrien** rührt die Sonnenlichtüberempfindlichkeit der Haut daher, daß die Exzitation überschüssig in der Haut vorhandener Porphyrine durch langwelliges Ultraviolettlicht Zellschäden verursachen kann.

Symptomatik und Diagnostik: Porphyrien kommen in *latenten (subklinischen)* und *manifesten (klinischen)* Stadien vor, die wechselseitig ineinander übergehen können. **Latenzphasen** überwiegen. Da viele Porphyriesymptome unspezifisch sind, werden Porphyrien oft mit Verzögerung diagnostiziert. Meist sichern pathobiochemische Untersuchungen, die in Speziallabors durchgeführt werden, die Verdachtsdiagnose. **Bei klinischer Manifestation** können Porphyrine und Porphyrinmetaboliten im Urin, im Stuhl und im Blut in oft massiv erhöhter Konzentration nachweisbar sein. Bei den akuten hepatischen Porphyrien ist der rot nachdunkelnde Urin ein vereinzelt wegweisender diagnostischer Hinweis.
Zur ergänzenden Diagnostik werden die spezifischen Enzymdefekte einzelner Porphyrien direkt charakterisiert. Mit der Isolierung und Charakterisierung von cDNA's von mehreren Enzymen der Hämbiosynthese lassen sich

Häm-Biosynthese beim Menschen

Metabolit	Enzym	Porphyrie bei Enzymdefekt
Succinyl-CoA + Glycin	ALA-Synthase (Delta-Aminolaevulinsäure-Synthase)	
Delta-Aminolaevulinsäure (ALA)	ALA-Dehydratase (Delta-Aminolaevulinsäure-Dehydratase)	Delta-Aminolaevulinsäure-Dehydratase-Defekt-Porphyrie (ADP)
Porphobilinogen (PBG)	HMB-Synthase (Hydroxymethylbilan-Synthase)	akute intermittierende Porphyrie (AIP)
Hydroxymethylbilan	URO-Synthase (Uroporphyrinogen-III-Synthase)	kongenitale erythropoetische Porphyrie (CEP)
Uroporphyrinogen III	URO-Decarboxylase (Uroporphyrinogen-Decarboxylase)	Porphyria cutanea tarda (PCT)
Coproporphyrinogen III	COPRO-Oxidase (Coproporphyrinogen-Oxidase)	hereditäre Coproporphyrie (HCP)
Protoporphyrinogen III	PROTO-Oxidase (Protoporphyrinogen-Oxidase)	Porphyria variegata (VP)
Protoporphyrin IX	Ferrochelatase (Häm-Synthetase oder Protohäm-Ferrolyase)	erythropoetische Protoporphyrie (EPP)
Häm		

→ wird zu
→ katalysiert

28.1 Diese stark vereinfachte und schematische Darstellung zeigt Metaboliten und Enzyme der Häm-Biosynthese. In der rechten Spalte sind die Porphyrien aufgeführt, die bei Defekten einzelner Enzyme resultieren.

molekulare Defekte identifizieren. Diese Methodik findet insbesondere bei Familienuntersuchungen und zur pränatalen Porphyriediagnostik Verwendung.

Therapie und Prophylaxe: Eine **kausale Therapie** der Porphyrien ist bisher nicht möglich. Zur **Prophylaxe der Porphyriesymptomatik** steht die Identifikation und das Ausschalten von manifestationsfördernden Faktoren im Vordergrund. Bei Photodermatosen sollte eine Sonnenlichtexposition möglichst vermieden werden. Ansonsten beschränkt sich die Behandlung im wesentlichen auf symptomatische Maßnahmen.

28.1 Einteilung der Porphyrien

Porphyrie	Abkürzung	Häufigkeit
chronische hepatische Porphyrie:		
➤ Porphyria cutanea tarda	PCT	+++++
akute hepatische Porphyrien:		
➤ akute intermittierende Porphyrie	AIP	++++
➤ hereditäre Koproporphyrie	HCP	++
➤ Porphyria variegata	VP	++
➤ Delta-Aminoaevulinsäure-Dehydratase-Defekt-Porphyrie (Doss-Porphyrie)	ADP	(+)
erythropoetische Porphyrien:		
➤ erythropoetische Protoporphyrie	EPP	+++
➤ kongenitale erythropoetische Porphyrie (Morbus Günther)	CEP	+

28.1.2 Hepatische Porphyrien

Chronische hepatische Porphyrie: Porphyria cutanea tarda (PCT)

→ *engl.:* porphyria cutanea tarda

Epidemiologie: häufigste Porphyrie überhaupt, wobei Männer häufiger betroffen sind als Frauen. Die Prävalenz beträgt 20–50 Genträger pro 100 000 Personen.

Ätiologie: Ursache ist die (bei der familiären Form autosomal-dominant vererbte) Aktivitätsminderung der hepatischen Uroporphyrinogen-Decarboxylase (URO-Decarboxylase).

Symptomatik: Hauptsymptom ist die Photosensibilität der Haut. An sonnenlichtexponierten Hautarealen treten sekretgefüllte Vesiculae und Bullae auf. Typisch ist weiterhin die leichte Verletzbarkeit der Haut sowie eine Hyperpigmentierung. Häufig ist die PCT mit milden bis schweren Lebererkrankungen assoziiert (z. B. Hepatitis B, hepatozelluläres Karzinom). Porphyrineinlagerungen können in der Leber nachweisbar sein. Die Manifestation erfolgt entweder spontan oder nach Induktion durch exogene Faktoren, z. B. übermäßiger Alkoholkonsum, Einnahme von Eisenpräparaten, Östrogenen (hormonelle Kontrazeptiva) und Hämodialyse.

Diagnostisches Vorgehen: Bei typischen Symptomen (s. o.) und meist bei Patienten, die an einer mittel- bis schwergradigen Hepatopathie erkrankt sind, wird die Verdachtsdiagnose durch eine erhöhte Konzentration von Uroporphyrin, 7-Carboxylatporphyrin und Coproporphyrin in Urin und Plasma bestätigt.

Prophylaxe, Therapie und Prognose:
- Wenn auslösende Noxen (s.o.) gemieden werden, bessern sich die Symptome meist. Die Prognose ist dann günstig.
- Eine Remission kann häufig durch rezidivierende Aderlässe (Reduktion hepatischer Eisendepots) induziert werden.
- Chloroquin ist indiziert bei Kontraindikationen für Aderlässe (z.B. Herzerkrankung, Anämie) oder bei fehlender Wirksamkeit.
- Eine Sonnenlichtexposition der Haut sollte vermieden werden.

Akute hepatische Porphyrien

Akute intermittierende Porphyrie (AIP)

→ *engl.:* acute intermittent porphyria

Epidemiologie: Die AIP ist die zweithäufigste Porphyrie mit einer Prävalenz des Gendefekts von 5–10 pro 100000 Personen.

Ätiologie: Ursache ist ein autosomal-dominant vererbter Enzymdefekt: Die Aktivität der Hydroxymethylbilan-Synthase (HMB-Synthase) ist vermindert (→ 28.**1**, S.704).

Symptomatik: Der Enzymdefekt selbst hat keinen Krankheitswert. Der Krankheitsprozeß entwickelt sich aus einer komplexen Interaktion von Enzymdefekt und manifestationsfördernden Faktoren. Nur etwa 10% der Betroffenen (Frauen häufiger als Männer) entwickeln – bevorzugt im 3. Lebensjahrzehnt – Symptome bzw. erleiden einen akuten Schub.
Zu den **manifestationsfördernden Faktoren** gehören z.B.:
- Medikamente (z.B. Steroidhormone wie Östrogene, Barbiturate, Halothan und zahlreiche andere),
- Reduktionsdiät,
- Infektionen,
- Operationen,
- Streß,
- Alkohol.

Typisch sind neuroviszerale Symptome, wobei die **viszerale Symptomatik** meist dominiert. Letztere ist charakterisiert durch:
- diffuse oder kolikartige Bauchschmerzen,
- intestinale Motilitätsstörungen,
- verminderte Darmgeräusche,
- Ileus *oder* Diarrhö sowie
- vereinzelt ein „unklares Abdomen".

Seltener treten **neurologische Symptome** auf wie:
- periphere motorische Neuropathien bis hin zur Tetraparese und
- vereinzelt sensorische Störungen.

Zentralnervöse bzw. **psychiatrische Symptome,** wie Angst, Schlafstörungen, Depression, Verwirrtheit, Halluzinationen, Erregungszustände und Krampfanfälle können akute Attacken begleiten. Tachykardien und ein rot nachdunkelnder Urin sind weitere diagnostische Hinweise.

Diagnostisches Vorgehen: Der klinische Verdacht auf AIP wird durch Metabolitenuntersuchungen des Porphyrinstoffwechsels bestätigt. Nur bei akuter Symptomatik sind die Delta-Aminolaevulinsäure-(ALA-) und die Porphobilinogen-(PBG-)Konzentration im Plasma und Urin erhöht. Direkte Enzymuntersuchungen der HMB-Synthase sind möglich.

! Bei abdominellen Schmerzen, die intermittierend auftreten und nicht eindeutig ätiologisch zuzuordnen sind, muß bei der Differentialdiagnose immer auch an eine Porphyrie gedacht werden. Eine akute Porphyrieattacke kann klinisch auch als akutes Abdomen imponieren; eine Laparatomie ist dann kontraindiziert.

Differentialdiagnose: Eine Vielzahl abdomineller und neurologisch-psychiatrischer Erkrankungen kann ein ähnliches klinisches Bild verursachen; erwogen werden müssen auch Bleiintoxikationen.

Therapie:

Basistherapie:

- schubauslösende Medikamente und Faktoren (→ Symptomatik) identifizieren und meiden,
- Fasten vermeiden, kohlenhydratreiche Ernährung.

Therapie des akuten Schubs:

- Meist erfordert der akute Schub eine intensivmedizinische Behandlung.
- Bilanzierung des Flüssigkeits- und Elektrolythaushaltes, Diurese forcieren.
- Die parenterale Infusion hochkonzentrierter Glucoselösung (z.B. 400 g/Tag) hemmt die induzierte Delta-Aminolaevulinsäure-Synthase.
- Effektiver als Glucoseinfusionen sind intravenöse Häminfusionen; sie vermindern die Ausscheidung von Porphyrinvorläufern und sind besonders bei progredienter neurologischer Symptomatik indiziert.
- Zur Schmerztherapie eignen sich Acetylsalicylsäure und Morphinderivate.

Verlauf und Prognose: Bei frühzeitiger Diagnose und adäquater Therapie bildet sich die Symptomatik meist vollständig zurück, und die Prognose ist günstig. Zwingend notwendig ist die Aufklärung des Patienten sowie die Aushändigung eines „*Porphyrieausweises*“. Familienuntersuchungen können Anlageträger identifizieren.

Hereditäre Koproporphyrie (HCP)

→ *engl.:* hereditary coproporphyria

Bei dieser Porphyrie, bei der die Genfrequenz etwa 1 : 100 000 beträgt, ist die Aktivität der Coproporphyrinogen-Oxidase (COPRO-Oxidase) vermindert (▣ 28.**1**, S. 704). Die Symptome, die Manifestationsfaktoren und die Therapie sind ähnlich wie bei AIP (→ S. 706f). Vereinzelt treten zusätzlich Photodermatosen im Gesicht und an den Extremitäten auf.

Porphyria variegata (VP)

→ *engl.:* variegate porphyria

Bei dieser Porphyrie, bei der die Genfrequenz etwa 1 : 100 000 beträgt, ist die Enzymaktivität der Protoporphyrinogen-Oxidase (PROTO-Oxidase) vermindert (▣ 28.**1**). Klinisch dominieren ähnliche neuroviszerale Symptome wie bei AIP (→ S. 706f). Zusätzlich können Photodermatosen im Gesicht und an den Extremitäten auftreten, auch unabhängig von der Manifestation einer neuroviszeralen Symptomatik. Ausgelöst wird die Manifestation durch ähnliche Faktoren wie bei AIP.

Delta-Aminolaevulinsäure-Dehydratase-Defekt-Porphyrie (ADP, Doss-Porphyrie)

→ *engl.:* delta-aminolevulinic acid dehydratase-deficient porphyria

Bei dieser extrem seltenen akuten hepatischen Porphyrie ist die Enzymaktivität der Delta-Aminolaevulinsäure-Dehydratase (ALA-Dehydratase) vermindert (▣ 28.**1**). Klinische Symptomatik, Therapie und Prävention sind ähnlich wie bei AIP.

28.1.3 Erythropoetische Porphyrien

Erythropoetische Protoporphyrien (EPP)

→ *engl.:* erythropoetic protoporphyria

Epidemiologie: dritthäufigste Porphyrie und häufigste *erythropoetische* Porphyrie mit einer Prävalenz von 1 : 100 000 Personen.

Ätiologie: Die EPP beruht auf der verminderten Aktivität der Ferrochelatase (→ ▣ 28.**1**, S. 704).

Symptomatik: Diese Porphyrie tritt häufig erstmals in der Kindheit auf. Die klinische Expression ist variabel, wobei die Lichtdermatose ohne Bildung von Bullae dominiert. An sonnenlichtexponierten Hautarealen manifestiert sich

Rötung, Schwellung, Brennen und Jucken. Die hepatische Akkumulation von Protoporphyrinen kann zu hepatobiliären Störungen führen. Eine Lebererkrankung bis hin zur Leberzirrhose kann ebenso wie eine Cholelithiasis vorkommen.

Diagnostisches Vorgehen: Die Protoporphyrinkonzentration ist in zirkulierenden Erythrozyten, Knochenmark, Plasma und Stuhl, *nicht* aber in Urin erhöht. Spezifisch ist der gleichzeitige Nachweis von *Protoporphyrin in Plasma und Erythrozyten.*

Prophylaxe und Therapie:
- Sonnenlicht meiden,
- β-Carotin (oral) verbessert die Sonnenlichtverträglichkeit,
- bei Beteiligung der Leber kann Colestyramin den enterohepatischen Kreislauf von Protoporphyrinen unterbrechen,
- bei Leberzirrhose ist evtl. eine Lebertransplantation indiziert.

! Bei einer Leberzirrhose unklarer Genese immer die erythropoetische Porphyrie in der Differentialdiagnose berücksichtigen.

Kongenitale erythropoetische Porphyrie (CEP, Morbus Günther)

→ *engl.:* congential erythropoetic porphyria

Diese sehr seltene Porphyrie beruht auf einer verminderten Aktivität der Uroporphyrinogen-III-Synthase (URO-Synthase, → 28.**1**, S. 704). Sie manifestiert sich häufig im Kleinkindesalter, wobei Photodermatose und hämolytische Anämie (letztere ist möglicherweise Folge der vermehrten Erythrozytenporphyrine) im Vordergrund stehen. Die Photosensibilität der Haut ist extrem: Bullae, Vesiculae, verletzbare Haut, Hautverdickungen, Hyper- und Hypopigmentation, Hypertrichosis und Ulzerationen. Aufgrund der Ablagerungen von Porphyrinen in Knochen und Zähnen sind die Zähne rötlich-braun verfärbt. Bei Hypersplenismus und ausgeprägter hämolytischer Anämie ist die Splenektomie häufig die Therapie der Wahl. Zur Hauttherapie → Lehrbücher der Dermatologie. Die Prognose ist ernst.

Literatur

Doss, M. O.: Porphyrinurias and occupational Disease. Ann. N. Y. Acad. Sci. 1987: 514: 204–218.
Wichtige Übersicht.

Kappas, A., Sassa, S., Galbraith, R. A., Nordman, Y.: The Porphyrias. In: Scriver, C. R., Beaudet, A. L., Sly, W. S., Valle, D., eds.: The Metabolic Basis of inherited Diseases, 7th ed. London: McGraw Hill: 1995, Chapt. 66, p.2103.
Umfassende Übersicht zu den Porphyrien, für besonders Interessierte.

28.2 Lipidosen

Definition

Lipidosen sind angeborene Lipidspeicherkrankheiten, bei denen die intrazelluläre Lipiddegradation infolge von Defekten lysosomaler Enzyme gehemmt ist. Im einzelnen gehören dazu: **Morbus Gaucher,** ➜ *engl.:* gaucher disease, **Niemann-Pick-Krankheit,** ➜ *engl.:* niemann-pick-disease sowie die **Cholesterinester-Speicherkrankheit,** ➜ *engl.:* cholesteryl ester storage disease.

➜ *engl.:* lipidoses

Epidemiologie: Lipidosen sind insgesamt sehr selten.

Ätiopathogenese:
Morbus Gaucher: Die Enzymaktivität der lysosomalen β-Glucocerebrosidase ist vermindert. Infolgedessen häufen sich Glucocerebroside in Monozyten und Makrophagen an. Die Makrophagen wandeln sich in pathognomonische Gaucher-Zellen um.
Niemann-Pick-Krankheit: Die Enzymaktivität der lysosomalen Sphingomyelinase ist reduziert. Folge dieses autosomal-rezessiv vererbten Enzymdefekts ist eine Sphingomyelinakkumulation im retikuloendothelialen System von Milz, Leber, Lunge, Nervensystem und anderen Organen.
Cholesterinester-Speicherkrankheit: Ursache ist eine Defizienz der lysosomalen sauren Lipase. Die Folge der reduzierten Lipidhydrolyse ist eine abnorme Speicherung von Cholesterinestern und Triglyceriden in verschiedenen Geweben.

Symptomatik und Befunde: Sie ergeben sich aus den vorwiegend betroffenen Organen. Typisch ist eine Hepatosplenomegalie.

- **Morbus Gaucher:** *Häufige* Befunde sind massive Hepatosplenomegalie und Knocheninfiltration. *Vereinzelt* sind Lunge und zentrales Nervensystem beteiligt.
- **Niemann-Pick-Krankheit:** Morphologisch sind lipidbeladene Schaumzellen (Niemann-Pick-Zellen) charakteristisch. *Häufige* Befunde sind Hepatosplenomegalie und Lungenerkrankung, *selten* ist das Nervensystem betroffen.
- **Cholesterinester-Speicherkrankheit:** Diese Lipidose kann sich bereits im Kindesalter manifestieren und wird dann auch als „wolman's disease" bezeichnet. Wegweisende Befunde sind Hepatosplenomegalie, Hypercholesterinämie und vorzeitige Arteriosklerose.

Diagnostisches Vorgehen: Bei einer seit der Kindheit bestehenden Hepatosplenomegalie muß eine Lipidose als Ursache erwogen werden. Die Diagnosesicherung erfolgt durch Bestimmung der spezifischen Enzymaktivität (z. B. Leukozyten, Fibroblasten). Bei entsprechendem Verdacht: zusätzlich Knochenmarks- oder Leberbiopsie mit Nachweis von typischen „Gaucher-Zellen" bzw. „Niemann-Pick-Schaumzellen". Eine molekulargenetische Diagnostik ist bei zahlreichen Entitäten möglich.

Therapie und Prognose: Eine kausale Therapie ist bisher nicht möglich. Deshalb wird mit unterschiedlich effektiven symptomatischen Maßnahmen behandelt. Die Prognose ist häufig ungünstig. Sie wird vom Alter bei Manifestation, vom Schweregrad der Krankheitsausprägung und von evtl. Komplikationen bestimmt.

Literatur

Scriver, C. R., Beaudet, A. L., Sly, W. S., Valle, D., eds.: The Metabolic Basis of inherited Disease. 7th ed. London: MacGraw Hill: 1995, Chapt.82, p.2563.
Umfassende Besprechung der Lipidosen in einer aktuellen Monographie; sehr gut zum Nachschlagen/Nachlesen geeignet.

28.3 Glykogenspeicherkrankheiten

Definition

Ursache der Glykogenspeicherkrankheiten sind angeborene Enzymdefekte im Stoffwechsel des Glykogens.

→ *engl.:* glycogen storage diseases

Pathogenese: Den verschiedenen, seltenen Glykogenspeicherkrankheiten liegen definierte Enzymdefekte zugrunde, die zu einer Akkumulation von normal oder abnormal strukturiertem Glykogen in *Leber* oder *Skelettmuskulatur führen.*

- Bei den „hepatic-hypoglycemic diseases" sind Enzyme des Glykogenabbaus defizient, z.B. „glucose-6-phosphatase deficiency, Type Ia" („von Gierke disease").
- Bei den „muscle-energy diseases" ist im Muskel der von Glykogen ausgehende Energiestoffwechsel gestört, z.B. „myophosphorylase deficiency, Type V" („McArdle disease").

Symptomatik:

- Bei den „hepatic-hypoglycemic diseases" stehen schwere, manchmal lebensbedrohliche Hypoglykämien, Laktazidosen und eine ausgeprägte Hepatomegalie im Vordergrund.
- Bei den „muscle-energy diseases" treten Muskelschwäche, Muskelschmerzen, Myoglobinurie und ein Anstieg von Muskelenzymen nach körperlicher Aktivität auf.

Diagnostisches Vorgehen: Zur Diagnosesicherung werden die spezifischen Enzymdefekte in Leber- oder Muskelgewebe nachgewiesen (Biopsie). Bei verschiedenen Entitäten ist der Glykogengehalt im Gewebe erhöht. Einige Enzymdefekte wurden auf molekularer Ebene charakterisiert.

Therapie: Eine kausale Therapie steht nicht zur Verfügung. Symptomatisch ist einerseits eine Ernährungsbehandlung zur Vermeidung von Hypoglykämien indiziert, z. B. zahlreiche kleine kohlenhydratreiche Mahlzeiten. Andererseits empfiehlt sich ein Verzicht auf stärkere Muskelbelastungen und Glucosezufuhr vor Muskelarbeit.

Literatur

Chen, Y.-T., Burchell, A.: Glykogen storage diseases. In: Scriver, C. R., Beaudet, A. L., Sly, W. S., Valle, D., eds.: The Metabolic Basis of inherited Disease, 7 th ed. London: McGraw Hill: 1995, Capt.24, p.935.
Umfassende Übersicht.

28.4 Hereditäre Fructoseintoleranz

Definition

Die hereditäre Fructoseintoleranz ist eine autosomal-rezessiv vererbte Erkrankung des Fructosestoffwechsels, die nur nach Fructosezufuhr Symptome verursacht.

→ *engl.:* hereditary fructose intolerance

Ätiologie und Pathogenese: Ursache ist eine verminderte Aktivität des Enzyms Fructose-1-Phosphat-Aldolase. Fructose-1-Phosphat kann nach Fructosezufuhr bei dieser Enzymdefizienz nicht weitermetabolisiert werden und akkumuliert in Leber und Nieren. Fructose-1-Phosphat hemmt die hepatische Glykogenolyse und die Glukoneogenese, als Folge treten deshalb Hypoglykämien nach Fruktosezufuhr auf. Ausschließlich nach Zufuhr von Fructose manifestieren sich weiterhin gastrointestinale Beschwerden, Lebererkrankungen und Nierenschädigungen. Ursache des möglichen akuten Leberversagens könnte ein ATP-Mangel sein.

Symptomatik: Erwachsene haben eine ausgesprochene Abneigung gegen fructosehaltige Nahrungsmittel. Bedrohlich ist die intravenöse Fructose-Zufuhr, z. B. bei parenteraler Ernährung. Danach manifestieren sich schwere Hypoglykämien und gastrointestinale Beschwerden (Übelkeit, Erbrechen). Leberschäden bis zum akuten Leberversagen mit letalem Ausgang und tubuläre Nierenfunktionsstörungen kommen bei intravenöser Fructoseinfusion vor.

Diagnostisches Vorgehen: Der Verdacht auf Fructoseintoleranz ergibt sich aus der Ernährungs- oder Familienanamnese. Eine akut auftretende Hepatopathie nach intravenöser Fructosezufuhr ist pathognomonisch. Zur Diagnosesicherung kann in Zweifelsfällen ein Fructosetoleranztest und eine Enzymaktivitätsbestimmung (Leberbiopsie) erfolgen.

Therapie und Prognose: Fructose- und saccharosefreie Ernährung. Bei rechtzeitiger Diagnose der Fructoseintoleranz ist die Prognose günstig.

! Wegen des Risikos der hereditären Fructoseintoleranz sollen die Zuckeraustauschstoffe Fructose und Sorbit heute in der Regel nicht mehr zur parenteralen Ernährung verwendet werden.

Literatur

Gitzelmann, R., Steinmann, B., van den Berghe, G.: Disorders of fructose metabolism. In: Scriver, C. R., Beaudet, A. L., Sly, W. S., Valle, D., eds.: The Metabolic Basis of inherited Disease. London: McGraw Hill: 1995, Chapt.23, p.905.
Umfassende Übersicht.

Sachverzeichnis

C

F

H

J

K

N

O

P

Q

U

W

Referenzbereiche klinisch wichtiger Laborparameter

Die Referenzbereiche können z. T. je nach verwendeter Labormethode verschieden sein. Im Zweifelsfall gilt der vom Labor angegebene Wert.

AB arterielles Blut oder arterialisiertes Kapillarblut
C Citratblut
E EDTA-Blut
KB kapilläres Vollblut
P Plasma
S Serum
U Urin
St Stuhl

Laborwert		konventionelle Einheit	x Faktor =	SI-Einheit
Entzündungsparameter				
BSG (nach 1 Stunde)	C	♀ $<$ 50 J.: $<$ 20 mm $>$ 50 J.: $<$ 30 mm ♂ $<$ 50 J.: $<$ 15 mm $>$ 50 J.: $<$ 20 mm		
CRP	S	$\leq$10 mg/l		
Hämatologische Parameter				
Hämatokrit (Hkt)	E	♀ 37–48 % ♂ 45–52 %		♀ 0,37–0,48 ♂ 0,45–0,52
Hämoglobulin (Hb)	E	♀ 11,5–16,5 g/dl ♂ 13–18 g/dl	0,6206	♀ 7,14–10,24 mmol/l ♂ 8,07–11,17 mmol/l
Haptoglobin	S/P	50–220 mg/dl	0,01	0,5–2,2 g/l
Transferrin Ferritin Eisenbindungs-kapazität		200–360 mg/dl 20–280 ng/ml 250–410 µg/dl	0,1791	2–3,6 g/l 20–280 nmol/l 45–73 µmol
➤ **Blutbild**				
Erythrozyten	E	♀ 4–5,2 Mio./µl ♂ 4,5–5,9 Mio./µl		♀ 4–5,2 x 10^{12}/l ♂ 4,5–5,9 x 10^{12}/l
Leukozyten	E	4–11 Mio./ml		4–11 x 10^{9}/l

Laborwert		konventionelle Einheit	x Faktor =	SI-Einheit
Granulozyten	E			
– basophile		< 200 /µl		
– eosinophile		< 450 /µl		
– neutrophile		1800–7000 /µl		
Lymphozyten	E	1000–4800 /µl		
– T-Lymphozyten		750–1350 /µl		
– T-Helferzellen		500– 900 /µl		
– T-Suppressorzellen		220– 580 /µl		
– B-Lymphozyten		70– 210 /µl		
Retikulozyten	E	3–15 /1000 Erythrozyten 20 000–75 000 /µl		
Thrombozyten	E	150 000–450 000/µl		
➤ Differentialblutbild				
Leukozyten	E			
– stabkernige neutrophile		0– 4 %		
– segmentk. neutroph.		45–74 %		
– eosinophile		0– 7 %		
– basophile		0– 2 %		
Lymphozyten		16–45 %		
Monozyten		4–10 %		
➤ Erythrozytenindices				
MCH (= HbE; mittl. Hb-Gehalt des einzelnen Erythrozyten)	E	28–33 pg	0,062	1,7–2 mmol/l
MCHC (mittl. Hb-Konzentration der Erythrozyten)	E	32–36 g/dl	0,63	20,2–22,7 mmol/l 320–360 g/l
MCV (mittl. Erythrozytenvolumen)	E	86–98 fl		86–98 µm³

Laborwert		konventionelle Einheit	x Faktor =	SI-Einheit
Gerinnung				
APTT (aktivierte partielle Thromboplastinzeit)	P	≤ 36 sek		
Blutungszeit		< 2–8 min		
TPZ (Thromboplastinzeit, früher: Quick-Wert)	P	≥ 70 %		0,9–1,3 (INR)
TZ (Thrombinzeit)	P	≤ 21 sek		
Antithrombin	P	75–120 %		
Fibrinogen	P	180–450 mg/dl	0,03	5,4–13,5 µmol/l
Blutgasanalyse				
Basenexzeß	AB			–3 bis +3 mmol/l
O_2-Sättigung	AB	95–98 %		
P_{aCO_2}	AB	36– 44 mmHg	0,1333	4,7–5,9 kPa
P_{aO_2}	AB	70–100 mmHg	0,1333	9,3–13,3 kPa
pH	AB	7,36–7,44		
Standardbicarbonat	AB			22–26 mmol/l
Laktat	P	9–16 mg/dl	0,111	1–1,8 mmol/l
Elektrolyte und Elemente				
Chlorid	S			98–112 mmol/l
	U	6–6,3 g/24 h		169–178 mmol/24h
Calcium				
– gesamt	S	8,5–10,5 mg/dl	0,2495	2,13–2,63 mmol/l
	U	16–20 mg/dl	0,2495	4–5 mmol/l
	U	4,5–4,9 smg/dl		2–8 mmol/24h
– ionisiert	S		0,2495	1,12–1,23 mmol/l
Eisen	S	♀ 60–140 µg/dl ♂ 70–170 µg/dl	0,1791 0,1791	♀ 11–25 µmol/l ♂ 12–30 µmol/l

Laborwert		konventionelle Einheit	x Faktor =	SI-Einheit
Kalium	S			3,5–5 mmol/l
	U			30–90 mmol/24h
Kupfer	S	70–155 mg/dl	0,1574	11–24 μmol/l
	U	< 70 μg/24 h		
Coeruloplasmin	S	20–45 mg/dl		0,20–0,45 g/l
Magnesium	S	1,8–2,8 mg/dl	0,4114	0,75–1,15 mmol/l
Natrium	S			135–145 mmol/l
	U			120–220 mmol/24h
Phosphat	S	2,4–4,6 mg/dl	0,3229	0,77–1,5 mmol/l
Protein				
Gesamtprotein	S	6–8 g/dl	10	60–80 g/l
Albumin	S	3,6–5,5 g/dl	10	35–55 g/l
Eiweißelektrophorese	S			
– α_1-Globuline		2– 5 %		
– α_2-Globuline		7–10 %		
– β-Globuline		9–12 %		
– γ-Globuline		12–20 %		
α_1-Globuline	S	0,1–0,4 g/dl	10	1–4 g/l
α_2-Globuline	S	0,5–0,9 g/dl	10	5–9 g/l
β-Globuline	S	0,6–1,1 g/dl	10	6–11 g/l
γ-Globuline	S	0,8–1,5 g/dl	10	8–15 g/l
Immunglobulin	S			
– G		700–1600 mg/dl		7–16 g/l
– A		70– 400 mg/dl		0,7–4 g/l
– M		40– 230 mg/dl		0,4–2,3 g/l
α_1-Antitrypsin	S	0,19–0,35 g/dl	10	1,9–3,5 g/l
β_2-Mikroglobulin	S	< 3 mg/l		
Enzyme				
Alk. Phosphatase (AP)	S	65–220 U/l		
AP: Knochenisoenzym	S	3,4–21,2 ng/ml		
CHE	S	3000–8000 U/l		

Laborwert		konventionelle Einheit	x Faktor =	SI-Einheit
CK	S	♀ 5–70 U/l ♂ 5–80 U/l	0,01667	♀ 0,08–1,17 µkat/l ♂ 0,08–1,33 µkat/l
CK-MB (Masse) Infarktverdacht bei CK-MB		≤ 5 ng/ml > 5 % der Gesamt-CK		
GLDH	S	≤ 5 U/l		
GOT	S	♀ 3–15 U/l ♂ 3–18 U/l	1,667	♀ 5–25 µkat/l ♂ 5–30 µkat/l
GPT	S	♀ 3–17 U/l ♂ 3–22 U/l	1,667	♀ 5–28 µkat/l ♂ 5–37 µkat/l
γGT	S	♀ 5–18 U/l ♂ 6–28 U/l		
LAP	S	11–35 U/l		
LDH	S	40–240 U/l	0,016	0,66–391 µkat/l
HBDH	S	55–140 U/l		
Glucosestoffwechsel (→ S. 645 ff)				
Blutzucker – nüchtern – nicht nüchtern oder 2 Std. nach oraler Belastung mit 75g Glucose	KB	 55–110 mg/dl < 200 mg/dl	0,05551	 3,05–6,1 mmol/l < 11,1 mmol/l
Glucose	U	< 250 ml/24 h	0,05551	13,9 mmol/l
C-Peptid (nüchtern)	S	1,1–3,6 µg/l	÷ 2,975	0,37–1,2 nmol/l
Insulin (nüchtern)	S/P	8–24 µE/ml	7,175	58–172 pmol/l
Hb A1c	E	< 6 %		
Fettstoffwechsel (→ ▣ 26.**3**, S. 682)				
Triglyceride	S	< 150 mg/dl	0,01129	< 2 mmol/l
Cholesterin	S	Risiko erhöht > 200 mg/dl	0,02586	Risiko erhöht > 5 mmol/l
LDL-Cholesterin	S	Risiko erhöht > 130 mg/dl	0,02586	Risiko erhöht > 3,5 mmol/l

Laborwert		konventionelle Einheit	x Faktor =	SI-Einheit
HDL-Cholesterin	S	Risiko erhöht < 40 mg/dl	0,02586	Risiko erhöht < 1 mmol/l
Lipoprotein (a)	S	Risiko erhöht > 150 mg/dl		
Niere/Urin				
Albumin	U	< 40 mg/24 h		
Erythrozyten	U	< 5 /μl		
Harnsäure	S	2,5–7 mg/dl	60	155–384 μmol/l
Harnstoff	S U	10–55 mg/dl 395–1384 mg/dl	0,17	1,7– 9,3 mmol/l 400–580 mmol/l
Kreatinin	S	0,5–1,4 mg/dl	88,4	44–106 μmol/l
Kreatinin-Clearance		100–160 ml/min/ 1,73m ²KO		
Leukozyten	U	< 5 /μl		
Osmolalität	P			280–295 mOsm/l
Osmolalität	U			750–1400 mOsm/l
spezifisches Gewicht	U			1002–1035 g/l
pH	U	4,8–7,4		
Protein	U	< 150 mg/24 h		< 0,15 g/24 h
Renin (8.00 Uhr, im Liegen)	P			1–2,5 μg/l/h
Hormone				
➤ **Hypophyse**				
ACTH	S	9–52 ng/l	0,2202	2–11 pmol/l
Prolaktin	S	♀ < 15 ng/ml ♂ < 11 ng/ml		♀ < 15 μg/l ♂ < 11 μg/l
STH (hGH)	S	< 5 ng/ml		< 5 μg/l
➤ **Schilddrüse** (Stimulationstests 17.**3**)				
TSH	S	0,4–4 mU/l		

Laborwert		konventionelle Einheit	x Faktor =	SI-Einheit
Thyroxin (T_4)	S	5–12 µg/dl	12,86	64–154 nmol/l
freies Thyroxin (fT_4)	S	1–2,3 ng/dl		13–30 pmol/l
Trijodthyronin (T_3)	S	70–190 ng/dl	0,01536	1,1–2,9 nmol/l
➤ Nebenschilddrüse, Knochenstoffwechsel				
1,25-Dihydrocholecalciferol	S	20–50 ng/ml		
25-Hydroxycholecalciferol	S	Sommer: 15–95 ng/ml Winter: 12–62 ng/ml		
➤ Nebenniere/Gonaden				
Cortisol – 8.00 Uhr – 16.00 Uhr	S	 50–250 µg/l 30–120 µg/l	27,59	 140–690 nmol/l 80–330 nmol/l
freies Cortisol	U	20–100 µg/d	2,759	55–275 nmol/d
Aldosteron (8.00 Uhr)	S	< 8 ng/ml	27,74	< 220 pmol/l
Katecholamine – Adrenalin – Metanephrine	S	 < 20 µg/24 h < 1,3 mg/24 h	5,458	 < 110 nmol/ 24h < 7 nmol/ 24h
DHEA-S	S	0,5–2,5 mg/l		1,3–6,7 mmol/l
Testosteron	S	♀ < 1 ng/ml ♂ 3–10 ng/ml	3,467	♀ < 3,5 nmol/l ♂ 10–35 nmol/l
Östradiol (bei Ovulation höher)	S	20–60 pg/ml	3,671	70–220 pmol/l
Magen, Pankreas				
pankreasspezifische Amylase	S U	< 450 U/l 13–64 U/l	0,01667	< 7,5 µkat/l 0,2–1,1 µkat/l
Chymotrypsin	St	> 120 µg/g Stuhl		
Elastase-1	St	> 200 µg/g Stuhl		
Gastrin	S	40–200 pg/ml		40–200 ng/l
Lipase	S	< 190 U/l		

Laborwert		konventionelle Einheit	x Faktor =	SI-Einheit
Stuhlfett	St	< 7 g/24 h		
Leber/Galle				
Ammoniak	S/P	80–110 µg/dl	0,5872	47–65 µmol/l
Bilirubin – gesamt – direkt	S/P	 0,2–1 mg/dl < 0,2 mg/dl	 17,1	 3,4–17,1 µmol/l 0,9–5,1 µmol/l
Liquor				
Glucose		40–70 mg/dl	0,05551	2,2–3,9 mmol/l
pH		7,31–7,34		
spezifisches Gewicht		1,006–1,008 g/ml		
Gesamteiweiß		20–50 mg/dl	0,01	0,2–0,5 g/l
IgG		1–1,4 mg/dl	0,01	0,01–0,014 g/l
Laktat		10–20 mg/dl	0,111	1–2 mmol/l
Zellen		< 10/3		
Leukozyten		< 4 /ml		